コーエン

審美再建歯周外科
カラーアトラス ──第3版──

編　E.S.コーエン　　監訳　鴨井久一

訳　上田 雅俊　小方 頼昌　鴨井 久博　國松 和司　坂上 竜資
　　渋谷 俊昭　申 基喆　田口洋一郎　塚田 賀子　出口 眞二
　　外崎 美香　船越 栄次　古市 保志　安増 一志

西村書店

Atlas of Cosmetic and Reconstructive Periodontal Surgery
Third Edition

Edward S. Cohen, DMD
Clinical Instructor
Tufts Dental School
Associate Clinical Instructor
Boston University Goldman School of Graduate Dentistry
Boston, Massachusetts, U.S.A.

Illustrated by
Robert Ullrich

Translation of Atlas of cosmetic and Reconstructive Periodontal Surgery, 3rd edition By Edward S. Cohen
The original English language work has been published by B.C. DECKER INC.
Hamilton, Ontario, Canada
Copyright © 2007 B.C. Decker, Inc.
All rights reserved.
The original English edition is now distributed and published by
People's Medical Publishing House-USA, Ltd.
2 Enterprise Drive, Suite 509
Shelton, CT 06484, USA
Tel: (203) 402-0646
E-mail: info@pmph-usa.com

Japanese edition copyright © 2009 Nishimura Co., Ltd.
Printed and bound in Japan

監訳者序文

　本書は，E. S. Cohen 編，ATLAS OF COSMETIC AND RECONSTRUCTIVE PERIODONTAL SURGERY 3 ed. の全訳である。

　本書の初版は，1990年に鴨井久一，太田紀雄の両名が翻訳に当たり，西村書店より上梓した。その後原著第2版が1994年に出版された。追加項目に「審美歯科」を加えた新しい形での出版で，鴨井・太田のコンビに小鷲悠典（北海道医療大学）が参加され，1997年に刊行した。「20世紀から21世紀へ」と時が流れていく中で，鴨井・太田コンビも定年退職で大学を去り，小鷲は在職中に逝去された。心よりご冥福をお祈りする次第である。

　2007年に西村書店から，鴨井に第3版の原著が送られ，翻訳の意向を打診された。大学退職後，気儘な原稿書きと好きな臨床を週2～3回やり，休日は新潟で庭いじりをしながら自分なりのライフスタイルに満足感を得ていたので，今更と躊躇しつつ，原著を見て驚いた。カラー化の美しさは勿論であったが，歯科治療に必要な外科処置の基礎から高度な臨床まで，さらにインプラント，マイクロサージェリー，審美外科治療など現在の歯周治療に必要なモダリティーが多く包含されていた。退職された太田教授，故小鷲教授であれば，せっかく苦労して手がけた良書を手放さないで完成させたらよいと必ず思うであろう，という気持ちが鴨井の背中を押した感じでお引き受けした次第である。

　2008年の初頭に私立歯科大学，歯周病学担当教授の集まりがあり，新進気鋭の教授達にその旨をお伝えすると，大部分の先生方は双手を挙げて臨床教育実習に良い本だと言うことでご賛同を頂いた。先生方の翻訳文を拝見し，鴨井も現役時代に戻ったように，深夜遅くまでのデスクワークで腰痛と闘いながら，ここにようやく終わったという達成感が残っている。監訳に当たっては第2版までの見直しと新しい補遺の追加を鴨井が担当し，細部は外崎美香・塚田賀子両先生の協力を得た。

　旧版と異なる点は，ほとんどがカラーのイラストと臨床写真になり，多数が追加されたことである。結果として文章や説明文が写真の前後より飛び離れていたりして，相当苦労しなければならなかった。また，従来の how to 本と異なる点では，現在言われているエビデンス（治療の基礎と背景）の元に術式が解説され，その方法通り忠実に臨床術式が遂行されている点があげられる。また歯周外科に関する用語集を外崎美香先生が精力的に集積され，巻末にまとめることができた。歯周外科的用語が多く補足されたのも日本語版の大きな特徴と言えよう。現在，大学の教育システムから見て，患者さんにこのような高度な手術を行うことは難しいが，マニュアル教育の学生教育には好個の書と思われる。「読んで」「見て」「試して」みないと臨床技能は上達しない。エビデンスの蓄積も大切であるが臨床で培われた経験も大切で，解説書を見たからといって，誰もができるものではない。歯周治療は臨床トレーニングが必要であり，その基礎となる本書をよく読んで，諸先輩の術式を見ることで歯周治療に対する自己のアイデンティを高める事ができよう。臨床家の先生方にもブラッシュアップの意味で本書による歯周治療の手技を再会得して頂くことが訳者一同の願いでもある。

監訳者　鴨井　久一

日本語版への序文

　この10年から15年の間，私は日本の臨床歯科治療の成長と発展を，講義と受講生を通して，個人的に肌で感じることができ，大変喜ばしく思っています。

　最近の日米共催学会—例えばアメリカ歯周病学会，オッセオインテグレーション学会，アメリカインプラント学会，国際歯周・修復学会など—における教育と臨床技法にみられるように，きわめて質の高いレベルに到達していることは，その証でもあります。これらの理由から，私は日本語版の出版で出会った有能な臨床家で教育者の鴨井久博先生（千葉）をはじめ，臨床の卓越性を追及するすべての先生方に敬意を表する次第です。

　また，特別の敬意は，英語版から日本語版への翻訳（監訳）の労をとられた鴨井久一名誉教授に表したいと思います。それから，私の良き友人で同僚であった船越栄次先生（福岡）と彼の先生方，この本に適切な助言と翻訳執筆を賜った歯周病学担当の新進気鋭の教授たちとそのスタッフに感謝を申し上げます。

Edward S. Cohen, DMD
Boston, Massachusetts

第3版への序文

　歯周治療は，サイエンスとアートの両者からなり，本書はアートに捧げるものである。このアトラスの目的は，初学者には教科書として知識を，一般臨床家には技術の向上を，ベテラン臨床家には検索資料としての活用を約束するものである。

　歯周外科のパラダイムは，本書2版の出版後，大きく変化しており，審美とインプラントが現在の歯周治療における臨床的基盤となっている。

　審美歯科は，われわれの症例でもみるように激変しており，顔面，すなわち口腔関連の顔貌，歯周組織の考慮なしで，とくに審美を除いて症例を取り扱うことは，もはやできない。術式の開発も進み，満足のいく審美的効果を得る目的で，精錬された歯周組織の維持，増成，変革が行われている。

　歯科インプラントは，治療範囲を拡大しているが，歯周治療のアートからみると，大きなマイナスの影響も及ぼしている。インプラント埋入のために，適応すべきでない抜歯があまりにも多くみられる。結果として，臨床的技法が低下し，学習領域は，抜歯というオーバートリートメントのためにさらに拡大されているのである。この事態は，本書の目的とする治療と保管をより一層強化することで，唯一変えることができる。

　この種類の教科書は，多くの人達の援助なくしては完成することができない。その意味で，私は，マイクロサージェリーの章を担当した Dennis Shanelec と Leonard S. Tibbits の両先生，下顎，下顎枝の骨移植の章で援助を頂いた Arun K. Garg と Craig Misch の両先生，エナメルマトリックスデリバティブの章とオステオトームの章で援助を頂いた船越栄次先生と彼のスタッフに感謝申し上げる。また，James Hanratty 先生には，特に下顎骨移植と上顎洞底挙上術の章で臨床例での寄与に対して，Periklis Proussaefs 先生には Loma Linda 大学術式での寄与に対して特別な感謝を表したい。Scott Kissel, Roger Wise, Federico Brugnami, Irving Glickman, Kenneth Kornman, George Goumenous の各先生方の臨床例での多大なる貢献にも感謝の意を表したい。このほかに告示すべき方々が漏れているかもしれないが，将来の改訂で訂正させていただきたい。

　また，本書の審美歯科，診断，基礎は次の文献に大きく依存している：Richard E. Lombardi 著の "The Principles of Visual Perception and Their Clinical Application to Denture Esthetics"（視覚認知の原理と審美性義歯の臨床応用），Gerard J. Chiche と Alain Pinault 共著の "Esthetics of Anterior Fixed Prosthodontics"（前歯部固定補綴物の審美の基礎），Claude R. Rufenacht 著の "Fundamentals of Esthetics"（審美の基礎）など。

　それからカラーアトラス出版の模式図作製の労をとられた Shanon O'Brien-Cohen, Christine Watson, Judith Cohen, Brigette Deveraux らに謝意を表する。彼らの援助に多大なる感謝を表すものである。

　最後に，特別な感謝を Robert Ullrich に捧げる。彼の芸術的仕事がなくては，前回も今回もカラーアトラスの完成はできなかった。彼のイラストはいろいろな教科書や歯周外科アトラスにコピーされている。医学関連のイラストレーターのトップでもある。

Edward S. Cohen, DMD
Boston, Massachusetts

訳者・編著者一覧

監訳者

鴨井　久一　日本歯科大学名誉教授

訳者（数字は担当章）

上田　雅俊（23,24 共訳）大阪歯科大学歯周病学講座
小方　頼昌（19,29）日本大学松戸歯学部歯周治療学
鴨井　久一（1〜10,12,15,20,21 共訳，用語集補遺版共著）
鴨井　久博（22）日本医科大学千葉北総病院歯科
國松　和司（28）岩手医科大学歯学部歯科保存学第 2 講座
坂上　竜資（14）福岡歯科大学歯周病学分野
渋谷　俊昭（13,16,17）朝日大学歯学部口腔感染医療学講座歯周病学分野
申　　基喆（27）明海大学歯学部口腔生物再生医工学講座歯周病学分野
田口洋一郎（23,24 共訳）大阪歯科大学歯周病学講座
塚田　賀子（1,3,5,7,9,12,21 共訳）医療法人社団昇高会　飯野歯科
出口　眞二（18,25）神奈川歯科大学口腔治療学講座歯周病学分野
外崎　美香（1,2,4,6,8,10,15,20 共訳，用語集補遺版共著）日本歯科大学生命歯学部微生物学教室
船越　栄次（11 共訳）船越歯科歯周病研究所　船越歯科医院
古市　保志（26）北海道医療大学歯学部口腔機能修復・再建学系歯周歯内治療学分野
安増　一志（11 共訳）安増歯科医院

編者

Edward S. Cohen, DMD
　Clinical Instructor, Tufts Dental School
　Associate Clinical Instructor, Boston University Goldman School of Graduate Dentistry, Boston, Massachusetts

執筆者

Arun K. Garg, DMD
Eiji Funakoshi, DDS
Craig Misch, DDS
Dennis Shanelec, DDS
Leonard S. Tibbits, DDS

目　次

監訳者序文
日本語版への序文
第3版への序文
訳者・編著者一覧

第Ⅰ部　基　礎

1 外科の基礎

第1章　予　後 ……………3
臨床における予後 5
環境および解剖学的因子 5　　宿主因子 5
咬合性外傷 9　　修飾因子 12
治療のリスク 12
まとめ 14
結　論 15

第2章　外科処置の基本 ……………16
基本切開 16
外科的術式の分類 16
軟組織ポケットの改善 16　　骨変形の改善や骨増成法のための外科術式 20　　歯肉歯槽粘膜問題の改善 20　　根面被覆によく用いられる術式 22　　歯槽堤増成術によく用いられる術式 22　　抜歯窩保存術(ソケットプリザベーション)によく用いられる術式 22　　歯間乳頭再建によく用いられる術式 22　　歯周外科手術の禁忌 22
一般的な外科処置で配慮すること 22
術前の配慮 22　　外科手術時の配慮 23

第3章　縫合および縫合法 ……………24
目　標 24
縫合材 24
理想的な縫合材の性質 24
使用法 24
材質の選択 24
結紮と結び目 27
縫合の原則 27
外科用針 30　　持針器の選択 31　　組織への針の刺入 31
縫合法 31
粘膜骨膜弁の縫合 31
技　法 31
断続縫合 32
適　応 32　　種　類 33　　技　法 33
連続縫合 38
利　点 38　　欠　点 39　　種　類 39
術　式 39　　方　法 40
抜　糸 41
材　料 41　　方　法 41

第4章　スケーリング，ルートプレーニング ……………42
歯周ポケット掻爬術 42
適　応 43　　禁　忌 43
術　式 43
歯肉剥離郭清術 43
新付着手術と改良新付着手術 44
適　応 45　　利　点 45　　欠　点 45
禁　忌 46　　術　式 47
改良新付着手術の改良点について 48
ウィドマン改良フラップ手術 48
利　点 50　　欠　点 51　　術　式 51

2 外科様式の基礎

第5章　歯肉切除術と歯肉整形術 ……………53
目　的 53
適　応 53

禁　忌 53

　利　点 53

　欠　点 53

　歯肉切除術 53

　　前処置 53　　ポケットの印記 53

　切　開 54

　歯肉整形術 56

　　無歯顎部位，後方臼歯と結節部位 57

　よくみられる失敗理由 57

第6章　歯肉歯槽粘膜形成術 60

　組織障壁の概念 60

　概　論 60

　　原　則 60　　目　的 61

　術式の分類 61

　歯周フラップ手術—歯肉弁移動術と歯肉弁非移動術 61

　　骨膜上切開 61　　全層弁（粘膜骨膜弁）フラップ手術 61　　改良全層弁根尖側移動術 64　　歯肉剝離搔爬術（フラップキュレッタージ）68　　部分層弁根尖側移動術 68

　遊離軟組織自家移植術 70

　　歴史的背景 72　　利　点 72　　欠　点 72　　術　式 73　　移植術によくみられる失敗の原因 79　　受容側の改良 80

　有茎弁フラップ手術 81

　　有茎弁側方移動術 81　　両側乳頭弁側方移動術 92

　小帯切除術と小帯切断術 100

　　小帯切除術の術式 101　　小帯切断術の術式 101

第7章　口蓋側フラップ手術 102

　歴史的概観 102

　　口蓋側アプローチの利点 102　　頰側アプローチの欠点 102　　適　応 102　　禁　忌 102

　プロービングによる診断 102

　口蓋側粘膜弁フラップ手術 103

　　利　点 103　　術前の段階 104　　術中の段階 105

　改良型口蓋側粘膜弁フラップ手術 107

　　術前の段階 109　　術中の段階 109　　共通の失敗 114

　遠心側ウェッジ手術 114

　　利　点 116　　ウェッジ手術の設計 116

　インプラント埋入のための口蓋側アプローチ 116

　　利　点 116　　術　式 116

第8章　上顎前歯部ポケットの審美的治療法 120

　上顎前歯部の審美性向上のための改良型手術法：カーテン手術法 120

　　利　点 120　　欠　点 120　　治療の基準 120　　術　式 120

　歯間乳頭保存フラップ手術 123

　　適　応 123　　利　点 123　　欠　点 124　　禁　忌 124　　術　式 124

③ 骨の外科手術

第9章　歯槽骨切除術 127

　歴史的概観 127

　理論と目的 127

　骨の分類 127

　解剖学的骨形態 127

　診査および治療計画 129

　組織の処置 129

　用語と方法 129

　　歯槽骨整形術 129　　歯槽骨切除術 131

　クレーターとヘミセプター 134

　　手術の手順 135　　深いクレーターの処置 137

　根分岐部病変の歯槽骨処置 137

　　上顎臼歯部 137　　下顎臼歯部 137

　歯槽堤隆起 142

　生物学的幅径／歯冠延長術 142

- 歯槽骨外科手術の基本的な法則 144

第10章　骨誘導手術 147

- 定　義 149
- 骨内欠損 149
  - 骨の再生と新付着を得るための準備 149　骨内欠損処置の手順 149
- 再生術の成功あるいは失敗に影響する因子 153
- 骨再生術の失敗 153
- 新付着を得るための移植術 154
  - 理由，目的，選択 154　　移植術の利点 154　移植術の欠点 155　　移植材の選択 155　分　類 155　　自家骨髄移植材 155　　骨基質 159　　同種移植材 161　　人工移植材—セラミックス 165　　異種移植材 169　　クエン酸処置を併用した歯肉弁歯冠側移動術による根分岐部病変の処置 174

第11章　組織再生誘導法 181

- 動物実験 181
- ヒトにおける研究 181
- 骨縁下欠損 182
- 根分岐部病変 184
- 移植との併用療法 186
- 結　論 187
  - 膜 187　　吸収性膜 192
- エナメルマトリックスデリバティブ（EMD）207
  - 治療術式 213

第12章　根分岐部病変の処置 220

- 診　断 220
- 解剖学的な根分岐部用語 220
- 分　類 222
- 処　置 223
- スケーリングと掻爬，歯肉切除術，歯冠形態修正術（オドントプラスティ）223
- 根分岐部形態修正術—歯冠形態修正術（オドントプラスティ）と歯槽骨整形術（オステオプラスティ）224
- 移　植 224
- トンネル形成術 224
- 歯根切除術 225
- 臨床的用語 225
- 予　後 226
- 適　応 226
- 禁　忌 226
- 考慮すべき問題点 226
- 歯根除去を決定する診断基準 228
- 下顎大臼歯部の根分岐部病変：ヘミセクション（歯根分割抜去）228
- 上顎大臼歯部の根分岐部病変：歯根切断術 230
- よくみられる失敗の原因 232
- 歯周—歯内治療学の問題点 237
- 組織再生誘導法および歯内外科治療法：併用療法 239

第Ⅱ部　審美歯科の基礎

1 審美歯科の分析

第13章　視覚認知 245

- 認　知 245
- 構　成 245
- 一体性 245
- 優　勢 246
- 力：凝集力 vs. 分散力 247
- 対称性 247

バランスと平衡 247
誘導力 248
構造マップ 248
ライン 250
釣り合い 250
美容 vs. 審美 251

第14章　審美的構造の分析 252

デンタルスマイル 252
　　審美の基礎 252　　審美的分析：構成 252
まとめ 271
理想的な微笑 271

2 前歯部露出

第15章　前歯部露出の鑑別診断 272

前歯部露出の動態 272
鑑別診断 272
　　切歯の切縁位置 272　　歯と口唇の相互関係 272　　歯の大きさの決定 275　　治療の分析 276

第16章　生物学的幅径 280

歯間部における歯・歯肉複合体 281

第17章　歯周組織のバイオタイプ（個体差） 283

第18章　歯冠延長術 285

適応（症）285
修復時の配慮 285
評　価 285
　　臨床的評価 285　　X線学的分析 285
禁忌（症）と制限因子 285
治療順序 286
外科的診断と治療 286
外科手術前の分析 286

歯冠延長術の術式 287

第19章　受動萌出遅延歯：ガミースマイル 295

遅延型または受動萌出遅延歯の分類 295
　　歯肉と解剖学的歯冠の関係 295　　歯槽骨頂とセメント・エナメル境の関係 295　　診　断 296　　治　療 296
審美的対称性に対する外科的評価 296
　　骨縁上の線維切断術を伴う歯肉切除術 299
矯正的歯冠挺出 299
　　適　応 301　　条　件 301　　欠　点 302　　利　点 302　　禁　忌 303　　歯槽骨縁上の線維切断術の変法 303

第Ⅲ部　高度な歯周治療法

第20章　生体力学的根面処理 311

クエン酸 311
　　動物実験 312　　ヒトの臨床研究 313
塩酸テトラサイクリン 314
エチレンジアミン四酢酸（EDTA）315
フィブロネクチン 315
生体力学的処理における推奨事項 316
結　論 316

第21章　審美的歯肉の再建 317

歯根被覆のための移植 317
歯肉退縮の病因 317
歯肉退縮の分類 317
　　ミラーの分類 318
改良手術法 319
根面被覆のための改良縫合法 320
　　術　式 320
クリーピングアタッチメント 321
歯肉弁歯冠側移動手術 321

適　応 321　　　必要条件 324　　　利　点 324
　　欠　点 324

上皮下結合組織移植術 325
　　歴　史 325　　　利　点 327　　　欠　点 327
　　禁　忌 327　　　術　式 327　　　受容側 327
　　供給側 328　　　移植片の準備 334　　　よくみられる失敗の理由 338

有茎歯肉弁下結合組織移植術 346
　　利　点 347　　　欠　点 347　　　術　式 347

半月状歯肉弁手術 348
　　適　応 348　　　利　点 348　　　欠　点 348
　　必要条件 350　　　術　式 350

歯間乳頭弁移動術 352
　　利　点 353　　　欠　点 354　　　方　法 354

結合組織有茎弁移植術 355
　　術　式 356

組織再生誘導法と歯肉退縮 356

組織再生用マトリックス 356
　　利　点 358　　　潜在的合併症 360　　　材　料 360　　　移植前処理：再水和化の方法 362　　　不適切な再水和化 363　　　AlloDerm®の移植 363

第22章　歯槽堤増成術 ……368

歯槽堤欠損の分類 368

粘膜骨膜弁（全層弁）軟組織の移植 369

パウチ形成法 370

歯槽堤増成術──改良法 371
　　歯槽堤増成のための上皮下結合組織移植術 372

インターポジション型オンレー移植 379
　　術　式 380

第23章　抜歯窩保存術 ……387

歯肉外形のメインテナンス 387

一般的な審美の考え方 387

隣接する組織の高さを決定する因子 387
　　基　準 387　　　適　応 388　　　利　点 388
　　術前分析 388

抜歯窩保存術の術式 388
　　術　式 388　　　目　標 388

第24章　乳頭再建術 ……406

術　式 406

有茎弁結合組織移植術 406
　　利　点 407　　　必須条件 407　　　術　式 408

第25章　埋伏歯の外科的露出 ……414

歴史的背景 414

診　断 414
　　触　診 414　　　X線写真：頬側被写体の法則 414　　　歯肉貫通プロービング（TGP）414

術　式 415
　　一般的原理 415　　　唇側に位置する 415　　　口蓋側に位置する 416

第Ⅳ部　高度な外科手術法

第26章　オステオトームによる上顎洞底挙上 ……425

オステオトームテクニック 426
　　オステオトーム術式 427　　　一般的な診断ガイドライン 427　　　一般的な外科的ガイドライン 428　　　利　点 428　　　移植を伴わない上顎洞底へのオステオトーム術式 429　　　骨移植を伴う上顎洞底オステオトーム術式 429

第27章　上顎洞底挙上手術 ……438

上顎洞の解剖 438
　　前　壁 439　　　後　壁 439　　　上　壁 439
　　内　壁 439　　　上顎洞底 439

隔　壁 440

上顎洞の血液供給 441
　　動　脈 441　　　静　脈 441

神経支配 441

上顎洞底挙上手術の適応（症）441

禁忌（症）441

患者評価 441
　　Ⅰ．臨床的評価 441　　　Ⅱ．放射線学的分析 442

インプラント埋入 442
　Ⅰ．段階的もしくは待時インプラント埋入 442
　Ⅱ．即時インプラント埋入 444

抗生物質 444

抗炎症薬 445

うっ血除去剤 445
　全身投与 445　　局所スプレー 446　　抗凝固薬服用中の患者 446

外科術式 446
　Ⅰ．フラップ・デザインと切開 446　　Ⅱ．骨削合と術中出血 448　　Ⅲ．洞粘膜の翻転 453　　Ⅳ．上顎洞底への骨移植 455　　Ⅴ．術後の指示および投薬 457　　Ⅵ．術後の合併症 457

結論と考察 459

第28章　下顎，下顎枝および同種他家ブロック骨移植 …… 465

供給部位あるいは供給源としての下顎，下顎枝および同種他家骨 465
　供給部位 465
　　Ⅰ．下顎結合移植 465　　Ⅱ．下顎枝移植 470　　Ⅲ．同種他家骨ブロック移植 475

第29章　マイクロサージェリー …… 482

拡大システム 482
　拡大ルーペ 483　　単純ルーペ 484　　複合ルーペ 484　　プリズムルーペ 484　　手術用マイクロスコープ 484

操作性 484

照　明 485

映像記録 485

ペリオドンタルマイクロサージェリー 486
　利　点 486　　欠　点 486

マイクロサージェリー用器具 486

結　論 486

参考文献 492
日本語版・付録（用語集補遺版）506
索引 521

第 I 部
基　礎

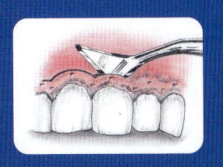

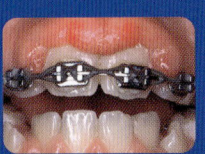

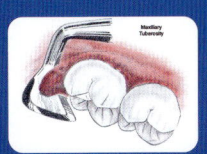

1　外科の基礎
- 1　予　後 3
- 2　外科処置の基本 16
- 3　縫合および縫合法 24
- 4　スケーリング，ルートプレーニング 42

2　外科様式の基礎
- 5　歯肉切除術と歯肉整形術 53
- 6　歯肉歯槽粘膜形成術 60
- 7　口蓋側フラップ手術 102
- 8　上顎前歯部ポケットの審美的治療法 120

3　骨の外科手術
- 9　歯槽骨切除術 127
- 10　骨誘導手術 147
- 11　組織再生誘導法 181
- 12　根分岐部病変の処置 220

第 1 章

予 後

　予後（prognosis）とは，「疾患の将来的な経過」，すなわち「疾患の発症および/あるいは治療後の（疾患の）転帰（outcome）」，の予測を表す用語として用いられてきた。臨床家として我々は，一歯単位と一口腔単位の両方における短期および長期の予後を評価することが常に求められている。これは，治療法の決定が主に主観的な因子に基づくような，複雑な歯周補綴治療の症例の場合に特に当てはまる。

　歯周病の予後に関する現在の考え方を図 1-1 に示す。

　予後を論じる際に，我々はまず診断，リスク，予後を区別する必要がある。

1．診断因子（diagnostic factors）：病態の分析や決定に関わる因子
2．リスク因子（risk factors）：まだ疾患になっていな

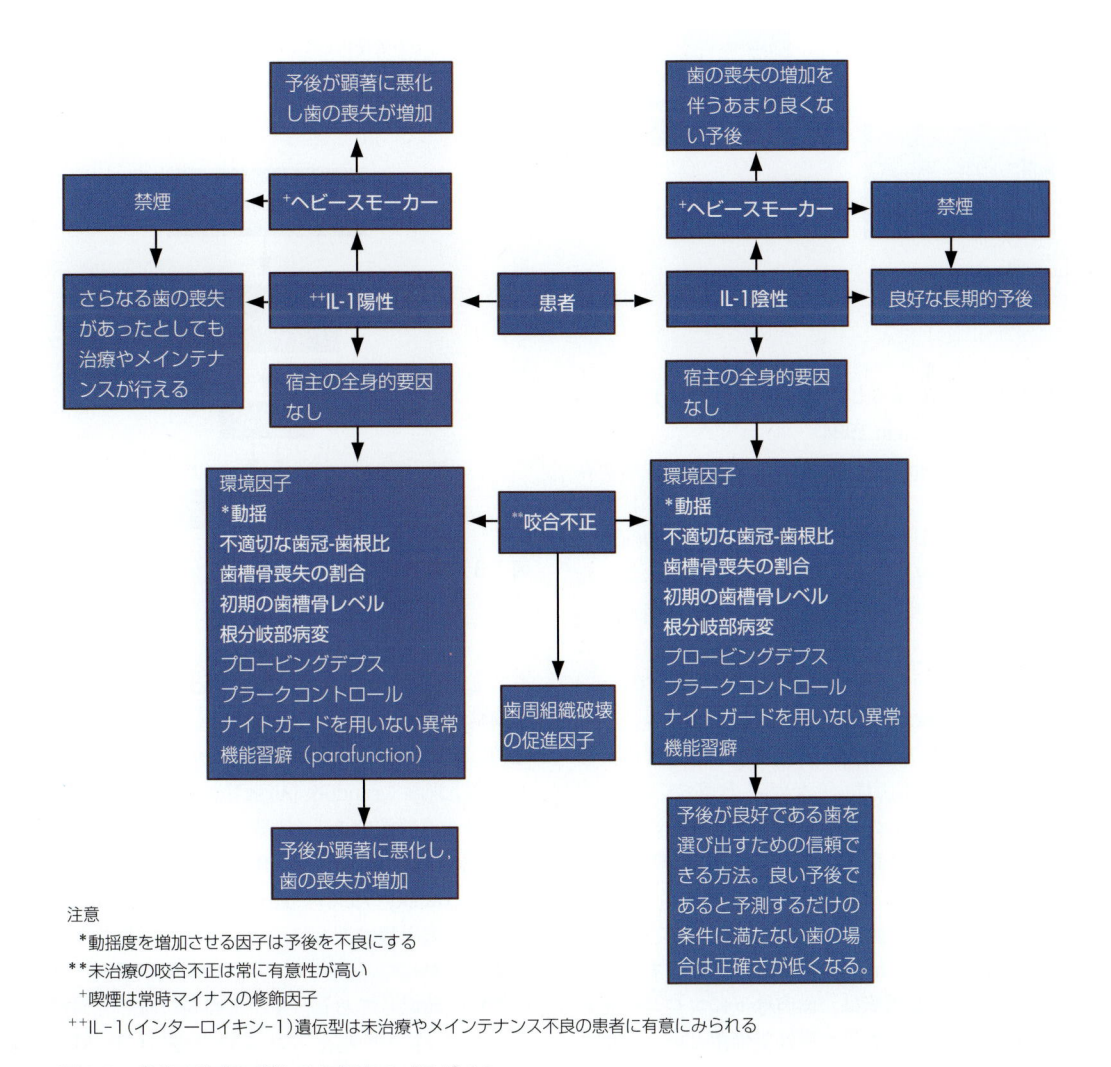

注意
　*動揺度を増加させる因子は予後を不良にする
　**未治療の咬合不正は常に有意性が高い
　+喫煙は常時マイナスの修飾因子
　++IL-1（インターロイキン-1）遺伝型は未治療やメインテナンス不良の患者に有意にみられる

図 1-1　予後の決定に関わる歯周病のパラダイム

表1.1 歯周病のリスク因子

喫煙
歯肉縁下プラーク
歯肉の色調の変化
初診時のアタッチメントロス
プロービングデプスの増加
プローブ時の出血
化膿
プラークコントロールのレベル
低い社会経済的水準
口腔ケアの不足
教育水準
質の悪い食生活
伝染性および後天性疾患
薬物の副作用

Newman and Kornman（1994）より引用

表1.2 予後を決定する際に用いる一般的な臨床的因子

個々の歯の予後
　歯槽骨喪失の割合
　最も深いプロービングデプス（mm）
　水平性または垂直性骨喪失
　最も進行した根分岐部病変：0, 1, 2, 3
　動揺度：0, 1, 2, 3
　歯冠-歯根比：良好, 不良
　歯根形態：良好, 不良
　う蝕または歯髄疾患：有り, 無し
　歯の位置異常：有り, 無し
　固定または可撤式支台：有り, 無し
全体の予後
　年齢
　重要な現病歴（喫煙および/あるいは糖尿病）
　歯周病の家族歴（母, 父, 兄弟）：有り, 無し, 誰が
　口腔衛生：良好, 普通, 不良
　対応柔軟性：有り, 無し
　メインテナンスの間隔：毎2ヶ月, 隔2ヶ月, 毎3ヶ月, 隔3ヶ月
　バイトガード（bite guard）を使用している異常機能習癖
　バイトガードを使用していない異常機能習癖

McGuire and Newman（1996）より引用

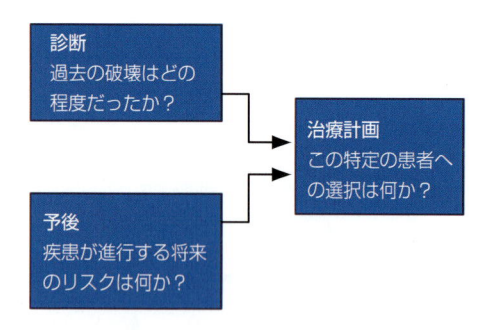

[診断：過去の破壊はどの程度だったか？] → [治療計画：この特定の患者への選択は何か？]
[予後：疾患が進行する将来のリスクは何か？] →

図1-2 治療の分析

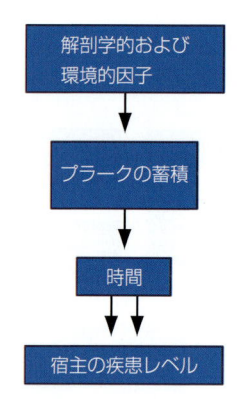

[解剖学的および環境的因子] → [プラークの蓄積] → [時間] → [宿主の疾患レベル]

図1-3 連続性理論

い人が疾患になることに関わる因子（表1.1）（Newman and Kornman 1994）

3．予後因子（prognostic factors）：ひとたび疾患が存在したら，その疾患の進行を予測するために使われる因子（表1.2）（McGuire and Nunn 1996a）

　Newmanら（1994）は，「リスクとは，疾患になったり，疾患を悪化させたり（疾患の進行）する可能性を示す言葉としてほとんどの場合使われているので，リスクと予後は同じように用いることができる用語である」と述べている。Kornmanら（2000）は，「我々は，リスク想定する際に拠り所となる，現時点の診断評価と将来的な予後とを混同してはならない．」と述べている．すなわち何の疾患があるかをみる「診断」と異なり，「予後」は疾患が「どうなるか」を確定することである（図1-2）．

　ヒトの歯周病の病原論について歴史的に振り返ると，1976年にPageとSchroederが病原論に関する論文を発表している．歯周病は，歯肉縁下にコロニーを形成するグラム陰性嫌気性菌や微好気性菌といった小グループによって引き起こされ，疾患の進行が持続されることが認められている（Page and Kornman 1997）．歯周病が間欠的（episodically）に，あるいは無秩序に突発的に起こる（random burst）ことが示される（ランダムバースト理論：random burst theory）まで，その進行は実際には連続的である（連続性理論：continuous theory）と考えられていた（Haffajee et al. 1983, Haffajee and Socransky 1996）．連続性理論（continuous theory）は，歯周病の進行についての極めて単純なモデルにすぎなかった．このモデルでは，すべてのプラークの性状が類似しており，すべての人に対して同程度の感染性を持つと考えられていた（図1-3）（McGuire 2000）．

表1.3 さまざまな予後の定義

良好(Good prognosis)(以下の1つ以上)：病原因子のコントロールと，臨床およびX線撮影による診査によっても測定されるような十分な歯周組織の支持があること．十分な歯周組織の支持があることで，患者自身や専門家による比較的容易なメインテナンスが確実になり，適切なメインテナンスが期待できる．
やや良い(Fair prognosis)(以下の1つ以上)：臨床的な測定およびX線撮影による診査で，約25％のアタッチメントロスおよび/あるいはI度の根分岐部病変．I度の根分岐部病変の位置と深さは，患者の良好なコンプライアンスを伴った適切なメインテナンスを可能にする．
疑わしい(Questionable prognosis)(以下の1つ以上)：II度の根分岐部病変で50％のアタッチメントロス．II度の根分岐部病変の位置と深さはメインテナンスが制限される．
不良(Poor prognosis)(以下の1つ以上)：歯冠歯根比が悪くなるような50％以上のアタッチメントロス；歯根形態は不良；メインテナンスのための器具到達性が容易ではないII度の根分岐部病変あるいはIII度の根分岐部病変；2度またはそれ以上の動揺度；重度の歯根近接．
絶望的(Hopeless prognosis)：歯を維持するだけのアタッチメントがない；抜歯またはその必要がある．

McGuire and Nunn(1996)より引用

予後に対する臨床的なパラダイム（理論的枠組み）は，プラークの蓄積が限局的だったり，または増加させたりするような，環境的または解剖学的因子に圧倒的に基づいていた（**表1.2** を参照）．そのため，臨床的な定理は，もっぱら解剖学的因子に基づいて開発された（Tjan, 1986）．

1. Ante の法則(Ante's law)：歯根膜表面積の法則 (periodontal surface area rule)(Ante 1926)
2. 予備能力の法則(reserve capacity rule)(Smith 1961)
3. 咬頭の近心遠心幅径の法則(mesiodistal width of cusp rule)(Reynolds 1968)

表1.4 臨床パラメーター

動揺[*]
根分岐部病変(重度)[†]
プロービングデプス[†]
不適切な歯冠—歯根比
歯槽骨喪失の割合[†]
ナイトガード（night guard）を使用しない異常機能習癖
転位歯
喫煙
プラークコントロール（危ない歯(compromised teeth)はメインテナンス中悪化しない傾向にある）

[*]Ghiai and Bissada(1994)と一致
[†]Nieri et al.(2002)と一致

臨床における予後

環境および解剖学的因子

長期的な（5〜14年）な臨床研究が，McGuire(1991)，McGuire と Nunn(1996a, 1996b, 1999)により行われた．彼らは，**表1.2** に示す一般的に用いられている臨床的基準をもとに，個々の歯の長期的な予後を予測できるかどうかを決定する試みを行った（**表1.3**）．

以上の研究から得られたことは，

1. 一般的な臨床パラメーターを用いた方法は，長期的な予後を予測する際に役に立たなかった．
2. 臼歯部における予測には（訳注：一般的な臨床パラメーターを用いた方法は），ほとんどあるいは全く役に立たなかった．
3. 予後は，単根歯においてより正確に予測される傾向がみられた．また，良い予後(good prognosis)である（訳注：と判断するだけの）条件に満たなかった歯よりも，良い予後を予測した歯において，より正確である傾向がみられた．
4. 良好な予後であると予測した歯を除外すると，予後を決定する能力は，5年で50％，8年で35％であった．これは Ghiai と Bissada(1994)による報告でも同様であった．
5. 予後が疑わしい(questionable)〜不良(poor)な歯は，その後の残存率は有意に低かった．

McGuire と Nunn(1996a)は，次のように結論づけている．初診時における予後が「良い予後」となる条件に満たない歯の場合，コイントス（coin toss）は従来のガイドラインの下で臨床家が予後を予測するためのより簡単で正確な方法であろう[*]．

彼らは研究結果をまとめ，初診時の予後と歯の喪失との間で相関関係があるように思われる臨床パラメーター群について示した（**表1.4**）．

宿主因子

ランダムバースト理論は，「疾患の進行は，その質，

---

[*]訳注：コイントス（コイン投げ）とは，コインを上に高く投げ，落ちてきたコインの上面が表か裏かで物事を決める方法である．表と裏の出る確率は等しく，偶然性を利用した決定方法である．ここでは，「良い予後」となる条件に満たない歯の予後決定には，確実性の高い方法が現時点で存在せず，どのような予後を予測してもその確実性が50％となることを示していると思われる

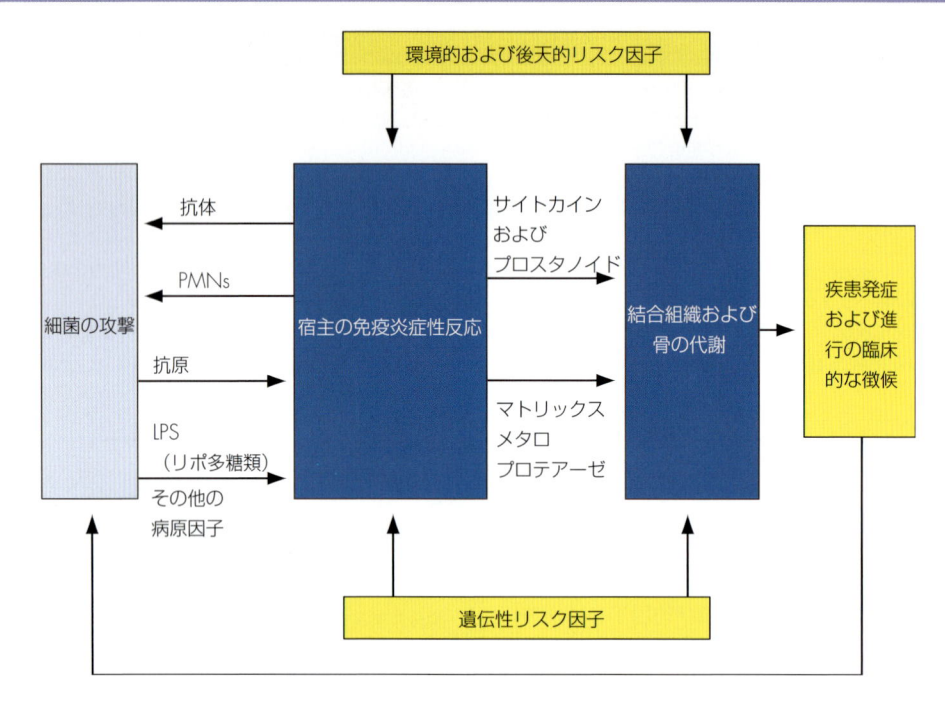

図1-4　ヒト歯周炎の病原性因子
PMNs：多形核白血球。Dr. Kornman による。(Munksgaard, Copenhagen, Denmark の許可のもと引用。)

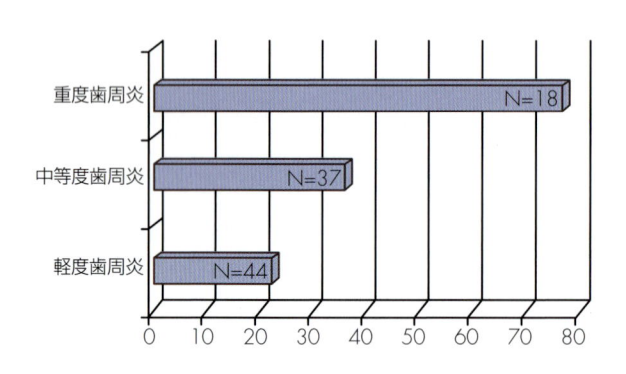

図1-5　異なる疾患群における非喫煙者の複合遺伝子型の頻度
(Kornman et al., J Clinical Periodontology, 1997 より引用。)

量および進行の時間経過において予測不可能である」という現代の我々の(訳注：歯周疾患についての)概念を導いた(Brown and Löe 1993)。さらに Newman ら(1994)は，さまざまなリスク因子を評価すると，プラークの量(プラークコントロールのレベル)とプラークの質(プラークの性状とプラーク中に存在する細菌の感染力)や環境または解剖学的因子だけでは，疾患の多様性を説明することができないことを述べている。このことは，「個々の疾患の進行は，変化が多岐にわたり予知性がないことを特徴とする」ことを見いだした Löe ら(1986)の見解と一致している。

IL-1 遺伝子型の決定

Kornman ら(1997)は，細菌は歯周疾患の発症に関わる主要な因子であるが，疾患の臨床的な経過を決定するためのメカニズムが未だ存在していないように感じていた。彼ら(Kornman et al. 2000)は，細菌が直接的に歯槽骨または結合組織を破壊しているわけではないが，歯周組織が起こす炎症性反応を間接的に活性化

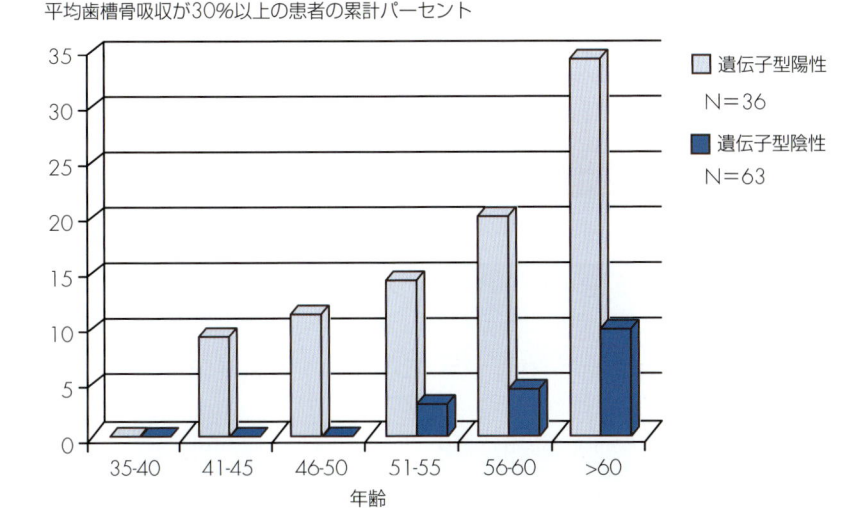

平均歯槽骨吸収が30％以上の患者の累計パーセント

図1-6 重度の歯槽骨吸収（30％以上）を有する非喫煙者の年齢別の累積分布数を示す
（Kornman et al., J Clinical Periodontology, 1997 より引用。）

させることを明らかにしている。細菌は攻撃を開始し、その後、その攻撃により生じた反応を増幅するような、遺伝的あるいは後天的（例：喫煙、糖尿病）なリスク因子の組み合わせによって反応が修飾される（図1-4）。

Kornman ら（1997）は、多型性 IL-1 遺伝子クラスターの識別による炎症誘発性サイトカインの研究をした。白血球によって産生される IL-1 は、炎症反応の主要なメディエーターであり、プロスタグランジン E2 やマトリックスメタロプロテアーゼのレギュレーターである。プロスタグランジン E2 は炎症に、マトリックスメタロプロテアーゼは歯槽骨と結合組織の破壊に関わっている。彼らは、40〜60 歳の非喫煙の症例のうち、（訳注：IL-1A-889 allele 2 および IL-1B+3953 allele 2 である）複合遺伝子（composite gene）を持つ患者が重度歯周炎症例のうち 78％ を占めており、軽度歯周炎患者と比べるとオッズ比は 18.9 であったことを報告している*。さらに、重度歯周炎患者のうち IL-1 陽性あるいは喫煙のどちらかを併せ持つ症例が 86％ に上っていたことを述べている（図1-5、図1-6）。

これは Packhill ら（2000）が示した「IL-1 陽性の喫煙者は IL-1 陰性の喫煙者に比べ、重度歯周炎になるリスクが 4.9 倍であった」との見解と一致している。

Kornman らは次のように結論づけている。「この研究は、IL-1 産生の増加に関連した特定の遺伝子マーカーが、成人における重度歯周炎の感受性についての強い指標になることを示している」（図1-7）。

その他にも、IL-1 が歯槽骨喪失や疾患の進行に積極的に関与していることを示す研究がある（Masada et al. 1990；Stashenko et al. 1991；Wilton et al. 1992；Feldner et al. 1994）。ごく最近では、Cavanaugh ら（1998）により、歯肉溝滲出液量の増加と重度の歯槽骨喪失は直接的に関連があることが示されている。Lang ら（2000）は、IL-1 陽性患者はプロービング時の出血（ブリーディングオンプロービング（BOP））が高頻度で見られる傾向にあることを示している。Socransky ら（2000）は、IL-1 陽性および陰性患者の歯肉縁下の細菌種を比較し、IL-1 陽性患者は IL-1 陰性患者よりも特に歯周病原性に関わるような細菌の平均細菌数が高いことを報告している。

臨床的な予後 対 宿主遺伝子型

1999 年に McGuire と Nunn は、IL-1 遺伝子型を調べるために、14 年間メインテンスしてきた 42 名の患者を再評価した。臨床パラメーターから、IL-1 陽性患者を特定することはできなかった。また家族歴との関連はなかった。疾患の進行度および進行した疾患の指標として歯の喪失を用いたところ、歯の喪失は全体で 4.5％（1044 歯中 47 歯）であり、そのうち 27 歯（57.5％）が、患者の 38％ を占めているにすぎない IL-1 陽性患者によるものであった。McGuire と Nunn らの研究結果を表1.5 に示す。

DeSanctis と Zuchelli（1999）は、IL-1 陽性および IL-1 陰性患者における歯周組織の再生について研究を行った。彼らは、IL-1 陰性患者においては 4 年間以

*訳注：IL-1 遺伝子クラスターは IL-1A、IL-1B、IL-1RN からなるが、これらの遺伝子配列には多型性がみられる。この遺伝子群のうち IL-1A（IL-1α をコードする遺伝子）の−889 位の塩基のシトシンがチミンに変換した遺伝子型と IL-1B（IL-1β をコードする遺伝子）の＋3953 位の塩基のシトシンがチミンに変換した遺伝子型をそれぞれ、IL-1A-889 allele 2 と IL-1B+3953 allele 2 と表す。IL-1 陽性と表すこともある

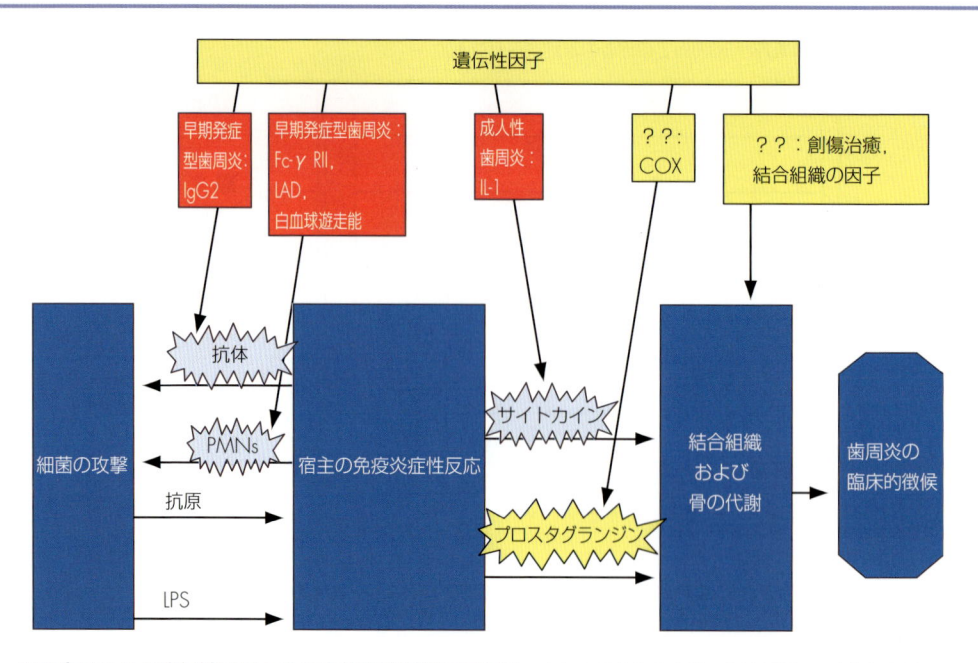

図1-7 歯周炎における遺伝性因子とその生物学的影響の可能性　赤色で示された部分に記す因子は，最近の研究によって歯周疾患に関係するというデータが得られている候補遺伝性因子である。黄色で示された部分に記す因子は，歯周疾患の生化学的因子に関わるというデータが得られている候補遺伝性因子であるが，疾患に特異的な遺伝子マーカーと関係しているという最近のデータはない。(Dr. Kornman ed, Periodontology 2000, Munksgarrd, Copenhagen, Denmark の許可のもと引用。)

表1.5 臨床的な予後 対 宿主遺伝子型

歯の喪失の可能性	リスク比
遺伝子型(IL-1)陽性	2.7
ヘビースモーカー	2.9
IL-1 陽性/喫煙	7.7
IL-1 陽性(非喫煙):	
臨床的リスク因子	
動揺	8.8
不適切な歯冠─歯根比	9.2
歯槽骨喪失	6.2
プロービングデプス	3.6
根分岐部	3.2

動揺，不適切な歯冠─歯根比，歯槽骨喪失は，喫煙とIL-1陽性の組み合わせと同等もしくはより予測可能性に優れていた。よって有意差があると考えるべきである。

表1.6 歯および歯槽骨喪失における IL-1 遺伝子多型の影響

対象者	歯の喪失	歯槽骨の喪失(mm)
PST－非喫煙者	0.16	0.26
PST＋非喫煙者	0.30	0.33
PST－喫煙者	0.43	0.55
PST＋喫煙者	0.95	1.20
歯の喪失の平均	0.40	

上再生組織が安定していたが，IL-1陽性患者は再生組織の最大で70％が喪失したことを報告している。

Axelson(2002)は，50歳の患者283名を対象に，無作為に10年間にわたり，歯および歯槽骨喪失に関与するIL-1遺伝子多型について分析研究を行った。全患者は歯周治療を受けており，通常の歯周メインテナンスを受けていた。IL-1遺伝子多型を調べるPST®(歯周病の感受性遺伝子検査(Kimball Genetics, Denver, Colorado))を，本研究の最後に全患者に行った。結果を表1.6に示す(図1-8および1-9)。

これまで示してきたように，遺伝子多型と喫煙は，相乗作用する予後のリスク因子であるように思われるが，このことはKornman(1997, 2002)，HartとKornman(1997)，McGuireとNunn(1999)，Meiselら(2004)の歯およびアタッチメントロスの研究，またNieriら(2002)の歯槽骨喪失の研究報告とも一致している。

Nieriら(2002)は，中等度から重度歯周炎に罹患しているIL-1陽性(23名，38.3％)およびIL-1陰性(37名，61.7％)の非喫煙患者60名(40〜58歳)で，歯周治療およびメインテナンスを受けている症例(1566歯)を研究し，以下のことを報告している。

1．選ばれた術者による高レベルな歯周メインテナンス治療を行った結果，歯の喪失は3.3％(1566歯中52歯)であった。

2. 初期(初診時)の骨レベルと遺伝子型は，予後において相関がある。
3. 非喫煙者において，いくつかの臨床パラメーターが歯の喪失と有意に関連している。
   a. 動揺
   b. 初診時の深いプロービング
   c. 初期(初診時)骨レベル(喪失)
   d. プラークコントロール
   e. 骨内欠損の深さ

Nieri ら(2002)は「動揺を増加させる因子は予後を悪化させる」と述べている。

IL-1 遺伝子多型の検査は Kimball Genetics 社で行うことができ，PST®(歯周病の感受性遺伝子検査)と呼ばれている。以下に示す症例で推奨される。

1. 進行した歯周病患者で以下の処置が要求される場合
   a. 再生療法
   b. 高度な補綴処置
2. インプラント埋入を希望する重度歯周炎患者であり喫煙者
3. 重度歯周炎患者で喫煙者
4. 再発した歯周炎の再治療
5. 適切なメインテナンス間隔の確立

注意：Greenstein と Hart(2002)および American Academy of Periodontology Research, Science and therapy Committee(2005)は，慢性歯周疾患患者の治療プロトコルを，IL-1 の検査結果に基づいて変えることに対する根拠が不十分であると結論づけている。しかし，喫煙者および未治療の進行した歯周疾患患者に対して検査を薦める根拠は十分に存在する。ゆえに，このような患者に対しては，患者が治療を受けなかったり，プラークコントロールが維持されないようなことがなければ，IL-1 の検査結果に基づいて長期的予後をより正確に判断できることを指摘することは重要である。

咬合性外傷

咬合性外傷(図 1-10)は，歯周疾患を進行させる主要な病原因子であると当初は考えられていた(Stillman, 1917；Box 1935)。歯周疾患の本当の病原因子の同定後(Löe et al. 1965)，疾患進行の共同破壊因子としての咬合性外傷の理論が Glickman と Smulow(1962, 1965, 1967)によって提唱された。この理論は，いったん細菌により(訳注：歯周病が)発症すると，咬合性

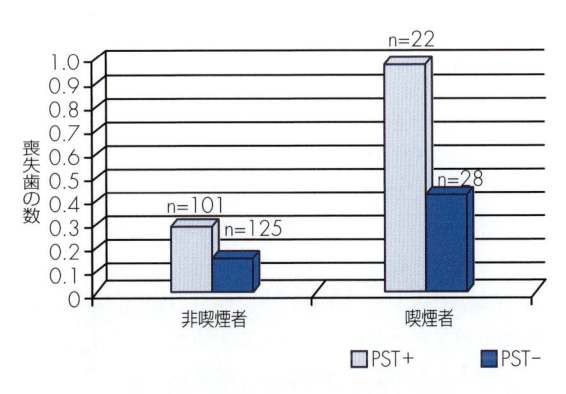

図 1-8 IL の遺伝子多型の検査（PST 陽性(PST＋)，PST 陰性(PST－)）を行った喫煙者および非喫煙者における 10 年間の平均喪失歯数(Axelson et al., Diagnosis and Risk Prediction of Periodontal Disease, 2002, Quintessence, Illinois より引用。)

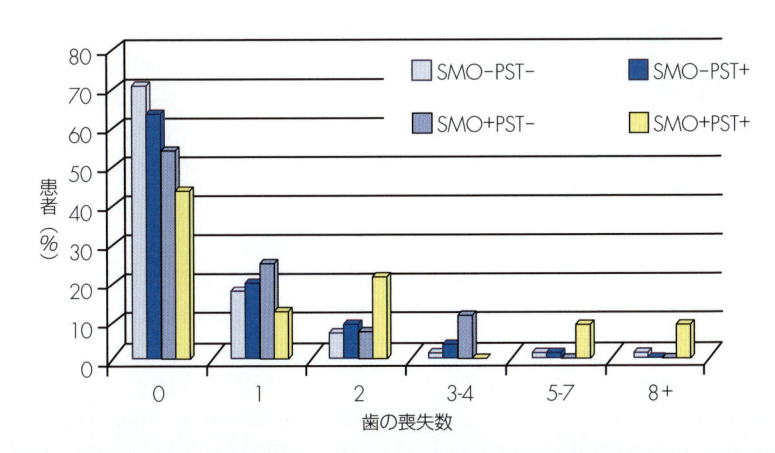

図 1-9 IL-1 遺伝子多型を検査するために PST テストを行った，非喫煙 IL-1 陽性患者(SMO－PST＋)，喫煙 IL-1 陰性患者(SMO＋PST－)，喫煙 IL-1 陽性患者(SMO＋PST＋)の歯の喪失の度数分布(Axelson et al., Diagnosis and Risk Prediction of Periodontal Disease, 2002, Quintessence, Illinois より引用。)

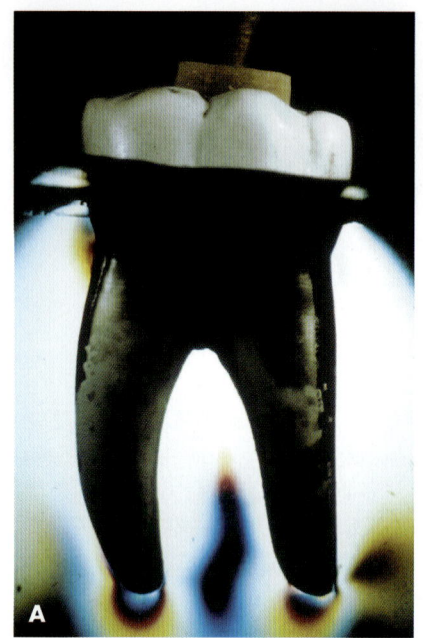

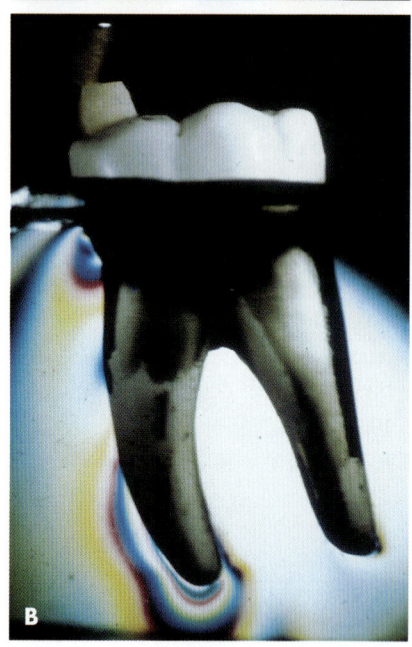

図1-10 シリコンゴム（Silastic）製の模型　**A.** 歯の長軸にそって均等な力が加わっている。**B.** 隅角部に力が加わったとき歯頸部および根尖部に不均等な力が加わっている。(Dr. Irving Glickman の厚意により引用。)

外傷は炎症の進行方向を変化させて最終的に歯周支持組織（歯槽骨と歯根膜）の破壊を起こすという考え方に基づいている（図1-11）。

ビーグル犬（Svanberg 1974；Lindhe and Ericsson 1976；Lindhe and Svanberg 1976）およびリスザルを用いた動物実験（Polson 1974；Kantor et al. 1976；

Polson et al. 1976）では，咬合性外傷が歯周疾患進行に関わるかどうかについての結論が出なかった。臨床歯周治療学の世界ワークショップ（The World Workshop in Clinical Periodontics 1989）は，上記の一連の研究を良くまとめて，歯周疾患と咬合の関係は議論の余地があり，歯周疾患の治療として咬合調整の効果を示す長期的な裏づけがないと結論づけている。

1992年 Burgett らは，ヒトにおける実験で，治療した Type Ⅳ の歯周病に咬合調整を行った際に，有意に効果があったことを報告した。彼らは咬合調整をすることによって，咬合調整を行わないときよりも臨床的アタッチメントレベルを有意に増加させることを示している。彼らはそれ以上説明をせず，更なる研究が必要であると述べた。

Wang ら（1994）は，大臼歯の根分岐部病変は2.5倍アタッチメントロスを生じやすく，動揺も同様な傾向を示すとした。Gilbert ら（2005）は，ベースラインで動揺があると分類された歯は，「ベースラインで動揺無しの歯に比べ，よりアタッチメントロスの発生率が多かった」ことを報告している。

1996年の臨床歯周治療学の世界ワークショップ（The World Workshop in Periodontics 1996）において，Gehr は「咬合力は歯周付着器官へと伝達し，歯槽骨や結合組織の変化をもたらす原因となることが一連の論文で明らかになった。これらの変化は歯の動揺や臨床的プロービングデプスに影響を与える」と報告している。Wang ら（1994）は，動揺はアタッチメントロスを引き起こすと記している。

2001年，Nunn と Harrel は歯周炎における咬合不正（OD：occlusal discrepancies）の作用についての代表的な臨床論文を書いている。疾患の進行に対する咬合性外傷の全体的な作用について注目している他の研究（Shefter and McFall 1984；Philstrom et al. 1986；Cao 1992）とは異なり，彼らは個々の歯（2147歯）を調べ，治療患者（41名），一部治療患者（18名）および未治療患者（30名）における歯周病の進行へ，咬合がどのように作用するかに注目した。彼らの研究結果は，初期所見と治療後の所見に分けられる。

A　初期所見
OD と非咬合不正（NOD）を比較したところ，OD に以下の有意差が認められた
1．初期所見時における，より深いプロービング
2．初期所見時における，より悪い予後
　a．OD はやや良い（fair）予後
　b．NOD はやや良い（fair）～良い（good）予後
　c．より大きい動揺度
彼らはまた，以下のように報告している。

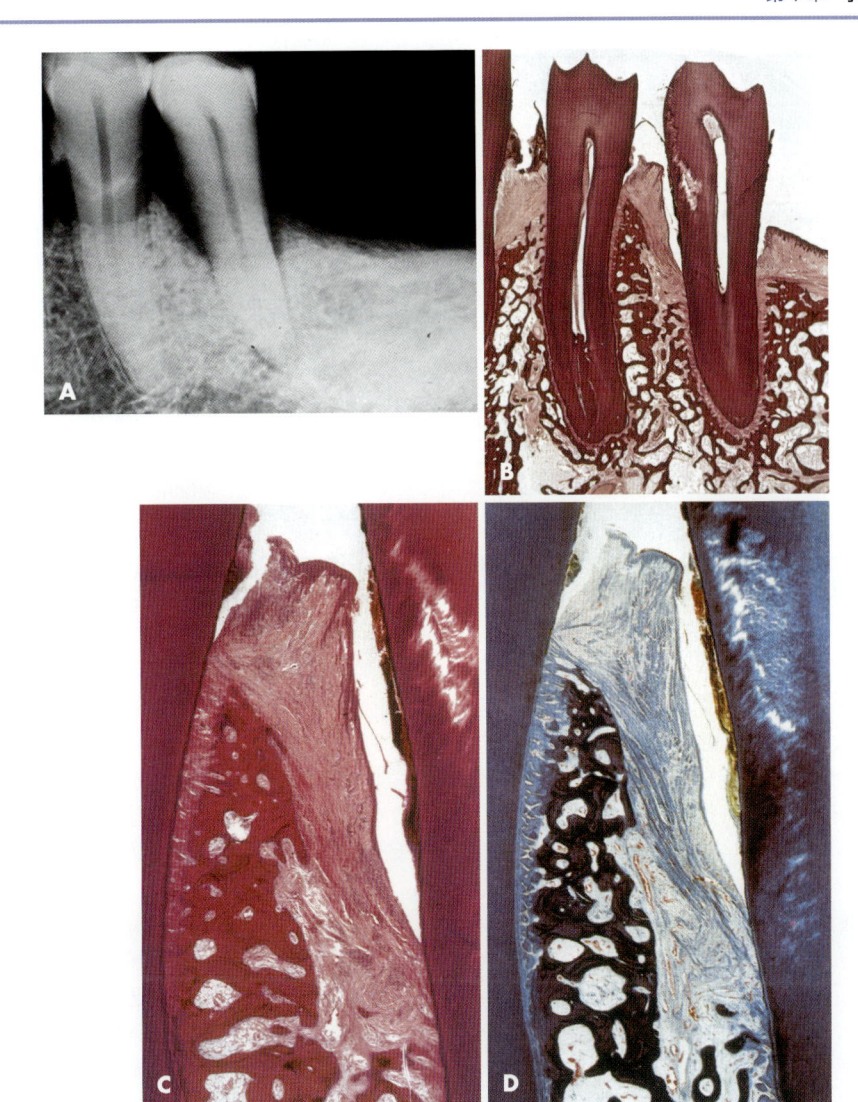

図1-11 Glickmanの咬合性外傷　A. 死体標本の顎のX線撮影。骨内欠損を示す。B. 組織学的切片は角度のある骨喪失を示す。C. 高倍率，組織への炎症の波及を示す。D. 歯間水平線維の破壊が認められる。（Dr. Irving Glickmanの厚意により引用。）

1. 初診時の咬合の状態と根分岐部病変との間には相関は認められなかった。
2. 初診時において，口腔内清掃の良い患者においては，ODのみが，深いプロービングデプスの生じた理由や予後が好ましくないだろうと判断するための有意な予測因子であった。
3. 喫煙（増加した歯周ポケット），性差（男性は女性よりもプロービングデプスが深い），口腔衛生（口腔衛生が良好な患者は口腔衛生が不良な患者よりもプロービングデプスが浅い）といった補助因子（cofactor）によって影響をうけるものの，causal pathway（因果経路：p.14 訳注参照）(Kornman et al. 1997；McGuire and Nunn 1999) は見られなかった。ODのある患者は（訳注：喫煙などの影響を統計学的に補正し排除しても）それでもなお，ODのない患者よりもプロービングデプスが1mm深かった。

B　治療後の所見
ODの歯は以下の点で有意に高かった。
1. 悪化する予後の見込み
2. 増加した動揺のリスク
3. プロービングデプスの増加（図1-12，1-13）

注意：口腔清掃が良好な患者においても同様な結果が見られた。このことは同時に，「咬合が悪影響を持つようになるには，咬合の他にも重要な病因が必要である」という従来の考え方に疑念をもたらした。

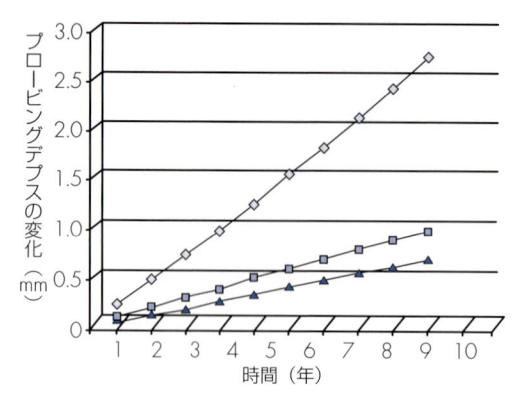

図1-12 咬合治療群のプロービングデプスの経時変化（Harrel and Nunn, J Periodontology, 2001 より引用。）

図1-13 外科的処置を行わない咬合調整群のプロービングデプスの経時変化（Harrel and Nunn, J Periodontology, 2001 より引用。）

　Harrel と Nunn は「本研究によって得られた結果には，未治療の咬合性外傷は歯周疾患を進行させる促進因子の1つであるという明らかな証拠があった」と結論づけている。
　Harrel（2003）は，咬合は喫煙と同様に累積するリスク因子と考えるべきであり，（訳注：咬合不正を治療することを）通常の歯科治療の一部とすべきであると述べている。

修飾因子
前歯部の審美
　現在の歯周病の概念は，歯肉の審美性を維持できる歯間乳頭保存や，口唇，歯肉，咬合面との相互関係にまで広がっている。審美性が求められる部位では，臨床家はまずすべての治療を＜審美性と患者の要求＞という2つの考え方のもとに評価しなくてはならない。これは予後に関わりなく行う。
年齢
　年齢自体は個々の予後に影響は与えないが，最も重要な決定因子の1つである。若年者は，高齢者よりもおそらくより高い適応性と（訳注：組織の）再生機能を備えているが，高齢者よりもかなり長くその歯を維持していかなくてはならない。**高齢者でみられる歯周組織の破壊は，一生にわたる疾患の蓄積の1つであり，年齢に特異的に生じることではない**（American Academy of Periodontology 1995）。この疾患の蓄積は，我々に歯周組織や機能および修復の状態についての長い歴史を伝えてくれる。そのため我々は診断に役立つより大きな洞察力をそこから得ることができる。その結果，それらの歯を将来にわたり機能させ続ける方法を決定

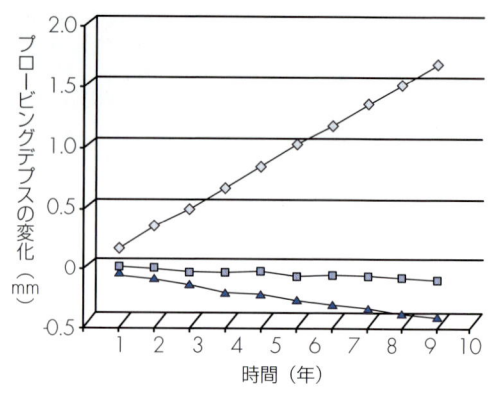

し予測することに役立つ我々の能力が増すことになる。若年者で受け入れられないかもしれないことも，高齢者では受け入れられるかもしれない。
モチベーション，協力，プラークコントロール
　プラークコントロールは，**歯周疾患の治療において最も重要な因子である**。いかなる症例においても長期的な治療の成功は，十分なプラークコントロールを維持する患者の努力による。進んだ歯周補綴治療の症例においてはなおさらそうである。進んだ歯周治療と補綴治療を組み合わせて行う症例が成功するためには，患者の高いモチベーションと協力が求められる。それゆえ，プラークコントロール，モチベーション，患者の協力は治療前に慎重に評価しなくてはならない（Becker et al. 1984；Newman et al. 1994；Nieri et al. 2002）。
臨床的な技術レベルと知識
　現在の歯周治療は，技術の多様性が必要とされるような非常に複雑なものになっている。つまり時間，経験，鍛錬の持続，個人的な精進が必要になってきている。しかし治療のすべての段階においてその専門家になるのは困難である。とはいえ，我々個人の技術の限界によって患者への処置方法や治療の成功が制限されてはならない。よって，我々は自分たちの限界を自覚し，特定の治療においては，より知識と経験が豊富な専門家に患者を紹介しなければならない。

治療のリスク

　Barkman と Kois（2005）は治療のリスクを明らかに

表1.7 歯周病の予後のチェックリスト

	良好	不良
宿主因子		
局所的因子		
1. 遺伝子型		
a．IL-1 陽性（PST＋）		✓
b．IL-1 陰性（PST－）	✓	
2. 喫煙		
a．非喫煙	✓	
b．ヘビースモーカー		✓
3. 異常機能習癖（咬合を参照）		
a．ナイトガードを使用	✓	
b．ナイトガードは不使用		✓
4. モチベーション・患者の協力		
a．プラークの付着が少ない	✓	
b．プラークの付着が多い		✓
（好ましくない）全身的因子		
1. 「管理されていない」全身疾患		
a．糖尿病		
b．副甲状腺機能亢進症		
c．甲状腺機能亢進症		
2. 栄養不良		
3. アルコールおよび薬物の乱用		
4. ストレス		
5. 口腔乾燥症		
6. 薬物の副作用		
a．ヒダントイン（ダイランチン）		
b．ニフェドリン/サイクロスポリン		
7. その他		
a．ヒト免疫不全ウィルス（HIV）		
b．好中球減少症		
c．遺伝性歯肉線維腫		
歯や歯周組織の解剖学的因子		
一次的因子		
1. 動揺		
a．なし	✓	
b．＋-1	✓	
c．1-1＋	✓－	
d．1＋-2		✓

注意：動揺は予後に必須の要素になりうる。簡単に述べると，アタッチメントレベルに関係なく，動揺は長期的な予後良好にはならない。

	良好	不良
2. 初診時プロービングデプス		
a．0-3	✓	
b．4-6	✓－	
c．7-10		✓

注意：初診時のプロービングデプスが大きいほど予後は悪くなる。プロービングデプスの増加は予後にとって極めて負の因子となる。

	良好	不良
3. 初診時の歯槽骨喪失レベル		
a．0-25%	✓	
b．25-50%	✓－	
c．50%		✓

注意：初診時の骨レベルは残存している骨レベルよりも予後を予測する能力が大きい。「一般的なX線写真とデジタル画像は同等ではなく，デジタル画像は通常の画像よりも初期－中等度の歯槽骨喪失部位をより多く示す傾向にあった」とKhochtら（2003）は報告している。

	良好	不良
4. 歯冠-歯根比		
a．1:2-1:1.5	✓	
b．1:1.5-1	✓	
c．1:1		✓
5. 骨形態（組織再生誘導法に関わる）		
a．水平性骨喪失	✓	
b．骨内欠損（二－三壁性）	✓	
c．片側中隔欠損（一壁性）		✓

注意：骨内欠損が深いほど，骨再生の可能性が高まり予後はより良好となる

	良好	不良
6. 根分岐部		
a．病変なし	✓	
b．Ⅰ度	✓	
c．Ⅱ度（初期）	✓－	
d．進行したⅡ度とⅢ度		✓

注意：進行したⅡ度とⅢ度根分岐部病変（の形）は，それぞれ治療およびメインテナンス可能である。しかし支台歯に対しては，ヘミセクションや歯根切除が考えられるだろう。

7. 咬合

注意：過去に増加した動揺あるいは現在増加している動揺は，予後に対して有意な負の相関を示している。ゆえに，歯の動揺度を増加しやすくするような因子のすべてあるいはその因子の組み合わせもまた，予後に対して有意な負の相関を示す。

	良好	不良
a．安定	✓	
b．不安定（歯の喪失；臼歯部の崩壊；切歯誘導（incisal guidance）がない；深い過蓋咬合；病的な移動；叢生；中心位または平衡側の接触；1本または複数歯の破折；知覚過敏；他の指標に関連したファセット（咬合面の摩耗（wear facet））		✓
c．ナイトガードを使用しない異常機能習癖		✓
1．ブラキシズム		✓
2．クレンチング		✓
d．フレミタス（振盪音）		✓
e．一次性外傷	✓±1	
f．二次性外傷		✓
g．進行性動揺		✓

注意：一次性咬合性外傷の動揺を適切に減少させることができないならば，その歯の予後は疑わしい（questionable）と考えられる。

　　h．X線撮影所見：咬合性外傷
　　　・歯根膜の歯冠側1/3が拡大
　　　・歯槽硬線の肥厚
　　　・根尖部の拡大

注意：これらのX線撮影写真から得られる所見は，咬合性外傷の可能性を示し，さらなる咬合の検査が必要となる。

二次的因子

	良好	不良
1. 歯冠形態		
a．鐘状		✓
b．卵円形		✓

続く

	良好	不良		良好	不良
2．歯根形態			6．補綴処置のために増設した支台歯		
a．長く平坦	✓		a．少数		
b．短い		✓	・アタッチメントレベルが良好	✓－	
c．円錐形		✓	・不安定		✓
d．彎曲（屈曲）		✓	b．多数		
3．歯根の近接			・アタッチメントレベルが良好	✓	
a．適切	✓		・中等度のアタッチメントの喪失	✓－	
b．不適切		✓	・進行したアタッチメントの喪失		✓
4．う蝕			7．歯内療法／歯髄の状態		
a．修復可能	✓		a．健常	✓	
b．修復不可能		✓	b．歯髄疾患		
修飾因子			・治療可能	✓	
・歯根切除術	✓		・治療不可能		✓
・ヘミセクション	✓		c．以前治療済み		
・歯冠延長術	✓		・十分な治療	✓	
・矯正学的挺出	✓		・不十分な治療		
c．う蝕感受性			・再治療が可能*	✓－	
・低い	✓		・再治療が不可能		✓
・高い（インプラントの使用の好例である）		✓	*注意：再治療は成功を確実にするものではない。再度治療器具を用いることは歯質を薄くさせ歯の破折を起こしかねない。5 mm以上の大きな病巣は外科処置に適していない。		
5．大臼歯			d．根尖部の残存		
a．根幹			・最初の病巣と変化がない	✓－	
・長い	✓		・最初の病巣より小さくなっている	✓	
・短い		✓	・最初の病巣より大きくなっている		✓
b．エナメル突起		✓	e．歯内歯周疾患		✓
c．歯根形態			f．説明のつかない歯の痛み		
・分岐	✓		・破折		✓
・収束		✓	・未治療の根管	✓－	
d．歯根長					
・長い	✓				
・短い		✓			

IL-：インターロイキン

する必要があることを主張している．彼らは，治療の際の適切な優先順位を決定するためにも，治療のリスクと予後とを関連させて考えるべきであると述べている．彼らは，リスクと予後を評価するための診断パラメーターを分析し，以下に示す項目に分類した．

1．歯周病学的
2．生体力学的
  a．う蝕感受性
  b．構造上の限界
3．機能的
  a．顎関節障害
  b．動揺
4．歯および顔面

歯と顔面のリスクは，「歯の見え方（tooth display）」および「顔面に対する理想的な歯の位置」を達成するために必要な，我々の技術力の程度によって決まる．

注意：Barkman と Kois（2005）は，治療のリスクが増加するにつれて予後は悪化するので，治療はインプラントによる修復へと進み始めていることを指摘している．

まとめ

1．喫煙があると，OD（咬合不正）を除いていかなる臨床因子も二次的な要素になる（causal pathway）*．
2．OD は最も重要な局所因子の1つである．
3．従来の臨床パラメーターは，常に信頼のおける予後因子ではないかもしれないが，その中のいくつかの臨床因子は，単独であるいは組み合わせたグループのどちらかで，より高い信頼度を持つことが証明されており予後を決定する時に因子として

*訳注：因果経路（causal pathway）とは，相互連関が起きるような要因と結果を結ぶ経路のことを示す．例えば喫煙（ヘビースモーカー）因子がある場合，その他の（OD 以外の）臨床因子の如何によらず，深いプロービングデプスや動揺度の増加などを引き起こし，その結果歯の喪失のリスクの増加をもたらすことをいう．

組み入れるべきである。
   a．咬合不正
   b．動揺*
   c．不適切な歯冠-歯根比
   d．増加したプロービングデプス
   e．初診時のより深い骨喪失量
4．遺伝子型は，未治療の歯周病の症例において潜在的な将来のリスクを予測できる。
5．IL-1 陽性患者は治療が成功する可能性があり，何年間も良く維持可能であり，治療法を変える必要はない。
6．IL-1 陽性の喫煙患者はリスクの高い状態の患者と考えるべきである。一方，IL-1 陰性の非喫煙者は歯の喪失や歯槽骨吸収のリスクが低いと考えられる。
7．喫煙者は喫煙をやめれば治療の成功が得られるはずである。
8．プラークコントロールが良好であれば，長期の成功が得られ，リスク因子の影響は OD がなければ減るであろう。

注意：Kaldahl(1996)は歯周治療と喫煙の相関を研究し，「治療に対する喫煙の否定的な作用は，持続または時間とともに増加したとはいえ，全群で，歯周治療はすべての臨床パラメーターを改善したことを覚えておく必要がある」と結論づけた。

結　論

　Nieri ら(2002)および McGuire と Nunn(1999)は，2610 歯(患者 102 名)のうち**喪失歯は 99 歯(3.8％)**のみであったと記しているが，このことは重要である。これらの（訳注：喪失）歯の多くが，最初の予後が悪い(poor)または期待できない(hopeless)というものであった(リスク比 51.9)。つまり，これらの（訳注：喪失歯以外の）症例のすべてが，**遺伝子型と喫煙および/あるいは臨床パラメーターにかかわらず，長期間(10〜14 年)にわたり治療が成功した**ということを意味している。

　歯周治療と補綴治療を組み合わせて行う症例で，遺伝子型陽性および/あるいは喫煙患者では，予後が良好(good)あるいは良好〜やや良い(good to fair)という予後である歯のみが，支台歯として用いられるべきである。また，OD のある歯を支台歯として用いるべきではない。「モチベーションが高く協力的な患者は，最終的にマイナス要因の多くを（すべてとまではいかないが）高頻度で克服することができるということもまた事実である」ということを常に覚えておくべきである(**表 1.7**)。

　　　　　　　　　　　　　［鴨井 久一・塚田 賀子・外崎 美香 訳］

---

*訳注：動揺を増加させる因子はすべて，予後を悪化させる。(Nieri, 2002)

第 2 章

外科処置の基本

基本切開

　歯周病は，生じた疾患の性質や範囲およびその種類（例，歯肉歯槽粘膜の疾患，歯槽骨の変形，歯肉の増大など）において，多くの側面を持つ。したがって，多くの治療法が存在する（p.18, 19 図 2-1）。1 つの疾患やその治療法への対応法は一種類ではない。治療法を最終的に決めるのは，術者の技術習得や能力，治療に対する考え方や目的などである。基本的な外科的切開法を以下に示す。

1. 歯周ポケット掻爬術，歯肉掻爬術，キュレッタージ（curettage）：内縁上皮，上皮付着，ポケット内側面基底部の炎症性結合組織の除去。これは閉鎖型外科療法（closed surgical procedure）である（p.17 図 2-2A）。
2. 歯肉切除術（gingivectomy）：骨縁上ポケットの治療のための組織の切除。この方法は，骨の喪失が水平的で，付着角化歯肉の幅が十分にある場合に用いられる（図 2-2B）。
3. 全層弁（粘膜骨膜弁）フラップ手術（full-thickness（mucoperiosteal）flap）：（訳注：全層弁と粘膜骨膜弁とは同義である。カタカナで，フルシックネスフラップと表記されることも多い）歯肉弁は，歯槽骨外科処置，小帯の再配置，付着組織の維持，ポケットの除去や歯周組織の再生法を行う際に，手術部位の可視性と到達性が良くなるように設計される。切開は付着組織の存在する量に応じて，歯肉溝切開（sulcular incision），歯肉頂切開（crestal incision），内斜切開（inverse-beveled incision）を行う（図 2-2C）。
4. 部分層弁（粘膜弁）フラップ手術（partial-or split-thickness（mucosal）flap）：（訳注：部分層弁と粘膜弁は同義である。カタカナで，パーシャルシックネスあるいはスプリットシックネスフラップと表記されることも多い）歯肉弁は，骨を骨膜で覆うように保ち，かつ維持するように設計される。骨に平行に鋭利な，骨膜上切開（supraperiosteal dissection）を入れる方法がこの術式に用いられる。多くは，骨板が薄い部位や歯肉歯槽粘膜処置を行う場合に用いられる（図 2-2D）。
5. 改良全層弁（粘膜骨膜弁）フラップ手術（modified full-thickness（mucoperiosteal）flap）：歯肉弁は以下の 2 つの切開からなる。まず，ポケットの減少または除去のために歯肉切除法の切開法を用い，引き続いて内斜切開を骨頂へ向けて行う。この術式は十分な付着角化歯肉の幅が必要で，主に口蓋が適応部位である。肥厚組織や，手術部位への到達性が悪いために一次切開として内斜切開ができないような部位にも用いることができる（図 2-2E）。

　表 2.1 と 2.2 は各術式の比較である。これらは，どの術式を使用するかを決定する際に一般的な目安として，参考程度に用いるべきである。表 2.3 は，各術式を比較分析したものである。

外科的術式の分類

軟組織ポケットの改善
閉鎖型術式

1. 歯周ポケット掻爬術（キュレッタージ）
2. 新付着手術（ENAP：excisional new attachment procedure）と改良新付着手術
3. ウィドマン改良フラップ手術（modified Widman flap）
4. 歯肉弁根尖側移動術（apically positioned（repositioned）flap）*
   a. 全層弁
   b. 部分層弁/全層弁

---

*訳注：歯周フラップ手術を発表した初期の研究者たちは，歯肉弁移動術を 'repositioned flap' として，また，（移動せずに）元の高さに戻すフラップ手術を 'unrepositioned flap' と表記していた。

　その後，'reposition' は 're-position（元に戻す）' の意味であるとして，歯肉弁移動術ではなく，移動せずに元の位置に戻すフラップ手術に用いるべきであると考えられるようになった。そこで，最近では，歯肉弁移動術を表す場合に 'positioned flap' の表記が多い。歯肉弁を移動せずに元の高さに戻すフラップ手術を 'unpositioned flap' と表記することもある。

第 2 章 外科処置の基本

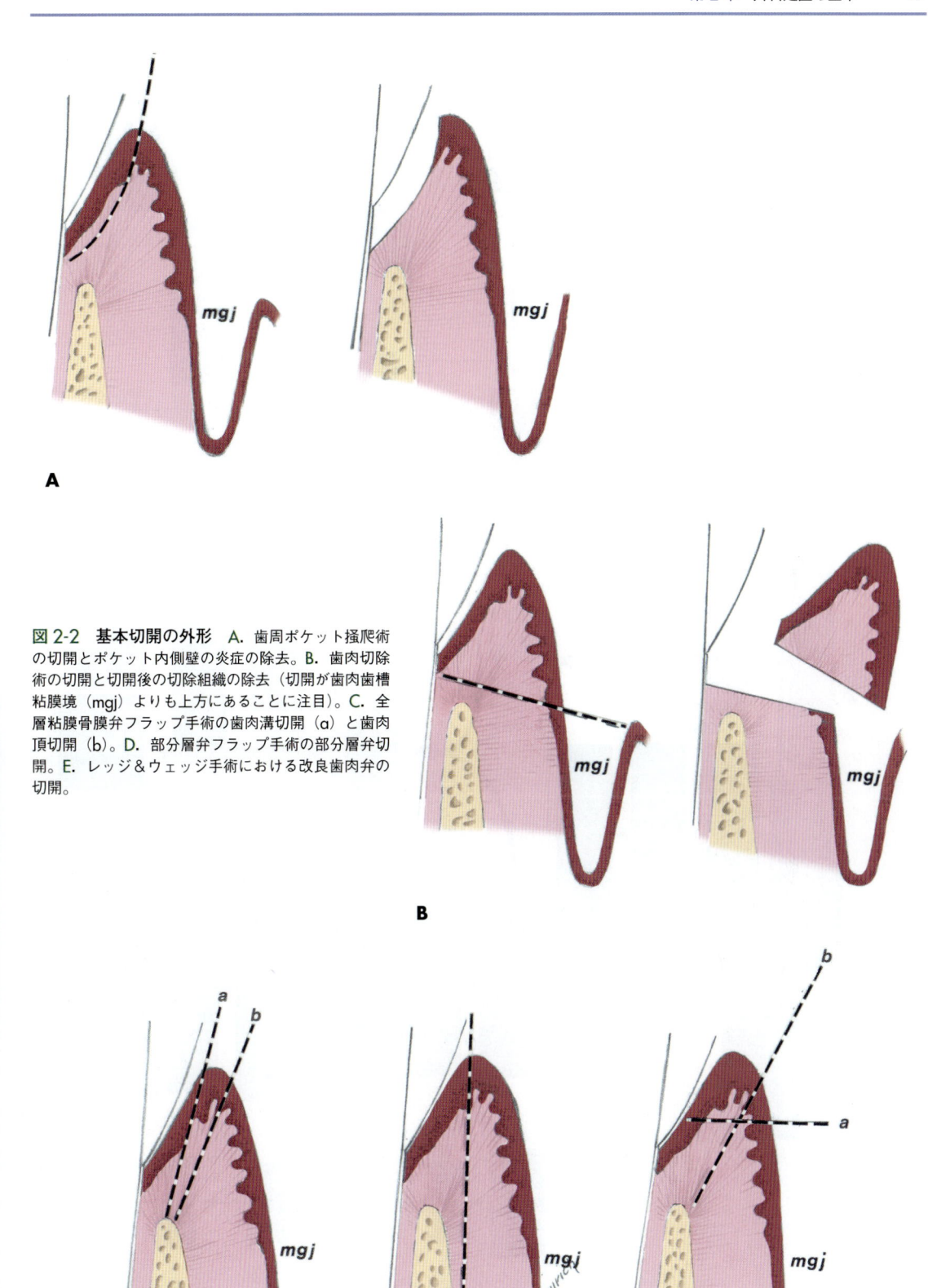

図 2-2 基本切開の外形 A. 歯周ポケット掻爬術の切開とポケット内側壁の炎症の除去。B. 歯肉切除術の切開と切開後の切除組織の除去（切開が歯肉歯槽粘膜境（mgj）よりも上方にあることに注目）。C. 全層粘膜骨膜弁フラップ手術の歯肉溝切開（a）と歯肉頂切開（b）。D. 部分層弁フラップ手術の部分層弁切開。E. レッジ＆ウェッジ手術における改良歯肉弁の切開。

第Ⅰ部 基　礎　①外科の基礎

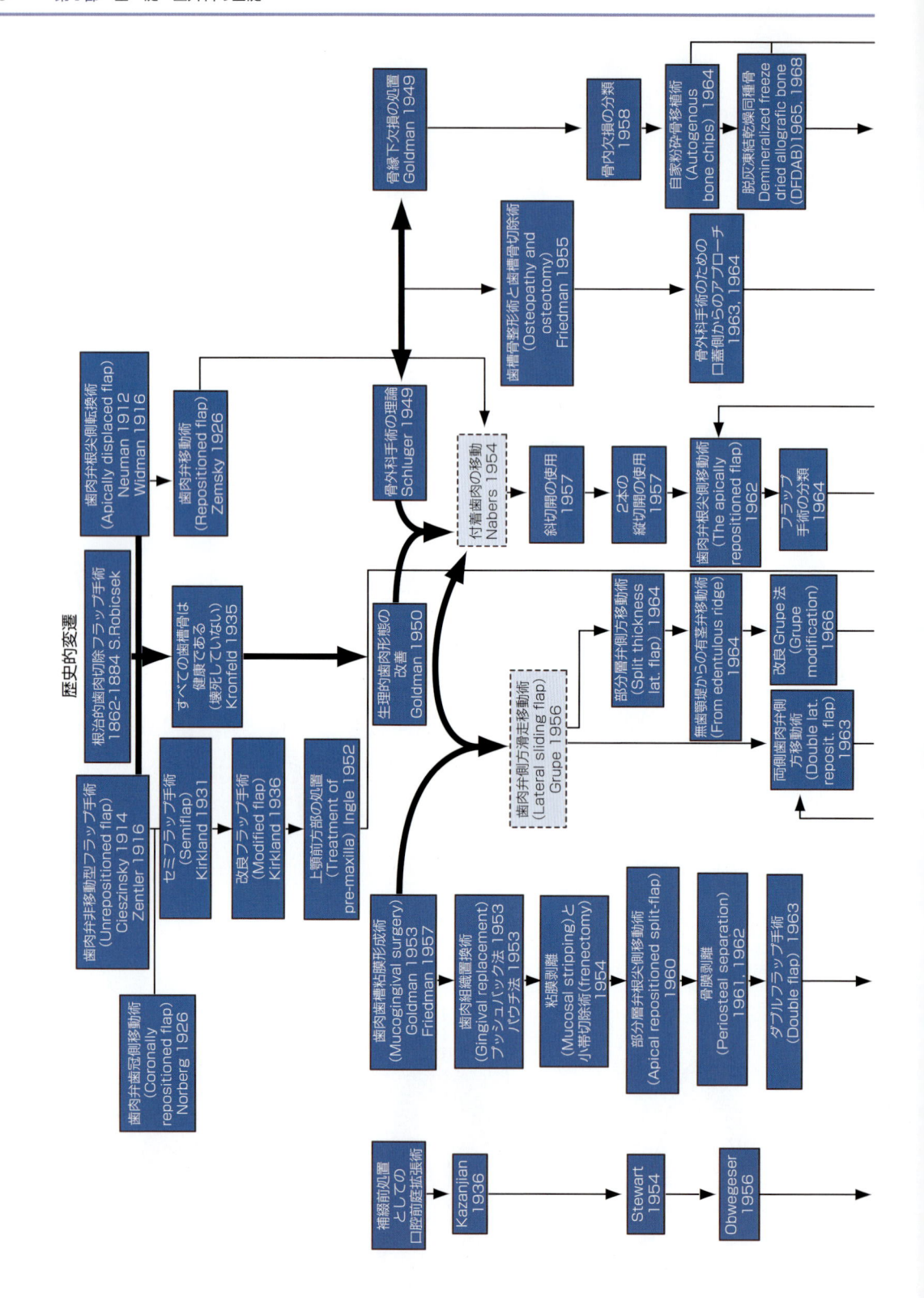

歴史的変遷

- 根治的歯肉切除フラップ手術 1862-1884 S.Robicsek
- 歯肉弁根尖側転換術 (Apically displaced flap) Neuman 1912 Widman 1916
- 歯肉弁移動術 (Repositioned flap) Zemsky 1926
- 歯肉弁非移動型フラップ手術 (Unrepositioned flap) Cieszinsky 1914 Zentler 1916
- 歯肉弁歯冠側移動術 (Coronally repositioned flap) Norberg 1926
- すべての歯槽骨は健康である（壊死していない）Kronfeld 1935
- セミフラップ手術 (Semiflap) Kirkland 1931
- 改良フラップ手術 (Modified flap) Kirkland 1936
- 上顎前方部の処置 (Treatment of pre-maxilla) Ingle 1952
- 骨外科手術の理論 Schluger 1949
- 骨縁下欠損の処置 Goldman 1949
- 骨内欠損の分類 1958
- 自家粉砕骨移植術 (Autogenous bone chips) 1964
- 脱灰凍結乾燥同種骨 Demineralized freeze dried allografic bone (DFDAB) 1965, 1968
- 歯槽骨整形術と歯槽骨切除術 (Osteopathy and osteotomy) Friedman 1955
- 骨外科手術のための口蓋側からのアプローチ 1963, 1964
- 付着歯肉の移動 Nabers 1954
- 生理的歯肉形態の改善 Goldman 1950
- 斜切開の使用 1957
- 2本の縦切開の使用 1957
- 歯肉弁根尖側移動術 (The apically repositioned flap) 1962
- フラップ手術の分類 1964
- 歯肉弁側方滑走移動術 (Lateral sliding flap) Grupe 1956
- 部分層弁側方移動術 (Split thickness lat. flap) 1964
- 無歯顎堤からの有茎弁移動術 (From edentulous ridge) 1964
- 改良Grupe法 (Grupe modification) 1966
- 両側歯肉弁側方移動術 (Double lat. reposit. flap) 1963
- 歯肉歯槽粘膜形成術 (Mucogingival surgery) Goldman 1953 Friedman 1957
- 歯肉組織置換術 (Gingival replacement) ブッシュバック法 1953 パウチ法 1953
- 粘膜剥離 (Mucosal stripping) と小帯切除術 (frenectomy) 1954
- 部分層弁根尖側移動術 (Apical repositioned split-flap) 1960
- 骨膜剥離 (Periosteal separation) 1961, 1962
- ダブルフラップ手術 (Double flap) 1963
- 補綴前処置としての口腔前庭拡張術 Kazanjian 1936 → Stewart 1954 → Obwegeser 1956

第 2 章 外科処置の基本

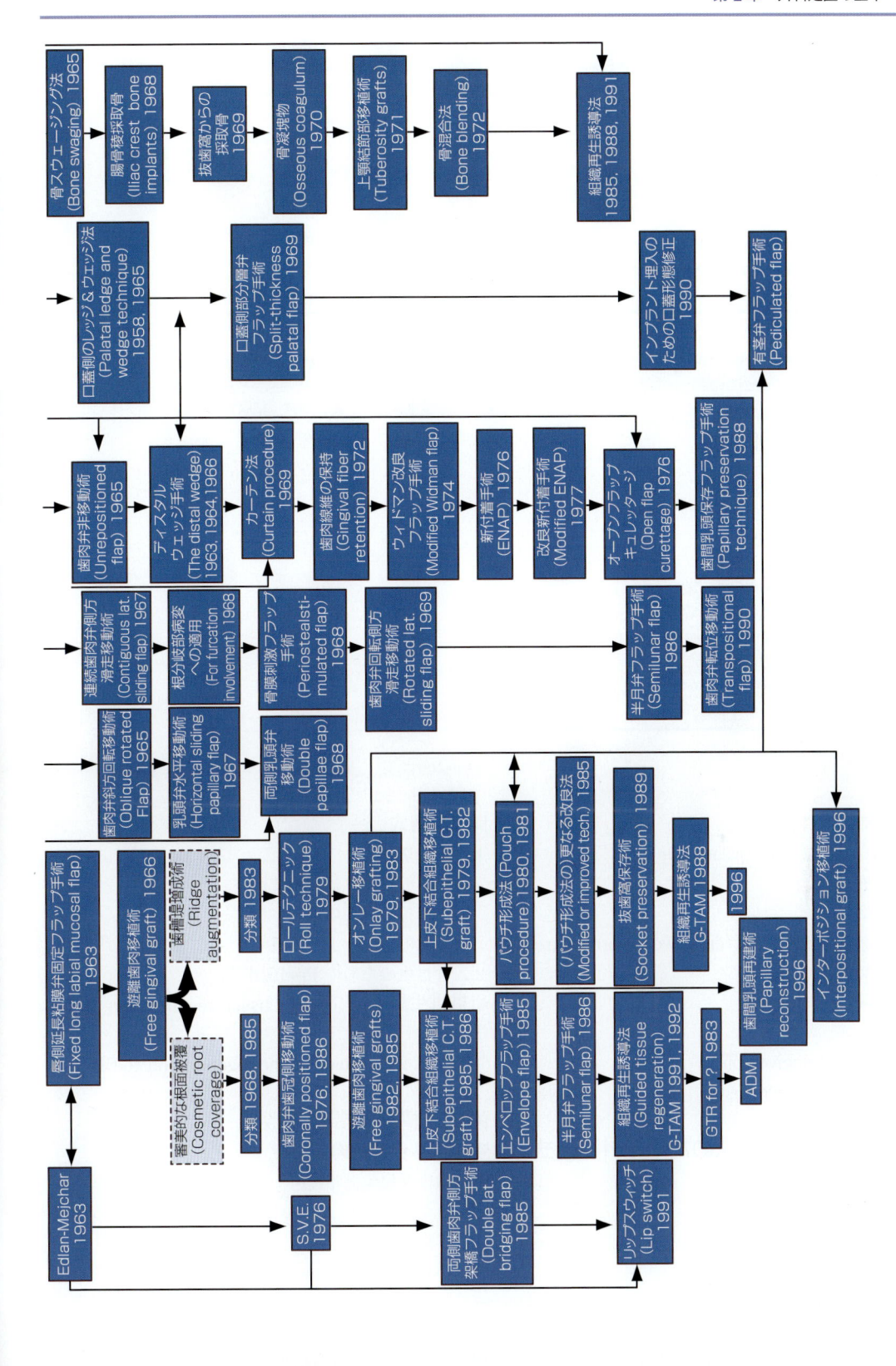

図 2-1 歯周外科手術の歴史的変遷

表2.1 開放型（歯肉切除術）と閉鎖型（フラップ手術）の術式比較

	開放型（歯肉切除術）	閉鎖型（粘膜弁と粘膜骨膜弁手術）
治癒形態	二次創傷治癒	一次創傷治癒
処置終了に必要な時間	速い	やや遅い
再付着	なし	可能性あり
難易度	低	高
後出血	あり	最小
骨外科のための視野	不十分	良好
骨の不整，欠損部の治癒の可能性	不十分	良好
角化歯肉の保護	不可能	可能

表2.2 全層弁と部分層弁フラップ手術の比較

	全層弁（粘膜骨膜弁）	部分層弁（粘膜弁）
治癒形態	一次創傷治癒	二次創傷治癒
難易度	中	高
ポケット除去	あり	あり
骨外科—切除または誘導	あり	なし
骨膜の保持	なし	あり
小帯の再配置	あり	あり
角化歯肉の幅の増加	なし	あり
付着角化歯肉の増加	あり	あり
他の歯肉歯槽粘膜処置と併用	なし	あり
縫合の多様性	わずか	多い
薄い歯周組織の存在（裂開または開窓）	なし	あり
出血と組織外傷	わずか	多い

　　c．部分層弁（骨膜上）
5．口蓋側フラップ手術（palatal flap）
　　a．全層弁
　　b．部分層弁
6．ディスタルウェッジ手術（distal wedge procedure）
　　a．上顎結節
　　b．臼後隆起
開放型術式
1．歯肉切除術（gingivectomy）
2．歯肉整形術（gingivoplasty）

骨変形の改善や骨増成法のための外科術式
閉鎖型術式
1．全層弁あるいは部分層弁フラップ手術
　　a．歯肉弁根尖側移動術（apically positioned（repositioned）flap）
　　b．歯肉弁非移動型フラップ手術（unpositioned flap）
　　c．改良フラップ手術（modified flap）
　　d．ウィドマン改良フラップ手術
2．ディスタルウェッジ手術
3．口蓋側フラップ手術

開放型術式
1．歯肉切除術
　　a．回転式研磨器具の使用
　　b．隣接歯間部の削剥
　　c．骨内ポケットの処置
2．骨再生のためのPrichard法
組織再生誘導法（guided tissue regeneration（GTR法））
骨再生誘導法（guided bone regeneration（GBR法））

歯肉歯槽粘膜問題の改善
現存する付着歯肉の維持
1．歯肉弁根尖側移動術
　　a．全層弁
　　b．部分層弁
2．小帯切除術（frenectomy）あるいは小帯切断術（frenotomy）
3．ウィドマン改良フラップ手術
現存する付着歯肉の増加
1．粘膜剥離（ムコーザルストリッピング，mucosal stripping）
2．骨膜剥離（ペリオスチールセパレーション，peri-

表2.3 5種類の歯周外科処置の比較分析

	I	II	III	
歯周ポケット掻爬術				歯石，プラーク，セメント質の除去のためのスケーリングとルートプレーニング。 ポケット内壁の炎症部の掻爬。
新付着手術 ENAP：excisional new attachment procedure				プローブでポケット底部を印記する。 ポケット底部へ向けてスキャロップ型の内斜切開を行う。 切離された上皮と肉芽組織を除去。 根面を滑沢にする。 歯肉弁を処置前の位置に置いて縫合する。
ウィドマン改良フラップ手術				歯肉辺縁から0.5～1mmの幅で骨頂へ向けて一次切開を入れる。 骨から2～3mm歯肉弁を剥離する。 二次歯肉溝減張切開，三次水平切開を骨縁上に行う。 スケーリングとルートプレーニング。 歯肉弁を元の位置へ戻して断続縫合を行う。
全層弁根尖側移動術				歯肉溝，歯肉頂，あるいは唇側に内斜切開を行う。 歯肉弁を完全に骨から剥離する。 歯肉弁は根尖側へ移動して縫合する。
部分層弁根尖側移動術				メスの刃先を歯の長軸に対して平行にして，歯肉頂切開を行う。 歯肉弁は鋭利な切開で翻転する。 骨膜は骨上に維持される。 歯肉弁は根尖側または歯槽骨頂の下方に移動させる。

Kinoshita S, Wen RC. Color atlas of periodontics. St. Louis：Mosby-Year Book；1985. より引用

osteal separation）
3．歯肉弁側方移動術（有茎弁）（laterally positioned flap（pedicle））
   a．全層弁
   b．部分層弁
   c．骨膜刺激（periosteally stimulated）
   d．部分層弁/全層弁
4．乳頭弁移動術（papillary flap）
   a．両側乳頭弁（double papillae）
   b．乳頭弁回転（rotated papillae）
   c．乳頭弁水平（horizontal papillae）
5．Edlan-Mejchar法（Edlan-Mejchar），骨膜下口腔前庭拡張術（subperiosteal vestibular extension operation），両側歯肉弁側方架橋フラップ手術（double lateral bridging flap）
6．遊離軟組織自家移植術（free soft tissue autograft）
   a．部分層弁
   b．全層弁
7．結合組織自家移植術（connective tissue autograft）
8．上皮下結合組織移植術（subepithelial connective tissue graft）

根面被覆によく用いられる術式
有茎弁フラップ手術（全層弁または部分層弁）
1．歯肉弁側方移動術（laterally positioned flap）
2．両側乳頭弁フラップ手術（double-papillae flap）
3．歯肉弁歯冠側移動術（coronally positioned flap）
4．骨膜刺激フラップ手術（periosteally stimulated flap）
5．半月弁フラップ手術（semilunar flap）
6．有茎弁回転移動術（rotated pedicle flap）または有茎弁転位移動術（transpositional pedicle flap）

遊離軟組織自家移植術
1．全層
2．部分層

上皮下結合組織移植術（subepithelial connective tissue graft）
無細胞性真皮マトリックス移植術（acellular dermal matrix graft）
組織再生誘導法（guided tissue regeneration）
1．非吸収性
2．吸収性

歯槽堤増成術によく用いられる術式
結合組織移植術（connective tissue graft）
1．パウチ形成法（pouch procedure）
2．結合組織移植術/歯肉弁歯冠側移動術
3．有茎結合組織移植術（pediculated connective tissue graft）
4．オンレーインターポジション移植術（onlay interpositional graft）
5．インターポジション移植術（interpositional graft）

抜歯窩保存術（ソケットプリザベーション）によく用いられる術式
1．基本術式
   a．抜歯窩充填材
   b．結合組織移植術
2．抜歯窩閉鎖（Socket seal）
3．CollaPlug（コラプラグ（Sulzer Medica, Carlsbad, California））
4．補綴物によるサポート

歯間乳頭再建によく用いられる術式
1．結合組織移植術
2．骨移植術/結合組織移植術

歯周外科手術の禁忌（Lindhe, 2003）
1．患者の非協力
2．心血管系疾患
   a．非管理下の高血圧症
   b．狭心症
   c．心筋梗塞症
   d．抗凝固療法
   e．リウマチ性心内膜炎，先天性心疾患および心臓血管移植患者
3．臓器移植患者
4．血液疾患
5．ホルモン系疾患
   a．非管理下の糖尿病
   b．副腎機能障害
6．神経性疾患
   a．多発性硬化症とパーキンソン病
   b．てんかん
7．喫煙—禁忌というよりは，制限事項である

注意：医学的に問題のある患者の場合，医師による患者の最新の身体検査と手術の許可なしに歯周外科処置を行ってはならない。

一般的な外科処置で配慮すること
術前の配慮
1．病歴を完全に調べ，どのような全身疾患（例：高血圧症，糖尿病，出血性疾患など）も適切な管理

下に置くべきである．投薬には十分注意し，医療相談や術前の臨床検査診断を必要に応じて行うべきである．既往歴として，薬物乱用，輸血，後天性免疫不全症候群（AIDS）すなわちヒト免疫不全ウイルス（HIV）感染のリスクのある生活をしているか否か，に注意することが重要である．これは，綿密な口腔診査（例：潰瘍，カンジダ症，毛様白板症など）と組み合わせて行う．

注意：AIDSと肝炎に対する一番の防御法は，あらゆる場合において適切な防御処置を行い，常時滅菌することである．

2．血圧を記録するべきである．
3．外科処置は，十分なプラークコントロール，スケーリング，ルートプレーニング，および補綴修復，歯内療法，矯正治療さらに咬合の安定やスプリントなどのすべての必要な処置が完了し，症例によっては再評価されてから，はじめて考えるべきである．適切なプラークコントロールが行われなければ，外科手術の意味はない．
4．外科手術に対する同意書は，すべての症例で取り交わしておくべきである．歯周組織に関する（組織の性状，ポケットの深さ，X線写真，口腔内模型を含む）書類の作成が必要である．

外科手術時の配慮

1．処置法の選択は以下に基づいて行う．
 a．簡便性
 b．予測性
 c．有効性
 d．歯肉歯槽粘膜への配慮
 e．基底歯槽骨の解剖学的形態
 f．解剖学的，生理学的な制限事項（例：小さな口，嘔吐反射，オトガイ孔など）
 g．年齢と全身的因子（例：心不整脈や心雑音，糖尿病，放射線治療の既往歴，甲状腺機能低下症，甲状腺機能亢進症など）
2．すべての切開は，清潔で滑沢で明確でなければならない．優柔不断な切開は通常，辺縁が平坦でない不揃いなものとなり，治癒が遅延する原因となる．
3．付着角化歯肉の機能的な幅を維持し，不必要な二次的処置を行わないために，すべての歯肉弁は，角化歯肉組織を最大限有効に用いて保存するように設計するべきである．
4．歯肉弁を設計する際に，手術部位への十分な到達性と可視性が得られるように考慮するべきである．
5．罹患していない隣接部位を手術部位に含んではならない．
6．歯肉弁は，骨吸収，裂開や開窓などの原因となるような不必要な骨の露出を防止するように設計するべきである．
7．可能であれば，一次創傷治癒をもたらす術式を二次創傷治癒をもたらす術式に優先させる．
8．歯肉弁の基底部は，十分な血液供給がなされるように，歯冠側面と同程度広くするべきである．
9．治癒を促進させ，肉芽組織の再増殖を防止するために，残存歯肉片を除去するべきである．
10．歯肉弁の十分な固定は，歯肉弁の移動，不必要な出血，血腫の形成，骨の露出，感染を防止するために必要である．

[鴨井 久一・外崎 美香 訳]

第 3 章

縫合および縫合法

目 標

外科手術の縫合は，隣接する切削面を合わせ，止血のために血管を圧迫することである。縫合の方法は，
1. 創を閉鎖するには，死腔をつくることなく，適切な張力を与え組織の虚血や壊死を起こさないよう，ある程度ゆるく縫合を行う。
2. 出血の管理。
3. 一次創傷治癒をはかる。
4. 治癒するまで組織の辺縁を保護するが，保護は必要以上に長期間行わない。
5. 術後疼痛の軽減。
6. 治癒遅延と不必要な骨吸収を防止するため，骨の露出を防止する。
7. 歯肉弁を適切な位置に置く。

縫合材

外科手術の縫合は有史以前（紀元前 5 万年～3 万年から創傷閉鎖に用いられ，早くも紀元前 4000 年に最初の筆写本がみられた(Macht and Krizek 1978)。

多くの材料，例えば金，銀，麻，筋膜，毛髪，布，樹皮，その他多くのものなどが，何世紀もの間，使われてきた。しかし，そのいずれも，望ましい性質を具備していなかった。

理想的な縫合材の性質

Postlethwait(1971)，varnla ら(1974)，Ethicon (1985)が要求する理想的な縫合材の具備すべき条件は，
1. 操作が容易で曲げやすいこと
2. 確実に結べること
3. 消毒可能なこと
4. 適切な弾力性
5. 反応性のないこと
6. 創傷治癒のための適切な張力
7. 異物の崩壊に対する化学的分解

コートされた(coated) Vicryl 糸(Ethicon, Somerville, New Jersey)はおそらく別として，今日使用されている縫合糸のどれもがこれらの基準を満たしていない。

表 3.1 にさまざまな縫合材を示した。天然素材，合成素材，吸収素材（生体の酵素や加水分解で消化吸収する），そして非吸収性の素材は，歯周治療への使用に適している。

使用法

1. 絹糸や合成縫合糸は最も使用度が大きい。
2. 腸糸は治癒の回復が困難な場合で若年者の移植片を確保する場合に限定して使用する。腸糸は生体的特性に限界があり，他の使用に際して保障はない。
3. 腸糸（単純なもの，クロム含有のもの）を使用するとき，30 分前に温水中にその包みを浸しておき，開封したら静かに取り出し，しっかりと縫合するとよい。これは縫合糸のもつれをなくし，縫合を真っ直ぐにする。最後にワセリンや滅菌骨ロウを軽く縫合糸に塗布すると，脆弱性防止に役立つ。

注意：Ethicon の縫合糸では必要ない。

4. 単一線維の縫合糸は細菌の沈着が避けられ炎症反応も少ないので，骨の増生術に用いられる。そして長時間の保持(10～14 日)を可能にする。
5. Gore-Tex(Flagstaff, Arizona)と防水加工した Vicryl 糸は，GTR 法に推奨されている。

材質の選択

材料の選択は下記のごとくである：
1. 外科術式
   a. 形成術式
      縫合部位　　4-0～6-0
      縫合針型　　P-3*
      材質　　　　第 2 クロム腸線，絹糸（シルク），

---

*原注：小型針 (P-3) は，臼歯部歯間部の取り扱いがより難しい。

第 3 章　縫合および縫合法

表 3.1　縫合と縫合法

縫合	タイプ	素材	吸収	縫合糸の引張りに対する強さ	組織の反応	結紮の引張りに対する強さ	用途	扱いやすさ
縫合糸	プレーン	健康な哺乳類からのコラーゲン	体内酵素によって70日以内に消化される	＋（少ない）	中程度 ＋＋＋＋	＋＋＋	粘膜を早急に治癒させる 縫合糸の除去を避ける	吸収性のものは：力がかかる組織周辺に近接した部位では用いないまたは、コラーゲンやクロムにアレルギーがあるか過敏な患者には使用すべきでない
縫合糸	クロム含有	クロム含有塩を作用させた健康な哺乳類からのコラーゲン	体内酵素によって90日以内に消化される	＋	中程度だがプレーンのものより低い＋＋＋＋	＋＋＋	低吸収性を高めたい	
コートされたVicryl糸 (polyglactin 910)	編まれコートされたもの	polyglactin 370 と calcium stearate でコートされた glycolide と lactide の共重合体	56〜70日で水解	＋＋＋	ややあり ＋＋	＋＋	上皮下粘膜表面にたいし 動脈縫合 閉鎖 般のすべてのタイプ	＋＋＋
デクソン (polyglicolic asid)	編まれコートされたもの	polaxamer 188 でコートされた glycolic asid のポキモポリマー	60〜90日後にゆっくり水解	＋＋＋	ややあり ＋＋	＋＋	上皮下縫合　粘膜表面 動脈縫合	＋＋＋＋
PDS (polydioxanone)	モノフィラメントで編まれたもの	ポリエステルのポリマー	ゆっくり水解 180〜210日	＋＋＋＋	少ない ＋	＋＋	広い面積の創傷の保護を伴う吸収性の縫合	＋＋
外科用絹糸	モノフィラメントで編まれたもの	シリコン蛋白やワックスで処理された天然の蛋白線維である絹	普通2年後には残らない	＋＋	中程度 ＋＋＋＋	＋（少ない）	粘膜表面	＋＋＋＋ アレルギーや過敏な患者には使用すべきではない
ナイロン デュラロン エチロン	モノフィラメント	長鎖 aliphatic ポリマー　ナイロン6 6 カナイロン6.6	年に15〜20%の割合で分解する	＋＋＋	きわめて低い 0-＋	＋＋＋	皮膚閉鎖	＋＋
ナイロン デュラロン サージロン	編まれたもの	ポリアミドのポリマー	年に15〜20%の割合で分解する	＋＋＋	きわめて低い 0-＋	＋＋＋	皮膚閉鎖　粘膜表面	＋＋＋＋
ポリエステル メルシレン ダクロン エチボンド	編まれたもの	polybutilate でコートされたポリエステル、ポリエチレンテレフタレート	非吸収性	＋＋＋	最少 ＋	＋＋＋	心臓血管や形成外科　一般外科	＋＋＋＋ 不明
ペオレン (polypropylen)	モノフィラメント	プロピレンのポリマー	非吸収性	＋＋＋	最少＋一時的な急性反応	＋＋＋	形成外科　一般外科 組織血管　皮膚縫合	＋＋
Gore-Tex	モノフィラメント	Expanded polyetrafluoroethylene (e-PTFE)	非吸収性	＋＋＋	きわめて低い	＋＋	軟組織の近接や心臓血管 縫合のすべてのタイプ	＋＋＋＋ 不明
モノクリル (poligleca-prone 25)	モノフィラメント	glycolide と caprolactone の poliglecaprone 25 の共重合体	水溶性 90〜120日	＋＋＋＋	最少 ＋	＋＋＋	軟組織の閉鎖	＋＋＋＋ 吸収性のものは：力がかかる組織周辺に近接した部位では用いない

第Ⅰ部 基　礎　①外科の基礎

表 3.2 吸収性および非吸収性縫合糸の特徴

縫合法	使用目的	張力強さ	針の種類	針の直径	材質	結紮	備考
断続縫合	歯周治療，インプラント手術，口腔外科手術	小〜中	3/8 リバースカッティング型，テーパーカット型	4-0	クロム含有，シルク，ポリテトラフルオロエチレン(PTFE)	本結び(男結び)	歯間部の縫合
			1/2 または 5/8 リバースカッティング型，テーパーカット型	4-0	ポリエステルブレイド，ポリプロピレン，モノフィラメント	外科結び	片側のみ歯肉弁を剥離した場合
			テーパーカット型	5-0	クロム含有	本結び*	テンションのない歯肉弁の縫合
				5-0	ポリエステルブレイド，ポリプロピレン，モノフィラメント	外科結び	
8の字縫合	歯周治療，インプラント手術，抜歯部	小〜中	3/8 リバースカッティング型，テーパーカット型	4-0	クロム含有，腸糸，シルク，PTFE	本結び	下顎大臼歯舌側部の一次縫合
懸垂縫合	歯周治療，インプラント手術，口腔外科手術	中	3/8 リバースカッティング型，テーパーカット型	4-0	クロム含有，シルク，PTFE	本結び	片側のみ歯肉弁を剥離した場合
水平マットレス縫合	インプラント手術，口腔外科手術	強	3/8 リバースカッティング型	3-0	ポリグリコール酸(PGA)	外科結び	下顎前歯部または臼歯部の筋の引っ張りに抵抗
垂直マットレス縫合				4-0	クロム含有，シルク	本結び	筋の引っ張りに抵抗，歯または歯冠側歯肉弁移動術で緊密な縫合をする場合
							根尖側または歯冠側歯肉弁移動術
				3-0	PGA	外科結び	筋の引っ張りに抵抗，歯または歯冠側歯肉弁移動術で緊密な縫合をする場合
							根尖側または歯冠側歯肉弁移動術
				3-0	絹	本結び	筋の引っ張りに抵抗，歯または歯冠側歯肉弁移動術で緊密な縫合をする場合
垂直懸垂マットレス縫合	歯周治療，インプラント手術，口腔外科手術，特にGTR法およびGBR法	強	3/8 リバースカッティング型，テーパーカット型	3-0	PGA	外科結び	筋の引っ張りに抵抗，より緊密な骨との縫合，再生のためのバリアー，インプラント手術，歯肉辺縁をより緊密に縫合する場合
				4-0	絹	本結び	筋の引っ張りに抵抗，より緊密な骨との縫合，再生のためのバリアー，インプラント手術，歯肉辺縁をより緊密に縫合する場合
連続独立懸垂縫合	歯周治療，インプラント手術，口腔外科手術	強	3/8 リバースカッティング型，テーパーカット型	3-0	PGA	外科結び	特に下顎前歯部の頬前庭部または歯肉歯槽粘膜手術（軟組織移植術）といった限られた部位
				4-0	絹	本結び	インプラントや骨増生術，義歯安定のための歯槽骨整形

*上顎臼歯部の頬前庭部または歯肉歯槽粘膜手術（軟組織移植術）といった限られた部位 (silverstein L. 1999)

　　　　　　単一線維（モノフィラメント）
　b．再生
　　縫合部位　　3-0～5-0
　　縫合針型　　P-3；RT-16（Gore-Tex）
　　材質　　　　Gore-Tex，Vicryl
　c．歯肉弁根尖側移動術
　　縫合部位　　4-0
　　縫合針型　　J-1；FS2；P-3
　　材質　　　　絹糸（シルク）
　d．歯周縫合
　　縫合部位　　4-0 または 5-0
　　縫合針型　　J-1；P-3
　　材質　　　　絹糸（シルク）
　e．抜歯
　　縫合部位　　3-0 または 4-0
　　縫合針型　　FS-2；X-1
　　材質　　　　絹糸（シルク）
2．生物学的適合性*
3．臨床経験と選択
4．組織の質と厚さ
5．組織治癒時間対吸収比率

　表3.2は吸収性および非吸収性縫合糸の特徴と応用の概要。

注意：絹糸は多重フィラメントの材質で「芯」があるため、滅菌材料（例：インプラント、骨移植、GTR、骨再生療法）や感染の恐れがある場合に用いるべきでない（Silverstein and Kurtzman 2005）。これらの術式の理想的な材質は、延伸ポリテトラフルオロエチレン膜（e-PTFE）である。

結紮と結び目

　「縫合の確実性は，治癒過程で組織をできるだけ近接させて保つための結紮を行う能力が示される」（Thacker et al. 1975）。たいていの失敗は結果として，結び目の滑りと結び目が解けることによる。「結び目の強さは常に縫合糸の張力より小さいので」力がかかるときに切断される部位はいつでも結び目のところである（Thacker et al. 1975；Worsfreld 1961）。これは切断を導く剪断応力が結び目にかかるということによる。

　結び目が滑ったり，あるいはしっかりと結紮するのは結び目の摩擦係数の作用による（Hermann 1971；Price 1948）。これは，縫合糸の性質，縫合糸の直径，結紮法によって決定される。モノフィラメントや防水加工された糸（テフロン，シリコン）は，摩擦係数が小さくて滑りやすく，その比率は高い。つまり，防水加工されていないダクロンやカットグットのように編まれたり，よじったりしたものは，縫合の確実性が高い。なぜなら摩擦係数が高いからである（Taylor 1938）。

　基本的な縫合糸である絹糸は使用頻度は高いが，他の縫合糸に比べて強さや結び目の確実性の点からみると明らかに劣っている（Herman 1971）。さらに絹糸は，組織の反応性が高く（Taylor 1978；Post-lethwait 1968），その組織反応性を低下させたり細菌の沈着を防ぐために，ワックスあるいはシリコンを添加している。しかし，その添加により結果として滑りやすくなり，結び目の確実性は減少することを示している（Herman 1971）。

　どのような結紮をするかは，最も重要であり，その選択には術者が最も影響力をもつ。結び目の確実性は，臨床家によって大変異なっている。そして同じ術者によって結紮された結び目であっても，その確実性は場合によって違う（Herman 1971）。

　縫合の結び目は 3 つの部分からなる（図 3-1）（Thacker et al.1975）。
1．結び目によってにつくられた「ループ」（図 3-1A）。
2．「結び目」自体。結び目は何回かきつく結ばれ（図3-1B），それぞれの結びは波状の 2 本編みになっている。
3．〈耳部〉。縫合の端のこと。

　図 3-2 の歯周外科処置で，最も一般に使われる 4 つの結び目を示している。

　ある研究では，Thacker（1975）は，「グラニー法」が最も確実性が低いということを見つけた。グラニー法を用いるときは，常にスクエアーあるいは外科結びのような同じ強さに達するように，より引っ張って結ぶことが要求される。滑る頻度の高い素材のために（モノフィラメントあるいは防水加工された縫合糸），フラットやスクエアーに引っ張るときは，「スクエアー法による引っ張りにすべて付け加えるよう」推奨されている。縫合の〈耳部〉を極度に短く切ることは，滑りが大きいときには禁忌である。なぜならもし滑りが耳部の長さを越えると結び目がほどけてしまうからである。ゆるく結ばれた結び目は，高頻度に滑りの生じることが示されている。一方しっかり結ばれた結び目においては滑りは重要な要因ではない。

縫合の原則

　Ethicon（1985）は，結び目の結び方について次の原

---
*原注：これらの推奨は，微小外科処置に適さない。

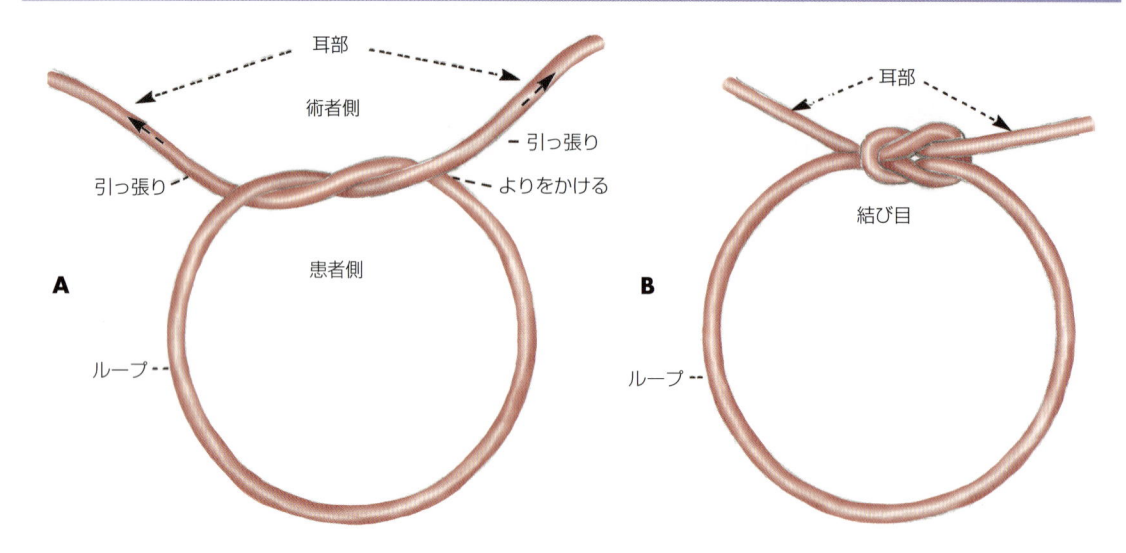

図 3-1　結び目の各部名称　A．結び終りまでの様々な結び目の部位。B．完成した結び目。

スクエアー結び

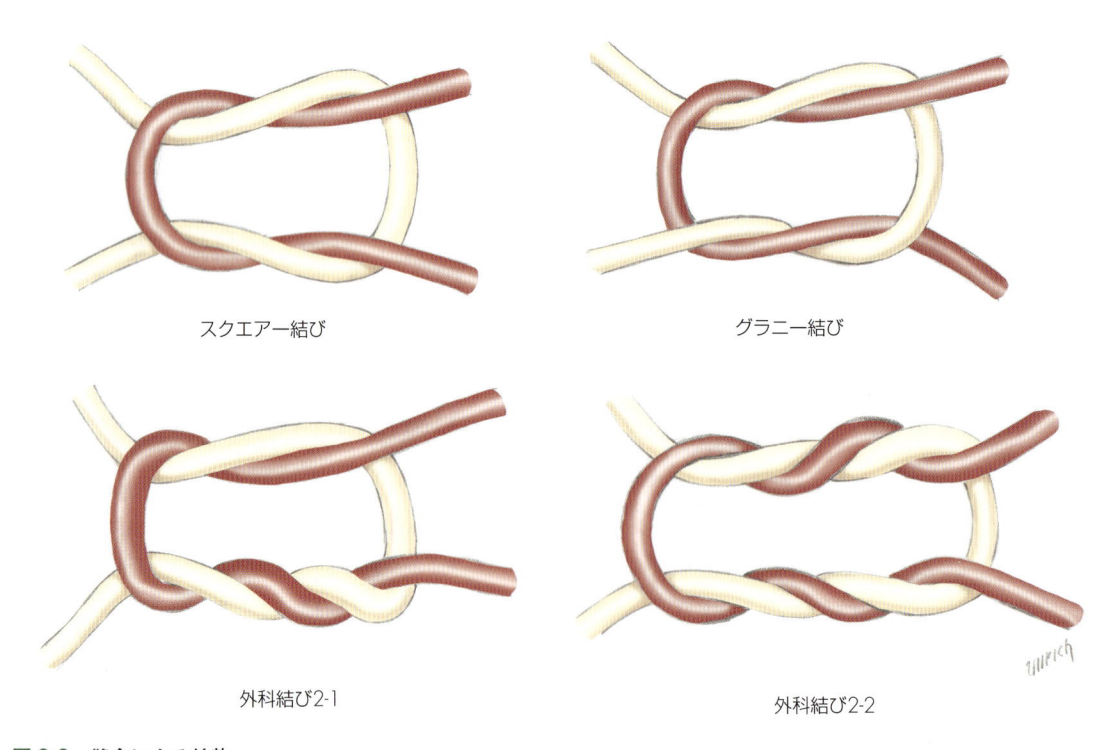

グラニー結び

外科結び2-1

外科結び2-2

図 3-2　縫合による結紮

則を示している。
1．完全な結び目はしっかりとしていて強固であり，その結果滑りは起こらない。
2．〈細菌の沈着〉を防止するために結び目を切開線上に置くべきではない。
3．結び目は小さくし，末端は短く（2〜3mm）切るべきである。
4．切断が起こるような，細い縫合糸への加重は避ける。
5．縫合を崩壊させるねじる動作の使用を避ける。
6．縫合糸のフリーエンドで結紮する場合を除き，縫合糸に接して，止血鉗子や持針器を用いないようにすると，縫合糸をつぶしたり毛羽立てるのが防止できる。

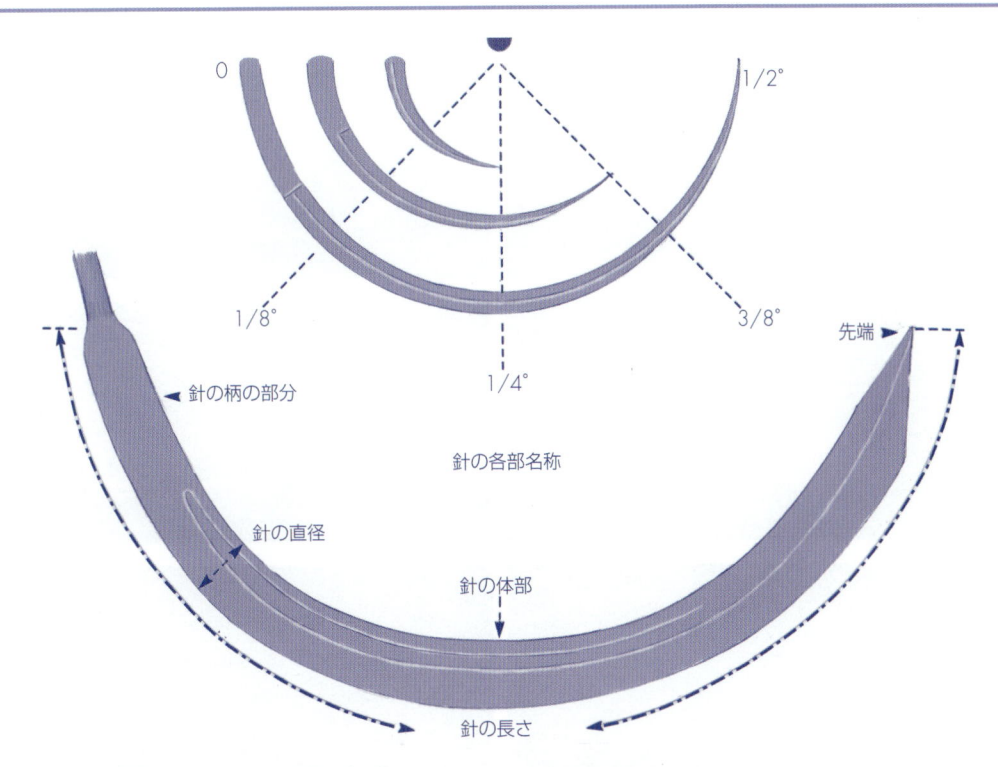

図 3-3　**針の各部名称**　針はそれぞれ弧を描いている。ほとんどの歯周外科用針は 3/8 または 1/2 の弯曲である。針の各部位を図に示す。

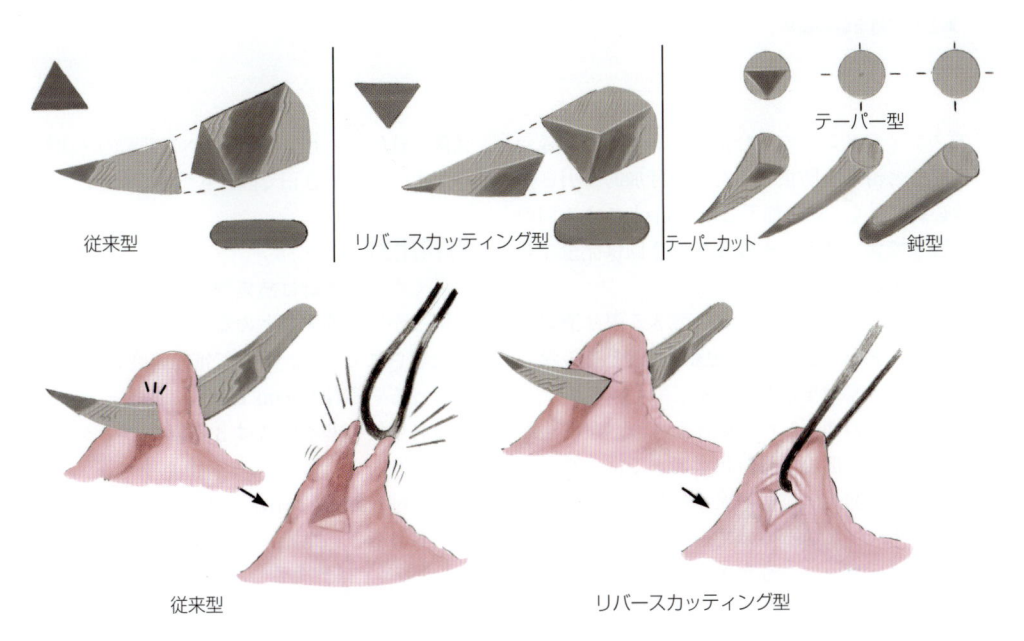

図 3-4　**針の先端**　針の先端は様々な形の外形と横断面を示す。従来型のカッティングとリバースカッティング型について示す。

7. 組織壊死を起こすほどきつく縫合しない。結び目の強さで組織が白くなるようではいけない。
8. 1つ目のループがゆるむのを避けるために，結ぶ間，一方の端では適切な張力を保つ。
9. 外科結びとスクエアー結びでは，たいてい 2 回以上引っ張る必要はないが，もう 1 回引っ張りを付け加えると強さが増加する。
10. グラニー法において，あるいはコートされたそし

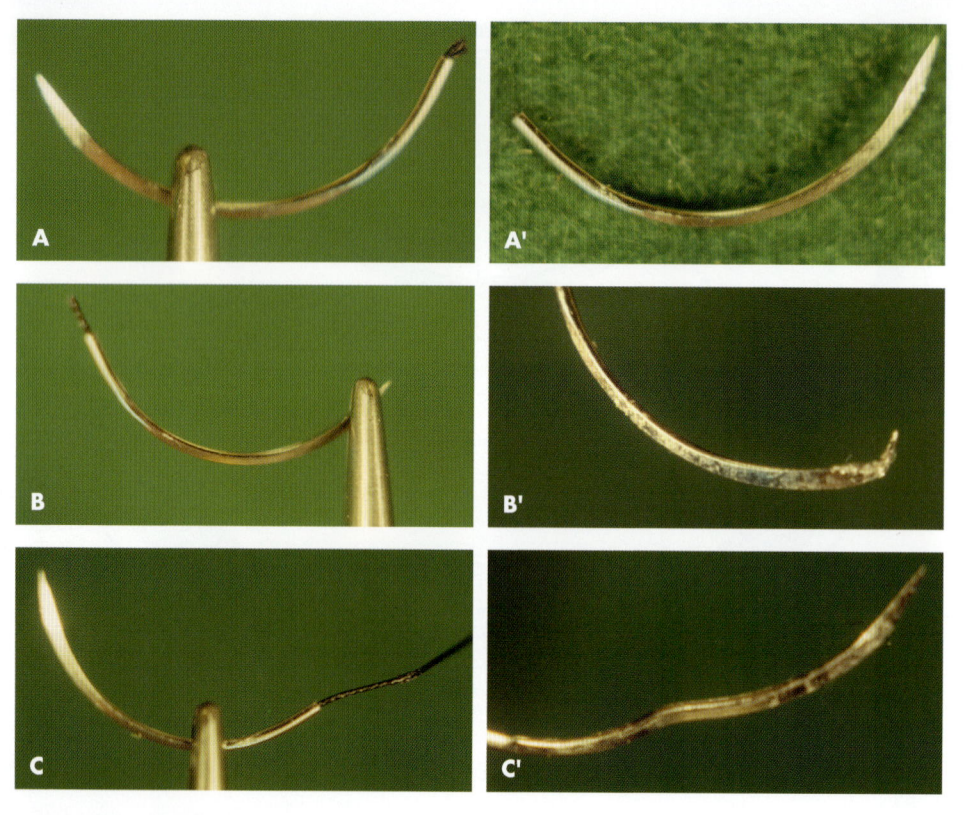

図 3-5 縫合針の正しい扱い方　A．持針器は弯曲部のちょうど前方で縫合針を把持する；正しい位置。A′．損傷を受けていない縫合針。B．誤って先端で把持した縫合針。B′．損傷を受けた縫合針の先端。C．誤って弯曲部の後方で把持した縫合針。C′．結果として縫合針の曲折。

てモノフィラメントの縫合糸による縫合は，縫合の確実性と滑りを防止するための付加的な引っ張りは必要でなく，防水加工した Vicryl 糸は 4 回の引っ張りで保たれる。そのうちの 2 回は完全なスクエアー結びである。

縫合糸は外傷を加えることなく，できる限り清潔に除去するべきである。Ethicon(1985)は縫合糸の除去のための守るべき原則を示している。
1．縫合した周辺の壊死した組織片や血液，血清を除くために，縫合部位は過酸化水素水で拭く。
2．鋭利な縫合用剪刀は，歯の周りの断続あるいは連続縫合のループを切るのに使用される。No.23 のエキスプローラーは，縫合が歯肉溝の下にあったり，組織の下に隠れてしまったときにその縫合糸を取り出すのにしばしば役に立つ。これは組織の損傷を避けて不必要な疼痛が生じない。
3．コットンプライヤは，現在縫合糸を除去するのに用いられている。結び目の位置を確認することで最初に結び目を除去することができる。これは歯肉弁の下での不必要な困難に巻き込まれるのを避けることができる。

注意：縫合糸は上皮化や縫合への細菌の〈沈着〉を避けるために，7〜10 日で除去すべきである。

外科用針

多くの外科用針は熱処理した鋼からつくられ，組織を引っかけて壊すことのないように，微細なシリコンで処理されている。そして電解研磨されて非常に鋭利になっている(Ethicon 1985)。

外科用針の基本構造は 3 部位からなっている(図 3-3)。
1．糸付き針(針と糸が一体となっているもの)は孔つきのものに比較して組織に与える外傷が少ない。
2．〈体部〉は針で最も太い部分で，〈把持する部分〉でもある。体部にはいろいろな形がある(円形，卵形，長方形，平行四辺形，側面が平行な形)(図 3-4)。
3．〈尖端部〉は，先端から体部の最も太い断面へと流れる部分である。尖端部もまた，多くの異なった形がある(従来型，逆切断型，側方切断型，テーパーカット，テーパー，鈍型)(図 3-4)。
4．コード長は，弯針の先端と柄の部分との直線距離

である。
5. 針の半径とは，弧の中心から針の体部までの距離である。

持針器の選択

Ethicon(1985)は，持針器の選択について以下のように指摘している。
1. 使う針に適したサイズのものを使う。小さな針には小さな持針器を用いる。
2. 針は図3-5で示されている糸付き針の柄の部分から1/4〜1/2離れたところを把持すべきである。
3. 持針器の把持部分，さらにその先でつかむべきである。
4. 針は持針器の把持部の先で確実につかむべきで，ロックしたりねじったり返したりしてはならない。
5. 持針器は必要以上に閉じてはならない，閉じるのは，一段階あるいは二段階までにしておくべきである。そうすることで針にダメージを与えたり刻みをつけるのを防ぐことができる。
6. 持針器の受け渡しは常に外科医の指によって，直接するべきである。
7. 指で，針を持って組織へ圧をかけないこと(つまり針の操作は持針器によること)。そうしないと，グローブに穴が開くことがある。

組織への針の刺入

Ethicon(1985年)は，組織への針の刺入について次のように示唆している。
1. 力は常に針の弯曲した部分に沿って直接かける。
2. 縫合操作は常に可動性組織から非可動性組織へ向かって行う。
3. 小さな針で組織を乱暴に扱わない。組織の回復が難しくなる。
4. 小さな力で鋭利な針を用いる。鈍った針は交換する。
5. 体部において，針の柄の部分から1/4〜1/2の長さのところで針を把持する。針の柄の部分はつまんではならない。そうすると針が曲がったり壊れたりする。ダメージを受けたり刻みがつくようになってしまう部分は把持してはならない。
6. 組織を突き破るような力はかけない。
7. 組織の中から針をつまみ出すとき針先を把持しない。こうすると針に損傷を与えたり鈍くしたりするので，できるだけ体部の後方を把持するようにする。
8. 縫合は可能な場合はいつでも，角化歯肉に置くべきである。
9. 歯肉弁が引きちぎられないように，組織片を適切に扱う(≧2〜3 mm)。

縫合法

さまざまな縫合方法が粘膜骨膜弁や粘膜弁の縫合に用いられる。
1. 断続縫合
   a. 8の字縫合
   b. O字縫合
   c. マットレス縫合—垂直あるいは水平
   d. 歯間乳頭部縫合
2. 連続縫合
   a. 歯間乳頭部の懸垂縫合
   b. 垂直マットレス縫合
   c. ロッキング

これらの術式の選択は，外科的に必要とされるものと同様に，たいていそれぞれの術者の好みやその人の教育の背景，技術レベルの組み合わせで決まる。

粘膜骨膜弁の縫合

粘膜骨膜弁の縫合は，たいてい歯肉弁の処置と縫合の位置の両者において高度な器用さが求められる，小さな針(P-3)，細い針(4-0〜6-0)と適切な持針器が基本的に必要とされる。粘膜骨膜縫合は歯肉弁の正確な位置決めと安定を可能にする。

技　法

粘膜骨膜弁の縫合で用いられる5段階(Chaiken 1977)を図3-6に示す。
1. 〈針の穿通〉：針先は組織面や基底骨に垂直に穿通する。それから骨に達するまで組織を貫通させる。この際一般的に反対側に対して30°の挿入角度で行う(図3-6A)。
2. 〈回転〉：針の体部を針が進む方向と反対方向に回転させる。針先は骨に対して軽く保持する。その結果，針先に損傷を与えたり鈍的になるのを避けることができる(図3-6B)。
3. 〈滑走〉：針先は骨に対し短い距離だけ滑らせる。骨膜を持ち上げたり創傷を与えたりしないように注意する(図3-6C)。
4. 〈回転〉：針は骨に対して滑らせるとき，周囲の外形に沿って体部を回転させる。この方法では針は組織を通すだけである。押しつけると骨膜を持ち上げたり，ちぎれたりする(図3-6D, E)。
5. 〈組織から出口〉：滑走と回転の最終段階は針を組織から出すことである。針はやさしく針先が組織を貫通するようわずかに圧をかけて組織の外側へ

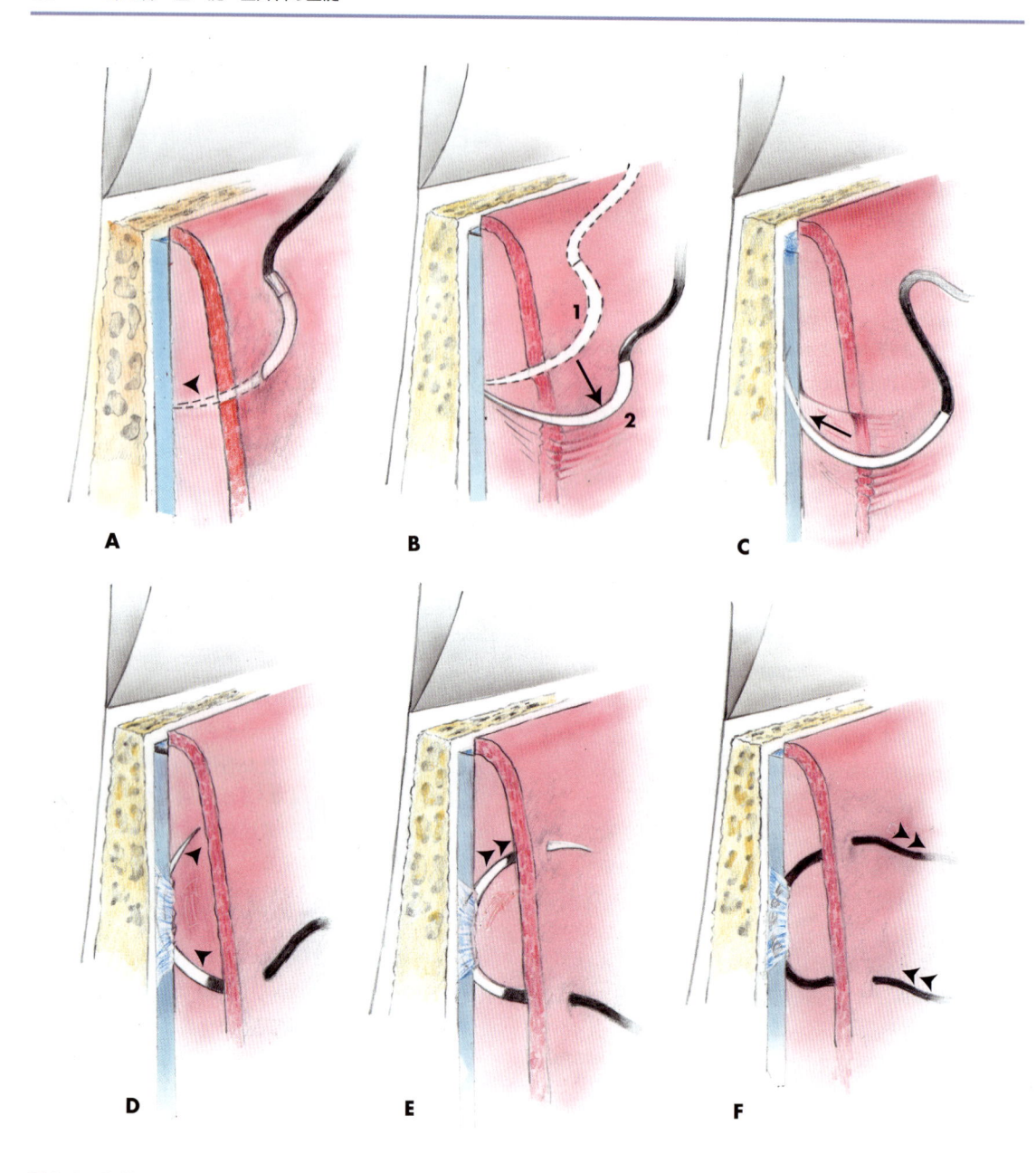

図 3-6 骨膜縫合 A. 針の穿通；針先は骨に対して直角に置く。B. 針先へ向けての針の体部の回転。C と D. 針は骨膜下の骨に沿って動かす。E. 針先が骨膜と組織から出るように針の体部を回転する。F. 骨膜縫合の完成。

と出す。もし指先に力をかけるようなら，術者の損傷を避けるように注意する（図 3-6F）。

断続縫合

適 応

断続縫合は以下のような場合に最も頻繁に用いられる。

1. 縦切開
2. 結節と臼後三角部
3. GTR 法を用いる場合と，用いないで骨を再生させる場合
4. Widman フラップ手術，開放型フラップ手術，非移動性フラップ手術あるいは歯肉弁根尖側移動術において最大限被覆する場合
5. 無歯顎部位
6. パーシャルシックネスフラップ，あるいはスプリットシックネスフラップ

第3章　縫合および縫合法　33

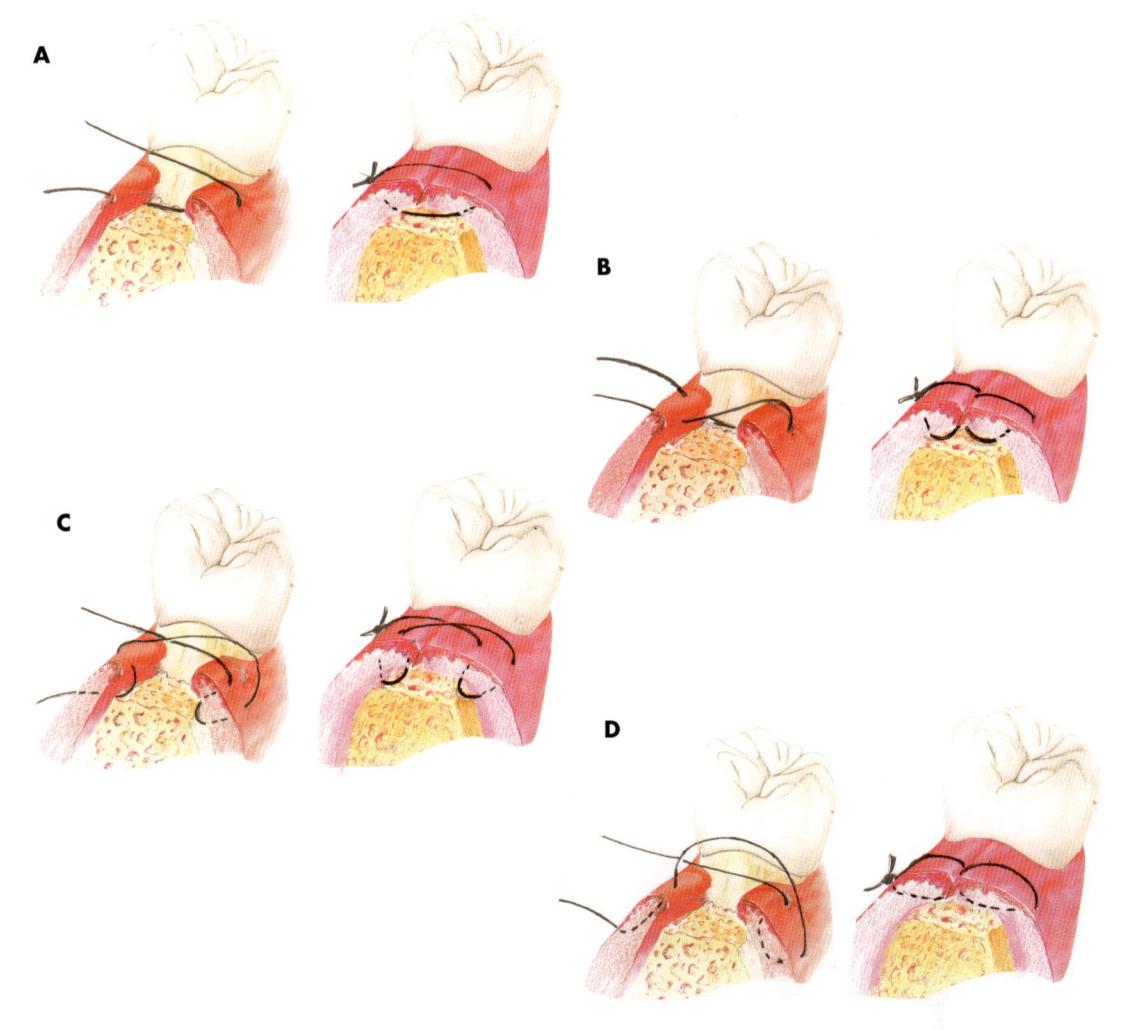

図3-7　4種類の断続縫合　A．O字縫合。B．8の字縫合。C．垂直マットレス縫合。D．歯間乳頭間縫合。

7．オッセオインテグレーテッドインプラント

種　類

図3-7で断続縫合を用いる4つの一般的な例を示している。

1．O字縫合，直線あるいはループ状（図3-7A）
2．8の字縫合（図3-7B）
3．垂直あるいは水平マットレス縫合（図3-7C）
4．歯間乳頭間縫合（図3-7D）

技　法

8の字縫合とO字縫合

　縫合は頬側面で歯間乳頭の先端部から3〜4mm下のところから始める。そうすると薄い乳頭部がちぎれるのを避けることができる。針はまず頬側の歯肉弁の外側から挿入し，次いで角化歯肉の表面の外を通す（「8の字」縫合）（図3-8）。あるいは，舌側面の歯肉弁の表面下の結合組織を通す（「O字」縫合）（図3-8A）。

　それから針は，鼓形空隙を通して頬側で結紮する。隣接歯間縫合が危険な場合，O字縫合は歯間乳頭部を，よりぴったりと接合させることができる。なぜなら乳頭の先の部分に縫合糸の介在がないからである。

マットレス縫合

　マットレス縫合は，歯肉弁をより確実に縫合するときや調整したいときに用いる。特に粘膜骨膜弁で固定を兼ねる時は，より歯肉弁の配置が正確になる。それらはまた歯間乳頭の安定や配置を適正にする。垂直マットレス縫合は，骨再生法に用いられることが推奨されている。というのは垂直マットレス縫合は，組織が最も広い面積で閉じられている一方，縫合がインプラント材と接触することを避ける。つまりそこに細菌が絡みつくのを避けることができるからである。

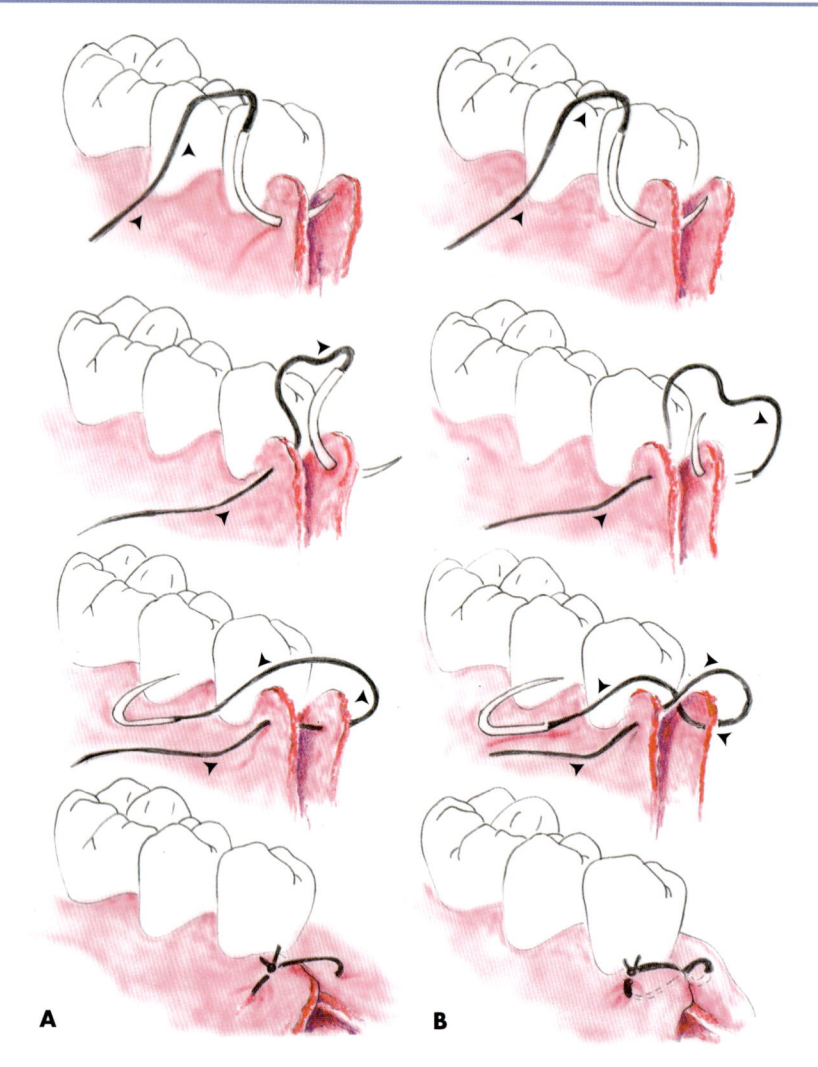

図3-8　A. ○字縫合。B. 8の字縫合。

　垂直マットレス縫合；歯肉弁を固定させてP-3針を歯間乳頭の先から，根尖へ向かって7～10mmのところに挿入する。骨膜は貫通させる（粘膜骨膜弁縫合を使用する場合）再び歯間乳頭の先端から2～3mmのところの歯肉弁の角化した表面から出す。この方法が再度，舌側あるいは口蓋側で繰り返される部位では，針は鼓形空隙を通して行う。そして縫合は頬側で行う（図3-9A）。
　水平マットレス縫合；P-3針を歯間乳頭の中央の一方へと，7～8mm根尖側に挿入する。その中央の反対側の角化した面を通して，4～5mmのところで再び出す（図3-9B）。縫合は骨膜を通したり通さなかったりする。針はそれから，鼓形空隙を通した後，舌側あるいは口蓋側で繰り返し頬側で結ぶ。歯間乳頭の固定性をよくするために，乳頭部の頂部でクロスさせることがある。これは縫合上で2回クロスさせる。

歯間乳頭への配置
　Widman改良法を用いるときや，歯間乳頭部組織に適切な厚みがある部位では再生法を行う際に推奨される。
　P-3針は乳頭の先から，4～5mm頬側に挿入する。そして組織を通して，乳頭の最も上部から出す。これは舌側でも繰り返されて，頬側で結ぶ。そうすると厳密に歯肉弁の先端を頬舌で合わせることができる（図3-7D参照）。
懸垂縫合
　懸垂縫合は基本的に1ないし2の隣接乳頭を含み，歯の一方を剥離した歯肉弁にのみ用いる。それは，歯冠側や歯肉弁側方移動術において最もよく用いられる。術式は，断続縫合の1つを用いており，そしてそれは隣接歯にそれぞれ引っかけたり，両方の歯間乳頭を保持する（図3-10）。あるいは歯の周りを懸垂する方法で

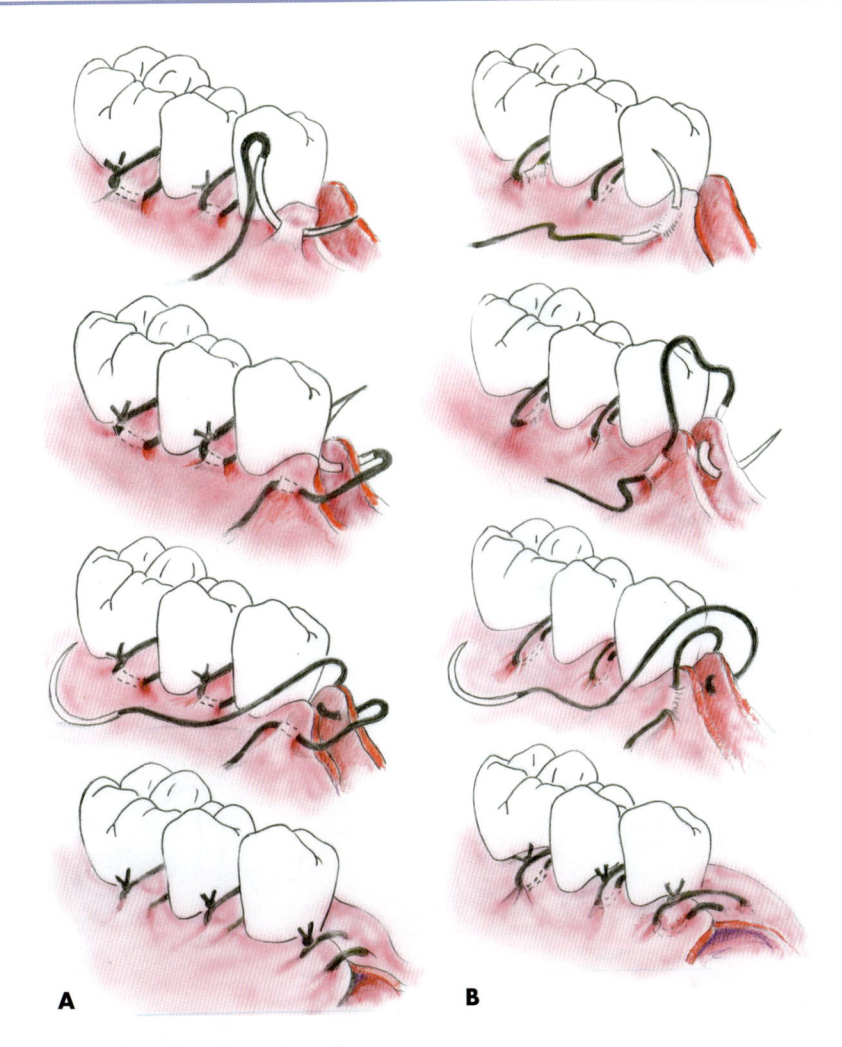

図3-9　A．水平マットレス縫合。B．垂直マットレス縫合。

ある（図3-11）。

骨再生術や臼後部・結節部のための特別な断続縫合

　Laurell 改良型；歯肉弁歯冠側移動術や歯肉弁一次縫合のための Laurell 改良型マットレス縫合（1993）（図3-12）は，すべての再生術に応用されることができる縫合法であるが，主に隣接面切開の縫合時に用いられている。縫合法としては，最初に頰側の歯間乳頭部（歯肉縁より 2～4 mm 下方）より針を刺入し，その後舌側歯肉弁に刺入し取り出す。（図3-12A1）さらに，再度舌側の最初の刺入点より 2～4 mm 上方より刺入し，その後，頰側歯肉弁に刺入し取り出す。（図3-12A2）さらに，縫合糸を歯間部に通し舌側まで持ってくる。その縫合糸を舌側のループに通す。（図3-12A3）その後，縫合糸を歯間部を通し頰側まで持ってきて結紮する（図3-12A4）。図3-12B は結紮後の図である。

　改良型歯肉弁縫合；この方法（Cortellini et al.1995）は，特に GTR 法で処置された骨欠損を伴う症例において，隣接面で一次縫合を得るためのものである。この改良型歯肉弁縫合術（図3-13）は，最初の切開を歯間部欠損領域の頰側隅角部に設計する。これは，歯間乳頭温存術である。この縫合は，歯肉弁の歯冠側への移動・歯肉弁の安定・歯間での一次縫合が可能である。方法としては，最初に頰側の切開線より 5～6 mm 下方より刺入する。（図3-13A1）その後口蓋側歯肉に刺入し取り出す。今度は，口蓋側より刺入し，頰側歯肉弁に刺入し最初の刺入点より 2 mm 上方で取り出す。結紮は，歯肉弁を安定にしなければならない。2 回目の縫合は切開線より 3～4 mm 下方で開始し，1 回目の縫合より上方になる。（図3-13A2）この縫合は，歯間乳頭を通り，頰側において水平マットレス縫合として結紮される。

　一次被覆のための改良型臼後部縫合；この縫合法（Hutchenson 2005）は，特に再生法が行われた部位において，組織と歯の大きな接触を得るためのであ

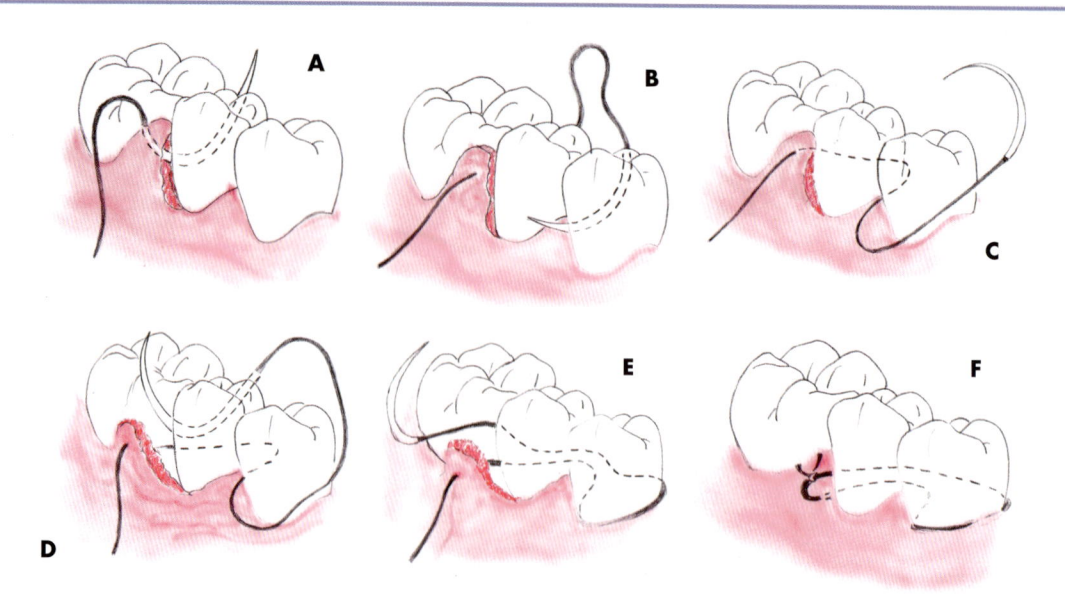

図3-10 隣在歯を含めた懸垂縫合

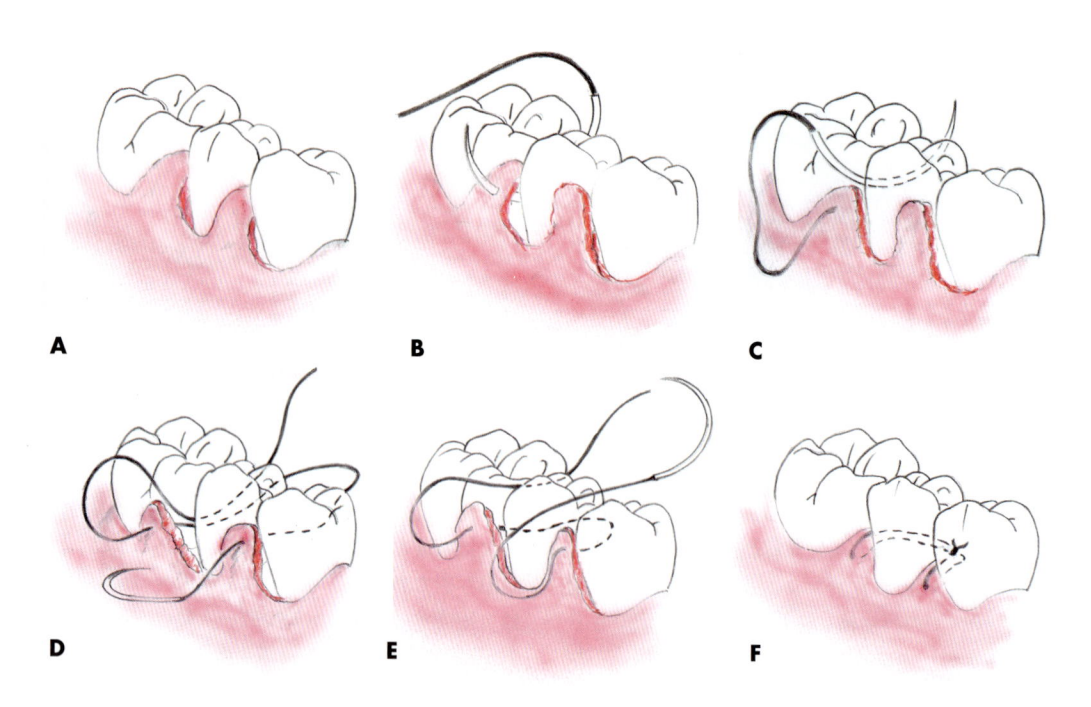

図3-11 1歯に対する懸垂縫合

る。この縫合は，下顎の最後臼歯の遠心骨欠損症例に応用される。この縫合により，創面は一次閉鎖を得られるだけではなく，歯の遠心において強固な接触を得ることができる。図3-14Aは，最後臼歯の遠心骨欠損を表している。図3-14Bの矢印は要求される歯肉弁の動きを示し，点線は理想的な歯肉弁の位置を示している。理想的な歯肉弁縫合は，歯の遠心面において一次閉鎖ができることである。縫合法は，最後臼歯の近心頰側より始める(図3-14C1)。その後，縫合糸を歯間部に通し，舌側を経由し遠心の頰側歯肉弁にて針を刺入する。この縫合は舌側からスタートして歯の周囲を約360°で巻きつける方法である。(図3-14C2)最後に舌側歯肉弁に刺入し，頰側にて結紮する(図3-14C3)。図3-14Dは終了時の縫合図であり，一次被覆が得られ

第 3 章 縫合および縫合法

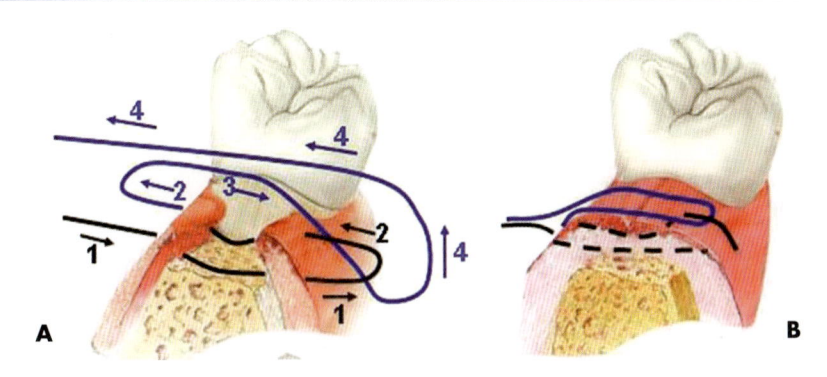

図 3-12 Laurell 改良型マットレス縫合

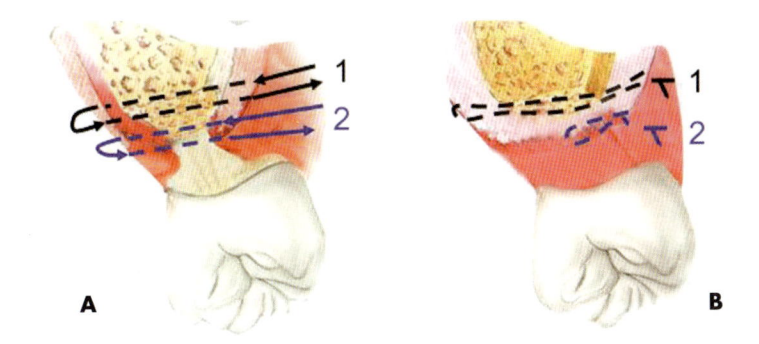

図 3-13 改良型歯肉弁縫合

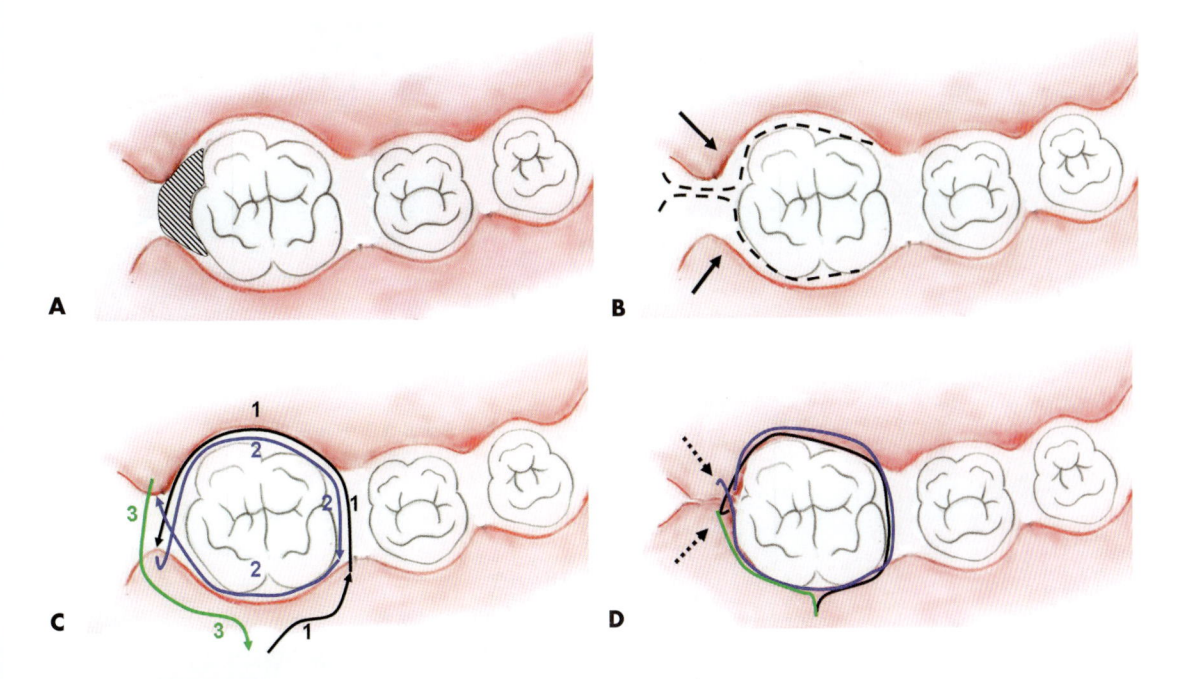

図 3-14 改良型臼後部縫合

38　第Ⅰ部　基　礎　①外科の基礎

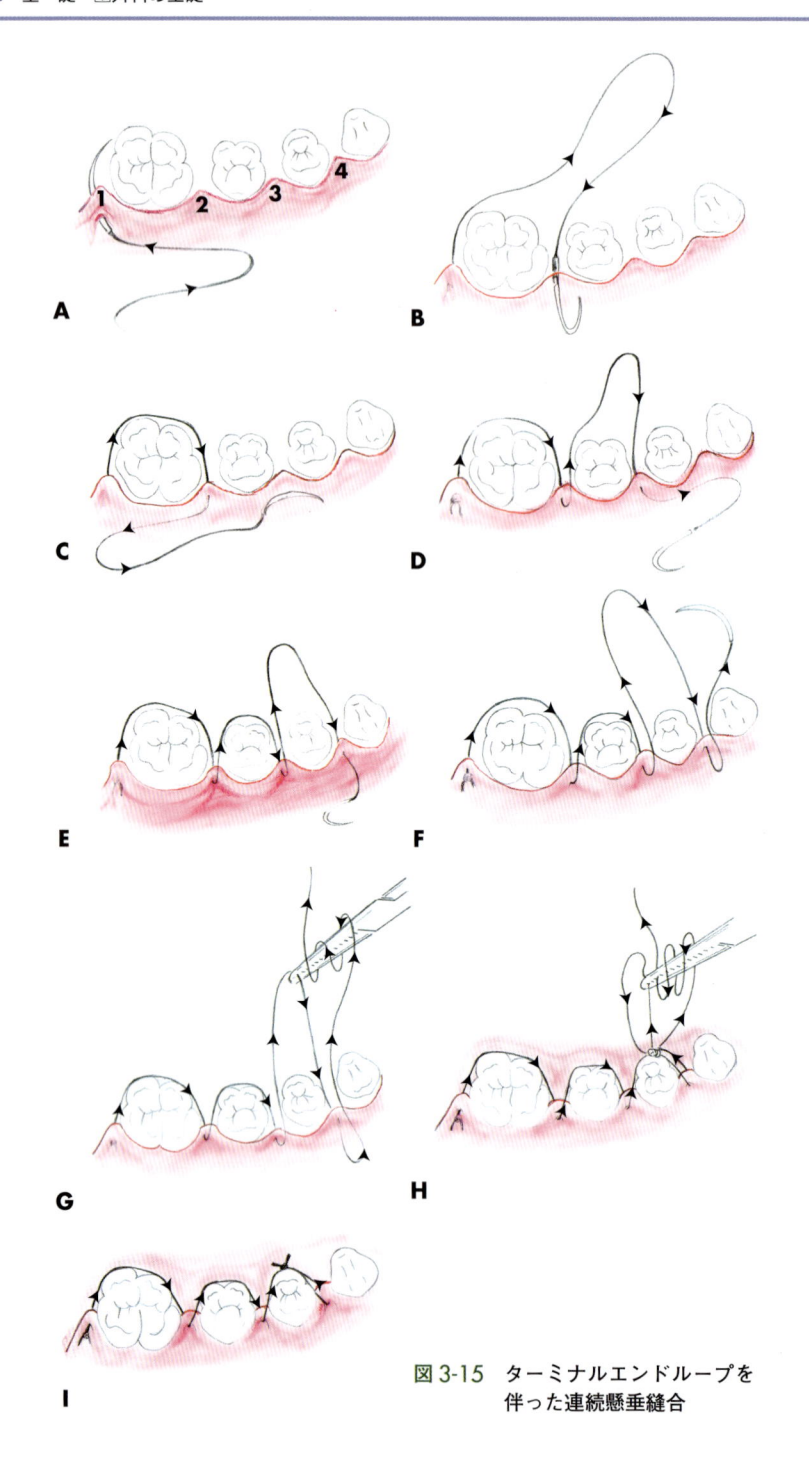

図3-15　ターミナルエンドループを伴った連続懸垂縫合

連続縫合

多数歯が関連するとき，連続縫合が選択される。

ている。

利　点

1. 必要とする多数歯を一括して行うことができる。
2. 必要とする結び目を最小限にする。
3. 単純である。
4. 歯は歯肉弁の固定に用いるのに使われる。
5. 歯肉弁を正確に配置できる。
6. 骨膜縫合の必要性が避けられる。

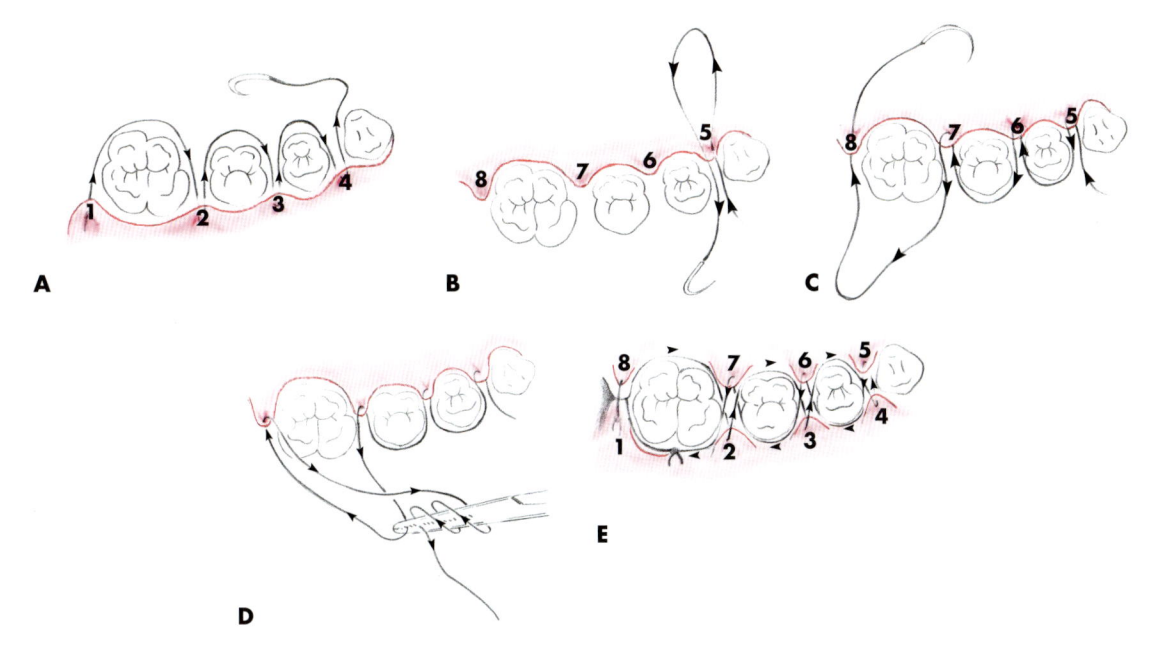

図 3-16　個々の歯肉弁についての連続独立懸垂縫合

7. 頬・舌側あるいは口蓋側の歯肉弁をそれぞれ独立的に配置したり張力をかけることができる。頬側歯肉弁がゆるく配置されるのに対し、舌側や口蓋側の歯肉弁は歯の周りによりきつく押しつけられる。
8. 歯肉弁上に力をより大きく分散できる。

欠　点

連続縫合の主な欠点は、もし縫合糸が破損すると歯肉弁がゆるくなったり、縫合が多数歯からほどける可能性がある。

種　類

連続縫合の選択は術者の好みによる。これらはまた粘膜骨膜弁か粘膜弁かによる。
1. 独立懸垂縫合
2. マットレス縫合
   a. 垂直
   b. 水平
3. 連続ロッキング

術　式

独立懸垂縫合

連続懸垂縫合(図 3-15)は、結節部や臼後三角部の縫合から連続して縫合の始まることが多いが(図 3-15 A)、一番後方の歯間乳頭部(頬側、舌側あるいは口蓋側)でループ縫合から始めることもできる。歯頸部の周りを取り囲む方法で(図 3-15B)、次の歯間乳頭に斜めに通す(図 3-15C)。それから針を各歯間乳頭の上を通過させ、歯間乳頭の結合組織へ通す。針は再び歯間乳頭部を通り、その後方部へ続けていく(図 3-15D)。この方法は各ステップでの歯間乳頭が接合するまで、それぞれの連続した歯間乳頭部を繰り返し縫合し通していく。

注意：歯肉弁を最大限に抑制するために、針は歯間乳頭直下の結合組織を通すのが最もよい。

ターミナルエンドループは(図 3-15)、もし単一の歯肉弁が剥離され、歯肉弁が独立的に縫合する場合に用いられる。この方法で、各歯肉弁は互いに対向するように歯に結びつけられる。

ターミナルエンドループ；縫合が終了したら、各々歯肉弁と対向する際は、縫合は歯に対してしっかりと結びつける。これは、最後方の鼓形空隙の前で、だいたい約1cmの縫合糸をゆるくループ状にしておくことで達成される。最後の歯間乳頭部が縫合されて針が鼓形空隙を通って戻ってきたら、ターミナルエンドループを最後の結び目と結紮するためである(図 3-15F～I)。

改良法；2つの歯肉弁が剥離されて、そのうち最初の歯肉弁が縫合された後(図 3-16 A)、しばしば最後方歯の遠心の表面に通すようにし(図 3-16B)、反対側の歯肉弁への手順を繰り返し(図 3-16C)、ターミナルエンドループで結びつける(図 3-16D, E)。

交差方法；この方法は頬側と舌側あるいは口蓋側の

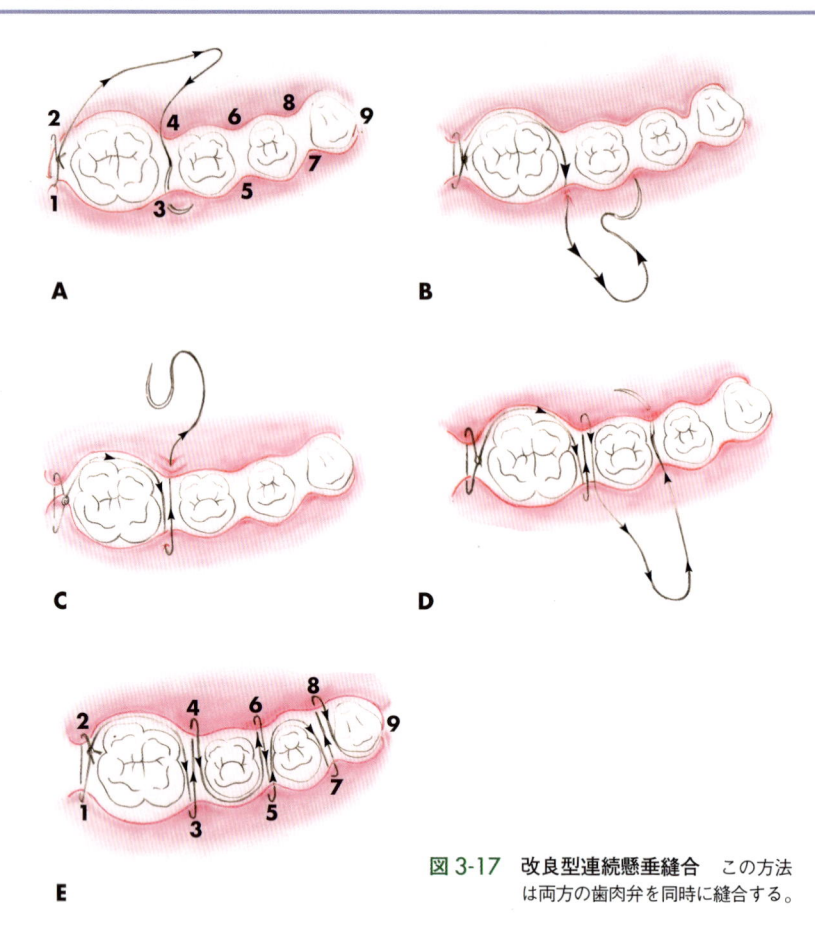

図 3-17 **改良型連続懸垂縫合** この方法は両方の歯肉弁を同時に縫合する。

歯肉弁の両方を同時に通す方法である。
　適応
1. 歯肉弁位置が定まらないとき
2. 頬側の骨膜縫合が頬側歯肉弁の配置と固定のために用いられるとき
3. 最大限に創を閉鎖したいとき（非移動性フラップ手術，ウィドマン（Widman）フラップ手術，骨再生術など）

方　法

　最初の頬側と舌側の結紮後，縫合は歯頸部の周りを歯間の頬側を通りそして舌側の歯肉弁を通す。再び頬側の歯間乳頭を通して歯間を通り抜け，そして歯の舌側面の周りを頬側歯間乳頭部へ向けて元へ戻す。それから舌側の歯間乳頭へと針を運び，歯の頬側面へ至る。この交互に頬側と舌側を縫合する方法は，その縫合が最後方のループで結ばれるまで続く（図 3-17）。

垂直および水平マットレス縫合

　歯間乳頭部の抑制や固定を確実な配置でさらに求めるとき，あるいは歯肉弁の移動を防止するときに，垂直あるいは水平マットレス縫合が用いられる。これは口蓋において，より張力を必要とする箇所や，歯間乳頭部の組織が薄くてもろいときに，最も頻繁に用いられる。

　技法；この方法は，前述した独立歯間乳頭懸垂縫合と同方法である（図 3-15）。ただし垂直あるいは水平マットレス縫合は単純歯間乳頭における懸垂縫合の代わりとなる場合もあるが，その技術は前述した断続マットレス縫合と同様である。

ロッキング縫合

　連続ロッキング縫合は，歯列欠損部がある程度長いとき，結節部や臼後結節部のために最初に提示された。それは断続縫合における複数の結び目を避けるようにして改良された。しかし，もし縫合が緩んだら，縫合は完全にほどけてしまうだろう。

　技法；方法は単純で繰り返しである。単純な断続縫合が最初の結紮をつくるために用いられる。縫合針は次に頬側の歯肉弁の表面を通って挿入されて舌側の歯肉弁の表面の下へいく。縫合針をそれから残りの縫合のループを通して，縫合をきつく絞り，それから結ぶ。この方法は最後の縫合が最後方で結ばれるまで続く（図 3-18）。

第3章 縫合および縫合法　41

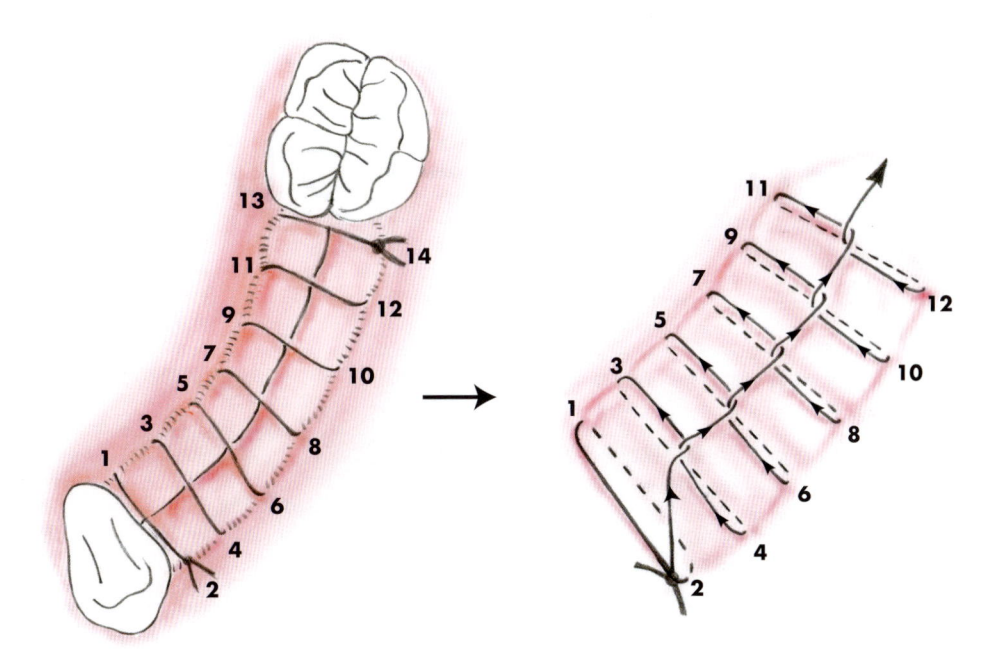

図3-18 連続ロッキング縫合は基本的には歯の欠損部に用いる

抜　糸

縫合糸は創の安定化のために用いられているが，十分な組織の強度が得られたのであれば，抜糸しなくてはならない。それは，一般的に5～10日の間であるが，ほとんどの場合術後7日後に抜糸される。

材　料
1. 剪刀
2. ピンセット
3. ダブルエンドスケーラー
4. 過酸化水素
5. 表面麻酔
6. 綿棒

方　法
1. スケーラーが歯周パックを除去するのに用いられた。歯周パックは，最初に根尖から歯冠方向へ着脱させる。これは組織ではなく歯に対してテンションを置いたものである。
2. その部位は，過酸化水素水で血餅，血清，残渣をやさしく清拭し，温水で洗浄する。
3. 表面麻酔は縫合糸の除去に先立ち，患者の過敏性を減少させるために，個々に適用する。
4. 鋭利な鋏は，断続，連続縫合糸の結び目を切断するのに用いる。

注意：抜糸の前に探針の先端を利用して，縫合糸を組織から持ち上げて使用すると便利である。これは組織の損傷と不必要な疼痛が避けられる。

5. 断続縫合は，組織の唇側閉鎖面のみで抜糸する。
6. 連続縫合は頬舌両側での抜糸が要求される。
7. 縫合糸が除去されたら，その部位の残渣を除去するために過酸化水素水かクロルヘキシジングルコネート（chlorhexidine gluconate）で再度，清拭する。
8. 歯は残渣とステインの完全な除去のために研磨する。
9. プラークコントロールは，再度学習させる。

［鴨井 久一・塚田 賀子 訳］

第4章

スケーリング，ルートプレーニング

スケーリングとは，歯冠や根面から，プラーク，歯石，ステイン(着色)を除去することである。これに対してルートプレーニングとは，粗糙な根面を滑沢にし，歯石を除去するために，根面から汚染したセメント質あるいは象牙質を確実に除去することである。根面が清潔かつ滑沢で硬くないと，粗糙な根面はプラークが集積する中心となり歯石が付着するので，歯周ポケット掻爬術の効果が制限される。

スケーリングとルートプレーニングは，慢性歯周炎*の全体的な治療の第一段階である。歯周組織の健康を確立するために，スケーリングとルートプレーニングを行い，炎症を除去する。さらにグラム陰性嫌気性細菌を除去することで，ポケット内の細菌叢をグラム陽性細菌へ変化させる(Slots et al. 1979；Rosenverg and Evian 1982)。炎症が抑制されていて疾患の進行が停止した浅いポケットでは，それ以上の治療は必要ない。Walker と Ash(1976)，Waerhaug(1978)，Caffesse ら(1986)，Buchanan と Robertson(1987)は，3 mm 以上の深いポケットでは歯石の除去効果は有意に低下し，器具や X 線所見を用いた残存歯石の探知の予知性は低いとしている。根分岐部や根面溝では，歯石の除去効果はさらに低下する(Maitia et al. 1986)。これらの深いポケットでの除去効果は小さいとはいえ，スケーリングとルートプレーニングは依然として，炎症の減少と歯肉縁下細菌を抑制するために重要な役割を果たしている(Sato et al. 1993)。

注意：Quirynen ら(1999, 2000)と Mongardini ら(1999)は，全顎のスケーリングとルートプレーニングを 1 回ないし 2 回の通院で完了させると，未処置部位に存在する細菌の再増殖する機会が低下することを示している。

---

*訳注：原書本文中では成人性歯周炎(adult periodontitis)の記載であるが，1996 年の米国歯周病学会による分類で成人性歯周炎は慢性歯周炎(chronic periodontitis)に置き換えられている。2006 年の日本歯周病学会による歯周病分類においても採用されている。よって以降，慢性歯周炎として統一して記載する。

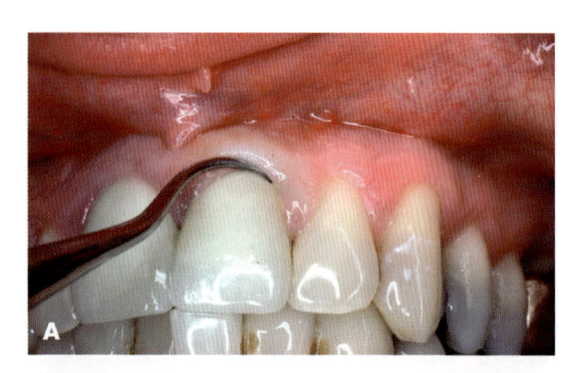

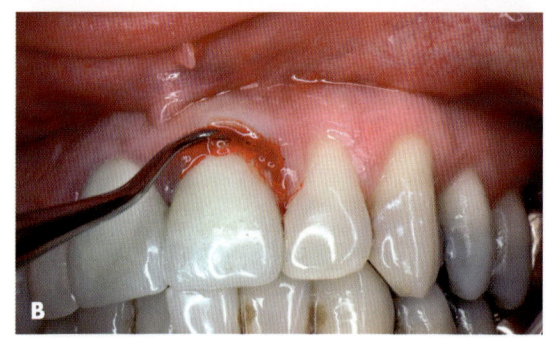

図 4-1 歯肉溝組織壁の除去　A．スケーラーの挿入。B．炎症性ポケット内壁の除去。

歯周ポケット掻爬術

歯周ポケット掻爬術(キュレッタージ，curettage)とは，局所麻酔下で行われる閉鎖型で根治的な外科処置であり，ポケットの減少，除去を行い，再付着または新付着の獲得を目的としている。この方法は主に，浮腫性の骨縁上ポケットに対して行われ，ポケットの収縮と炎症の減少の結果として浅いポケットになる。あるいは外科処置前に，炎症を減少させポケットを除去するために行われる。(Hirschfeld 1952)。歯周ポケット掻爬術は，鋭利なキュレットを用いて，(1)歯肉溝上皮(sulcular epithelium)と上皮付着(epithelial attachment)および(2)歯周ポケット内壁の炎症性結合組織を除去するために行われる(図 4-1)。

スケーリング，ルートプレーニング，歯周ポケット掻爬術は，難しく時間もかかるため，面倒な処置であることが多いが，歯周治療の基本であり，すべての臨床家が修得するべきである。

1989年に行われた臨床歯周治療学の世界ワークショップ(The World Workshop in Clinical Periodontics(1989))のコンセンサスレポートでは，以下のように結論づけている。

「歯周ポケット掻爬術を単独の処置として行うことは，慢性歯周炎の積極的な治療期間中において適切ではない。歯周ポケット掻爬術は，新付着を治療の目的としている場合の適応ではない。この結論は，歯周ポケット掻爬術による効果があったにせよ，歯周ポケット掻爬術は，ほぼ必ず器具を使用した根面処理と併用されているので，単独で評価するのが難しいということから導かれたものである」。

さらに報告書は，歯周ポケット掻爬術を伴うスケーリング，ルートプレーニングと，伴わない場合の両者間において有意差は得られていないと指摘している。

適 応
1. 浮腫性の炎症性組織
2. 浅いポケット
3. 骨縁上ポケット
4. より扱いやすい性質の組織を得るため，開放型外科処置(open surgical procedures)(訳注：「第2章」を参照せよ)を行う前に，歯周基本治療の一部として行う場合
5. 進行性の，付着の喪失や歯槽骨吸収
6. 病原性細菌の量が増加している場合

禁 忌
1. 線維性組織
2. 深いポケット
3. 根分岐部病変
4. 基底骨欠損の処置

術 式
1. スケーリング，ルートプレーニング，歯周ポケット掻爬術を行う際は，疼痛と出血をコントロールするために局所麻酔を必要とする。図4-2Aに，治療において重要な3部位の外形を示す。根面，歯肉溝上皮，基底部結合組織である。
2. 第1段階は，歯石，軟化セメント質，プラークを除去するための歯肉縁下スケーリングである。スケーラーは，斜面部を歯軸に対して45～90°の範囲内の角度にしてポケット内に挿入し，垂直，斜め，水平方向に引く操作を行う(図4-2B参照)。
3. 鋭利なキュレットの刃先を組織に向けて，ポケット内に挿入する。指圧をかけて歯肉組織を支えると，キュレットの切断効果を増すことができる。キュレットは通常，歯に対して描円形もしくは水平的に動かす。歯肉溝上皮と上皮付着は最初に除去する(図4-2C)。
4. いったん上皮の裏打ち部分の組織を除去し(図4-2D)，さらにポケット内壁および歯槽骨頂の炎症性結合組織を除去する(図4-2E)。
5. 処置終了時，処置部位を洗浄しすべての組織片を除去する。ここで，適切な組織の適合や血餅形成を確実にするために指圧を行う。縫合は，コルの部分が破壊されて乳頭部が離開している場合は行ったほうがよい。歯周包帯が必要な場合もある。
6. 創傷治癒の結果，組織は収縮し，引き締まり，良く適合し良好な形態となる。(図4-2F)。

臨床術式を図4-3に示し，歯周ポケット掻爬術を行うことで得られる結果を図4-4に示す。

歯肉剥離郭清術

歯肉剥離郭清術(flap débridement surgery)は，粘膜骨膜弁を翻転することによって，根面の外科的なデブライドメント(郭清)や軟組織の除去を可能にする術式である。この方法には，オープンフラップキュレッタージ(open flap curettage)*，改良新付着手術(the modified excisional new attachment procedure)，ウィドマン改良フラップ手術(the modified Widman flap)などがある。中でもウィドマン改良フラップ手術の報告が多い。これらは，歯肉弁を元の位置に戻すフラップ手術(repositioned あるいは unrepositioned flap)(訳注：第2章 p.16 の訳注を参照せよ)であり，ポケットが4mmもしくはそれより深い部位での根治的なスケーリング，ルートプレーニングのために，根面への器具の到達性を得ることを主目的とする。これらの目的は，慢性歯周炎のコントロールであり，新付着の獲得ではない。

---

*訳注：ここでの 'open flap' は，歯肉弁を剥離する意味で用いられており，歯肉弁を剥離して行う歯周ポケット掻爬術のことである。これと対比させる意味で，いわゆる従来のキュレッタージ(歯周ポケット掻爬術)を，閉鎖型の歯周ポケット掻爬術として 'closed gingival curettage' ということもある。なお，外科手術の分類で用いる，開放型(opened)や閉鎖型(closed)と混同しないように気をつけること

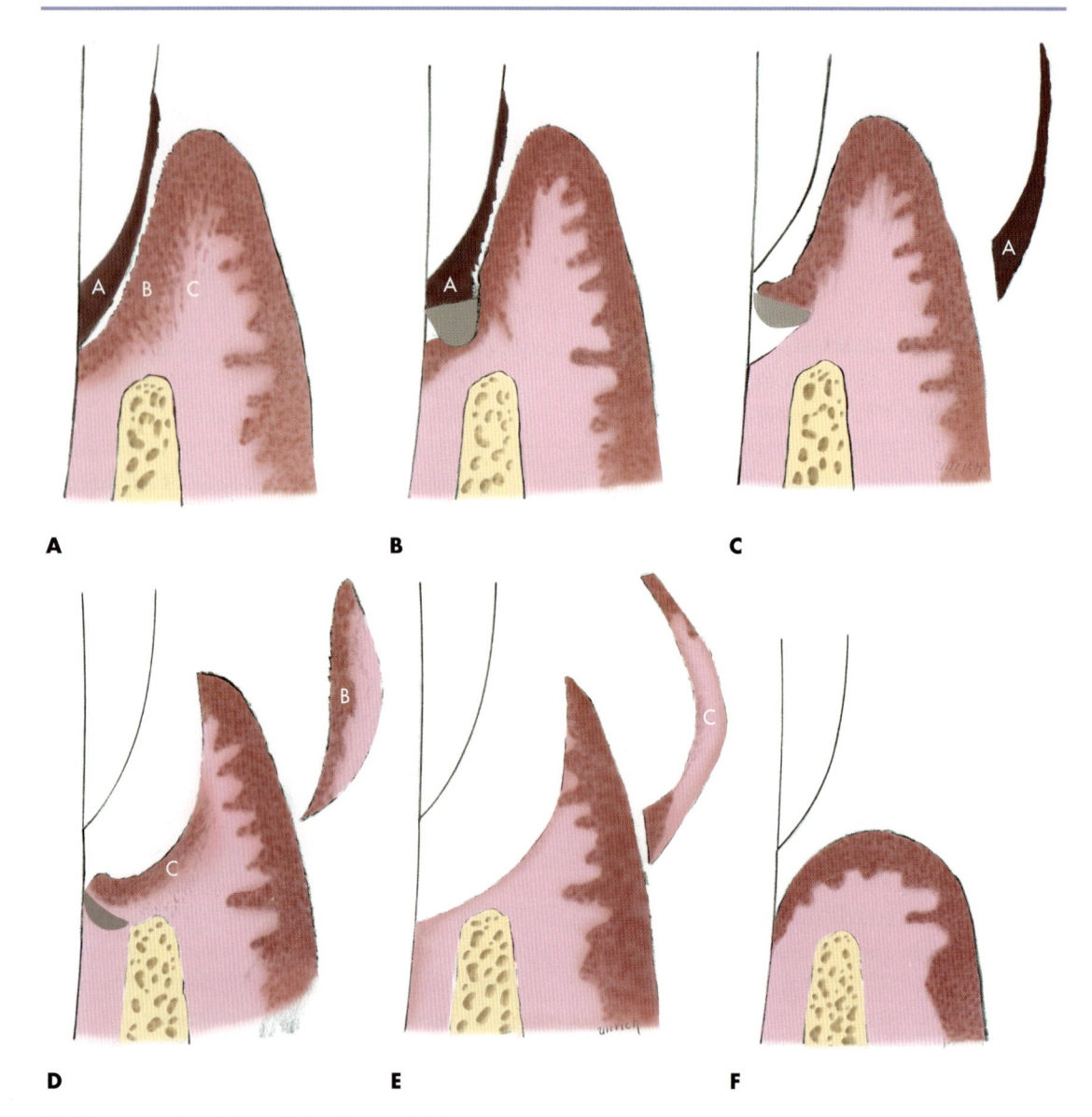

図4-2 スケーリングおよび歯周ポケット掻爬術の術式　A．除去すべき3層を示す．：A，歯肉縁下プラークと歯石．B，歯肉溝上皮と上皮付着．C，ポケット内壁の炎症性結合組織．B．A層除去のためのスケーラーの位置．C．A層は除去され，B層を除去するためのキュレットの位置．D．B層は除去され，C層を除去するためのキュレットの位置．E．C層は除去され，健康な組織のみ残存．F．治癒した組織．組織が収縮し，結果としてポケットが除去される．

新付着手術と改良新付着手術

　新付着手術（ENAP：the excisional new attachment procedure）の概要は，Yuknaら（1976）によって発表された．これは閉鎖型の歯周ポケット掻爬術（closed gingival curettage）のいくつかの制限事項を取り払い，骨縁上ポケットの部位における新付着の獲得を試みた方法である．新付着手術は，スケーリングや歯周ポケット掻爬術と異なり，歯肉溝上皮，上皮付着，肉芽組織や炎症性結合組織，歯肉縁下歯石，軟化セメント質を確実にかつ完全に除去するために改良された方法である．基本的には，外科用メスを用いる歯周ポケット掻爬術で，最小限の組織を翻転することで直視が可能となり，器具の到達性が高くなっている．

　新付着手術を行う時，術者は確実に歯肉溝上皮部分を切開するために，外科用メスもしくは鋭いナイフを使用する．これにより，根面の可視性や器具の到達性が良くなるので，歯石や軟化セメント質の除去が可能になる．縦切開（vertical incision）は行わない．またこの方法は，角化歯肉領域に限定して行われる．

第4章　スケーリング，ルートプレーニング　45

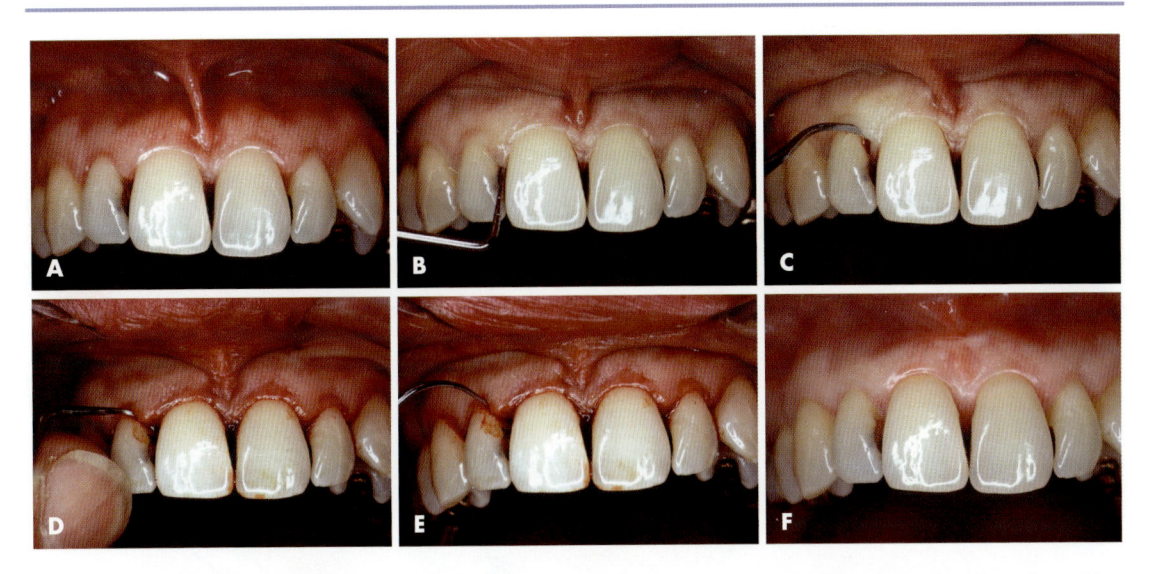

図4-3　スケーリングおよび歯周ポケット掻爬術の術式　A．炎症が生じている広範囲な浮腫性の組織。B．プローブは，ポケットが3〜5 mmあることを示している。C．歯周ポケット掻爬術を行う場合，スケーラーの刃部を組織に向けて開始する。D．スケーリングとルートプレーニングは，スケーラーを歯面に対し45度になるように挿入し，開始する。E．スケーラーは上方へ引く操作で使用する。F．治療後2ヶ月。組織の収縮と審美的な歯肉の豊隆に注目する。

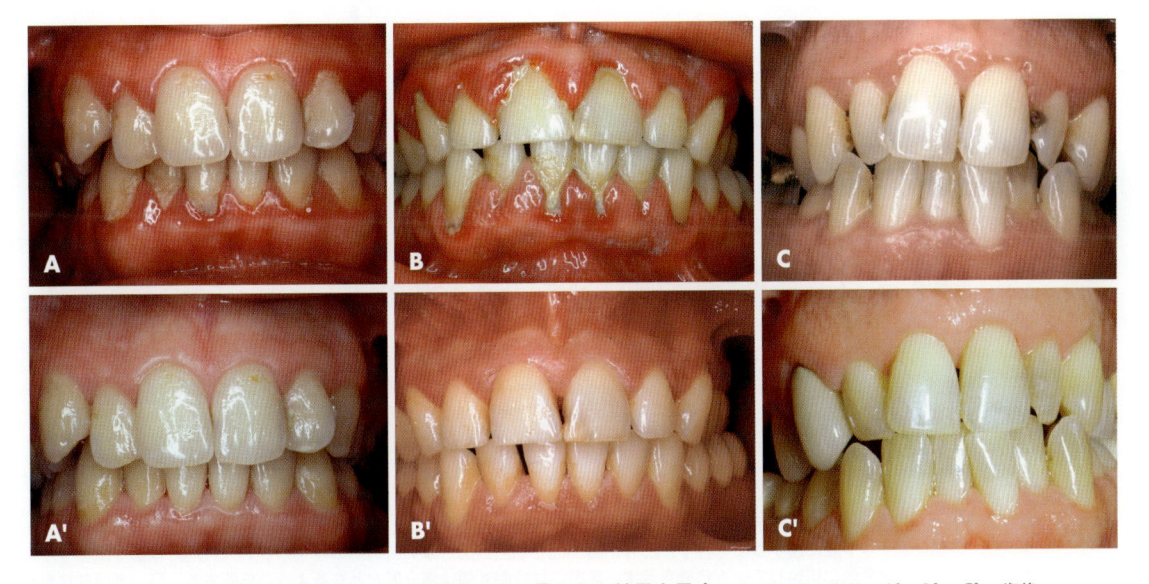

図4-4　スケーリングおよび歯周ポケット掻爬術により得られた結果を示す　A，B，C．術前。A'，B'，C'．術後。

　新付着手術における鋭く清潔な切開は，歯周ポケット掻爬術による辺縁が不規則な切開よりも治癒が早い。この方法は容易に行われ，一般臨床医の取り扱い範囲内の方法である。

適　応
1．骨縁上ポケット
2．十分な角化組織
3．審美性が重要ではない場合

利　点
1．根面の可視性の向上
2．歯肉溝上皮と上皮付着の完全な除去
3．最小限の歯肉の損傷
4．角化歯肉の喪失がないこと

欠　点
1．上皮付着が根尖方向へどこまで存在しているかの見極めが難しい

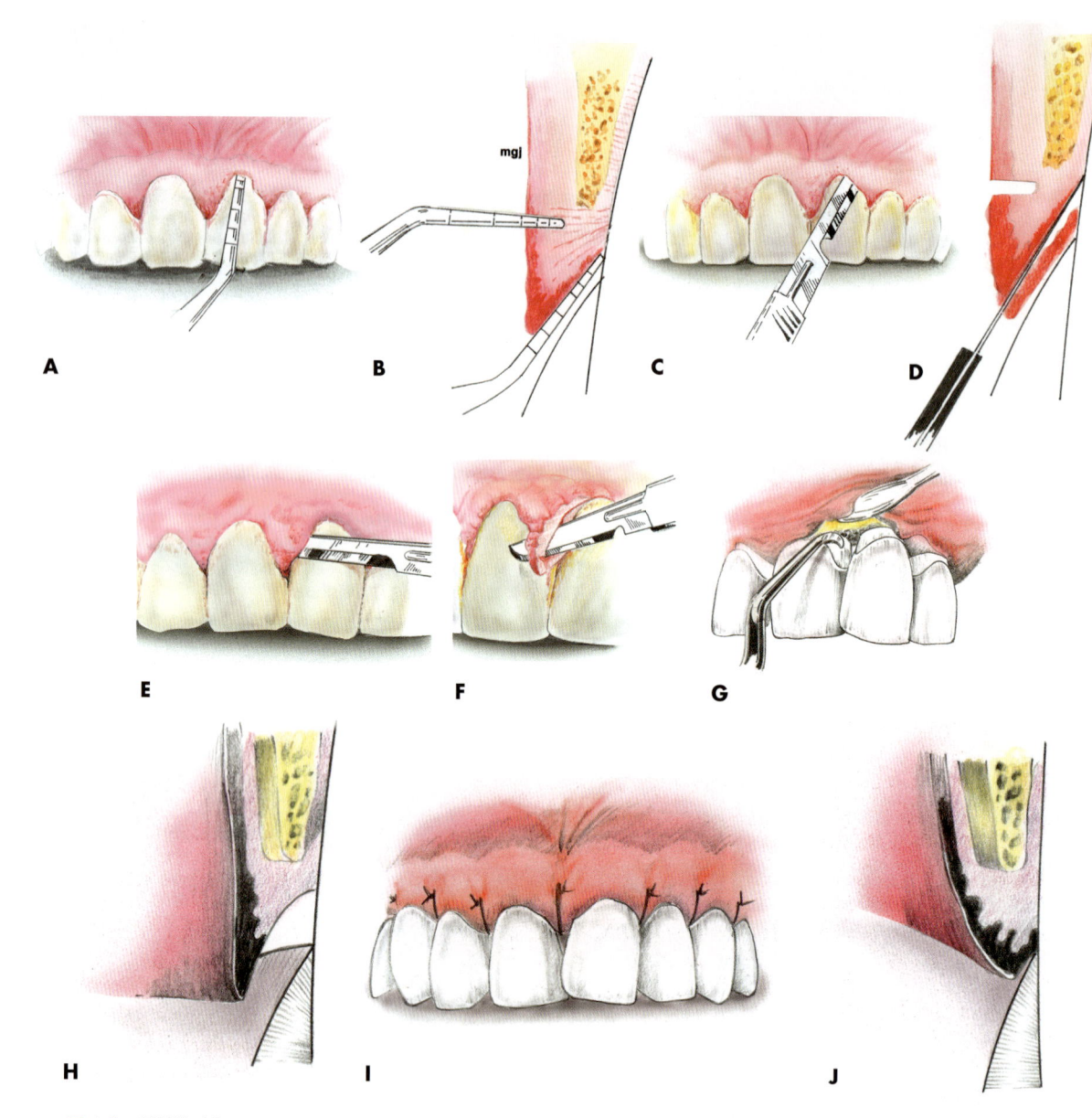

図 4-5 **新付着手術** A, B. 術前の，骨縁上ポケットと十分な角化歯肉の存在を示す。C. 唇側のスキャロップ型切開を歯肉頂に行う。D. 切開はポケット底に達するまで行う。E, F. 唇側面と切断面図。厚い三角形のウェッジ（くさび型）組織を除去するために，歯間乳頭を部分的に切除している状態を示す。実際には歯間乳頭は部分層弁となるように処置する。G. 乳頭部は器具の操作を容易にするために少し翻転し，根面のスケーリング，ルートプレーニングを行う。H. 切断面図。炎症性内壁が除去され，根面がスケーリングされた状態を示す。I. 歯肉弁は術前の高さで縫合する。J. ポケットの組織は収縮し，根面へ緊密に適合した結果，ポケットが除去され治癒する。

2. 結果として新付着が起こらない

禁　忌

1. ポケット底が歯肉歯槽粘膜境 (mgj) を越える場合
2. 浮腫性組織
3. 角化組織がない場合
4. 骨欠損の治療を行わなければならない場合
5. 増殖性組織
6. 歯根が近接している場合
7. 根分岐部病変
8. ポケットの深さが 3 mm もしくはそれよりも浅い場合

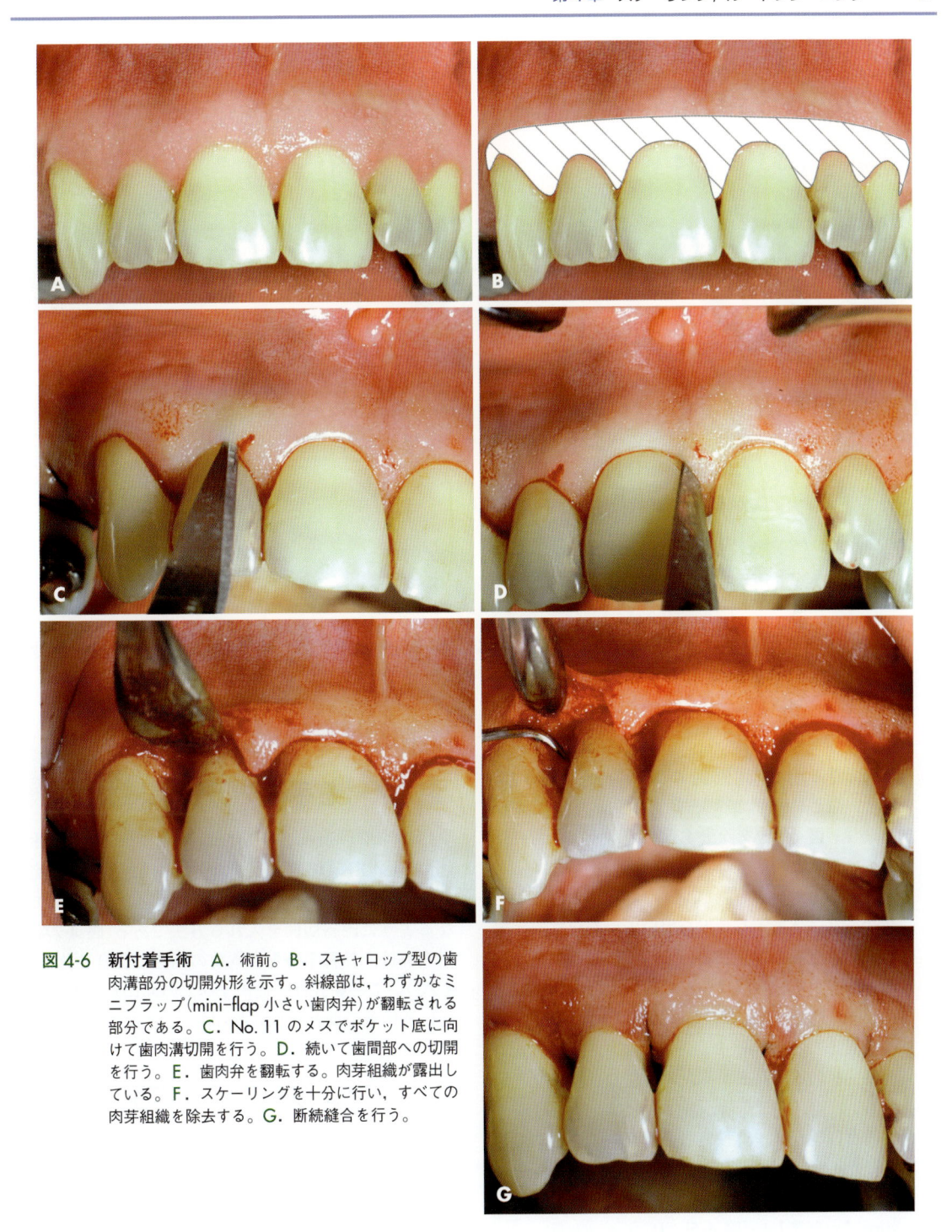

第4章 スケーリング，ルートプレーニング

図4-6 新付着手術　A．術前。B．スキャロップ型の歯肉溝部分の切開外形を示す。斜線部は，わずかなミニフラップ(mini-flap 小さい歯肉弁)が翻転される部分である。C．No.11のメスでポケット底に向けて歯肉溝切開を行う。D．続いて歯間部への切開を行う。E．歯肉弁を翻転する。肉芽組織が露出している。F．スケーリングを十分に行い，すべての肉芽組織を除去する。G．断続縫合を行う。

術　式

1. スケーリングやルートプレーニングは，新付着手術の少なくとも1週間前に行う。これにより，創傷治癒能力が増加する。
2. 十分な局所麻酔後，角化歯肉の幅が十分に存在しているか，ポケット底が歯肉歯槽粘膜境を越えていないかを調べる(図4-5A，B)。
3. No.11またはNo.15の外科用メスで，歯肉頂から歯肉溝底部に向けて(図4-5D)スキャロップ型の部分層弁となるような内斜切開(inverse beveled incision)を入れる(図4-5C)。
4. 切開は，唇側，舌側，隣接面において可能な範囲

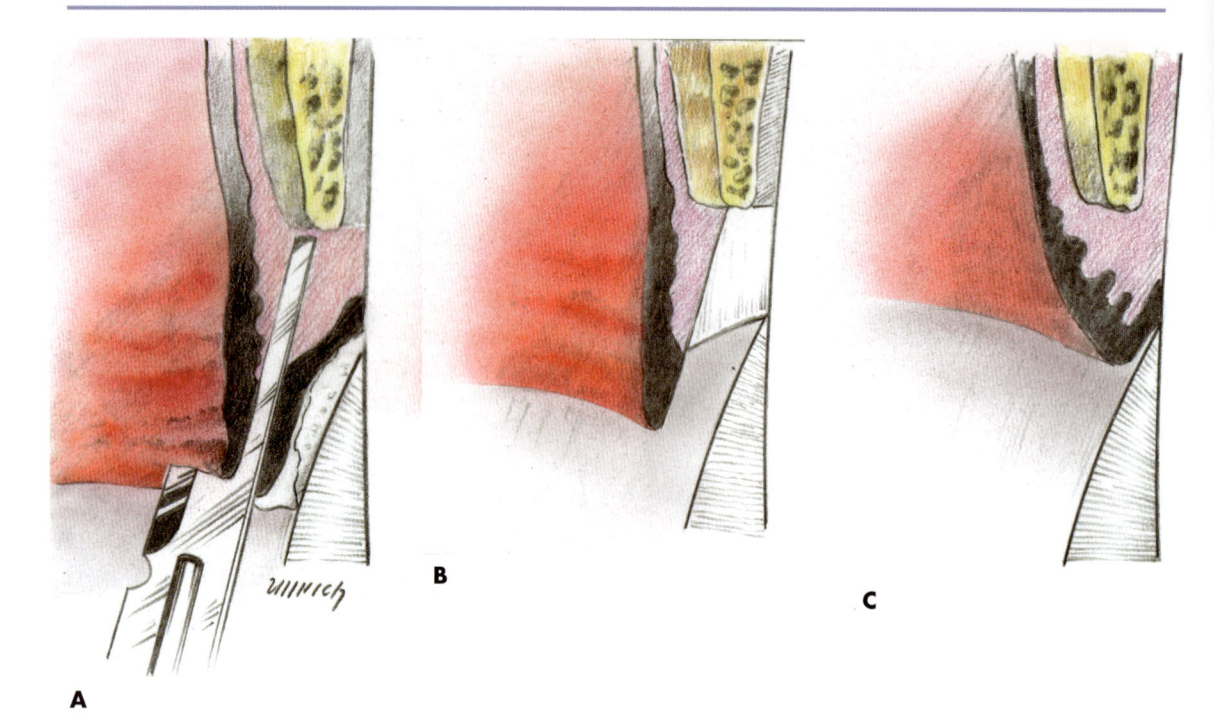

図4-7 改良新付着手術　A．一次切開はポケット底部ではなく歯槽骨頂に向けて行う。B．ポケット内壁を歯槽骨頂と歯根膜腔に至るまで除去する。C．治癒した組織。

内でできるかぎり行う(図4-5E)。すべての炎症性結合組織と隣接歯間部の三角形のウェッジ(くさび型)組織(図4-5F)を除去するため，歯間乳頭部は薄くする。この組織は，一度歯肉弁を剥離すると除去するのが難しい。

5．スケーラーとキュレットを用いて，炎症性肉芽組織や切除組織を除去する。すべての組織片を注意深く除去する。根面は堅固で滑沢な面に仕上げ，歯石や軟化セメント質のない状態にする(図4-5G，H)。そしてその部位を，処置により生じた残渣，血餅，組織片を除去するため，生理食塩水で洗浄する。

6．歯間部の縫合は，外科処置を行う前の高さにできる限り戻し，乳頭部と組織とを歯頸部でしっかり適合させるために行う。一次閉鎖(primary closure)*が望ましい(図4-5I, J)。

7．歯周包帯は，圧力を加えずに歯間部に置く。臨床術式を図4-6に示す。

改良新付着手術の改良点について

1977年に，FrediとRosenfeldは，改良新付着手術(modified ENAP)を発表した。これは，歯根膜を完全に除去するために(図4-7B)，骨頂へ向けて部分層弁となるように内斜切開を入れる方法である(図4-7A)。歯肉弁は，外科手術を行う前の高さで縫合される(図4-7C)。この術式は，他のすべての面において，基本的に新付着手術と同じである。

ウィドマン改良フラップ手術

1974年にRamfjordとNissleによって，ウィドマン改良フラップ手術(modified Widman flap)が発表された。この方法は，Ramfjordによる「各外科術式を用いた長期的研究」で行われた主要な術式になっただけでなく，多くの臨床家が歯周治療を行うようになる程多大な影響を与えた。この方法は，ウィドマンフラップ手術(歯肉弁根尖側転換術 apically displaced flap)を拡張，改良した手術法であり，著者たちはこの術式を行った症例の「成功と失敗の比率が，いく分予測不可能なものであった」ことを述べている。

この術式は，技術的に多くが要求される，きわめて手間のかかる方法であり，「歯肉縁下掻爬術を改良し

*訳注：一次創傷治癒となるような，歯肉弁の緊密な閉鎖。

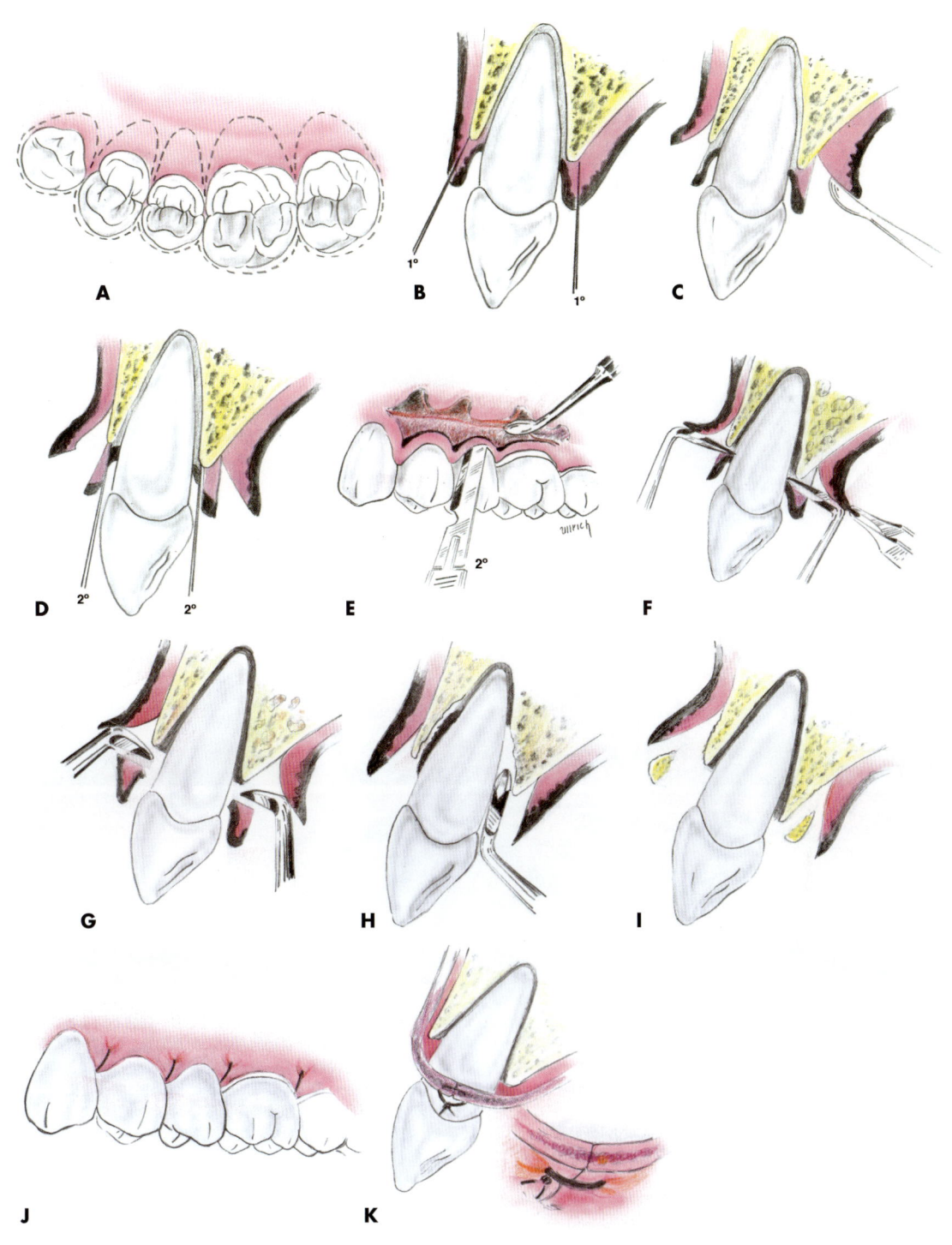

第 4 章　スケーリング，ルートプレーニング　49

図 4-8　ウィドマン改良フラップ手術　**A．** 基本的切開の外形。口蓋では一次閉鎖を確実にするために大きめのスキャロップ型切開とする。**B．** 一次切開は骨に達するまで行う。**C．** 歯肉弁は，骨を 2〜3 mm だけ露出するため翻転する。**D．** 二次切開として歯肉溝切開を，内側の歯肉弁を遊離させるために行う。**E．** 頰側面観。歯肉弁の翻転と二次切開を示す。**F．** 歯槽骨上のカラー状の残存組織片と，隣接歯間における緩んだ組織を切断するために，鋭利な歯周メスを用いる。**G．** スケーラーは内側の歯肉弁を除去するために用いる。**H．** 骨内欠損がある場合は，欠損部のスケーリングと搔爬を行う。**I．** 歯槽骨整形術は，歯肉弁の適合を妨げる棚状の骨を除去するために行う。**J，K．** 歯肉弁はしっかりと縫合する。ただし組織内に深く食い込まないようにする。

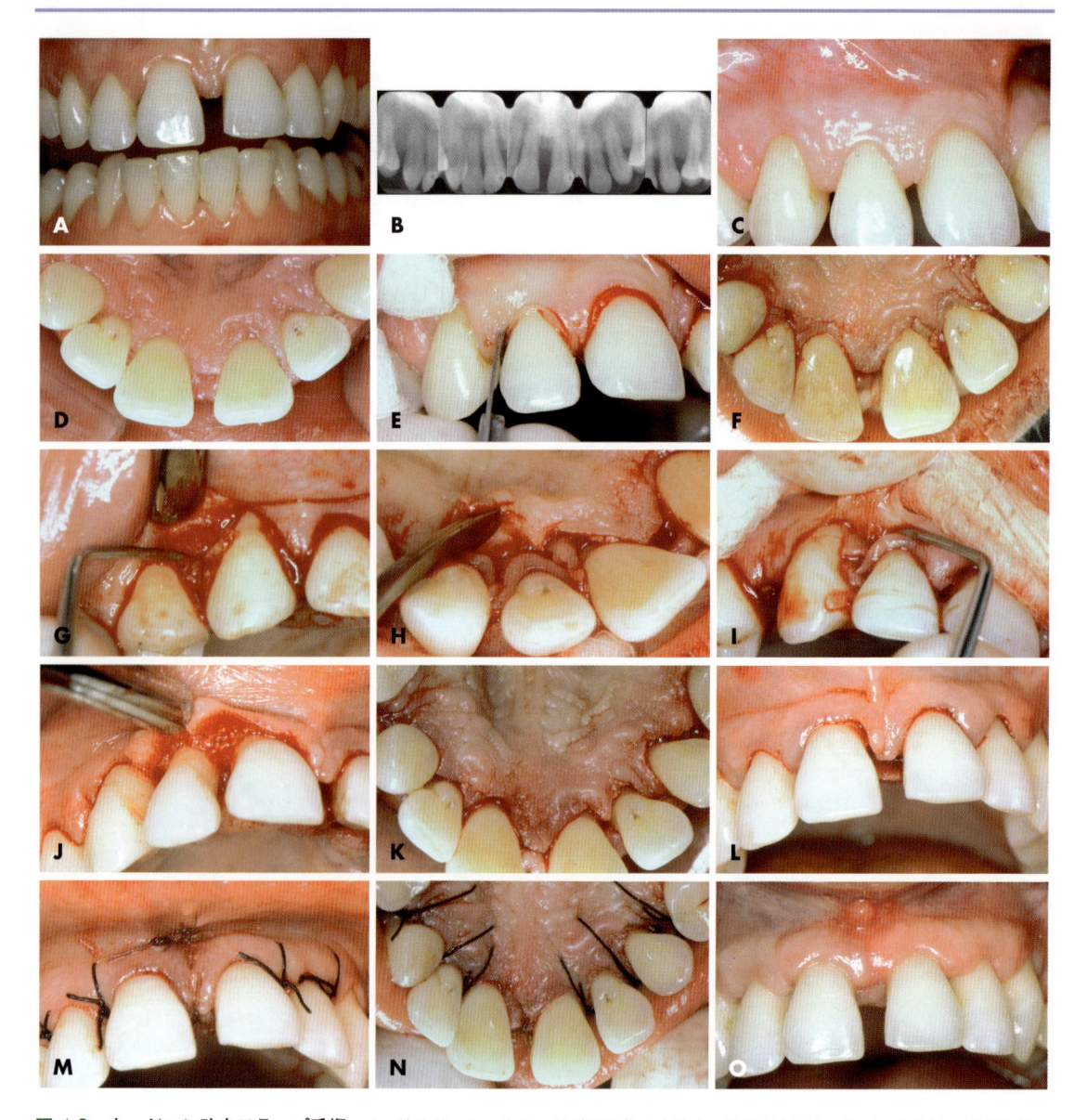

図 4-9 **ウィドマン改良フラップ手術** A．治療前。B．術前のX線写真像は中等度の骨吸収を示す。C，D．頰側と口蓋側組織の拡大像。E．隣接歯間組織を最大限に保存した，スキャロップ型の一次切開。F．一次切開後の口蓋側面観。G．水平切開を行いながら，粘膜骨膜弁を翻転している。H．歯肉弁が翻転された状態の口蓋側面観。I．二次歯肉弁の除去。J．内側の二次歯肉弁が除去され，スケーリングとルートプレーニングを行う。骨が 2～3 mm だけ露出していることに注目する。K，L．肉芽組織の搔爬，スケーリングおよびルートプレーニング完了後の唇側，口蓋側面観。組織を最大限に保存することで，一次閉鎖が可能になることに注目する。M，N．断続縫合の終了した唇側，口蓋側面観。O．6 週間後。隣接面組織のクレーター（くぼみ）に注目。（Giovanni Castellucci, Boston, MA. による。）

たもの（a modification of subgingival curettage）」として記述されている。根面へ器具が到達しやすいように，小さな縦切開を行い，歯肉弁を翻転させる。この方法は，閉鎖型歯周ポケット搔爬術を行うよりも歯石の除去が容易で，ポケット内壁を除去する際の機械的損傷が少ない。その目的は，歯周組織の損傷を最小限にして最大限の治癒を得ることである。

利 点

1．最小限の骨除去
2．健康な結合組織と歯面とが，術後直ちに密着する
3．歯周組織の最大限の保存
4．望ましい審美性が得られる
5．口腔衛生を容易にする
6．根面露出が少ないため知覚過敏が少ない
7．閉鎖型歯周ポケット搔爬術よりも機械的損傷が少

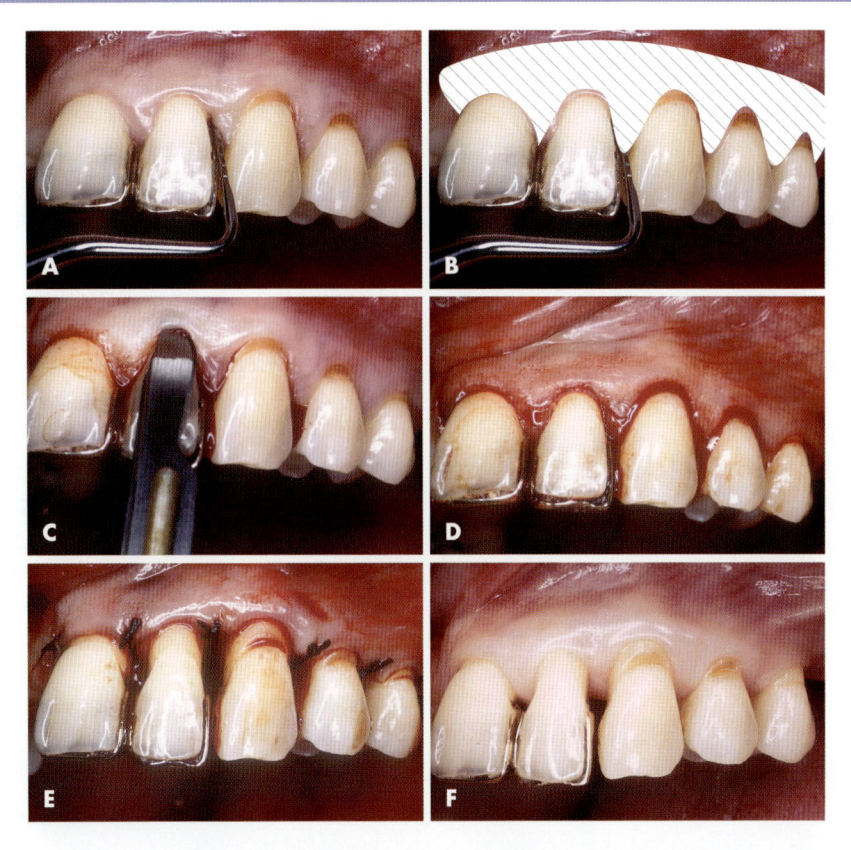

図 4-10　ウィドマン改良フラップ手術　A．治療前．挿入されたプローブにより，中等度～深いポケットの存在が示されている．広範な浮腫性の組織にも着目せよ．B．隣接歯間組織を最大限に保存したスキャロップ型の切開外形．C．一次切開を始める．骨頂へ向けた内斜切開である．D．切開完了．E．二次歯肉弁の除去とスケーリングおよび歯周ポケットの掻爬が完了し，断続縫合を行う．F．10ヶ月後，Aと比較せよ．

ない

欠　点

1．技術的な要求度が高く手間がかかる
2．高度な技術を必要とする
3．隣接歯間の歯肉弁を正確に配置しなければならない
4．歯周包帯を除去する時に，好ましくない隣接歯間の外形が見える

　原著論文では，臨床的な術式の実例を示しておらず，図説はきわめて基本的なものである．明らかに詳細な記述に欠けるため，臨床家に対して正確な技術についての混乱を生じさせる結果となっている．

術　式

1．無菌的な術式が勧められる．
2　疼痛と出血の抑制のために麻酔を十分に行う．
3．図 4-8A は，切開の基本的な外形を示す．隣接面の組織をできるだけ多く保存するため，口蓋では大きめのスキャロップ型切開を行う．頬側においては，ポケットが 2mm 以上の場合，内斜切開を遊離歯肉縁から 0.5～1mm 離して行う．
4．一次切開は，No. 11 あるいは No. 15 の外科用メスを用いて内斜切開で行う．この切開は，部分層弁を作るための薄い切開であり，歯の長軸に平行に，骨頂に向けて行う．口蓋側では，組織を薄くするためにさらに角度をつける（図 4-8B）．これは特に隣接面で重要である．すべての残存上皮を除去して結合組織の再生を促進させるために，歯間乳頭部を十分に薄くしなければならないからである．**注意：すべての残存上皮を除去することは不可能であることが示されている**（Bahat et al. 1984；Fisher et al. 1982）．
5．小さな縦切開を，2～3mm 根尖方向へ向けて行う．歯肉弁は骨膜を剥離しながら（図 4-8B，C）翻転させる．歯槽骨はわずかに露出する．
6．二次切開として歯肉溝切開を，歯肉溝底部から骨頂に向けて歯頸部の周囲に沿って行う（図 4-8D，E）．これにより，内側すなわち二次歯肉弁（inner or

secondary flap（訳注：二次切開により剥離される，内側の歯肉弁のこと））が遊離する。

7. この時点では，唇側と舌側の歯肉弁は，両方とも外側へ押しのけて留めて置く。そうすることで，隣接歯間部の切開（interproximal incision）が可能になり，歯槽骨頂の緩んだカラー状の組織片を除去できる（図 4-8F）。この切開は，歯槽骨頂の豊隆に沿って行われる。
8. スケーラーとキュレットは，カラー状の組織片を除去し，露出根面のスケーリングとルートプレーニングを行うために用いられる（図 4-8G）。歯槽骨頂の健康な歯肉線維を，可能な限りそのままの状態で保たせるために，細心の注意を払うべきである。洗浄は滅菌生理食塩水のみで行う。
9. 骨内欠損が存在する場合は，再生を促進するためにすべての線維を除去する（図 4-8H）。
10. 歯肉弁を十分に適合させるために，外側の歯槽骨表面を少し削除する（骨整形）か，または歯肉弁をより薄くする必要がある（図 4-8I）。注意：歯肉弁の適合を良くするためにどのくらい骨を削除すればよいかということは，原著論文には何も記されていない。十分に歯肉弁が適合し，隣接歯間部が一次閉鎖していることが重要である。隣接面の閉鎖が十分でないと「炎症の残った深い歯周ポケットが存在する」という不良な結果に終わる。
11. 歯と歯肉組織をしっかりと適合させるために，断続縫合（interrupted suture）が行われる（図 4-8J）。図 4-8K に，縫合時に隣接歯間部の歯肉辺縁に座屈（buckling）を生じさせないように，組織内に深く縫合しないことを示す。注意：これは不可能ではないとしても，薄い組織では難しい。臨床術式の概要を，図 4-9 から図 4-10 に示す。

［鴨井 久一・外崎 美香 訳］

第5章

歯肉切除術と歯肉整形術

　歯肉切除術はポケットの減少や除去を目的として，歯肉組織の切除，除去を行う。その技術の最大の利点は，習得が単純でしかも容易であることである。歯肉整形術は，生理的な形態を獲得するために歯肉の再形成を行う。すなわち，隣接組織のゆるやかな立ち上がりと，頬舌側面がそれに続いて流れるようにすることである。歯肉整形術において，その組織は食物の流通をよくする歯間部の流出溝と関連して，よりよく調和のとれた形態をつくるのに歯間部を薄くする。歯肉切除術と歯肉整形術は通常，同時期に行われる。

目　的

1. 歯根面へアクセスを容易にするためのポケットの除去
2. 生理的な歯肉形態の確立

適　応

1. 骨縁上ポケット
2. 十分な角化組織の幅
3. 3 mm 以上のポケット
4. 水平的な骨吸収で骨処置を必要としない
5. 歯肉の腫脹
6. 限定された部位へのアクセス
7. 非審美的で非対称的な歯肉の局所形態
8. 軟組織に萌出を促進させるための埋伏歯の露出
9. 歯冠修復物を容易にする
10. 急性壊死性潰瘍性歯肉炎（acute necrotizing ulcerative gingivitis：ANUG）とフラップ手術の術後，生理的および歯肉外形を確保する

禁　忌

1. 不十分な角化組織の幅
2. 歯肉歯槽粘膜境（mgj）を越えて広がったポケット
3. 骨切除や誘導法が必要な場合
4. 高度な炎症または浮腫性組織

5. 審美的問題の複合領域
6. 浅い口蓋と突出した外斜線頂
7. 骨縁下ポケットの処置
8. 口腔衛生の確立していない患者

利　点

1. 予想性
2. 簡便性
3. ポケット除去が容易
4. アクセスが良い
5. 審美的に好ましい結果

欠　点

1. 二次創傷治癒の遅延
2. 術後の出血
3. 角化歯肉の喪失
4. 基底骨変形の処置ができない

歯肉切除術

前処置

　外科処置の前準備は，広がった炎症を減少させ局所因子（歯石，プラーク，過剰修復物など）を除去する。初期の治療後，付着組織の幅は適切に評価することができる。手術時には適切な局所麻酔が施される。血管収縮薬は二次創傷治癒の場合，特に出血の抑制に用いられる。

　麻酔下で歯周ポケットの深さを調べ，歯肉歯槽粘膜境を越えていないことを確認する（図 5-1A）。骨サウンディングにより骨の局所形態を診断し，骨外科の必要が決定される（図 5-1B）。

　歯肉切除術は骨外科を必要とする場合は禁忌である。

ポケットの印記

　ポケットマーカーあるいは歯周プローブは，歯周ポケット底部での連続した小出血点の外形記入のために

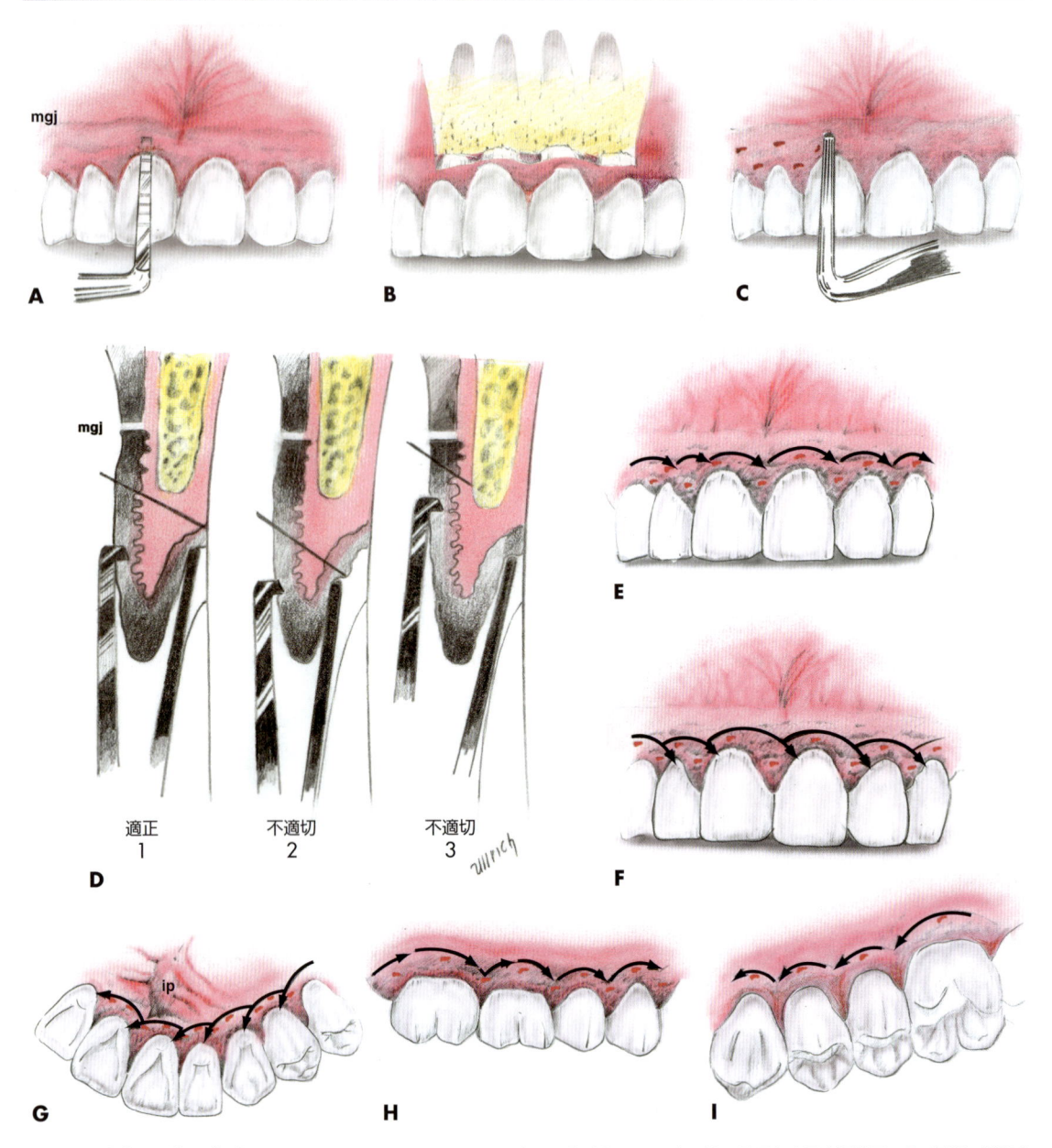

図 5-1 **歯肉切除術の術式**　A. 腫脹した歯肉組織へポケットプローブを挿入。B. 水平性の骨吸収を示す切除面。C. 切開の外形を出血点として印記するのにポケットマーカーを使用。D. ポケットマーカーの正しい位置と不適切な位置および切開がどのような影響を及ぼすかを示す：1．ポケット底への斜切開と正しい印記；2．不適切な浅い印記とこれによって生じるポケット底より上方での切開；3．不適切な深い印記，これによって骨が露出したり付着歯肉全体を除去する可能性がある。E．唇面での連続切開，出血点への切開の入れ方に注意。F．唇面での断続切開。G．口蓋面での切開。切歯乳頭（ip）を避けて切開を行っている点に注目。H．連続切開を上顎結節部から前方頬面にかけて行う。I．連続切開を口蓋面で行う。

用いる（図 5-1C）。3点（近心，遠心および頬側）は頬舌表面の両側に印記する。これらの印記は除去されるポケット壁の外形を示している。

　ポケットマーカーはポケットの内部に挿入し，歯と平行に保つ。ポケット底に達したとき，その組織が印記される（図 5-1D）。一度，出血点が印記されると，それらは点状の線となり，切開の外形が描かれる。また切開は浅すぎても深すぎてもいけない（図 5-1D 参照）。

切　開

　切開は連続的に行う場合（図 5-1E，H，I）と断続的に行う場合（図 5-1F，G）とがある。いずれの切開でも両切開とも後方歯から始め，切開が終了するまでその周

第 5 章 歯肉切除術と歯肉整形術

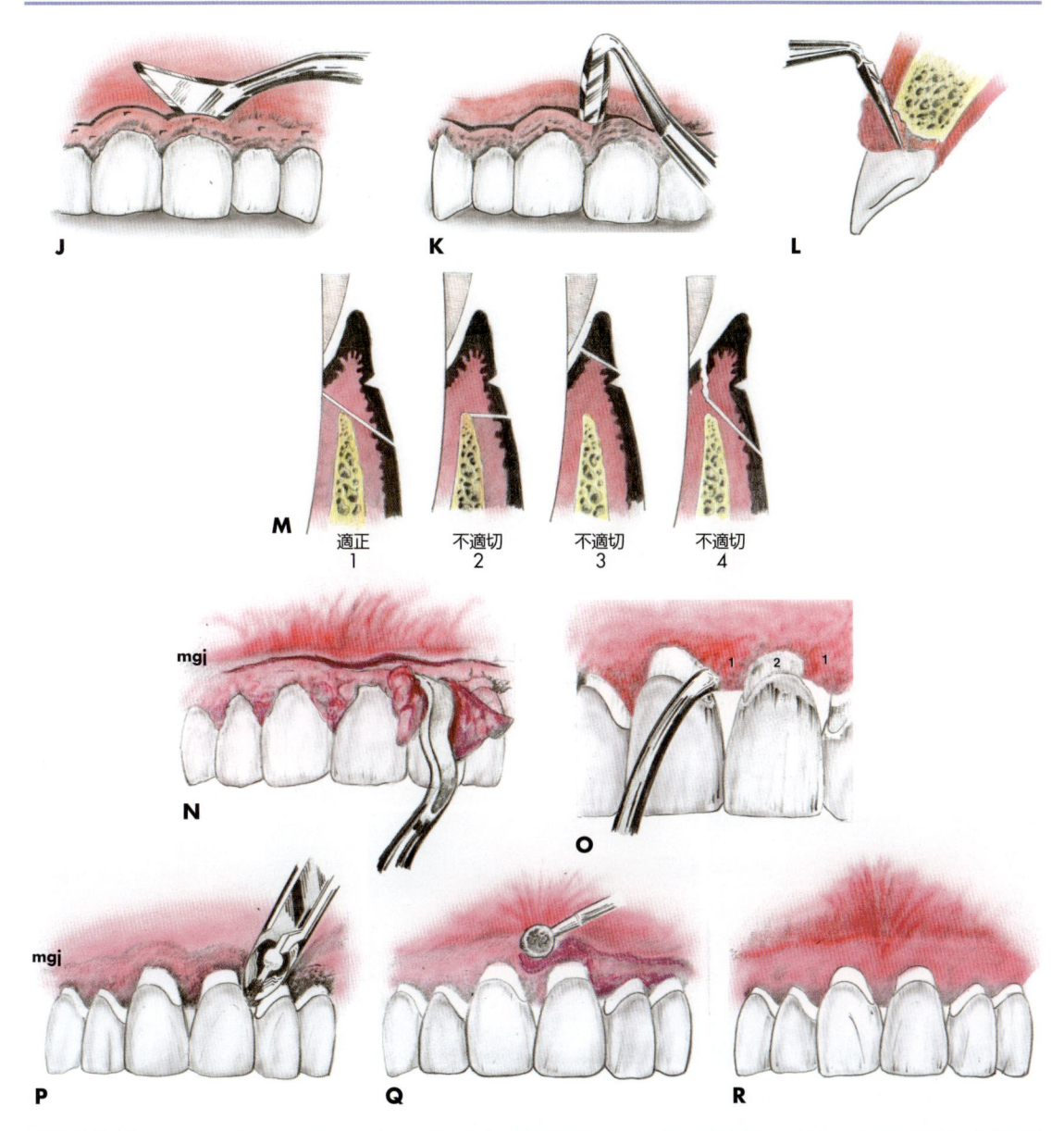

図 5-1（続き） J. 歯肉切除用メスで歯軸に対し，45°の角度で連続切開を入れる。K. 歯間部用メスを用いて組織を頰舌的に切開剝離する。L. 歯間部用メスを用いて所定の角度で軟組織へ切開を入れる。M. 切開。1. 正しい切開により骨頂からポケット底にかけて角度が形成されている 2. 誤った切開；角度が形成されず切開が深すぎ，骨が露出する 3. 誤って浅くなった切開は結果としてポケット除去ができない 4. 不完全な切開，その理由は切開が歯面に到達せず結果として組織が不均一で粗糙になる N. 組織片の除去はホウ型スケーラー，すなわち大型のスケーラーで行う。O. スケーラーやキュレットを用いて残存した不良肉芽組織(1)，歯肉縁下プラークおよび歯石(2)を除去する。P, Q. 歯肉整形を完了するためにニッパー，ダイヤモンドストーンで薄く滑らかな歯肉形態をつくり，歯間部での形態をスキャロップ状にする。R. 術後の治癒した組織。

囲を続けて行う。両者間の相違は実際には存在しないが，一方は歯間乳頭部へ断続的に切開を繰り返し行うのに対し，他方は連続的に切開を行うという違いである。

切開は，一般手術用のメスでも歯肉切除用のメスでも行えるが，歯肉切除用メスのほうが刃の角度と形から使いやすい。メスの踵部（先端ではない）で一次切開を加えるが，その際，切開は出血点より根尖側で行う（図 5-1J）。刃の動かし方は，切開をできるだけ骨面に近づけて歯周ポケットを除去し，歯面への角度を歯軸に対し 45°に当てるようにする。

刃は歯に対し組織を十分に通過するようにする。Orban または Kirkland の歯間部用メス（interproximal knife）は歯間部組織の除去に使う。メスの刃先は

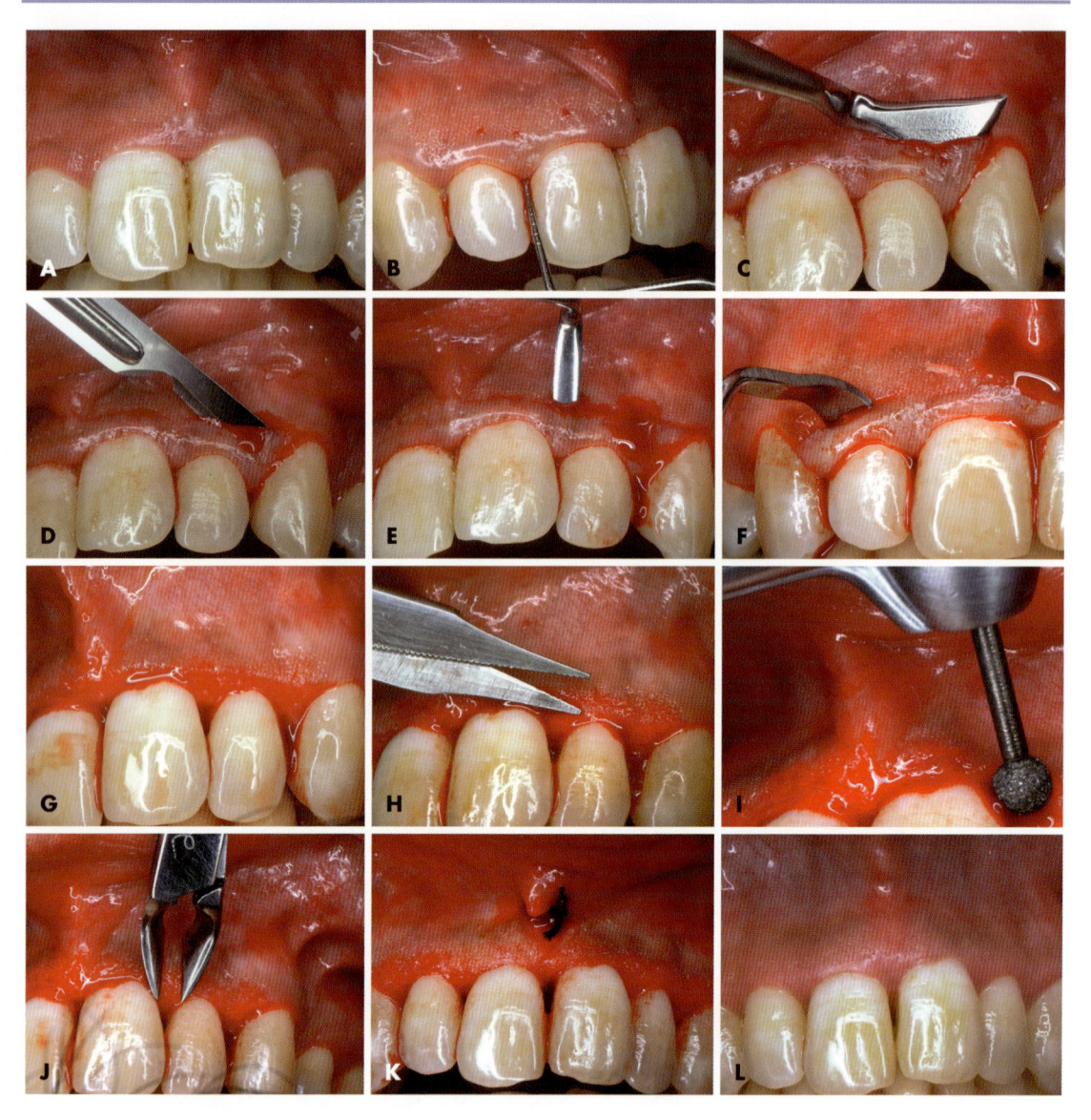

図 5-2　歯肉切除術および歯肉整形術　A. 術前。B. 出血点はポケットの位置を示している。プローブはポケットの深さが 4〜5 mm であることを示す。C. 歯肉切除用メスを用いて，歯軸に対し 45°の角度で一次切開を入れ，さらに D. No. 15 のメスを用いて一次切開を行う。E. Orban のメスを用いて歯間部組織に切開を加える。F. 大型のスケーラーを用いて切開された組織を除去する。G. 組織片が除去された状態，角度のついた棚状組織に注目。H. 歯肉鋏を用いて棚状組織を除去し，歯肉整形を行う。I. 小型のダイヤモンドストーンを用いて，組織とくに歯間部の肥厚した不適切な組織の形態修正を行う。J. ニッパーを用いて歯肉整形を行う場合もある。K. 歯肉整形の終了した状態。組織が薄く形態修正された状態に注目。L. 術後 6 ヶ月の治癒した組織。

頬舌側から歯間部に 45°の角度で挿入し組織を除去する（図 5-1K，L）。またメスを用いて歯面から線角に組織を除去する。切開が適切に行われると組織は一連のひも状の形で除去することができる。図 5-1M に示すのは切開の正しい位置と誤った位置である。

遊離された組織片は，ホウ型や大型スケーラーで除去する（図 5-1N）。小型のスケーラーやキュレットなどを用いてスケーリング，ルートプレーニングを行い，残存肉芽組織，歯石，軟化セメント質を除去する（図 5-1O）。

歯肉整形術

歯肉の形態を最終的に仕上げる際には歯肉鋏やニッパーおよびダイヤモンドストーンを用いる（図 5-1P，Q）。この最終的な歯肉形態の仕上げ，すなわち〈歯肉

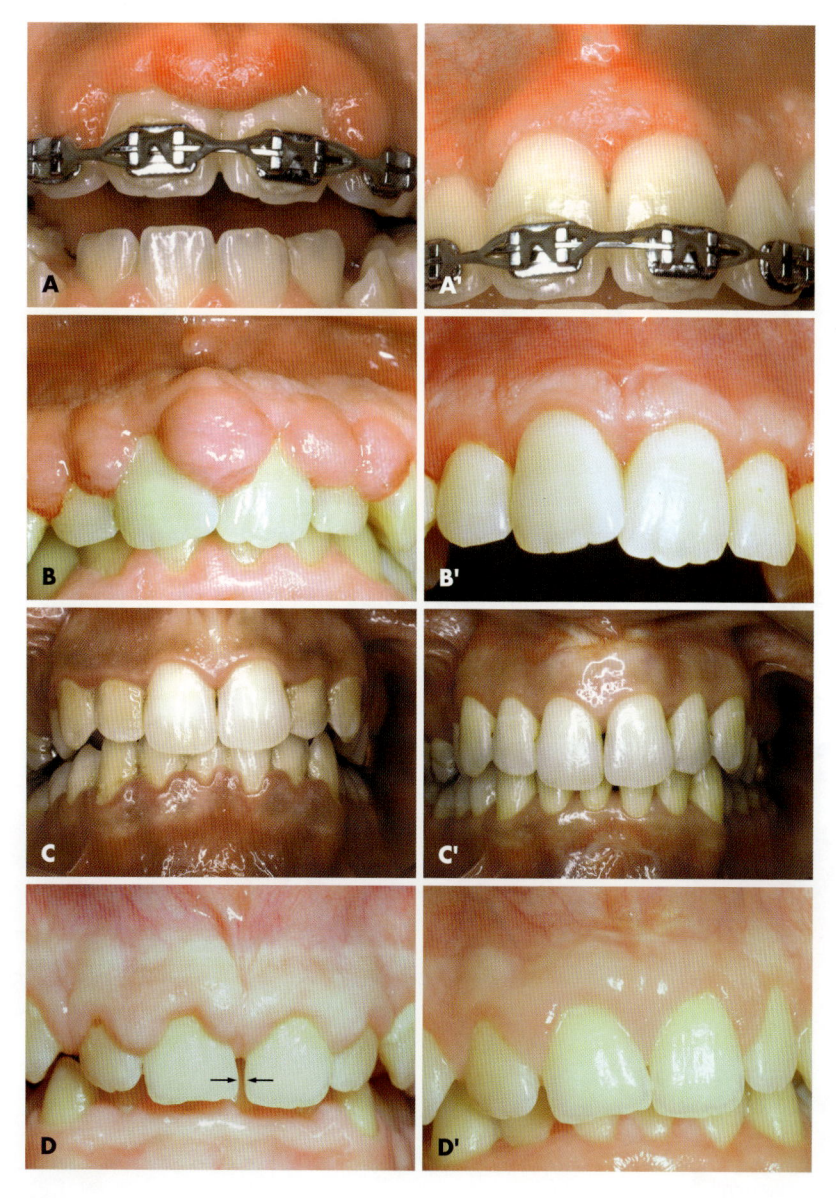

第 5 章　歯肉切除術と歯肉整形術　57

図 5-3　**歯肉切除術によって得られる結果**　A, B, C, D は術前，A′, B′, C′, D′ は術後を示す。歯が D から D′ のように近心に移動している状態に注目。

整形術〉は歯間部組織を薄くし，より滑らかな外形を形成するのに用いられる。治癒後の組織（図 5-1R）は薄くスキャロップ状の形態を呈し，この状態で歯間部から歯根部へ形態が移行的になり，その部での食渣の流れが滑らかになる。

実際の術式の概略は図 5-2 に，またその結果は図 5-3 に示されている。

無歯顎部位，後方臼歯と結節部位

歯間の無歯顎部位の切開は，その部位の全長に沿って行うものである。切開が歯の隣接面に限局されてい

る場合，歯周ポケットは改善される（図 5-4）。

後方臼歯（図 5-5）と結節部位（図 5-6）は，頬舌（口蓋）両方から切開を行う。臼歯後方部位では，歯肉切除は適切な角化歯肉組織が歯の遠心側に存在する場合に行う。切開はポケットの基底部に対して平坦または角度を変えて行う。

よくみられる失敗理由

Wade は歯肉切除がなぜ失敗するのか，15 項目にわたって理由を述べた。それらの大部分は，今日でも適

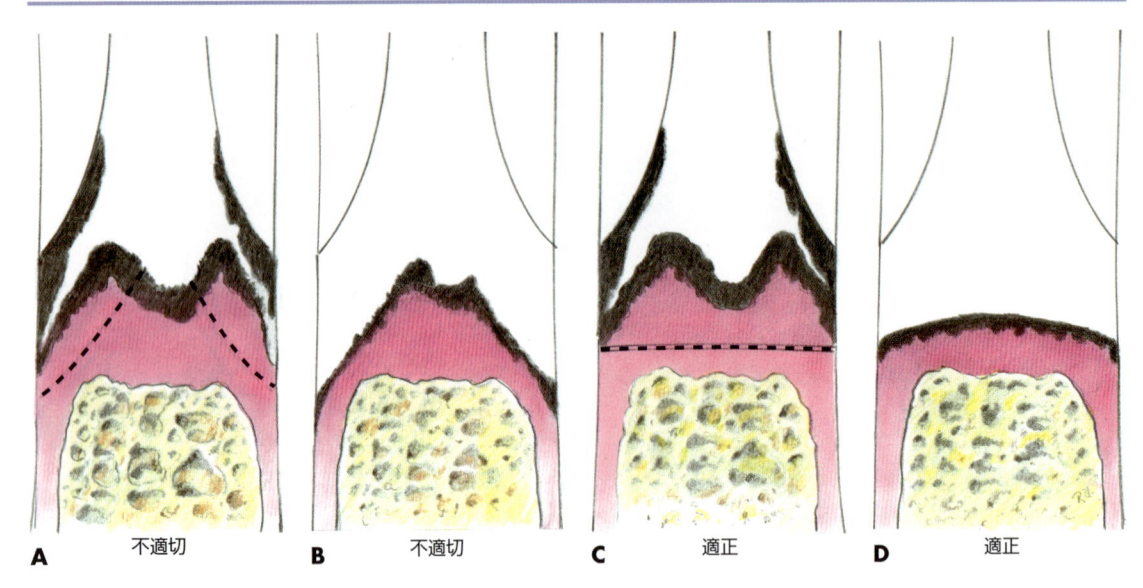

図 5-4 不規則な歯槽骨の処置 A．不適切な切開は歯に隣接しているポケットのみ除去する。B．残存ポケットまたは陥没が治療後に残る。C．不規則な歯槽骨全体の空隙を処置する正しい切開の概略。D．残存ポケットのない治癒した歯槽頂。

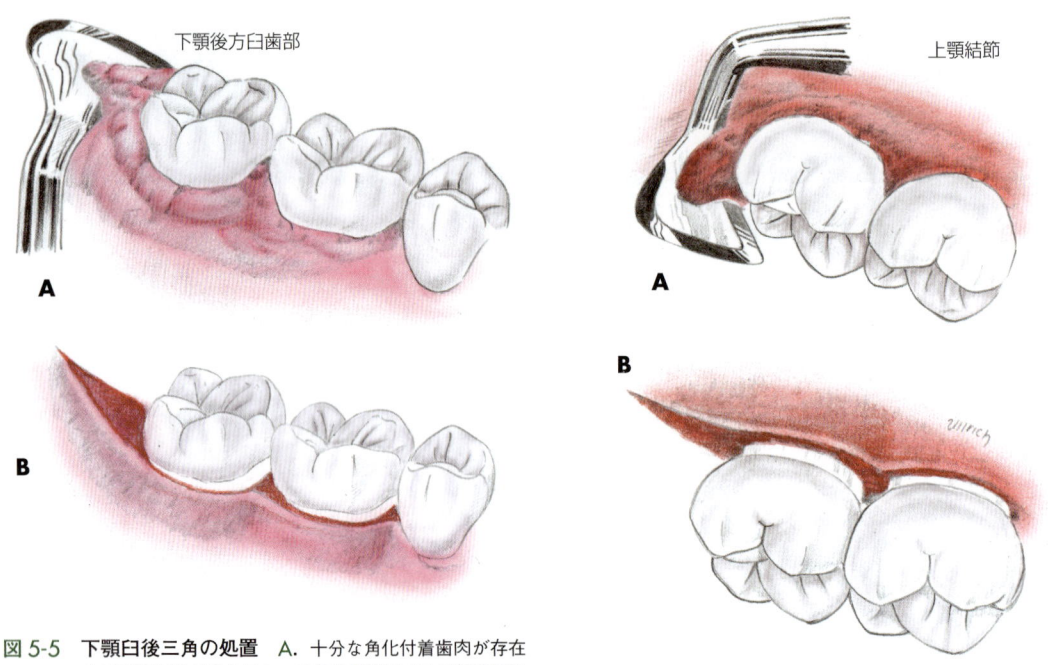

図 5-5 下顎臼後三角の処置 A．十分な角化付着歯肉が存在する最後臼歯の遠心において歯肉切除用メスは頰舌側に切開し交差させて除去する。B．臼後部位の肥厚は減少し頰舌の切開線と交わる。

図 5-6 上顎結節の処置 A．根分岐部病変がなく，不規則な骨が存在しない場合は，その組織を歯肉切除用メスで水平に移動させて切除する。B．結節組織は除去され，頰舌の切開線と交わる。

用される；
1．適切でない症例の選択；基底骨の不規則性または骨縁下欠損の症例
2．不適切なポケットの印記
3．不適切なポケット除去
4．不適切な切開の角度
5．過度の肉芽組織の増殖の結果，生じた組織片除去の失敗
6．病因子除去の失敗—歯石とプラーク
7．乳頭への切開の始めと終わり
8．素因の除去または抑制の失敗

9. 不十分な歯間空隙
10. ゆるい歯周包帯
11. 脱落した歯周包帯
12. 不適切な歯周包帯の使用
13. スティミュレータやラバーチップの隣接面への誤用
14. スティミュレータやラバーチップの誤用
15. 完全な処置への失敗

[鴨井 久一・塚田 賀子 訳]

第6章

歯肉歯槽粘膜形成術

歯肉歯槽粘膜形成術（mucogingival surgery）は，角化付着歯肉に機能的に十分な幅をつくるために考えられたものである（Friedman 1962）。これらの術式は，ポケット除去や，歯周組織への適切な生理的形態の付与については特に考えられてはいない。しかし，健康的な歯周組織を獲得するために行う他の術式と併用することができる。健康的な歯周組織は，咀嚼圧，歯面清掃，異物による損傷，クラウンやブリッジの支台歯形成，歯肉縁下における修復物，歯列矯正，炎症や小帯による牽引などに耐えうるものである。

角化付着歯肉の標準的な幅は確立されていない。口腔衛生が良好な人は，1mm あるいはそれ以下でも健康を保つには十分であるかもしれない（Lange and Löe 1972；Miyasato et al. 1977；Hangorsky and Bissada 1980；de Trey and Bernimoulin 1980；Dorfman et al. 1980, 1982）。Kirch ら（1986），Wennström（1987），および Salkin ら（1987）は，辺縁組織が可動性の歯槽粘膜であっても長期間安定した状態を維持できることを示した。しかし，補綴処置や（Maynard and Wilson 1979；Ericsson and Lindhe 1984）矯正治療による外傷（Maynard and Ochsenbein 1975；Coatoam et al. 1981），小帯による牽引（Gottsegen 1954；Corn 1964a；Gorman 1967）にさらされている場合や，急激な進行性の歯肉退縮が生じている場合（Baker and Seymour 1976；de Trey and Bernimoulin 1980）は，健康組織の角化付着歯肉の幅を増加させる必要があるだろう。

組織障壁の概念

Goldman と Cohen（1979）は，歯肉歯槽粘膜形成術に必要な概念として「組織障壁」（Tissue Barrier）を発表した。彼らは，結合組織の緊密なコラーゲン線維束は，歯槽粘膜の疎なコラーゲン線維配列よりも，炎症の拡大を遅延または防止するということを主張した。彼らは，十分な組織障壁（厚い組織）を得るために，角化付着組織の幅を増加させることを推奨した。その結果，炎症がもたらす歯肉退縮が制限される。この考え方は，Kennedy ら（1985）の「遊離歯肉自家移植術の6年間にわたる長期研究における，非管理下で継続していない患者のリコール時の評価」によって間接的に支持されている。同様に，Lindhe ら（1973），Baker と Seymour（1976），Rubin（1979），Lindhe と Nyman（1980）によっても支持されている。

これらの意見とは対照的に，付着組織が最も少ない歯（犬歯，小臼歯）は歯周組織の罹患が少ないのに対し，角化組織の量が最大の舌側や口蓋側において，罹患の発生率が最大であることが示された（Waerhaug 1971）。さらに，Wennström ら（1981, 1982），Wennström と Lindhe（1983），Kure ら（1985）は，歯槽粘膜にゆるく結合している遊離歯肉組織は，幅の広い付着歯肉によって支持されている遊離歯肉組織よりも，炎症による影響を受けにくいことを示した。

以上のことから，歯肉歯槽粘膜形成術は，特別な適応部位や炎症がコントロールできない部位にのみ行われるべきである。Wennström（1985）は次のように述べている。「辺縁組織が薄く，特に基底歯槽骨を欠如している場合では，歯肉退縮の危険性が大きくなる。薄い辺縁組織が，プラークが引き起こす炎症部位で占められ，歯肉の結合組織部のすべてが破壊されるからである」。

Hall（1977）は，付着歯肉の幅が不十分であるということ以外に考慮すべき，以下に示すいくつかの重要な因子に注目した。
1．患者の年齢
2．口腔衛生の程度
3．罹患歯の存在
4．審美的な問題の可能性または存在
5．審美的または知覚過敏の問題を伴う歯肉退縮
6．患者の歯科治療に対する要求
7．歯科治療歴

概論

原則
1．現存する角化歯肉は常に維持すべきである。

2. 角化歯肉の幅を増加するために骨を露出することは禁忌である(Wilderman 1964)。
3. 付着角化歯肉の幅が十分に存在する場合は，口腔前庭の深さは問題とならない(Bohannan 1963a)。

目 的
1. 十分な付着角化歯肉の幅を作る。
2. 歯肉歯槽粘膜境(mgj)より深いポケットの除去。
3. 筋組織や小帯による牽引を除去する。
4. 口腔前庭を深くする。
5. 審美性や知覚過敏を改善するために露出根面を被覆する。
6. 歯肉退縮を伴う，裂開および/あるいは開窓形成を引き起こすような，歯の位置，薄い歯槽骨組織および大きく突出した根面などの解剖学的因子に耐えうる形態にする。
7. 矯正移動中の歯の歯肉退縮を最小限にする。
8. 歯肉縁下に補綴保存修復物を設置しなければならない場合に生じる損傷に，耐えうる形態にする。
9. 健康的な歯槽粘膜組織の安定と維持。
10. 進行性の歯肉退縮部の修復。
11. 顎堤粘膜の形態異常やアンダーカットの修復。

術式の分類

歯肉歯槽粘膜問題の修復が可能な外科的処置を以下に示す。
1. 歯周フラップ手術 歯肉弁移動術と歯肉弁非移動術
   a. 全層弁(粘膜骨膜弁；改良型，根尖側移動術)
   b. 歯肉剥離掻爬術(フラップキュレッタージ)
   c. 部分層弁(根尖側移動術)
   d. カーテン手術法
2. 遊離軟組織自家移植術
   a. 根面被覆のための移植術
   b. 結合組織有茎弁移植術
   c. 審美性の回復のための歯槽堤増成術
3. 上皮下結合組織移植術
4. 有茎歯肉弁側方移動術(部分層弁，全層弁)
   a. 供給無歯顎堤として無歯顎堤を用いた改良法
   b. 有茎弁斜方回転移動術
   c. 骨膜刺激有茎弁フラップ手術
   d. 有茎部分層弁-全層弁フラップ手術
   e. 歯肉辺縁下切開法
   f. 歯肉弁歯冠側移動術
5. 両側乳頭弁側方移動術
   a. 乳頭弁水平側方移動術
   b. 歯肉弁回転あるいは転位回転滑走移動術

6. 小帯切除術と小帯切断術

歯周フラップ手術—歯肉弁移動術と歯肉弁非移動術

骨膜上切開(supraperiosteal Incisions)

歯周フラップ手術(根尖側移動術あるいは非移動術，全層弁(粘膜骨膜弁)，部分層弁(粘膜弁))は，今日，歯周治療で最も広く用いられている方法である。フラップ手術はポケットの除去，付着歯肉の幅の増加，小帯の位置の再配置などに用いられる。全層弁フラップ手術は，歯槽骨に対する処置(切除型や誘導型)が必要な場合に用いられる。部分層弁フラップ手術は，歯肉歯槽粘膜に問題があるときや，裂開や開窓が存在する可能性があり，骨を保護する必要がある場合に用いられる(表2.2参照)。

全層弁(粘膜骨膜弁)フラップ手術

今日，歯周治療で行われている全層弁フラップ手術(full-thickness (mucoperiosteal) flap)の処置は，全層弁のみを用いるのではなく，むしろ，部分層弁と全層弁の両方を用いることが多い。これは，内斜切開法(the inversed-beveled incision)が Friedman(1964a)によって報告されたためで，この切開法を一次切開として用いると，歯肉辺縁組織と乳頭部を薄く部分的に分割することができる。

この薄くする切開は，厚い歯肉辺縁を除去したり，乳頭部の場合は大きな三角形の歯間部組織片と共に除去することができる。厚い組織はいったん歯肉弁が剥離されて自由になると，不可能ではないにせよ，適切にトリミングすることが難しくなるだろう。組織が歯と骨の両方に近接している場合も，難しい症例となる可能性がある。治癒過程で球状や棚状の組織が生じるためである。

Goldman ら(1982)は，部分層弁-全層弁移動術(partial-full-thickness positioned flap)すなわち第三のフラップ手術を記した。この術式はすでに発表されていた方法と同じであるが，いったん全層弁を作る切開によって十分量の骨を露出させてから，鋭利な分割(訳註：部分層弁を作る切開)を再度行う点が異なっている。この方法の主な利点は，歯肉弁を適切な位置に固定するために骨膜縫合を行うことができるようになるという点である。

適応
1. 歯肉歯槽粘膜境より深いポケットが存在する場合。
2. 角化歯肉がほとんど存在しない部位。
3. 誘導型，切除型の歯槽骨外科手術が必要な場合。
4. 口腔の清掃性を高めるため。

5．保存修復処置を容易にするため．
6．歯肉の形態が非対称で審美的でない場合．

利点
1．ポケットが除去される．
2．現存する角化歯肉が保存される．
3．誘導型，切除型の歯槽骨外科手術が可能になる．
4．小帯の位置の再配置が行える．
5．一次創傷治癒である．
6．確実なスケーリング，ルートプレーニングのための根面への器具の到達が可能．
7．歯肉弁を根尖側にも歯冠側にも移動でき，また元の位置に戻すこともできる．

欠点
1．骨を露出せずに，角化歯肉の幅を増やすための他の術式と併用することができない．
2．術式の難易度が中等度．
3．裂開，開窓の存在が予想される薄い歯周組織には適応できない．
4．歯肉弁根尖側移動術では，歯根の露出量の増加や，知覚過敏症を引き起こす可能性がある．このため，とくに前歯部では審美性や発音の問題が生じる．

禁忌
1．審美性に問題があるとき．
2．角化歯肉が不十分なとき．
3．予後が悪くなると思われる歯がある場合：過度の動揺，歯冠／歯根比が悪いとき，進行性の付着喪失．

切開の位置
　角化歯肉の量が限られている場合には，一次内斜切開を適切な位置に行うことが重要である．Friedman (1964a)は，存在する角化付着歯肉の量に基づいて，切開の位置を分類している．

ClassⅠ：角化歯肉の幅が十分量以上ある場合；唇側あるいは頬側切開を歯肉頂から1〜3mm離れた部位に行う．；その結果，歯肉弁は根尖方向へ移動してセメント質を1〜2mm覆うことになる(図6-1A)．
ClassⅡ：角化歯肉が十分にある場合；歯肉頂切開を用いる；その結果，歯肉弁は根尖側へ移動し，骨頂に位置する(図6-1B)．
ClassⅢ：角化歯肉が不十分な場合；歯肉溝切開を用いる；その結果，歯肉弁は骨頂より1〜2mm下方まで根尖側へ移動し，角化歯肉の幅を増加させる(図6-1C)．注意：この場合，部分層弁が適応となる．

術式
　麻酔下で，ポケットの深さ(図6-2A)と基底歯槽骨の形態(図6-2B)を，プローブを用いて測定する．全層弁フラップ手術は，歯周ポケットが歯肉歯槽粘膜境(mgj)まで達しているか，さらに深い場合および骨外

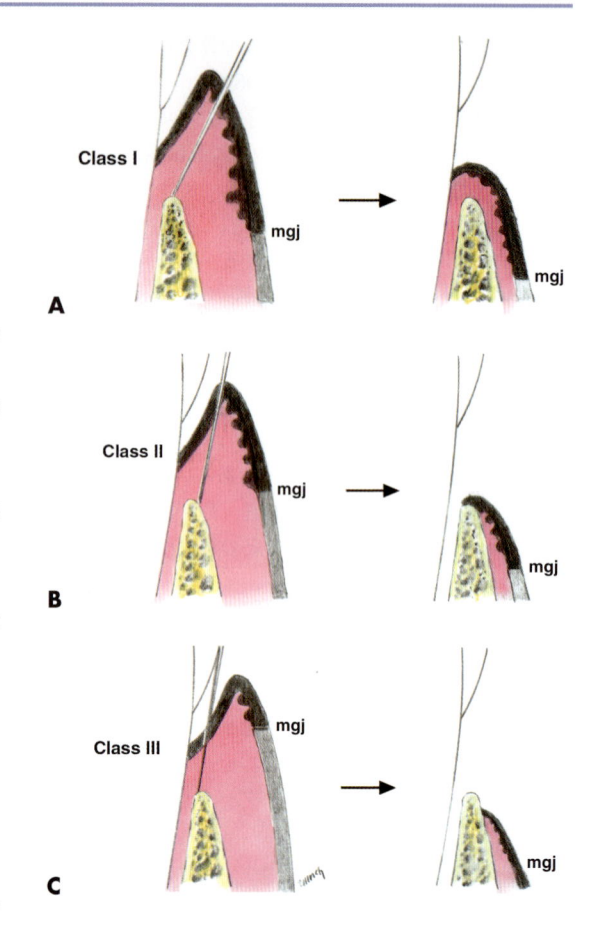

図6-1　**存在する角化歯肉量に基づく切開位置の分類**　A. ClassⅠ：角化歯肉が十分量以上あるとき；歯肉頂より唇側への一次切開．歯肉弁は根尖側方向に移動し，骨を覆う．B. ClassⅡ：角化歯肉が十分にあるとき；歯肉頂への一次切開．歯肉弁は骨頂に位置する．C. ClassⅢ：角化歯肉がほとんど存在しないか，不十分な時；歯肉溝切開を行う．角化歯肉の幅を増加させるため，骨頂より根尖側に歯肉弁を移動する．注意：この場合，部分層弁が適応となる．

科手術が必要な場合に行われる．
　縦切開は，手術部位の外形形成のために行われ，手術部位の末端に存在する歯の近心あるいは遠心隅角線から切開を始める．歯肉弁を適切に翻転できるように，切開は歯槽粘膜へ3〜4mm延ばし，骨に達するまで入れなければならない．
　一次切開として，スキャロップ型（訳注：連続した波型）の，歯肉を薄く分割する内斜切開を歯肉組織の唇側，頬側面上で，歯肉辺縁から1〜2mm離したところに行う(図6-2C)．その結果，残存角化歯肉が保存される．図6-2Dでは，一次内斜切開が歯槽骨頂へ達するまで行われている．
　隣接歯間組織の容積は大きいので，乳頭部は一次切

第6章 歯肉歯槽粘膜形成術　63

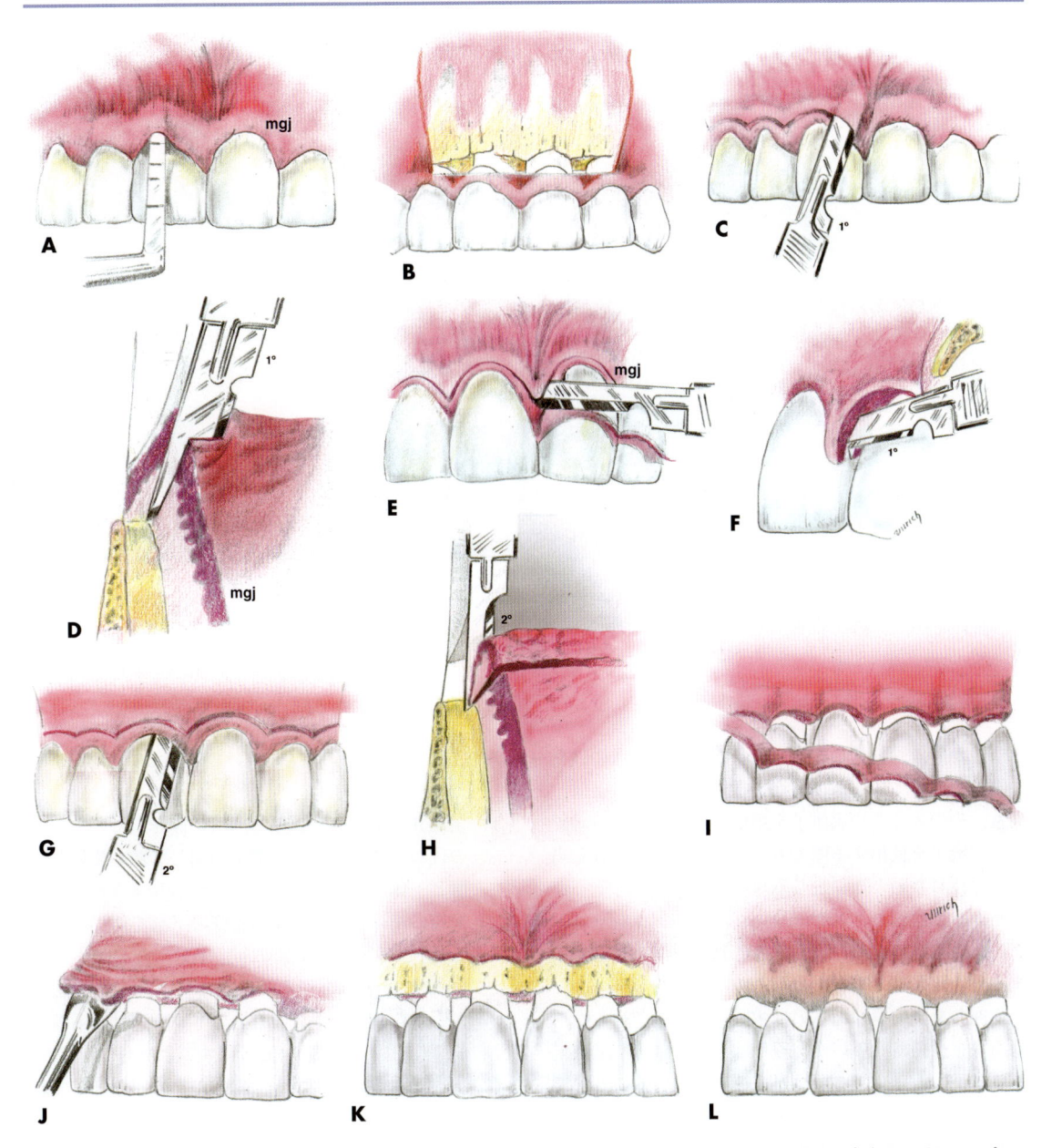

図 6-2　全層（粘膜骨膜）弁根尖側移動術　A, B. 歯肉歯槽粘膜境（mgj）に達する深いポケットと骨喪失の存在を，ポケットプロービングにより確認する。C, D. 一次切開として，スキャロップ型内斜切開を，骨頂に達するまで行う。この一次切開により，組織を薄くする。縦切開は歯肉弁の外形を決めるために行われる。E, F. 乳頭部は部分層弁となるように切開し，隣接歯間組織の厚い三角形のウェッジ（くさび型）組織を除去する。G, H. 二次切開として歯肉溝切開を，骨頂へ達するまで行う。この切開により，内側の歯肉弁組織が遊離する。I. スケーラーは，内側歯肉弁組織の除去に用いる。J. 歯肉弁を骨膜剥離子で翻転する。K. 骨切除術を行う。L. 歯肉弁は，骨頂まで根尖側移動し縫合する。最終治癒状態を示す。

開時に薄く削ぐ必要がある。そうしないと，乳頭部に大きな三角形の組織片が残り，後に組織を緊密に適合させるのが困難になる。一度遊離させると，乳頭歯肉を適切に薄くすることは，不可能ではないにせよ，かなり困難になる。図6-2E, Fに，乳頭部が，一次内斜切開により部分的に切開され，部分層弁となっている状態を示す。

二次切開は，歯肉溝底部から歯槽骨頂へ向けて，歯頸部周囲に行う（図6-2G, H）。これによって，内側の二次歯肉弁がゆるくなり遊離するので，カラー状組織として容易に除去される（図6-2I）。

ここで，骨膜剥離子を歯肉弁の末端部に置き，骨に押しあてるようにして，歯肉弁を剥離する（図6-2J）。いったん，歯肉弁が骨から剥離されたら，骨膜剥離子

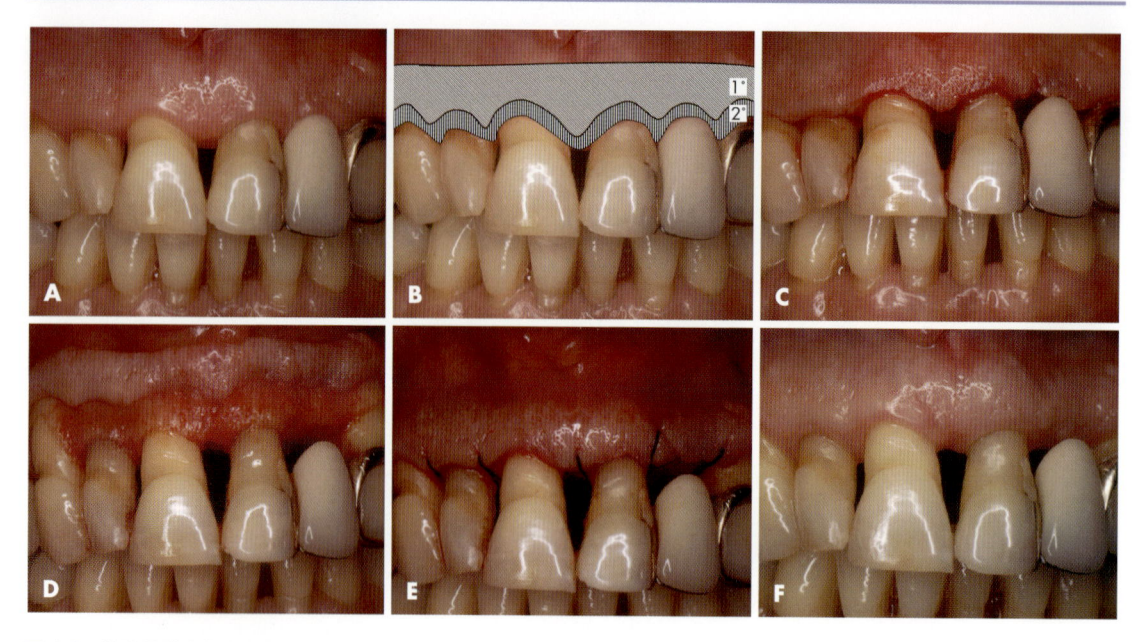

図 6-3　粘膜骨膜弁根尖側移動術　**A.** 術前。**B.** 切開線の外形：スキャロップ型の内斜切開と両側縦切開：一次歯肉弁(1°)と二次歯肉弁(2°)。**C.** 内側二次歯肉弁の除去。**D.** 歯肉弁の翻転。**E.** 歯肉弁は根尖側に移動する。縦切開は根尖側移動を十分可能にする。**F.** 5ヶ月後。角化歯肉が維持され，さらにその優れた外形に注目する。

を辺縁から，骨に常に押し当てながら，歯肉弁の残りの部分を剥離する。歯肉弁が引きちぎられることは，通常，先の鋭くない剥離子を用いたときに起こる。鋭利な剥離子を使用する際でも，骨に対してよく押し当てて保持しないときに生じる。

歯肉弁を翻転し，スケーリングとルートプレーニング，肉芽組織の除去の後，歯槽骨外科手術を行い完了する(図 6-2K)。

歯肉弁を根尖側にあるいは歯冠側に移動させるか，歯肉弁を移動させないかどうかは，術者によって決定される。断続縫合あるいは連続縫合を用いることができるが，懸垂縫合を行うと歯肉弁のより良好な固定が可能になる(図 6-2L)。ポケット除去は，歯肉弁の根尖側移動術によってのみ得られる。

臨床術式を，図 6-3 と図 6-4 に示す。

改良全層弁根尖側移動術

改良フラップ手術である改良全層弁根尖側移動術 (modified apically positioned full-thickness flap)は，縦切開を用いない。この改良法は一般的に，ディスタルウェッジ手術の延長として後方部が適応とされるが，どの部位に用いても良いだろう。

術式

1. 手術部位のポケットの深さと基底歯槽骨の形態を，プローブを用いて測定する(図 6-5A)。
2. No. 15 の外科用メスを用いて，遠心のウェッジ(くさび型)切開から前方へ向けて続けて一次切開を行う(図 6-5B)。
3. 歯肉弁の前方への拡張は，縦切開を行わない。その代わりに，組織の下部を切開して隣在歯の歯肉溝と一体化させる。No. 15 の外科用メスが術部の末端の歯の唇側面の歯槽粘膜の下部を切開している(図 6-5C)。これにより，十分に組織にドレープ(襞：drape)を作ることができるので，縦切開が不要となる。十分な組織のドレープは，手術部位より一歯分，歯肉弁を延ばすことでも得られる。
4. 二次切開が完了したら，歯肉弁を骨膜剥離子で翻転し，二次内側歯肉弁を大型のスケーラーで除去する(図 6-5D)。
5. 歯をスケーリング，ルートプレーニングし，歯槽骨外科処置を行う(図 6-5E)。
6. 連続縫合または断続縫合を行う(図 6-5F)。

臨床術式を図 6-6 と 6-7 に示す。

よくみられる失敗の原因

1. 図 6-8A は，切開の正しい位置と誤った位置を示している。切開を歯根部上すなわち歯根部の唇側歯肉表面上に行うと，裂開や開窓を伴う過度の骨損失が生じる。取り扱いと縫合をより容易にするために，乳頭部歯肉は分けないで全体を含むべきである。
2. 図 6-8B は，内斜切開を示している。これは誤った位置で，すべての角化歯肉が除去されてしまう。

第6章 歯肉歯槽粘膜形成術　65

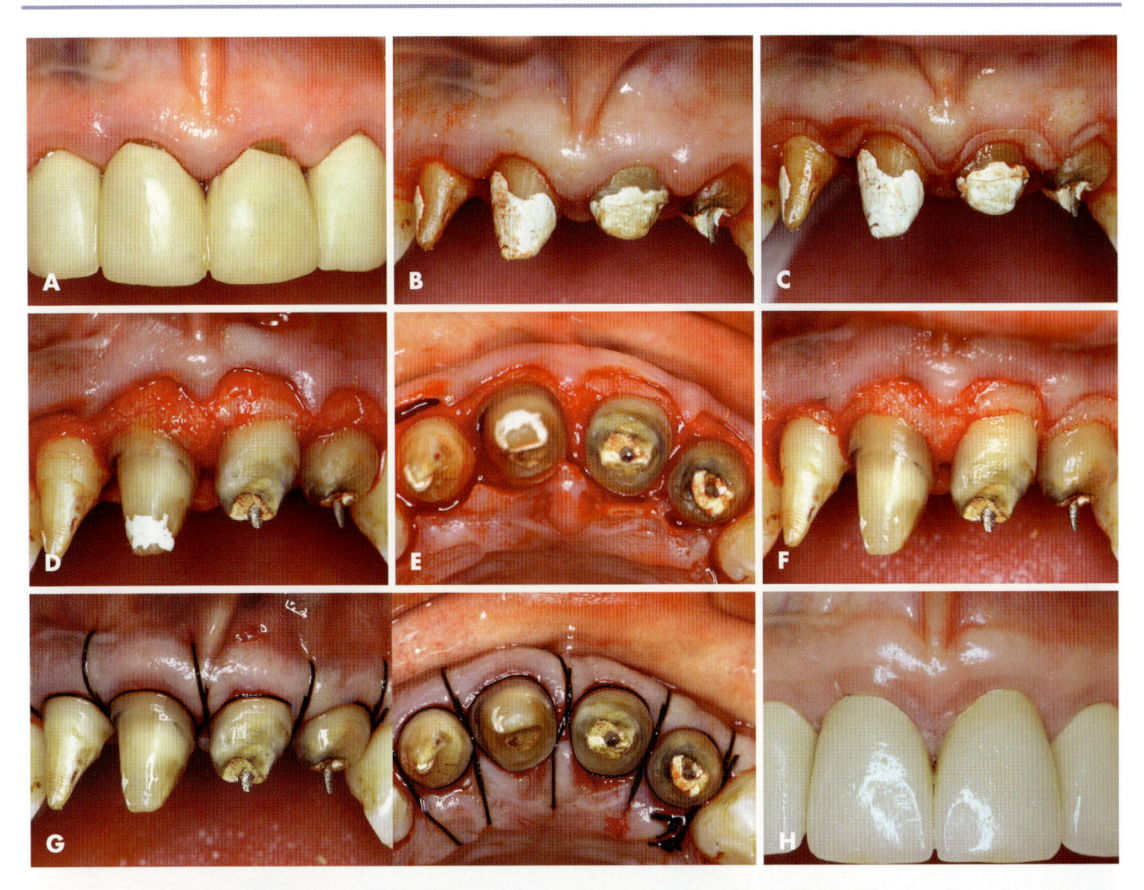

図6-4　粘膜骨膜弁根尖側移動術　**A.** 術前観。**B.** クラウンが除去された状態。短い歯に注意せよ。**C.** スキャロップ型一次切開。**D, E.** 粘膜骨膜弁の翻転。頬側面観と咬合面観。薄いスキャロップ型の組織が，最終的な歯槽骨の形態に沿っていることに注意。**F.** 骨外科処置完了時。**G.** 頬側，咬合側面観。垂直マットレス縫合による組織の固定法に注意。**H.** 最終補綴。

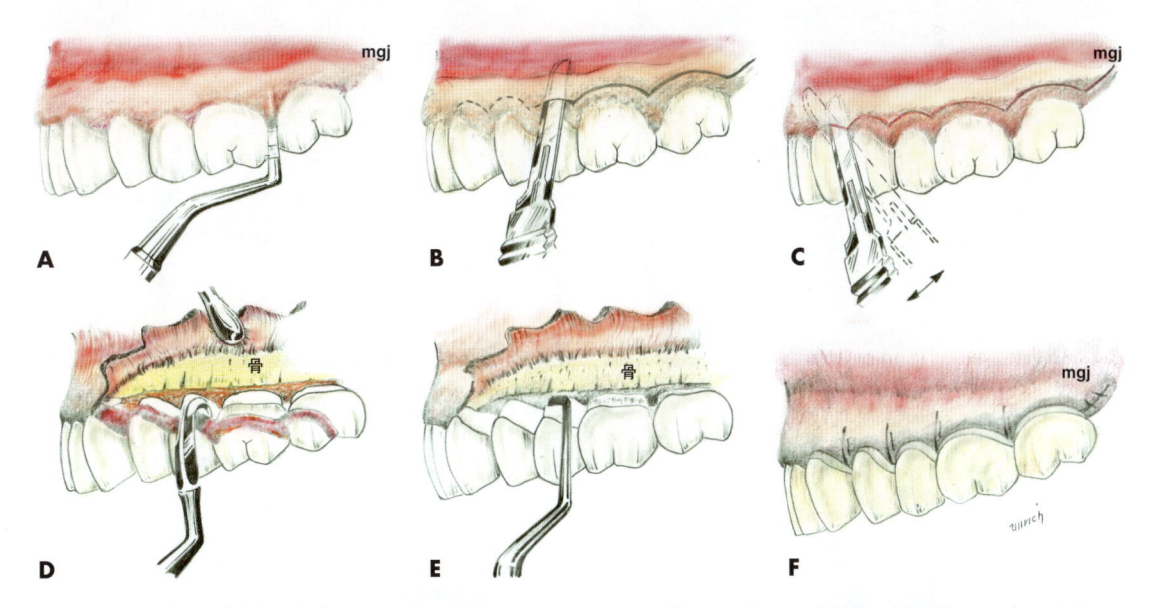

図6-5　改良フラップ手術の術式　**A.** 歯肉歯槽粘膜境に達しているか，さらに深いポケットがプロービングにより確かめられている。**B.** 縦切開を行わないで，スキャロップ型の内斜切開を遠心側のウェッジ部分から続ける。角化歯肉を最大限に保持するように行う。**C.** 適切な翻転のために，歯肉弁の最前方に延長した部分の下部の組織を切開する。このことにより，縦切開を加えなくても十分なドレープ（襞）を与えることができる。**D.** 歯肉弁を翻転し，二次歯肉弁を除去する。**E.** スケーリングと骨外科手術が行われる。**F.** 歯肉弁を根尖側に移動し，縫合する。

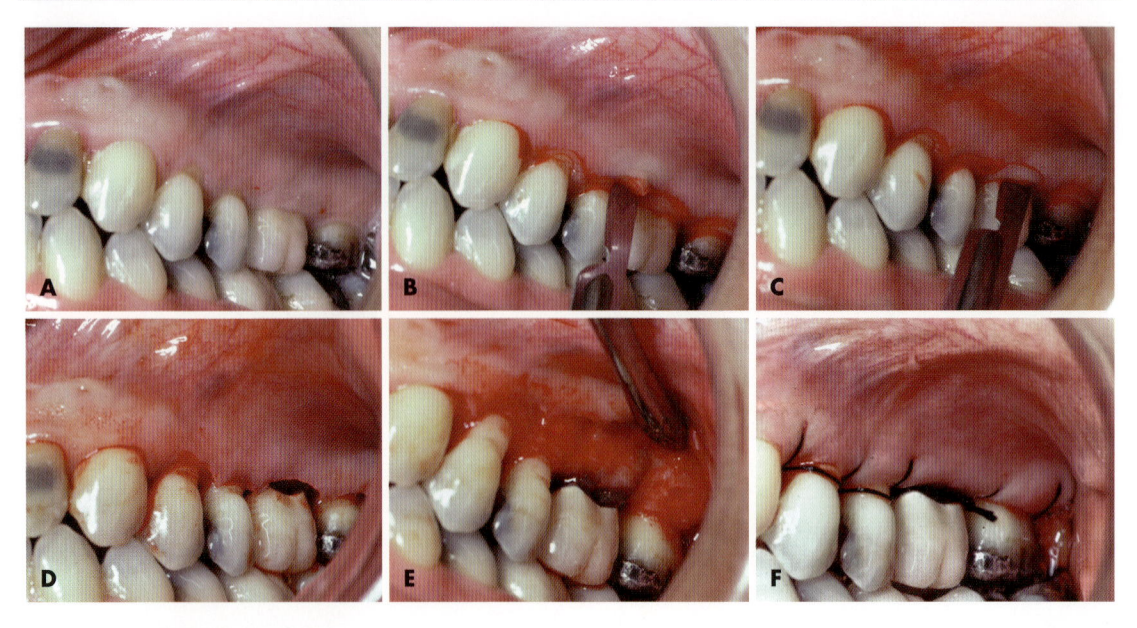

図 6-6 **改良粘膜骨膜弁根尖側移動術**　A．処置前。B．組織を薄くするために，一次切開としてスキャロップ型の内斜切開を行う。C．内側の二次歯肉弁を遊離させるために，二次切開として歯肉溝切開が用いられる。D．二次歯肉弁を除去する。E．歯肉弁を翻転し，骨外科手術を完了する。F．歯肉弁を根尖側へ移動し，縫合する。

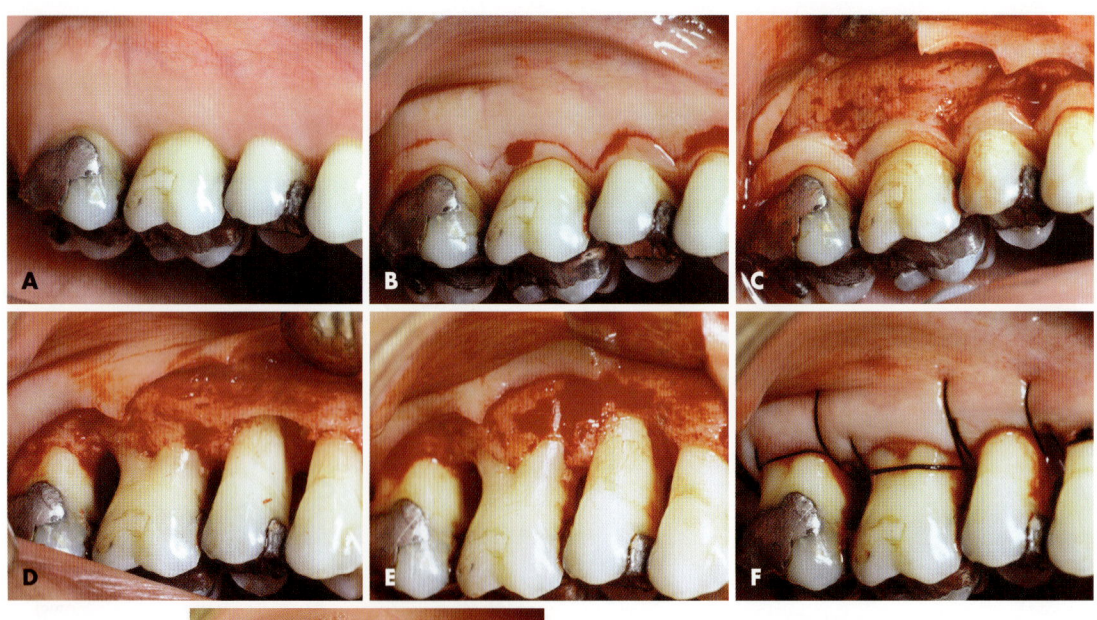

図 6-7 **改良歯肉弁根尖側移動術**　A．処置前。B．組織を薄くするために，一次切開としてスキャロップ型の内斜切開を行う。注意：角化歯肉の幅が広いので，歯肉辺縁下切開を角化歯肉部に行っている。C．一次歯肉弁の翻転。D．二次歯肉弁を除去し，その部位のスケーリングとデブライドメントを行う。E．骨外科手術が終了する。注意：根分岐部が近接しているせいで，骨外科手術が難しい。F．垂直マットレス骨膜連続懸垂縫合。G．4 年経過後。歯肉組織外形のすばらしい適合と維持に注目する。

第 6 章　歯肉歯槽粘膜形成術　　**67**

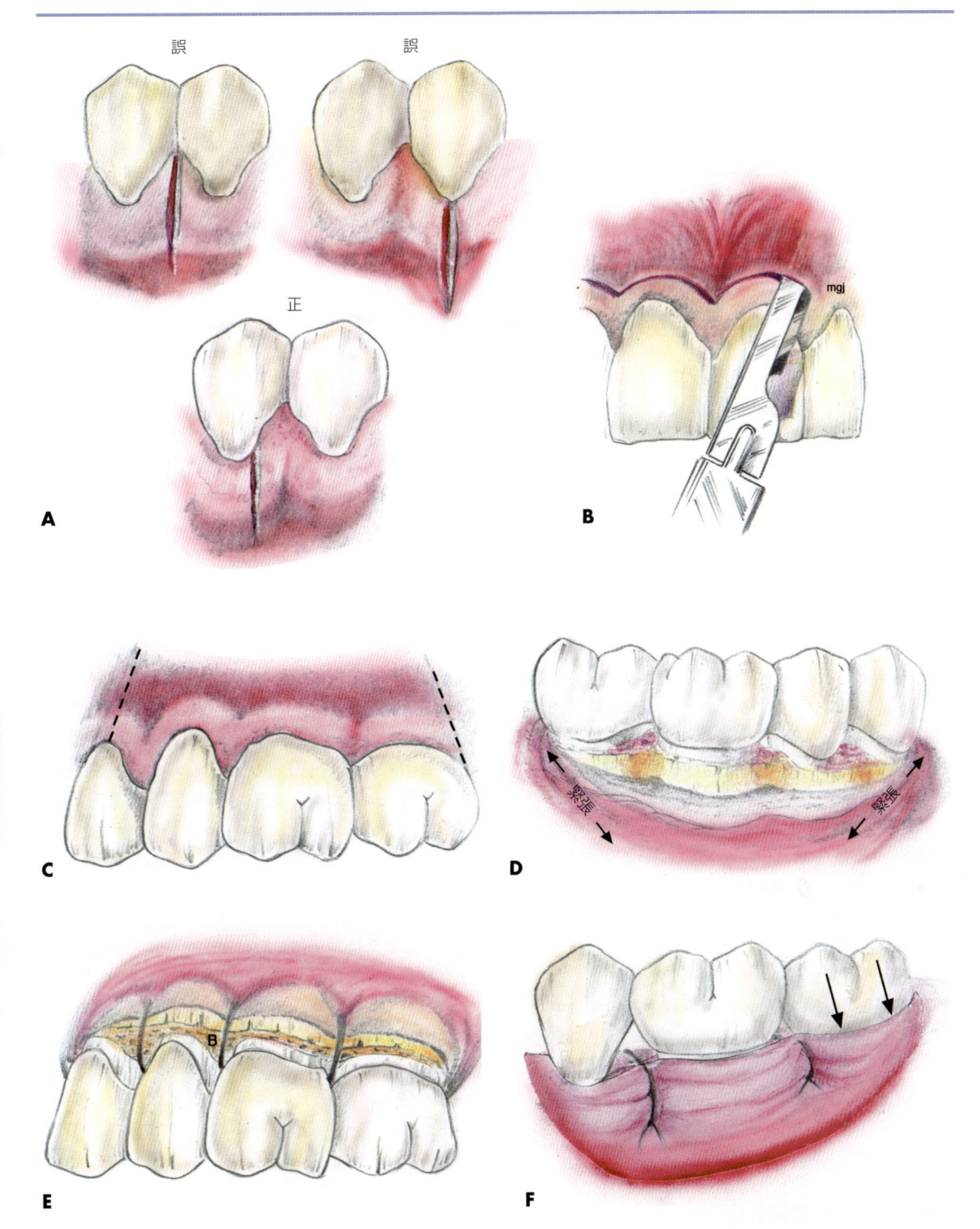

図 6-8　**誤った歯肉弁の設計**　A. 縦切開の正しい位置と誤った位置。縦切開は常に，歯の隅角線に対して行い，すべての乳頭を含むようにする。歯根部中央の唇側表面ではなく，歯間乳頭の中ほどに切開を加える。B. この一次内斜切開は，すべての付着歯肉を除去している。C. 縦切開を行うとき，歯肉弁の基底部が狭すぎると，血液供給が難しくなる。D. 歯肉弁の伸展が不十分なために，歯肉弁の上に過度の緊張が生じている。E. 歯肉弁の下方へのずり落ちによる，過度の骨(B)の露出。F. 歯肉弁が歯面上まで高く引っ張られると，ポケットが再形成される。

3．図 6-8C は，不適切な歯肉弁の設計を示している。歯肉弁の基底部の幅が細く狭窄している。そのため血液供給が危うくなり，歯肉弁が壊死する可能性がある。
4．図 6-8D は，*mouse-holding*（訳註：原文では'mouse-holding'と記載されているが，'mouth-holding'ではないかと思われる）の状態を示している。これは，歯肉弁の延長や剥離が不十分であることから生じるものである。手術部位への到達性や可視性が限られて，辺縁部に過度の緊張が生じている。
5．図 6-8E は，歯肉弁の適合が不十分なために生じた過度の骨露出を示しており，その結果，骨の喪失を生じる。
6．図 6-8F は，下手な縫合を示している。その結果，歯肉弁はエナメル質の上まで引っ張られる。このことは，実際には，ポケットを再度形成させることになり，現存している角化付着歯肉の喪失を引き起こす。

歯肉剥離掻爬術（フラップキュレッタージ）

1976 年に Ammons と Smith は，スケーリングとルートプレーニング時の根面に対する器具の到達性と可視性を得るための全層弁フラップ手術を用いて，再付着と再生を獲得するテクニックを発表した。さらに彼らは，現存する歯周組織の支持を最大にすると同時に，歯周ポケットの減少や除去を行う方法を模索した。

歯肉剥離掻爬術（フラップキュレッタージ，flap curettage）は，縦切開を伴うあるいは伴わない，全層弁根尖側移動術に過ぎない。この方法では，徹底的にスケーリング，ルートプレーニング，デブライドメントを行うが，歯槽骨外科手術は行わない。

Olsen ら（1985）は，「歯槽骨外科手術の併用の有無による，歯肉弁根尖側移動術の 5 年間にわたる観察」において，歯槽骨外科手術を併用した部位では有意に，出血が少なく，術後のポケット形成も少なかったことを述べている。いずれの場合でも付着を得ることはできなかった。

部分層弁根尖側移動術

部分層弁根尖側移動術（apically positioned partial-thickness flap）では部分層弁を作るために，骨に対して鋭利な平行切開を入れる。基底骨の保護やポケットの除去，術後の疼痛の減少および治癒期間の短縮のために，骨膜を残すようにする（Ariaudo and Tyrell 1960；Hileman 1960）。

適応
1．裂開や開窓が存在する可能性のある，薄い歯周組織や突出した根面が存在する部位。
2．角化歯肉の幅の増加を必要とする場合。

利点
1．ポケットが除去される。
2．基底骨の保護（例：有茎弁フラップ手術の供給側部位）。
3．角化歯肉の幅の増加を目的とした，他の歯肉歯槽粘膜処置の併用が可能。
4．歯肉弁の固定と正確な配置のための骨膜縫合が可能。

欠点
1．この術式は歯槽骨外科手術に用いることができない。なぜなら，結果的に骨膜が不規則に裂けた状態となるからである。
2．施術の難易度が高い。
3．二次創傷治癒である。

術式

手術に先だって，角化歯肉量（図 6-9A）や，骨の裂開，開窓の存在（図 6-9B）を確認するために，プロービング診査および術前評価を行う。

部分層弁フラップ手術を行うべきかどうかの経験則を以下に述べる。組織を通して歯根の触診や視診ができる場合は，部分層弁フラップ手術を行うべきである。組織を通して歯根を触診することは，ウオッシュボード効果（the washboard effect）と言われ，基底歯槽骨に裂開や開窓を伴うような薄い歯周組織に典型的に見られる。

No. 15 のメスを用いて，真っ直ぐな縦切開とスキャロップ型水平切開の 2 つの切開を行う。両者とも，骨に達するまで切開しない（図 6-9C）。図 6-9D では，外科用メスを，歯肉歯槽粘膜境へ向けて根尖側方向へ動かしながら，骨に対して平行に入れている状態を示している。これにより，歯肉弁の最初の部分が剥離される。切開は，現存する角化歯肉を最大限に維持するように行うべきである。

図 6-9E は，歯肉弁の残りを，鋭利に切開していく方法を示している。縦切開に隣接した歯肉弁を，ラットテイル（rat-tail）組織鉗子（プライヤ）を用いてやさしく牽引しながら外側へ翻転する。縦切開部内に No. 15 の外科用メスを入れて，歯肉弁の下に結合している骨膜から歯肉弁を剥離しながら，歯肉歯槽粘膜境へとメスを移動していく。歯肉弁に穿孔させないように，メスは常に骨に近接近させた状態を保つべきである。

歯肉弁の剥離は，根尖方向から咬合面方向へ向けて行うべきで，咬合面方向から行ってはならない（図 6-9F）。なぜなら歯肉歯槽粘膜境の組織が下部組織と固着しているからである。この事実はしばしば歯肉弁の穿孔の原因となる。切開を咬合面方向から行おうとす

第6章 歯肉歯槽粘膜形成術　69

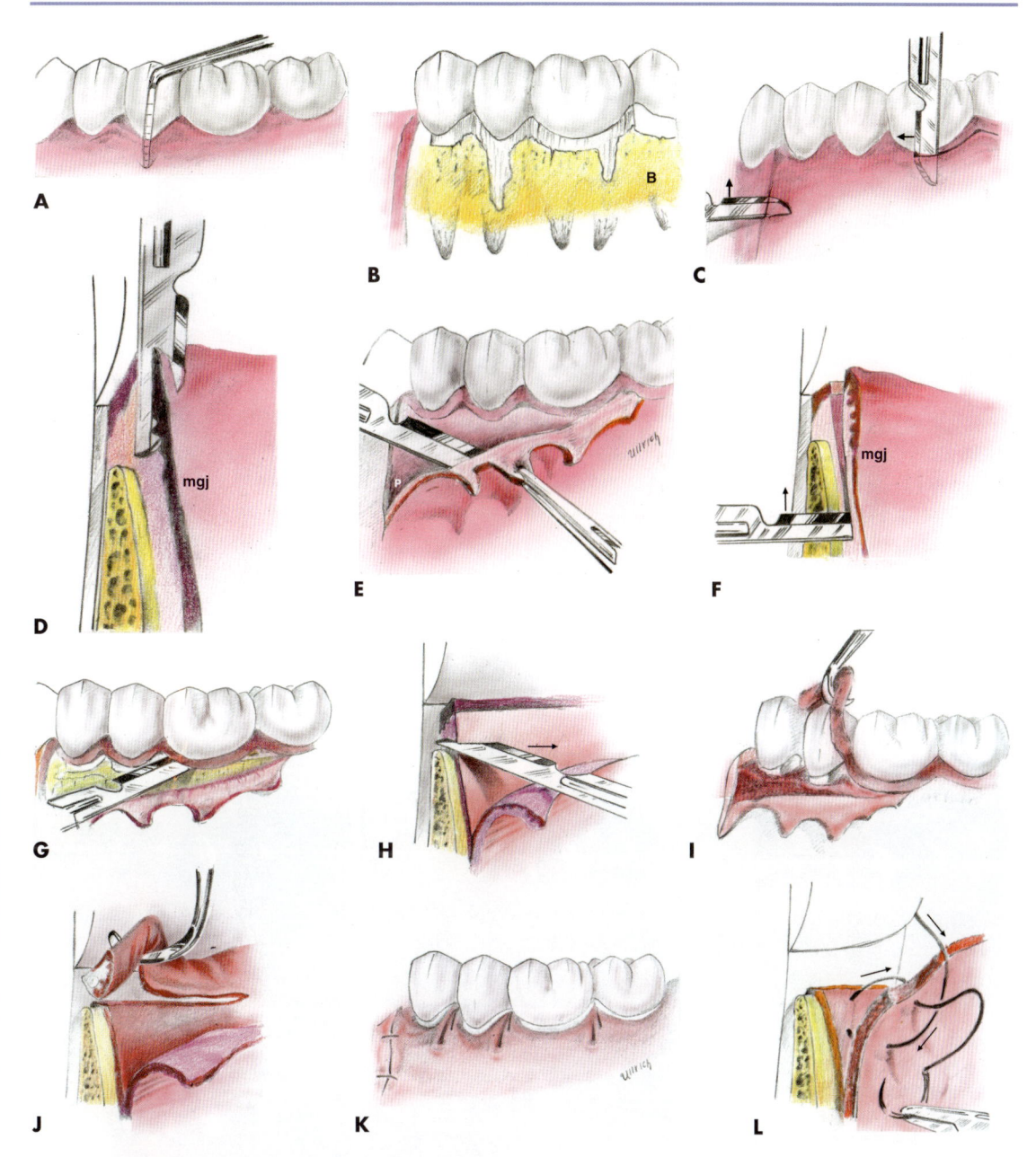

図6-9　部分層弁フラップ手術　A. 付着角化歯肉がほとんど存在しない。プローブは歯肉歯槽粘膜境を越えるまで到達している。B. 透視図に、裂開および開窓を伴った菲薄な歯周組織を示す。C. 一次縦切開と水平切開が行われる。D. 切開は骨には達していないことを示す。E, F. 歯肉弁は組織鉗子で牽引しながら、根尖側から咬合面方向へ向けて剝離する。G, H. 水平切開を歯槽骨頂上で行い、内側の歯肉弁を除去する。I, J. スケーラー、キュレットを用いて内側の歯肉弁、残存した肉芽組織を除去する。K, L. 骨膜縫合は、歯肉弁を確実に歯槽骨頂上あるいはその下方に位置づけることができる。付着歯肉の幅の増加を必要とする場合には、歯肉弁をより根尖側で固定させる。

ると、歯肉歯槽粘膜境で偶発的に外科用メスが根尖方向に動かないで頬側方向に動き、歯肉弁を薄く切開する結果になるからである。

まず歯肉切除メスまたはNo. 15の外科用メスで、歯に対して垂直方向に切開を加え（図6-9G, H）、次に鋭利なスケーラーやキュレットを用いて歯槽骨頂上の歯肉組織を除去する。歯槽骨頂上の真上の歯肉線維を無傷な状態で残すようにする（図6-9I, J）。

骨膜縫合（4-0または5-0の絹糸あるいは腸線縫合糸）を用いて、歯肉弁を固定する（図6-9K, L）。

付着歯肉の幅は、歯肉弁を歯槽骨頂よりも下方の、根尖方向に配置させることで得られる。この方法で得

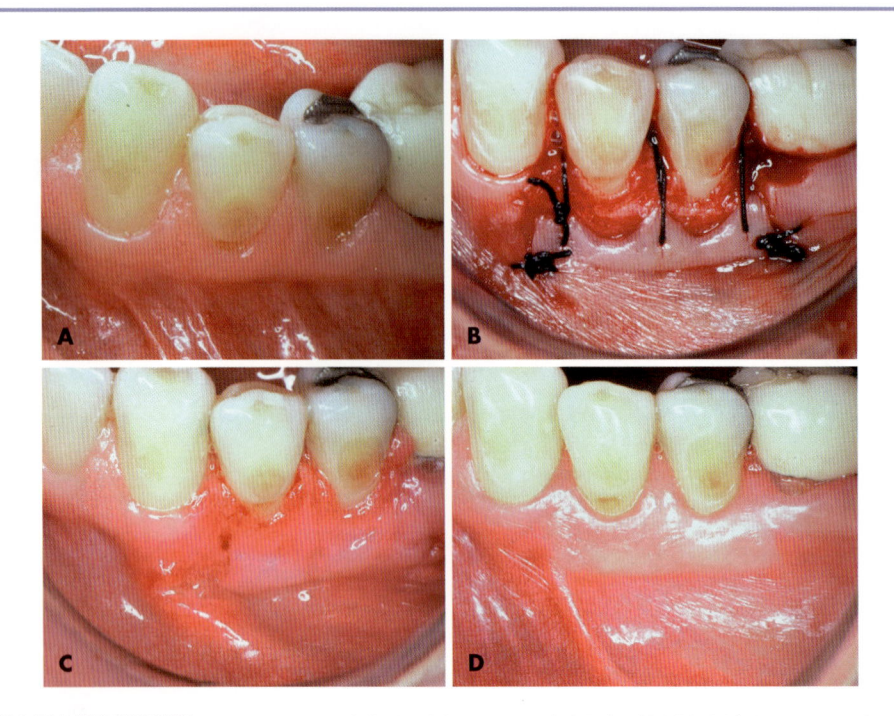

図 6-10　部分層弁根尖側移動術　**A.** 処置前。**B.** 単純懸垂縫合によって，部分層弁は根尖側に固定されている。**C.** 1 週間後。**D.** 2 ヶ月後。歯肉歯槽粘膜境の根尖側への移動と角化歯肉の幅の増加に注意する。

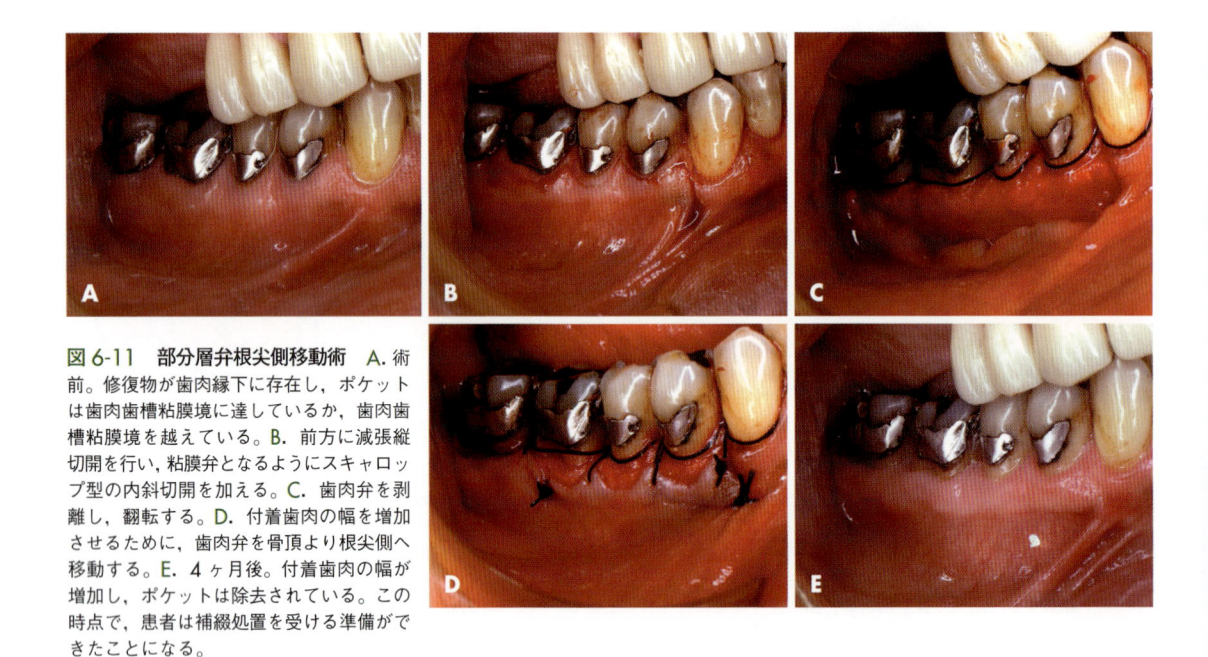

図 6-11　部分層弁根尖側移動術　**A.** 術前。修復物が歯肉縁下に存在し，ポケットは歯肉歯槽粘膜境に達しているか，歯肉歯槽粘膜境を越えている。**B.** 前方に減張縦切開を行い，粘膜弁となるようにスキャロップ型の内斜切開を加える。**C.** 歯肉弁を剥離し，翻転する。**D.** 付着歯肉の幅を増加させるために，歯肉弁を骨頂より根尖側へ移動する。**E.** 4 ヶ月後。付着歯肉の幅が増加し，ポケットは除去されている。この時点で，患者は補綴処置を受ける準備ができたことになる。

られる角化付着歯肉の量は予測不可能で，通常，露出部の約 50％程度であると思われる。

臨床術式を図 6-10〜6-14 に示す。

遊離軟組織自家移植術

遊離軟組織自家移植術(free soft tissue autograft)は，付着歯肉の幅を増加するために，最も広く用いられる，また最も予知性の高い方法である。この術式は，

第 6 章 歯肉歯槽粘膜形成術

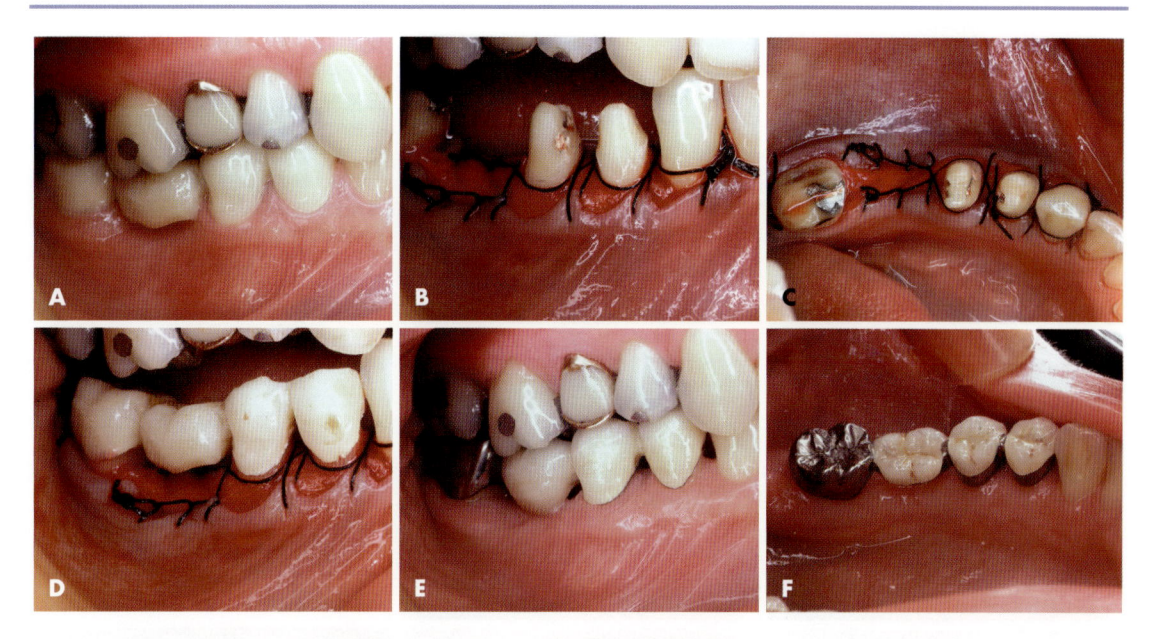

図 6-12 補綴の前処置としての歯冠延長を目的とした，部分層弁根尖側移動術 **A.** 術前。修復物が歯肉縁下に存在し，付着歯肉も不十分であることに注目。**B.** 部分層弁を骨頂より根尖側へ移動して，付着歯肉の増加をはかる。**C.** 咬合面観。小さな骨欠損部の骨整形およびポケット除去を行うために，舌側は粘膜骨膜弁が用いられている。**D.** 暫間ブリッジを設置したところ。クラウンのマージンの下方が見えるようになった，適切な歯の形に注目せよ。適切な生物学的幅径の確立。**E, F.** 6ヶ月後。治療が終了した状態。歯間鼓形空隙が開き，修復物のマージンが歯肉頂上あるいはそれより上方に存在することに着目せよ。（補綴処置は Dr. Bernard Croll, New York による。）

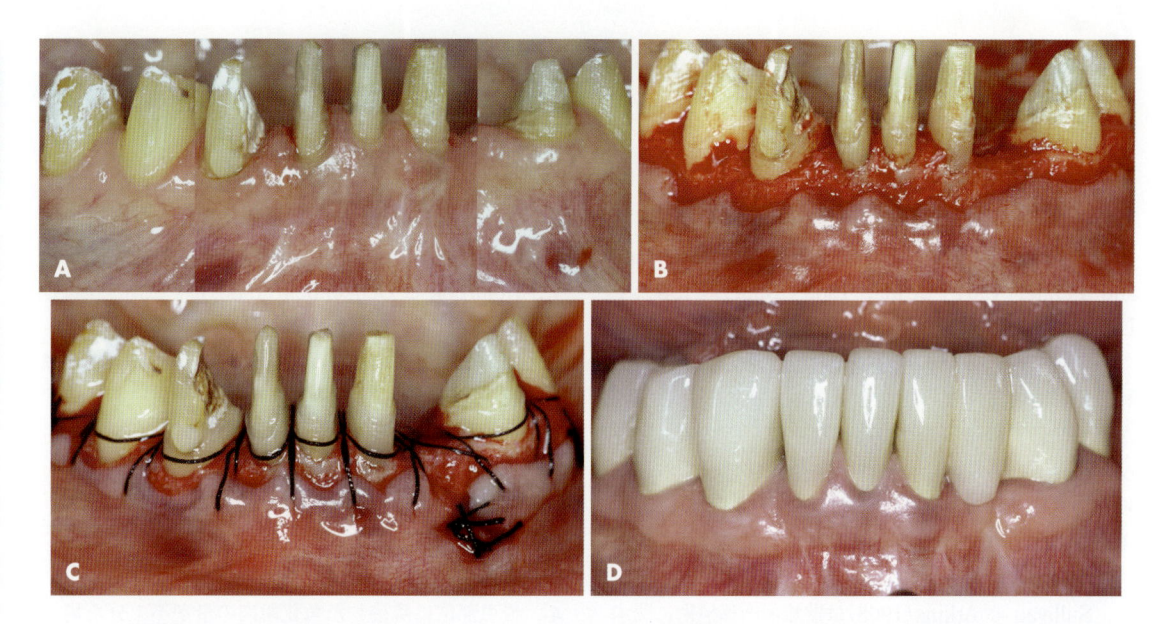

図 6-13 歯冠延長と角化歯肉幅の増加を目的とした，部分層弁根尖側移動術 **A.** 治療開始時の合成写真。角化歯肉はほとんどないか，または存在しない，薄い歯肉組織。**B.** 部分層弁。**C.** 歯肉弁を根尖側に移動させ，連続骨膜懸垂縫合にて唇舌側間を縫合。**D.** 1年後の最終症例。広範囲に角化のみられる，厚みを増した歯肉組織に注目。A と比較せよ。（補綴処置は，Dr. Richard Harrison, Bridgewater, MA. による。）

無限の可能性を持つ，非常に融通の利く処置であり，単独で，あるいは他の処置と併用して行うことができる。それゆえに，乱用される傾向もある。術式は，中程度の専門的技術力が必要とされるものの，ごく簡単であるので，一般歯科医師の取り扱い範囲内である。

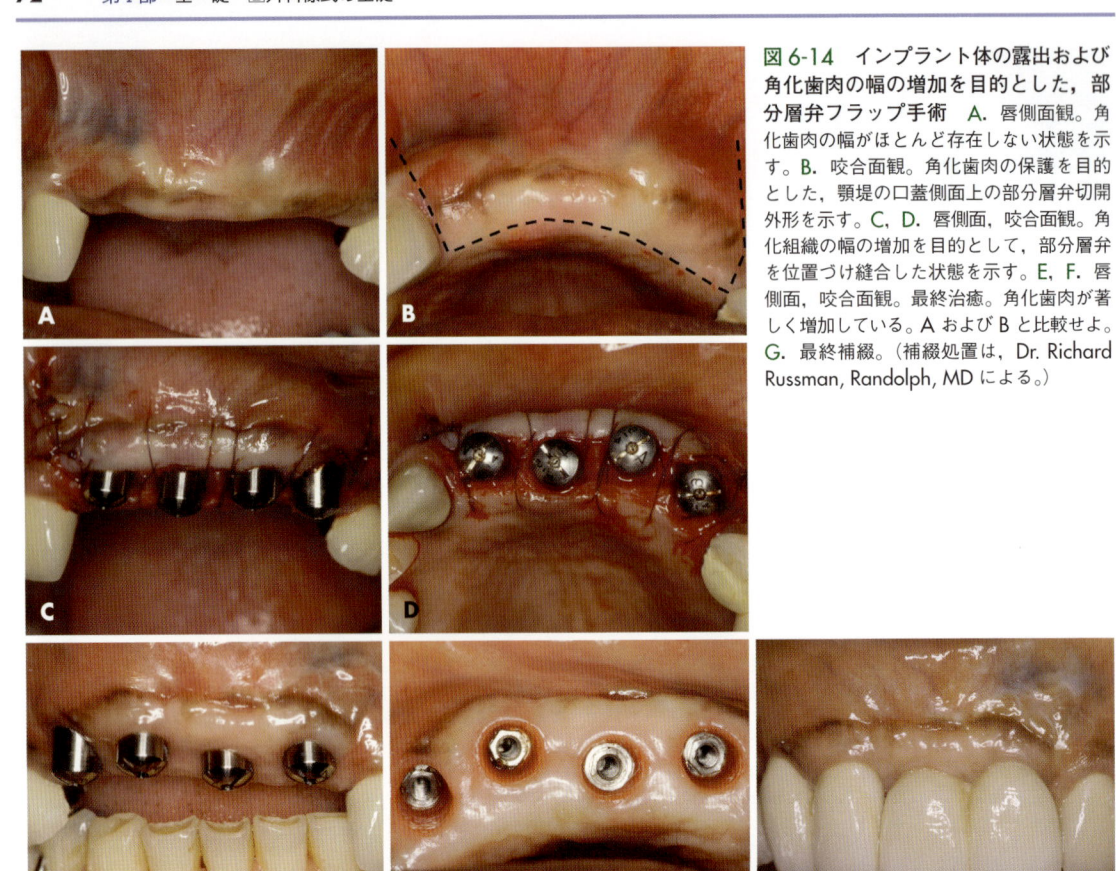

図6-14 インプラント体の露出および角化歯肉の幅の増加を目的とした，部分層弁フラップ手術　A．唇側面観．角化歯肉の幅がほとんど存在しない状態を示す．B．咬合面観．角化歯肉の保護を目的とした，顎堤の口蓋側面上の部分層弁切開外形を示す．C, D．唇側面，咬合面観．角化組織の幅の増加を目的として，部分層弁を位置づけ縫合した状態を示す．E, F．唇側面，咬合面観．最終治癒．角化歯肉が著しく増加している．A および B と比較せよ．G．最終補綴．（補綴処置は，Dr. Richard Russman, Randolph, MDによる．）

歴史的背景

歯肉移植術に関する記述は，1960年代になってアメリカの文献に登場しはじめるが（Bjorn 1963；King and Pennel 1964；Cowan 1965；Nabers 1966b；Haggerty 1966），Sullivan と Atkins（1968）が，彼らの古典的三部作となる，適応，術式，創傷治癒および移植術に関する一連の論文を発表して初めて，移植術が一般的に行われるようになった．彼らの文献は完成度が高かったので，若干の改良は行われたものの，原理や術式は今日でも通用している．

1．Gargiulo と Arrocha（1967）は供給組織として歯肉切除した組織を用いた．
2．Sullivan と Atkins（1968）は遊離歯肉移植術に関する古典的な文献を発表した．
3．Pennel ら（1969）は，歯肉辺縁下テクニック（the submarginal technique）および，追加処置としての骨膜開窓術の併用を発表した．
4．Karring ら（1972, 1974）は，結合組織が移植組織の性状を決定することを示し，結合組織自家移植片の使用について記述した．
5．Dordick ら（1976）は，より緊密に付着させるために，骨上に直接移植片を置いた．
6．Carvalho ら（1982）は，骨膜有茎弁を根面被覆に用いた．
7．Holbrook と Ochsenbein（1983）は，根面被覆に特化した縫合法を行った．
8．Ellegaarde ら（1974）は，骨移植部上への上皮の埋入を防ぐために，遊離歯肉移植術を用いた．

利点

1．予測性が高い．
2．簡便である．
3．複数歯を同時に治療可能．
4．罹患部位に隣接した角化歯肉の量が不十分な場合に行える．
5．根面被覆を得るための二段階処置の最初の処置として用いられる．
6．根面被覆を得るための一段階処置として用いられる．

欠点

1．手術部位が2ヶ所である．

2．血液供給が損なわれる。
3．根面被覆を試みる際の予知性の欠如。
4．より大きな不快感。
5．止血が困難である。
6．移植片の維持が必要。

術 式

受容側部位の準備

　30ゲージ針を用いて，1：100,000濃度のエピネフリン局所浸潤麻酔を行う。1：50,000濃度は，通常，止血に問題がある場合を除き必要ではない。さらに麻酔時には，過度の麻酔によって粘膜組織をゆがませないように気をつけるべきである。これは，受容側部位の準備を困難にさせるからである。

　根面被覆が行えるかどうかを判断するために，手術部位を注意深く検査する。根面被覆を行う場合，歯肉辺縁部および乳頭部組織の上皮の剥脱（epitherial denudation）*が必要になる。根面被覆を行わない場合は，歯肉辺縁下切開のみを行う。

　図6-15Aに，歯肉退縮が存在し，付着組織の量が非常に少ない歯を示す。図6-15Bは，同じ部位の断面図を示す。

　一次切開を行う前に，口唇あるいは頬部を牽引することで，組織上に緊張を生じさせる。通常，この牽引（図6-15C, D）によって，歯槽粘膜組織が骨から離れ，歯肉歯槽粘膜境あるいは近くまで持ち上げられる。これは，歯槽粘膜組織の下部の疎性粘膜下組織によるものである。

　組織を牽引している間に，No.15の外科用メスで一次切開を行う。通常この切開は，手術部位の遠心端から始め，メスを歯槽突起に対してほぼ平行を保つようにする。小穿刺切開を歯肉歯槽粘膜境または直下に行う（図6-15E, F）。疎性で弾性性状である歯槽粘膜組織に，牽引による組織の緊張および上記の切開を加えることで，ただちに粘膜組織が分離し牽引される。メスを近心方向へ引いて，全長を切開する（図6-15G）。

　切開が完了したら，残存した歯槽粘膜をその下部に固着している骨膜から剥離するために，引き続き外科用メスで鋭利な切開を根尖方向へ行う。治癒期間中の移植片の初期および二次収縮を補うために，骨膜床を咬合面および根尖側方向へ拡大する。通常，解剖学的な制約がなければ（例：オトガイ神経，外斜線，頬骨弓など），6～8mmほど広げる。

　受容側部位を準備するための別の方法では，手術部位の外形を形成するために短い縦切開を用いる。縦切開は歯肉歯槽粘膜境の水平切開へとつなげる。しばしば，粘膜弁は口腔前庭の基底部上にて縫合される。

　下顎小臼歯部においては，オトガイ神経に損傷を与えないように，特別な注意が必要である。このために，歯槽粘膜下結合組織を切り離して粘膜を翻転するために，LaGrange（ラグランジェ）弯曲歯肉鋏の使用が良く推奨されている。組織中にオトガイ神経の分枝が見られたら，受容床の根尖方向への拡大は制限する。

　図6-15Hに，粘膜弁が歯肉辺縁切開により翻転される状態を示す。歯槽粘膜の小線維帯が，骨膜床と角化付着歯肉との間に残存している。これを除去しないと，固着した歯槽粘膜の赤い線維帯が，新旧組織間に永久的に存在することになる（図6-15E参照）。この歯槽粘膜の残余線維帯を除去するために，歯肉鋏あるいは組織鉗子が用いられる（図6-15I）。図6-15Jに，歯肉歯槽粘膜境までの組織の最終調整が完了した状態を示す。

　図6-15Kに，歯肉鋏を用いて，骨膜床からすべての残余筋組織と結合組織線維を除去している状態を示す。同様に歯周メスも，根尖方向へ押し動かすようにしながら，線維の除去および骨膜床の根尖側方向への拡大を行うために用いることができるだろう。上皮の削剥が必要な場合は，円形ダイヤモンドストーンを高速で用いたり，組織鉗子を使用する（図6-15K参照）。根面被覆が主な目的ではない場合でも，移植片と角化組織をいくらか重なり合うようにしたい場合に，上皮の削剥が行われる。

　たとえ粘膜弁の根尖側方向への縫合が不必要な場合でも，止血や粘膜弁の安定性向上のために，根尖側方向での縫合が良く用いられる。クロム含有縫合糸が根尖側における縫合に推奨される。これは，通常，組織の過剰増殖が一週間でおこるため，縫合糸の除去が困難になるためである。断続縫合あるいは連続縫合が用いられる。

　最終段階は移植片の大きさの決定である。適切な大きさと形に切り取り，まず受容側部位で適合させた，アルミ箔のテンプレート（型紙）を用いることが最も良い方法である（図6-15L）。術式に熟知し自信が持てるようになったら，歯周プローブを用いて行うこともできる。

　止血と組織の保護のために，生理食塩水で湿らせたスポンジを受給床上に置く。

供給組織の準備

　供給組織の部位の選択と供給組織片の厚みは，術者による好みや，移植組織の使用目的および機能によってさまざまである。

---

*訳註：上皮組織を除去して下部組織が露出することをいう。遊離歯肉移植片では，受容側の上皮組織を器具を用いて一層削り取り下部組織を露出させることがあるので，本章では以下'上皮の削剥'と表現することにする

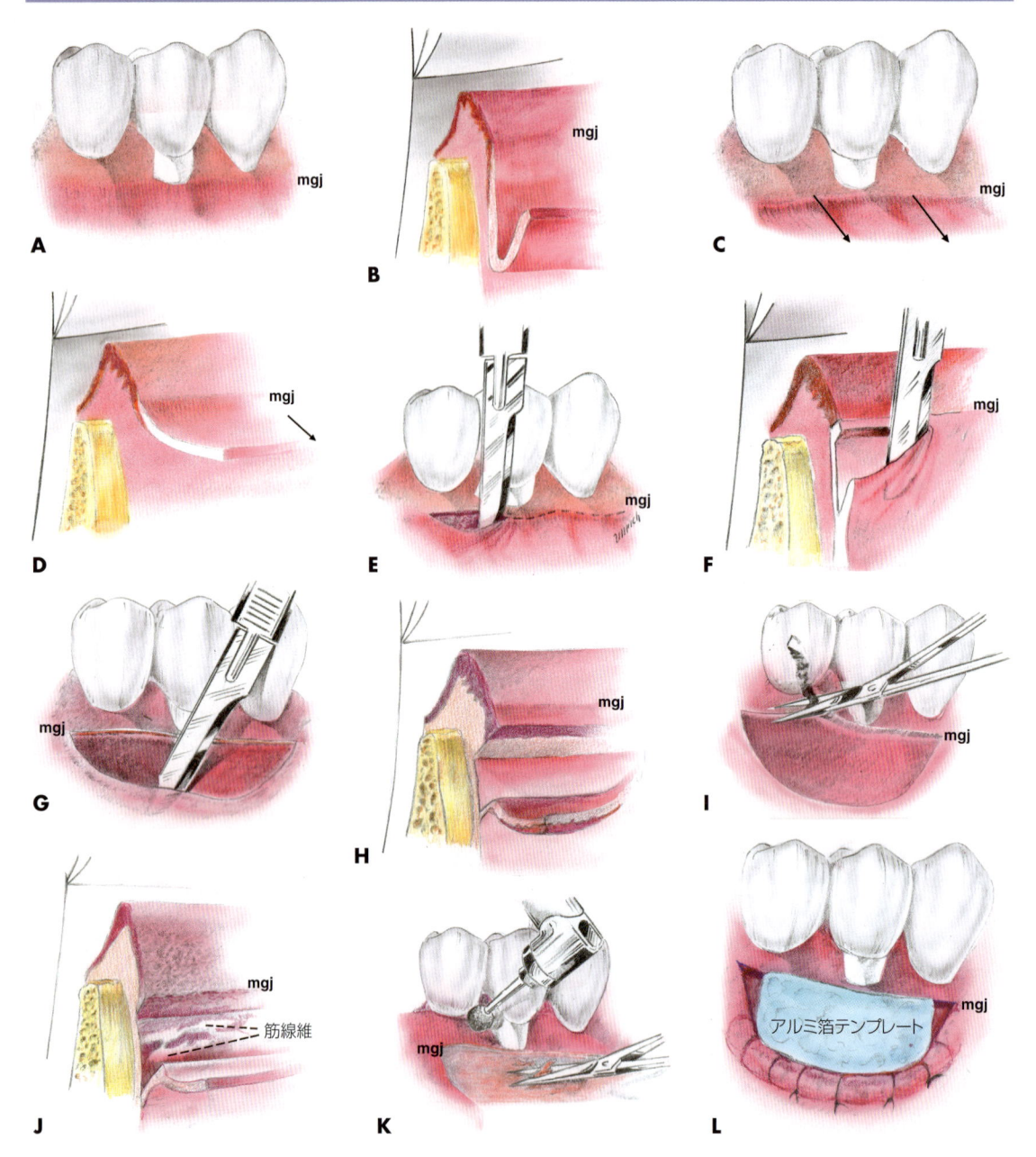

74　第Ⅰ部　基　礎　②外科様式の基礎

図6-15　遊離軟組織自家移植術　A. 小臼歯部の付着角化歯肉の退縮と欠損。術前の外観を示す。B. 付着歯肉の退縮と欠損を伴った小臼歯部の横断面像。C，D. 組織に与えた牽引の影響を示す正面像と横断面。牽引は，骨から粘膜組織を遊離させ挙上させることに注目。E，F. 刃先を骨面に対して平行にして，歯肉歯槽粘膜境（mgj）あるいはその下方に，一次切開として穿刺切開を行う。G. 根尖側へ水平に切開が続けられる。H. 組織が翻転され骨膜床を残した横断面観。I. 歯肉歯槽粘膜境の残余歯槽粘膜の除去。J. 横断面観。歯冠側の付着歯肉は準備された骨膜床と融合し，残余歯槽粘膜は除去されている。K. 切開時に融合させつつ，骨膜床から筋組織と結合組織の線維を最終的に除去する。L. アルミ箔のテンプレートは，供給側の組織片の大きさを決めるために用いる。

移植片の厚み

　SullivanとAtkins（1968a, 1968b）が移植片の厚みについて概要を示し分類している。彼らはまた，移植片の生存能力（viability）と機能圧に耐える能力を測定した。図6-16に，彼らがまとめた口蓋組織のさまざまな厚みを示す。今日では一般的に，角化付着歯肉の幅を増加させるためには，薄いか中程度の厚みの移植片を用いることが最も良いことが認められている。一方，厚い移植片あるいは全層移植片は，根面被覆と歯槽堤増成術に推奨される。

第 6 章 歯肉歯槽粘膜形成術

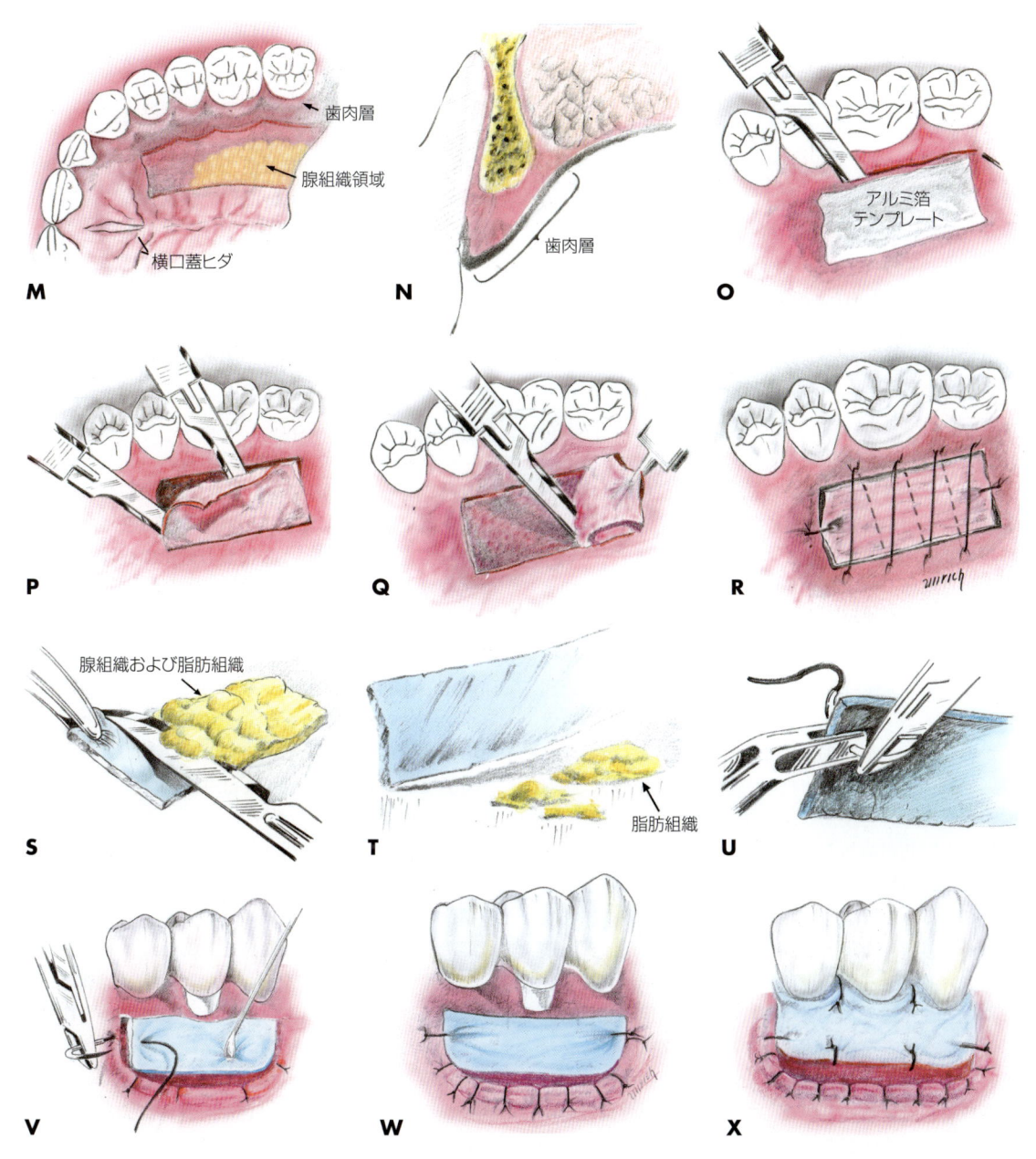

図 6-15 (続き) M. 供給側移植片を採取する部分の口蓋の各層を示す。N. 移植片の供給部位として通常選択される，後方歯肉部の横断面の拡大像。O. あらかじめ大きさを決めたアルミ箔テンプレートをもとにして，移植片の外形を決める。P. 移植片の部分層弁切開。Q. 切開時，移植組織を翻転するために組織鉗子を用いる。R. 移植片を採取し，止血のために口蓋を縫合する。S. 鋭利な外科用メスを使用して，脂肪や腺組織を除去し，基底組織の不整を少なくする。T. 平滑になった移植片。U. 最初の縫合は移植片からである。V. 縫合中の移植片の固定。W. 移植片は，歯肉退縮した部位の下方に配置され，その位置で縫合される。注意：受容側の粘膜弁は，根尖側で縫合するか，縫合せずに粘膜弁の状態にしておくかの選択は任意である。X. 根面被覆のための歯冠方向での移植片の配置。

約 0.5～0.75 mm の薄いか中程度の厚みの移植片は，角化付着歯肉の幅を増加させるために用いるのに理想的な厚みであり (Soehren et al. 1973)，審美的にも好ましい結果をもたらす。この厚みの組織片は，弾性線維が少ないため初期収縮量が最も少ない (Orban 1966)。

その一方で，移植片には瘢痕形成の結果として，これによって基底床へ移植片が結合する (Barsky et al. 1964) のであるが，約 25～45% もの多量の二次収縮が起こる (Ratertschak et al. 1979；Seibert 1980；Ward 1974)。手術時に，適切な範囲内で幅をより広く

取った移植片を用いることで，二次収縮を補正することができる。

1.25～2mm あるいはそれ以上の厚い移植片あるいは全層移植片は，根面被覆や歯槽堤増成術に用いられる。移植片は血管のない歯根表面に置かれるので，移植片がそれ自身のみで十分生存に耐えられる程度の厚みにすると同時に，血漿拡散が効果的になされる厚みまで分割しないで薄くする。厚い移植片を用いると，審美的ではない，継ぎ接ぎを当てたような移植（patch-like graft）となる傾向がある。これは，移植片の弾性線維の量が非常に多いために初期収縮量が多くなるために生じる（Davis and Kitlowski 1931）。しかし，固有層が厚いため，二次収縮量は非常に少ない（Barsky et al. 1964）。初期収縮量が大きいと，血管が遮断されて機能しなくなるため，血管の再開通が遅延する傾向にある（Davis and Davis 1966）。

移植組織の採取

供給組織は，さまざまな部位—無歯顎堤部，上顎結節部，歯肉切除組織—から得る事が可能であるが，口蓋組織から採取するのが最も安全である。選択部位は，口蓋後方部で，横口蓋ヒダの遠心部の歯肉層である（図6-15M）。この部位は，粘膜下層が最少量の歯肉層のなかでも，面積が最も広い部位である（図6-15N）。粘膜下組織は，前方は脂肪組織が多く，その後方に腺組織が存在する。

過剰な脂肪組織あるいは腺組織が移植片内に取り込まれると，血漿拡散が減少するので，移植片の定着が阻害される。これは通常，0.5～1mm の薄いか中程度の厚みの移植片を用いる場合は問題がないが，根面被覆において 1.5～2mm のより厚い移植片を用いた場合に問題が生じる可能性がある。一方，Miller（1985b）は，十分な厚みを確保するために薄い粘膜下層を移植片に残しておくことを主張した。彼は，粘膜下層が歯根膜細胞に対するバリアとして働き，根面被覆の成功率を高める可能性があることを理論化した。図6-15O に，疼痛および出血を管理するために，1：50,000 濃度のリドカイン溶液で麻酔された口蓋部を示す。アルミ箔のテンプレートを歯肉辺縁部に密着させ，No. 15 の外科用メスで（移植片の）外形を切開する。

切開は，No. 15 の外科用メスを組織に対してほぼ平行に保ちながら，口蓋歯肉の咬合面側から始める。角度をつけた切開（a beveled access incision）（Sullivan and Atkins 1968a）を用いることが，望ましい移植片の厚みを得るために，しばしば推奨される。咬合面側の切開が終了したら，刃先を引き続き根尖側方向へ進め，移植片の根尖方向の下縁に達するまで，移植片を持ち上げて分離していく。

注意：メスを根尖方向に向ける際には，移植片の厚みを均一に保ち，深い楔型にしないことに特別の注意を払わなければならない。

移植片を根尖方向から分離する前に，最前方に縦切開を行う必要がある（図6-15P）。一度この切開を行ったら，組織鉗子を用いて，移植片を根尖方向へ分離切開しつつ遠心方向へ翻転し，移植片が完全に遊離するまで切開する（図6-15Q）。

遊離移植片は必要となるまで，生理食塩水で湿らせたガーゼの上に置いておく。その後，口蓋は，止血を確実にするために，クロム含有縫合糸か絹糸で縫合する（図6-15R）。術後の最大の問題は，受容側からの出血ではなく，口蓋からの出血である。

最近になって，微小線維コラーゲン止血物質（MCH）が，止血を目的として，供給側の被覆に使われるようになってきた。MCH は 2 種類の形状で提供されている。裁断され綿毛状にした形状（Avitene, C. R. Bard Inc., Murray Hill, New Jersey）と，不織布状（non-woven web）のものである（Collastat, Kendal Co., Boston, Massachusetts）。裁断された形状のものは，スポンジ状のものよりも扱いが難しい。両者とも，口蓋の露出した結合組織からの血液の滲出を防止する（Saroff et al. 1980；Stein et al. 1985）。

移植片の準備

移植片の裏面つまり非上皮側に，腺組織や脂肪組織の残余組織がどの程度存在するか検査する（図6-15S）。移植片の厚みが，一様に滑らかで，むらのない均一な状態である事を確かめる。必要であれば，移植片を湿らせたガーゼ上に置きながら，脂肪組織や腺組織，余剰組織を新しい No. 15 の外科用メスを用いて切り取り，形を整える（図6-15T）。移植片を整形しすぎて小さくしてしまうことや，穿孔に注意する。

移植片を患者の口腔内に運び，適切な大きさと形態であるかどうかを確かめる。移植片の最終調整は，通常，口腔外で湿らせたガーゼの上に載せて，歯肉鋏を用いて調整する。

Corn（コーン）鉗子（プライヤ）で移植片を挟み，縫合糸を移植片に通す（図6-15V）。絹糸かクロム含有縫合糸のどちらを用いてもかまわない。そして移植片を口腔内へ戻し，縫合を続ける。Castroviejo（カストロビージョ）持針器が縫合には便利だろう。また，最初の縫合を行うときに，小さな円形のインスツルメントで移植片を押さえてくれる助手がいると良い。これは，最初の一糸ないし二糸の縫合時に発生しがちな，移植片の持ち上がりや移動を防止する。

厚みのある移植片あるいは全層移植片を用いる場合は，初期収縮の影響を少なくするために，水平ストレッ

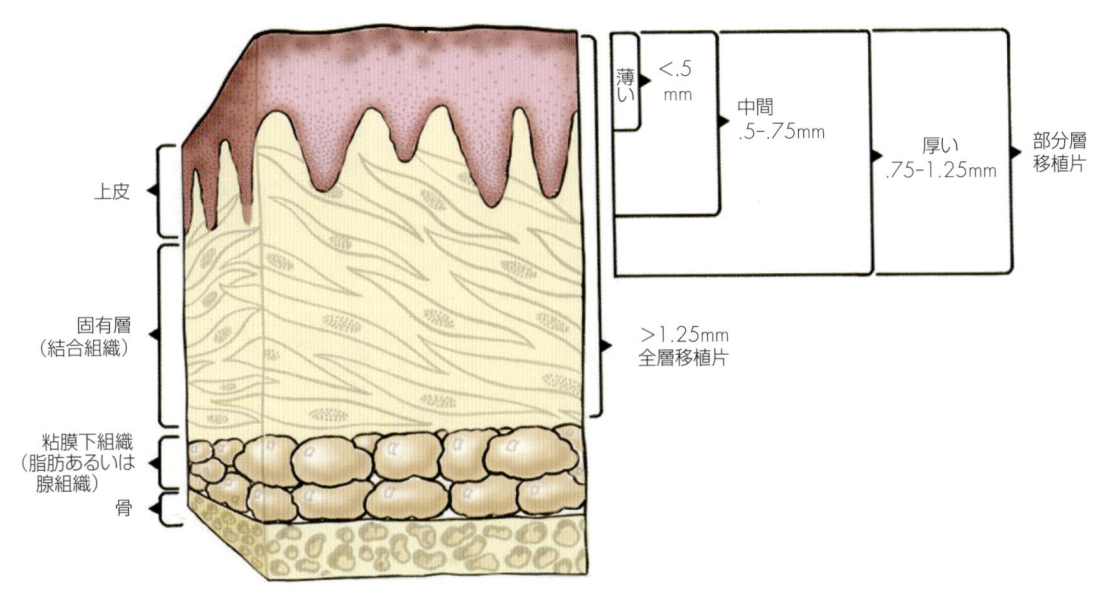

図 6-16 口蓋組織の図解 さまざまな厚さの部分層および全層の軟組織移植片の模式図。

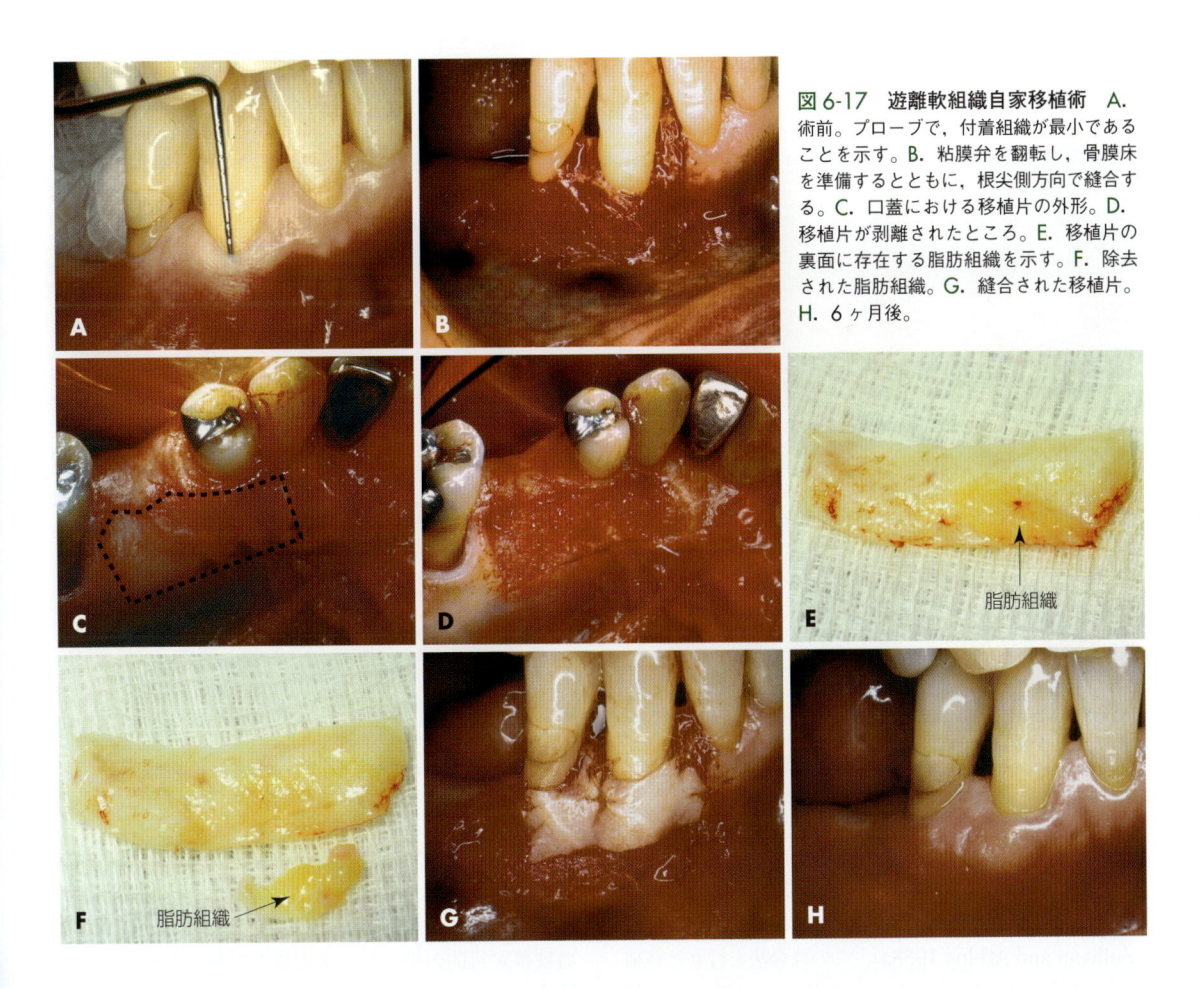

図 6-17 遊離軟組織自家移植術 A. 術前。プローブで，付着組織が最小であることを示す。B. 粘膜弁を翻転し，骨膜床を準備するとともに，根尖側方向で縫合する。C. 口蓋における移植片の外形。D. 移植片が剥離されたところ。E. 移植片の裏面に存在する脂肪組織を示す。F. 除去された脂肪組織。G. 縫合された移植片。H. 6ヶ月後。

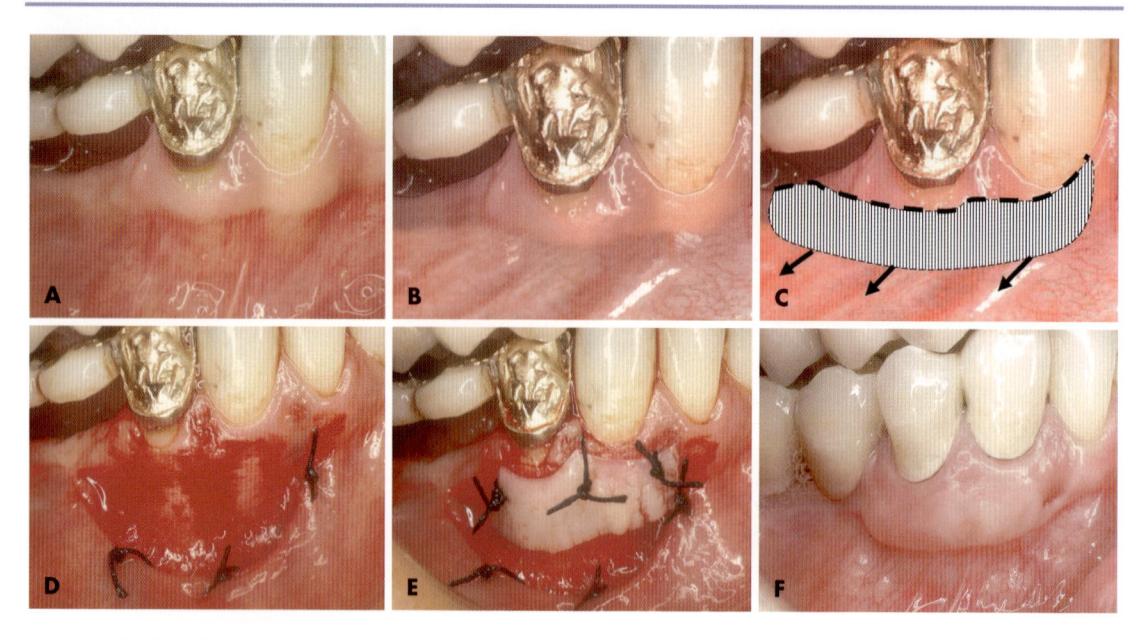

図6-18 遊離軟組織自家移植術　A．術前。補綴処置に先立って行われる移植術。B．一次切開に先立って組織を牽引。C．一次切開の外形は，歯肉歯槽粘膜境の，牽引により生じた粘膜組織の張りの先の部分（訳注：点線部）に設定する。組織は直ちに矢印の方向へ引っ張られるだろう。D．粘膜弁は，根尖方向で骨膜縫合を行う。E．縫合された移植片。F．4年後。（補綴処置は Dr. William Irving, Needham, MA による。）

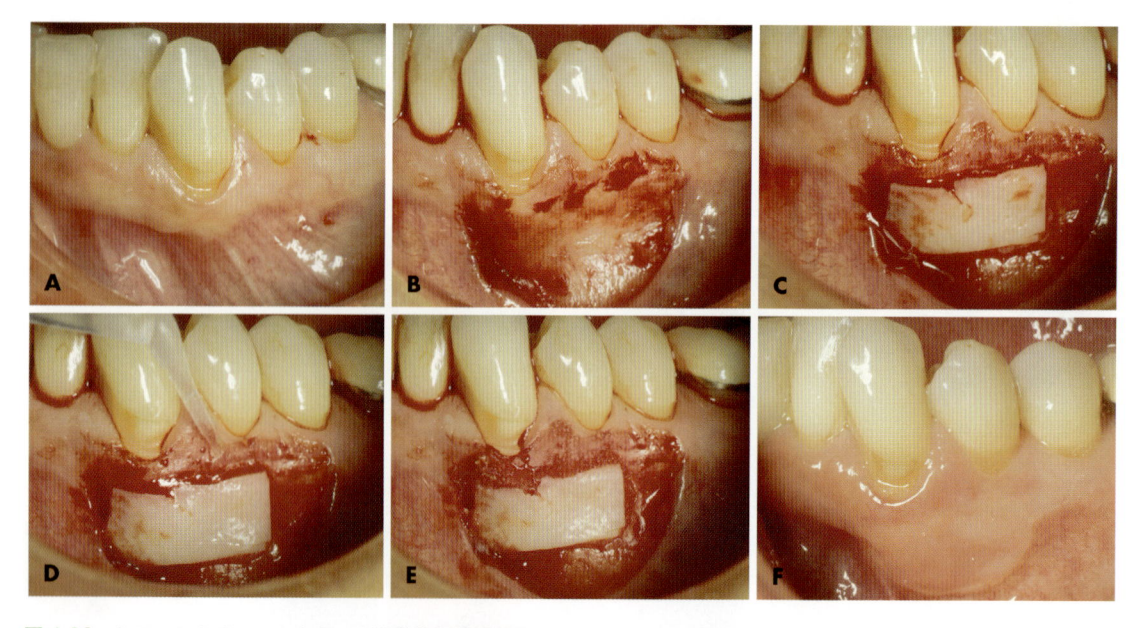

図6-19 シアノアクリレートを用いた遊離軟組織移植術　A．処置前。B．準備された骨膜床。C．自家移植片を配置する。D．マイクロピペットでシアノアクリレートを滴下する。E．シアノアクリレートで固定された移植片。F．2ヶ月後。

チ縫合(horizontal stretching suture)が用いられる(Sullivan and Atkins 1968a)。この縫合法を行うと移植片中の血管が開放されるため，滲出液の拡散がより早期に可能になる。

歯肉辺縁下切開法を用いた場合，移植片は，最終的に歯肉歯槽粘膜境に配置する（図6-15W）。あるいは，根面被覆が目的の場合は，上皮層を削剥した組織上に配置する（図6-15X）（この術式の変法については，Carvalho et al. 1982；Holbrook and Ochsenbein 1983 の文献を見よ。）

第6章 歯肉歯槽粘膜形成術　79

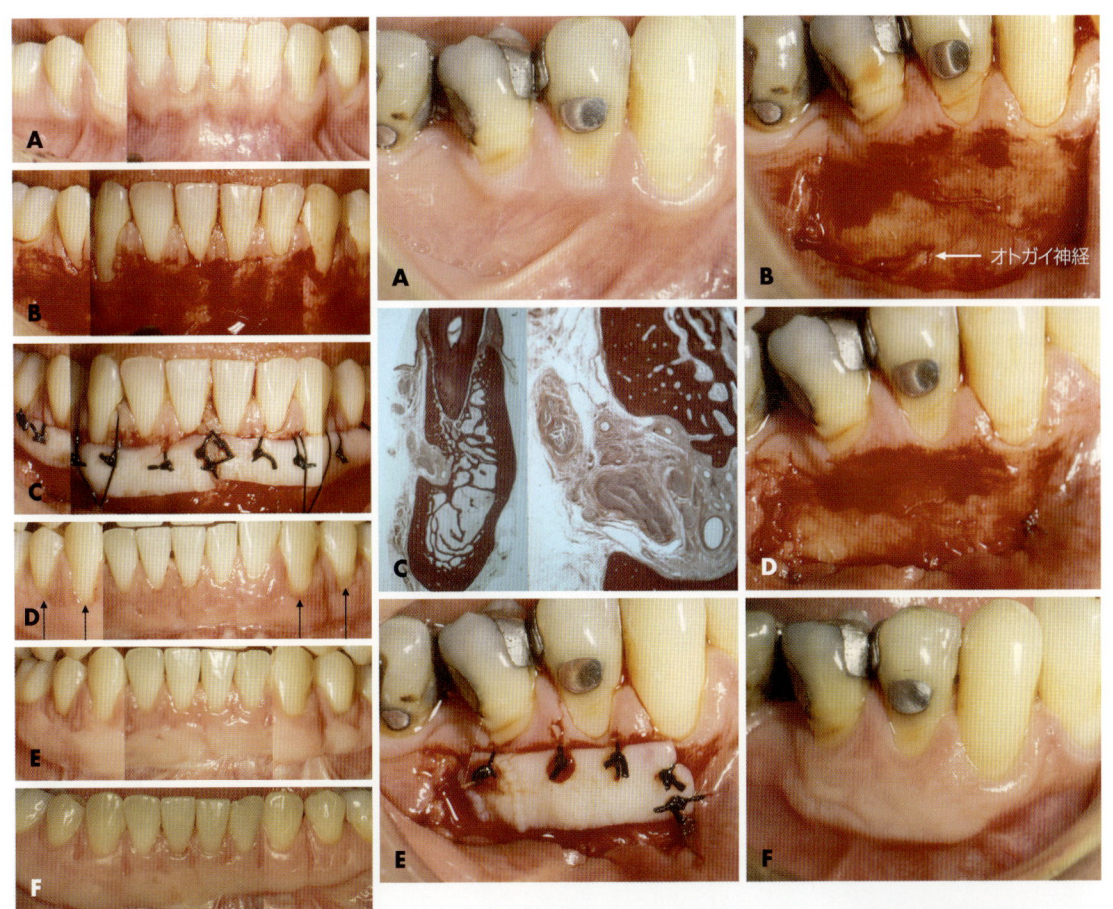

図6-20 遊離軟組織移植術：クリーピングアタッチメント（creeping attachment），合成画像 A．術前。下顎の合成画像。B．準備された骨膜床。C．遊離歯肉移植片が退縮部の下方へ配置される。D．6週間後。歯肉退縮部に注目。E．1年後。歯肉退縮が修復された。F．12年後。歯冠側への継続的な組織の移動がみられる。

図6-21 オトガイ神経に近接した部位における，遊離軟組織自家移植術 A．術前。角化歯肉が存在しない歯肉退縮部。B．オトガイ神経を露出しつつ，粘膜弁が翻転されたところ。C．下顎管およびオトガイ神経の組織像（Dr. Irving Lickmanの厚意による）。D．粘膜弁がオトガイ神経の上方で，5-0クロム系縫合糸で縫合された。E．縫合された移植片。F．1年後。

臨床術式を図6-17～21に示す。

移植術によくみられる失敗の原因

1. 移植術で最もよく起こりうる失敗は，根面被覆に利用する場合に生じる。露出根面部が十分小さい場合は，側副循環（collateral circulation）は露出根面部の辺縁間を十分に架橋することができるだろう。一方，比較的広い範囲の根面露出で，その突出根に移植を行った場合，露出根面部の辺縁間の側副循環は移植片を維持するには不十分である。結果として，移植片の中心部は虚弱状態となり壊死を起こす。そして，移植片は分断し，結局失敗となる（図6-22A）。

2. 移植片が，その下部の骨膜組織と十分適合することが大切である。縫合後，フィブリンによる血液凝固を可能にさせて出血を予防するために，生理食塩水で湿らせたガーゼを，移植片に5分間軽く押し付ける。出血が起こると，移植片の下部で血腫となり，やがて壊死する（図6-22B）。

3. 移植片へ十分な血液供給がなされるために，すべての脂肪組織と腺組織を，縫合に先立って除去することが推奨されている。これにより，移植片の壊死および/あるいは移植片が十分に定着しないということが予防できる（図6-22C）。これは，たとえその必要性が疑問視されているとしても，依然として一般的に受け入れられている方法である。

4. 不適切なあるいは，不十分な縫合の結果，移植片は移動し，このことは確実に失敗の原因となる。

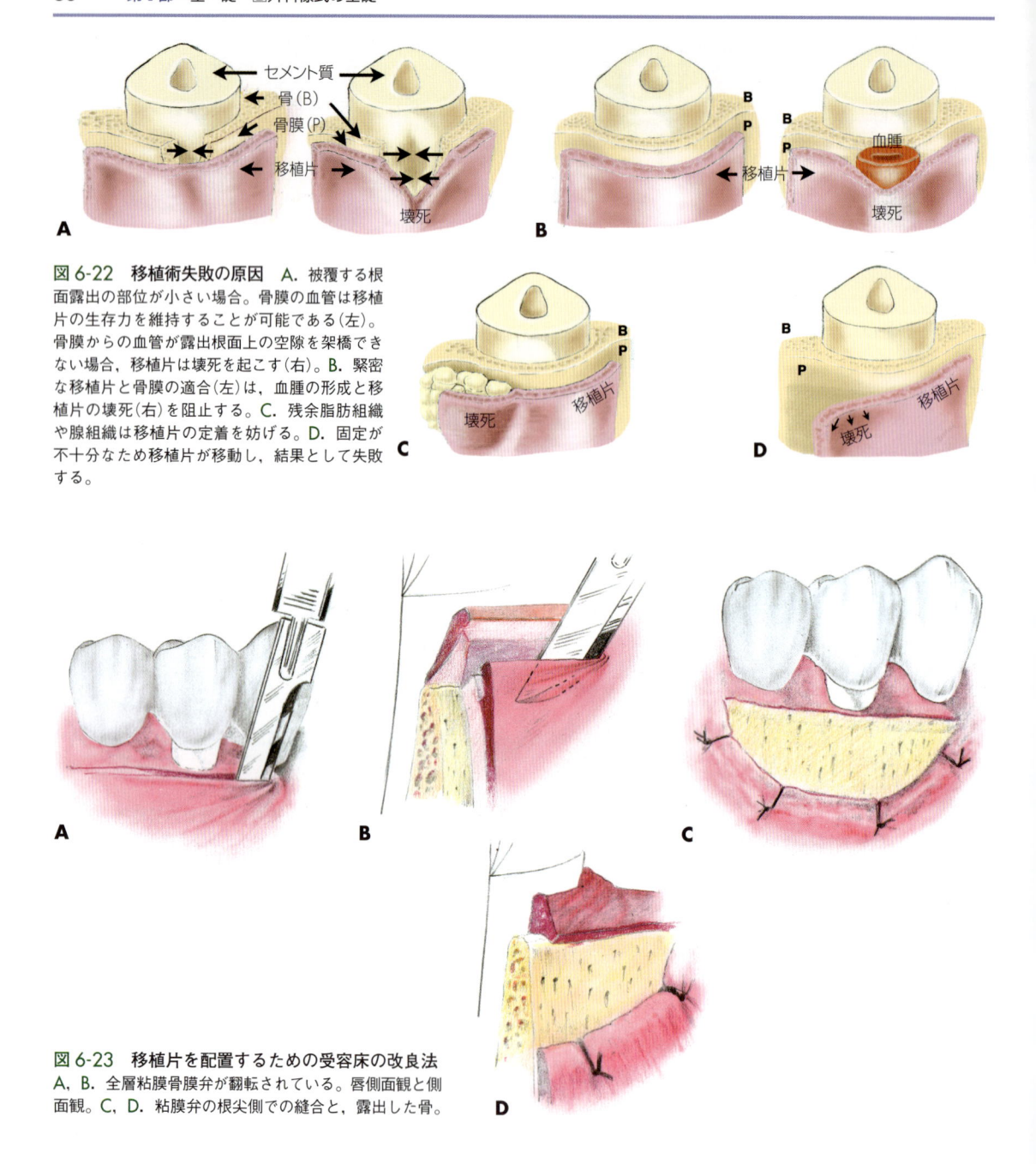

図6-22 移植術失敗の原因 A. 被覆する根面露出の部位が小さい場合。骨膜の血管は移植片の生存力を維持することが可能である(左)。骨膜からの血管が露出根面上の空隙を架橋できない場合，移植片は壊死を起こす(右)。B. 緊密な移植片と骨膜の適合(左)は，血腫の形成と移植片の壊死(右)を阻止する。C. 残余脂肪組織や腺組織は移植片の定着を妨げる。D. 固定が不十分なため移植片が移動し，結果として失敗する。

図6-23 移植片を配置するための受容床の改良法 A, B. 全層粘膜骨膜弁が翻転されている。唇側面観と側面観。C, D. 粘膜弁の根尖側での縫合と，露出した骨。

なぜなら，血漿拡散が起こらないからである(図6-22D)。

5. 最終的な失敗は，しばしば移植片が治癒してから起こる。臨床所見は良好であるが，移植片をプローブにて検査すると，定着しておらず完全に動いてしまう。これは，技術の失敗によるものである。移植片を配置する前に，骨膜床からすべての疎性結合組織と筋線維の除去が行われなかった場合や，骨膜床が基底骨へ強固に結合しているかを確かめなかった場合に起こる。

受容側の改良

移植片の安定や固定は，治療の最初の目的である。より確実性の高い安定を得るために，様々な改良が行われてきた。

全層弁による受容側

骨上に直接移植片を置くために受容側を全層弁で剥離することは，移植片の安定性をより高めるために推奨されてきた。(Dordick et al. 1976)。裂開および/あるいは開窓の原因となる過度な骨吸収を防止するに十分なだけ，歯槽骨形態が厚い場合に限り行われる。

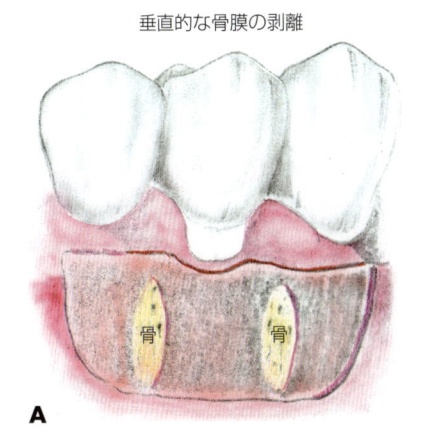

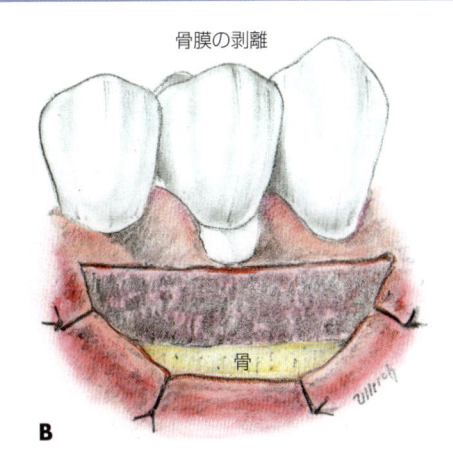

図 6-24 移植片を配置するための受容床の改良法 A. 歯根表面上の骨の露出を生じさせることなく，移植片の定着を促進することを目的とした，垂直的な歯根間の骨の露出。B. 移植片を根尖部へ定着させ，収縮や移動を防ぐための骨膜剥離。

Seibert (1980) は下顎臼歯部においてのみ全層弁を用いる事を推奨している。なぜならこの部位は，骨膜が骨に強く結合していないため，骨から容易に剥離できるからである。

骨膜床が適切に作製されるのであれば，この方法を用いる必要がないことについては，一般的にコンセンサスが得られている。さらに，この方法では治癒が遅れるため，壊死や炎症が起こりうる。

術式

No. 15 の外科用メスを用いて，歯肉歯槽粘膜境に骨に達するまで切開する（図 6-23A，B）。歯肉弁は鈍的剥離で翻転させて，根尖方向で縫合する。その結果，骨組織が露出する（図 6-23C，D）。

受容側部位におけるその他の準備の概要は，すべて同様に行う（例：上皮組織の削剥，歯槽粘膜の残余組織の除去など）。

注意：この方法は根面被覆には推奨されていない。また，歯周組織が薄く，歯根が組織を通して触診可能な場合にも推奨されない。

垂直性の骨露出（クレフト）

骨組織がすべて露出することによるマイナスの側面を克服するために，改良が加えられた。この改良は，歯根間に垂直方向に開窓し，骨組織を露出させた骨膜床を形成するものである（図 6-24A）。この方法の主な利点は，歯根表面上の骨組織の過剰な骨吸収を防ぐことである。移植片の維持力が増すかどうかは疑わしい。

骨膜剥離（ペリオスチールセパレーション）

この方法では，根尖側を瘢痕化し（apical scarring）移植片の安定性を向上させるために，骨膜の開窓を骨膜床の基底部で行う（Robinson 1961；Corn 1962）（図 6-24B）。基底部での剥離は No. 15 の外科用メスを用いて行い，水平切開を骨に達するまで行う。切開部を，鈍的剥離により広げ，1～2 mm の骨を露出させる。粘膜弁の根尖方向での縫合は任意である。

この方法を用いると，供給側が適切に準備された場合に，歯肉弁の安定性がほんの少し向上する。下顎小臼歯部にはオトガイ神経の開口部があるので，同部位に対する適応は制限される。さらに，Morman ら (1979) は歯肉の血管供給は根尖から咬合面方向に向けて行われ，近遠心方向には行われないので，この方法は血液供給を損なう可能性があることを指摘した。

有茎弁フラップ手術（Pedicle Flaps）

有茎弁（側方または歯冠側）あるいは乳頭弁（片側または両側）移動術は，結合組織移植術と組み合わせて用いられ，現在の審美歯周外科（根面被覆，歯槽堤増成術，補綴およびインプラントによる審美歯科）の基本となる。そのために，これらの基礎的な手術法の技術は，必ず習得しなければならないものである。

有茎弁側方移動術（laterally positioned pedicle flaps）

歴史的背景

1956 年に，Grupe と Warren は，孤立した一歯のみの露出歯根を被覆するための，歯肉弁滑走移動術（the sliding flap operation）と名付けられたオリジナルでユニークな方法を編み出した（図 6-25A）。この方法は，歯肉歯槽粘膜境までは全層弁を剥離し，さらに根尖側方向に，部分層弁を剥離する方法である。供給側の退縮を防ぐために，Grupe (1966) は，供給側に歯肉辺縁下切開法（submarginal incision）を行うように改良し

図 6-25 歯肉弁側方移動術における歯肉弁外形の歴史的変遷 A．Grupe の原法。B．供給側の退縮を防ぐために，歯肉辺縁下切開を行う。C．カットバック型減張切開により歯肉弁の緊張を少なくする。D．有茎弁回転移動術は，カットバック切開を入れずに歯肉弁の配置が可能である。E．露出根面上を骨膜で被覆するために（刺激法または非刺激法），有茎弁の幅は一歯分以上広くする。

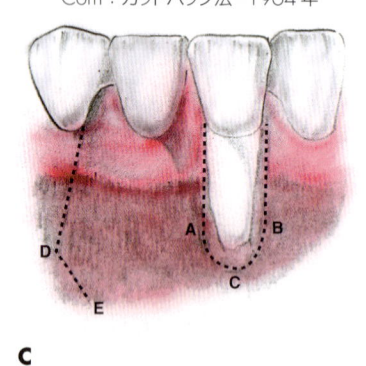

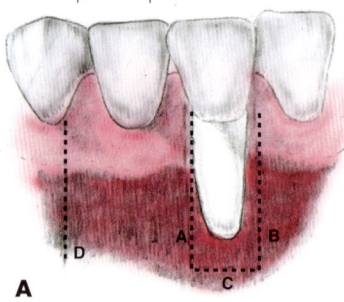

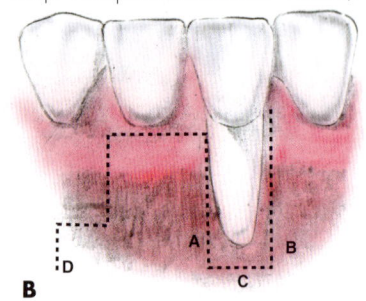

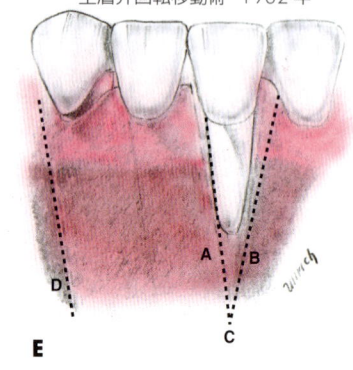

た（図 6-25B）。Staffileno（1964）は，供給側が退縮するのを防ぐために，部分層弁を用いた。Corn（1964b）は，さらに改良を加え，歯肉弁の緊張を減少させるためにカットバック切開を加えた（図 6-25C）。彼はさらに，無歯顎堤部からの有茎弁を用いた。Dahlberg（1969）は，有茎弁回転移動術（the rotated pedicle flap）に工学原理を用いた。これは，カットバック切開を必要としない（図 6-25D）。Goldman と Smukler は，1978 年に骨膜刺激フラップ手術（the periosteally stimulated flap）を発表し，さらに 1983 年に部分層弁-全層弁回転移動術（a partial-full rotated flap）を発表した。これは，露出した根面上を全層弁で被覆し，さらに，露出骨を部分層弁で被覆するものである（図 6-25E）。

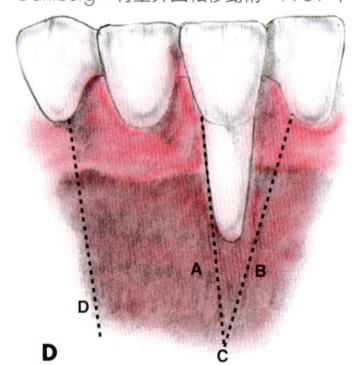

利点
1．手術部位が 1 ヶ所である。
2．有茎弁のため血液供給が良いこと。
3．露出した歯根表面を被覆することができる。

欠点
1．罹患部に隣接する角化付着歯肉量によって制約を受ける。
2．供給側での歯肉退縮の可能性。
3．供給側での裂開や開窓。
4．歯肉退縮の生じている一歯ないしは二歯に限られる。

禁忌
1．隣接歯間に深いポケットが存在している場合。
2．過剰な歯根の突出。
3．深いあるいは広範囲に及ぶ歯根の摩耗や侵蝕。
4．歯間部の骨頂が顕著に喪失している場合。

基礎術式
すべての有茎弁フラップ手術は，以下に記した基礎的な術式の変法である。

受容側の準備
図 6-26A に，歯肉歯槽粘膜境を超えて歯肉退縮が生じ，付着歯肉が全く残存していない歯を示す。露出根面の周りに行う基本切開（A，B，C）と，予測される歯肉弁の外形（D，E，F）を図 6-26B に示す。

手術を始めるに先立って，まず，軟化セメント質の除去や歯根の突出面の減少や削除のために，ルートプレーニングを行う。根面被覆が目的の場合は，クエン酸（pH1.0），テトラサイクリンあるいは EDTA（pH7.0）を綿球に湿らせたもので 3〜5 分間，根面に塗布し磨く。クエン酸は，露出根面の解毒の促進と，埋入している結合組織線維を露出させるために用いる。この線維の露出は歯肉弁との結合を可能にすると言われている（Stahl and Tarnow 1985）。

No. 15 の外科用メスを用いて，隣接する上皮および結合組織を除去しながら，V 字型の切開を露出根面の周囲に行う（図 6-26C）。唇側のポケットが深い場合や

第 6 章　歯肉歯槽粘膜形成術　83

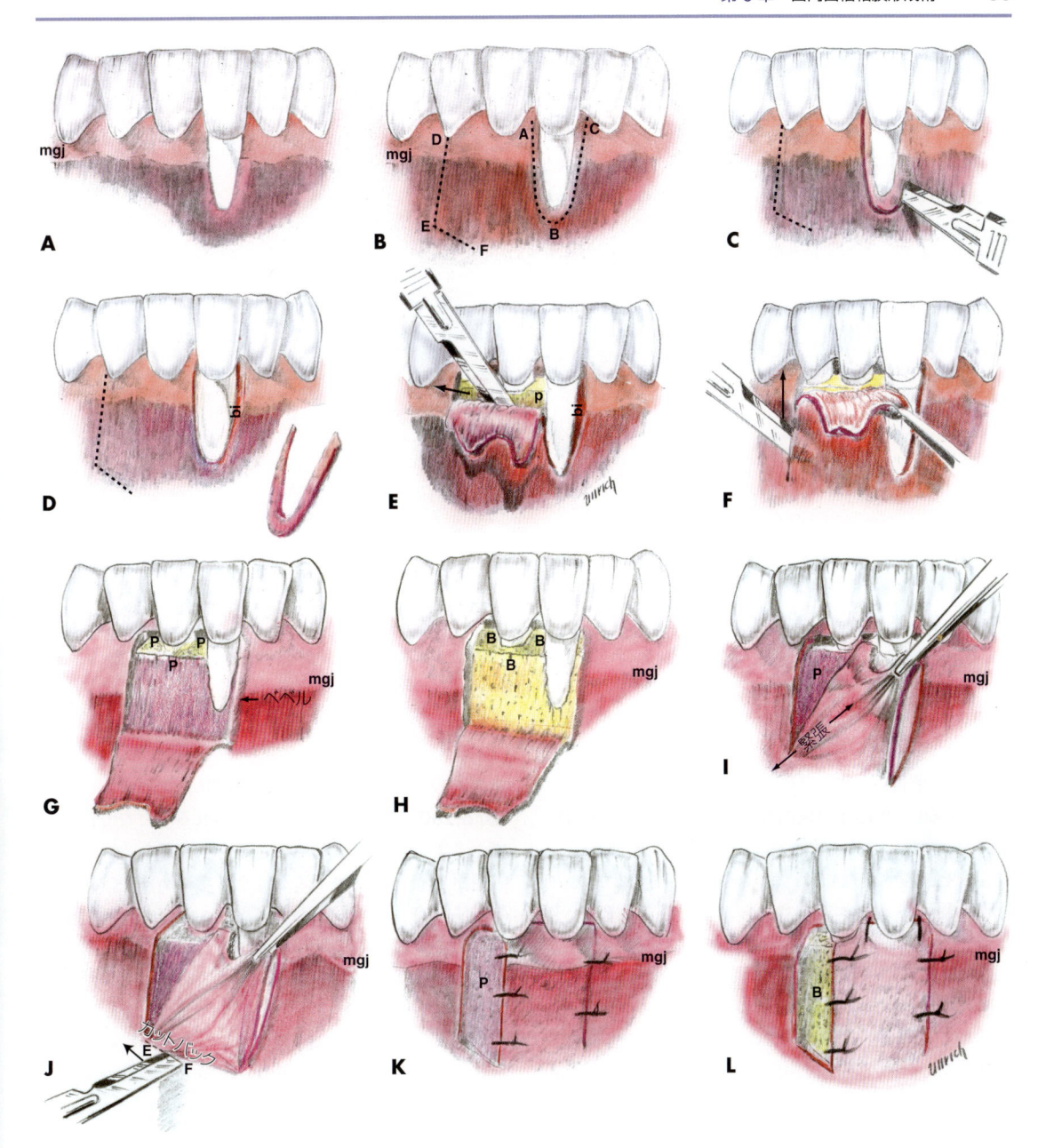

図 6-26　有茎弁側方移動術　**A．**術前．歯肉退縮および付着歯肉の欠如の結果生じた，露出根面を示す．**B．**基本的切開の外形線を示す．**C．**Ｖ字型切開を露出根面の周囲に行う．**D．**Ｖ字型切開によって剥離された歯肉の除去．Ｖ字型切開は，供給側歯肉の反対側面上にベベル型切開(bi)を付与し，歯肉弁が重なり合うようにする．**E．**有茎弁の歯冠側から切開しはじめる．**F．**有茎弁の最終的な切開は，根尖側から咬合面方向へ向けて行う．**G．**有茎弁が剥離，翻転され，その下部の骨膜(P)が露出する．**H．**行うことはまれであるが，有茎全層弁を翻転した場合は，下層の骨(B)が露出するだろう．**I．**歯肉弁を所定の位置に移動させる際，歯肉弁が引っ張られて緊張が生まれる．**J．**ここで，カットバック型減張切開を行う(E-F)．**K．**有茎部分層弁を，骨を覆っている骨膜とともに縫合する．**L．**骨の露出を伴う有茎全層弁の例．

小帯が近接している場合は，これらを除去するために，Ｖ字型切開の尖端を根尖側へ向けてより遠くまでそして広く延ばす（図 6-26C, D 参照）．Ｖ字型切開の供給側寄りではない切開部にはベベル（斜面状の勾配）をつけることが重要である．その結果，ベベル部と供給組織とが重なり合う部分ができるので，供給組織に対しての血液供給が増加する（図 6-26D 参照）．最後に，根面をルートプレーニングする前に，受容側部位のすべての残余組織片を除去する．

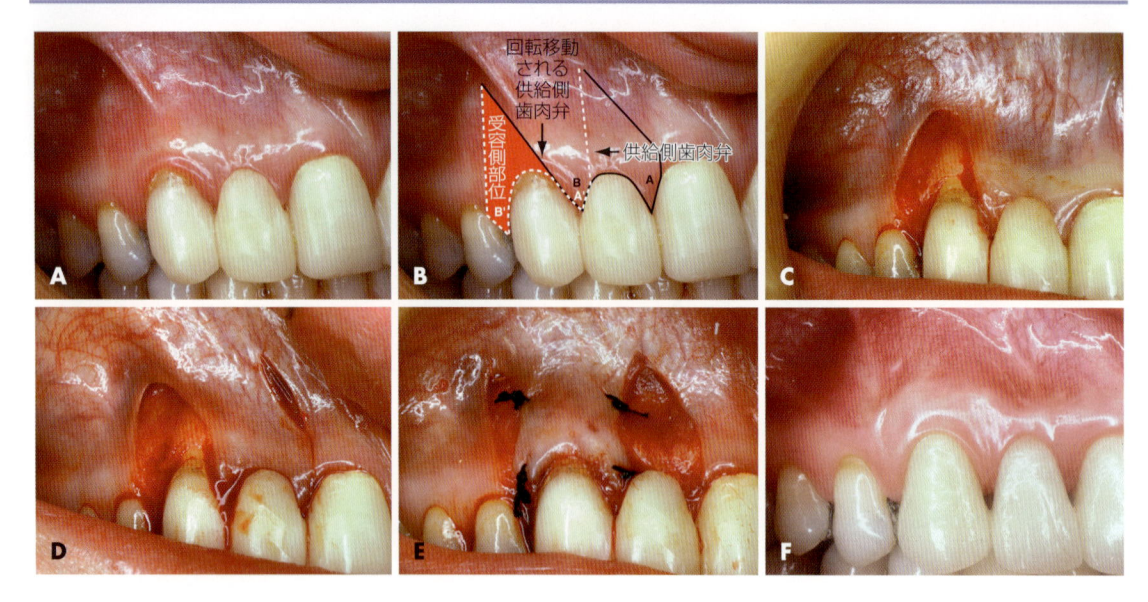

図 6-27　**部分層弁側方移動術**　A．術前．付着歯肉がほとんど存在していない．B．切開の外形．V字型切開と，遠心方向へ移動されることになる有茎弁．有茎弁は，受容側へ回転し，その結果 A→A' となり B→B' となる（図 6-25 参照）．C．V字型切開が行われ，ウェッジ状（くさび型）の切片が切除される．歯肉弁を十分に重なり合わせるために切開に付与されたベベルに注目せよ．D．有茎弁を作るための切開が終了．切開の角度が供給側へ傾斜していることに注意せよ．E．縫合された有茎弁．歯肉弁の張りがすべて除かれている．F．術後 2 年．付着歯肉の増加が明らかに認められる．（補綴処置は Dr. William Irving, Needham, MA. による．）

供給側の準備

図 6-26B に供給側の歯肉弁のための切開の外形（D，E，F）を示す．図に示すように，供給側の歯肉弁は，受容側を被覆するために，受容側の大きさの少なくとも 1.5 倍にするべきであり，幅は受容側の幅の 3～4 倍にするべきである．No. 15 の外科用メスを用いて，部分層弁となるように，歯肉頂からスキャロップ型に内斜切開を行う．V字型切開から縦切開へ向けて切開を進めていく（図 6-26E）．この切開は，骨に達するまで行わない．水平切開は歯肉歯槽粘膜境で止める．歯間乳頭はすべて，部分層弁として切開し薄くしておく．

ここで供給側に No. 15 の外科用メスで縦切開を行うが，骨まで達しないようにする．歯肉弁が十分に動くように，歯槽粘膜組織に達するまで十分に根尖側方向まで切開を延ばす．十分に血液供給がなされるように，歯肉弁の基底部は広くなければいけないが，歯冠より広げてはいけない．外科用メスを縦切開部に入れ，歯肉歯槽粘膜境のラインまで，根尖方向に剝離していく（図 6-26F）．組織鉗子で歯肉弁を牽引しながら，メスを歯冠方向に動かすと剝離しやすい．歯間乳頭のすべてを保つように注意しながら，歯肉弁を鋭利に剝離していく．

有茎弁の準備

歯肉弁を持ち上げて前方へ翻転させる．No. 15 の外科用メスを用いて，余剰の筋線維や結合組織線維を，歯肉弁の裏側から除去して，歯肉弁をより滑沢にする（図 6-26G）．歯肉弁は，引っ張られることなく，受容側へと十分に自由に動く状態にすべきである．

有茎全層弁を用いることはまれではあるが，鈍的剝離により有茎全層弁を翻転すると，歯肉弁は必然的に骨面上から剝離される．（6-26H）．全層弁を用いること以外の，他のすべての段階は同じであることに注意する．

有茎弁を受容側上に移動させようとした際，弁に緊張状態が生じるようであれば，カットバック型減張切開を用いて緊張状態を減少させる必要がある（図 6-26J）．

図 6-26 の K，L に術式終了時の状態を示す．有茎弁は，受容側の歯の 1～2 mm 歯冠側よりのエナメル質を覆うか，隣接歯間部組織において可能な限り高い位置（歯冠側）まで引き上げる．被覆するために可能な限り高い位置に歯肉弁を引き上げることは，隣接歯間部組織の高さに依存するという考え方で，しばしばピーク理論（the peak theory）と呼ばれてきた．縫合には，4-0，5-0 または 6-0 の絹糸またはクロム含有縫合糸が用いられる．縫合は，懸垂縫合以外，すべて断続縫合で行う．懸垂縫合は，乳頭を隣接歯間部へ引っ張り歯頸部にしっかり保持させる場合に用いる．最初の一糸あるいは二糸を縫合する間，あるいは有茎弁が十分に安定するまで，歯肉弁を Corn 縫合鉗子で保持すると

第 6 章 歯肉歯槽粘膜形成術

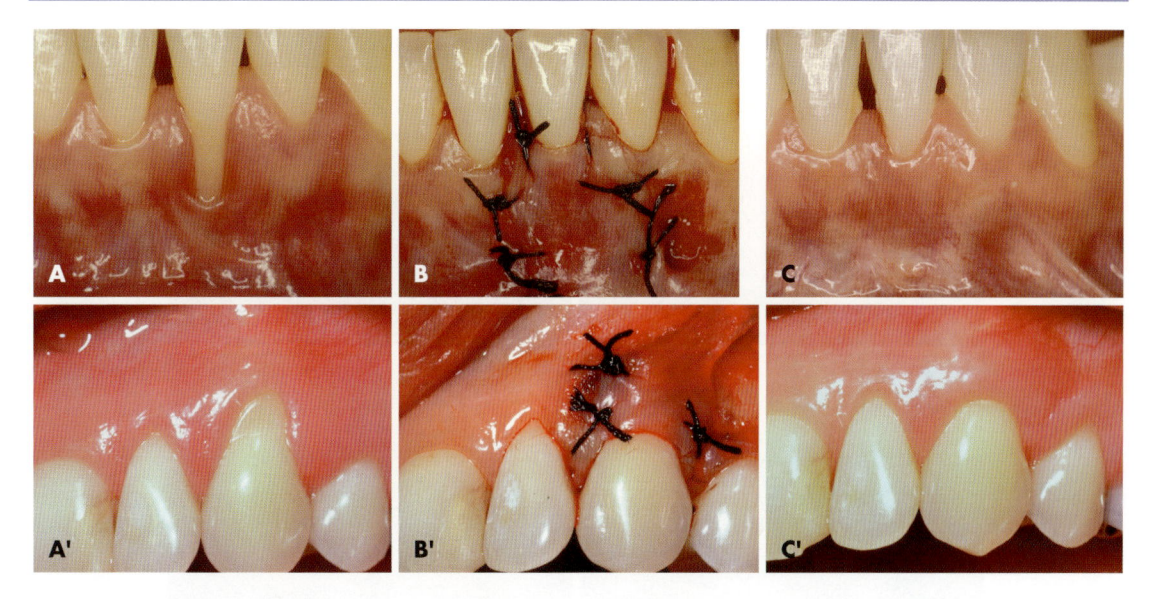

図 6-28 歯肉辺縁下切開法を用いた有茎弁側方移動術 (laterally positioned submarginal pedicle flap)　A, A'. 術前観。歯肉退縮を示す臨床所見。B, B'. 有茎弁が回転移動し，部分層弁(B)および全層弁(B')が唇側面上に位置する。C, C'. 1年後の最終結果，完全に根面被覆されている。

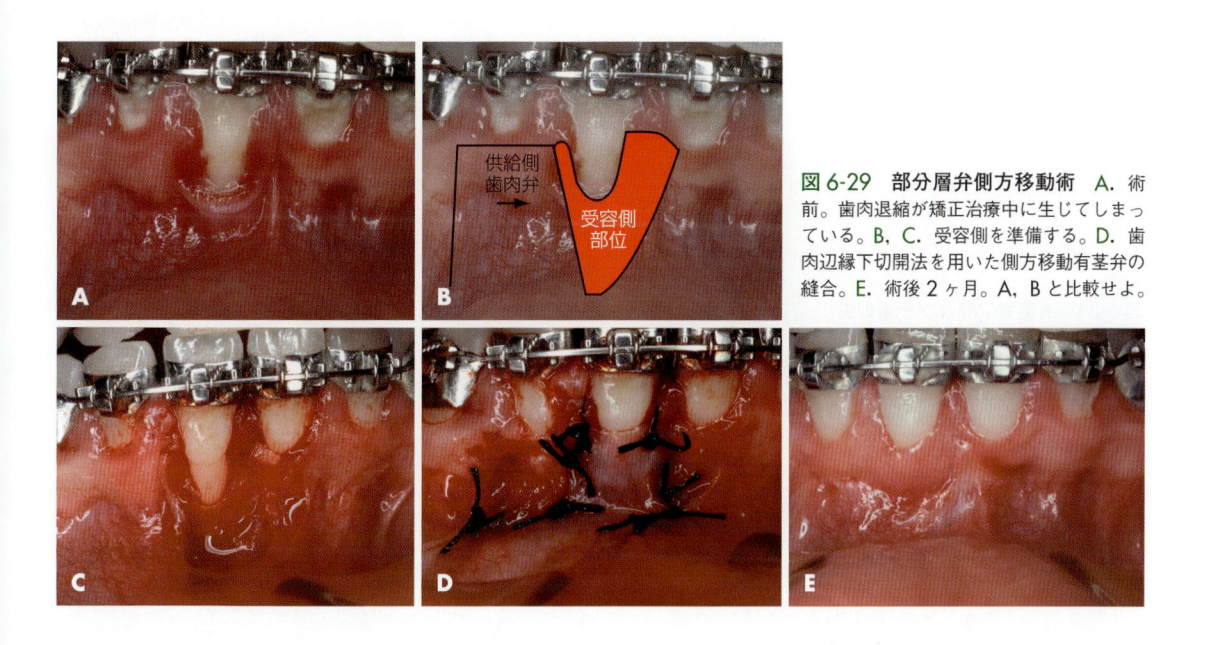

図 6-29 部分層弁側方移動術　A. 術前。歯肉退縮が矯正治療中に生じてしまっている。B, C. 受容側を準備する。D. 歯肉辺縁下切開法を用いた側方移動有茎弁の縫合。E. 術後 2 ヶ月。A, B と比較せよ。

よい。

　供給側の歯肉弁を剥離したことにより生じる露出部位は，歯の間の歯根間に存在しており，歯根唇側面上ではない事に注意する。このことは，供給側の歯肉退縮を防ぐために役立つ。また全層有茎弁を用いた場合では，過度の骨吸収を防ぐだろう。さらに，V 字型切開でベベルをつけた部位と有茎弁とが重なり合う点にも注目せよ。

　臨床術式を図 6-27〜30 に示した。

よくみられる失敗の原因

1. 図 6-31A によくみられる失敗の 1 つを示す。供給側の遠心方向における切開の基底部に，緊張が生じている。これは，減張切開としてカットバック切開を行うことで容易に修正できる。

2. 図 6-31B に最も良くない誤りを示す。有茎弁の幅が非常に狭い。これを修正することはできず，確実に失敗する。原則として，有茎弁すなわち供給側の歯肉弁は，受容床の幅の少なくとも 1.5 倍は

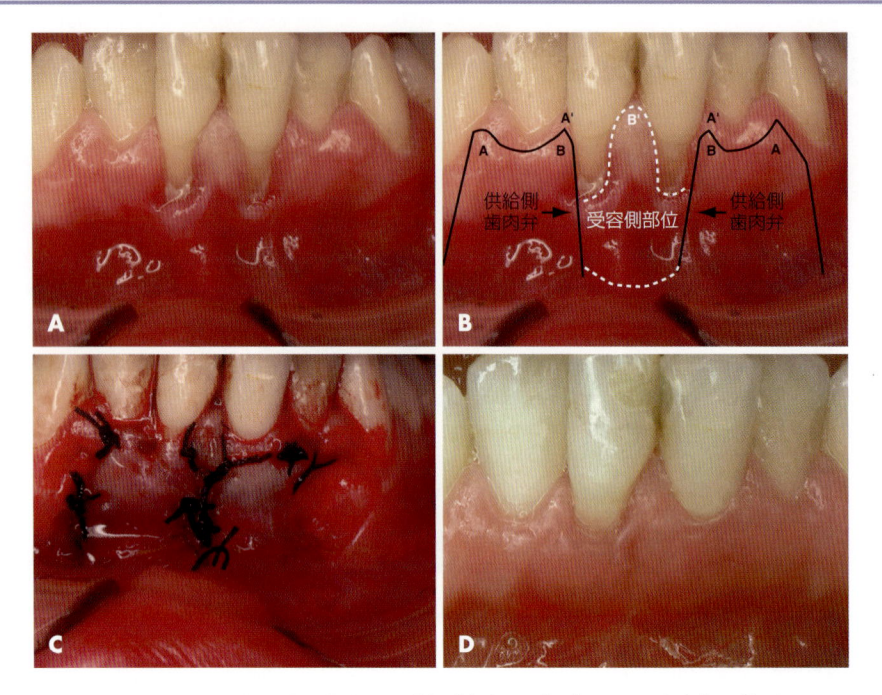

図 6-30　**歯肉辺縁下切開法を用いた両側側方滑走移動術（double lateral submarginal sliding flap）**　A. 治療開始時。♯24 と♯25 の歯に歯肉退縮が見られる。♯23 と♯26 の歯の角化歯肉の幅が広いことに注目せよ。B. 切開外形の概略図。供給側の歯肉辺縁下切開は、同部位の退縮を防止することができる。C. 歯肉弁の配置と縫合。D. 最終的に、広い角化歯肉とほぼ完全な根面被覆が得られ、すばらしい歯肉の健康が得られた。

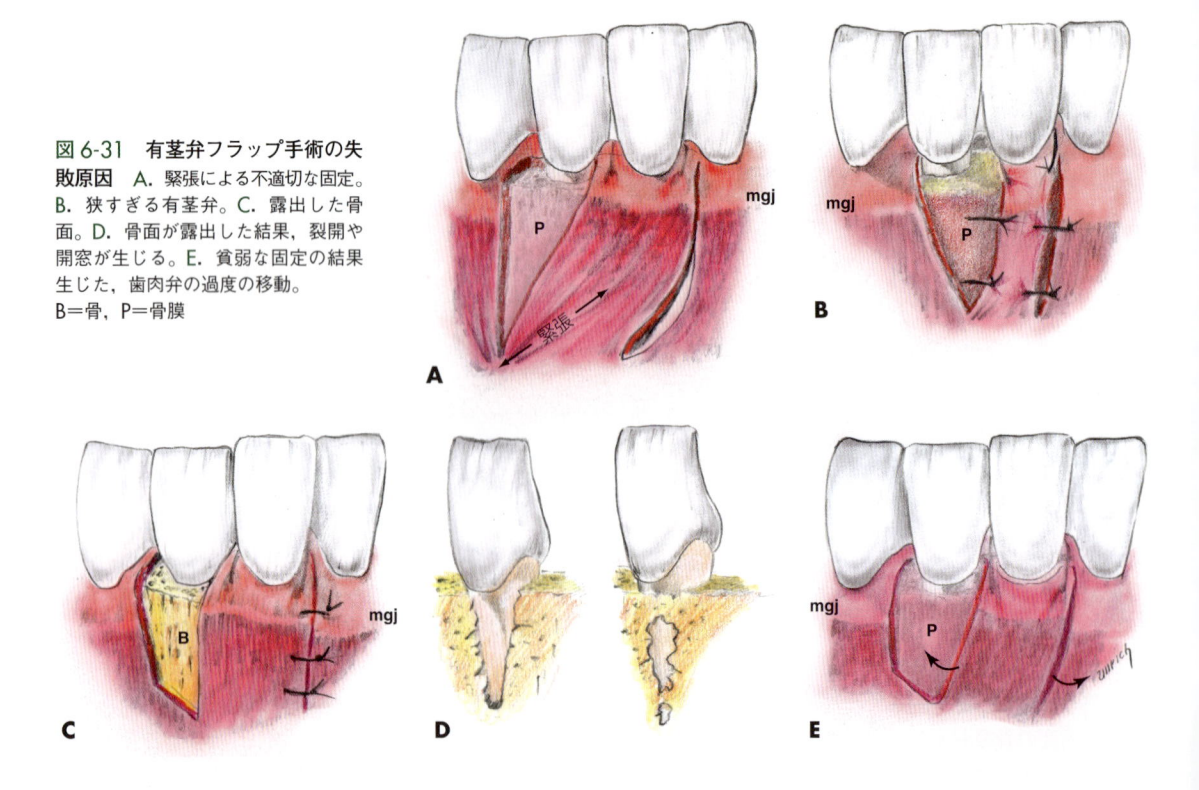

図 6-31　**有茎弁フラップ手術の失敗原因**　A. 緊張による不適切な固定。B. 狭すぎる有茎弁。C. 露出した骨面。D. 骨面が露出した結果、裂開や開窓が生じる。E. 貧弱な固定の結果生じた、歯肉弁の過度の移動。
B＝骨，P＝骨膜

第 6 章　歯肉歯槽粘膜形成術

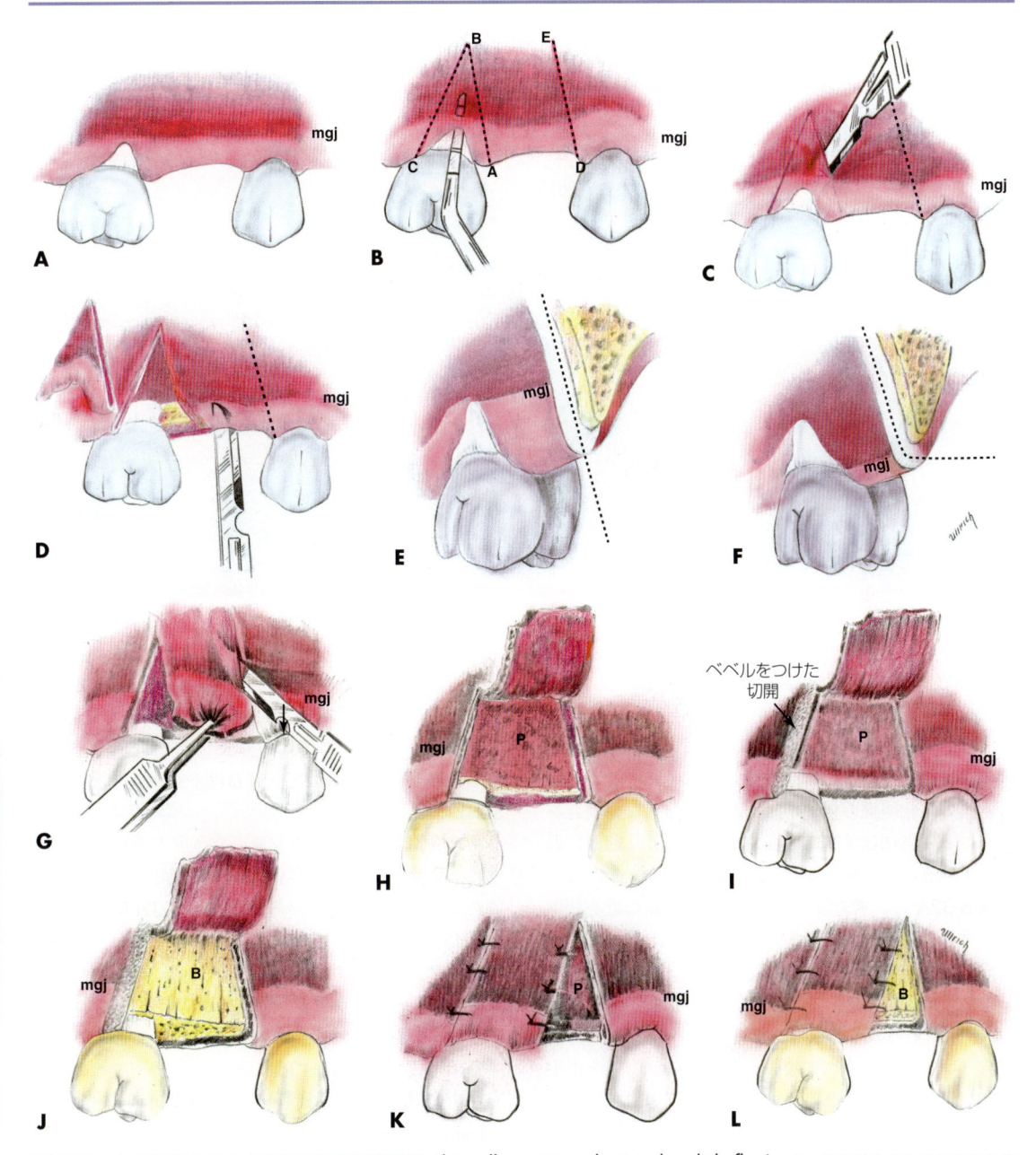

図 6-32　**無歯顎堤からの有茎弁回転側方移動術（laterally positioned rotated pedicle flap）**　A. 歯肉退縮が生じ付着角化歯肉のない臼歯部の術前の外観。B. 切開の外形：A から C は V 字型切開；D から E は，歯肉弁の緊張を減少させる減張斜切開。プローブは付着歯肉の欠損を示す。C. V 字型切開を始める。D. V 字型切開によって生じた歯肉弁の除去と，有茎部分層弁の翻転。E, F. 点線は有茎弁の切開外形。角化歯肉の幅が十分な場合（E）あるいは不十分な場合（F）。G. 有茎部分層弁の切開は根尖側から咬合面方向へ行い完了させる。H. 歯肉弁は翻転される。I. 歯肉弁を重ね合わせるために，V 字型切開の遠心側へ，ベベルをつける。J. 有茎全層弁を示す。K, L. 部分層弁と全層弁の，それぞれ縫合した状態を示す。B＝骨，P＝骨膜

広くする。

3. 図 6-31C に全層弁を用いた際によく生じる失敗を示す。歯根表面上の骨の露出である。これは，骨吸収，開窓および／あるいは裂開の原因になる。
　図 6-31D に，薄い骨膜の歯根表面上に見られる骨欠損のタイプを示した。骨膜が薄い場合は全層弁を用いてはならない。

4. 図 6-31E に，歯肉弁の安定性が悪く，歯肉弁が動いている状態を示す。歯肉弁が動くと，歯と歯肉弁とが緊密に接触できないので，通常，失敗となる。

図6-33 無歯顎堤からの有茎弁回転側方移動術 A. 治療前。付着歯肉の欠如に注目。B. 有茎部分層弁回転移動術のための歯肉弁外形と，V字型切開により生じた歯肉を除去したところ。C. 有茎弁は，近心頬側根を被覆して縫合する。D. 8ヶ月後。付着歯肉の増加が見られることに注目。E. プローブは，近心頬側根における歯肉溝の深さが最小であることを示している。Aと比較せよ。(Edward S. Cohen, DMDによる。W. B. Saundersの許可を得てGlick-man's Clinical Periodontologyより引用。)

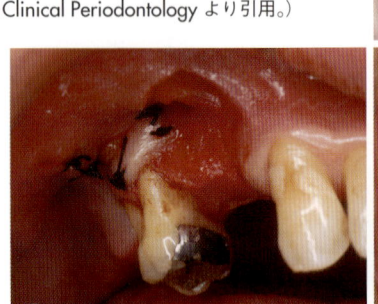

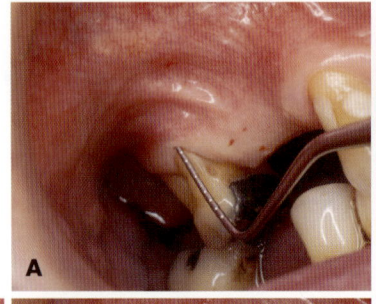

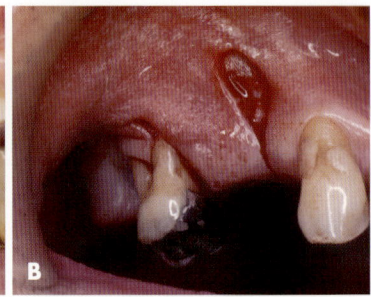

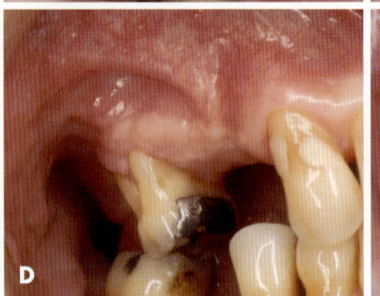

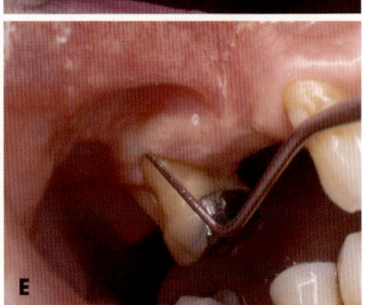

供給側として無歯顎堤部を用いた改良法

無歯顎堤部が十分長い場合で，この方法で多くの歯の歯肉歯槽粘膜の問題を処置する可能性がある場合や，無歯顎堤の舌側あるいは口蓋側寄りを処置することで供給側の角化組織の量が増加するかもしれない場合を除き，この方法はすべての面で有茎弁側方移動術に似通っている。

図6-32Aに，無歯顎堤部に隣接した臼歯の近心頬側根に生じた歯肉退縮を示す。

図6-32Bに切開の基本外形を示す。プローブが歯肉歯槽粘膜境下まで達している。V字型切開を行い（A, B, C），術者は根分岐部を含まないように気をつけながら，ポケットをすべて除去するために，切開を根尖方向へ十分に深く入れる。供給側部は縦切開を真っ直ぐ入れるのではなく，より斜めになるように切開を入れる。これにより，有茎弁は回転しやすくなり，カットバックすなわち減張切開を入れる必要が少なくなる。

図6-32Cでは，No.15の外科用メスを用いてV字型切開を行い，ウェッジ（くさび）型に歯肉を除去している。一次切開は，部分層弁切開を歯槽堤頂に沿って入れる（図6-32D）。有茎全層弁は，骨の再生能力を期待して，また隣接歯が欠損しているということから，しばしば無歯顎堤部に用いられる。図6-32のEとFに，角化歯肉の幅が十分ある場合（図6-32E参照）と不十分な場合（図6-32F参照）を示す。不十分な場合は，角化組織の量を増やすために，歯槽堤の舌側（口蓋側）面に切開を入れなければならないだろう。両図とも点線は粘膜弁切開を示す。

No.15の外科用メスを，根尖方向から咬合面方向に向かって動かすようにして，有茎弁を剥離する（図6-32G）。部分層弁となるように切開したら，前方に翻転し，同じメスを用いて下部組織から剥離する（図6-32H）。

歯肉弁が翻転され，供給側の有茎弁と重なり合うように，V字型切開の受容側方向の切開部にベベルをつけた切開が加えられている状態を図6-32Iに示す。図6-32Jは有茎全層弁を示す。

図6-32のKとLに，有茎弁が適切に縫合された状態を示す。斜切開が供給側部位に適切に行われた場合，カットバック切開は不要になることに注目せよ。

臨床術式を図6-33〜35に示す。

有茎弁斜方回転移動術(oblique rotated pedicle flap)
Dahlberg(1969)は，供給側の縦切開の基底部を軸として回転するような，有茎弁の切開法を設計した。このことにより有茎弁は，牽引時に弁に緊張状態が生じることなく，また減張切開の必要もなく，供給側へ移動できるようになった。

図6-36Aに切開の外形を示す。供給側歯肉弁の外形は，2本の切開で形成され，そのうちの1本は同時にV字型切開の一部となる。2本とも斜めに切開される縦切開である。2本の縦切開は，V字型切開の尖端が受容側部位の遠心位に達するまで十分に根尖側へ向けて延ばし，供給側の切開の基底部は隣接歯の遠心隅角線に達するまで延ばす。

これらの切開は，No.15の外科用メスを用いて行い，歯肉弁を前述のとおり剥離する（図6-36B）。それから

第 6 章　歯肉歯槽粘膜形成術　89

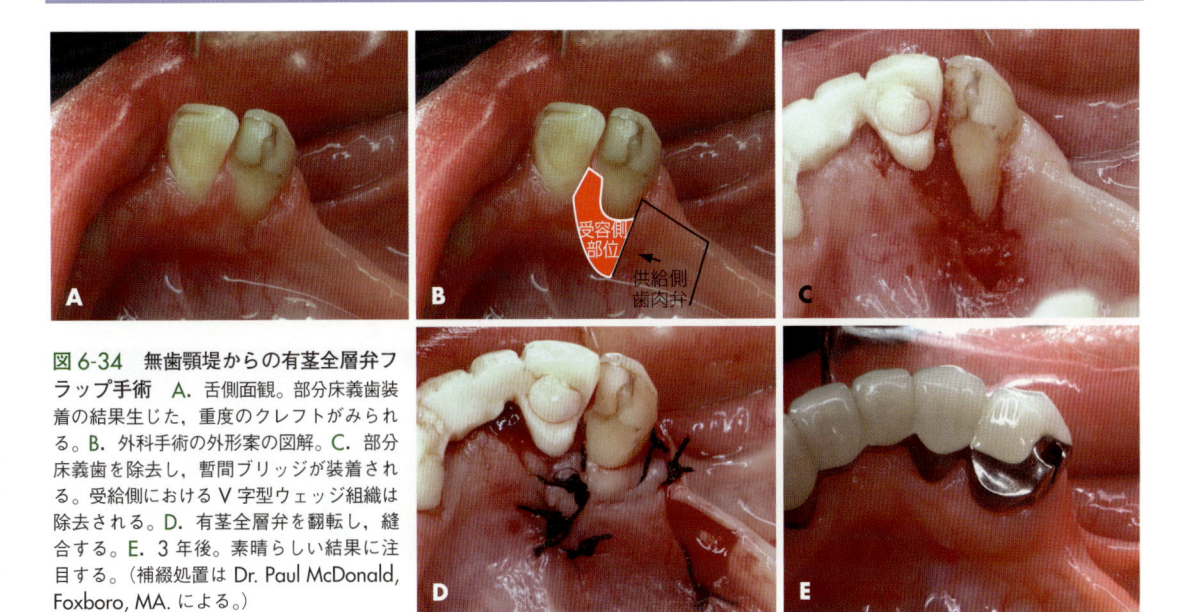

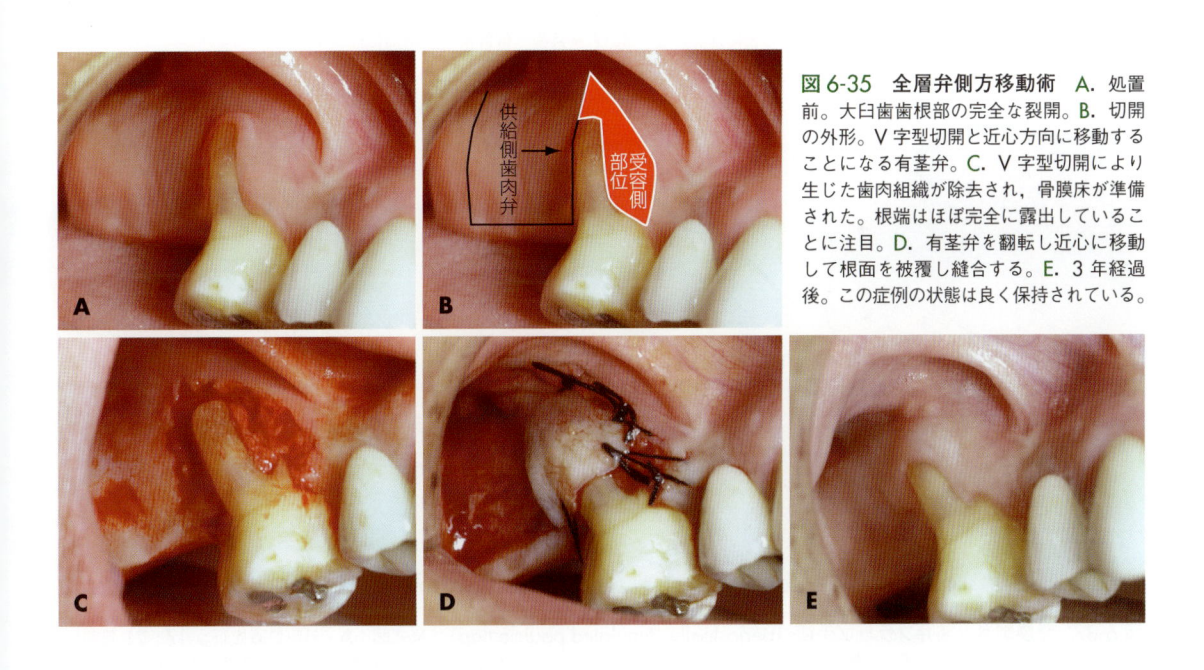

図 6-34　無歯顎堤からの有茎全層弁フラップ手術　**A.** 舌側面観。部分床義歯装着の結果生じた，重度のクレフトがみられる。**B.** 外科手術の外形案の図解。**C.** 部分床義歯を除去し，暫間ブリッジが装着される。受給側における V 字型ウェッジ組織は除去される。**D.** 有茎全層弁を翻転し，縫合する。**E.** 3 年後。素晴らしい結果に注目する。（補綴処置は Dr. Paul McDonald, Foxboro, MA. による。）

図 6-35　全層弁側方移動術　**A.** 処置前。大臼歯歯根部の完全な裂開。**B.** 切開の外形。V 字型切開と近心方向に移動することになる有茎弁。**C.** V 字型切開により生じた歯肉組織が除去され，骨膜床が準備された。根端はほぼ完全に露出していることに注目。**D.** 有茎弁を翻転し近心に移動して根面を被覆し縫合する。**E.** 3 年経過後。この症例の状態は良く保持されている。

有茎弁を，弁に緊張状態を生じさせることなく，受容側上に回転させ，縫合する（図 6-36C）。

骨膜刺激有茎弁フラップ手術（periosteally stimulated pedicle flap）

根面被覆の成功率を高めるために，Goldman と Smukler（1978）は，刺激を与えて活性化された状態であった骨膜の使用を考案した。

図 6-37A に示すように，鋭利な歯科用インスツルメントあるいは 25 ゲージ針で，基底骨に固着している歯肉組織を通して鋭利に穿孔する。これは骨膜にごく軽い損傷を与えて治癒過程を促進するために行うもので，外科手術を行う 17～21 日前に麻酔下で行う。これは，この治癒過程が骨やセメント質の形成能を持つ始原細胞を活性化するという理論によるものである。

図 6-37B に骨膜に刺激を与える処置を与えてから 17～21 日後に，有茎全層弁を剥離している様子を示す。歯肉弁は受容側部位に置かれ縫合される。（図 6-37C）。

有茎部分層弁‐全層弁フラップ手術（partial-full-thickness pedicle flap）

根面被覆の成功率をさらに高めるために，Goldman

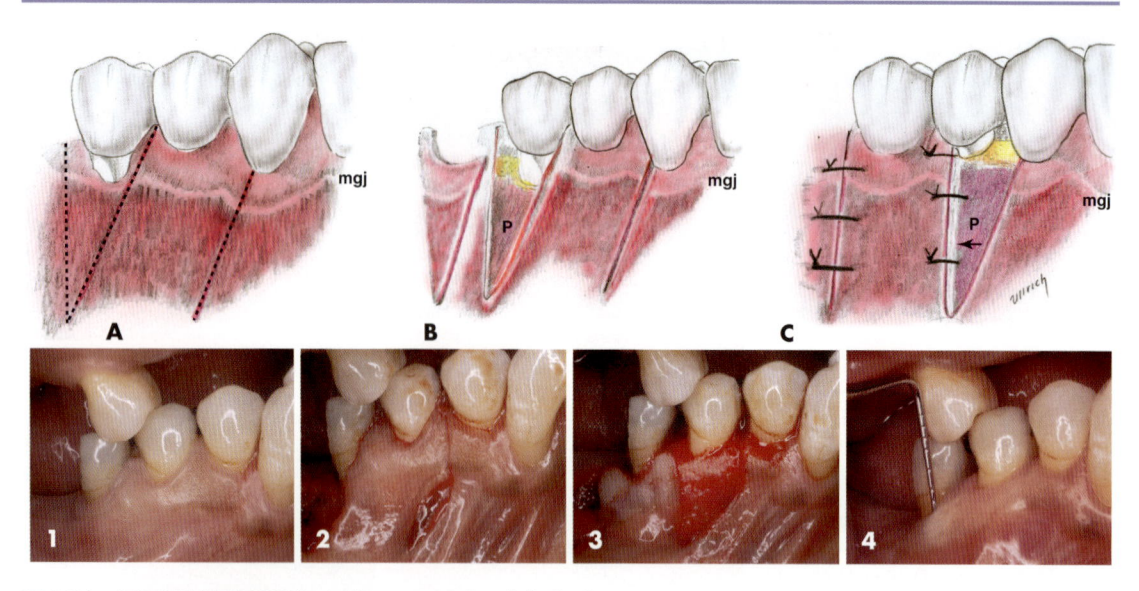

図 6-36 **有茎弁斜方回転移動術（oblique rotated pedicle flap）** 模式図：**A.** V字型切開と有茎弁の外形。**B.** 切開が完了し，V字型切開により生じた歯肉組織が除去される。供給側歯肉弁の角度が斜めであることに注目する。**C.** 有茎弁は回転して歯を覆う。
臨床像：**1.** 術前の臨床像。歯周ポケットは歯肉歯槽粘膜境を越えている。**2.** 切開の外形。**3.** 回転移動させた有茎弁。歯肉弁の張りが完全に消失していることに注意する。**4.** 7ヶ月後。付着歯肉の増加に注目する。

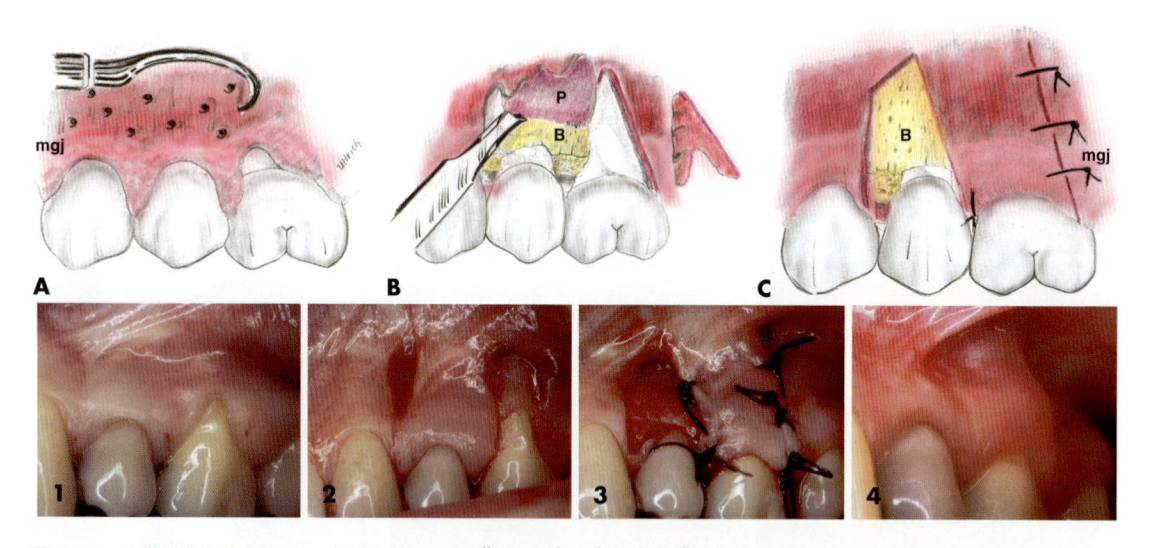

図 6-37 **骨膜刺激有茎弁フラップ手術（periosteally stimulated pedicle flap）** 模式図：**A.** 外科処置を行う17～21日前に，骨膜を刺激する。**B.** 全層弁が翻転され，骨面（B）が露出する。**C.** 有茎弁は受容側の露出骨面（B）で縫合される。
臨床像：**1.** 外科処置前，刺激後21日。**2.** 切開が完了し，V字型切開によって生じた歯肉組織が除去される。**3.** 全層弁を翻転し，受容側で縫合する。**4.** 6ヶ月後。供給側の退縮は最小で，根面が完全に被覆された。

ら（1982）は，露出歯根表面上に全層弁を置くことができると同時に，露出した供給側部位の被覆も骨膜によって可能になる利点を持つ術式を発表した。

図 6-38 の **A，B** に歯肉退縮部位および，No.15 の外科用メスを用いた V字型切開の外形と外形に沿った歯肉の除去を示す。

次の段階が，この術式の改良点である。有茎弁の切開開始位置は，受容側部位から少なくとも二歯分，離す（図 6-38C）。歯肉退縮部位から離れた歯面上では，部分層弁が用いられる。この部分層弁を作成する過程はすでに概説したものと同様である。

歯肉退縮部位の隣在歯に近づいたら，No.15 の外科用メスを骨方向に向けて，骨膜にメスをいれながら，根尖方向から咬合面方向に向かって切開していく。こ

第 6 章 歯肉歯槽粘膜形成術

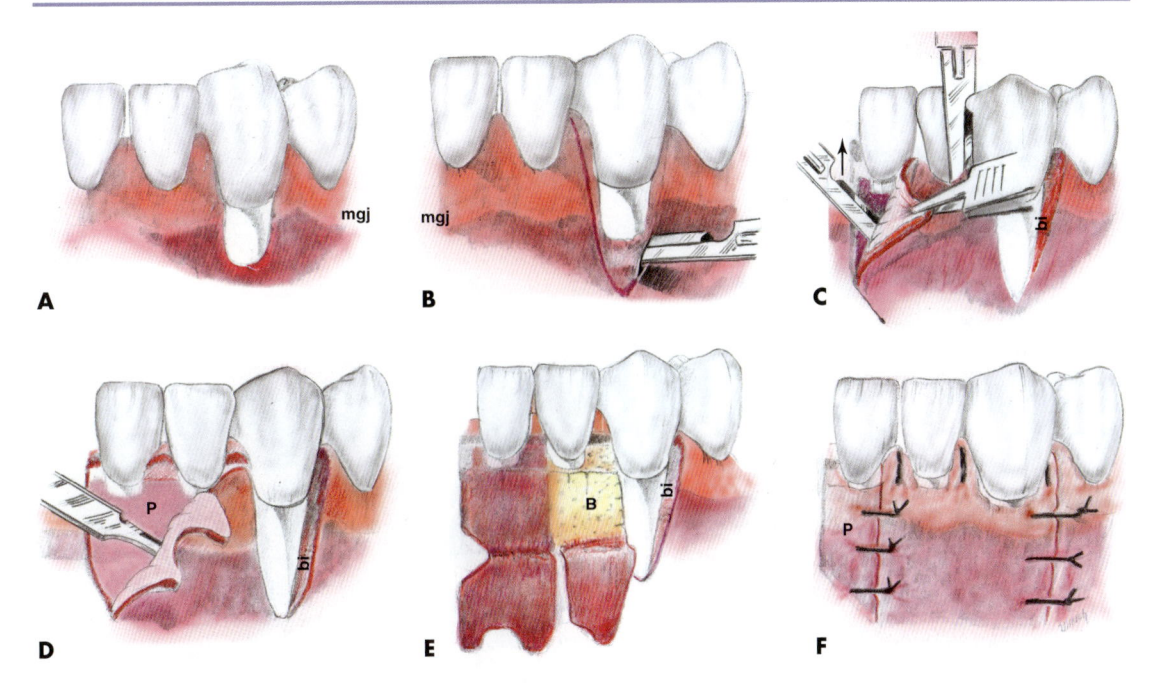

図 6-38　有茎部分層弁-全層弁フラップ手術（partial-full-thickness pedicle flap）　A. 最初の状態。B. 露出根面の周りに V 字型切開が行われる。C. ベベルをつけた V 字型切開（bi）を行い、続いて部分層弁を剥離する。D. 部分層弁が完了し、続いて全層弁を剥離する（B＝骨、P＝骨膜）。E. 翻転された、部分層弁-全層弁。F. 切開のベベル部を重ね合わせて歯肉弁を縫合する。

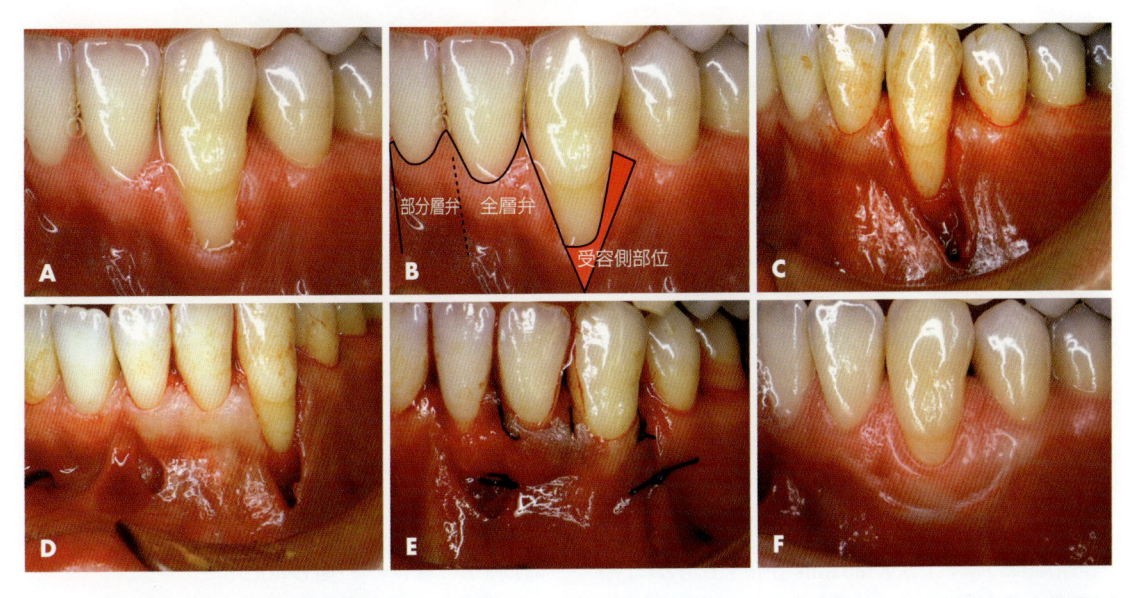

図 6-39　有茎部分層弁-全層弁側方移動術　A. 治療前。B. 有茎部分層弁-全層弁のための切開外形。C. 受容側の V 字型切開が完了したところ。D. 有茎部分層弁-全層弁の外形。E. 歯肉弁は受容側上に回転移動する。F. 7ヶ月後。A と比較せよ。

れにより、（続いて行われる）鋭利な骨膜剥離子を用いた、全層弁の鈍的剥離が可能になる（図 6-38D）。

図 6-38E に部分層弁-全層弁になるように設計された歯肉弁が翻転されている様子を図示している。V 字型切開のベベル部分に注目せよ。

図 6-38F に、歯肉弁を配置して縫合し、骨膜のみが被覆している部分は露出したまま残される状態を示す。

臨床術式を図 6-39 に示す。

歯肉辺縁下切開法

歯肉辺縁下切開法（submarginal incision）は、供給側

図6-40 歯肉辺縁下切開法を用いた有茎部分層弁−全層弁フラップ手術（submarginal partial-full thickness pedicle flap） A, A'. 術前。歯肉退縮の生じている犬歯。B, B'. 部分層弁−全層弁が翻転され，V字型切開によって生じる歯肉組織は除去される。C, C'. 有茎弁は，根面被覆のための位置で縫合される。歯肉弁の緊張を軽減するために，カットバック切開を用いていることに注意せよ。D. 最終治癒の臨床像。

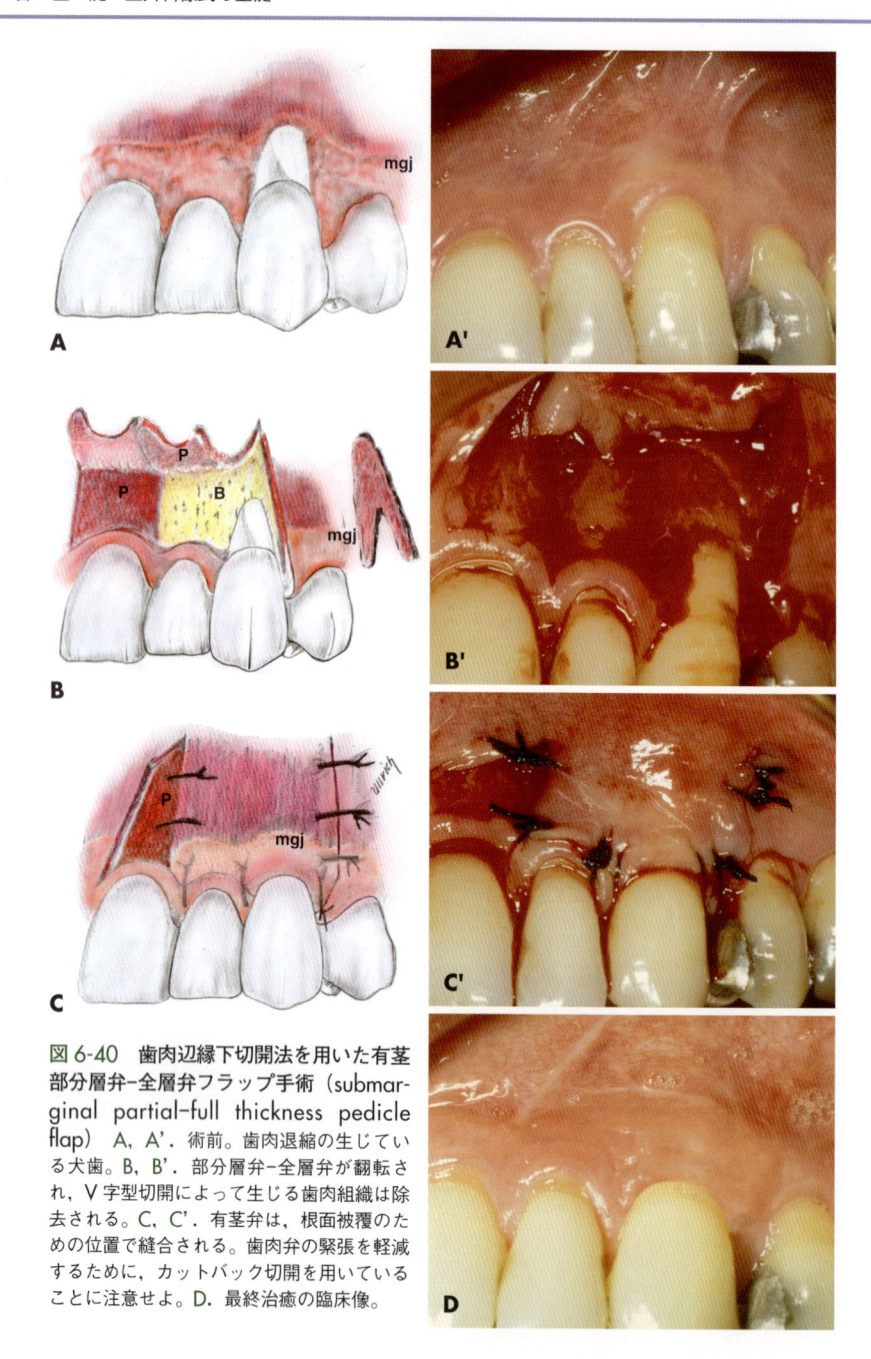

の角化組織の幅が十分量（25 mm）存在する場合に，すべての術式で用いることができる。この切開法を用いると，供給側の歯肉退縮を防ぐために，歯頸部付近に幅の狭いカラー状の組織を残すことができる。従ってこの方法を用いると，必要とされた場合に，有茎全層弁を使用しやすくなる。図6-40A に，基本的な歯肉歯槽粘膜問題を示す。図40-B に，歯肉弁を剥離し（この症例では有茎部分層弁−全層弁を使用している），V字型切開を行い，それにより生じた歯肉片の除去を示す。歯肉弁を受容側部位上に回転移動し，歯肉辺縁下切開部の下方で縫合する（図6-40C）。

臨床術式を図6-41〜42に図示する。

両側乳頭弁側方移動術（double-papillae laterally positioned flaps）

この術式は，Wainberg によって両側側方移動術（double lateral repositioned flaps）として初めて紹介された（Goldman et al. 1964 参照）。その後，Cohen と Ross（1968）によって，両側乳頭弁フラップ手術（double-papillae flaps）として，さらに術式が洗練された。

第6章 歯肉歯槽粘膜形成術

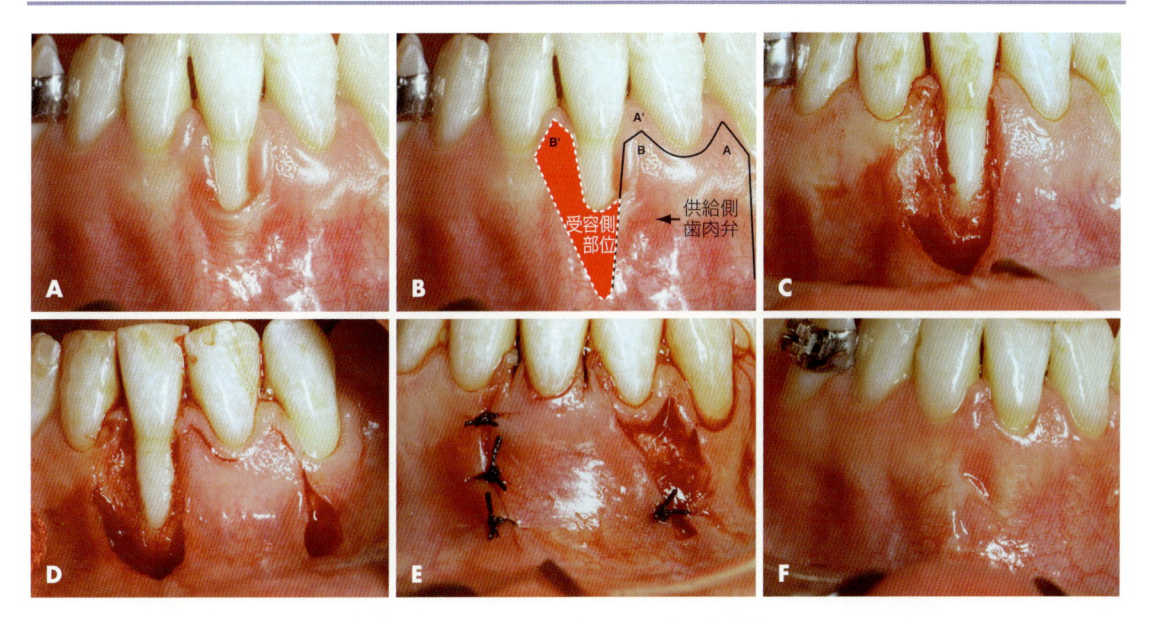

図6-41 歯肉辺縁下切開法を用いた有茎弁フラップ手術（submarginal pedicle flap） **A.** 処置前。**B.** 切開の外形：AはA'に，BはB'に移動する。注意：歯肉弁に緊張状態が存在する場合は，小さなカットバック切開が必要となるだろう。**C.** V字型切開によって生じた歯肉組織を除去し，骨膜床を準備する。**D.** 有茎弁と歯肉辺縁下切開の外形。**E.** 有茎弁は，全層弁で剥離する場合（骨が十分にある場合）は鈍的な，または部分層弁で剥離する場合（骨が薄い場合）は鋭利な切開を行い，側方で縫合する。**F.** 4年後。供給側部位の収縮もなく，良好な結果に注目。

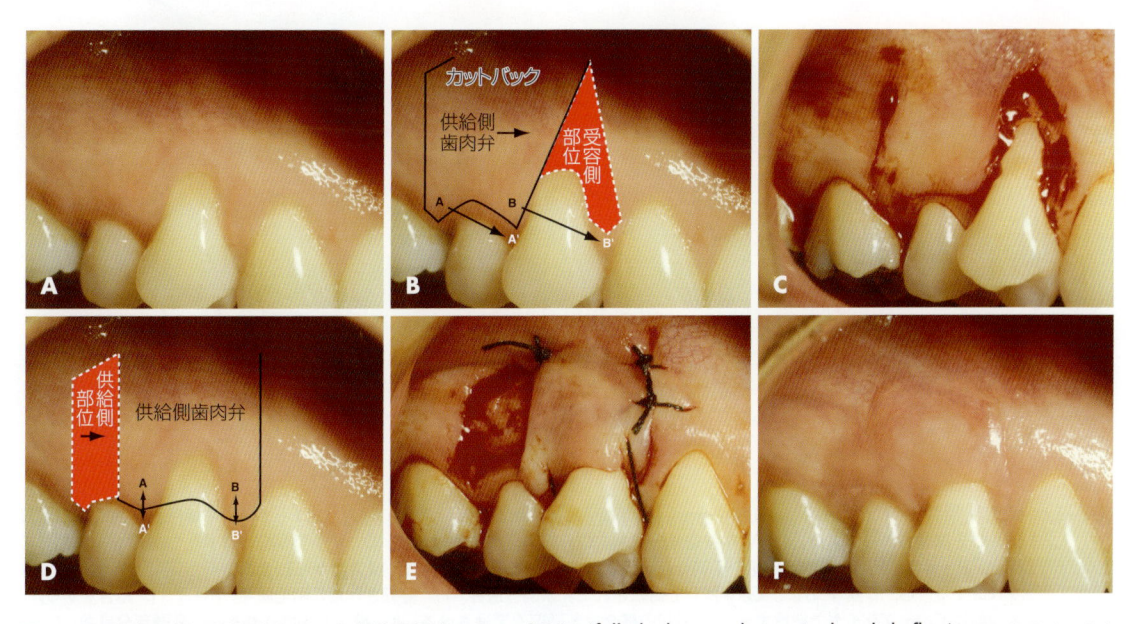

図6-42 歯肉辺縁下切開法を用いた有茎全層弁フラップ手術（full-thickness submarginal pedicle flap） **A.** 初診時。歯肉退縮が生じている。**B.** 切開外形の模式図。**C.** 最初のV字型切開を行った受容側部位の臨床像。**D.** 回転移動される歯肉弁の模式図。**E.** 縫合完了後の，回転移動した歯肉弁の臨床像。カットバック切開に注目。**F.** 治療終了後の症例。供給側部位に歯肉退縮が生じていないことに注意せよ。

この方法は，両側の歯間乳頭を結合することによって，十分な付着角化歯肉の幅の獲得および/あるいは露出歯根表面の根面被覆を可能にするために考案されたものである。

適応
1. 歯肉歯槽粘膜の問題を抱えている部位に隣接した歯間乳頭の幅が十分に広い場合。
2. 歯肉歯槽粘膜の問題を抱えている部位の隣在歯の

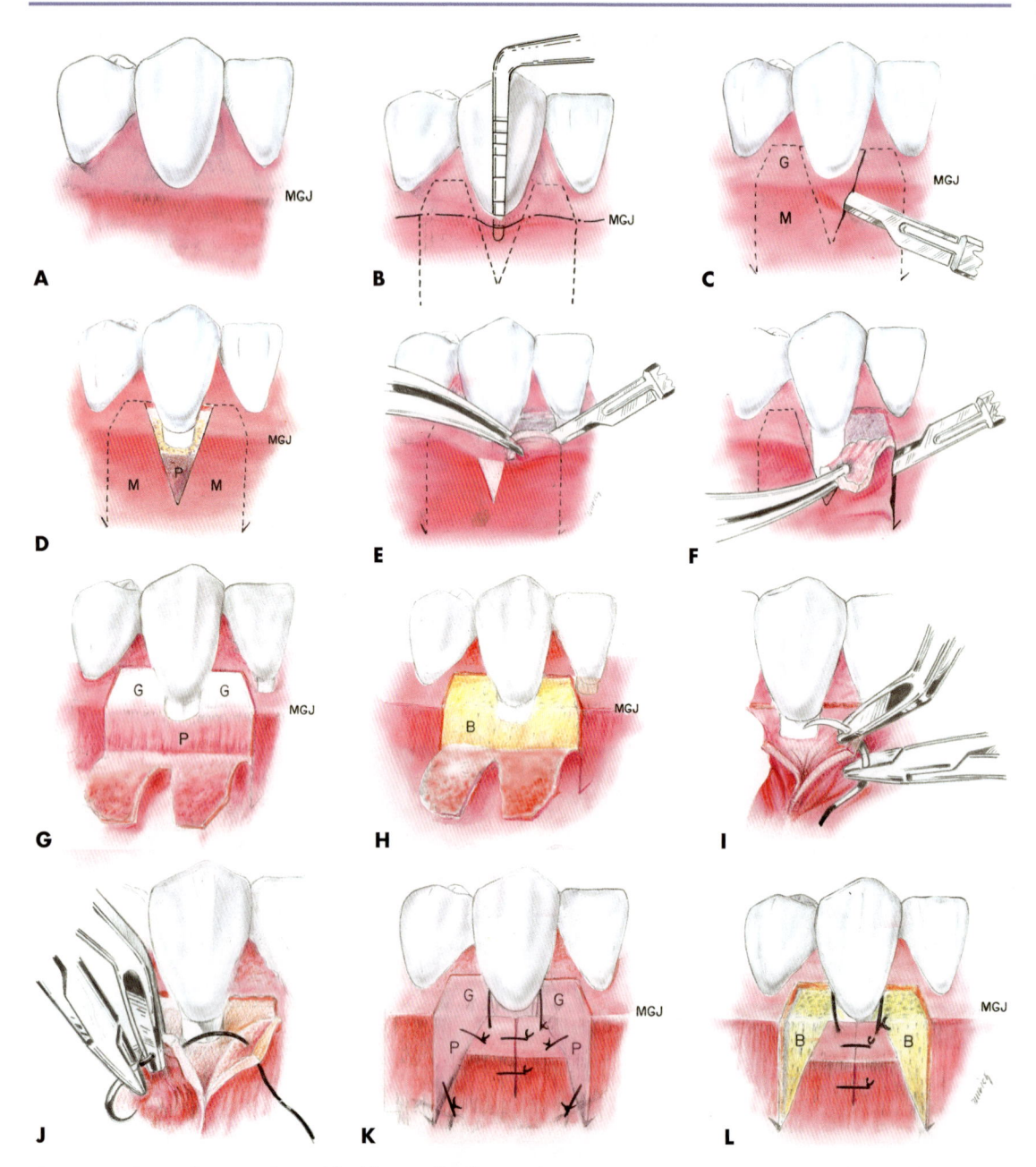

図6-43 両側乳頭弁フラップ手術（double-papillae flap） A．術前。B．切開の外形。プローブの示す場所が、歯肉歯槽粘膜における問題の部分である。C．V字型切開の開始。G＝歯肉，M＝歯槽粘膜。D．V字型切開により生じたウェッジ部分の除去。P＝骨膜。E．乳頭弁の最初の切開は咬合面側から始める。F．その後，根尖側から咬合面方向へ切開を行い，乳頭弁を作成する。G．骨膜（PおよびG）を残して翻転された乳頭部分層弁。H．翻転された乳頭全層弁。B＝骨。I．縫合をする際，乳頭弁はCornプライヤで把持する。J．最初の縫合は乳頭部を穿通させる。K．縫合し固定された両側乳頭部分層弁。L．縫合が完了した両側乳頭全層弁。

付着角化歯肉が，歯肉弁側方移動術を行うには不十分である場合。

3．歯周ポケットが存在していない場合。

利点

1. 歯槽骨の吸収の危険性が非常に低い。なぜなら歯間部の骨は歯根部の骨よりも骨吸収に対する抵抗性が高いからである。
2. 通常，歯間乳頭部からは，歯根部表面上の歯肉から得られるよりも幅の広い付着歯肉を得ることができる。
3. この術式の臨床的な予知性が非常に高い。

第6章 歯肉歯槽粘膜形成術　95

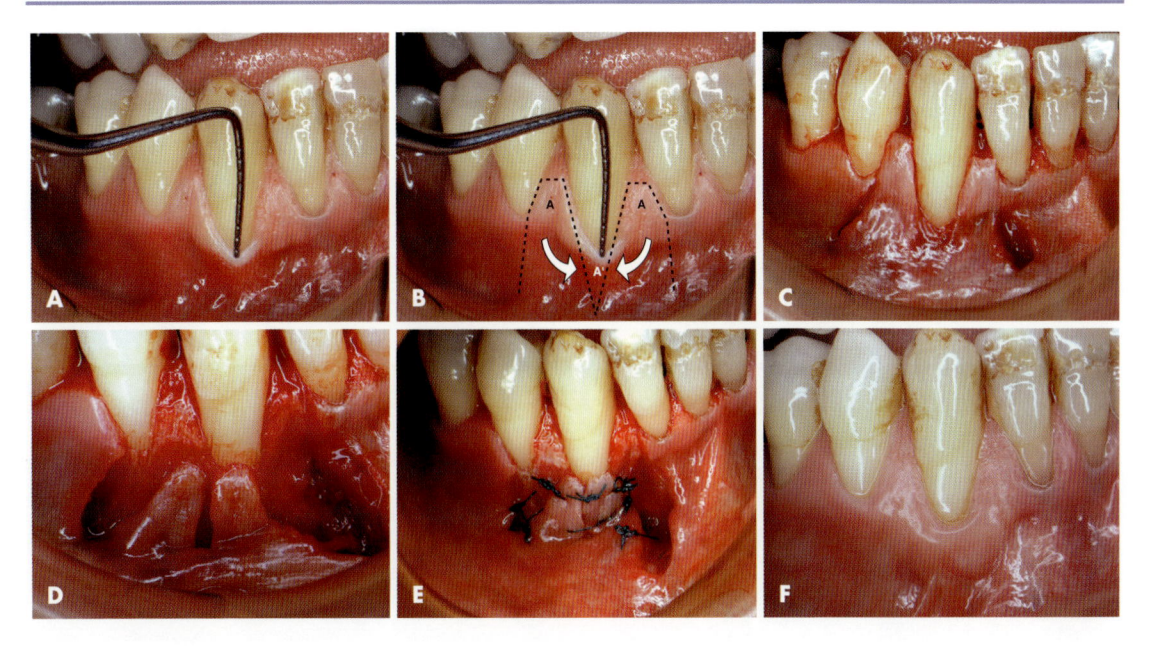

図6-44　両側乳頭弁フラップ手術　**A.** 術前。付着角化歯肉が完全に欠損していることがプローブで示されている。**B.** 模式図に，これから行う切開の外形と歯肉弁の移動を示す。**C.** 一次切開とV字型切開が終了。**D.** 付着角化歯肉幅の増加のみを目的とした乳頭弁の位置。**E.** 乳頭部の縫合。**F.** 6ヶ月後。

欠点

1．この術式の最も大きな欠点は，2つの小さな歯肉弁を合わせて，1つの歯肉弁となるように行わなければならないことである。

術式

歯肉歯槽粘膜境は，歯冠側に存在する付着歯肉と下方の口腔粘膜との間の境界線である（図6-43A）。歯周プローブを挿入した時に，プローブの先端が歯肉歯槽粘膜境より1mm深い位置まで達していることに注目する（図6-43B）。ゆえに，その1mmの辺縁組織は歯根表面に結合していないことになる。

切開外形を図6-43Bに点線で示す。側方減張切開を両隣接歯の唇側の近心あるいは遠心偶角線上に行うが，このとき隣在歯の歯根表面領域を侵蝕してはならない。なぜなら歯根部の骨が露出する可能性があるからである。V字型切開を行い，歯根表面に残されたウェッジ型の歯肉を除去する。

切開は，歯肉弁が互いに接合する際に，歯肉弁の組織に襞がよらないように，歯槽粘膜に達するまで十分根尖方向に延ばす。水平切開は，歯肉弁を配置しやすくするために，乳頭の上部を横切るように入れる。

No.15の外科用メスを用いて，V字型切開を骨膜に達するまで，しかし骨膜を含むことなく行う（図6-43C）。V字型切開により形成されたV字型の歯肉を除去し，歯根表面のスケーリングを完全に行う（図6-43D）。骨膜が残っていることに注意する。

水平切開を乳頭の上部に水平に入れた後（図6-43E），組織をラットテイルプライヤで把持し，No.15外科用メスを用いて基底組織から剥離しながら，やさしく持ち上げる。骨膜が骨から剥がれて持ち上がらないように，さらに歯肉弁に偶発的に穿孔したり，切断したりしないように細心の注意を払うこと。

歯肉歯槽粘膜境の組織は，下部組織に，より強固に結合しているので，歯槽粘膜側から分離するほうが容易である。ゆえに，歯肉弁を完全に剥離するためには，外科用メスを側方減張切開の基底部へと差し込んで，歯肉弁が骨膜から剥がれて持ち上がるまで（骨膜は歯冠側から歯肉歯槽粘膜境にいたるまで骨を被覆している（図6-43G）），根尖方向から咬合面方向へ向かって（図6-43F）動かしていく。

全層粘膜骨膜弁は，基底骨を露出させるような改良を加える際に用いられる（図6-43H）。可動性の基底組織のために骨膜の保持が困難な場合に適応となるが，最適な治療法とはいえない。

さてここで，組織をCorn組織鉗子（プライヤ）で把持し，縫合針を1つ目の歯間乳頭の外表面から通し（図6-43I），続いて，2つ目の歯間乳頭の裏面から通す（図6-43J）。両側の乳頭弁の接合には，P-3非侵襲性縫合針を用いて，4-0，5-0または6-0の絹糸あるいはクロム含有縫合糸で行う。

乳頭弁間に隙間が生じないことを確実にするために，特別の注意が払われなければならない。乳頭弁同士の

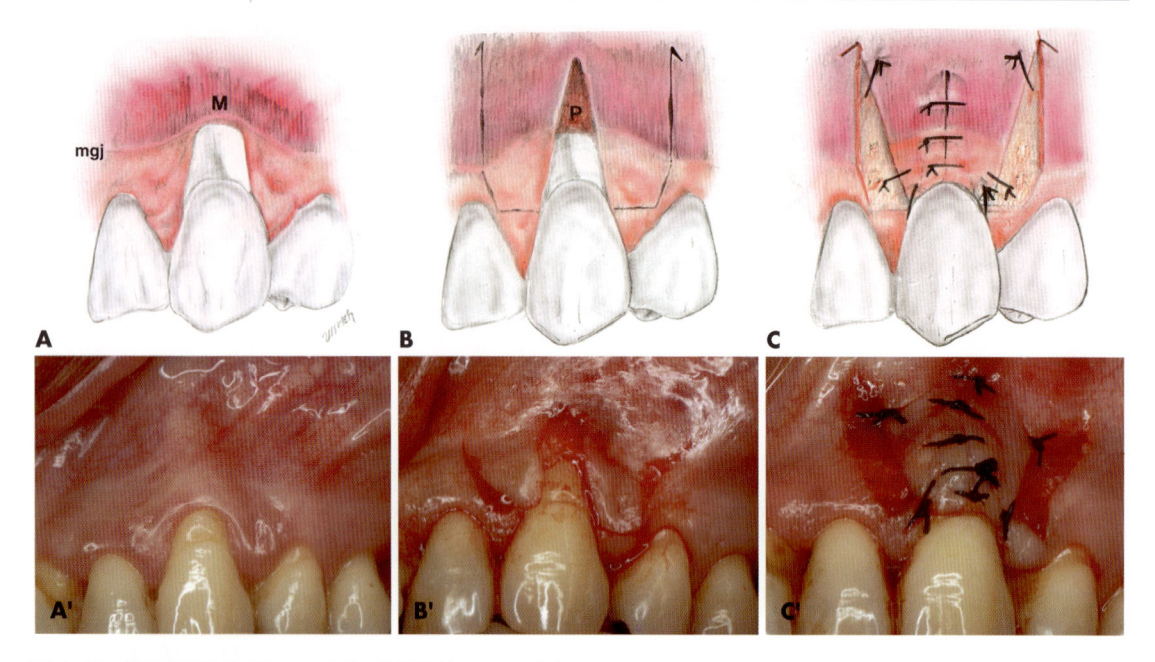

図6-45 根面被覆を目的とした改良両側乳頭弁フラップ手術　A, A'. 術前。犬歯に歯肉退縮が生じている。B, B'. 切開の完了。V字型ウェッジ組織の除去。C, C'. 両側乳頭弁の縫合。注意：エナメル質上での重ね合わせと、乳頭部が近接した緊密な閉鎖を行っていることに注目。

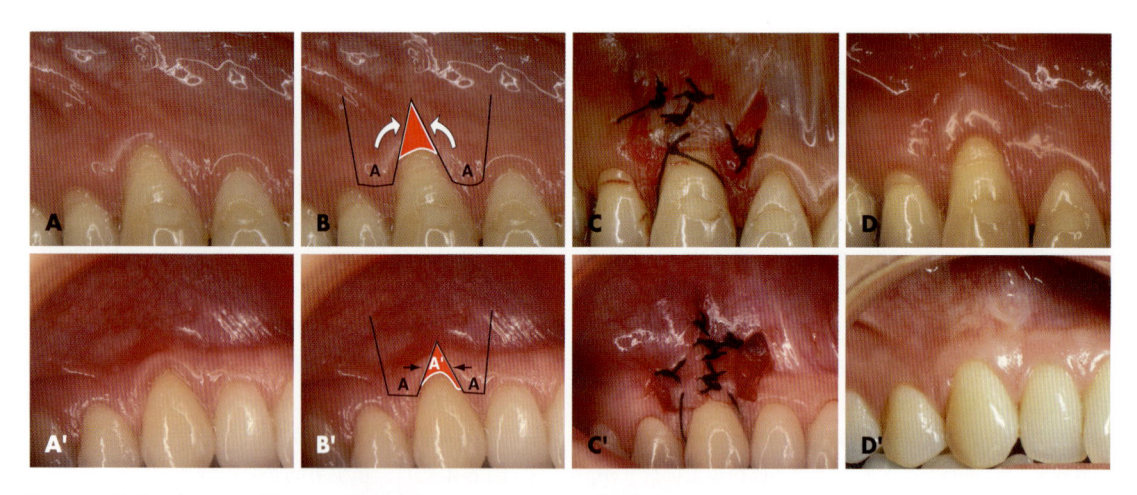

図6-46 角化歯肉の幅の増加または根面被覆を目的とした、両側乳頭弁フラップ手術　A. 角化歯肉を増加させる前の臨床像。B. 模式図に乳頭弁の根尖側移動を示す。C. 乳頭弁を根尖側に移動して、セメント・エナメル境で縫合する。D. 幅の広い角化歯肉に注目。A'. 根面被覆を行う前の臨床像。B'. 模式図に根面被覆のための乳頭弁の側方移動を示す。C'. 乳頭弁を側方に移動し、セメント・エナメル境の上方で縫合する。D'. 術後6年。100%の根面被覆が得られ、角化歯肉量も増加している。

分離を防止するために、2つの乳頭弁の結合組織表面同士が重なり合うように、片方の歯肉弁の外側上皮を削剥することがある。

乳頭弁を完全に固定するために、懸垂縫合と骨膜縫合の両方が行われる（**図6-43K**）。もしも、全層粘膜骨膜弁が用いられる場合は（**図6-43L**）、骨膜の裏打ちがないために懸垂縫合のみとなり、その結果歯肉弁が移動し、失敗となる可能性がある。

ここで、乳頭弁とその下部に存在する骨膜との初期付着を促すために、また血餅形成を防止するために、5分間、指で圧迫する。

臨床術式を**図6-44**に示す。

根面被覆のための変法

しばしば、孤立した一歯だけに根面露出が生じてい

第 6 章　歯肉歯槽粘膜形成術　97

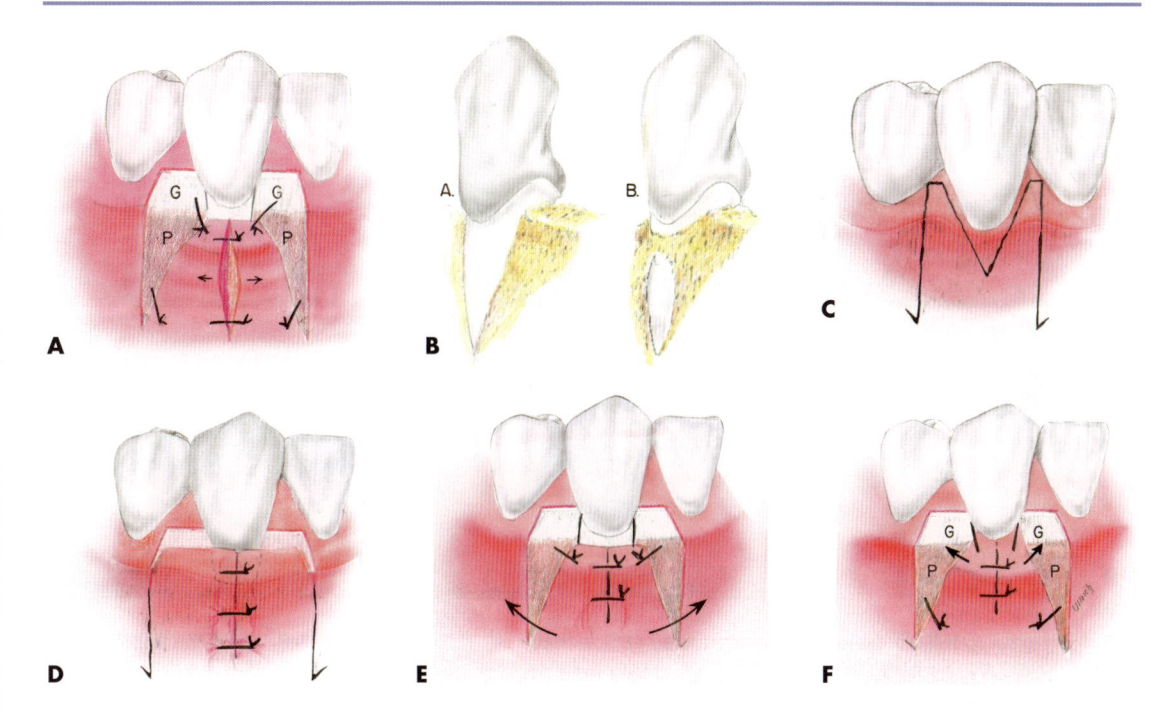

図 6-47　両側乳頭弁フラップ手術－失敗の理由　A．不十分な縫合による，乳頭弁の分離．G＝歯肉，P＝骨膜．B．全層弁の使用による裂開（A）や開窓（B）の形成．C．乳頭弁の幅が狭いとき．D．根面被覆を行うには不十分な量の角化組織．E，F．不十分な固定による歯肉弁の移動．

ることがある．この場合，歯肉歯槽粘膜にも問題が生じていることもあればない場合もある．このような症例では，特に審美性あるいは補綴処置を考慮して根面被覆が望まれることがある．

　最も配慮すべき点は，乳頭部に十分な組織が存在しているかどうかである．術式が失敗した場合でも，歯には付着組織の機能的な幅が依然残存していなければならない．ゆえに，(1)露出歯根表面を被覆するため，そして(2)歯根上の骨膜部位を被覆するため，の付着歯肉が十分に存在している必要がある．

　図および臨床症例において，犬歯の唇側面上に歯肉退縮が生じていることに着目する（図 6-45 A，A'）．さらに，図中では，歯肉歯槽粘膜に問題が発生していることに注意する（図 6-45 参照）．切開（例：側方減張切開あるいは V 字型切開）を前述した方法と同様に行う（図 6-45B，B'）．乳頭弁を剥離したら，残存している歯石や壊死セメント質を完全に除去するために，根面のルートプレーニングを完全に行う．そして乳頭弁を接合し，縫合する（図 6-45C，C'）．実際に，乳頭弁がエナメル質の 1 mm 上方まで被覆するように配置されていることに注意せよ．これにより治癒過程で生じる歯肉弁の収縮を補正することができる．さらに重要なことは，付着組織の幅が歯根表面と骨膜の両方を十分に被覆できるほど広いことである．

　臨床症例を図 6-46 に示す．

よくみられる失敗の原因

1．望ましい位置における適切な治癒を確実にするために，十分な縫合が必要である．両側乳頭弁の閉鎖が十分でないと，歯肉弁同士の分離が生じて，歯肉弁の一部の癒着不全がおきる．これは最も頻繁におこる失敗である（図 6-47A）．

2．推奨されている部分層弁ではなく，全層弁を用いることは外科的な失敗を引き起こしうる．全層弁を翻転した後に，支持歯槽骨の裂開や開窓が発見されることがある．失敗すると，見苦しい根面露出が生じる（図 6-47B）．

3．両側乳頭弁フラップ手術を成功させるためには，乳頭部分に，供給するに十分な量の付着歯肉が存在していることが必須である．供給部位の適切な評価は手術に先立って行わなければならない．その結果，他の方法を行う必要があるかもしれないからである（図 6-47C）．

4．歯肉弁を骨膜床上に適切に配置することが，手術を確実に成功させるために必須である．付着歯肉が歯根表面上にのみ置かれ，骨膜の部分を被覆していないことに注目すること．付着歯肉が歯根表面上に定着しないと，すべての手術は失敗するだろう（図 6-47D）．

5．歯肉弁を下部の骨膜に確実に固定することが，歯肉弁の一部の移動や血餅の形成を防ぐために必要

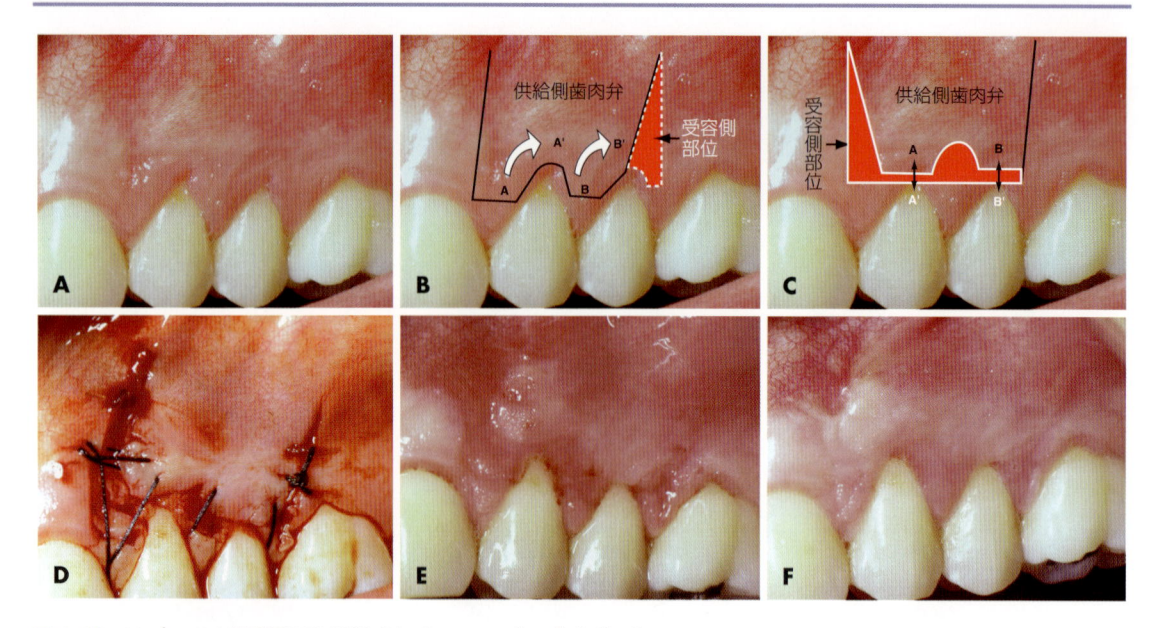

図 6-48 Hattler の有茎弁回転移動術（Hattler rotated pedicle flap） **A.** 初診時。♯12, 13 の歯に歯肉退縮と角化歯肉の欠損が生じている。**B.** 模式図に切開の外形および歯肉弁の移動を示す。**C.** 模式図に最終的な歯肉弁の位置を示す。**D.** 最終的な歯肉弁の位置の臨床像を示す。**E.** 術後 2 週間。**F.** 6 ヶ月後。広い角化歯肉と，粘膜皮膚境（muco-cutaneous junction）の根尖側への移動に注目。A と比較せよ。

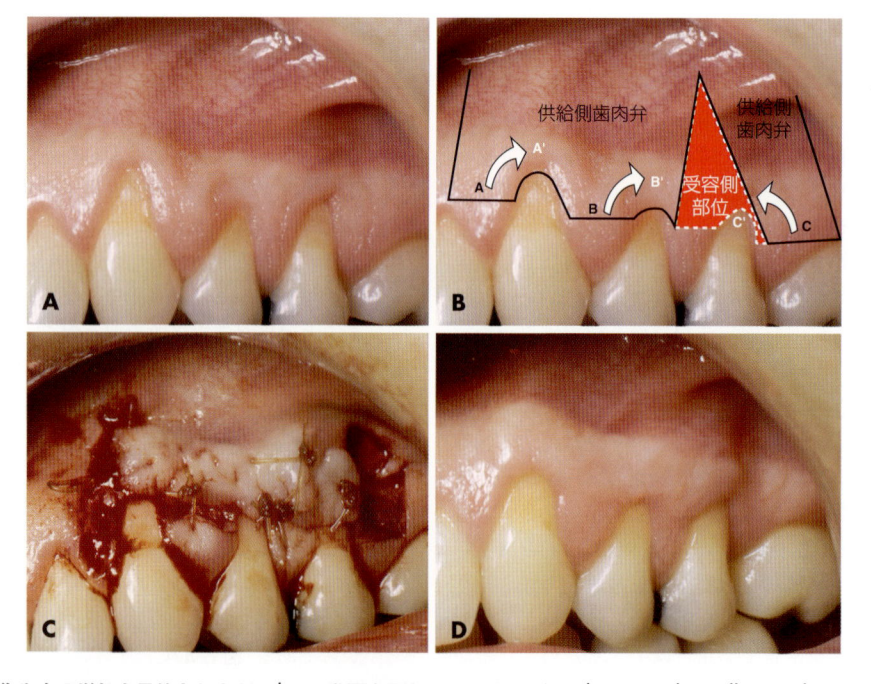

図 6-49 角化歯肉の増加を目的とした Hattler の乳頭弁回転テクニック（Hattler rotated papillary technique） **A.** 最初の状態。**B.** 模式図に切開外形を示す。**C.** 乳頭弁を回転移動し，クロム系縫合糸で固定する。**D.** 最終結果。角化歯肉の幅の増加に注目。この方法は上皮下結合組織移植術と併用することができる。また，根面被覆を目的とした場合は，本術式を歯肉弁歯冠側移動術として用いることができる。

第 6 章　歯肉歯槽粘膜形成術

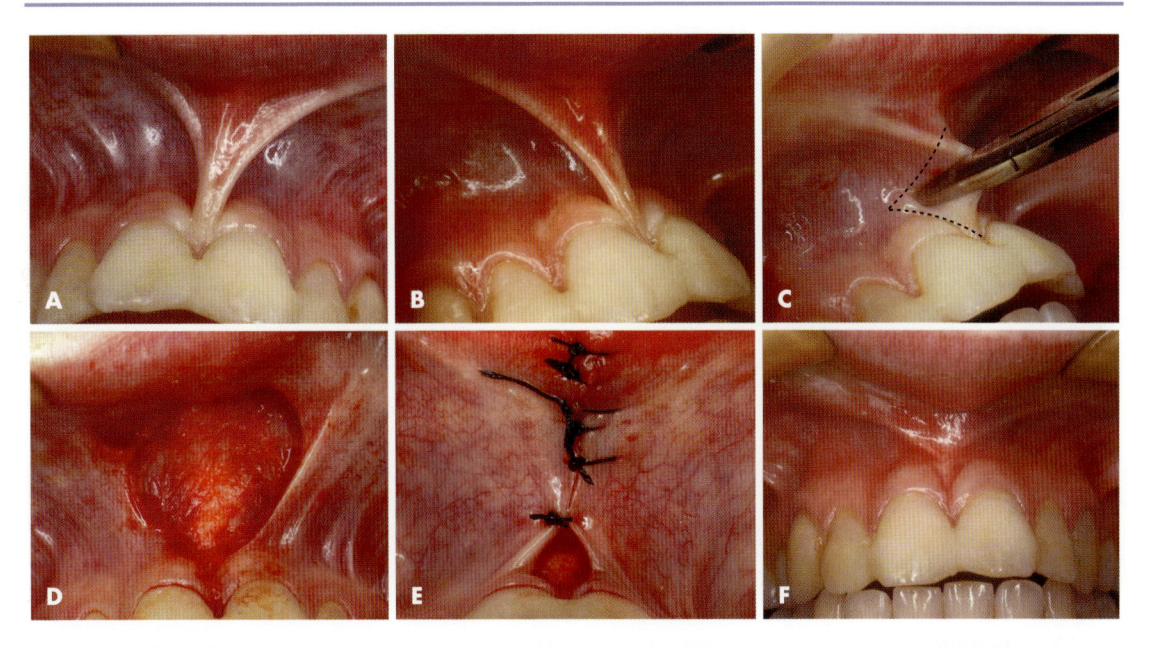

図 6-50　**小帯切除術**　A. 術前。B. 術前の側面像。中切歯部での小帯高位付着に注目する。C. 止血鉗子による小帯の把持。小帯切除のための切開外形に注目。D. 切開終了と小帯の除去。E. 組織の縫合。F. 処置終了 6 ヶ月後の症例。

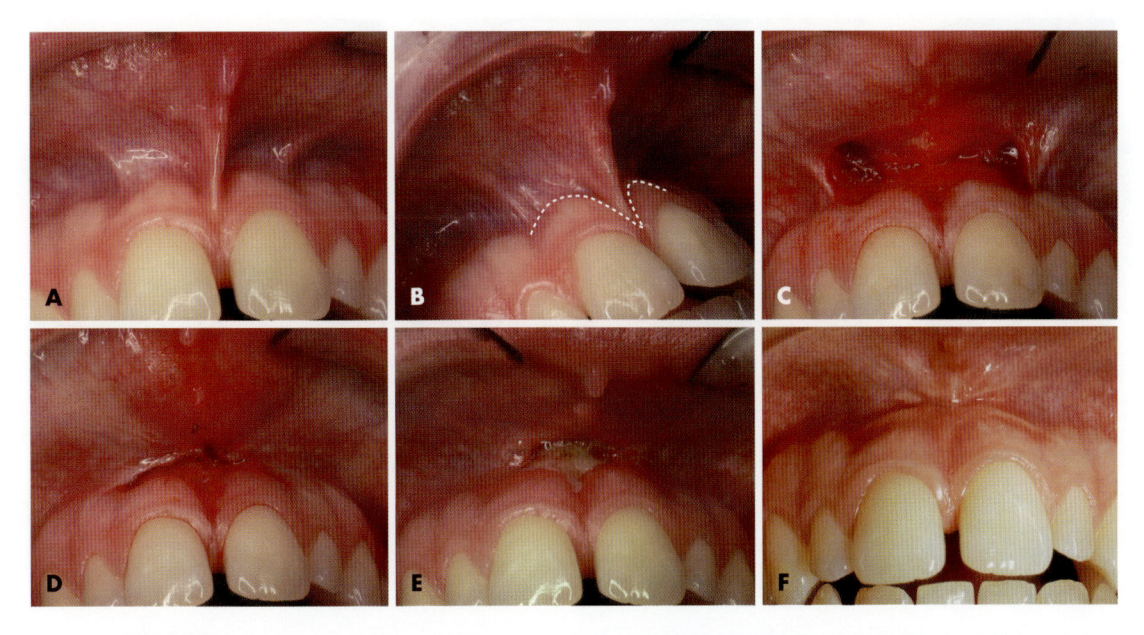

図 6-51　**小帯切断術**　A. 術前。B. 筋線維を分離するための切開外形の側面観。C. 組織の分離。組織をすべて切開しなくても，組織は広範囲に分離されることに注目。D. 損傷を少なくするために，また筋線維の再付着を防止するために，ほぼ一次閉鎖となるような組織の縫合を行う。E. 1 週間後。F. 5 ヶ月後。結果は良好である。

である。図 6-47E に示す症例では，固定を確実にするために，縫合は歯肉弁の基底部の 2 ヶ所にも行うべきである。

6. 図 6-47F のような症例の場合，2 ヶ所の追加縫合が，基底部に位置している。歯肉弁の歯冠側にも追加縫合を行う。推奨される方法を行うこと。

乳頭弁水平側方滑走移動術（horizontal lateral sliding papillary flaps）

　Hattler（1967）は角化付着歯肉の幅を増加させるための乳頭弁フラップ手術の概略を発表した。これは，隣接する歯間乳頭を歯の唇側面に移動させる方法である。両側の乳頭弁を互いに接合する両側乳頭弁フラップ手

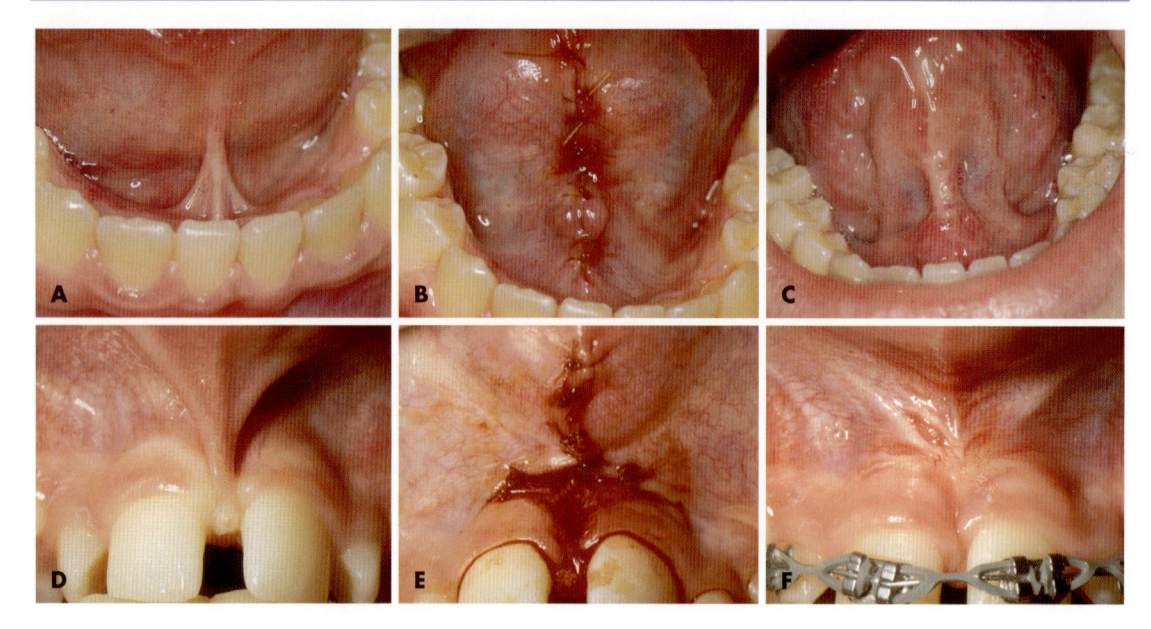

図 6-52 小帯切断術 A．処置を行う前の舌小帯の臨床像。B．小帯を切断し，4-0 のクロム含有縫合糸を用いて縫合する。C．最終治癒。D．大きな唇側の小帯。E．小帯を切断し，6-0 のクロム含有縫合糸を用いて縫合する。F．最終治癒。

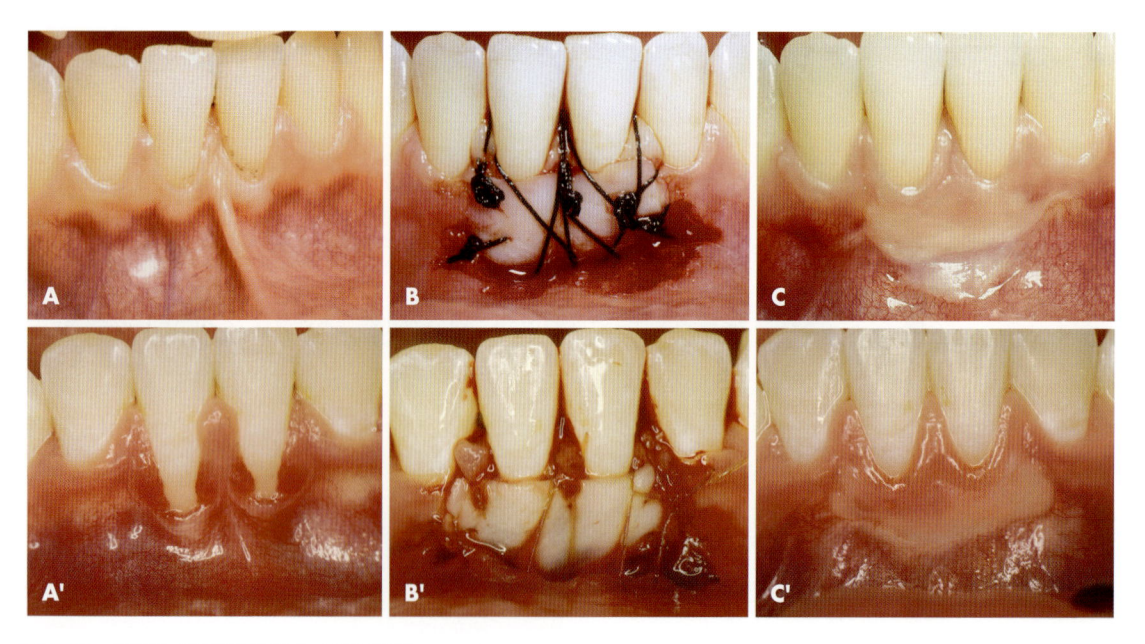

図 6-53 遊離歯肉移植術を伴う小帯切断術 A，A'．小帯（A）および歯肉退縮（A'）を示す術前の臨床像。B，B'．遊離歯肉移植をCEJ（セメント・エナメル境）上に行い，縫合する。C，C'．最終的な小帯の移動と幅の広い付着角化歯肉。

術とは異なり，片側の乳頭部のみが用いられる。この方法はしばしば，根面被覆のために，上皮下結合組織移植術と併用して用いられる（第21章「審美的歯肉の再建」参照）。

主な制約因子は，幅の広い歯間乳頭が必要となることである。

術式を図 6-48 と 6-49 に示す。

小帯切除術と小帯切断術

小帯は，「口唇や頬を歯槽突起に付着させて，それらの動きを制限する小線維束あるいは粘膜の皺」と定

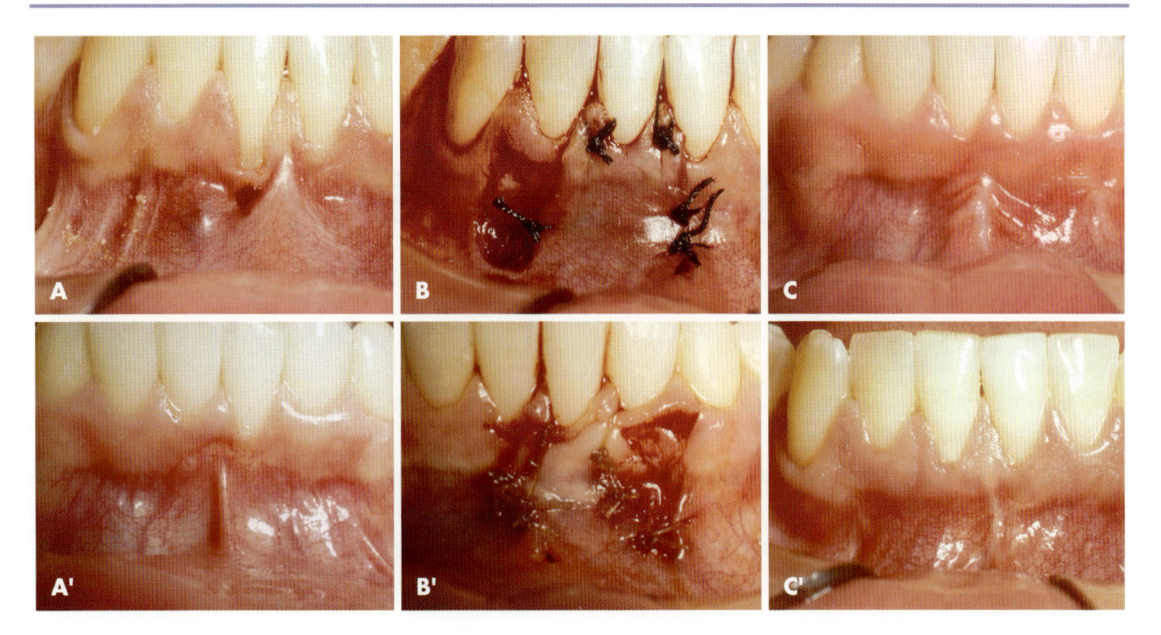

図 6-54 有茎弁フラップ手術を併用した小帯切断術　A，A'．小帯の牽引による歯肉退縮．B，B'．歯肉辺縁下切開法を用いた有茎部分層弁フラップ手術．C，C'．最終的に小帯が再配置され，根面被覆と角化歯肉の増加が得られた．

義されている．小帯が異常な場合，健康な歯肉辺縁組織を牽引することで，歯周疾患を引き起こす原因になりうるので，除去しなければならない．小帯異常が放置されると，以下に示すような結果となる(Corn 1964a)．

1．歯肉退縮．
2．正中離開の形成．
3．小帯の牽引による歯肉溝の反転や開口によって食物残渣が蓄積する．

小帯があまりに厚く幅が広いために，歯ブラシによる歯の清掃を阻害して炎症が促進し歯周組織が破壊したり，あるいは歯列矯正中の歯の移動を阻害したりする場合は切除しなければならない．

小帯切断術(frenulotomy(frenotomy))は，小帯の基底部組織さらに歯槽突起に達するまで入り込んでいるその先端部分を，単純に切開して解放するものである．小帯切除術(frenulectomy(frenetomy))は，歯槽突起への付着部分も含めて小帯を完全に除去する方法である．小帯切除術や小帯切断術は，局所の手術として単独で行うことができる．あるいは，付着歯肉の幅の増加を目的とした他の手術と併用して行うことも可能である．

小帯切除術の術式

小帯切除術の術式の概要を図 6-50 に示した．

小帯切断術の術式

小帯切断術が必要となることはまれである．重症例であったとしても，小帯切断術を徹底的にかつ完全に行えば，良好な結果が得られるだろう．小帯切断術は，より損傷が少ない術式である．

患者は十分な麻酔下に置かれ，術者は以下に記す方法で小帯を切断する．No. 15 の外科用メスを用いて先端から切開をいれる．術者はその両脇をそれぞれ切開する．基底部の切開は，歯肉弁に適切なテーパー(訳注：先細りの形)を与えるために十分に広げる．

すべての組織片を除去する．歯槽突起上の骨膜に外科用メスで切り込みを入れるが，除去することはしない．これは，残ったすべての筋線維を分断させて，瘢痕形成を促進させる．

付着歯肉直下に残っている歯槽粘膜は除去する．口唇の内面は，クロム含有縫合糸を用いて断続縫合を行う．それから基底部へ向けて縫合していく．**縫合を十分に行うことは，小帯の再形成を防ぐ．**

小帯切断術の術式の概略を図 6-51〜54 に示す．

［鴨井 久一・外崎 美香 訳］

第7章

口蓋側フラップ手術

　口蓋歯肉は，主として他の部分とは異なる緻密なコラーゲン結合組織によって構成されている。このことが，口蓋組織を根尖側や側方または歯冠側に移動させることを妨げている。したがって，手術の際は，組織をできるだけ薄くすると同時に根尖側に移動させることができるような術式が要求される。

歴史的概観

　歴史的には，口蓋側フラップ手術は，下層部の歯槽骨に接近して治療するため，粘膜骨膜弁を翻転する術式と，壊死した組織や肉芽組織を除去する術式が含まれていた。正確な意味での口蓋歯周外科の術式の論文が発表され，発展したのは，Ochsenbein と Bohannan (1963, 1964) 以後のことで，彼らは歯周歯槽骨外科手術の口蓋側からのアプローチについて述べている。

　図7-1は，口蓋側フラップ手術のデザインの3つの型で，その概要を示している。(A) 口蓋側粘膜骨膜弁フラップ手術 (図7-1A，改良型粘膜弁フラップ手術)，(B) 改良型口蓋側粘膜弁フラップ手術 (図7-1B 参照)。(C) 口蓋側粘膜弁フラップ手術 (図7-1C 参照)。この3つの型に共通していることは，施術は薄く，均等に流れるような歯肉構造をつくり，その基底部の歯槽骨に，緊密に接することを目的とした結果を得ることである (図7-1D 参照)。

　Ochsenbein と Bohannan は，歯周歯槽骨外科手術を行う際，口蓋側と頬側からのアプローチを比較し，以下に述べるような利点と欠点，口蓋側からの適応についても述べている。

口蓋側アプローチの利点

1. 審美性
2. 歯周歯槽骨外科手術へのよりよいアクセス
3. 口蓋鼓形空隙をより広く開ける
4. 自浄作用が行われる
5. より厚い骨組織は，骨吸収がより少ない

頬側アプローチの欠点

1. 審美性
2. 隣在骨の閉鎖
3. 頬側分岐部にみられる病変
4. 裂開や開窓が存在する場合，上顎臼歯の基底骨に薄い骨板がある

適　応

1. 歯周歯槽骨外科手術が必要な部位
2. 歯周ポケットの除去
3. 増加した球状組織の減少

禁　忌

　口蓋側からの手術は，口蓋が広く浅いため，口蓋動脈を傷つけずに口蓋歯肉弁を翻転することができなければ，行ってはならない。

プロービングによる診断

　手術を開始する前には，適切な麻酔処置のあとに，歯周組織のプロービングか，その下に位置する歯槽骨の形態を探る歯周組織のプロービングまたはサウンディング (骨プロービング) を行う (Easley 1967)。口蓋においては，その下層からの過剰な骨隆起や，外骨症による組織の増大や凸凹がしばしばみられるが，そのような口蓋の場合は特に骨プロービングが重要である。この外骨症は第二，第三大臼歯部に頻発する (図7-2)。

　サウンディングを行えば，緻密な線維性組織と不揃いな辺縁骨に起因する増殖生組織との差異を識別することができる (図7-3)。骨の触診を行わないと手術中に口蓋組織を正しい位置に配置することができない。歯肉弁が長すぎたり短すぎたりした場合には，基底部の歯槽骨の形態に適切にアクセスすることができないという失敗が起こりがちである。組織の厚さは，切開部位を決めるための要因の1つである——組織が厚くなればなるほど，スキャロップ状切開の仕方も大きくなる。また，もし過剰な骨隆起や外骨症を軽減もしくは除去するために広範囲な骨整形が必要であれば，当

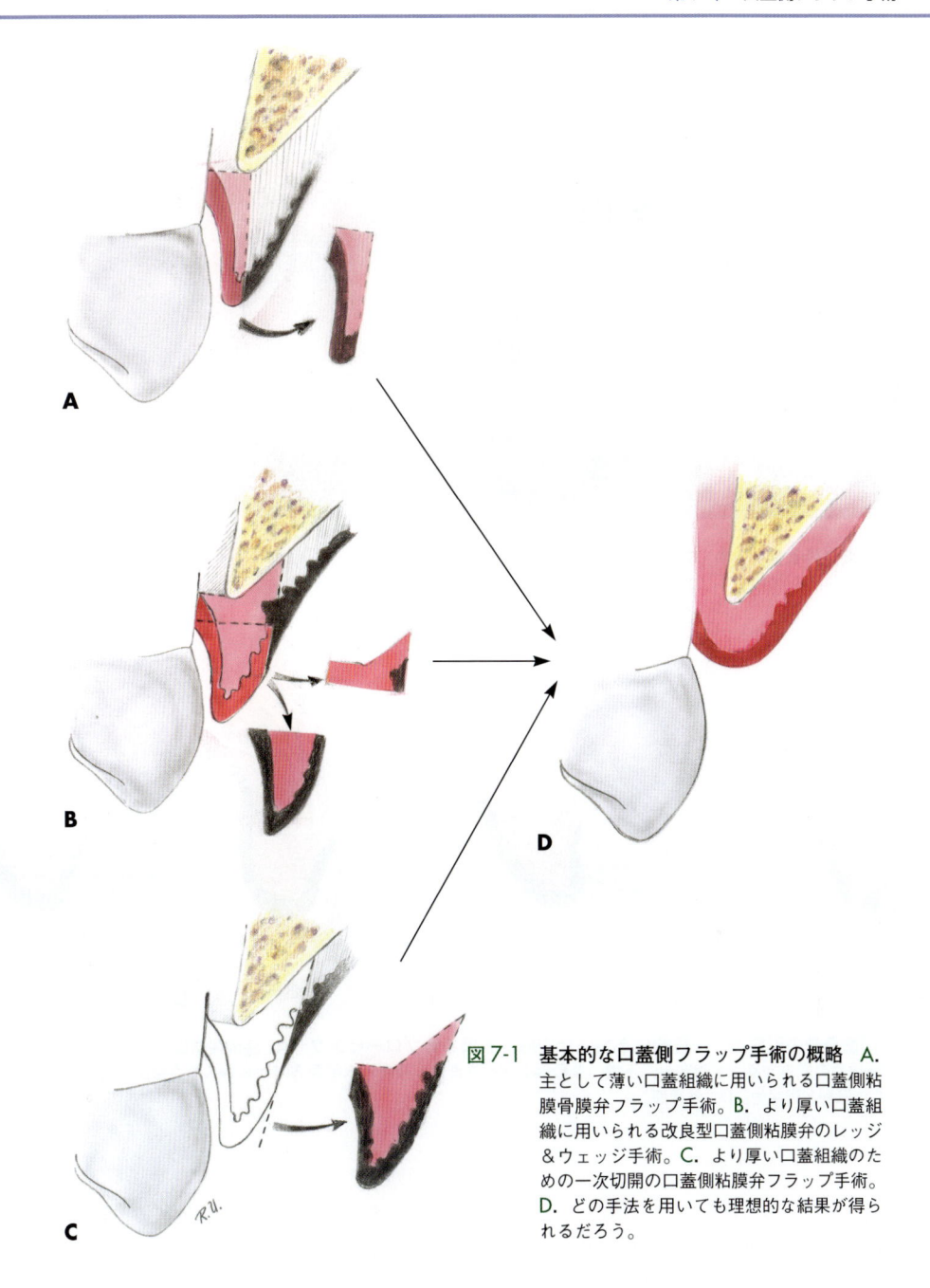

第 7 章 口蓋側フラップ手術　**103**

図 7-1　基本的な口蓋側フラップ手術の概略　A. 主として薄い口蓋組織に用いられる口蓋側粘膜骨膜弁フラップ手術。**B.** より厚い口蓋組織に用いられる改良型口蓋側粘膜弁のレッジ＆ウェッジ手術。**C.** より厚い口蓋組織のための一次切開の口蓋側粘膜弁フラップ手術。**D.** どの手法を用いても理想的な結果が得られるだろう。

然大きく切開しなければならない。
　口蓋組織と歯槽骨間に存在する多様な相関関係と，それに伴って予想される切開法は図 7-4 に掲載した。もし口蓋組織がどの症例でも同じように見え，結果も多分同じように予想されるとしても，切開方法は下方に位置する骨形態によって変わってくるので注意をする。

口蓋側粘膜弁フラップ手術

　この術式は Staffileno (1969a) によって発展した。彼は，広範囲な歯肉の切除から生じる問題点のいくつかを克服し，その当時まで注意深く行われていた口蓋側歯槽骨欠損に対する処置を容易にした。

利　点
1. 創傷が最小
2. 迅速な治癒

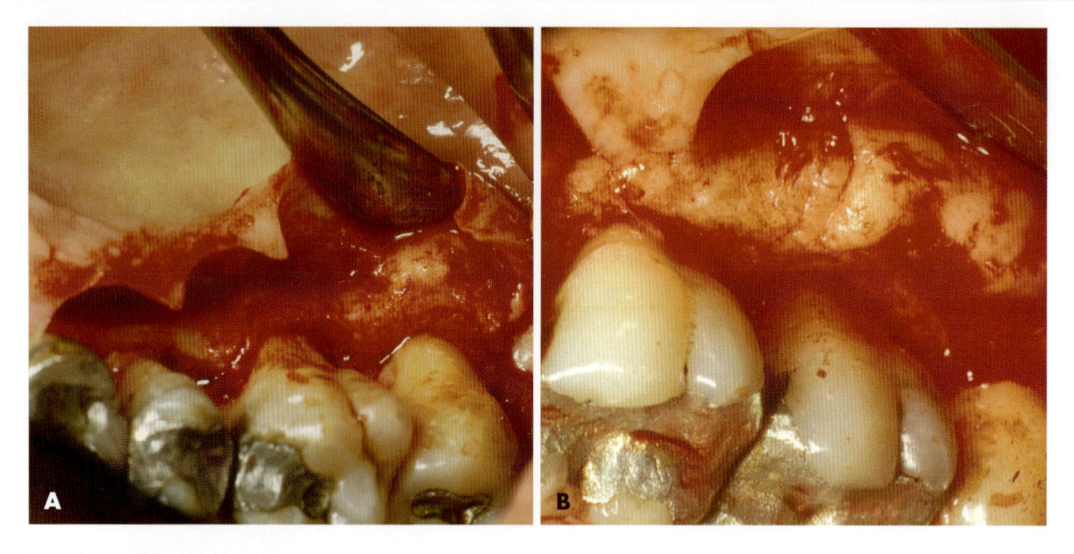

図7-2 口蓋側外骨症　通常，第二，第三大臼歯部にみられる。

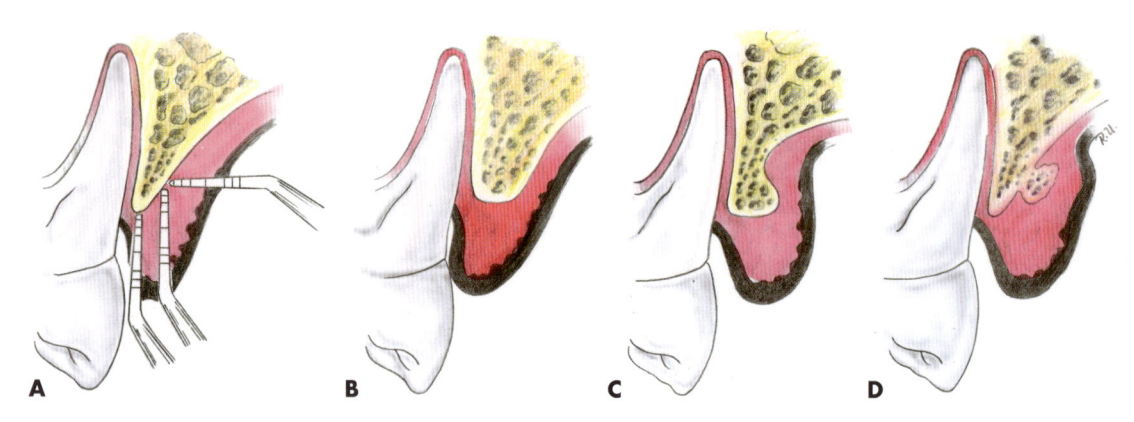

図7-3 基底部歯槽骨の形態と，一般的に不揃いな辺縁骨を探る骨プロービング　A. 歯間隣接歯の歯槽骨欠損を確かめる一方で，歯槽骨の厚みや高さを測定し，不揃いな形態を調べるため，垂直と水平両方向から挿入した歯周プローブ。B. 厚い辺縁骨。C. 過剰な辺縁骨。D. 外骨症。

3．口蓋組織の取り扱いの容易性
4．望ましい歯肉形態の確立

　口蓋側粘膜弁フラップ手術は，高度の熟練した技術を必要とする。また，訓練を積み重ねたうえで取りかからないと，口蓋動脈を損傷するおそれがある。

術前の段階

　患者に適切な麻酔をしたら，術者は下方に位置する歯槽骨形態を知るために触診をする。これは非常に大切なことで，最初に切開をしてしまったら，歯肉弁の位置を定めることができない。短い歯肉弁の場合は，骨が露出するし，長い歯肉弁の場合はトリミングする必要があるが，これは難しい技術で，あとに厚い辺縁組織を残すことになる。

　先に述べたように「組織が厚くなればなるほどスキャロップ状に行う切開も大きくなる」。だから，手術に着手する際，組織の厚みを正確に決めておくべきである。その下方の不揃いな辺縁骨があるかもしれないし，それに対して骨切除が必要となることも予想しておくべきである。

　さて，すべての要因を数えあげたら，正確な切開の位置を決める（図7-5A）。骨プロービングは，歯肉弁を所定の位置に適合することができるように，スキャロップ状切開の量を決めるのに役立つばかりか，咬合面から根尖側方向の切開面のテーパーをつけた長さや程度を決めるのにも役立つ（図7-5A'）。これは実際にやってみると，思っていたよりずっと難しいことである。

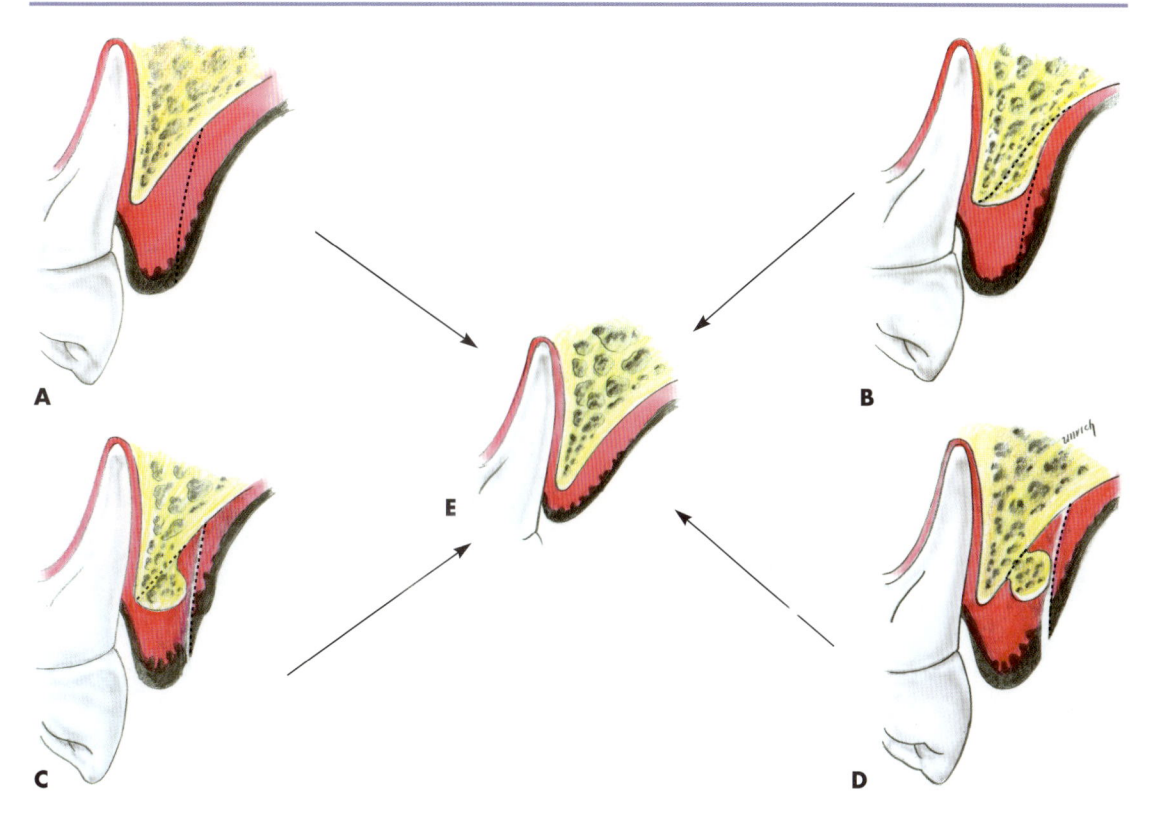

図7-4 軟組織と歯槽骨とのさまざまな関係 口蓋組織がどの症例でも同じようにみえたとしても，切開方法は下方に位置する歯槽骨の形態と，この歯槽骨に要求される骨形態修正術の性質や範囲によって変わってくることに注意する．点線は，歯肉弁フラップ手術の予定切開線と，理想的な形に仕上げるために，各症例のいずれにも必要な歯槽骨整形手術の位置を示す．**A**．組織の増生のみが認められる場合．**B**．厚く広い口蓋歯槽骨．**C**．過剰な辺縁骨．**D**．外骨症．**E**．どの症例でも，最終的にはこのような理想的形態に到達すべきである．

術中の段階

一次切開には No. 15（通常）または No. 12（刃先を入れる方向が限定されているとき）のメスを使用する．切開を始めるのは，通常は結節部位にある最後方臼歯の辺縁で，遠心側ウェッジ手術の延長として行われる．切開は，薄い口蓋粘膜弁をつくり出すために，スキャロップ状の逆斜め口蓋粘膜弁切開法を用いて，前方へと続けられる（図 7-5B，B'）．

メスの刃は，常に歯槽骨に対して垂直の方向に向けておくこと．そうすれば口蓋動脈を必要もないのに巻添えにしたり切断したりという事態が防止できる．

組織が厚かったり，凹凸を生じていたり，増大している場合，この最初の切開で滑らかに歯槽骨まで切り下げるのは，不可能ではないとしてもなかなか難しい．したがってこの切開は，組織やその下方の歯槽骨両方の形態に従って行わなければならない．

さて，一次切開が終了したら，この組織をラットテイルプライヤで牽引して切開を終了する．（図 7-5C，C'）．この切開が終了した時点で，メスの刃を歯槽骨のほうに向け，歯肉弁の基底部のところで切り込むことによって，この部分の骨膜を分離し，歯槽骨から二次切開の歯肉弁を簡単に除去できる．この切り込みをしないと，二次切開の内部の歯肉弁除去はもっと困難で，そのうえ普通は裂けて，多くのタグのある不揃いの骨膜組織を生ずる．

二次歯肉溝切開は，No. 15 か No. 12 のメスの刃先を下方の歯槽骨頂に向けて使用して，頰側，隣接歯間側の両方で完了する（図 7-5D，D'）．この切開により内部または，二次切開の歯肉弁の歯冠側面の状態が遊離するので，除去することができる．

今度は，Ochsenbein チゼル（No. 1 と No. 2）を歯肉弁の咬合側と根尖側，両面の範囲から使用し，二次切開の内部粘膜弁を完全に遊離して除去する（図 7-5E，E'）．No. 1 のチゼルは，咬合側の方向から歯槽骨に向け，二次切開の内部歯肉弁の骨膜を，歯槽骨から持ち上げ，剝離するのに使用する．No. 2 のチゼルは，組織を薄くする一次切開の基底部の切り込んだ切り口に当て，咬合側に向けて二次切開の内部粘膜弁を切除するのに使用する．もし骨膜がその時点までに切り込まれていない場合は，この切除が最も難しくなるし，あ

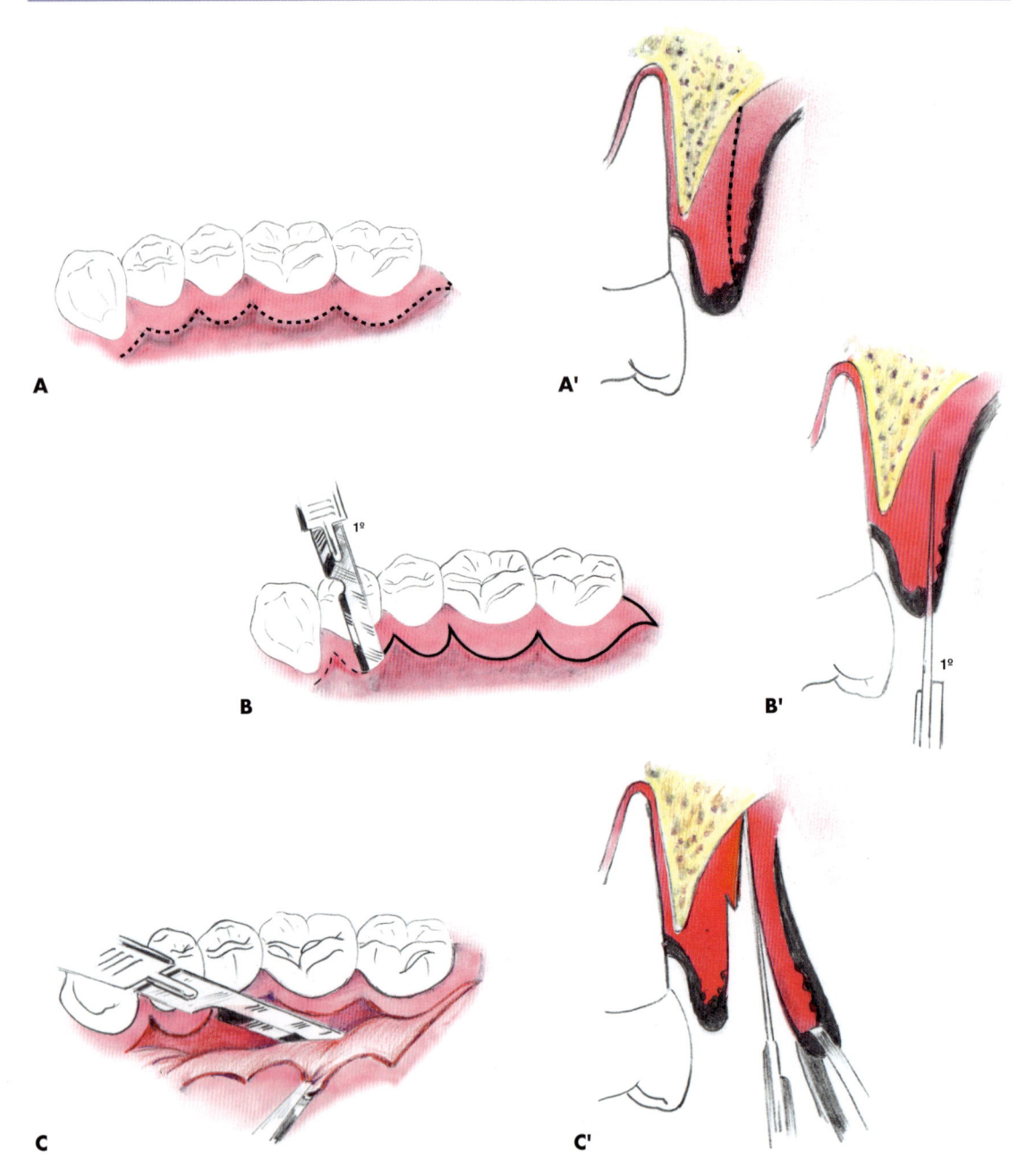

図 7-5　一次切開の口蓋側粘膜弁フラップ手術　A．口蓋側からの最初の一次スキャロップ状切開の概略。A'．一次切開を薄く行う切開断面図。B．一次スキャロップ状切開が開始されたところ。B'．B の断面図。厚い口蓋組織の場合は、いつも歯槽骨までまっすぐに切り下げられるとはかぎらない。C，C'．切開が歯槽骨まで達したら、骨膜を基底部で切断するために、口蓋歯肉弁を翻転させなければならないので、ティッシュプライヤを使用してもよい。注意：この一次切開は、歯肉弁を薄くしかも短くする目的で施術される。

とで裂けて，不揃いの骨膜組織を残すことになる。二次切開の内部歯肉弁を切除するためには，Friedman 破骨鉗子を使うのもよいだろう。

　二次切開の内部歯肉弁が除去され，この際必要なスケーリングを手落ちなく行って，歯周歯槽骨外科手術が終了したら，最初に切除して，ラットテイルプライヤで牽引しておいた口蓋歯肉弁を，再び歯槽骨のほうへ引き戻して縫合する。もし術前のデザインが適正であれば，この口蓋歯肉弁は歯槽骨頂にくるはずだし，スキャロップ状に切開された歯間乳頭歯肉は，隣接歯間部に戻っているので，一次閉鎖を行う（図7-5F，F'）。それから縫合するが，歯間縫間，懸垂縫合のいずれで

第 7 章 口蓋側フラップ手術

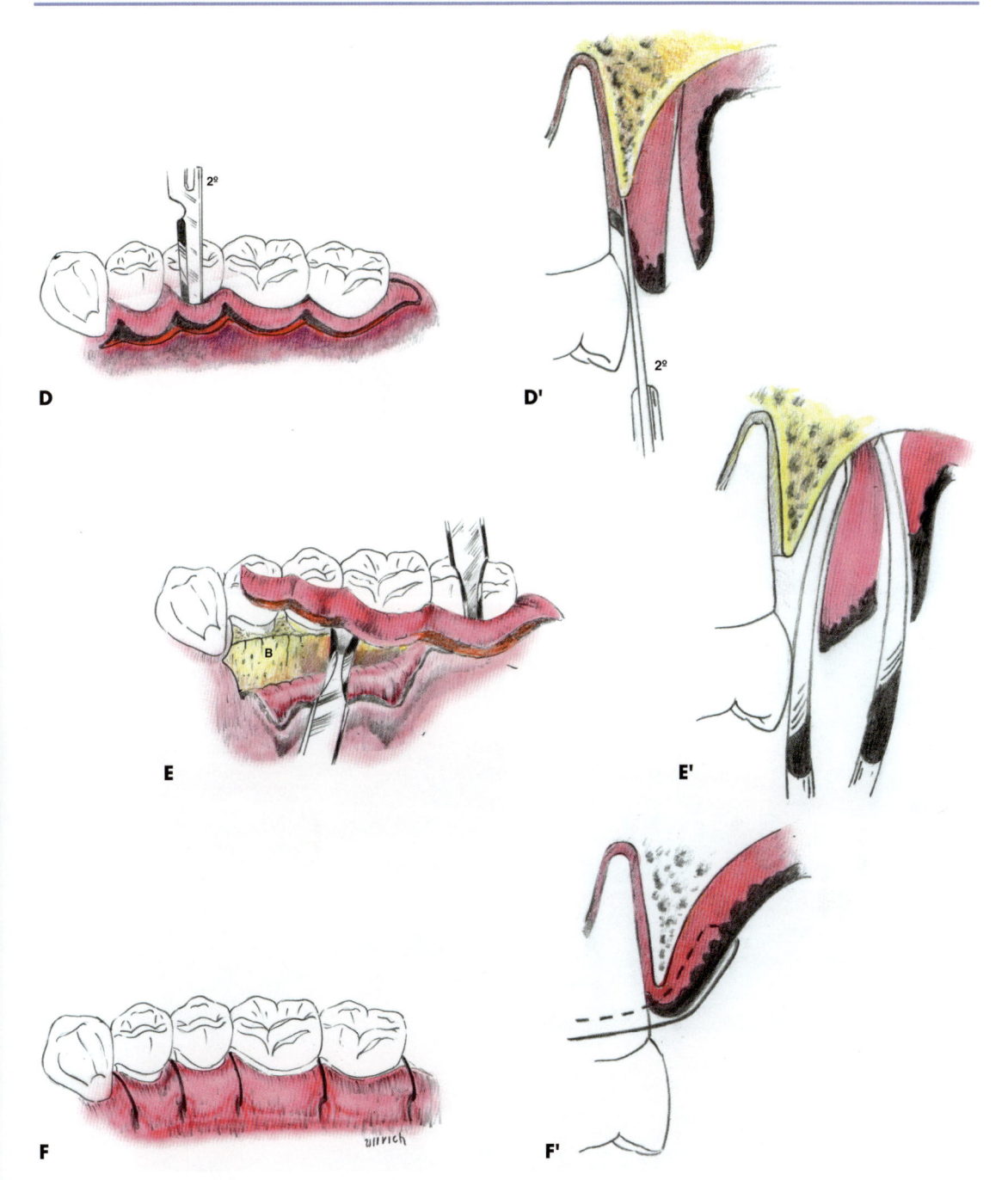

図7-5（続き） D. 二次切開は，（内部歯肉弁を）切除する前段階として，内部歯肉弁を剥離するための歯肉溝切開を行う。D'. 歯槽骨頂まで歯肉溝切開を行う。E, E'. Ochsenbein チゼルで内部歯肉弁を切除するために剥離して持ち上げ，歯槽骨が露出する。F, F'. 薄く，短くした（口蓋）歯肉弁を歯槽骨に被覆させ，隣接歯間部側から縫合する。

もよい。

その 2°に切開（歯肉溝切開：二次切開）された結合組織の内部歯肉弁はさらにトリミングされ，遊離歯肉弁移植術（Edel 1974）や上皮下結合組織移植術の分野で用いられることに注目することは大切である（Langer and Colagna 1980；Langer and Langer 1985）。

この手術の経過は図 7-6, 7-7 に臨床的に掲載した。

改良型口蓋側粘膜弁フラップ手術

1958 年に Ochsenbein が，また 1963 年には Ochsenbein と Bohannan が共同でこの術式について

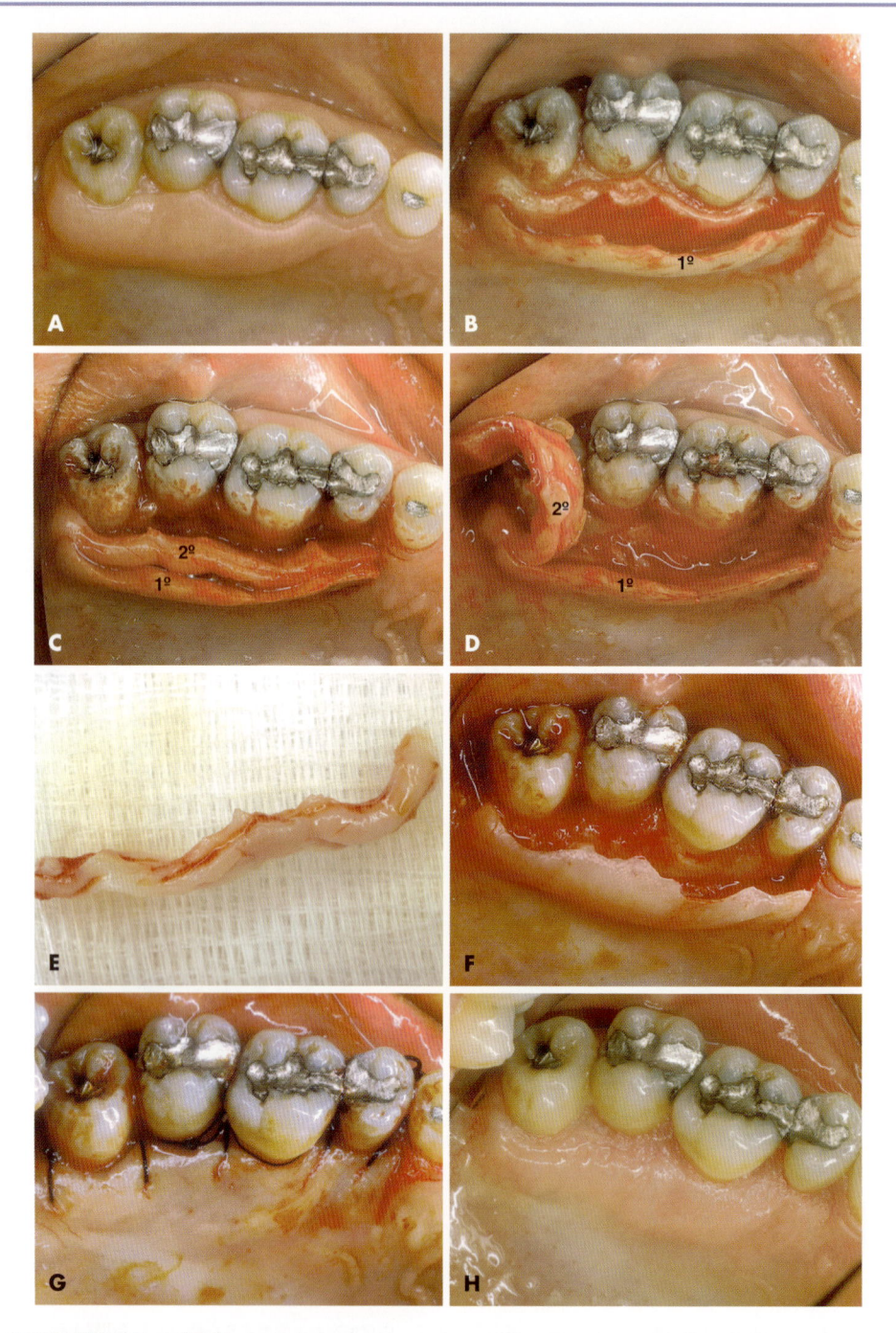

図7-6 口蓋側粘膜弁フラップ手術 A. 術前。凹凸のある増大した組織を示す。B. 一次切開で翻転された口蓋歯肉弁（1°）。C. 二次切開で翻転された内部歯肉弁（2°）。D. 二次切開した内部歯肉弁の除去。E. 二次切開され、除去された内部粘膜弁を取り出したところ。F. 歯槽骨の形態修正術が完了。G. 口蓋歯肉弁の縫合。H. 術後7ヶ月の状態。歯が充分に露出し、薄い口蓋歯肉弁の外形に注目する。Aと比較せよ。

記述している。しかし実際，この手術法が一般的になったのは，1965年以降Prichardによってである。この手術法は「レッジ＆ウェッジ法」という名でも知られるようになった。

この手術は，二段階に分けて行われるが，それは技術的に，第一段階の口蓋側粘膜弁フラップ手術より容易だからである。しかし，この術式には主な欠点として，歯間乳頭の回復が二次的治癒になりがちだという

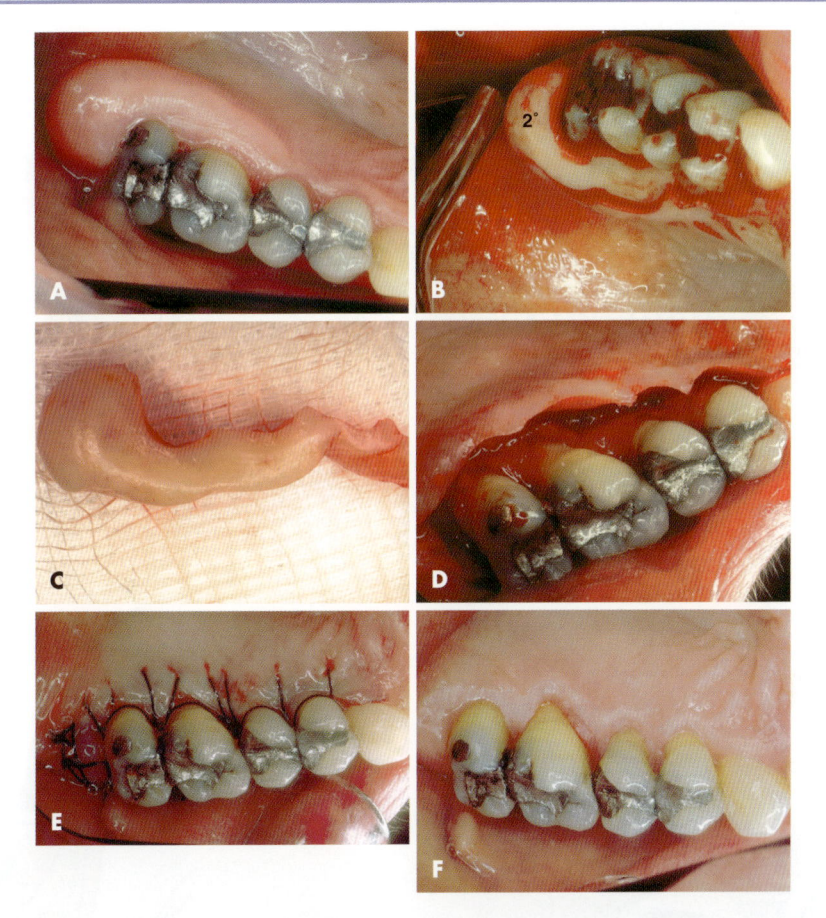

第7章 口蓋側フラップ手術　109

図7-7　口蓋側粘膜弁フラップ手術　A. 術前の口蓋側の状態。高度に増大した，凹凸のある組織がみえる。B. 一次逆斜め切開の完了。二次切開の内部歯肉弁（2°）の外形がみえる。C. 二次切開による，内部歯肉弁の切除。多数の凹凸のある組織に注目する。D. 粘膜弁を翻転し，遠心側のウェッジ部分を除去したところ。E. 口蓋歯肉弁が一次的に閉鎖され，縫合された。F. 術後8ヶ月の状態。Aと比較せよ。

点があげられる。そのため，この手術は改良ウィドマン（Widman）フラップ手術や新付着手術，骨移植，その他一次閉鎖を必要とする術式と併用することはできない。

　この手術には，また相当高度の技術的熟練が必要で，さもないと口蓋動脈を簡単に損傷してしまうおそれがある。

術前の段階

　まず患者に適切な麻酔を施したのち，骨プロービングを行って，下部にある歯槽骨の形態，ポケットの深さ，組織の厚みを探る。このとき，第一段階の手術の場合ほど入念に調べる必要はない。手術の第一段階で歯肉切除術を行うため，組織の厚みは目で見ることができるからである。

術中の段階

第一段階：歯肉切除術

　ポケットマーカーでポケット底部を印記する必要はないが，歯周プローブを使ってポケットの深さを測定する（図7-8A，A'）。歯槽骨頂上の組織の切開には，歯周外科用メスを使用する（図7-8B，B'）。基本的な歯肉切除術の技法としては，あまりないことだが，ベベルをつけずに切開する。すると組織のレッジが見えてきて，組織の厚みが確かめられるし，口蓋一次歯肉切開をしやすい位置の段どりもできる（図7-8C，C'）。

　ときには，ポケットの底部まで歯肉を切り下げるのが好ましくないこともある。特に厚い組織の場合は好ましくない。このような厚い組織を薄く切り，歯槽骨に再度被覆させると，歯槽骨頂では組織片が足りなくなる。すると歯槽骨が露出しすぎて，術後，非常に不快になる。

　一時は，歯間隣接部の一次閉鎖ができるというので，スキャロップ状の歯肉切除切開法が推奨されていた。

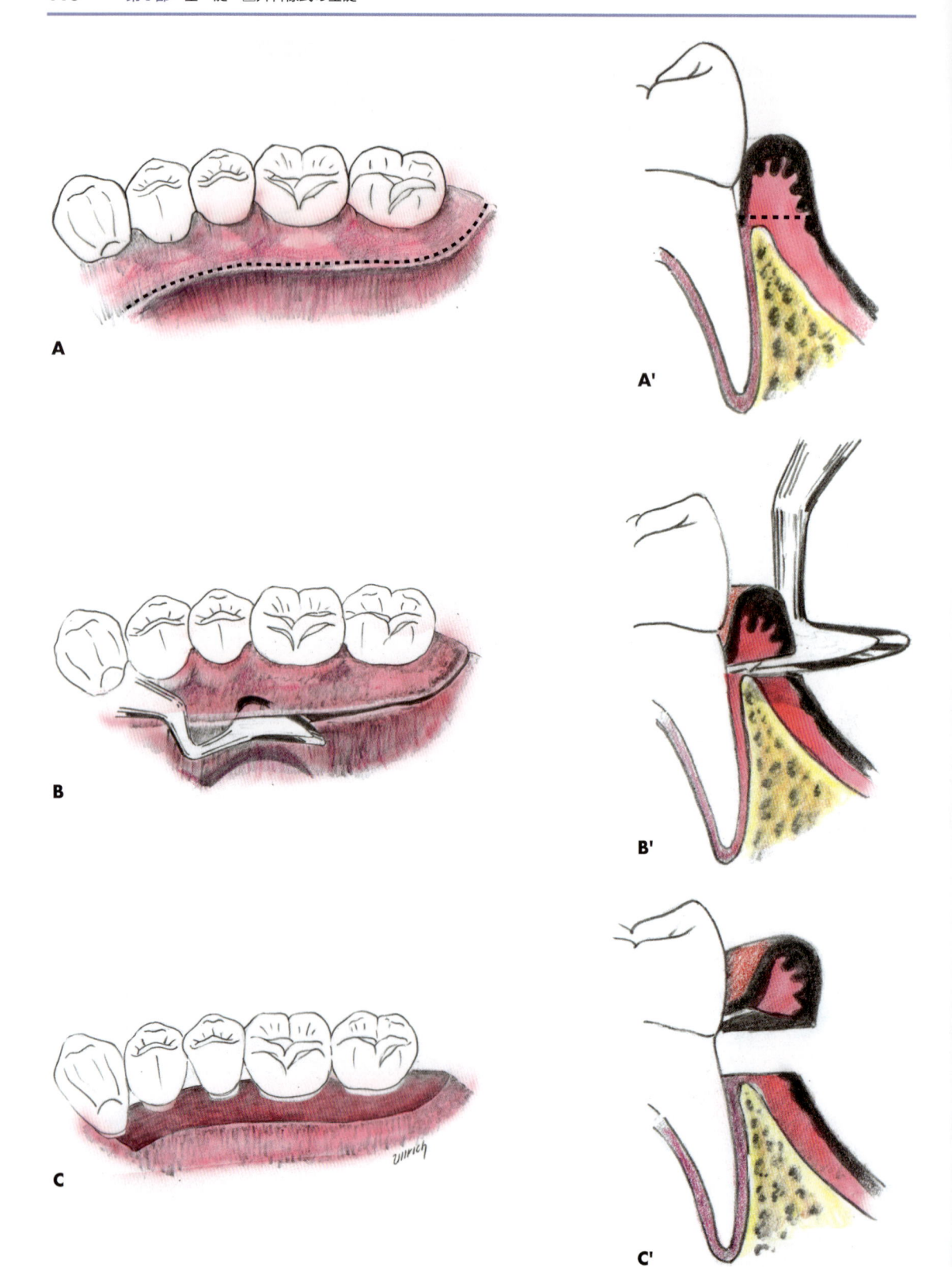

図7-8 改良型口蓋側粘膜弁フラップ手術（レッジ&ウェッジ手術） A．一次の歯肉切除術切開の外形。A'．歯槽骨上のベベルをつけない歯肉切除切開の断面図。B, B'．歯周外科用メスを使用して行う一次歯肉切除術の切開。C, C'．切開した組織を除去し，新しく平らな組織レッジを形成する。この組織レッジで術者がずっと容易に薄く一次切開できる点に注目する。

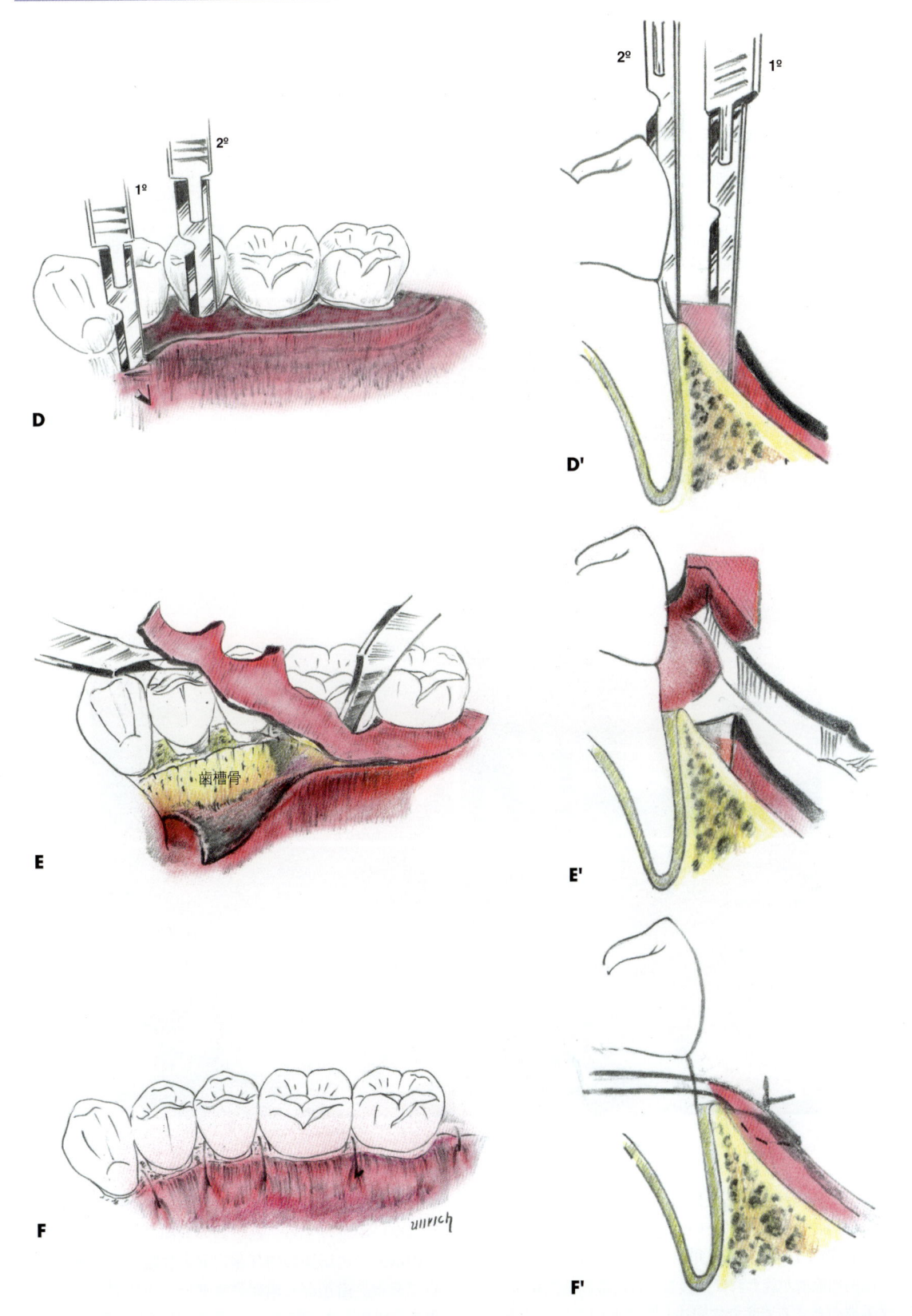

第 7 章　口蓋側フラップ手術　111

歯槽骨

Ulrich

図 7-8　（続き）D, D'．一次（1°）と二次（2°）切開の完了。一次切開は歯槽骨まで切り下げるが，内部歯肉弁の底部で骨膜が切り込まれていることを確認してから行う。二次切開は歯槽骨頂まで達する歯肉溝切開である。E, E'．Ochsenbein チゼルを使用して二次切開の内部歯肉弁を除去し，歯槽骨を露出する。F, F'．二次切開の内部歯肉弁を根尖側で縫合する。そして歯間隣接部では二次縫合によって肉芽組織が生じる。

図 7-9 改良型口蓋側粘膜弁フラップ手術（レッジ＆ウェッジ手術） A. 術前。B. 歯肉切除の切開が完了。C. 切除された歯肉組織の除去。D. 一次切開による口蓋歯肉弁の翻転。E. 二次切開による内部歯肉弁の除去(2°)。F. 二次切開の内部歯肉弁が除去され歯槽骨の形態修正術が完了。G. 口蓋歯肉弁の縫合。

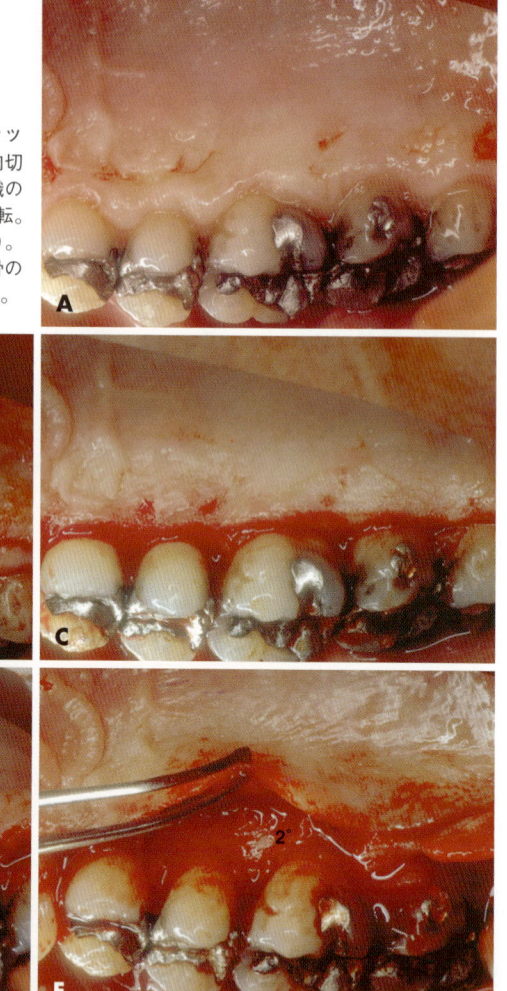

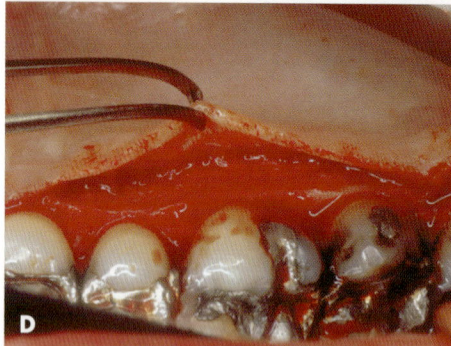

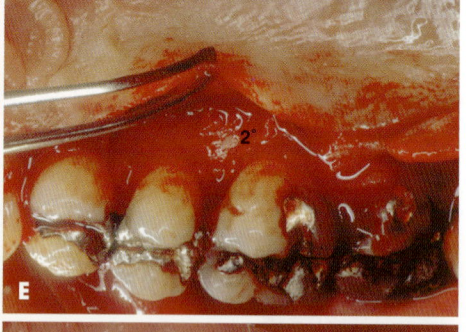

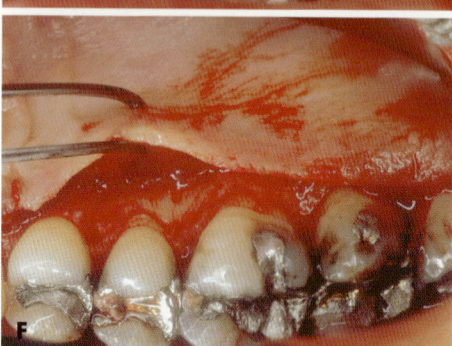

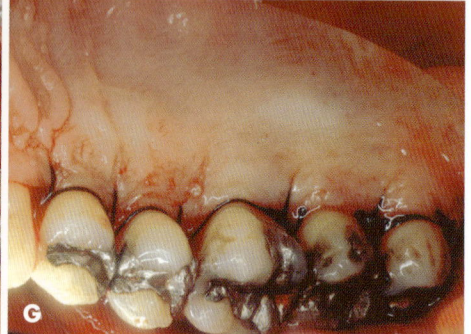

しかしこの方法は，結果がよくないし，一次閉鎖もできないので，勧められない。

第二段階：口蓋側粘膜弁フラップ手術

歯肉切除術が終われば，残るのは口蓋側粘膜弁フラップ手術のところですでに記述したのと同じ術式である。

一次切開で粘膜弁を薄く切開し，歯槽骨まで切り下げて切開を終わる（図 7-8D，D'）。この切開は，歯槽骨の高さまでの垂直面の範囲で行い，口蓋動脈を巻添えにしないようにする。歯肉弁の底部に切り込みを入れるのは，二次切開の内部歯肉弁を骨膜から剥離するためである。歯頸部と歯間隣接部の二次切開は，歯槽骨頂まで切り下げて完了する（図 7-8D，D'）。Ochsenbein チゼル（No. 1 と No. 2）または Friedman 破骨鉗子を使って，二次切開の内部歯肉弁を咬合面側からも，根

第 7 章 口蓋側フラップ手術

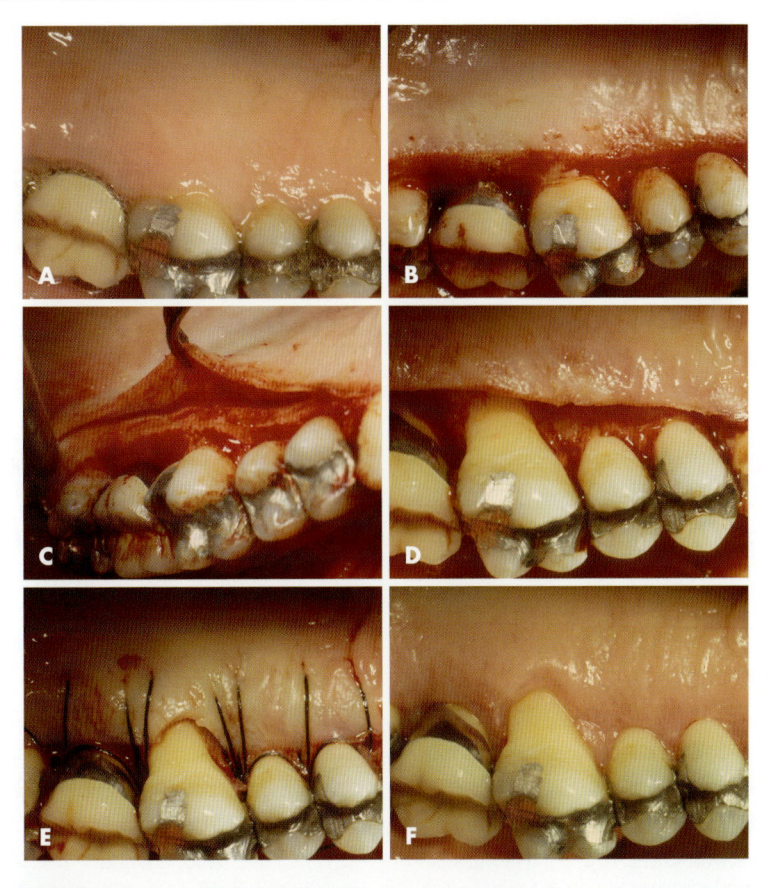

図 7-10 改良型口蓋側粘膜弁フラップ手術　A．術前。B．切除された歯肉組織。C．一次切開による口蓋歯肉弁の翻転。D．二次切開による内部歯肉弁の除去。E．口蓋歯肉弁の縫合。F．術後 5 ヶ月の状態。

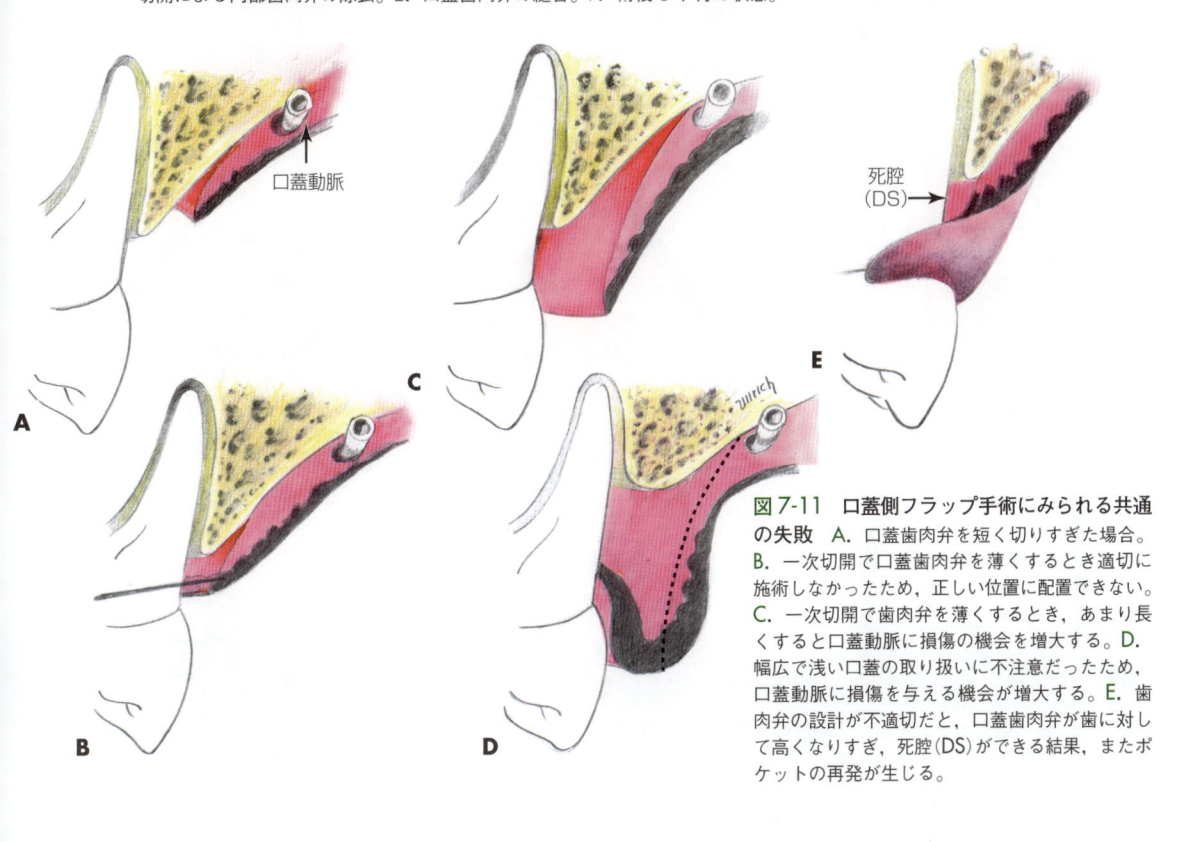

図 7-11 口蓋側フラップ手術にみられる共通の失敗　A．口蓋歯肉弁を短く切りすぎた場合。B．一次切開で口蓋歯肉弁を薄くするとき適切に施術しなかったため，正しい位置に配置できない。C．一次切開で歯肉弁を薄くするとき，あまり長くすると口蓋動脈に損傷の機会を増大する。D．幅広で浅い口蓋の取り扱いに不注意だったため，口蓋動脈に損傷を与える機会が増大する。E．歯肉弁の設計が不適切だと，口蓋歯肉弁が歯に対して高くなりすぎ，死腔（DS）ができる結果，またポケットの再発が生じる。

尖側からもはがす(図7-8E，E')。そして歯槽骨を露出する。スケーリング，ルートプレーニング，歯槽骨切除手術の手順を踏み，口蓋歯肉を歯間縫合または連続懸垂縫合で，歯槽骨頂またはその付近で縫合する(図7-8F')。

この手術の経過は図7-9，7-10 で臨床像に示した。

共通の失敗

1. 短い粘膜弁。これはたいてい，一次切開を深く切り込みすぎる結果である。厚い組織の歯槽骨頂への歯肉切除術またはベベルをつけた歯肉切除術によって起こる(図7-11A)。これは回復が遅れ，患者の不快を増す。
2. 組織を薄く切るのが不完全だった場合には，辺縁歯肉弁の適合が悪くなる。歯肉弁をもとの位置に戻したとき，歯肉弁辺縁が歯から離れている(図7-11B)。この状態は最初に施した切開の底部近くまで内部歯肉弁の表面を薄く削る追加の手術，またはもっと歯槽骨整形術を行うことで修正が可能である。注意深く診査していれば，問題点をみつけることができるだろう。
3. 歯槽骨の垂直的高さを越える切開。そのため，メスの刃が口蓋動脈のすぐ近くまで行ってしまう(図7-11C)。口蓋動脈を切断したとき，特に危険なのは，大口蓋孔からの切開部の先端のあたりである。
4. 低く，幅広い口蓋で，組織にベベルをつけて薄く切る手術を大きく行うと，口蓋動脈の損傷を招く(図7-11D)。
5. 歯に対して組織の位置が高いと，適合が悪く，ポケットの再形成が起こる。この場合は，縫合に先立って，口蓋歯肉弁の位置を決めるときに，適正なトリミングを行うことで修正できる(図7-11E)。このトリミングは，ふつう歯肉鋏またはメスの刃で行う。この失敗は厚く，過剰な歯肉辺縁を手術するときによく起こる。

遠心側ウェッジ手術

下顎の最後方臼歯部と上顎の結節部は，臨床医にとってユニークな問題を提供している。一般的に，この部分には，増大した組織や，下層の歯槽骨の異常な形態がみられるものであるが，最後方臼歯の場合，脂肪を含んだ腺状の粘膜組織がみられる。歴史的に，歯周外科の術式は，口蓋以外の部位では進歩してきたのに，この部位だけは術式の発展がなく，歯肉切除術もときに選ばれる処置であった。この点について最初に発言したのは Robinson で，1963 年のことであった。次いで Kramer と Schwartz(1964)も論文を発表した。しかし，いまだに用いられているのは，Robinson の古典ともいうべき論文，遠心側ウェッジ手術(1966)の中で略述された手術についての適応症と処置法である。

遠心側ウェッジ手術は，歯肉切除術の術式の欠点，

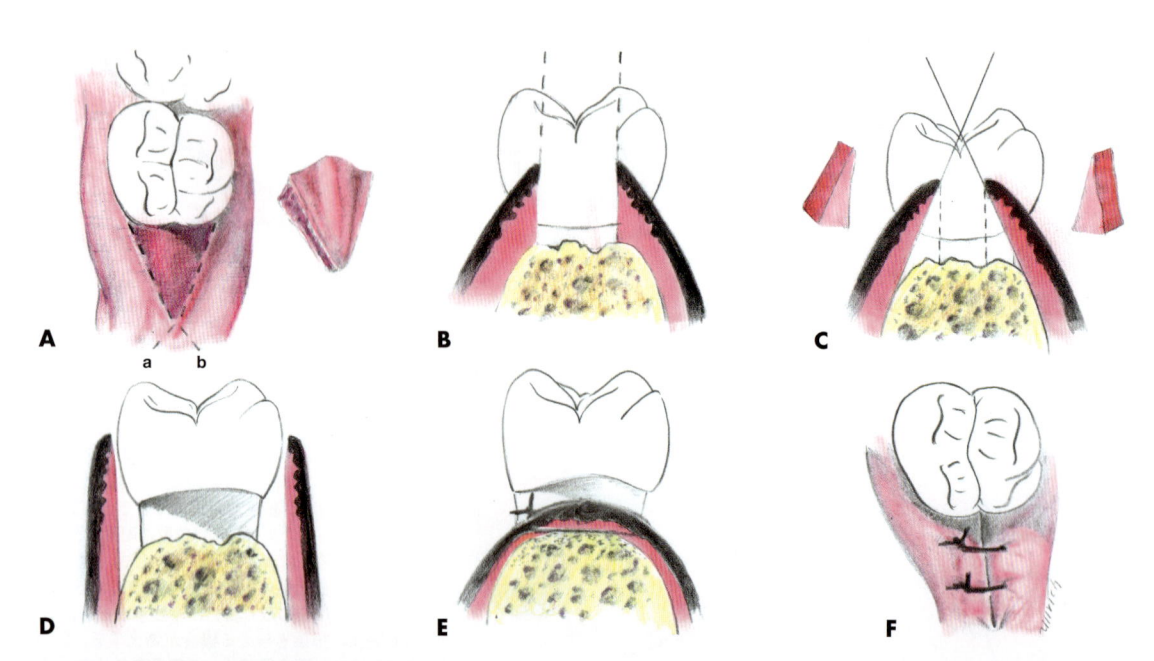

図7-12　遠心側ウェッジ手術—三角形の手術法　A. 遠心部から臼歯への三角形切開の外形，2本の小さな減張切開線(a, b)に注目。この切開は必要な場合に行う。B. ウェッジの除去と厚い組織を示す断面図。C. 組織を薄くするため，組織の下層を削除。D. 歯槽骨修正のために歯肉弁を翻転。E, F. 縫合した組織と咬合面からみた断面図。

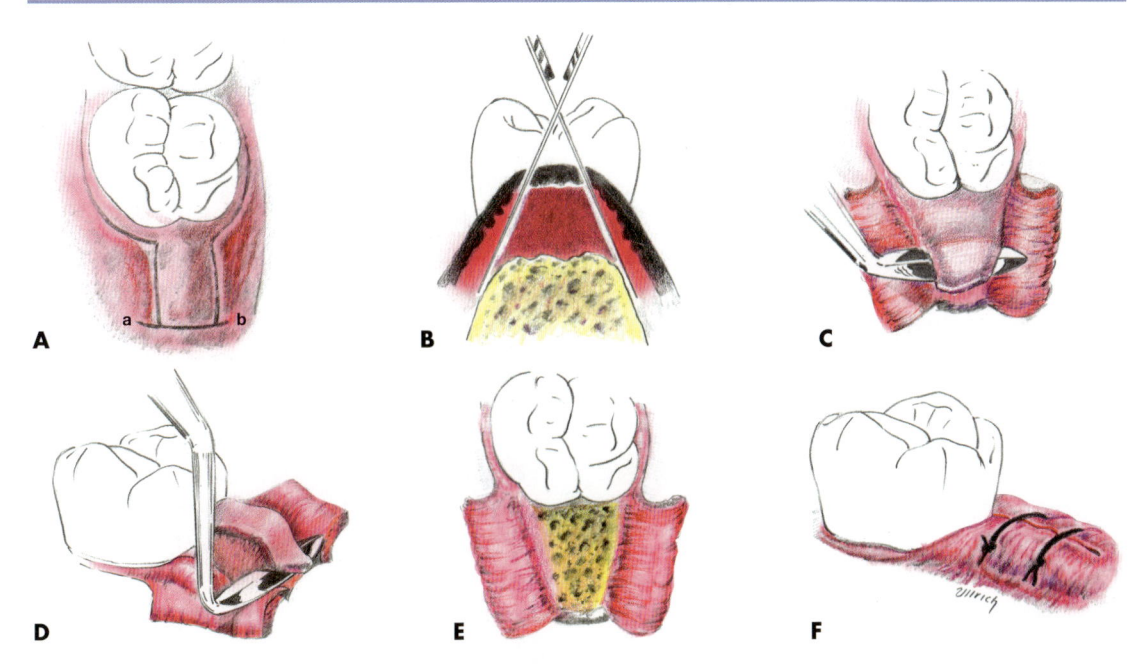

第 7 章　口蓋側フラップ手術　115

図 7-13　遠心側ウェッジ手術—正方形，平行形，H 形の手術法　**A．**咬合面からみた切開の外形線。結節上に引かれた 2 本の平行な切開線が，遠心部の減張切開（a，b）によって接続している点に注目。**B．**一次切開を行う際の正しい刃の角度を示す断面図。**C，D．**歯肉弁を翻転し，歯周外科用メスを使用して，結節から組織を切除する。**E．**歯槽骨を露出し，不揃いな辺縁骨を修正する。**F．**最終縫合。

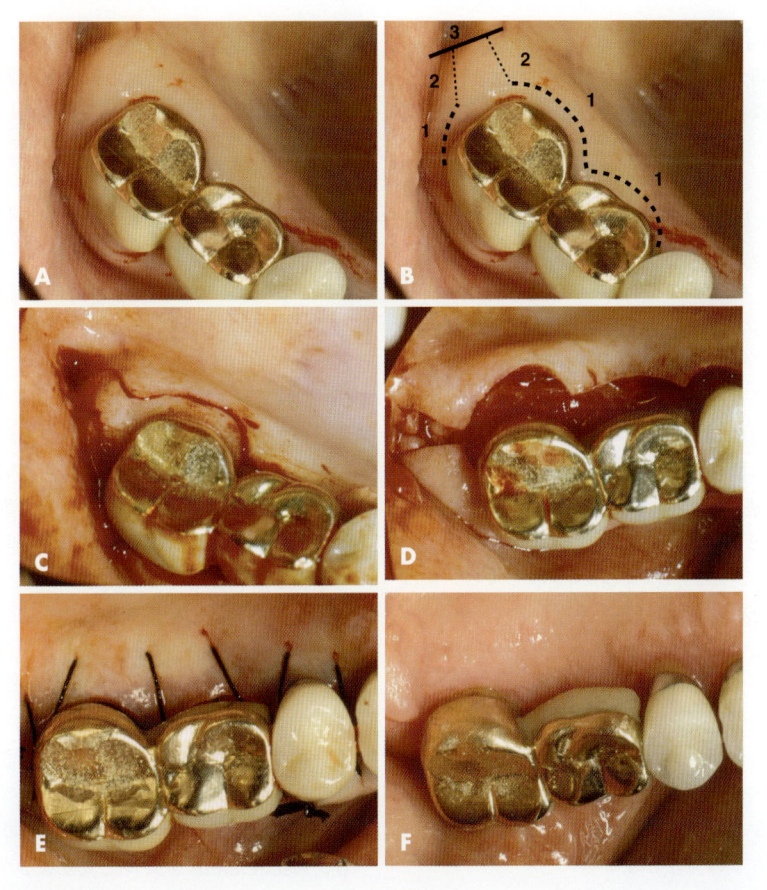

図 7-14　上顎結節部の遠心側ウェッジ手術　**A．**術前。**B．**切開の概略。1．スキャロップ状，逆斜め切開。2．ウェッジ平行形切開。3．平行形の後部末端に施された垂直切開。**C．**一次切開が完了。**D．**二次切開の内部歯肉弁を切除し，口蓋歯肉弁を翻転。**E．**口蓋歯肉弁を縫合。**F．**治療が完了。術後 3 ヶ月の状態。A と比較せよ。

すなわち，不揃いで異常な骨形態の処置ができないこと，上顎遠心側根分岐部への接近が難しいことなどを克服した。

利　点

1. 付着組織のメインテナンス
2. 遠心側根分岐部ならびに不揃いな基底歯槽骨の両方の処置が可能
3. 最後方臼歯部で特に重要なことは，発達した薄い組織で閉鎖されること
4. 他の歯肉弁手術と併用して施術した場合よりも大きな開口ができ，患部への接近が容易なこと。ただし，主な限界として，患部への接近が解剖的にできない場合もある（例：上行枝とか外斜走隆線）

ウェッジ手術の設計

1. 三角形
2. 正方形，平行形，H 形
3. 直線形，脚形

ウェッジの大きさや厚み，結節部や最後方臼歯部への接近の度合いなどによって，処置の方法が決定される。

三角形の手術設計

この方法は，角化組織の十分な部分に行うべきで，すなわち，非常に短いか，小さな結節の手術に適している。

三角形切開は，最後方臼歯の遠心に，No. 12 か No. 15 のメスを用いて行う（図 7-12A）。三角形のウェッジ組織は，スケーラーやホウまたはメスを使って除去する（図 7-12B）。ウェッジ壁はメスで薄く削るか，または下層を削除して，基底歯槽骨に正しく適合させる。図 7-12C，D に，切開の概略や二次切開のウェッジの除去，骨を露出させるための歯肉弁翻転などの手順を示した。この歯肉弁翻転のためには，骨膜剥離子を使用する。ときには緊張緩和のために，切開した箇所の先端に，小さな減張切開をする必要がある（図 7-12Aa，b）。歯槽骨の整形が完了したら，歯をスケーリング，ルートプレーニングし，残渣を洗い流したのち，歯間縫合で一時閉鎖を行う（図 7-12E，F）。

歯と常に接触している小さな部分は，完全に閉鎖せず，二次的な癒合で治癒する。

正方形，平行形，H 形の手術設計

この方法は，角化組織の保存，最大限の閉鎖に適している。また，下方にある骨形態や遠心側根分岐部に，より広く接近することができる。結節がより長い場合，三角形切開よりもこの方法がよい。

No. 15 のメスを使用して，2 本の平行した逆斜めに薄くする切開を行う。この 2 本の切開線は，歯槽堤の遠心側端から始まり，歯に至る（図 7-13A，B）。また歯肉弁を剥離するために，さらに 2 ヶ所切開するが，1 ヶ所は歯に接する歯肉溝，もう 1 ヶ所は，手術中の部位の末端である（図 7-13A）。この切開の際，メスは歯槽堤隆起部の頬側と口蓋側に向ける。

骨膜剥離子を使用するのは，歯肉弁を頬側や舌側または口蓋側から剥離する際である。Kirkland メスや Orban メスを使用するのは，ウェッジ組織を切り下げて歯槽骨から除去する際である（図 7-13C，D）。歯槽骨が露出し，必要な歯槽骨外科手術，スケーリング，ルートプレーニングが完了したら（図 7-13E），歯間縫合によって創傷を閉鎖する（図 7-13F）。

最後方臼歯部は，しばしば角化組織が最小限のため，またその組織がしばしば歯肉切除ができない粘膜腺組織である。遠心側ウェッジ手術のみが，この部位の組織を薄くしたり，除去したりできる。

手術の概略は，図 7-14，7-15，7-16 に臨床的に示した。

インプラント埋入のための口蓋側アプローチ

前庭切開によって治りにくい場合を避けたり，また，同時に適切にインプラントを覆う準備をするために，特に高度な術式が要求されるときには，Langer と Langer（1990）は口蓋側アプローチを推奨した。

利　点

1. 重複する歯肉弁を使用すると，歯肉弁の開口とインプラントの露出を予防できる
2. 治癒の促進と術後障害の除去

術　式

1. 水平切開を No. 15 のメスで骨隆起の骨頂から根尖方向 5〜6 mm に行う（図 7-17A）
2. 水平切開は No. 15 のメスで口蓋の垂直的高さで平行に保って拡大する。口蓋側粘膜弁を持ち上げる（図 7-17B）

注意：口蓋動脈の損傷を防ぐために，切開のすべては，歯槽骨の垂直的高さを保って行う。

3. そのメスはそれから粘膜弁を離すために，根尖よりの骨膜に，印をつけるために用いられる
4. 歯肉弁を分離するために，内部垂直切開が水平切開の後部末端で行われる。その弁を頬側面上へ運ぶ。歯肉弁の上皮の外側部は切開する必要はない
5. Oschenbein チゼルと大きなホウは内部歯肉弁を翻転するために用いられる（図 7-17C）
6. インプラントを埋入する（図 7-17D）

第 7 章 口蓋側フラップ手術

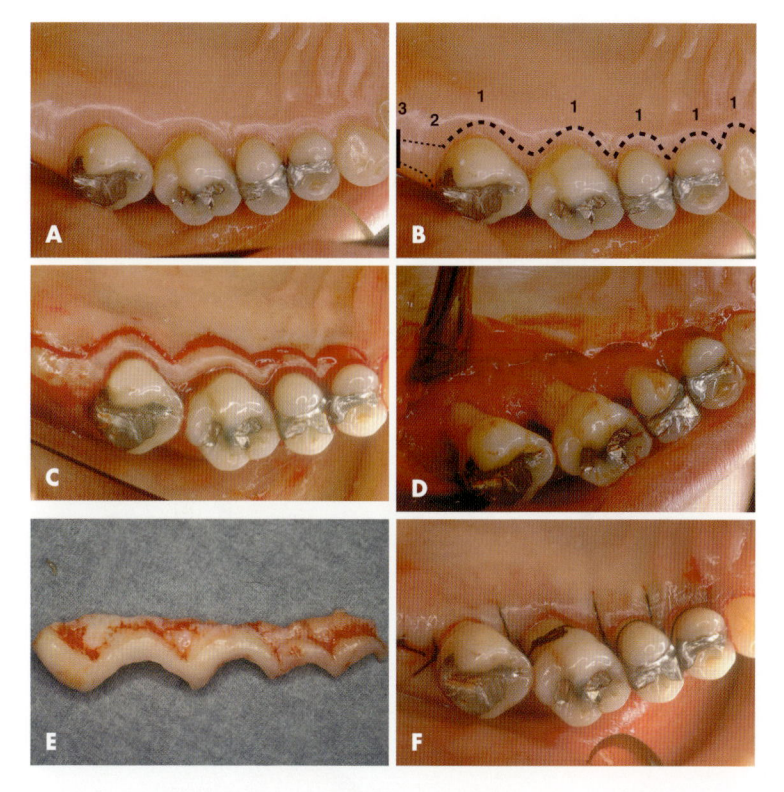

図 7-15 遠心側ウェッジ手術と口蓋側粘膜弁フラップ手術を併用した場合　A. 術前。B. 切開線の概略。1. 粘膜弁スキャロップ状の一次切開。2. 平行形のウェッジ切開。3. 垂直形のウェッジ切開。C. 一次切開が完了。D. 二次切開の内部歯肉弁を切除し，口蓋歯肉弁を翻転。E. 切除されたウェッジ片。F. 歯肉弁の縫合。遠心側ウェッジ部の初期閉鎖に注目。

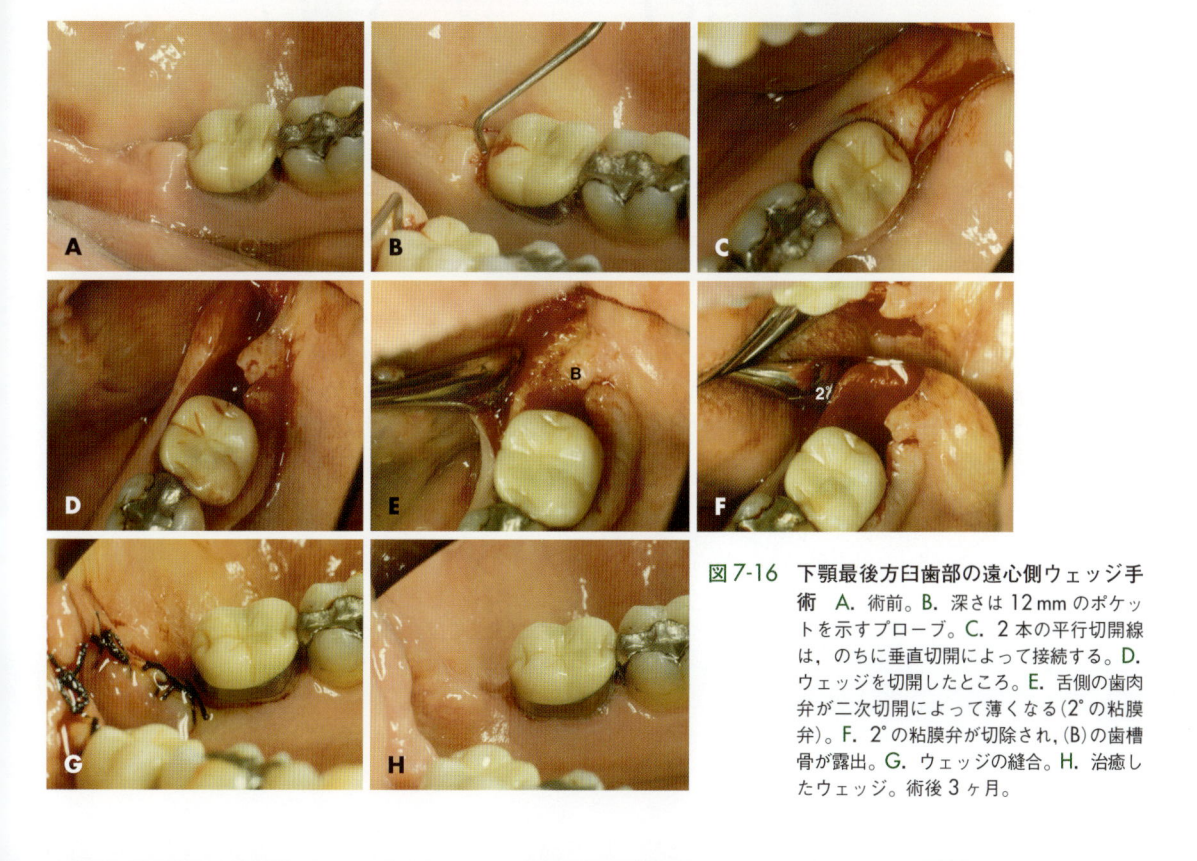

図 7-16 下顎最後方臼歯部の遠心側ウェッジ手術　A. 術前。B. 深さは 12 mm のポケットを示すプローブ。C. 2 本の平行切開線は，のちに垂直切開によって接続する。D. ウェッジを切開したところ。E. 舌側の歯肉弁が二次切開によって薄くなる（2°の粘膜弁）。F. 2°の粘膜弁が切除され，(B)の歯槽骨が露出。G. ウェッジの縫合。H. 治癒したウェッジ。術後 3 ヶ月。

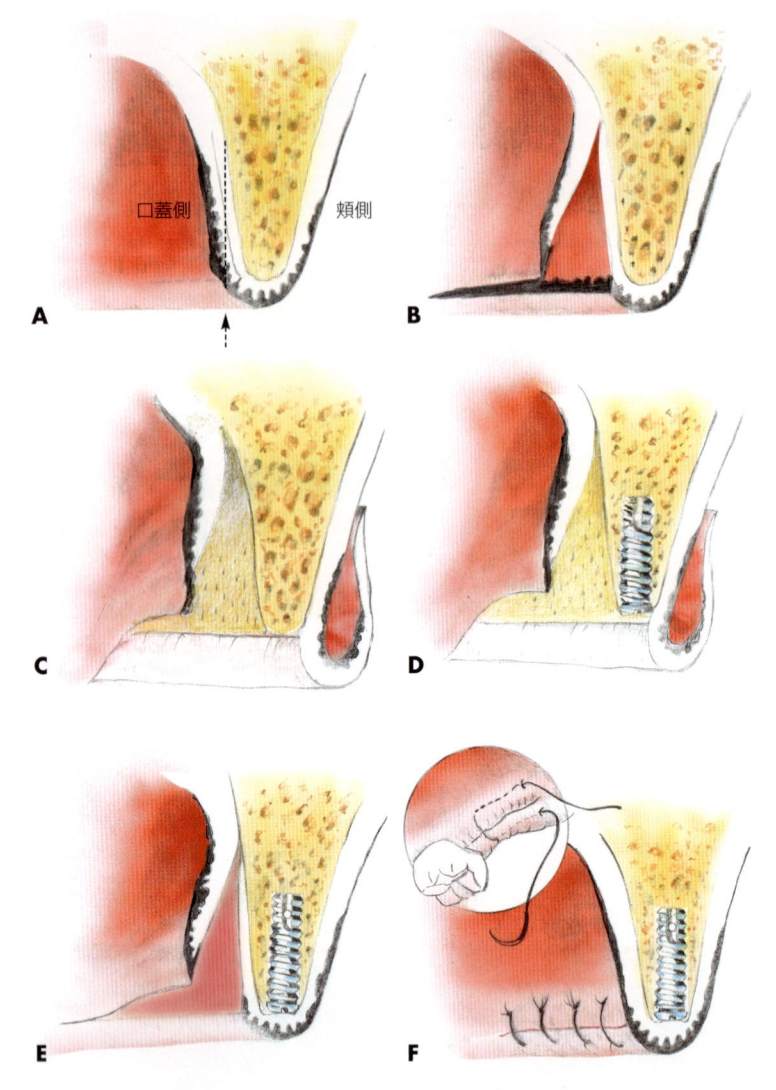

図7-17 インプラント埋入のための口蓋側アプローチ　A. 口蓋上に切開線外形のついた上顎歯槽骨隆起の切開断面。B. 口蓋側粘膜弁を持ち上げる（図7-5の術式をみよ）。C. 二次切開の内部歯肉弁を頬側に翻転すると、骨隆起が露出する。D. インプラントを埋入する。E. 二次切開した内部歯肉弁を整復する。F. 一次、二次切開歯肉弁を垂直、水平マットレス縫合する。切開の歯冠側が開口したとしても、根尖側では重複した歯肉弁が初期閉鎖を保ち続けることを示している。

7. 歯肉弁を整復する（図7-17E）
8. 垂直，水平マットレス縫合を歯肉弁の閉鎖と固定のために行う。マットレス縫合は，歯槽骨と歯肉弁を相互に強く牽引することで，血餅の形成を最小限にする（図7-17F）。

臨床術式を図7-17，18に示す。

第 7 章 口蓋側フラップ手術

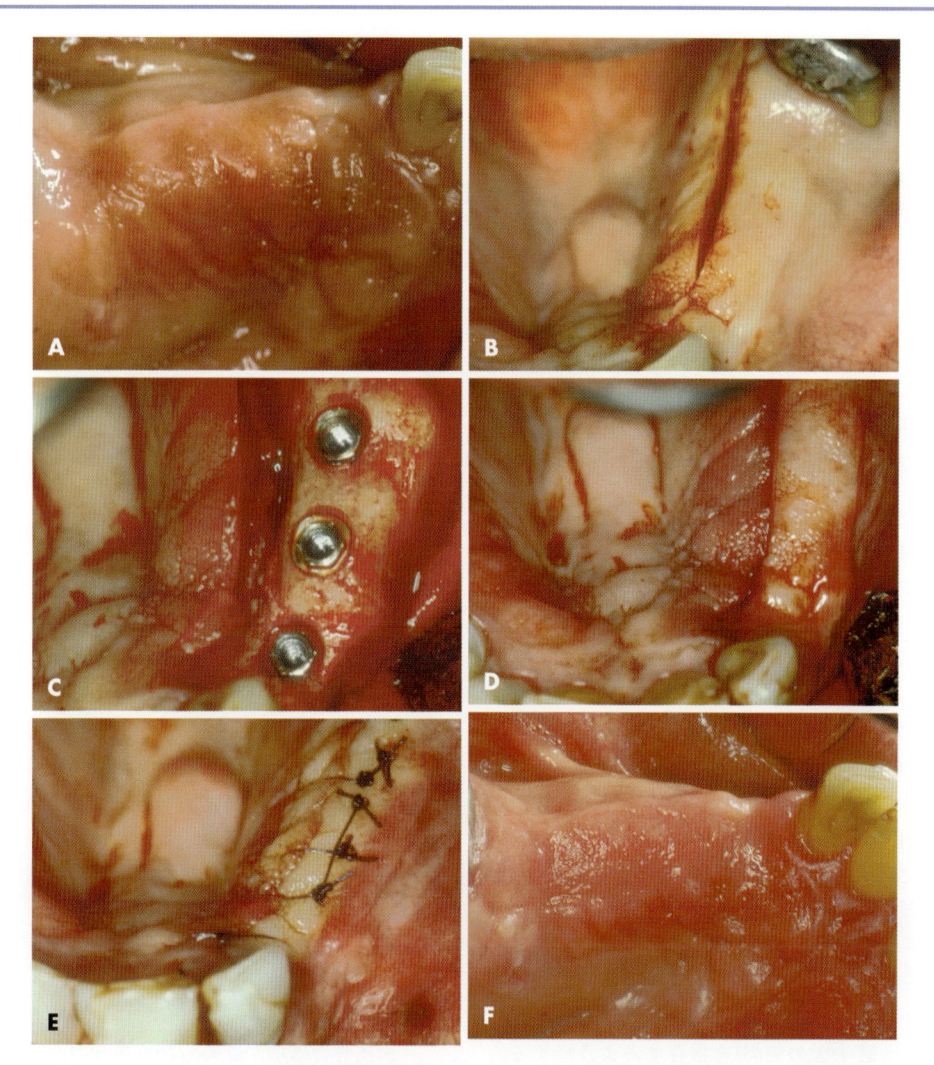

図 7-18 インプラント埋入のための口蓋側アプローチ A. 術前。B. 口蓋側粘膜弁手術の開始。一次切開。C. インプラント埋入の終了。D. 隣接した粘膜弁—優れた初期閉鎖に注目。E. 垂直マットレス縫合による閉鎖。F. 術後 3 ヶ月。

［鴨井 久一・塚田 賀子 訳］

第 8 章

上顎前歯部ポケットの審美的治療法

上顎前歯部の審美性向上のための改良型手術法：カーテン手術法

　歯周外科で最も悩ましい外観上の問題点として，根治的な外科的ポケット除去療法を行ったあとの，上顎前歯部の非審美的形態があげられる。根面の露出による歯冠の延長と歯間鼓形空隙の増大のため，とても受け入れがたい杭垣状（くいがき）(picket-fence) の外観となり，発音障害を伴う。

　1967年にFrischらは，上顎前歯部の審美性を保存できる外科的治療法を開発した。この，改良型外科療法すなわちカーテン手術法 (curtain procedure) は，いくぶんKirkland（1931，1936）のセミフラップ (semi-flap) 手術と改良フラップ手術 (modified flap techniques) に類似しており，上顎前歯部の審美性および発音上の配慮を意図した外科処置である。

　本手術法は，すべての唇側付着歯肉，特に歯間乳頭の唇側1/3（訳注：咬合面から見た場合の，歯間乳頭部の唇舌径の唇側1/3の歯肉）を保存するようにする。これは，たとえ歯間隣接面に疾患が存在していても，唇側の健康歯周組織と共に唇側中央部には健康な歯肉溝が存在しうるというFrischらの見解に基づいている。Lie（1992）は最近，本手術法の利点と術式について記載し，改良切除術 (the modified resective technique) と名づけた。

利　点

1. 歯肉を保存できる
2. 審美的に受け入れやすい
3. 技術的に簡単で行いやすい
4. 発音を維持でき，普通に会話ができる

欠　点

1. 唇側のある程度の退縮は避けられない
2. 組織にクレーターができるため，歯間部の清掃が難しくなる

治療の基準

　Frischらは，本術式が適応可能となるような術前の歯周組織の状態をいくつかあげたが，最も重要なことは，歯肉組織が臨床的に健康（堅く，ピンク色で，スティップリングあり）で，深い隣接面ポケットが存在してもかまわないが，唇側中央のポケットは4mmもしくはそれより浅いことである。

　本手術法は，審美性が問題となるような上顎前歯部の処置に必要とされる，すべての基準を満たすように思われる。口腔清掃を行うための器具の到達性が良く，メインテナンスがしやすい部位では，長期間の成功がもたらされる。上顎前歯部の歯根は丸いためフロッシングの効果が高く，本術式を行うと，歯根は口蓋側面の露出で長くなり，口蓋側からの器具の到達が容易になる。

術　式

1. 図 8-1Aは，歯肉は臨床的に健康であるが，基底歯槽骨の破壊が認められる場合の一般的所見を示す。このような症例はスマイルラインが高い位置に存在する場合に，より問題になる。
2. 図 8-1Bは切開の基本的な外形線を示す。唇側の歯肉を最大限保存し，少なくとも，それぞれの歯間乳頭の唇側1/3は保存するような切開の外形設定を行う。口蓋側は斜切開による歯肉切除術か，部分層弁口蓋側フラップ手術を行う。
3. 一次切開はNo.11かNo.15の外科用メスで行う。刃は，歯に垂直に当て，近遠心の両方向から歯間部方向に向ける（図 8-1A）。この交差する切開により，歯間乳頭の唇側1/3を分離する。唇側1/3の歯間乳頭は唇側歯肉と一体になって，歯肉組織のカーテン (tissue curtain) になる。唇側の手術はこれ以上必要としない。
4. 口蓋側は，歯槽骨外科手術の必要性の有無により，歯肉切除術あるいはフラップ手術のどちらを用いるかが決まる（図 8-1D）。歯肉切除術は早くて簡単ではある。しかし，骨外科手術を行い，骨クレーターを口蓋側へなめらかにすることができれば，

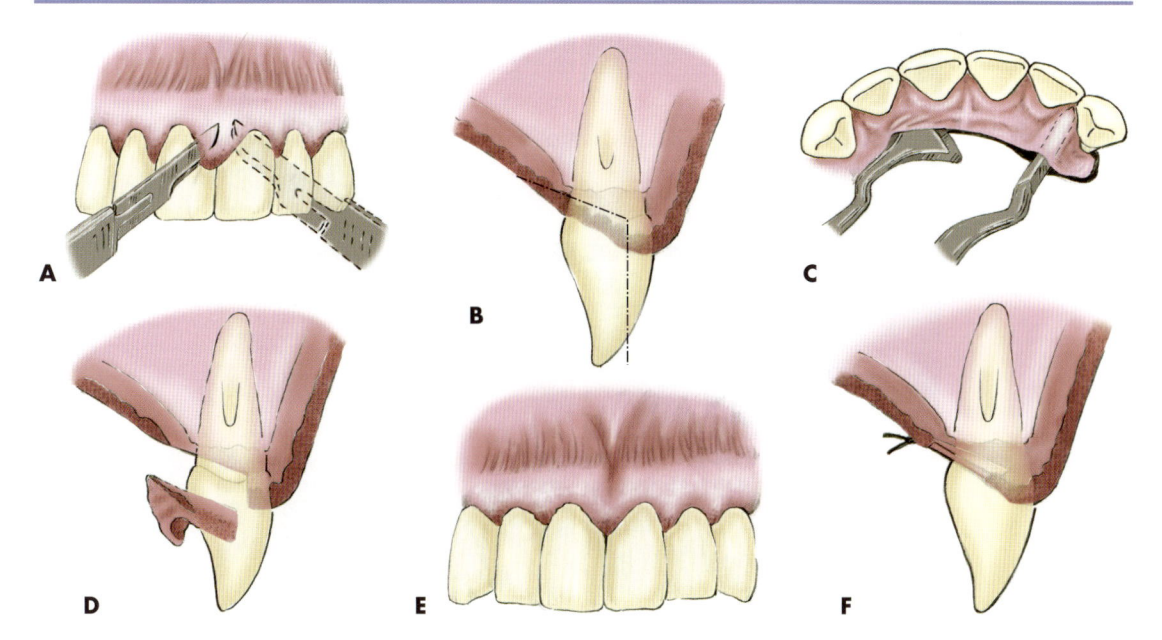

第 8 章　上顎前歯部ポケットの審美的治療法　　**121**

図 8-1　カーテン手術法　**A, B.** 術前。**C, D.** 口蓋側の歯肉切除。歯肉の除去を側面像で図示。**E, F.** 審美的な面で問題のない縫合。唇側および側面像。**注意**：口蓋側の骨を露出させる場合は図 8-2 に示す。

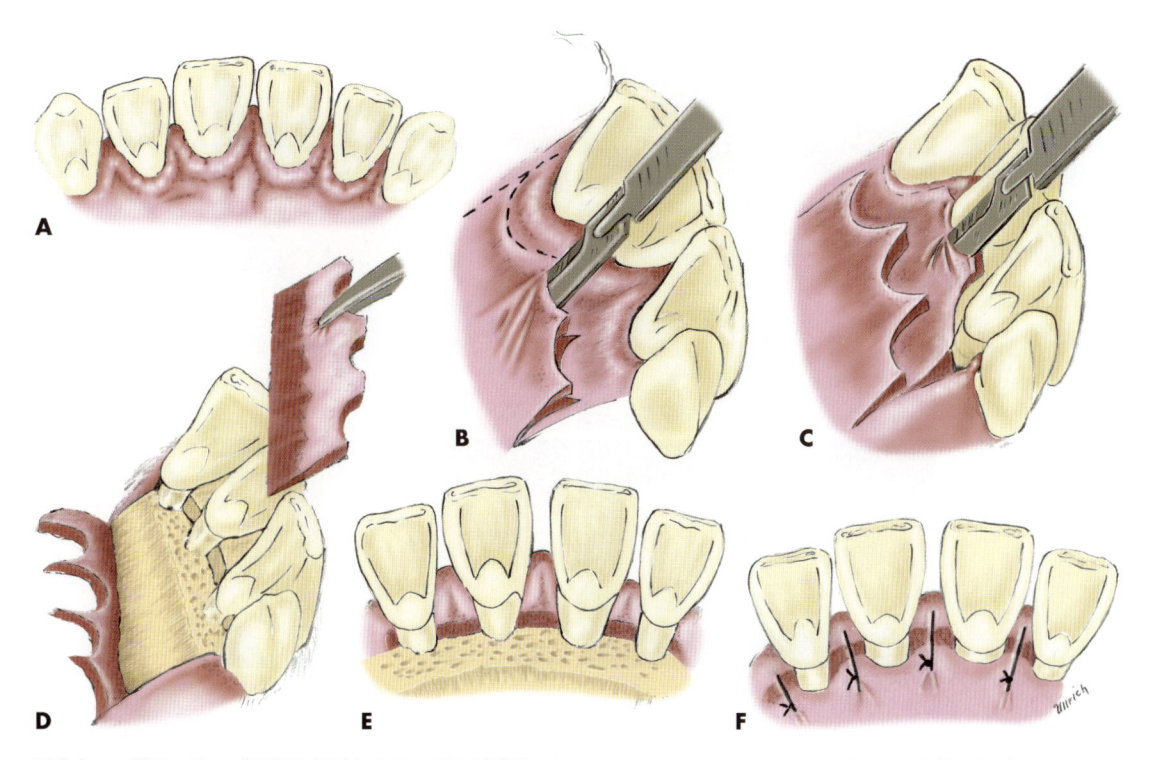

図 8-2　口蓋側フラップ手術を併用したカーテン手術法　**A.** 歯間部の深いポケットを伴う前歯部の口蓋側面像。**B.** スキャロップ型の口蓋側部分層弁（方法は第 6 章「歯肉歯槽粘膜形成術」を参照）。**C.** 口蓋側の歯肉溝切開を行い、内側の二次歯肉弁を剥離する。ただし歯間乳頭部では、その唇舌径の舌側から長さにして 1/3 の部分を切開する。**注意**：唇側の剥離は必要ない。**D.** 内側歯肉弁を翻転し、切除する。**E.** スケーリング、ルートプレーニング、歯槽骨の形態を改善するための外科手術を行う（誘導的あるいは受容的）。**F.** 歯肉弁を戻し、縫合する。

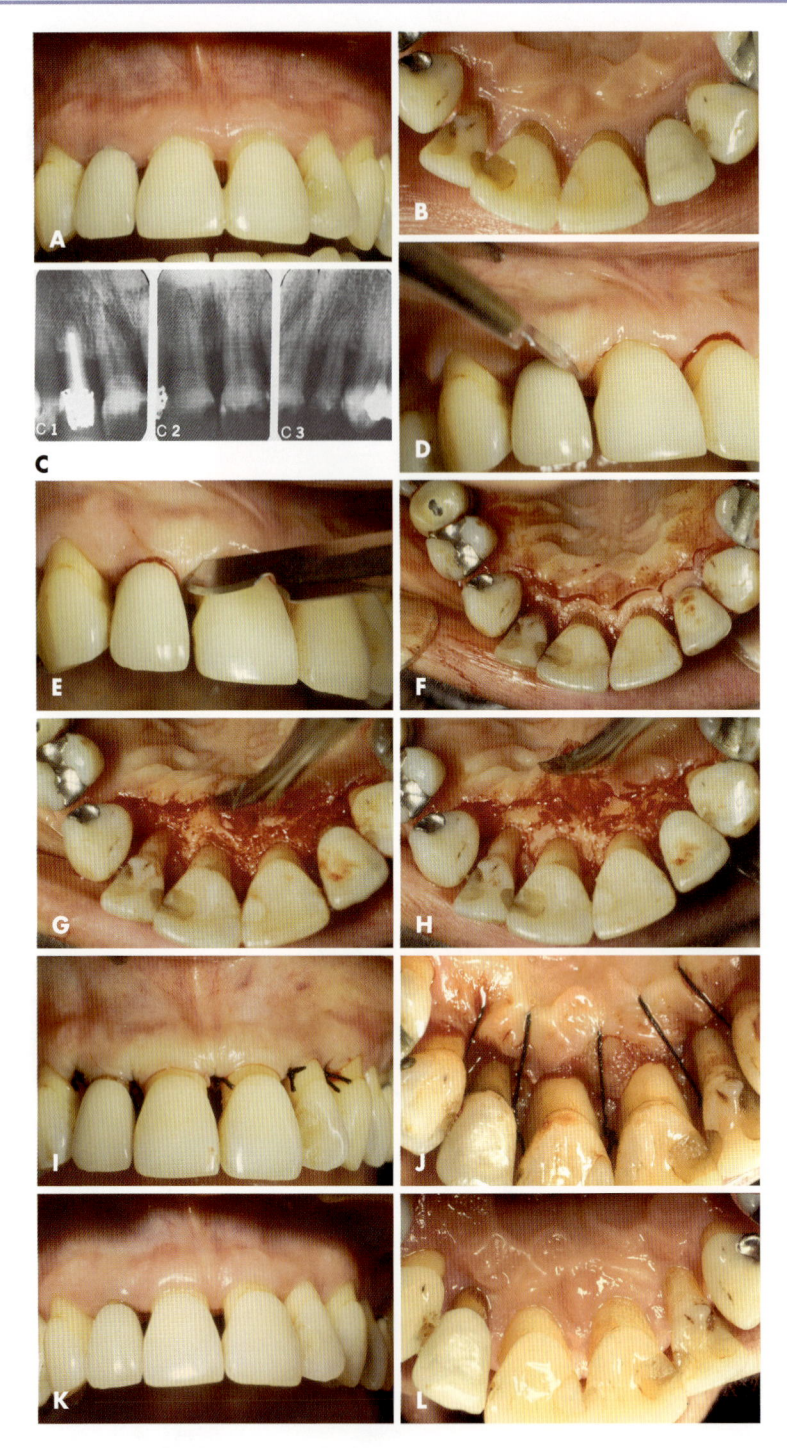

図 8-3　カーテン手術法　A, B. 術前；唇側および口蓋側面観。C. 中等度の骨欠損を示す術前の X 線像。D, E. 歯肉溝切開は、歯間乳頭部においては、その唇舌径の最大で唇側から 2/3 の位置まで行う。F. 歯肉弁作成のための口蓋側のスキャロップ型切開。G. 歯肉弁を翻転し、内側の二次歯肉弁を除去する。H. 骨外科手術の完了。I, J. 断続縫合で縫合された、歯肉弁の唇側、咬合面観。K, L. 4 ヶ月後、唇側の歯肉退縮が最小限で、審美的な結果が得られたことに注目。

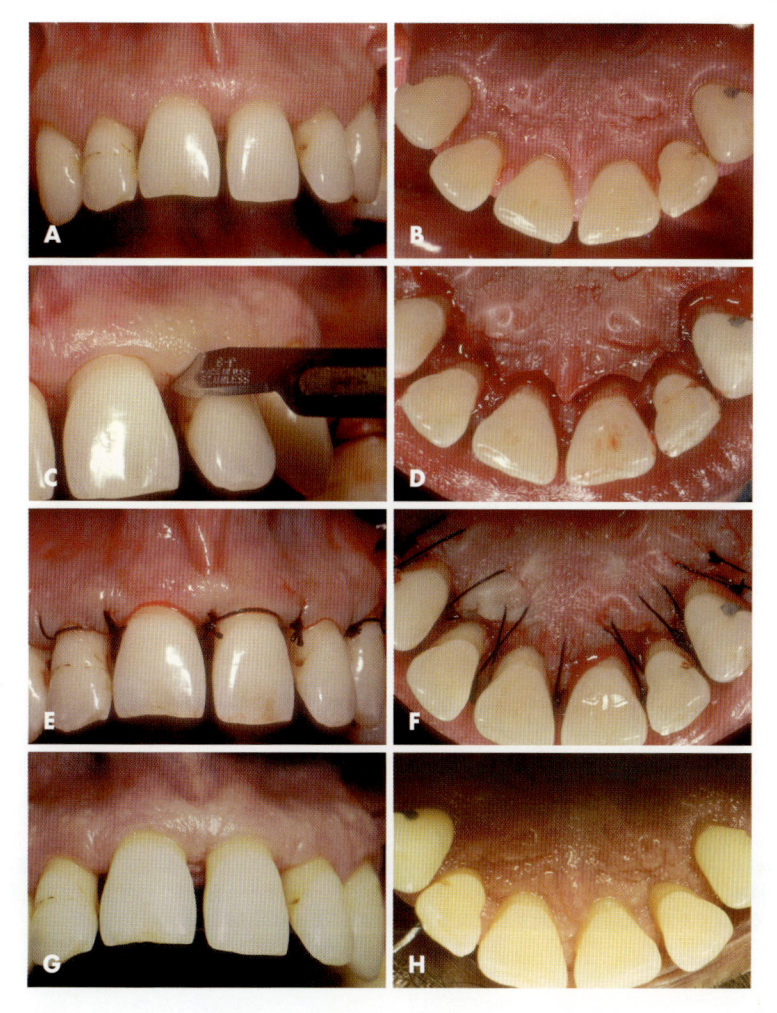

図 8-4 カーテン手術法 A, B. 術前；唇側面観と口蓋側面観。C. 歯肉溝切開は，歯間乳頭部においては，その唇舌径の最大で唇側から 2/3 の位置まで行う。D. 口蓋側フラップ手術の完了。E, F. 唇側と口蓋側の歯肉弁の縫合。G, H. 完了した症例，5ヶ月後。

プラークコントロールが容易になるだろう。
5. 図 8-1E, F は最終段階として，縫合を示す。縫合は断続縫合あるいは連続縫合を用いる。

図 8-2 に，基底歯槽骨欠損部の処置を行うために，口蓋側フラップ手術を行った以外は同一の手術法を示す。この術式においては，歯間乳頭の唇側 2/3 が退縮を防ぐために保存されており，乳頭を唇側面から切離し，翻転する必要はない。

次に示す臨床例(図 8-3, 8-4)は，本手術法により良好な結果が得られた症例である。多くの歯肉退縮が口蓋側に認められても，唇側の退縮は最小限であることに注目すること。

歯間乳頭保存フラップ手術

Takei ら(1985, 1988, 1991)は，歯間部欠損全体を一次被覆(primary coverage)(訳注：一次閉鎖となるような，歯肉弁による欠損部の被覆)することで，移植材の部分的あるいは完全な露出を防ぐ手術法として歯間乳頭保存フラップ手術(papillary preservation technique)を考案した。彼らは，本手術法が Genon と Bender(1984)が上顎前歯部の審美的治療法として最初に発表した方法の変法であると述べている。

適 応
1. 歯間鼓形空隙が，歯間部の組織が通過できるくらい広いこと

利 点
1. 審美的
2. 歯肉弁による移植材の一次被覆
3. 術後に歯間部歯肉組織がクレーター状となること

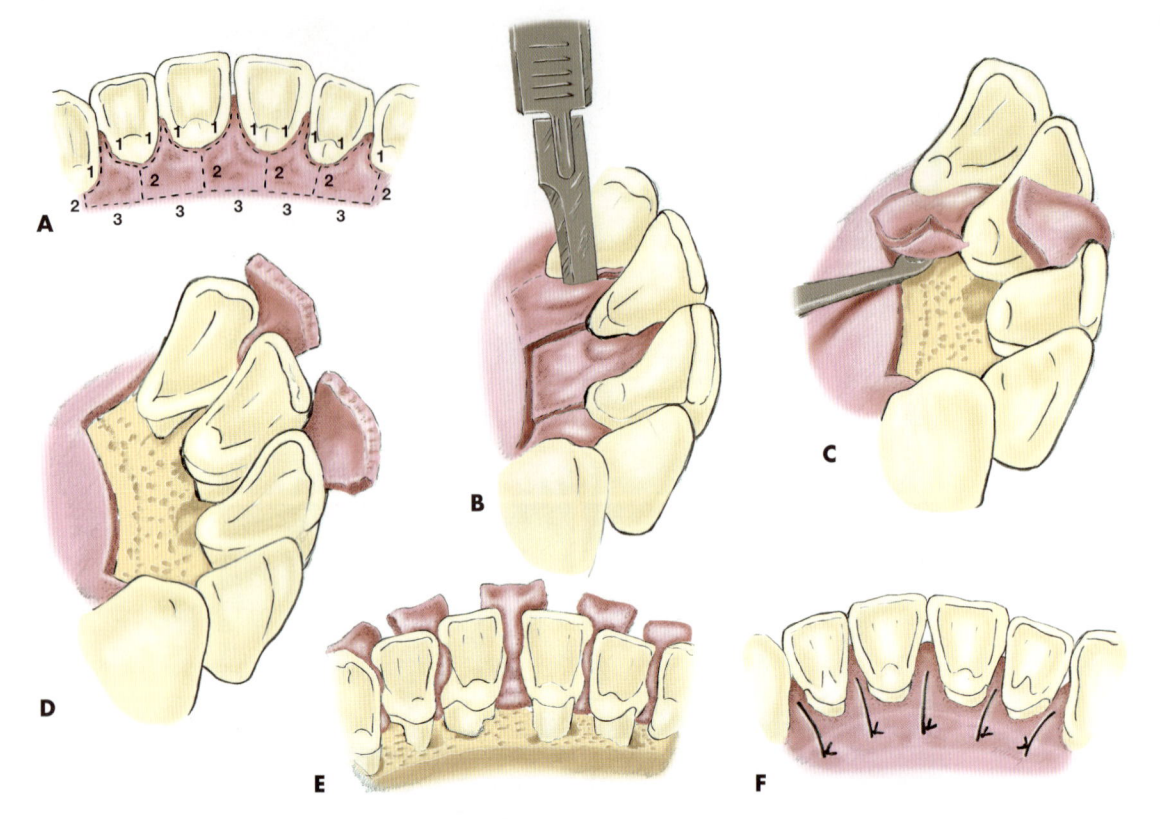

124 第Ⅰ部 基 礎 ②外科様式の基礎

図 8-5 **歯間乳頭保存フラップ手術** A．切開外形線を図示。口蓋側面観。B．口蓋側の切開の完了。C．骨膜剝離子で個々の乳頭歯肉弁を翻転する。D．鈍的な器具で歯肉を唇側に押し出し，歯槽骨の形態異常や歯肉縁下の根面付着物を露出させる。E．骨欠損部の搔爬，スケーリング，ルートプレーニングを行う。F．歯肉弁を口蓋側で縫合する。歯間乳頭部を圧迫するような縫合を避けるべきである。乳頭部を圧迫すると歯間部組織の高さを失う可能性がある。

を防止する

欠 点
1．技術的に難しい
2．時間がかかる

禁 忌
1．歯間鼓形空隙が狭い場合

術 式
1．刃を歯面につけたまま行う歯肉溝切開で，唇側，歯間部，口蓋側（舌側）の歯肉弁の外形をつくる。
2．剝離予定の歯間乳頭の口蓋側歯肉に，縦切開を入れる。縦切開は根尖方向に十分に延ばし，歯間部の骨欠損部辺縁から 3 mm 以上，歯肉辺縁から 5 mm 以上離したところまで行う（図 8-5A, B）。
3．水平切開を行い，縦切開の根尖端と連結する。水平切開は Kirkland メス（Kirkland knife）を用いて行う（図 8-5B）。
4．骨膜剝離子を用いて，乳頭部を含む歯肉弁を骨から翻転する（図 8-5C）。
5．歯肉弁を挙上して，キュレットまたは歯間部用メス（interproximal knife）を用いて，下部組織から歯間部組織を分離する。注意：歯間乳頭弁は，翻転する前に，完全に動かせることを確認しなければならない。
6．鈍的な器具を用いて，乳頭部を含む歯肉弁を，注意深く歯間鼓形空隙を通して押し出し，歯肉弁の裏側に存在する余剰の肉芽組織を，鋭い鋏またはキュレットを用いて除去する。取りすぎて歯肉弁を薄くすることは避けなければならない（図 8-5D）。
7．骨欠損部の搔爬と移植材の塡塞が終わったら，歯肉弁は元に戻し，乳頭は歯間鼓形空隙を通して押し戻し，断続縫合あるいは水平マットレス縫合で縫合する（図 8-5F）。

臨床術式を図 8-6，8-7 に示す。

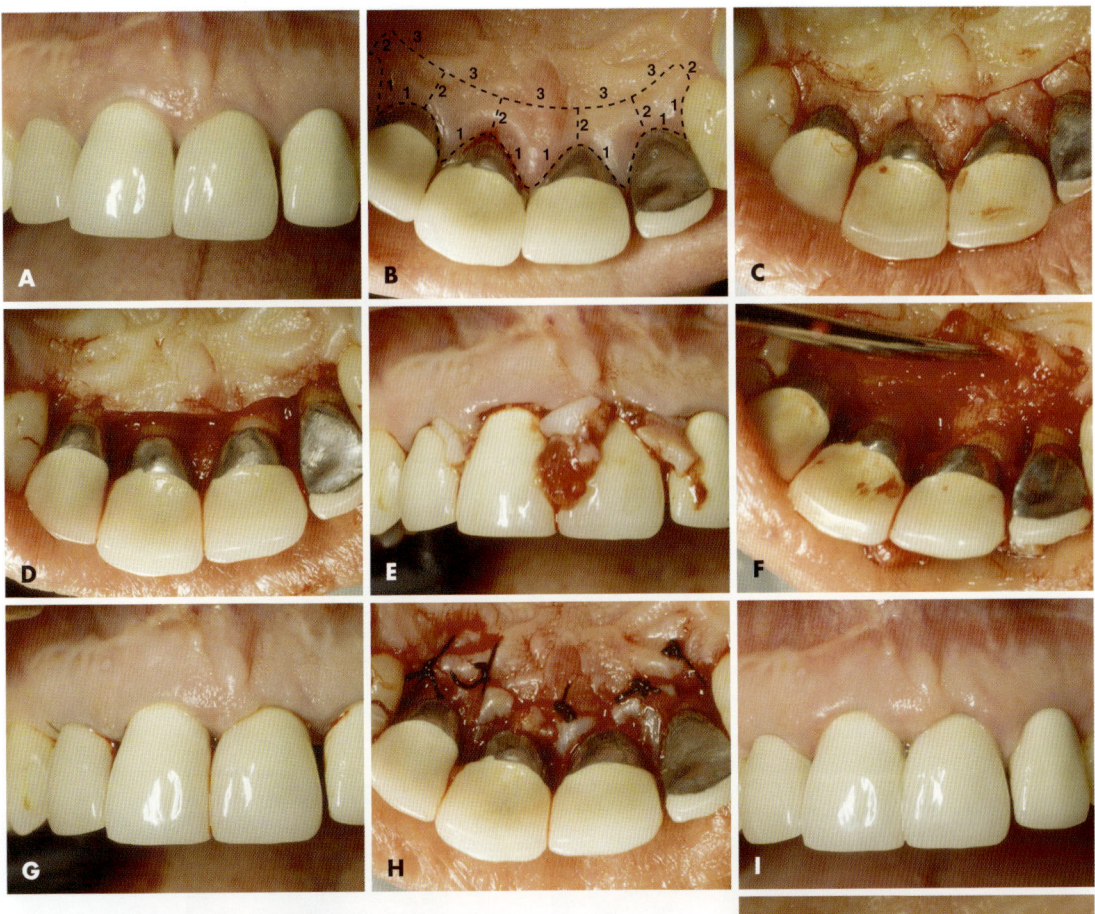

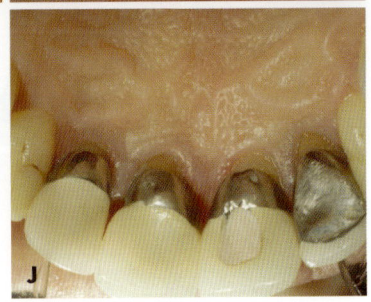

図 8-6 **歯間乳頭保存フラップ手術** A, B. 術前の唇側面観と，切開外形を示した口蓋側面観。C. 一次切開としての水平切開と縦切開の完了。縦切開と水平切開により歯肉弁の挙上が容易になることに注目する。D. 唇側に翻転された歯肉弁。E. 唇側に翻転した乳頭弁の唇側面観。F. スケーリングの前に，口蓋側歯肉弁を翻転する。G, H. 歯肉弁を縫合する。唇側面観と口蓋側面観。歯間部組織が最大限保存されていることに注目する。A と比較すること。I, J. 8ヶ月後の唇側面観と口蓋側面観。たとえ口蓋側が相当量の退縮を示したとしても，優れた審美性を有することに注目する。A および B と比較すること。

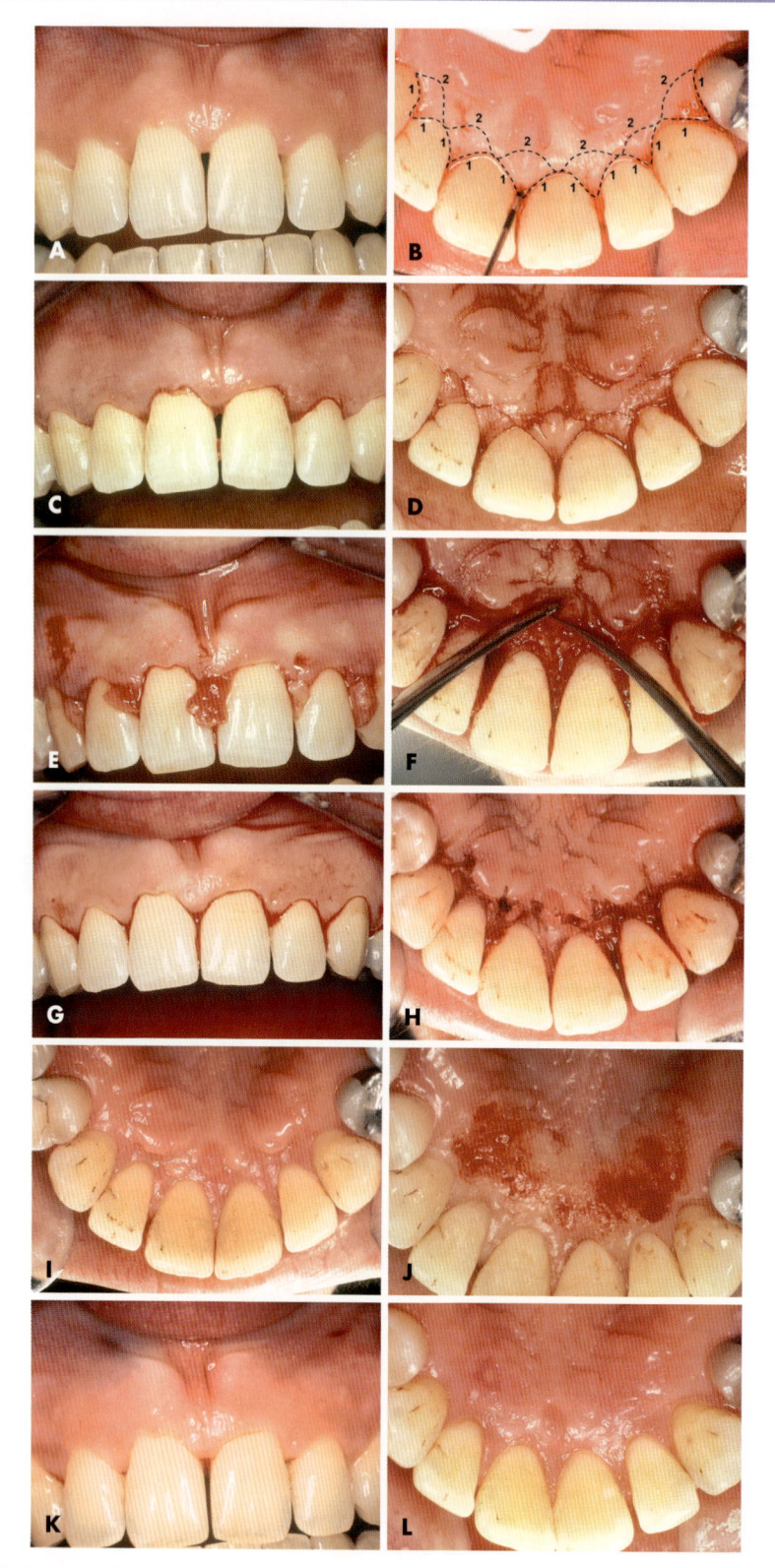

図 8-7　**歯間乳頭保存フラップ手術**　A, B. 術前。唇側面観と切開外形を示した口蓋側面観。C, D. 一次切開時の唇側面観および口蓋側面観。一次切開としての歯肉切除切開に注目する。E. 口蓋側の乳頭弁を唇側に翻転する。F. 口蓋側歯肉弁を翻転する。G, H. 縫合。唇側面観および口蓋側面観。I. 2ヶ月後。口蓋側面観。不揃いな歯肉組織の辺縁に注目。J. 不揃いな組織を除去するために歯肉整形術（gingivoplasty）を行う。K. 3ヶ月後。審美的に素晴らしい結果が得られた。L. 歯肉整形術を行ってから1ヶ月後。

［鴨井 久一・外崎 美香 訳］

第9章

歯槽骨切除術

歴史的概観

　歴史的にみると歯槽骨外科手術は，まず第1に壊死または感染した歯槽骨を除去するために行われてきた。歯槽骨の壊死または感染というこの考え方は，Kronfeld(1935)が「すべての骨は健康である」という概念を確立するまで，広く信じられてきた。しかし，Kronfeldの説によって，骨の除去療法ならびに誘導手術の新しい現代的概念が導き出されたのであり，それにはまた，以下に掲げる人々の研究が基礎となったのである。

1. Goldman(1950), "歯肉整形術による生理学的歯肉外形の発展"
2. Schluger(1949), "歯槽骨切除術—歯周外科における基本的原則"
3. Friedman(1955), "歯周歯槽骨外科手術：骨整形術と骨切除術"
4. Prichard(1957), "骨縁下外科手術，予測できる手順"
5. Goldman と Cohen(1958), "骨縁下ポケット：分類と処置"
6. Ochsenbein(1958), "歯周外科における歯槽骨切除術"
7. Ochsenbein(1986), 歯槽骨外科手術の手引書

　これらの研究は，基本的なガイドライン，定義，命名法，処置や手順の面で今日も利用されている。

理論と目的

　歯槽骨切除術を行う根拠，つまり歯槽骨切除術を行う理由は歯周病が歯槽骨や支持骨構造を破壊するという事実があるからである。この骨吸収の進行により，骨組織の辺縁に，鋭い，不均等な異常や不揃いな形態が生じる。骨は硬いので，この異常形態をそのまま維持するが，歯肉組織は軟らかいので，もっと流動的な形になろうとする。このそれぞれの組成の違いが，測定できるほどの深いポケットを形成する。

　歯槽骨切除術がまず第1に目的とするのは，異常な形態の歯槽骨を除去し，「生物学的な放物線状の形態」を形成することである。つまりこの生理学的な骨形態は，最終的に予測された歯肉形態と似たものにする。この外形は，ポケットの除去や生理学的な歯肉構造の維持管理に主導的な役割を果たすようになる。つまり，その外形においては，歯間乳頭部が歯槽骨板の頬側と舌側(口蓋測)で，円錐状または冠状に移行するような外形，そして，放物線形で，歯間部から滑らかに続いているような外形をつくり出すことである(図9-1)。ここでいう歯間乳頭部とは，セメント・エナメル境では，その形態に従って前歯部では顕著な円錐形となり，臼歯部ではより平らで幅広くなろうとするような歯間乳頭部のことである(図9-2)。このような因子が揃えば，薄い，スキャロップ状の，メスの刃先のような歯肉構造になり，歯間隣接部との間隙を完全に埋めるような，ピラミッド形の歯間乳頭歯肉が付随するのである。

　Ochsenbein(1977)は，歯肉組織が，歯槽骨の外形を確立し，それを左右する因子であるという注目すべき重要なことを指摘した。彼は，術後の歯周組織が元来の構造形態に戻ることを信じた。

骨の分類

　選択すべき骨切除術は
1. 増加：骨の再生または代替骨
　(第10章「骨誘導手術」第11章「組織再生誘導法」を参照)
2. 減少：骨切除または骨除去
　a．決定的：ポジティブまたは健常な放物線状形態
　b．暫間的：長期的な予後が不良となる不必要な解剖学的骨形態の除去

解剖学的骨形態

　骨形態は歯根部骨の歯間部(または根間部)の形態によって分類される
1. ポジティブまたはスキャロップ状：歯間部の骨が歯根部または唇側骨よりも高い
2. 平坦：歯間部および歯根部の骨が同じ高さ

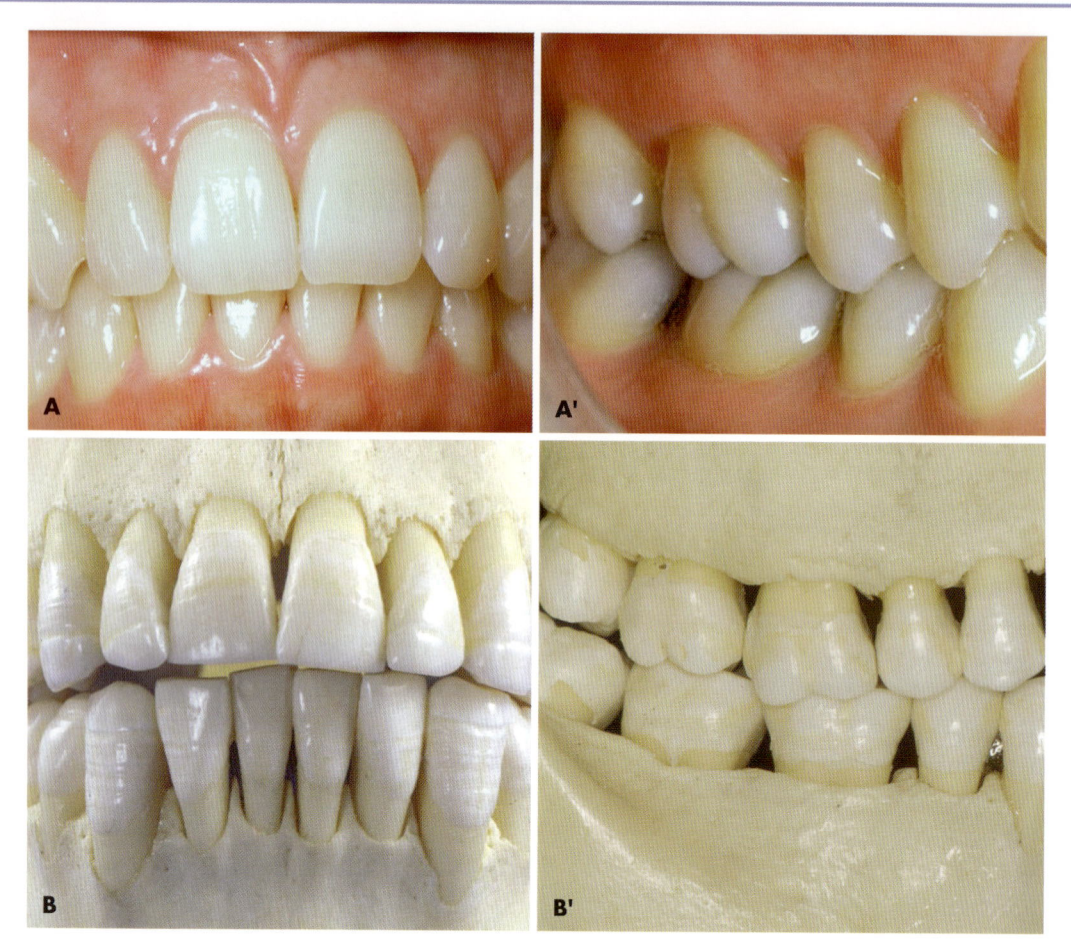

図 9-1 理想的な歯肉と歯槽骨の形態 **A**と**A'**．前歯部および臼歯部の歯肉形態，スキャロップ状および放物線状をしており，ピラミッド型をした円錐形の歯間乳頭部．**B**と**B'**．歯肉下の基底歯槽骨も歯肉形態と類似している．前歯部から臼歯部にかけて歯肉および骨のスキャロップ状の程度は減少している．

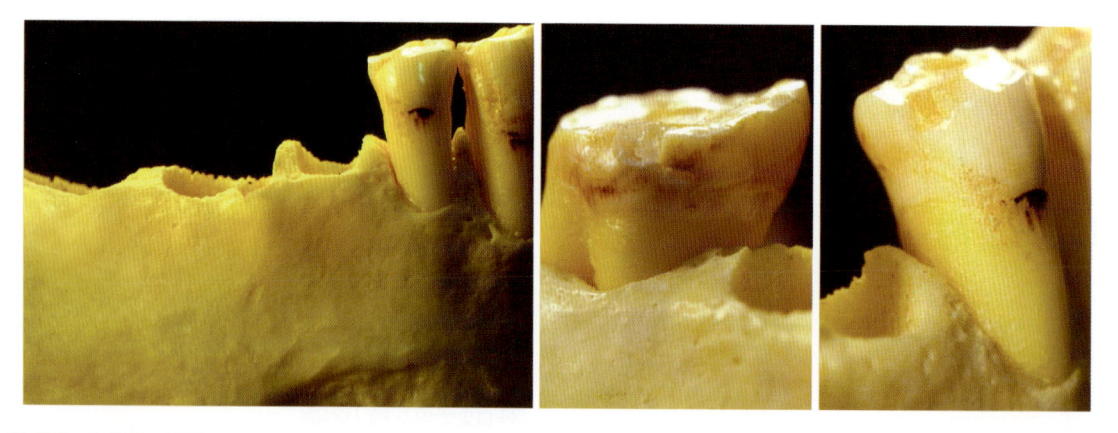

図 9-2 歯槽骨の形態 歯槽骨は前歯部ではより薄く円錐形になる傾向があり，臼歯部ではより平らに幅広くなっている．

3．ネガティブまたは減少：歯間部の骨が歯根部骨よりも根尖側寄り

注意：根分岐部の骨は分類上，歯間部の骨と考えられる．

歯槽骨切除術は，ポケットを減少する方法として最も予後が良く，維持しやすい。また，破壊的な細菌コロニーを有意に減少する唯一の方法である（Mombelli et al. 1995；Rawlinson et al. 1995；Levy et al. 1999, 2004a, 2004b；Tuan et al. 2000）。Chevy ら（2002）は，「外科手術によるポケットの減少とそれに附随する歯周病原性因子の減少は，歯周組織の安定に重要である，つまり外科処置は歯周炎のコントロールに重要であると考えている」。

The World Workshop in Periodontics（1996）は，外科的ポケット除去療法の手順を以下に記している。
1．歯根部へのアプローチ
  a．歯石除去
  b．歯肉縁下
  c．深いポケットの取り扱い
2．再生療法
3．外科的な歯槽骨への処置
4．歯周膿瘍
5．修復，補綴，審美的治療への応用
  歯槽骨外科のポケット除去により
1．プローブの深さ，または出血点の減少（Townsend-Olsen 1985；Saxem et al. 1990）。
2．最小限の外科的侵襲で最大限のポケット減少（Kaldahl et al. 1996a, 1996b）。
3．歯肉縁下の細菌叢がグラム陰性細菌からグラム陽性細菌へ変化（Gunsolley et al. 1994；Mobelli et al. 1995）

診査および治療計画

歯槽骨形態をたどる麻酔下のプロービングまたは骨プロービング（Easley 1967；Mealey et al. 1997）は，診断で最も重要なものである。術者に以下の情報を与えることができる。
1．骨形態
2．骨内欠損（一壁性，二壁性，三壁性骨欠損）
3．根分岐部形態（第Ⅰ度，第Ⅱ度，第Ⅲ度）
4．歯根の形状または形態

これは再生（組織や復位していない，またはしている歯肉弁の最大限の保存）のための歯肉弁のデザインは，歯槽骨外科手術やポケットの減少とは異なる。（薄い組織または根尖側移動術）

X線写真は骨欠損の部位を特定するのに有用であり，骨内欠損があるかどうかを視覚化することができる。「したがってX線写真は，骨形態の特徴や骨質を観察するときに初期決定因子の1つとすべきではない」。

組織の処置

歯槽骨の形態異常の処置には，全層歯肉弁，内斜切開，粘膜骨膜弁フラップ手術の応用も含まれている。歯肉弁はスキャロップ状に切開する。一般的な法則として，臨床医は「歯肉弁をスキャロップ状に切開するときに最終的な歯槽骨の外形を想定しなくてはならない。この外形は前歯部で最も隆起し，臼歯部では低下するのである」（第6章「歯肉歯槽粘膜形成術」参照）。通常，粘膜弁フラップ手術は適用されない。この手術では患部へのアクセスと視界範囲が限定されているからであり，また歯槽骨外科手術は，骨膜を剥離し，切断し，ほとんどまたはまったく保護されていない歯槽骨に行うからである。

すべての肉芽組織と残存結合組織線維は，歯槽骨外科手術に先立って除去する。小さな骨欠損は，除去されなかった残存結合組織線維で隠されていたり，よく見えなかったりする。プラーク，歯石，軟化セメント質，接合上皮の残遺組織は，すべて根面から除去する。

用語と方法

歯槽骨切除術には，〈歯槽骨整形術〉と〈歯槽骨切除術〉（Friedman1955）を用いるが，この方法はそれぞれ，「非支持骨」と「支持骨」の削除と除去のためにある。

歯槽骨整形術

歯槽骨整形術の定義は，〈非支持骨〉を整形して，生理学的な歯肉，歯槽骨の外形につくり直し，次の目的で行うことをいう（図9-3）。
1．ポケットの除去
2．隆起部の削除
3．歯槽堤隆起部に近接する骨内欠損
4．初期の根分岐部病変
5．肥厚した過剰な外骨症の除去
6．浅い歯槽骨クレーター
7．鈍型の歯槽中隔クレーター
8．唇，舌側面に併発する小骨内欠損
9．改善した歯槽骨の外形に合わせて強化した歯肉弁の配置

歯槽骨整形術には，〈縦溝形成術〉〈弯曲形成術〉（Ochsenbein 1958）と〈歯根骨混合形成術〉（Carranza 1984）の方法も含まれる。

「縦溝形成術または弯曲形成術」は歯間部の歯槽骨の頬側と舌側の肥厚部分を除去するために設計する。「深く切り下げたり」，「下をえぐる」これらの手術は，歯根部骨表面上から大きな歯槽隆起部削除のための手

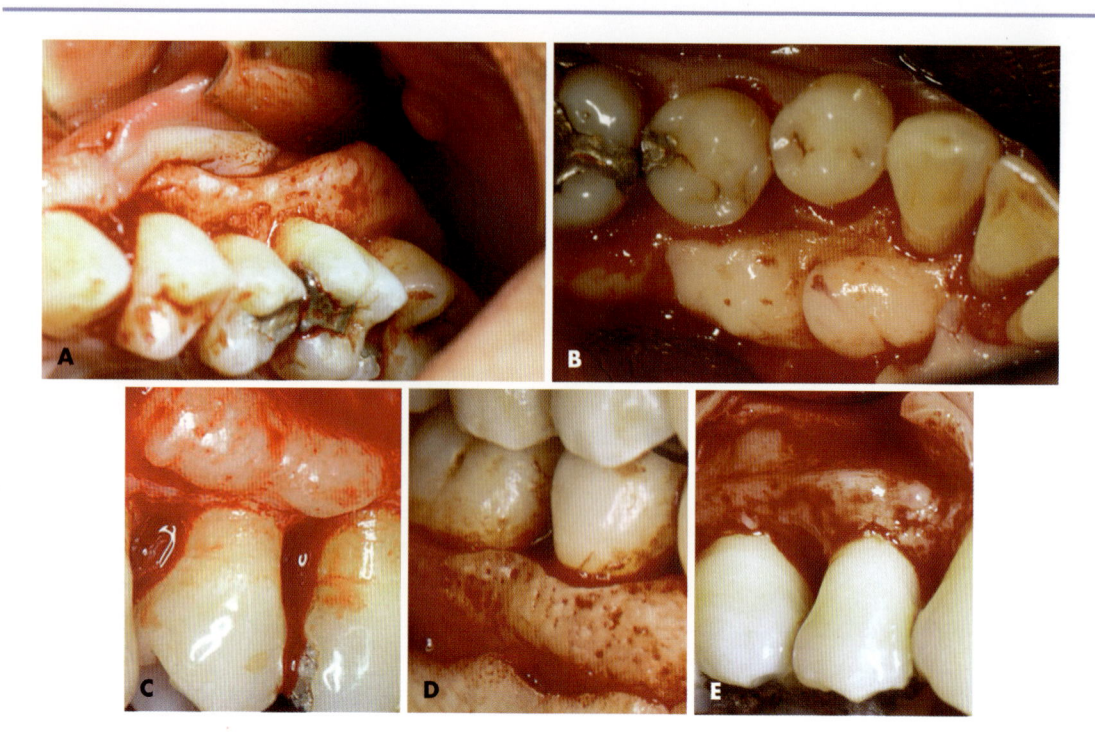

図9-3 歯槽骨整形術の適応症 A. 厚い歯槽骨辺縁。B. 歯槽骨隆起。C. 外骨症。D. 小さなクレーター。E. 肥厚した重度棚状のヘミセプター。

術であり，この手術によって，より好ましい歯肉構造の形成や，最小の骨除去，さらには歯根部骨から歯間部骨に至る歯槽骨の滑らかな移行が達成できる。縦溝形成術は，しばしば小さなクレーターの外壁面を削り取ってしまい，さらに拡大して，不必要な骨形態修正術まで行うこともある。以上のような理由で，「通常，歯槽骨整形術は歯槽骨切除術に先行して施術される」。

歯根骨混合形成術は，一般に，もっと厚く，過剰な歯槽骨に対して施行されるもので，続いて縦溝形成術が施行される。この手順で，均等なうねり形の薄い歯根骨表面が形成され，この表面は立ち上がって歯根骨隆起部を越え，縦溝切除によってできたくぼみに向かって形成されていく。

鈍的歯間中隔と厚い歯槽骨辺縁

初期の歯槽骨形態異常が最も起こりやすいのは，だいたい鈍的(平坦)になった歯間中隔(ヘミセプター)と，肥厚した，または過大な歯槽骨辺縁部の2ヶ所である。症状はこの箇所で別々に起こることもあるが，2ヶ所同時の場合も多く，主として歯槽骨整形術によって処置される。

手術の手順

歯肉弁を剥離すると，歯槽骨の形態が，頬側，舌側(口蓋側)，咬合面側から見えるようになる。そのため臨床医は，個々の歯と，その歯槽骨の構築と相関関係について，上記の3方向から見た形を頭の中でまとめ，1つのイメージにすることができる。そのイメージの助けをかりて歯槽骨整形術の施術方針を決定する。

図9-4Aは，鈍的な歯間中隔と過剰な歯槽骨辺縁が結合した状態を示している。この図で歯間隣接面を見ると鈍的になったが，それだけでは「わずかに凹んだ構造でなく」，もっと「健全な張りのある構造」に再構築するために，何らかの歯槽骨切除術が要求される。

手術の第1段階は，「歯根間部骨の縦溝形成術または弯曲形成術」である。この縦溝は，隣接歯の隅角線に対して行い，骨の頬舌側の幅を決定する。使用する器具は，高速ハンドピースに接着したNo. 6, No. 8またはNo. 10のラウンドバーで，水を多量に流しながらその溝を形成する(図9-4B)。

この縦溝切削が完了したら，「歯根骨混合形成術」を開始する。使用バーは縦溝形成術と同じラウンドバーである(図9-4C)。バーは，掃くように動かす。絵を描くときの筆使いの要領で，後らへ，前へ，歯根骨隆起部の上を越えたり，縦溝切削によってできた凹みに流れて落ちるようにする。この操作は，歯根部骨が均等にうねるような形になるまで続ける。表面がざらついている箇所は，ラウンドバーを使わず残しておき，そこだけは同じサイズのラウンドダイヤモンドストーンを使用して滑らかに仕上げることもある。

この歯根骨混合形成術が終了したとき，歯間部には，平らな歯槽骨骨頂が残っているが，その高さは歯根骨

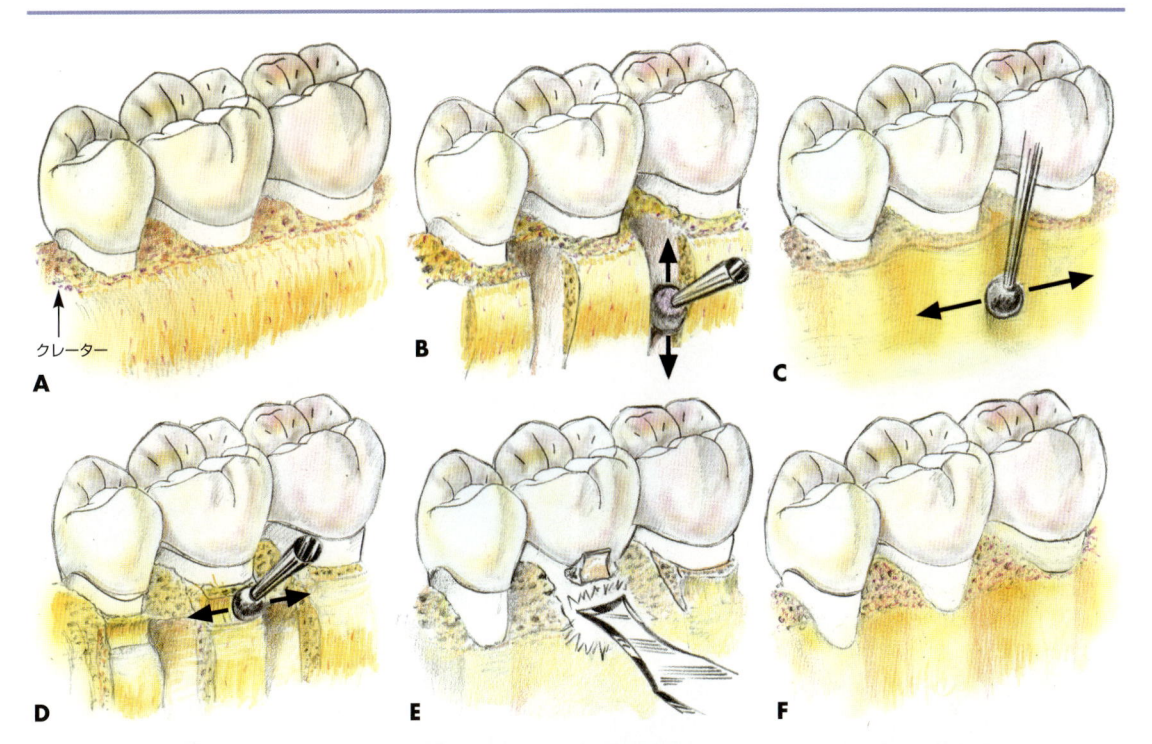

図 9-4 過剰な歯槽骨隆起，厚い骨辺縁，歯槽骨中隔部は鈍型の場合の歯槽骨整形術　A．厚い骨辺縁と平坦な隣接歯間。B．歯槽骨を幅広く薄くするための縦溝形成術。C．厚い歯槽骨辺縁を整形し，生理的な形態を確立するための弯曲形成術。D．切除すべき歯槽骨に外形線を引くスキャロッピング。E．最終的に生理的な放物線状の形態にするための小規模な歯槽骨切除術。F．完成した新形態，理想的な歯間部をもつ薄く削られた歯槽骨に注目。

表面の高さと同じである。しかし，この手術以外の場合，この状態がよいとはいえない。なぜなら「歯肉組織はスキャロップ状の形態をとり，それに付随する歯間乳頭歯肉は，その下にある歯槽骨の形態によらず，ピラミッド形になるからである」。もし歯槽骨切除術をこれ以上行わないのなら，ここで最終的に残るのは，残存組織にある 4～5 mm の残存ポケットである。

歯槽骨をスキャロップ状切開するときの量や，歯槽骨切除術をするかどうかを決定するために必要なのは，手術前の組織の形態と外形を知っておくことである。なぜなら，組織は手術後もだいたい同じような形態になる傾向があるからである。組織を必要な分量だけスキャロップ状切開すれば歯間部の歯槽骨部分が手術後に広がろうとする現象を抑制するだろう。この現象は，歯間部の歯槽骨部分が切歯から臼歯へと移行していく場合（図 9-2 参照），歯間部での骨吸収が増加している場合に観察される。したがって手術の一般的な原則として，手術が終わった時点での歯槽骨の形態をミラーに映し，手術前の健康な歯肉の形に近づけるべきである。スキャロップ状切開や歯根間縦溝形成術のやり過ぎは避けるべきである。

図 9-4D では，高速ハンドピースに装着した No. 2 または No. 4 のスモールラウンドバーが，正確な高さで歯槽骨に外形線を引き，刻印をつけるために用いられる（歯槽骨切除術参照）。歯に接触しないように注意すること。歯槽骨にスクリービングをすると後部を目視でき，切除が容易になる（このとき使用するのは，No. 1 か No. 2 の Ochsenbein チゼルである）（図 9-4E）。

手術完了後の歯槽骨の形態は，スキャロップ状または放物線形の歯根骨表面となり，その表面はヘミセプターでは徐々に盛り上がりながら歯間隣接部の円錐形に形づくられた歯槽骨へと続いていく（図 9-4F）。

図 9-5 から図 9-7 は，この手術の臨床的経過である。

歯槽骨切除術

歯槽骨切除術は，歯根部骨や歯根間骨部支持骨から，異常な部分を切除する整形除去手術である。

適応

1．アタッチメントを傷つけないで，生理学的外形を確立するために残存する十分な歯槽骨量
2．非審美性または，解剖学的制約
3．歯間部クレーターの除去
4．再生しない骨内欠損
5．不揃いな辺縁骨の高さでの水平性骨吸収
6．中等度から重度の根分岐部病変

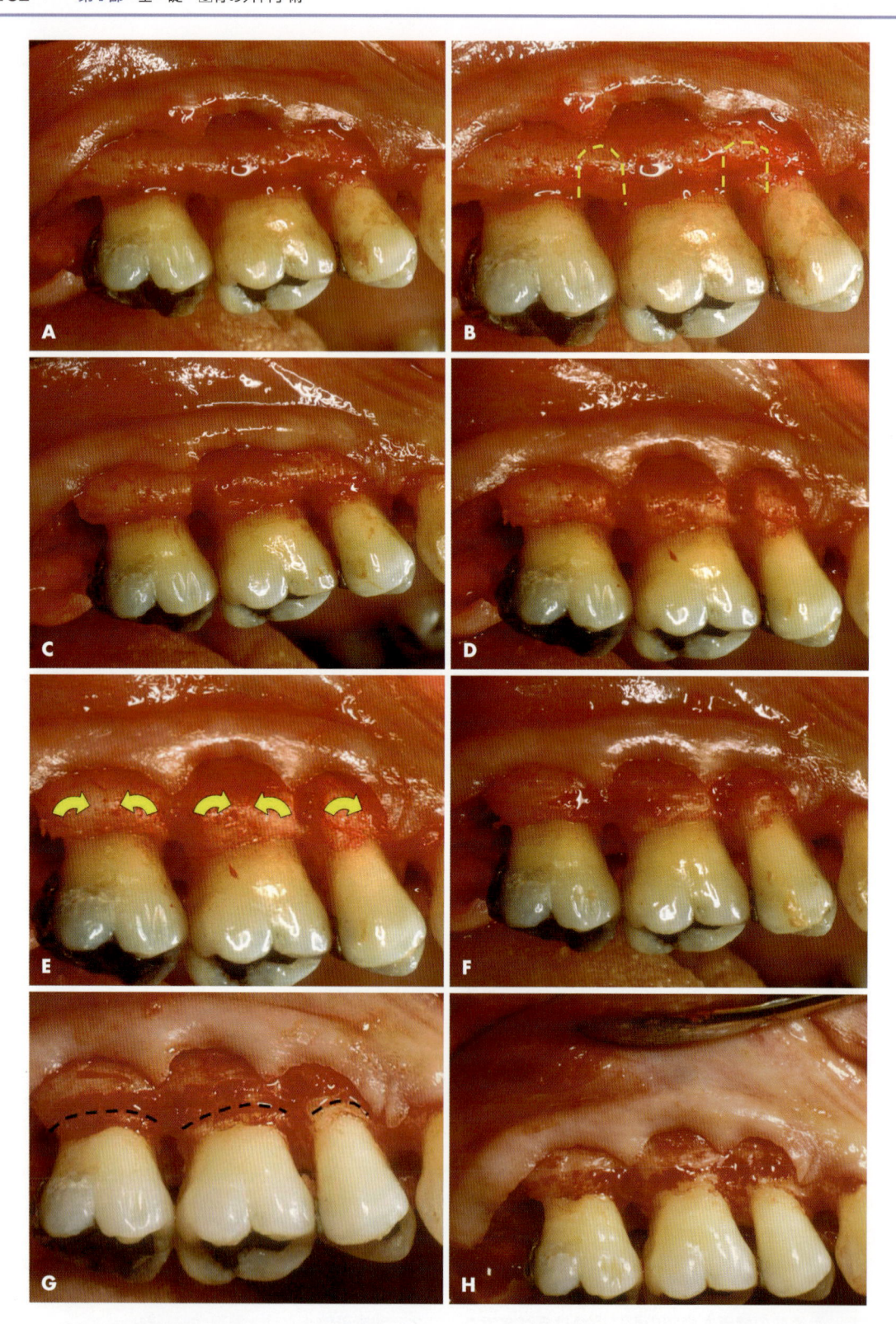

図9-5 **歯槽骨切除術，基本的手順** A. 術前；歯間部クレーター。B. 水平溝形成術の外形。C. 水平溝の形成。D. 縦溝の形成。E. 矢印は球面形成の方向を示す。F. 球面形成術。G. スクリービングの外形。H. 最終的な歯槽骨切除。Aと比較せよ。

第 9 章　歯槽骨切除術　133

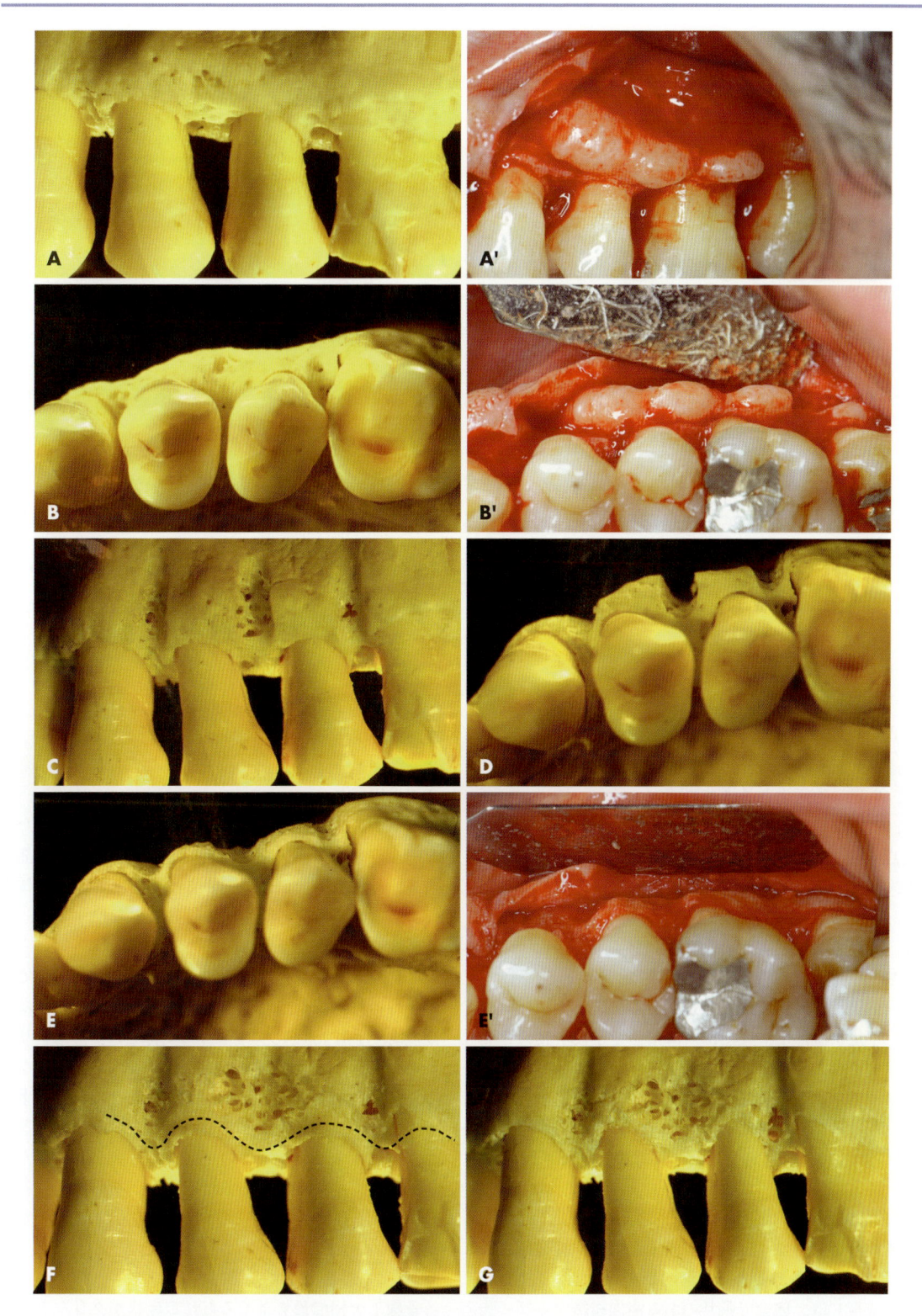

図 9-6　球状突起のある歯槽骨と厚い辺縁を有する歯槽骨形成術　A と A′，B と B′．術前の頬側および咬合面観は厚い辺縁と球状突起を示す。ヘミセプターは平坦だが，骨欠損はない。C と D．縦溝形成術または弯曲形成術の頬側および咬合側観，溝は歯の隅角に沿って形成される。縦溝は頬側舌側幅を決定する。E と E′．完成した歯根部骨形成術または球面形成術の咬合面観。均等にうねっている頬側面観。F と G．最終的なスキャロップ状または放物線状のスクリービング（F）と骨切除（G）。

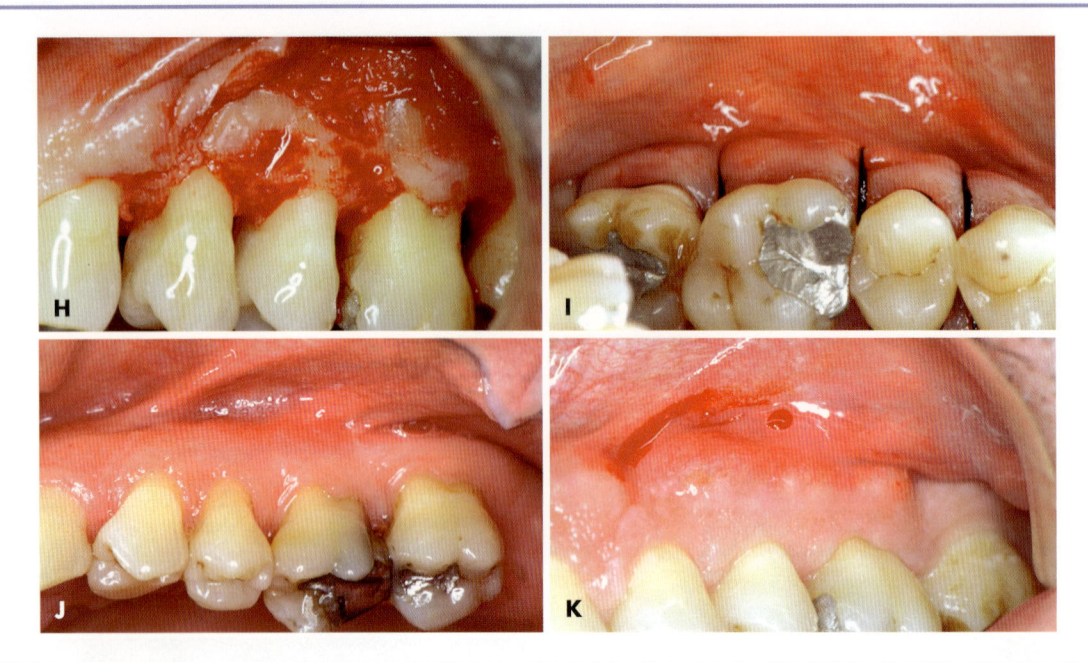

図9-6　（続き） HとI．最終的な臨床形態の完成（A'と比較せよ）と歯肉弁の縫合。JとK．術前（J）術後の歯肉形態，根分岐部の薄い歯肉組織（K）。

7．ヘミセプター
利点
1．ポケット除去の予知性
2．生理学的歯肉と骨構造の確立
3．良好な補綴学的環境の確立
欠点
1．アタッチメントのロス
2．審美性の欠如
3．知覚過敏の増加
禁忌
1．歯槽骨切除術により，残存するアタッチメントが不足する部位，または，隣接歯を予後不良にさせる可能性のある部位
2．解剖学的制限（顕著な外側斜めの骨隆起または，頬骨弓など）
3．審美的制限（前歯部，高い位置のスマイルラインなど）
4．有効な選択的処置

歯槽骨切除術は，**球面形成術**または**放物線様形成術**の手法で施行される。「球面形成術」または「放物線様形成術」は，健全で張りのある歯肉組織ならびに強固な骨太の歯槽骨構造をつくり出すための，支持骨切除術である。ここでいう構造とは，歯槽骨が歯間部では頬側または舌側より高くなっているし，歯根骨表面は滑らかで，しかも，均等にうねるようなスキャロップ状または放物線形をしている構造のことである。この構造に仕上げるには，次の方法を用いる。
1．水平溝形成術
2．スクリービング
3．手用器具

水平溝形成術とは，高速ハンドピースに装着したスモールラウンドバーを歯間部の歯槽骨欠損部の底部に当て，頬側と舌側に引いていく技術である。この技術によって，歯間部の頬舌側の部分を平らにするが，近遠心側には施術しない。

スクリービングとは，高速回転式器具を使用して，歯根骨の外形線を描く様式である。この歯根部骨は，その後，手用インスツルメントで切除される。スクリービングを行えば，患部がよく見分けられるようになるので，そのあとで線仕上げとして歯根骨の切除を手用チゼルで行うと，施術しやすくなる。高速回転式器具は，歯に接する歯根部骨の切除には，歯を切り込んだり，損傷するおそれがあるために用いない。

クレーターとヘミセプター

骨線下欠損で最もよくみられる症状がクレーターとヘミセプターである。これらの症状の原因となるのは，歯間部の中の血管に沿った炎症性病変で，歯間部の骨吸収と陥凹を惹起する。この症状が進んで末期になると歯槽骨の構造は，〈わずかに凹んだ形〉となり，歯間部の歯槽骨底部が，頬側ならびに舌側（口蓋側）歯根

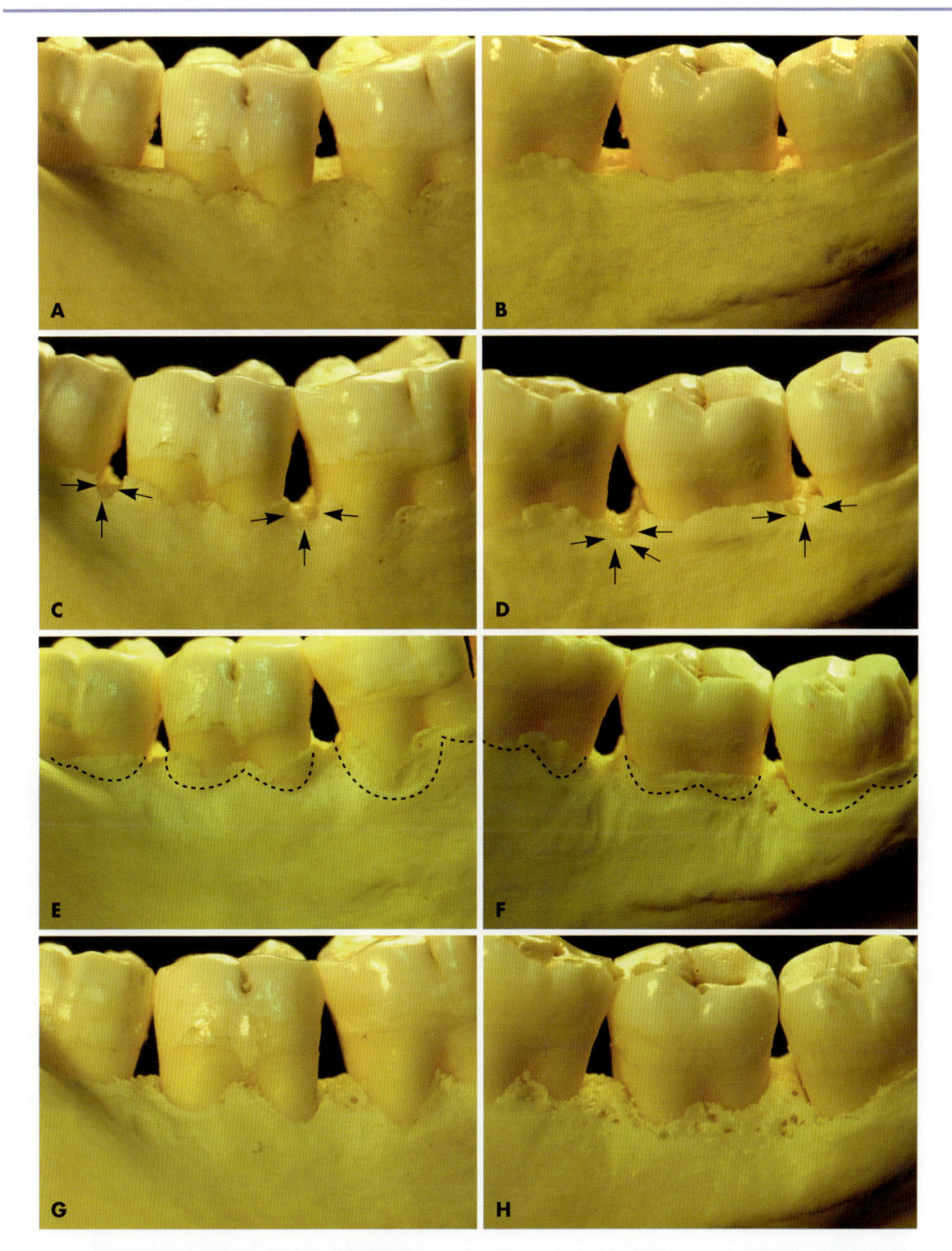

138 第Ⅰ部 基 礎 ③骨の外科手術

図 9-9 歯槽骨外科手術（歯槽骨切除術と歯槽骨整形術） 歯槽骨クレーターの処置—例1 **A.** 頬側面観，歯間部に小さなクレーター。**B.** 舌側面観，大きな舌側隆起と小さなクレーターがいくつか見えるのに注目。**C** と **D.** 水平溝形成術の頬側（C）と舌側（D）面観。頬側および舌側の歯間部の高さを揃えたところ。近心・遠心部に小さなクレーター（矢印参照）に注目。**E.** 切除前にスクリービングをおこなう（点線部参照）。**F.** 舌側から見たスクリービング済みの歯槽骨。縦溝形成術や歯根骨混合形成術が数ヶ所で完了。**G.** 治療後の最終的な頬側歯槽骨の形態。均等に流れる形態に注目，A と比較せよ。**H.** 治療後の最終的な舌側歯槽骨の形態。スキャロップ状の形態に注目，B と比較せよ。

図 9-8C は，水平溝形成術によって生じた，わずかに凹んだ歯槽骨構造の例である。球面形成術または放物線様形成術を「歯槽骨スクリービング」と併用して，点線に沿って始めたところである。小さな No. 2, 4, 6 のラウンドバーを使って歯槽骨を切除する。このとき守るべき法則は，手術前に予想した，手術終了後の望ましい歯肉構造の形になるように施行するという点である。

手用チゼルで頬側と舌側の歯槽骨を切除する(図 9-8D)と，望ましいスキャロップ状または放物線形の歯槽骨形態ができ，同じ部分の歯肉組織を維持することができる。

最後に歯槽骨形態修正術を，歯の隅角に沿って行い，「ウィドーピーク」という名でしばしば引用される小さな骨片を除去する(Schluger1949)(図 9-8E)。このウィドーピークと呼ばれる骨片は皮質骨の残存片で，水平形成術の際に取り残されたものであり，近遠心方向にクレーターを形成している。このウィドーピークは吸収されないので，放っておけば術後ただちに組織内にポケットをつくる。Ochsenbein チゼルを使って行う手用作業については，骨ファイルと同じ数だけバリエーションがあるが，歯間部に残存するこれらの骨突起(ウィドーピーク)を除去するために行われる。

手術完了時の歯槽骨形態を図 9-8F に示した。注目すべきなのは，健全な張りのある歯槽骨構造が歯槽骨の形，すなわち冠状になっているとき，円錐状に形成されたとき，歯間骨頂にあるときなどの形に沿って，ゆるやかに上下している点である。

手術の臨床的概略は図 9-9，図 9-10 に示した。

深いクレーターの処置

クレーターを処置する場合，歯間部歯槽骨の中心を最大の歯冠部分にすることが，いつも可能とはかぎらない(図 9-11A, A′)。その理由はクレーターが深い場合は，頬側ならびに舌側の歯槽骨の犠牲が大きすぎるからである。このようなケースでは，歯槽骨は頬側または舌側に傾斜をつけて削り，両面の壁のうち，どちらか一方を全部削除したとしても，もう一方は部分的に削除するだけにする(図 9-11B, B′)。クレーターは，ときには頬側か舌側のどちらか一方だけにあることもあり，その場合は歯槽骨のクレーター側から傾斜をつけて，片側壁だけを切除することができる(図 9-11C, C′)。

根分岐部病変の歯槽骨処置

根分岐部での歯槽骨切除術は，しばしば，次に述べる項目と関連のある解剖学的な理解で行わなければならない。
1．根幹部の長さ
2．歯槽骨欠損の深さと位置
3．根分岐部の病変と位置
4．歯槽骨の構造
5．歯の位置

この中で最も注意しなければならない項目は，根幹部の長さと歯槽骨欠損の深さと位置である。結局はこの 2 項目が，根分岐部病変のない，健全な歯槽骨構造をつくり出すために行う骨修正術の方向(頬側か舌側ないし口蓋側)や，歯槽骨の切除する量で決定される。

上顎臼歯部

上顎頬側の根分岐部は歯槽骨切除術と最も関係の深い場所である。健全な張りのある歯肉構造をつくるために，過剰に頬側の歯槽骨を切除してしまうと(歯槽骨切除術)，その根分岐部に無用な病変をつくってしまう。この理由で，口蓋側から手術するのが望ましい(第 8 章「上顎前歯部ポケットの審美的治療法」参照)。根分岐部の歯槽骨を口蓋側に傾斜させて削合すれば，頬側骨の整復を最小限にとどめることができ，審美上の問題もないうえ，最も重要な点としては，頬側の根分岐部を手術前の状態で維持できる。

もし頬側の骨切除術が必要ならば，スキャロップ状または放物線状の形で，近・遠心の歯根上に歯槽骨を形成すべきである。頬側の根分岐部は，できるだけいじらず，歯冠側に残しておくべきである。こうしておけば，歯根がすれすれに接近しているどんな 2 本の歯の間の場合でも，歯周組織は同じようにゆるやかに盛り上がり，落ちこむ形にすることができる。

下顎臼歯部

Tibbetts ら(1976)や Ochsenbein(1986)は，下顎の第一，第二臼歯の舌側軸の傾斜の重要性について述べている。舌側の歯肉構造が，頬側の歯肉形態を無視して通常平らになっているのは，この舌側軸の傾斜の結果だというのである。Ochsenbein の説は，「クレーターの基底部は接触面に対して垂直であるから……浅い中程度のクレーターのタイプの基底部は舌側に位置しているのが普通である……」というものである。Tibbetts らと Ochsenbein は上の説を受けて，歯槽骨欠損は，まず第 1 に舌側から傾斜をつけて削合すべきで，その際，歯根上ではスキャロップ状または放物線状になるように試みることを考えなくてもよい，と結論した。彼らはまた，舌側面からみた骨整形術の必要性を指摘している。特に第二大臼歯部では斜走隆線の隆起を切除すると，ポケットの除去や，適切な歯肉形成が可能となる。

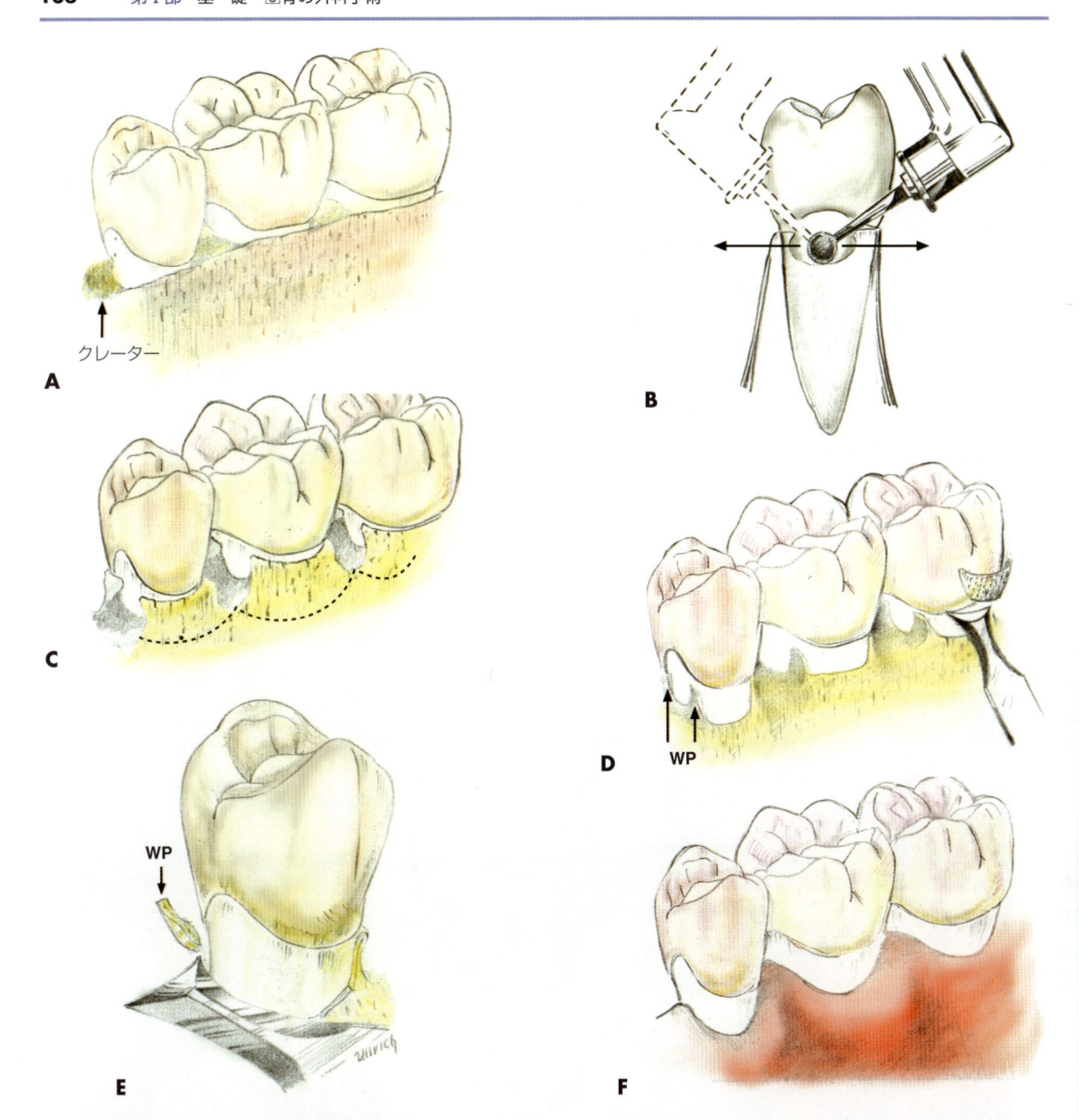

図 9-8 骨の異常形態のための歯槽骨切除術，すなわちクレーター，ヘミセプター，骨内欠損の場合 **A.** 歯間部のクレーターを示す。**B.** 水平溝形成術，スモールラウンドバーを用いて，頰側および舌側の壁面を切削する。**C.** 点線は生理的な形態を定めるため，切除前にスクリービングするための外形線。**D.** Ochsenbein チゼルを使用して歯槽骨除去（スクリービング後に行う），小さな残存骨片：ウィドーピーク（widow peak : WP）に注目する。**E.** 残存骨，WP の除去。歯の隅角に沿って歯間部に残されていた。**F.** 歯槽骨切除術が終了し，生理的形態が作られた。

損と分類すべきであろう。

図 9-8B で示されているのは，水平溝形成術である。最大のラウンドバー（No. 2, 4, 6）なら歯間部に安全に適合するので，歯との接触を生ずる心配がない。このラウンドバーは，骨内欠損の最も根尖側に近いところに当てる。そしてまっすぐに頰側と舌側（口蓋側）に 2 本の線を引くが，これは歯間部の歯槽骨欠損を平らにならすと同時に，頰舌側方向のその欠損部を削除する効果がある。

この水平溝形成術で注目すべき重要なポイントは，歯間部の歯槽骨欠損を削除しているうちに，〈わずかに凹んだ歯槽骨構造〉をつくってしまう点である。この構造だと，歯間部の歯根部骨が，頰側または舌側の歯根部骨よりもっと根尖側にくる欠点がある。したがって一般的原則として，理想的な骨切除術とは，結果として健全な張りのある歯槽骨構造をつくるべきものであり，それに伴って歯間部の歯槽骨が，頰舌側の歯根部骨に対して冠状を呈しているべきである。

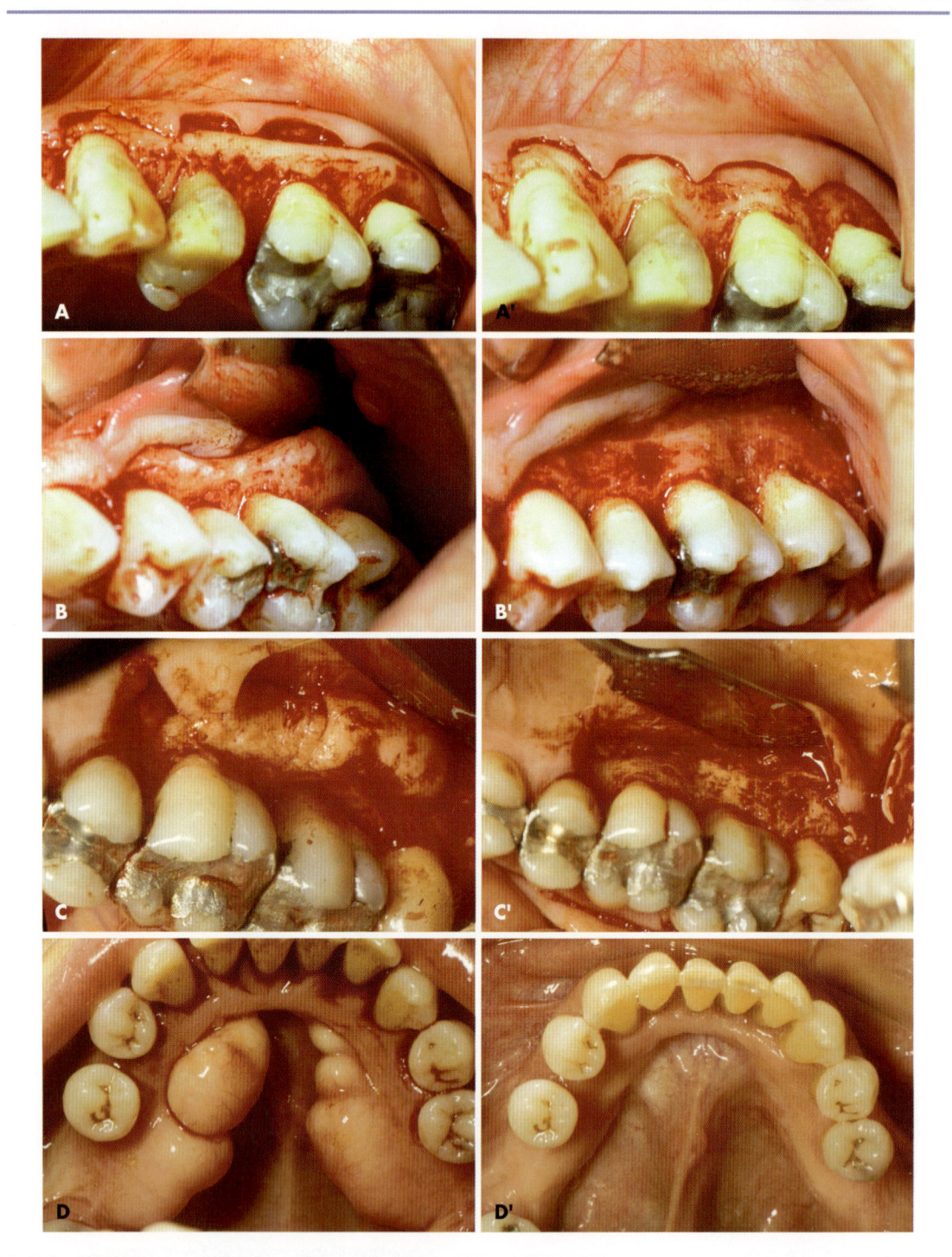

図 9-7 頬側部隆起，口蓋側の厚い外骨症，舌側の隆起に対する歯槽骨切除術　A〜D．術前。A'〜D'．術後。

部骨表面より下がってしまう。もしこのような骨欠損の処置として骨切除術を行わなければ，組織内でポケットがたちまち再生する。

クレーター，ヘミセプター，骨線下欠損には，同じ骨切除方法が使われる。

手術の手順

図 9-8A には，小さな歯間部骨欠損またはクレーターが示されているが，歯間中隔部の歯槽骨中央部には骨吸収がある。しかし，頬側と舌側の歯根部骨壁はまだ残っている。専門的には，この状態は二壁性槽内骨欠

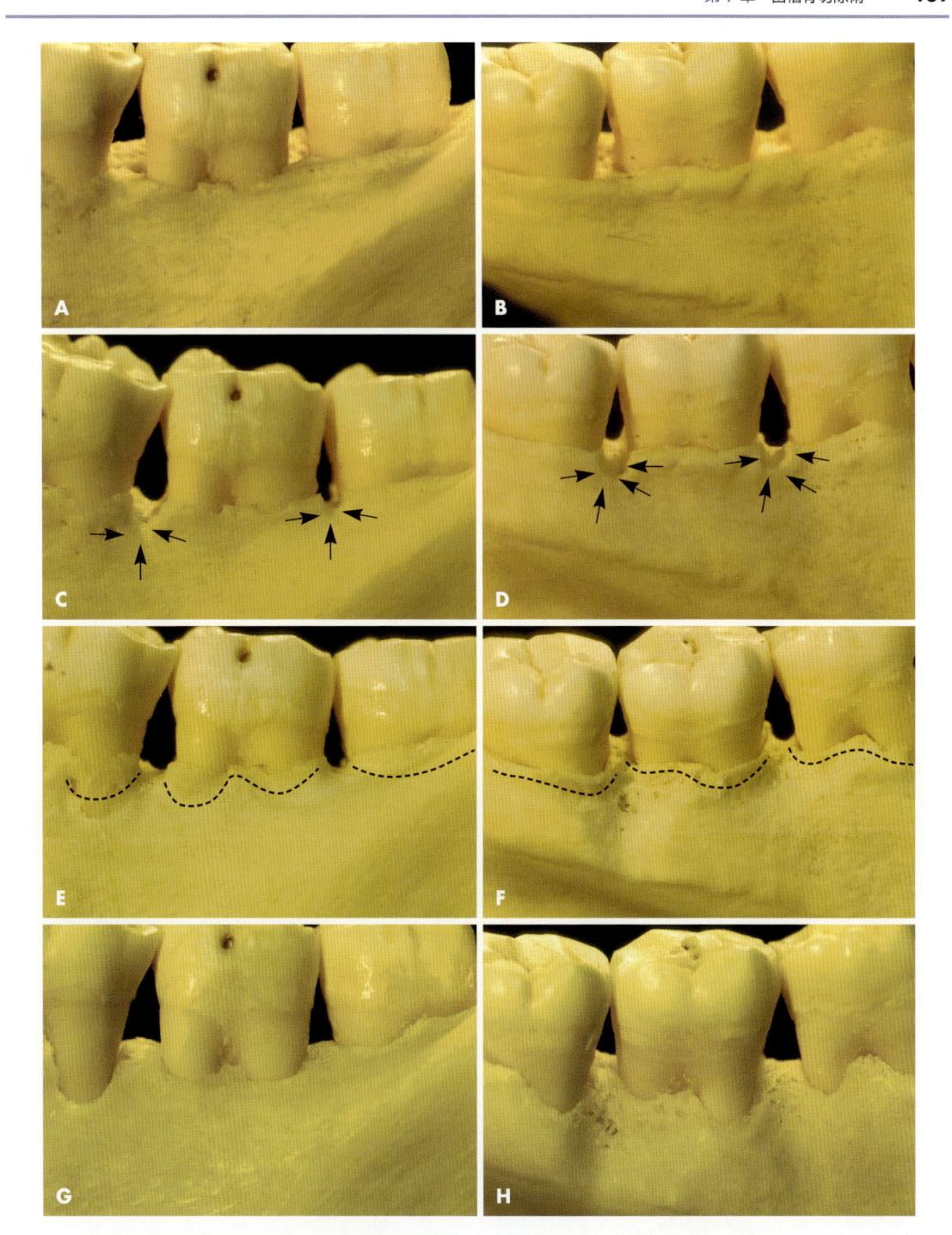

図 9-10 歯槽骨外科手術（歯槽骨整形術と歯槽骨切除術） 歯槽骨クレーターの場合—例 2　A と B. 頰側と舌側面観。歯間部に小さなクレーター。歯槽骨構造に健全な張りがない点に注目。C と D. 水平溝形成術。矢印が示しているのは残存している近遠心側クレーター（C）とわずかに凹んだ歯槽骨構造（D）。E. スクリービング（点線の部分参照）。除去するウィドーピークの位置を確認、隅角に沿って施術する。F. スクリービング（点線部分参照）。舌側表面が終了。G と H. 歯槽骨外科手術が終了したところ、流れるような放物線状の形態、特に A、B と注意深く比較せよ。

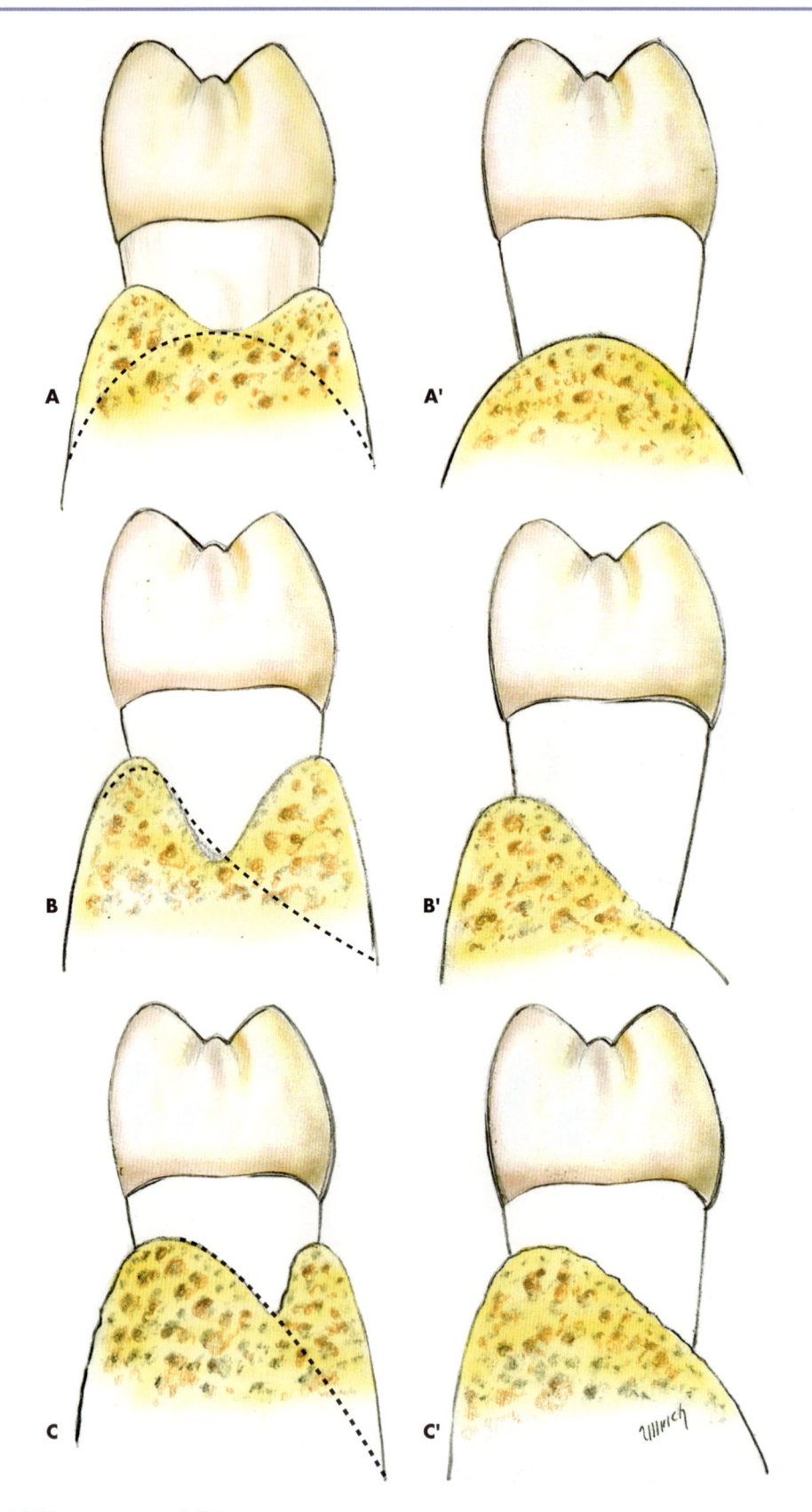

図 9-11 歯間部のクレーターの骨修正 A と A′．骨クレーターの理想的な修正．B と B′．深い歯間部クレーターの処置．C と C′．頬側に位置するクレーターの処置．

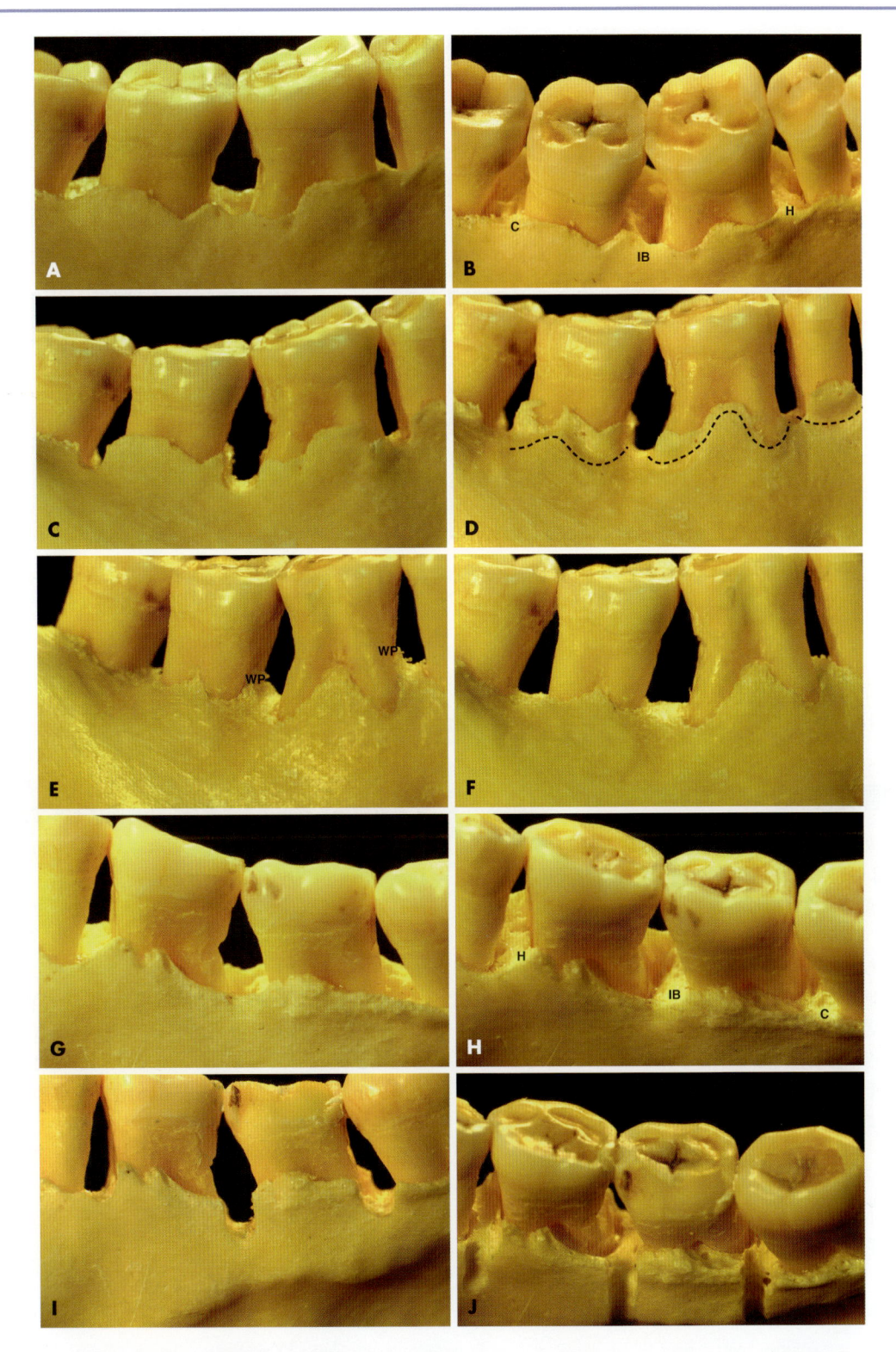

図 9-12 **歯槽骨外科手術　骨内病変が多数複合している場合—例1**　**A.** 歯槽骨辺縁の不規則な形態の頰側面観。**B.** 口蓋側面観。深い骨縁下欠損に注目（C：クレーター，H：ヘミセプター，IB；骨内欠損）。**C.** 水平溝形成術。歯間骨形態が水平であるのに注目。**D.** スクリービング（点線部）。歯槽骨切除術によって除去する骨の外形を描く。**E.** 頰側の歯槽骨切除術を完了，小さな骨片またはウィドーピーク（WP）が歯間部にまだ残存している。**F.** 骨形態修正術完了。歯間部の歯槽骨表面を滑らかにし，根分岐部病変も認められない。**G.** 不揃いな歯槽骨辺縁の舌側面観　**H.** 骨欠損の咬合側観。**I.** 水平溝形成術。歯間部の歯槽骨の高さ，わずかに凹んだ骨構造，近心遠心部にできているクレーターに注目。**J.** 縦溝形成術。舌側骨板の肥厚ぶりに注目。縦溝によって頰舌側の幅が定められている。

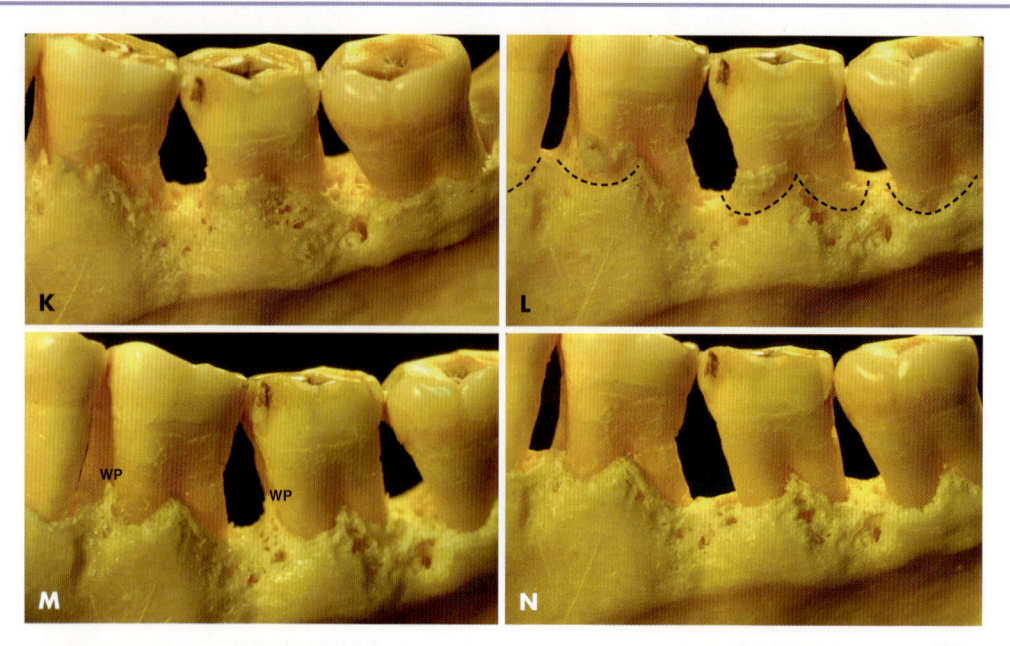

図9-12 （続き）K. 歯根骨混合形成術が完了。L. 治癒後の形態を定めるスクリービング終了（点線部参照）。M. 舌側歯槽骨切除術終了。しかし，ウィドーピーク（WP）が残存している。N. 滑らかなうねる形態で根分岐部病変も認められない。

複合した骨形態異常の臨床的処置は，図9-12から図9-14に示した。

歯槽堤隆起

骨欠損はしばしば無歯顎の歯槽堤隆起の後方に生じる（図9-15）。この欠損は，歯槽堤隆起を下方に削除し欠損底部に達すれば容易に修正できる（図9-15を参照）。この手術の結果，切除されるのは最小限の支持骨である。

理想的には，図11-13に示す臼歯は歯列矯正によって直立するであろう。それから手術すれば，広範囲な骨手術の必要性をなくするか，少なくすることができる。それによって，補綴的リハビリテーションにとって，より望ましい軸の傾斜も改善することになる。

生物学的幅径／歯冠延長術

外傷によって破折された歯（外傷歯），ひどく崩壊した歯，部分的に萌出した歯（受動萌出遅延歯），磨耗歯，不良修復歯を修復することは，歯科医にとって，まったく不可能ではないにしても，ときに困難である。これらの歯の歯周組織を露出する手術にしても，予防の延長手術にしても，いくつかの生物学的法則を守り，適切な生物学的幅径を保って処置しなければならない。

「生物学的幅径」は，歯面と歯肉との境界（上皮付着組織と下層の結合組織）を測定する幅の意味で使われる（図9-16）。Garguiloら（1961）の測定によると，この幅は2.04 mmとほとんど一定であり（上皮付着組織は0.97 mm，結合組織は1.07 mm），歯肉溝の深さは0.69 mmである。

（詳細な生物学的幅径，歯冠延長術と矯正学的挺出に関する討論は第Ⅱ部②前歯部露出を参照）

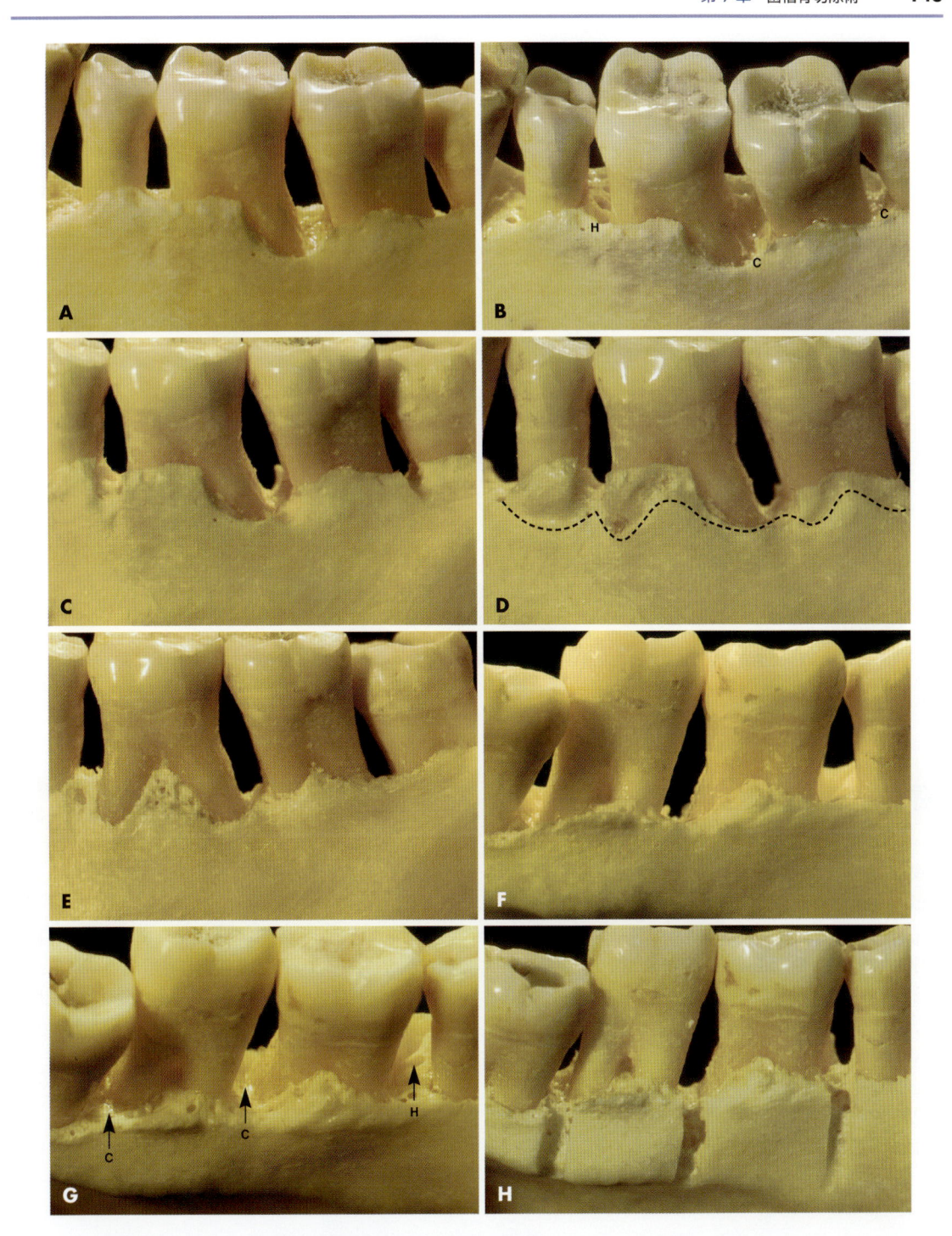

図 9-13 歯槽骨外科手術　骨内病変が多数複合している場合—例 2　**A.** 不揃いな歯槽骨辺縁の頰側面観。**B.** 異常な歯間部形態の咬合面観（C：クレーター，H：ヘミセプター）**C.** 水平溝形成手術。**D.** 治癒後の形態を定めるスクリービング終了（点線部参照）。**E.** 骨形態修正術が完了。スキャロップ状，放物線状で根分岐部病変も認められないことに注目，Aと比較せよ。**F.** 不揃いな歯槽骨辺縁の舌側面観。**G.** 歯間部の骨欠損の咬合面観（C：クレーター，H：ヘミセプター）。**H.** 水平溝形成術，骨欠損と同じ高さになっている。

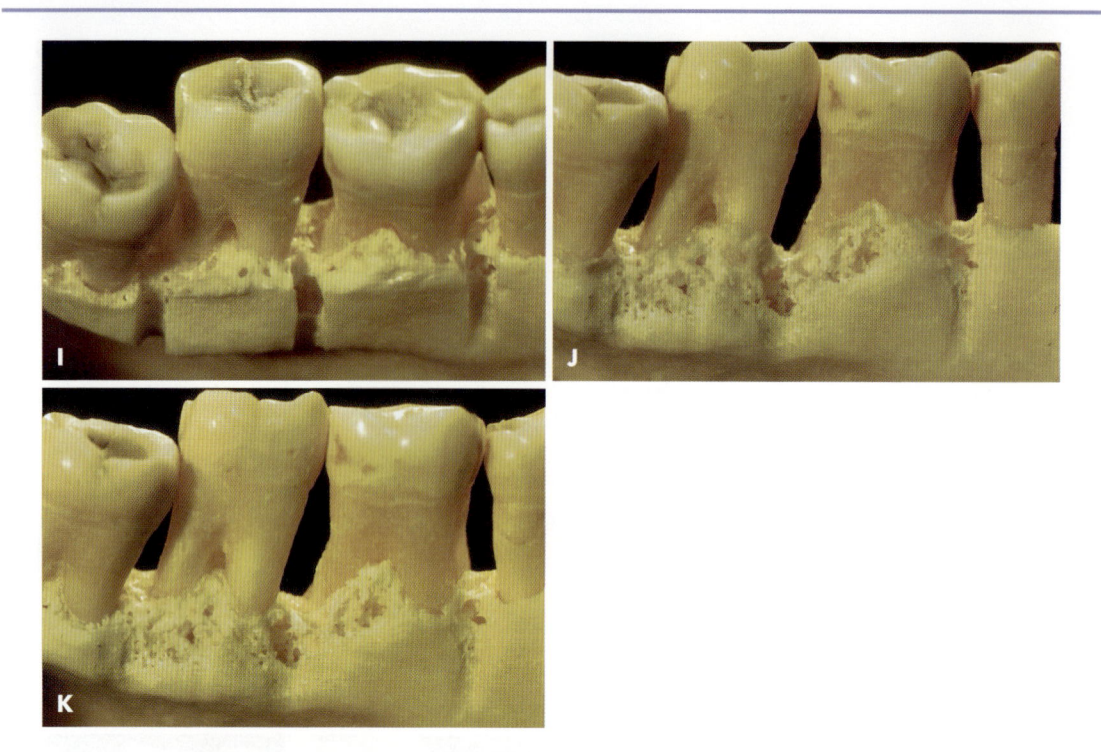

図9-13 （続き）I. 歯槽骨を薄くするために，前もって縦溝切削や切り込みをする。J. 歯根骨混合形成術または弯曲形成術終了。K, 歯槽骨切除を行い，処置が終了したところ。均等にうねる放物線状の形態，Fと比較せよ。

歯槽骨外科手術の基本的な法則

すでに歯槽骨整形術，歯槽骨切除術の項で，いくつかの基本的な法則を記述しておいた。しかしそれらも，臨床医が用いるチェックリストに含めて掲載しておく。

法則1：骨切除術を考えるときは，必ず口蓋側粘膜骨膜弁フラップ手術も行うこと。

法則2a：歯肉弁のスキャロップ状切開を行うときは，必ず治療後の最終的な歯槽骨形態を測定して行う。この外形は，前歯部では最も隆起し，臼歯部では低下する。

法則2b：歯肉弁のスキャロップ状切開線は，その患者固有の健康な歯肉形態を反映すべきである。

法則2c：組織や骨をスキャロップ状切開するときは，歯冠部がより幅広くならないように，また結果として骨吸収を起こさない程度に抑える。

法則3：歯槽骨整形術は，歯槽骨切除術に先立って行う。

法則4：歯槽骨切除術は，「健全な張りのある歯槽骨構造」を得ることが可能な場合に行うべきである。

法則5：高速回転式器具は絶対に歯に接近して使用しないこと。また常に十分な水で注水しながら使用すること。

法則6：最終的な歯槽骨形態は，手術前に想定した健康的な術後の歯肉形態に近いものが望ましいが，「手術後の最終的な形態を改善しようと試みてはならない」。

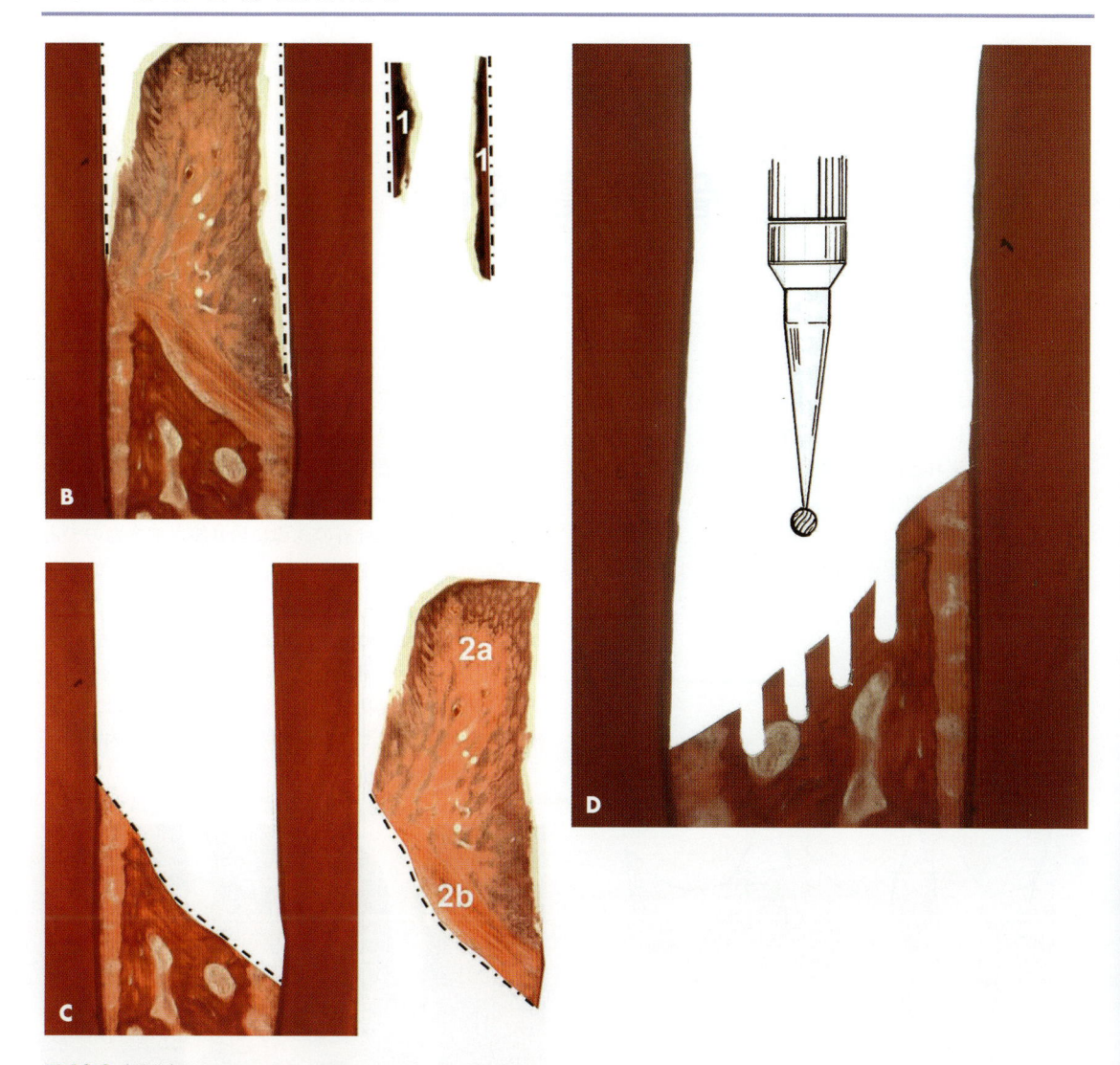

図 10-2（続き） B．プラーク，歯石，軟化セメント質（1）が除去されたところ。C．軟組織のポケット除去（2a）と，その下の歯周線維の除去（2b）。D．骨組織の骨髄内穿孔。

ターの場合に特に有効である（Ellegaard and Löe 1971）。このような骨形態は，移植材の有無にかかわらず，血餅を保持することが可能で，さらにその内部に初期の血管や骨芽細胞を骨側壁から発生させる特性がある。一方，一壁性骨内欠損のように，再生法や誘導法に適していない骨欠損形態の場合や，狭いクレーターのように骨欠損が小さな場合は，歯槽骨切除手術を選択する場合がある。

Reynolds ら（2003）は，1966 年から 2002 年の間に行われた骨内欠損処置のうち，骨置換移植術についてのメタ分析を行った。彼らは，「これらの比較研究は，骨内欠損の処置において，骨置換移植材（bone replacement graft：BRG）がオープンフラップデブライドメント（open flap débridement：OFD）法よりも，臨床成果が優れているということを示す強い根拠になる」と提示した。

アメリカ歯周病学会（AAP）の歯周再生療法についてのポジションペーパー（2005）では，以下に示す事項が骨移植術によって達成できることを認めた。
1．骨レベルの増加。
2．骨頂の骨吸収の減少。
3．クリニカルアタッチメントレベルの増加（ゲイン）。
4．オープンフラップサージェリー（open flap surgery）に比べて，プロービングデプスが減少する。
5．組織再生誘導法（GTR 法）を併用すると，移植術を単独で行う場合に比べ，クリニカルアタッチメントレベルが増加（ゲイン）し，プロービングデプスが減少する。

第10章

骨誘導手術

（訳注：本章は，段落の配置の誤りが多いため，理解を助けるために，訳者により配置換えを行った。そのため，内容の流れと図の順番が一致していない。適宜ページを繰って参照すること。）

歯周治療が理想とするのは，歯周疾患によって失われた歯肉や骨の構造のすべてを再形成，再構築することである。この理想を達成するため，臨床医たちはこれまで長い間，その研究成果の度合いはさまざまであるが，骨再生やセメント質の形成，新付着（再付着）を得るための線維性付着の誘導に取り組んできたのである。

Goldman（1949，1958）は，骨内（骨縁下）ポケット（intrabony（infrabony）pocket）を定義して分類し（図10-1），さらにその処置法について概説した。骨内ポケットは，再生法の成功率が高い。実際，再生法は，二壁性や三壁性の深くて狭い骨内欠損や，深い骨内クレー

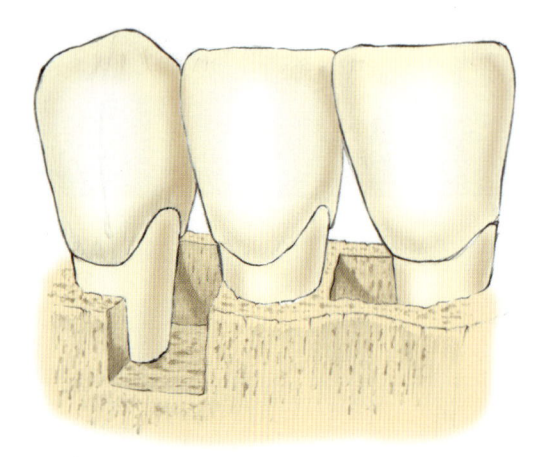

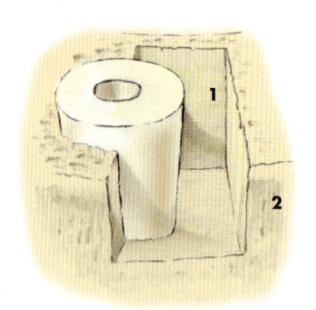

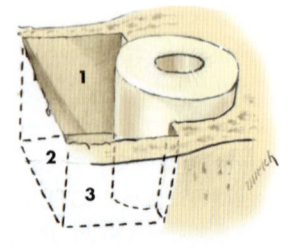

図 10-1 骨内欠損の分類 骨内欠損は残存骨壁と骨欠損の生じている歯根面で分類される。

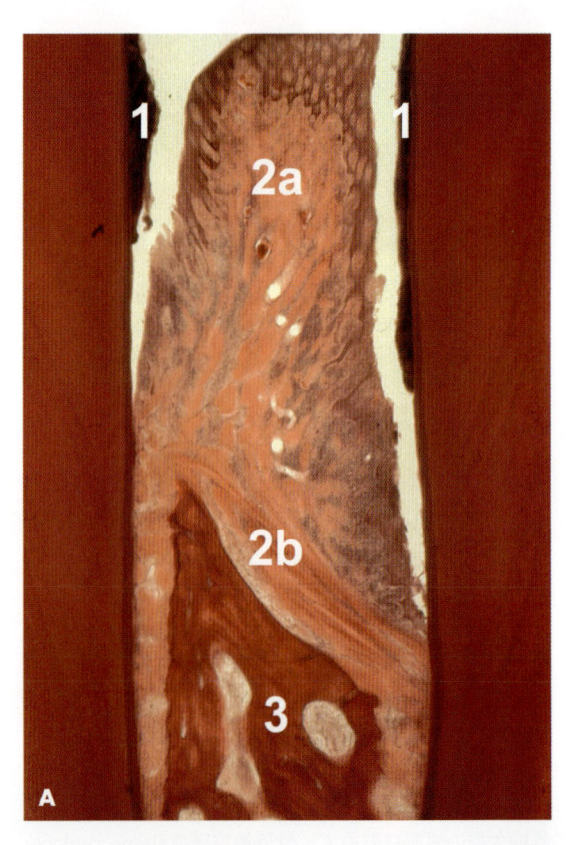

図 10-2 骨内欠損の処置を行う3つの領域 A.（1）歯根表面，（2a）ポケットの軟組織，（2b）骨を被覆する結合組織線維，（3）骨欠損。

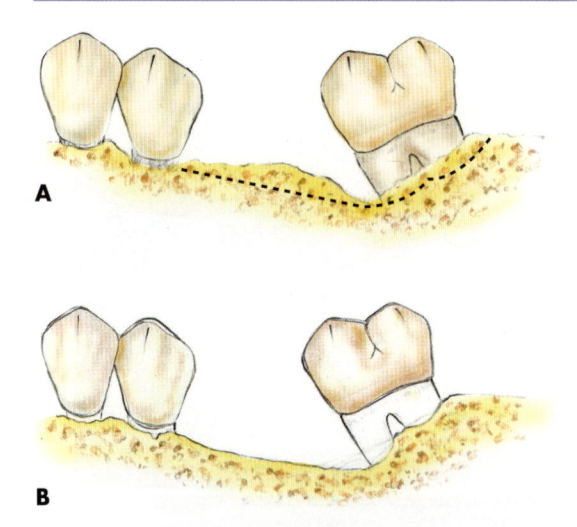

146　第Ⅰ部　基　礎　③骨の外科手術

図9-15　**歯槽堤隆起部の骨除去手術**　A. 傾斜した臼歯に接近した欠損に注目。点線は生理的に放物線状の構造をつくるために骨切除を行う部分の外形を示す。B. 歯槽骨外科手術完了。

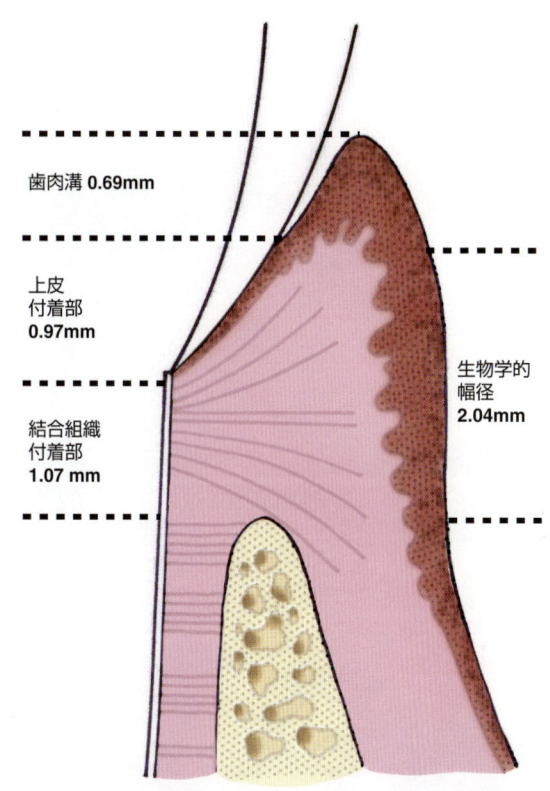

図9-16　**生物学的幅径**　歯槽骨上部の結合組織と上皮付着部の平均的寸法の表示像。生物学的幅径2.04mm，歯肉溝0.69mm，上皮付着部0.97mm，結合組織付着部1.07mm。

［鴨井 久一・塚田 賀子 訳］

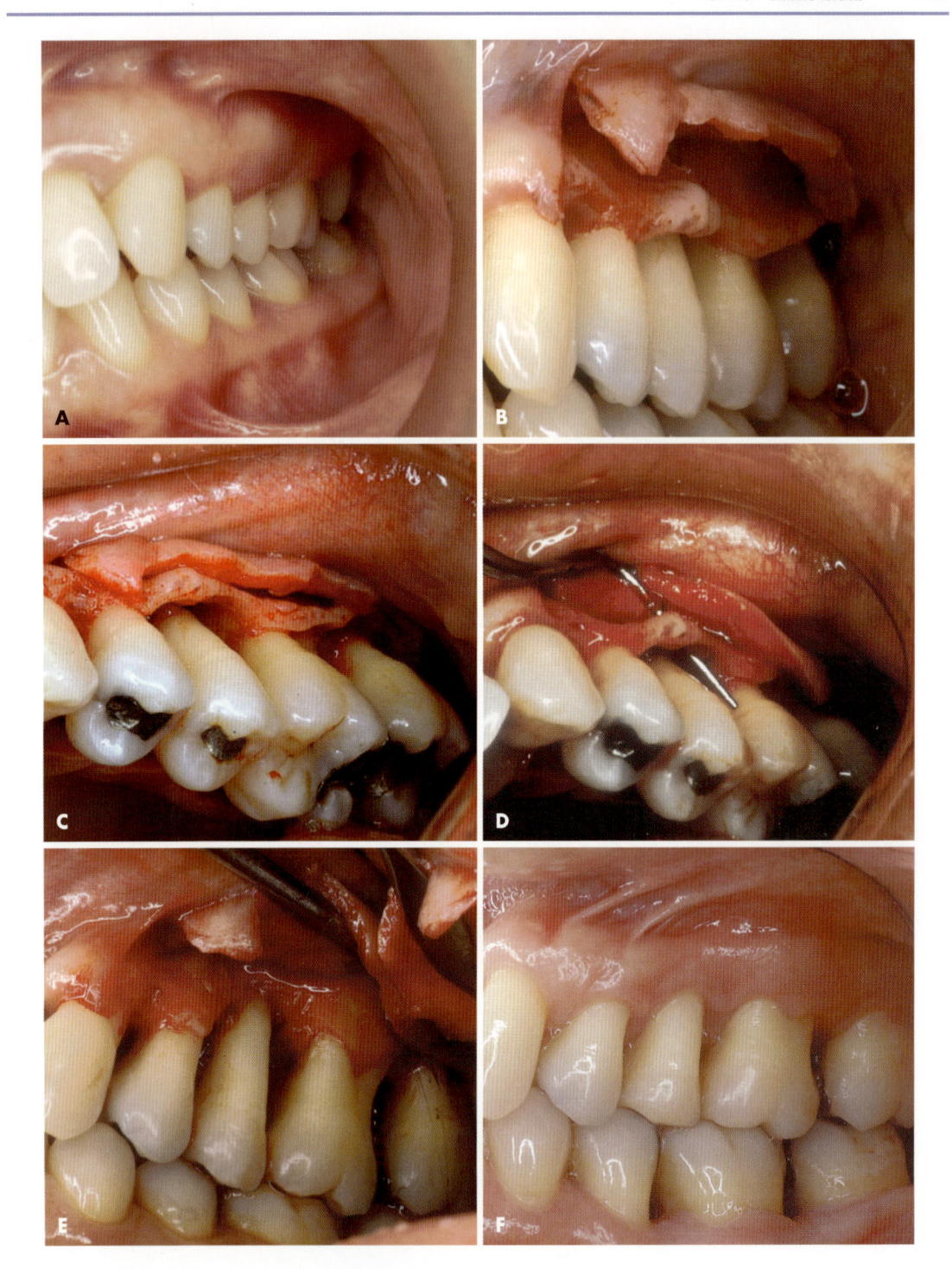

図9-14 **歯槽骨外科手術 球状突起のある歯槽骨と骨内欠損を除去する場合** A. 術前，球状突起のある骨形態に注目。B. 粘膜骨膜弁を剥離したので，頬側の不規則な形態と隆起が見える。C. 咬合側観，深い骨内欠損をもった球状突起のある歯槽骨の下を深く凹んだ状態。D. 歯周プローブを入れた場所に骨の開窓が見える。E. 骨形態修正術，歯槽骨切除術，歯槽骨整形術の完了。F. 術後8ヶ月，治療終了。(Edward D Cohen, D. M. D. による。W. B. Saunders の許可を得て Glickman's Clinical Periodontology より引用。)

6．新付着組織の形成をサポートする。
 a．自家骨移植材。
 b．脱灰凍結乾燥同種骨移植材（DFDBA）。
 c．異種移植材（Bio-Oss®, Osteohealth, Uniondale, New York）。
 d．エナメルマトリックスデリバティブ（Emdogain®, Straumann, Basel, Switzerland）。

注意：他の移植材料はすべて，「修復（repair）」をサポートする。

 彼らは，「外科的なデブライドメント処置のみに比べ，移植材による置換を行うと，歯槽骨欠損が臨床的に明らかに改善する。」と結論づけている。
（原注：Annals of Periodontology（2003）および AAPの歯周再生療法に関するポジションペーパー（2005）を，本項目の完全な総説として読むことを，読者に強く勧める。）

定 義

 「The Proceedings of the World Workshop in Periodontics（WWP）」（1989）および AAP 専門用語集（2001）に次のように定義されている。
 修復（repair）：長い付着上皮や骨性癒着（アンキローシス：ankylosis）の場合のように，創傷部における組織の構造と機能が完全に復元していない状態による創傷の治癒である。
 再付着（reattachment）：外傷（trauma）や骨頂線維切断術（supracrestal fibrotomy）後の場合のように，健康な歯根表面から離断した結合組織が，再びその歯根面に結合することである。歯根表面上には，新しいセメント質が存在していなくても，生存している（viable）歯周組織があればよい。
 新付着（new attachment）：歯根膜が喪失している，不健康かまたは以前に病的であった歯根表面への結合組織の再結合のことである。組織再生誘導法（GTR 法）の場合のように，この再結合は，コラーゲン線維の進入によるセメント質の新生によって生じるといわれているが，確証はない。
 再生（regeneration）：不健康かまたは以前に病的であった歯根表面上で，新生骨，新生セメント質および新生歯根膜（結合組織の再結合）が生じて復元することによる，喪失または損傷した部分の再生または再構築のことである。理想的には，完全な修復とは，すべての機能も回復することであろう。

骨内欠損

骨の再生と新付着を得るための準備

 図 10-2 は，処置を行う 3 つの重要な部位を，写真で示したものである（Ratcliff 1966；Glickman 1972；Wirthlin 1981）。
1．歯根表面（図 10-2A［1］）。
2．欠損部の肉芽組織（図 10-2A［2a］）と，骨上の残存歯間水平線維および歯根膜線維（図 10-2A［2b］）。
3．基底歯槽骨（図 10-2A［3］）。
 すべての骨内欠損（intrabony defects）の処置は同一で，以下の項目を含む。
1．根面からの，プラーク，歯石，軟化セメント質，付着上皮の除去（図 10-2B 参照）。
2．骨欠損部からの，すべての肉芽組織の除去（図 10-2C 参照）。
3．骨を覆う，すべての結合組織と歯根膜線維の除去（図 10-2A，B 参照）。
4．皮質骨や骨の硬化部位への穿孔（図 10-2D 参照）。

骨内欠損処置の手順

1．止血のための十分な局所麻酔と，可視性の向上が必要となる。
2．ここで，基底歯槽骨を，歯周プローブを用いて探査し，最終的な骨形態を確認する（図 10-3A）。
3．全層（粘膜骨膜）弁を，歯肉溝切開で剥離翻転する（図 10-3B～E）。切開時に，歯間隣接組織を最大限に保存することで一次閉鎖を可能にする。図 10-4 は，異なる歯間隣接部切開を示す。これらの切開法は，歯間隣接部における，一次閉鎖による根面被覆の維持を増すために行う。これは，移植材や骨内欠損部をさらに露出することになるような，治癒期間中の歯間乳頭の「ハトの背中（dove back）（訳注：鳩の背中のような凹みの状態を示すと思われる）」を減少あるいは最小限にするためである。
 さらに最終的なステップとして，生体力学的な根面処理（クエン酸［CA］，テトラサイクリン，エチレンジアミン四酢酸［EDTA］）を，骨髄内穿孔法に先立って行うこともある。
 Takei ら（1985）は，特に前歯部骨欠損の症例に有用な，歯間隣接部を完全に被覆する方法について発表した（第 8 章上顎前歯部ポケットの審美的治療法 図 8-5～8-7 参照）。Cortellini は，1995 年に，改良フラップ手術（the modified flap）として，このTakei らの方法を改良した。さらに 2001 年に，一次閉鎖となるような歯肉弁による被覆を確実にすることを目的とした，簡易フラップ手術（the

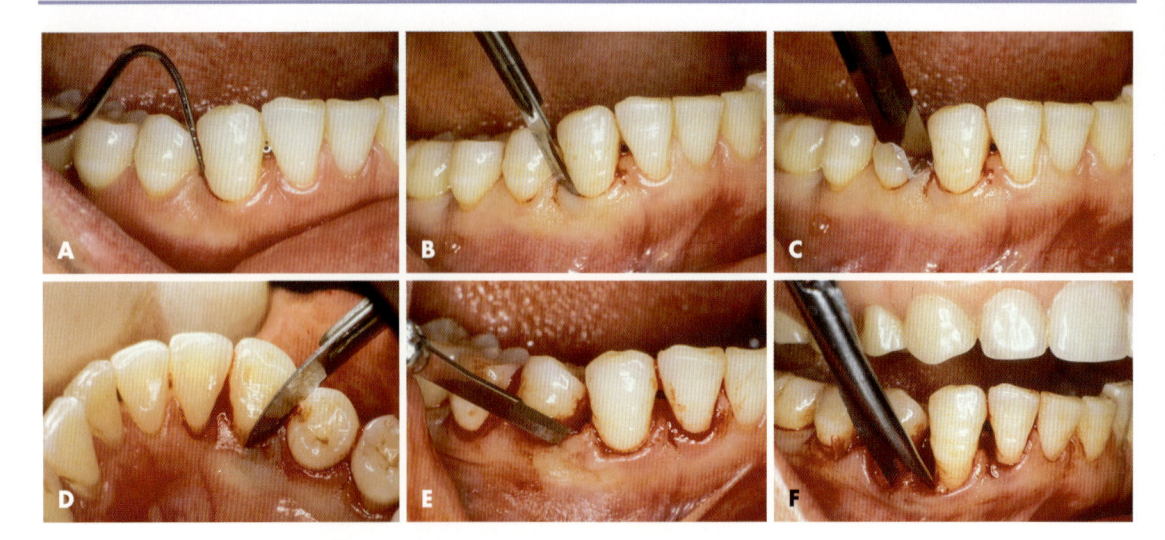

図10-3 脱灰凍結乾燥同種骨移植術（DFDBA）の外科的手技と移植材の填塞　**A**．術前．挿入したプローブによって，7mmのポケットと骨内欠損が示されている．**B〜D**．歯間隣接部組織を極力保存するための頬・舌側歯肉溝切開．**E**．下層組織から遊離される歯間乳頭．**F**．骨膜剥離子で歯肉弁を翻転する．

simplified flap）を発表した。
4．骨欠損部周囲の健康な骨を，少なくとも2〜3mm露出させるために，歯肉弁は，骨欠損部の近心および遠心方向に少なくとも一歯分広げる（図10-3F）。
5．減張縦切開が随意に行われる。

歯肉弁の翻転後，歯根表面，軟組織および骨組織の3領域の処置を行う。

第1領域：歯根表面部　根面は，細心の注意を払ってスケーリングとルートプレーニングを行わなければならない。おそらく，この手術で最も難しい局面である（図10-2B [1]，10-3G 参照）。スケーリングだけでは十分ではない。軟化，壊死セメント質や細菌の内毒素，残存付着上皮，残存歯石は，スケーリングだけでは除去できないからである。残存歯石を除去し，根面を滑らかにするために，エナメルフィニッシングバーが，しばしば用いられる。ここで歯根を徹底的にきれいにしなければ，根面はセメント質の形成に適した状態ではなく（Stahl 1977），線維芽細胞の増殖を維持することができない（Aleo et al. 1975）だろう。一方，臨床医の中には，セメント質形成を阻害するので，ルートプレーニングは行うべきではないと信じるものもいる（Pritchard 1983）。

第2領域：軟組織部　歯肉弁を翻転し，大きめのキュレットを骨面に押しあてるようにして用い，肉芽組織と骨に付着している残存線維を骨表面からすべて除去する（図10-2C [2a, 2b] と 10-3H, I 参照）。これらの組織は除去しにくいので，根気のいる作業である。スモールキュレットと超音波スケーラーは，根尖側の根面陥凹部と歯根膜腔の掻爬と洗浄に使用する。骨髄腔を開き，移植材と骨を密着させるために，すべての線維は除去しなければならない（図10-3J, K 参照）。

第3領域：骨組織部　仕上げ用キュレットを使用して骨上の残存線維を取り除き，骨髄腔を開く。慢性創傷は血管新生の乏しい，緻密な骨の硬化部位に存在していることが多いため，新しくできた創傷よりも骨形成が少ない。そこで皮質部除去法を行う。先の鋭利なキュレットや No.1/4〜No.1/2 のスモールラウンドバーを用い，骨内に小さな穴を開けることにより，(1) 未分化間葉細胞の存在する肉芽組織の急速な増殖，(2) 急速な骨再生，(3) 急速な移植材と骨の吻合，が可能になる（図10-2D 参照）。穿孔は，血管新生を期待する部位に行う。最後に，探針の先で歯根膜を削り取る。これは出血を促進し，細胞増殖を刺激するためである（図10-3L 参照）。

治療のオプション

それぞれのステップが完了したら，以下のオプションのうちどれか1つを選択する。
1）オープンフラップデブライドメント（OFD）
2）骨移植術（DFDBA, Osteohealth, NY；Emdogain, Bio-Oss）
3）組織再生誘導法
4）生物学的メディエーター（エナメルマトリックスデリバティブ）

表10.1に，異なるオプション処置を用いた際の，

第 10 章 骨誘導手術　**151**

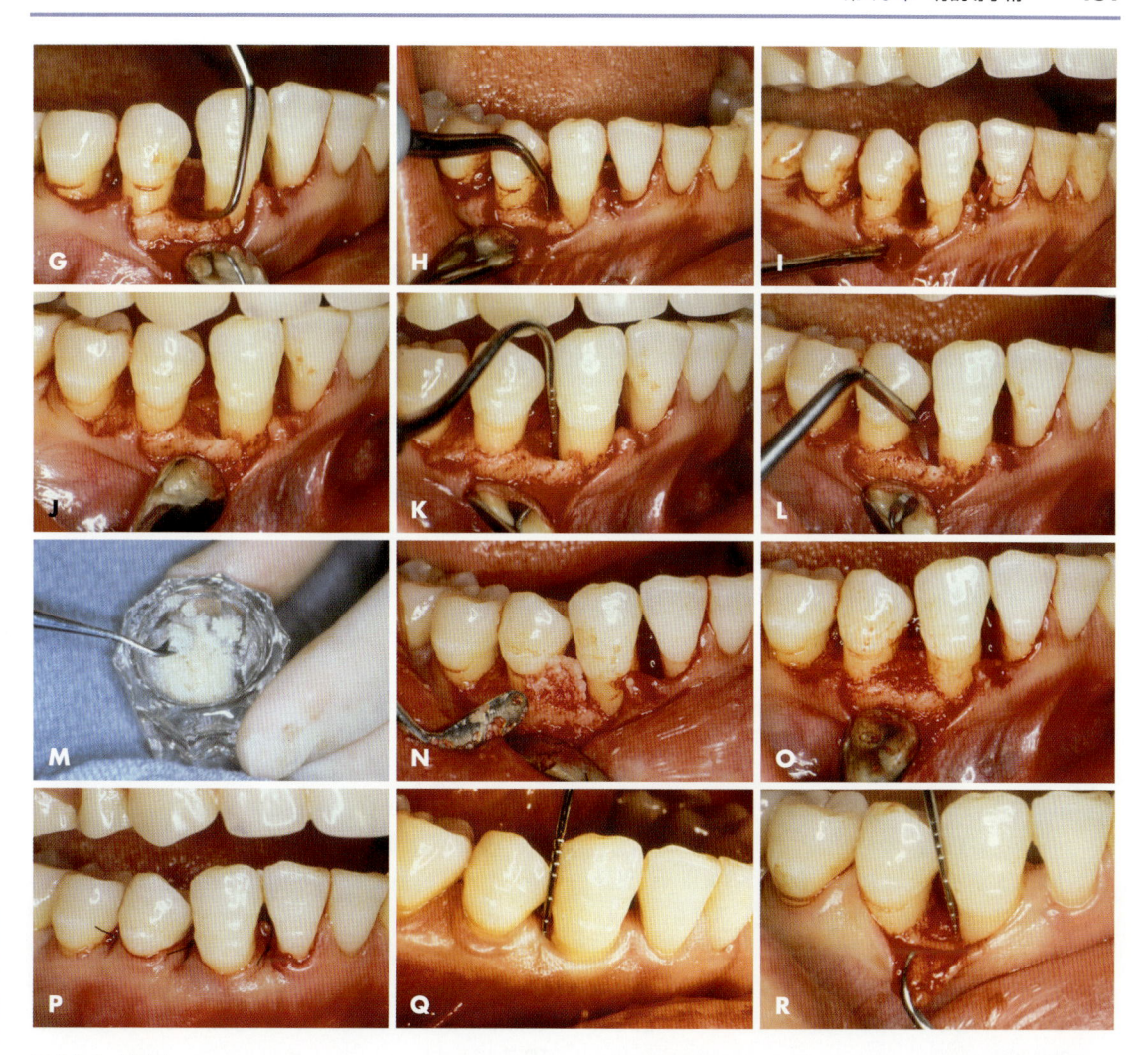

図 10-3（続き）　G．スケーリング，ルートプレーニングを行う．H．歯間隣接部の肉芽組織を除去する．I．粗大な肉芽組織を除去する．J．骨欠損部のデブライドメントを完了するために，スケーリングを続ける．骨を覆う組織が完全に除去されて，骨欠損部が露出したことに注目．K．根尖側の，小さな三壁性骨欠損内に挿入したプローブ．L．骨皮質の除去と歯根膜の刺激．M．滅菌ダッペン皿内の，再水和させた DFDBA．N．滅菌プラスチック器具で DFDBA を塡塞する．O．骨欠損部を完全に塡塞する．P．歯肉弁を完全に元の位置に戻し，歯肉弁による一次閉鎖を可能にするように欠損部を被覆して縫合する．Q．1 年後．ポケットの深さの減少に注目．R．骨が再生したことを示す，リエントリー時の所見．(Dr. James Mellonig, SanAntonio, TX による．)

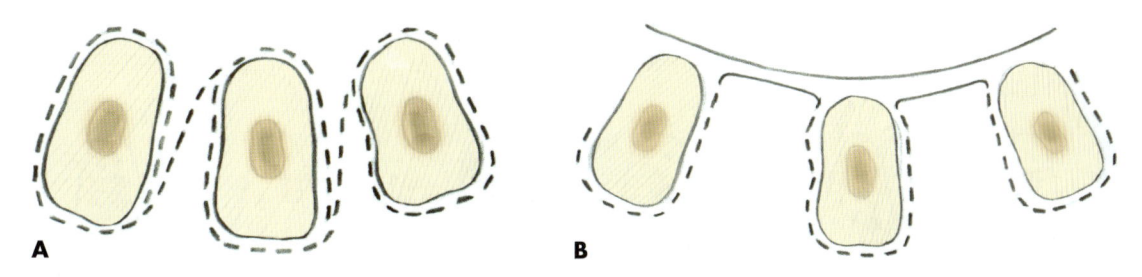

図 10-4　**移植材を被覆するための歯間隣接部の切開**　A．歯間部の空隙が狭い時に行う，斜め（対角線）の切開．これにより，縫合時の，歯肉弁同士の表面の接触がより大きくなる．B．歯間鼓形空隙が広い場合，歯間部の完全な被覆が可能な「トラップドア(trapdoor, 跳ね上げ戸)」型切開を行うことができる．

表10.1 骨内欠損

術式	症例数*	CAL-G (mm) Mean±SD	CAL-G (mm) 95% CI
OFD	1,172	1.8±1.4	1.6-1.9
DFDBA	407	2.8±1.6	2.5-3.1
EMD	480	3.5±1.6	3.2-3.7
GTR	1,283	3.8±1.7	3.7-4.0

TonettiとCortellini(2001)，Tonetti(2004)より引用
CAL-G=クリニカルアタッチメントレベル-ゲイン；CI=信頼区間；DFDBA=脱灰凍結乾燥同種骨移植術；EMD=エナメルマトリックスデリバティブ；GTR=組織再生誘導法；OFD=オープンフラップデブライドメント
*2001年までに出版された文献の全症例数

クリニカルアタッチメントレベル-ゲイン（CAL-G）を示す。移植術，GTRおよびエナメルマトリックスデリバティブを使用した場合のCAL-Gが，OFDの値と比べ有意な差があることに注意せよ。

個々のステップの完了後，手術に移植材が使用されていない場合は，ここで歯肉弁の閉鎖を行う。

6．填塞する移植材（自家移植材，同種移植材，人工移植材，GTR法）の選択は，臨床家各々の好み，移植材を填塞する骨欠損の性状（骨内欠損 vs. 根分岐部病変），求める最終結果（再生，新付着，修復）などにより異なる（図10-3M）。
7．移植材は小量ずつ填塞し，余剰の滲出液を除去しながら，移植材を十分に圧縮して詰めていく（図10-3N，O）。
8．移植材は，過剰あるいは不足ぎみに填塞されるか，適度に填塞されるかのいずれかである（図10-5）。過剰に填塞した場合，移植材がいくらか吸収されることで過剰分は補正されるだろうが，一次閉鎖が困難になる可能性がある。
9．歯肉弁を骨欠損上に戻し，指で圧迫し密着させる。

骨欠損部の歯肉弁による被覆が100%でない場合は，すべてを被覆するために，鋭利なNo.15の外科用メスを用いて，歯肉弁の頬側および/あるいは舌側面上に，さらに広くスキャロップ型切開を行う（図10-6）。

注意：歯槽骨整形術を局所的に行うことでも，歯肉弁閉鎖が容易になるかもしれない。

10．理想的には，単一線維（モノフィラメント：monofilament），ゴアテックス（Gore-Tex），または，バイクリル（Vicryl）縫合糸（図10-3P）を用いた，垂直マットレス縫合や歯間乳頭縫合が推奨されている。これは，移植部位において縫合糸が細菌の増殖の場になることを防止し，縫合による炎症を減少させると同時に，14日間縫合を維持することを可能にしている。より長期に縫合を維持することは，歯肉弁の伸張強度を増し，移植材の十分な被覆を確実にする。
11．術後，患者は，10〜14日間，ドキシサイクリン100 mgを1日2回または，テトラサイクリン250 mgを1日3回服用する。歯周包帯は7日後に交換し，縫合は14日間後に抜糸する。ペリデックス（Peridex）洗口剤の3週間の使用が推奨される。

良好な骨再生を得るための臨床術式の各ステップを図10-3に示す。基本的な骨内処置により，時に良好な結果が得られる可能性がある。そのような症例を図10-7に示す。

Bowersら（1982）は，ヒトの骨内欠損に再生療法を行った際の，組織学的所見についての総説を発表した。彼らは，骨移植材に隣接する部位で，セメント質形成および骨形成が増加しているようであると結論づけている。これとは対照的に，骨移植術を行わなかった部位では，骨添加やセメント質形成能がより少ない傾向

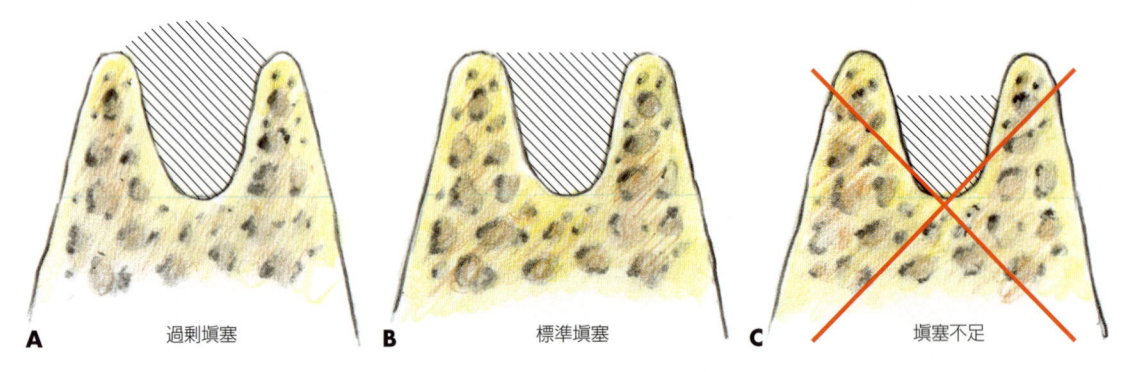

A 過剰填塞　　**B** 標準填塞　　**C** 填塞不足

図10-5　骨内欠損部の大きさ vs. 移植材の量　A〜C. 骨内欠損部に填塞された移植材の，さまざまな填塞量。

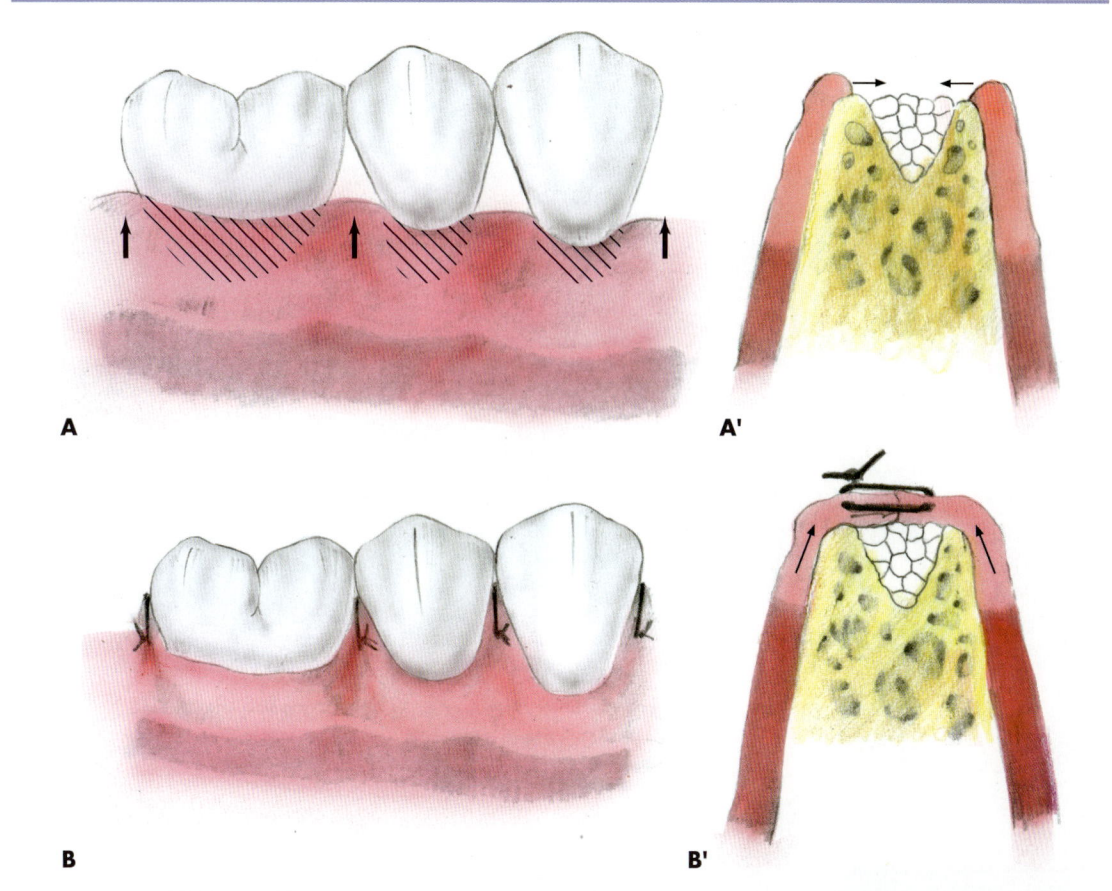

図10-6 **移植材被覆のための歯肉弁の修正** A, A'. 欠損部を被覆するには不完全な，歯間隣接部歯肉弁．斜線部は，歯間隣接部の被覆を増すために追加する，スキャロップ型切開の外形である．B, B'. 追加のスキャロップ型切開が完了．移植材の100%の被覆が得られる．

にあり，長い付着上皮による治癒の可能性が高くなっている．それゆえに，DFDBA, Bio-Oss, Emdogain, GTRそしてクエン酸処置のみが，ヒトにおける再生の組織学的所見が得られる方法である．

再生術の成功あるいは失敗に影響する因子

Mellonig(1992)によれば，次の因子が，再生術の成功または失敗に影響する．

1．プラークコントロール
2．全身的疾患（糖尿病など）
3．歯根の処置（root preparation）
4．適切な創面の閉鎖
5．完全な軟組織の閉鎖
6．短期および長期の歯周メインテナンス
7．歯と組織の外傷性損傷
8．骨欠損の形態
9．移植材料の種類

10．患者の治癒能力

骨再生術の失敗

失敗は，手術そのものより，手術後の上皮組織の急速な下方増殖によることが多い(Ramfjord 1971)．上皮組織の根尖方向への増殖は，結合組織の増殖や骨再生よりもスピードが速い．この増殖は歯根に沿って進み，肉芽組織のところで止まる．この過程は，接触阻止（contact inhibition）として知られている．

骨再生法で非常な成功を博したPrichard(1983)は，その良好な結果を示す術式を記述した中で以下のように述べている．「上皮組織が骨欠損部内へ増殖しないようにしなければならない．歯肉弁を骨欠損部の開口部位に位置づけることは，最も一般的な失敗の原因である」．さらに彼は，この失敗を避ける方法について，「欠損部の骨壁の口腔前庭側および口腔側の辺縁部まで歯肉組織を移動するべきである」と助言している．実際に彼は，二次創傷治癒を応用し，骨を露出させて上皮

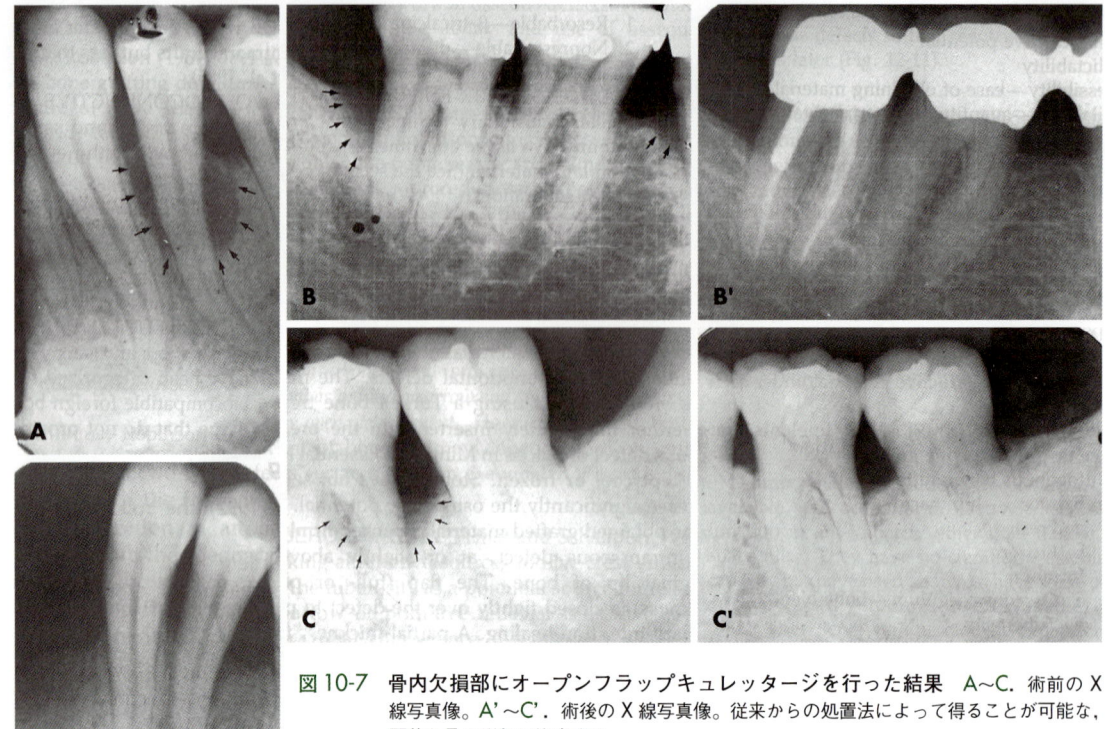

図 10-7 骨内欠損部にオープンフラップキュレッタージを行った結果 A～C. 術前のX線写真像。A'～C'. 術後のX線写真像。従来からの処置法によって得ることが可能な、顕著な骨の増加に注意する。

組織の下方増殖を防止した。彼の研究結果は，Becker ら (1986) によっても追認された。

Ellegaard ら (1974)，Karring と Ellegaard (1976) は，遊離軟組織移植片で骨内欠損の開口部を被覆すると，歯肉弁組織で同様な欠損部を被覆したときよりも，上皮組織の増殖が遅くなり，骨添加が増すことを発見した (GTR 法の第 11 章を参照)。彼らは，肉芽組織が十分に成長する間，遊離軟組織移植片が上皮組織の増殖を抑えていると仮定した。

手術の失敗を防止すると同時に，付着組織の再生を促す骨の能力の増進を目的として，骨増大法 (osseous enhancement procedure) と骨誘導法 (osseous inductive procedure) が発展してきた。

新付着を得るための移植術
理由，目的，選択

骨内欠損部に移植材を使用する主な理由は，骨の再生能力を高め，新しい付着組織を獲得することである。移植術を行う過程で我々は，以下に示す目的の全部とまではいかなくても，そのほとんどを達成するように努力している (Goldman and Cohen 1979)。

1. 骨誘導法 (osteoinduction) (Urist and McLean 1952)：骨誘導能を持つ移植材によって促進することができる過程を以下に示す。
   a. 骨形成
   b. セメント質形成
   c. 新生歯根膜の形成
2. 骨伝導法 (osteoconduction) (Urist et al. 1958)：移植材は，新生骨が自身を被覆するための，トレリス (格子組) やスキャホールド (足場材料) のような受動的なマトリックス (基質) として作用する。
3. 接触阻止 (Ellegaard et al. 1976)：移植材が，上皮組織の根尖側増殖を抑止するプロセス。

移植術の利点

最も重要な利点は，修正不能な歯周組織の欠損を再生する可能性を持つ点である。

移植術の欠点

Mellonig(1992)によれば，移植術の欠点は次のような点である．
1．治療時間の増大
2．長期にわたる術後処置
3．自家骨移植術を行う場合，手術部位が2ヶ所必要となる
4．術後管理の増大
5．修復や予知性にばらつきがある
6．多段階治療が必要——二次外科手術
7．費用がかかる
8．移植材の入手の必要性

移植材の選択

ある特定の移植材の選択は，様々な要因に基づいて行われるが，その要因それぞれについて，価値判断しなければならない．以下に，移植材の選択の際に，判断の基準となる要因のいくつかを示す(Bell 1964；Schallhorn 1976)．
1．骨誘導能の有無
2．予知性
3．実行しやすいこと——材料が簡単に入手できること
4．実用的なこと——材料の必要量が入手できること
5．安全性
  a．生体適合性
  b．免疫学的な受容性
  c．後遺症がほとんど起こらないこと——術前および術後
6．迅速な血管新生

分類

以下に示す移植材の分類は，移植材が持つ誘導能の程度に基づいている．それぞれの項目ごとに，上からその能力の高い順序に記す．

骨誘導型移植材(osteoinductive implant)

骨の成長を誘導したり，促進したりする骨誘導型移植材．
自家骨移植材(autogenous bone graft)
1．口腔外——寛骨骨髄
  a．新鮮骨
  b．凍結骨
2．口腔内
  a．骨凝塊物—骨混合法
    (osseous coagulum-bone blend)
  b．上顎結節部採取骨
  c．抜歯窩採取骨
  d．骨凝塊物(osseous coagulum)
  e．連続自家骨移植材(contiguous autograft)

同種移植材(allograft)
1．脱灰凍結乾燥同種骨移植材(DFDBA)
2．凍結乾燥同種骨移植材(FDBA)/自家骨移植材(ABG)
3．凍結乾燥同種骨移植材(FDBA)

DFDBAおよびFDBA/ABGは，口腔内自家骨移植材より大きな誘導能を持っているが，この能力は寛骨骨髄自家骨移植材よりは小さい．これは重要な点なので注意を要する(Bowers et al. 1985)．

骨伝導型移植材(osteoconductive implant)

新生骨で被覆，置換されるための，受動的で単に「格子組」のような働きをする移植材．
同種移植材(allograft)
1．凍結乾燥同種骨移植材
2．脱灰凍結乾燥同種骨移植材
人工移植材(alloplast)
1．多孔質ハイドロキシアパタイト
異種移植材(xenograft)

骨不活性型移植材(osteoneutral Implant)

完全に骨に対して不活性で，単なる空隙填塞用の移植材．この移植材はFroumら(1982)によって，歯肉組織中に生体適合性のある異物として存在し，新生骨が被覆するための骨組みの役割はしないもの，と分類された．
人工移植材(alloplastic material)
1．吸収性
  β-リン酸三カルシウム
2．非吸収性
  デュラパタイト(durapatite)，ハイドロキシアパタイト(硬組織置換材(hard tissue replacement [HTR]))

組織再生誘導法(guided tissue regeneration)

組織再生誘導法は，移植材を一切使用せずに，新生結合組織による付着を促進する上皮組織抑制法である(組織再生誘導法(GTR法)について述べた第11章を参照)．

自家骨髄移植材(autogenous bone marrow graft)
口腔外部位からの採取

Schallhorn(1967, 1968)は，歯周組織の欠損を治療するために，移植するに十分な骨形成能を持つ供給移植材を得ることを目的として，誘導能が最も高い寛骨骨髄(hip marrow)を選択した．寛骨骨髄コアはTurkellの骨トレフィンを用いて採取し，準備された骨欠

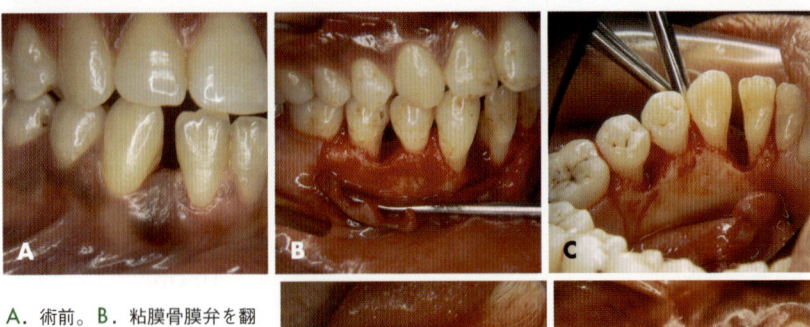

図10-8　自家寛骨骨髄移植術　A．術前。B．粘膜骨膜弁を翻転し，第二小臼歯の骨欠損部位を示している。C．骨欠損部の舌側面観。D．寛骨骨髄を小臼歯の間の骨欠損部に填塞したところ。E．術後7ヶ月。F．術前。骨欠損部位のポケット底まで挿入した金属ポイント。G．術後7ヶ月。ポケット底の金属ポイントと，修復した骨。(Edward S. Cohen, DMD による。W. B. Saunders の許可を得て Glickman's Periodontology より引用。)

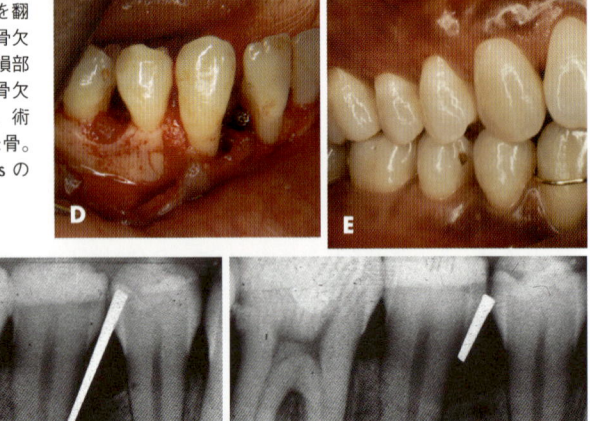

損部にただちに填塞するか，最小栄養培地に入れて冷蔵または冷凍保存する。このような保存を行っても，骨形成能を顕著に低下させないようである。

このようにして得られた移植材を，骨内欠損部の中，あるいは骨欠損の辺縁または，ごくわずか上部にまで，しっかりと填塞する。歯肉弁（全層弁または部分層弁）で骨欠損部の上を緊密に被覆して，一次創傷治癒となるように閉鎖する。骨欠損部の被覆のために遊離軟組織移植片を使用する場合は，部分層弁フラップ手術を行う（図10-8）。

寛骨骨髄移植材は，二壁性，三壁性の骨内欠損に対して非常に優れた結果をもたらし，さらに歯槽骨頂の上まで骨添加が得られるものの（Dragoo and Sullivan 1973a，b；Hiatt and Schallhorn 1973），一方では骨性癒着と歯根吸収という否定的な要素も見られたため，歯周外科ではこの方法を日常的に使用することを避けている（Ellegaard et al. 1976）。

口腔内部位からの採取

口腔内の自家骨移植材は歯槽骨欠損の治療のために用いられ，一壁性，二壁性あるいは三壁性（またはこれらの複合）骨欠損を治療した際に，顕著なプロービングアタッチメントレベル-ゲインと，全体平均で 3.0～3.5 mm の骨添加が見られた（Nabers and O'Leary 1965；Hiatt and Schallhorn 1973；Froum 1975）。ヒトにおける再生については，組織学的に証明されているが（Ross and Cohen 1968；Nabers 1972），結果は必ずしも予知性に優れているとは限らなかった（Listgarten and Rosenbert 1979）。

注意：口腔内自家移植骨を採取するために，特に用いる器具を以下に示す。

1．ボーントラップ（Bone trap）（Salvin Dental, North Carolina）：骨凝塊物を採取するために用いる（図10-9）。
2．Maxilon 骨回収器具（Maxilon bone retrieval device）（Maxilon Co., Hollis, NH）：切削骨を採取するために用いる（図10-10）。

骨凝塊物（osseous coagulum）

Robinson（1969）は，骨移植のための供給材として，手術野から切削骨と血液の混合物を得る方法を考案し，骨凝塊物と名づけた。この概念の基礎となっているのは，無機成分には骨形成の誘導能があるという事実で

第 10 章　骨誘導手術　**157**

図 10-9　骨凝塊物の採取に用いるボーントラップ（Bone trap：Salvin Dental, North Carolina）　A．ボーントラップの基本構造．B．移植骨の採取後のボーントラップ．C．トラップ部から採取骨を取り出す．D．採取骨の取り出し後のトラップ内部．E．骨凝塊物が採取された．骨隆起や外骨症の部位から採取すれば，多くの骨欠損部を填塞するのに十分な量が得られるだろう．

図 10-10　Maxillon の骨回収器具（Maxillon bone retrieval device：Maxillon Co., NH）　A．ディスポーザブルな器具である．B．骨上に器具を位置づけたところ．C．臨床例．外斜線からの骨の採取．D．骨は，削り取る動作で採取する．E．採取骨．切削骨量は，骨凝塊物によって採取されるよりも多いことに注目する．

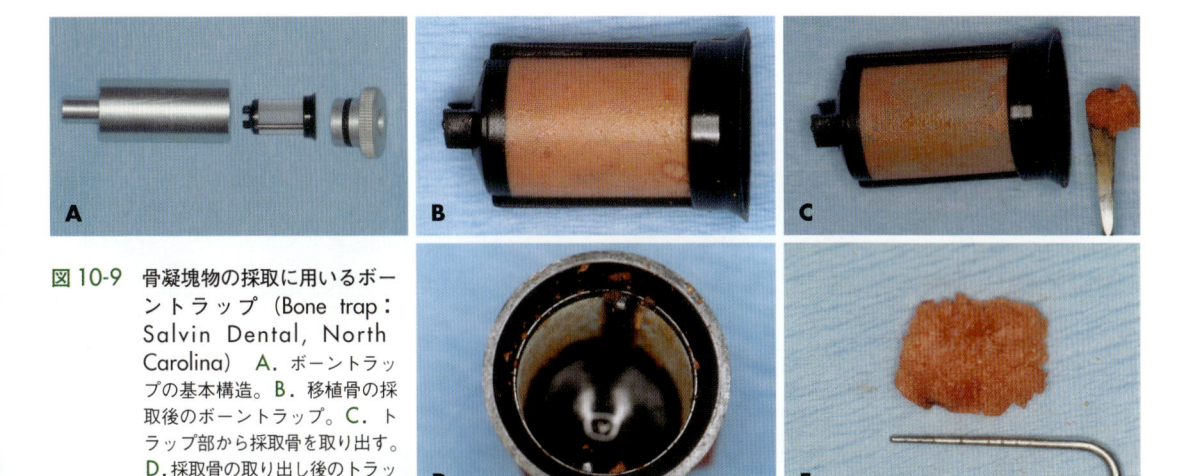

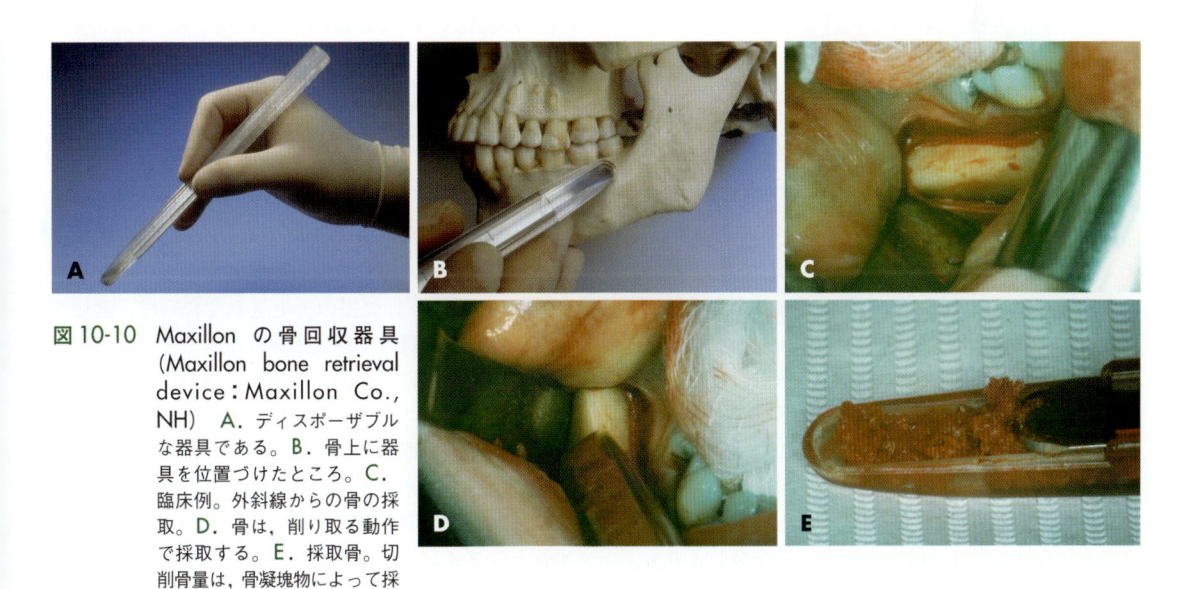

ある．この方法は，Nabers と O'Leary（1965）によって考案された術式の延長と考えられる．

　切削骨は歯槽骨整形術の際に得られる．その骨を大型牽引器またはミラー上に集め，滅菌ダッペン皿の中で患者の血液と混合する（図 10-11）．切削骨の採取に最適な部位は，外骨症，骨隆起，過大な歯槽骨辺縁部および歯槽骨の整形術が現在行われている部位の隣接部である．

　Robinson は，彼が考案したこの方法についてまとめたものの中で，三壁性の骨欠損では非常に良好な骨添加が得られるが，一壁性や二壁性の骨欠損の修復については，結果が予測できないものであることを主張した．Freeman（1973）は骨凝塊物の骨再生能力と，その使用に，疑問を投げかけている．

骨凝塊物—骨混合法（osseous coagulum-bone blend）

　Diem ら（1972）は，Robinson による骨凝塊物を，供給移植材への到達と採取が容易になるように改良し，その方法を骨凝塊物—骨混合法と名づけた．彼らは，抜歯窩，外骨症，骨隆起，無歯顎堤部から採取した骨を，滅菌カプセルと乳棒を用いて混合した．骨突起片

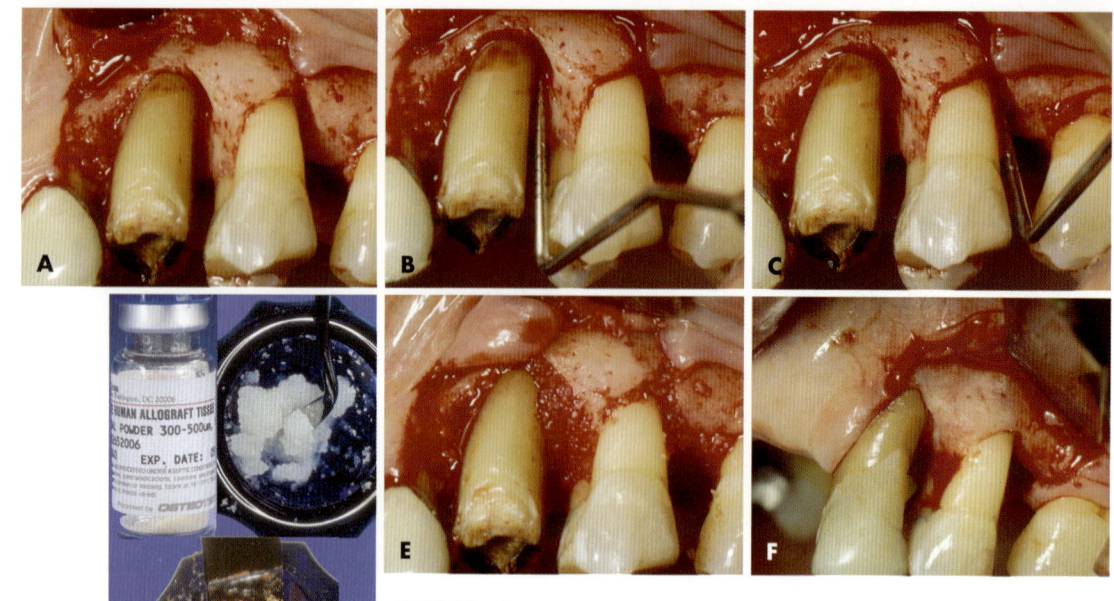

図 10-11　2種類の移植材を組み合わせた症例：複数の骨内欠損部に行った骨凝塊法および脱灰凍結乾燥同種骨移植術　A．露出させた骨内欠損部。B．#11の歯の遠心側に存在する骨欠損部，5〜6mm。C．#12の歯の遠心側に存在する骨欠損部，6〜7mm。D．従来の方法で採取された自家骨移植材に制限がある場合に，他の移植材を組み合わせることが必要となる。E．移植材を骨欠損部に填塞する。F．1年後のリエントリー時の状態。骨欠損部は完全に修復した。

（海綿骨性と皮質骨性）は，チゼルと破骨鉗子で採取し，60秒間擦り砕いて均質な塊とする。この状態にすると，骨欠損部に容易に添入することができ，中までしっかりと填塞することができる。

Froumら（1975a，1975b，1976）は，骨凝塊物―骨混合法が，腸骨骨髄（iliac marrow）移植術を行った時と同様の再生能を持っていること，またオープンデブライドメント（open débridement）よりも有意に大きな再生能を持っていることを発見した。彼らはさらに，填塞される骨の量は「填塞が必要な骨壁数」よりも，むしろ「移植材の採取が可能な骨表面の広さ」によって決定されるとも述べている。

上顎結節部位（tuberosity site）

HiattとSchallhorn（1973）は，腸骨稜移植材の代わりに採取できる別の移植材を探し，骨再生を期待できる移植材として，残存赤色骨髄，すなわち多くの潜在能力を秘めた始原細網細胞の存在する上顎結節部を選んだ。少なくとも，彼らは，海綿骨に多くの骨芽細胞が潜在していると信じていた。海綿骨は，破骨鉗子と円錐キュレットを使用して，皮質板を注意深く除去した後に採取する（図10-12）。

彼らは，上顎結節部，抜歯窩，無歯顎堤部から採取した海綿骨移植材で166例の骨内欠損を治療した（図10-13）。その結果，三壁性骨欠損の場合は完全に骨が再生したが，二壁性骨欠損の場合は部分的な骨添加であった。彼らは，自分たちの研究結果を以下の法則に要約している。「骨欠損の再生量の度合いは，適切な軟組織による被覆および欠損部の血管新生の存在する骨壁表面の広さに正比例し，歯根表面の広さとは反比例する」。

抜歯窩からの採取（extraction site）

Halliday（1969）は，自家海綿骨を十分に採取するために，2段階の手術法を考案した。この方法では，まず骨トレフィンを使用して下顎骨に人工欠損を作成する。6〜7週間後に人工的骨欠損部に骨新生が生じるので，リエントリー手術を行い，その新生骨を採取して，修復したい骨内欠損部に移植する。

この，人工欠損部の新生骨を利用するという概念は，抜歯窩に形成される骨を利用することも含むまでに拡大されている。もし抜歯が必要な場合，抜歯窩に形成される新生骨が抜歯後6〜8週間後に採取可能となるので，歯槽骨内欠損の処置をそれに合わせて行う（図10-14）。

骨スウェージング法（bone swaging）

Ewen（1965）は，骨欠損の治療のために，連続（contiguous）骨移植法あるいは骨スウェージング法と呼ばれる方法を紹介した。この方法は，骨欠損処置において骨欠損を除去するために，無歯顎堤部の骨を骨欠損の

第10章 骨誘導手術　**159**

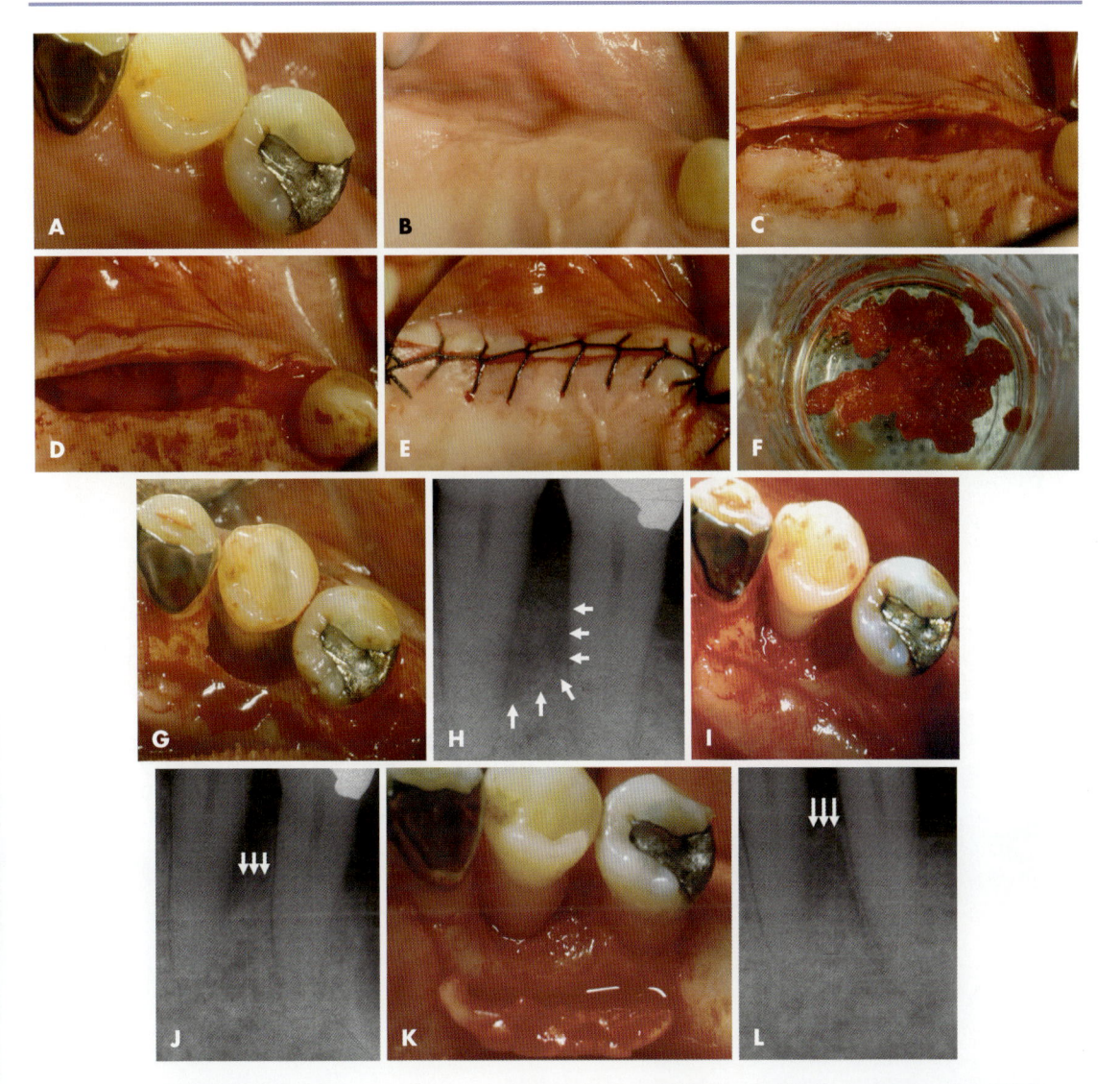

図10-12　上顎結節部自家骨移植術　**A**．術前。**B**．上顎無歯顎堤と上顎結節部。**C**．粘膜骨膜弁の翻転。**D**．自家海綿骨の採取。**E**．無歯顎堤部と上顎結節部の縫合。**F**．海綿骨を滅菌容器に入れる。**G**．舌側歯肉弁の翻転。深い骨内欠損がみられた。**H**．術前のX線所見。**I**．自家海綿骨の塡塞。**J**．移植材塡塞時のX線所見。**K**．術後6ヶ月のリエントリー手術。骨の再生を示す。**L**．骨の再生を示すX線所見。

生じている歯の隣に移動させる方法である。血液供給を維持できる状態にしておくために，完全に血管を切断しないようにしながら，骨を曲げて，同時に骨欠損の生じている歯の隣に移動させなければならない（Nabers and O'Leary 1967）。

実用的には，これは難しく実行不可能な技術であり，結果についても，研究によって実証されていない。さらに，骨欠損部位の隣接部に無歯顎堤部がなければならないこと，骨質が破折せずに曲げられるものであること，などの制限がある。

骨基質(bone substitute)

今日，非自家(nonautogenous)および非同種移植材(nonallograft)が，再生材料として広く受け入れられている（World Workshop in Periodontics 1996）。Gross(1977)は，骨基質移植材の持つべき理想的な性質の概略を示した。

1. 生体適合性
2. 新生骨形成のためのスキャホールド(骨組み)として働く
3. 長期間にわたり吸収し，宿主の骨組織によって置換されうる
4. 骨形成能を持つか，または少なくとも新生骨形成

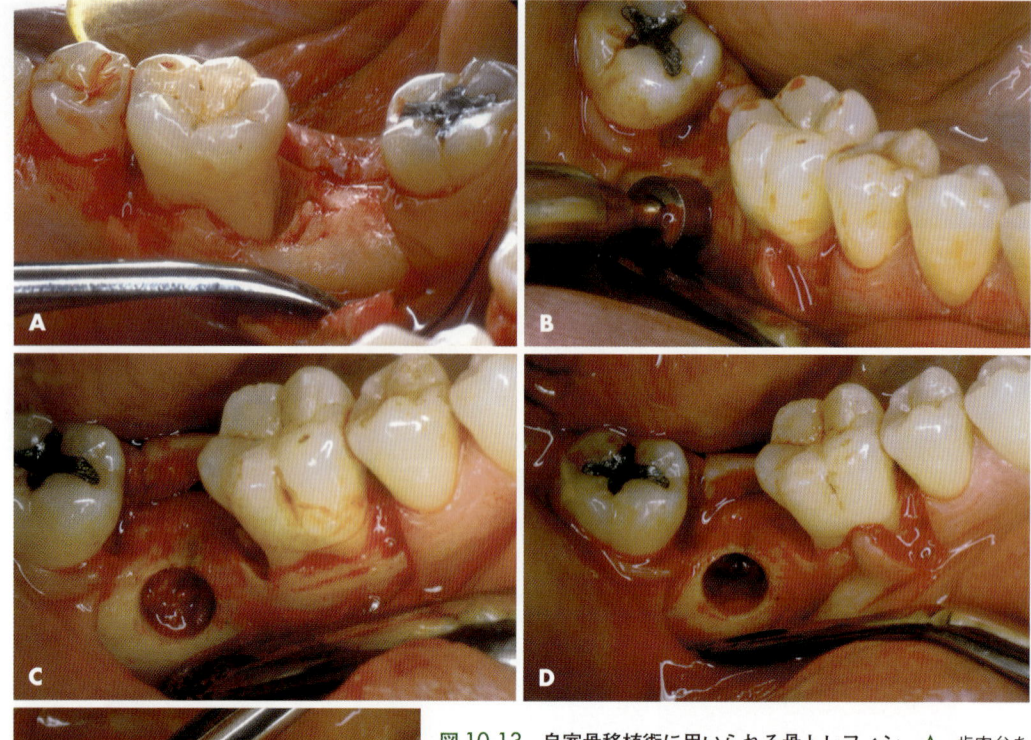

図10-13 自家骨移植術に用いられる骨トレフィン A．歯肉弁を翻転したところ。骨内欠損部を示す。B．骨トレフィンを位置づけたところ。C．トレフィンを除いた状態。D．皮質骨と海綿骨が採取された。E．填塞された骨欠損部。

　　に促進的に働くこと
5．X線不透過性であること
6．操作性が良いこと
7．口腔内病原菌の増殖に寄与しない
8．親水性（特定の部位に血餅を引きつけて維持するため）
9．粒子状で塑形性を持つこと
10．微多孔性（宿主の骨基質の再生をさらに増強するため；生物学的因子の定着を可能にする）
11．入手しやすさ
12．非抗原性
13．移植材と親和性のある表面を持つ
14．他の材料（例：骨タンパク質誘導体，抗菌薬）のための基質や媒体となること
15．高圧縮強度を持つこと
16．GTR法で効果的であること

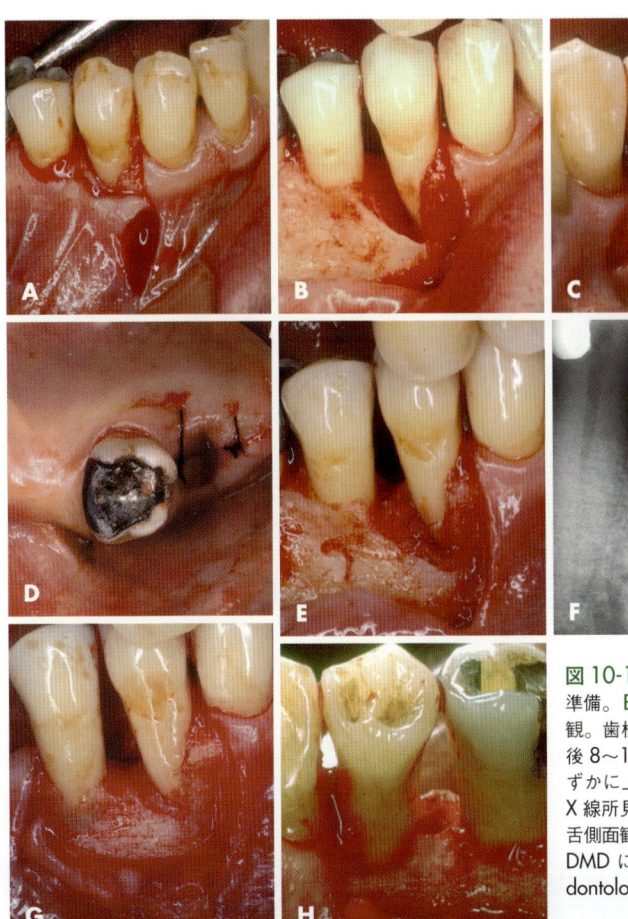

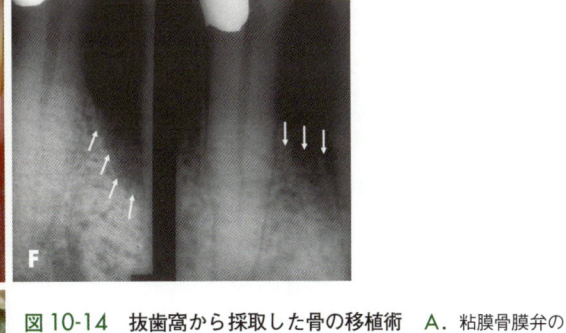

図 10-14 抜歯窩から採取した骨の移植術　A．粘膜骨膜弁の準備。B．角度のある骨内欠損の頬側面観。C．同じ欠損の舌側面観。歯根を取り囲むように生じている骨欠損。D．自家骨は抜歯後 8〜10 週間で採取される。E．移植材が骨欠損部上，またはわずかに上方まで填塞される。F．左は術前．右は術後 6 ヶ月後の X 線所見。骨再生を示す(矢印)。G，H．リエントリー時の頬側，舌側面観．骨の再生を示す。B，C と比較せよ。Edward S. Cohen, DMD による。(W. B. Saunders の許可を得て Glickman's Periodontology より引用。)

表 10.2　理想的な移植材の基準

	骨髄	口腔内の骨	DFDBA	Bio-Oss*	人工骨移植材
骨誘導	+++	+	++	−	−
骨伝導	+++	++	++	++	+
迅速な骨形成	+++	+	++	−	−
新生セメント質誘導	+++	+	++	++	−
安全性	+	+++	+++	+++	+++
移植部に存続するための安定性	+++	+	++	+++	++
置換	+++	+++	++	+++	†
十分な供給性	++	+++	++++	+++	

DFDBA＝脱灰凍結乾燥同種骨移植材
*Bio-Oss Collagen
†表 10.3 参照

同種移植材(Allograft)

脱灰凍結乾燥同種骨移植材(demineralized freeze-dried bone allograft：DFDBA)

Urist(1965，1968，1971，1980)は，DFDBA の骨誘導能を示した。彼は共同研究者と共に，始原細胞(primordial cell)を骨芽細胞に分化させる骨誘導能を持つ，骨誘導タンパク質(bone morphogenetic protein：BMP)を分離した。脱灰作用によってコラーゲン線維を露出させて，骨誘導タンパク質を保持する場を与えることにより，より大きな骨誘導能が発揮される。この移植材の理想的な粒子の大きさは，250〜500 μm である。この小ささが，以下の現象をもたらす。

図10-15 再生術に用いる焼石膏 A. 術前。プロービングデプスは10mmを示す。B. 骨内欠損部。プロービング骨レベルは13mmを示す。C. 脱灰凍結乾燥同種骨移植材を塡塞。D. バリア膜として、滅菌グレードの医科用焼石膏を使用した。E. 10ヶ月後。歯肉溝は3mmの深さである。F. 10ヶ月後のリエントリー所見。完全な骨添加が見られた。

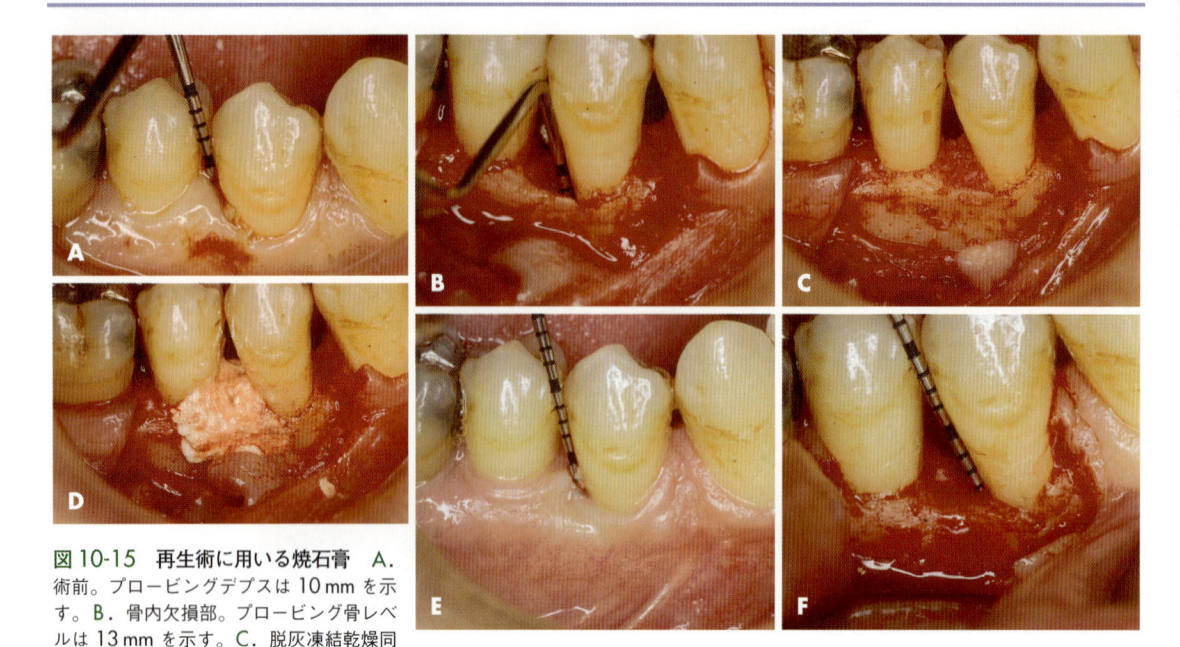

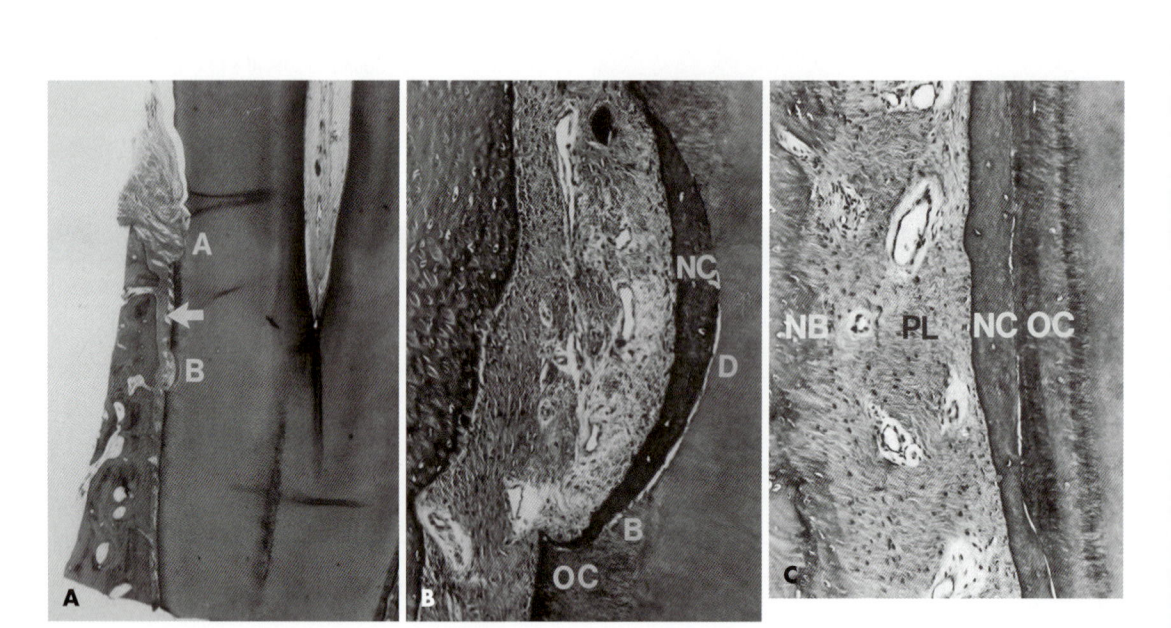

図10-16 A. 移植術が行われた骨欠損部に、歯石参照ノッチBから参照ノッチAにいたる新付着組織の形成が示されている。象牙質上および古いセメント質上の両方に新生セメント質が形成された。付着上皮は参照ノッチAのほぼ歯槽骨頂の高さに位置している。(ヘマトキシリン-エオジン染色 ×4)。B. Aの高拡大像。歯石ノッチBの部分の拡大像である。新付着組織の形成が示されている。新しい細胞性セメント質(OC)が古いセメント質(OC)と象牙質(D)上に形成されている点に注目せよ。歯根膜線維はこの拡大レベルでは、歯軸に対して平行および垂直に走行しているように見られる。(ヘマトキシリン-エオジン染色 ×40)。C. 写真Aの矢印で示した部分の高拡大像。新しい細胞性セメント質(NC)が古いセメント質(OC)上に形成されている点に着目せよ。さらに、この拡大レベルで歯根膜線維(PL)が、歯軸に対して垂直方向に走行している点にも注意せよ。(ヘマトキシリン-エオジン染色 ×40)。(Gerald M. Bowers, Baltimore, MD. による。)

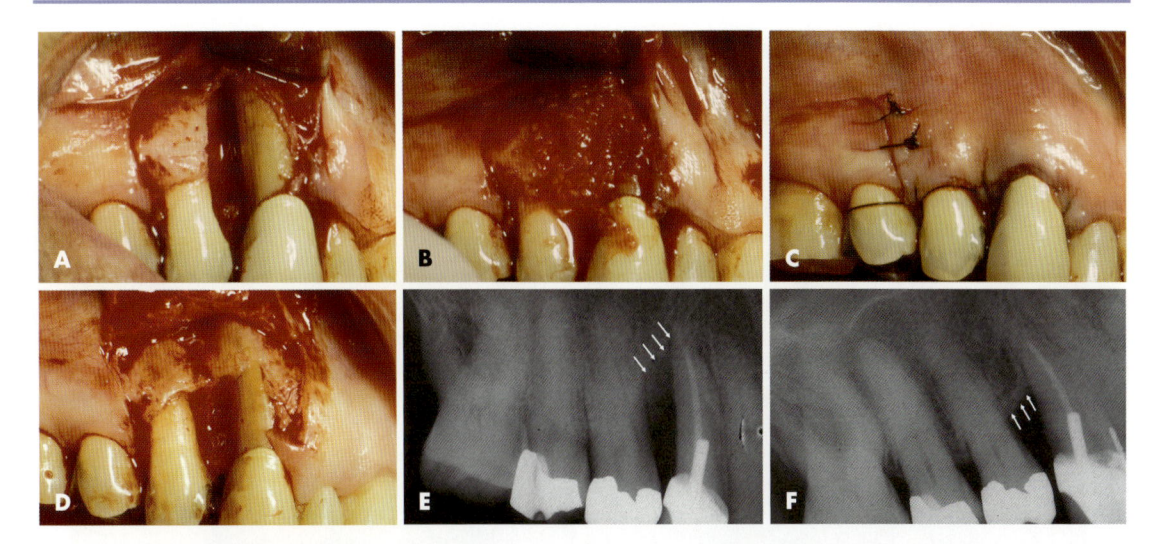

図 10-17 脱灰凍結乾燥同種骨移植術（DFDBA）　A．骨欠損部の初期外観。裂開が頬側に存在する二壁性骨欠損。B．DFDBA の塡塞。C．歯肉弁の縫合。D．1 年後のリエントリー手術。A と比較して，骨増加が顕著であることに注意する。E．術前の X 線所見。F．リエントリー時の X 線所見。

1．高い骨誘導能
2．容易な吸収と置換
3．始原間葉細胞との相互作用のための表面積の増大
　250 μm より小さい粒子は急速に吸収されてしまう。また，大きすぎるものは使用に適さない。

DFDBA は理想的な移植材が兼ね備えるべき性質のすべてを満たす材料である（表 10.2）。

1．実用性
2．予知性
3．生体適合性
4．骨誘導能
5．骨伝導能
6．コストパフォーマンスの良さ
7．安全性

Mellonig（1984）は，DFDBA を用いて顕著な骨再生を得た。対照群の 37.8％に対して，DFDBA を用いた場合に，64.7％の骨添加を示した（p<.01）。さらに，彼の研究結果では，すべての骨内欠損形態で得られた骨添加度は平均 78％であり，二壁性骨欠損における骨添加度のデータのみを集計すると，平均 90％であった。Bowers ら（1985）は，最初の研究報告の中で，DFDBA を骨内欠損に移植材として用いると，臨床的にも組織学的にも，骨添加だけでなく新付着も誘導することができると述べている。Bowers（1989a, 1989b）は，DFDBA を移植した 32 部位と非移植の 25 部位における，新付着の組織学的評価の研究を完成させた（図 10-16）。DFDBA 移植群では，非移植群よりも，新付着（p<.005），新生セメント質（p<.005），新生結合組織（p<.05）と新生骨（p<.001）が有意に増加した。移植を行わなかった骨欠損部は，新生セメント質あるいは歯根膜の再生を示さなかった。

Laurell ら（1998）は，21 臨床研究（512 骨内欠損部）のメタ分析を行い，以下に示す事項を発見した。

1．DFDBA は，骨移植術を行わない OFD に比べて，骨添加量の有意な増加が見られた（2.2 mm vs. 1.1 mm）。
2．骨欠損形態にかかわらず，平均骨添加量は OFD で 1.1 mm，OFD＋DFDBA で 2.3 mm であった。
3．CAL-G（クリニカルアタッチメントレベル-ゲイン）および骨添加量で，2 mm 以上の増加が見られた骨欠損部位の割合を比較した。

	CAL-G %	Bone Fill（骨添加量） %
OFD	49	38.7
OFD＋DFDBA	66	61.2

4．骨欠損部位が深いほど，より多くの骨添加の可能性があるが，4～5 mm の深さの骨欠損部は，それより深い骨欠損部位（≧6 mm）よりも平均骨添加量の割合が大きかった。

注意：Schwarts ら（1996），Becker（1995）そして Garraway ら（1998）は，DFDBA 内に残留している BMP が新鮮骨に比べ量が少ないこと，また，供給者の年齢や骨バンク（bone bank）によっても違いがあることを示している。このことによって，移植結果がさまざまであることを説明できるだろう。臨床結果を図 10-17～10-22 に示す。

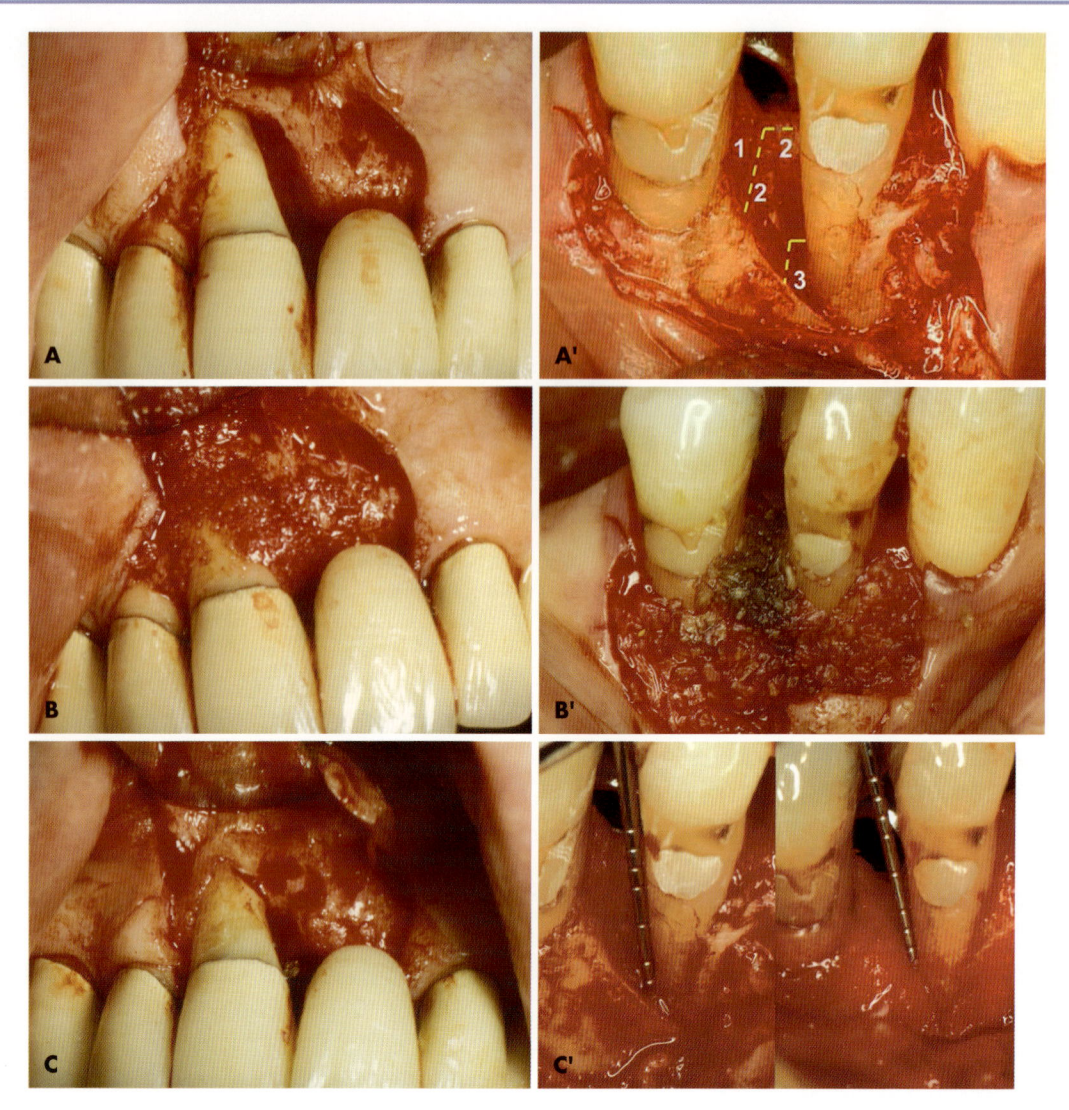

164　第Ⅰ部　基礎　③骨の外科手術

図10-18　中切歯に行った脱灰凍結乾燥同種骨移植術（DFDBA）の2症例　A, A'．骨欠損部を露出したところ．B, B'．DFDBAを塡塞．露出根面上に塡塞した移植材に注意．C, C'．1年後のリエントリー時の所見．骨欠損部が塡塞され，根の裂開部はいくらか被覆されていることに注意する．

凍結乾燥同種骨移植材（freeze-dried bone allograft：FDBA）

　FDBAは，多数の骨バンクから容易に入手できる材料で，骨伝導能を持つことがわかっている．FDBAは，ABG（autogenous bone graft：自家骨移植材）と配合使用した場合に骨誘導能を持つようになる（Sanders et al. 1983）．

　Sepeら（1978）とMellonig（1980, 1981）は，移植材としてFDBAを用いると，さまざまな形態の骨欠損部位の約60％において，50％以上の骨添加を得ることができると述べている．さらにその後，Sandersら（1983）により，FDBAとABGを配合して使用すると，すべての骨欠損形態において50％以上の骨添加を得る機会が80％以上あることが示された．

　YuknaとSepe（1982）は，テトラサイクリンとFDBAを4：1の比率で配合して，62の骨欠損部位に用いた．22部位が完全に骨添加し，39部位では50％以上の骨添加が得られた．ただし1部位の骨添加量のみは50％に満たなかった．これは，FDBAを単独で使用したときよりも良好な結果を示している．

　YuknaとVastardis（2005）は，サルを用いた*in vitro*の組織学的研究において，FDBAはDFDBAに比べ，骨伝導能および骨誘導能が有意に大きいことを示した．彼らは，「FDBAは，DFDBAよりも，新しい骨形成を早期に，急速に，さらに大量に刺激する」と結論づけている．PiattelliとScarano（1996），Paulら（2001）

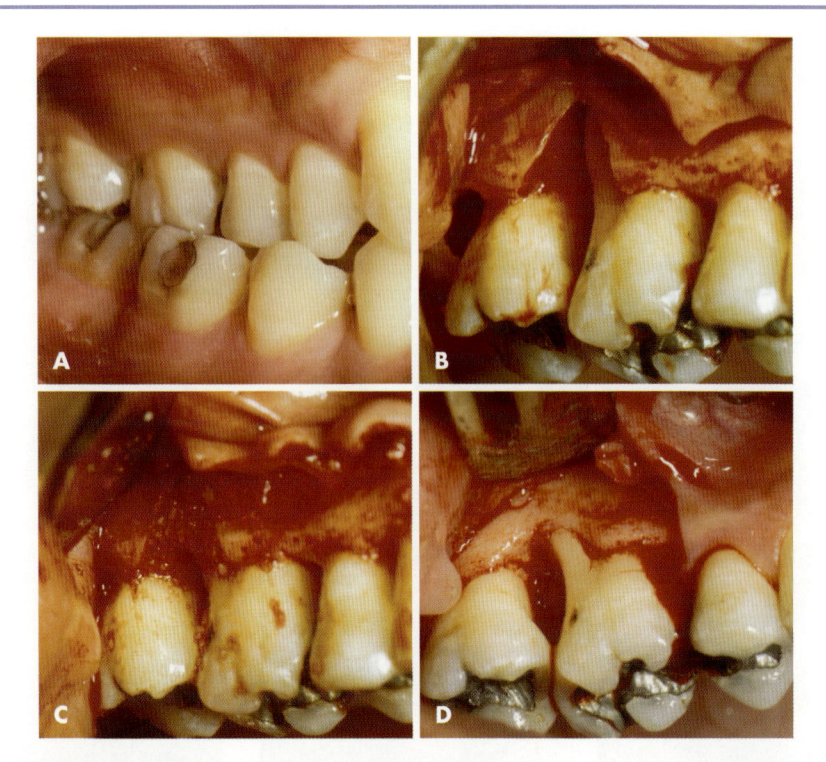

図 10-19　脱灰凍結乾燥同種骨移植術（DFDBA）　A．術前。B．骨欠損部を露出したところ。頬側骨板の吸収に注意。遠心頬側根の裂開と歯間隣接部の骨欠損。C．DFDBAの填塞。D．1年後のリエントリー時の所見。骨再生に注目（Bと比較）。

は，ヒトにおける組織学的研究で同様の結果を得ている。Rummelhart(1989)は，FDBAとDFDBAを比較した場合に，骨添加量に有意な差はみられなかったことを示している。

注意：DFDBAは同種移植材として，ヒトの骨内欠損部および根分岐部病変部に対する再生術に用いられることが立証され，受け入れられている。

　FDBAは入手が容易なので，自家骨移植材だけでは量が不十分な場合の生物学的増量材として用いるには，理想的な移植材だろう（図10-23）。

人工移植材-セラミックス(alloplasts-ceramics)

　セラミックス素材は，便利で手に入りやすく経済的であるが，今までのところ骨不活性型の空隙填塞材として以外の機能を示してはいない。この材料は，顕著な骨誘導能はないが，いくらかの骨伝導能が認められている（多孔質ハイドロキシアパタイト）(Louise 1992)。この素材は，自家骨が必要量採取できないときの，生物学的増量材として有用である（リン酸三カルシウム［TCP］）(図10-15参照）。

　骨内欠損に用いるFDBA，DFDBAおよび多孔質ハイドロキシアパタイト(Interpore)を比較する一連の研究(Oreamuno et al. 1980；Kennedy et al. 1985, 1988；Barnett et al. 1989；Bowen et al. 1989)において，プロービングによるアタッチメントレベルおよび骨レベルの診査で，有意差が認められなかったと報告されている。Egelberg(1992)はこれらの研究結果を再検討したところ，多孔質ハイドロキシアパタイトを用いた移植術の結果，骨欠損部の半数に，2mm以上の骨の増加（ゲイン）を認めた。さらに，三分の一に3mm以上の骨の増加を認めた。

　Kennedyら(1988)は，多孔質ハイドロキシアパタイト(Interpore 200)を下顎のⅡ級根分岐部病変に用いたところ，アタッチメントレベル(1.82mm；p≦.00010)は有意に増加（ゲイン）し，骨添加も認められた。Corsair(1990)は，吸収率が予知性を持ってコントロールされている，吸収性ハイドロキシアパタイト(OsteoGen® Impladent Ltd. Holliswood, New York)を使用して，骨欠損部に51％の骨添加が得られたことを示している。Yukna(1980)は，5年間にわたってデュラパタイト(Periograf)の臨床効果の評価を行った。その結果，骨欠損部をデブライドメントしただけ

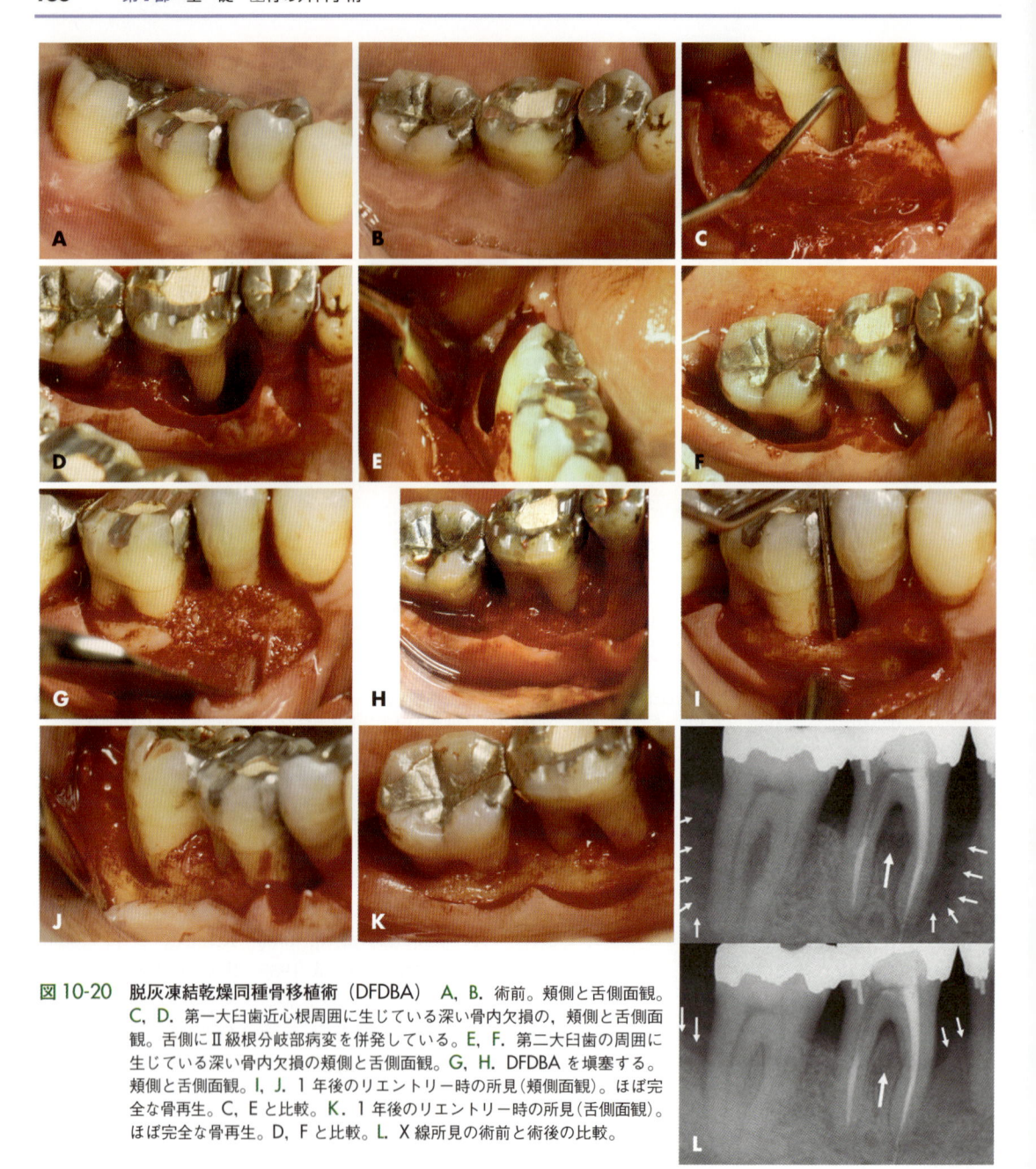

図 10-20 脱灰凍結乾燥同種骨移植術（DFDBA） A, B. 術前。頬側と舌側面観。C, D. 第一大臼歯近心根周囲に生じている深い骨内欠損の，頬側と舌側面観。舌側にⅡ級根分岐部病変を併発している。E, F. 第二大臼歯の周囲に生じている深い骨内欠損の頬側と舌側面観。G, H. DFDBA を填塞する。頬側と舌側面観。I, J. 1年後のリエントリー時の所見（頬側面観）。ほぼ完全な骨再生。C, E と比較。K. 1年後のリエントリー時の所見（舌側面観）。ほぼ完全な骨再生。D, F と比較。L. X 線所見の術前と術後の比較。

の場合のたった 62％に比べ，ハイドロキシアパタイトを移植した骨欠損部では，86％が改善し良好な骨添加を示した。つまり，デブライドメントのみを行った部位では，その 38％が失敗したことになり，これはハイドロキシアパタイト移植を行った場合の失敗率の 3 倍であることになる。Yukna（1990）は，合成（HTR）ポリマーを用いた研究結果を分析し，フラップデブライドメントのみを行った対照側の 24％だけと比較して，移植側では 71％で全体的に良好な反応（50％以上の骨添加）を示していることを発見した。一方 Shahmiri（1992）は，骨内欠損の処置において対照群と HTR 治療群との間には，有意な差がみられなかったことを報告している。

Saffar ら（1990）は，ヒトの骨内欠損への移植後の生検で，TCP 移植材は，急速に変性し，吸収されて，最終的には，骨に置換される所見を得た。彼らは，TCP は骨形成能を持っていると結論づけた（図 10-15 参照）。Pepelassi ら（1991）は，ドキシサイクリン-TCP を滅菌焼石膏と併用して移植した。その結果，Ⅱ級根分岐部病変部において，50％以上の骨添加が生じている

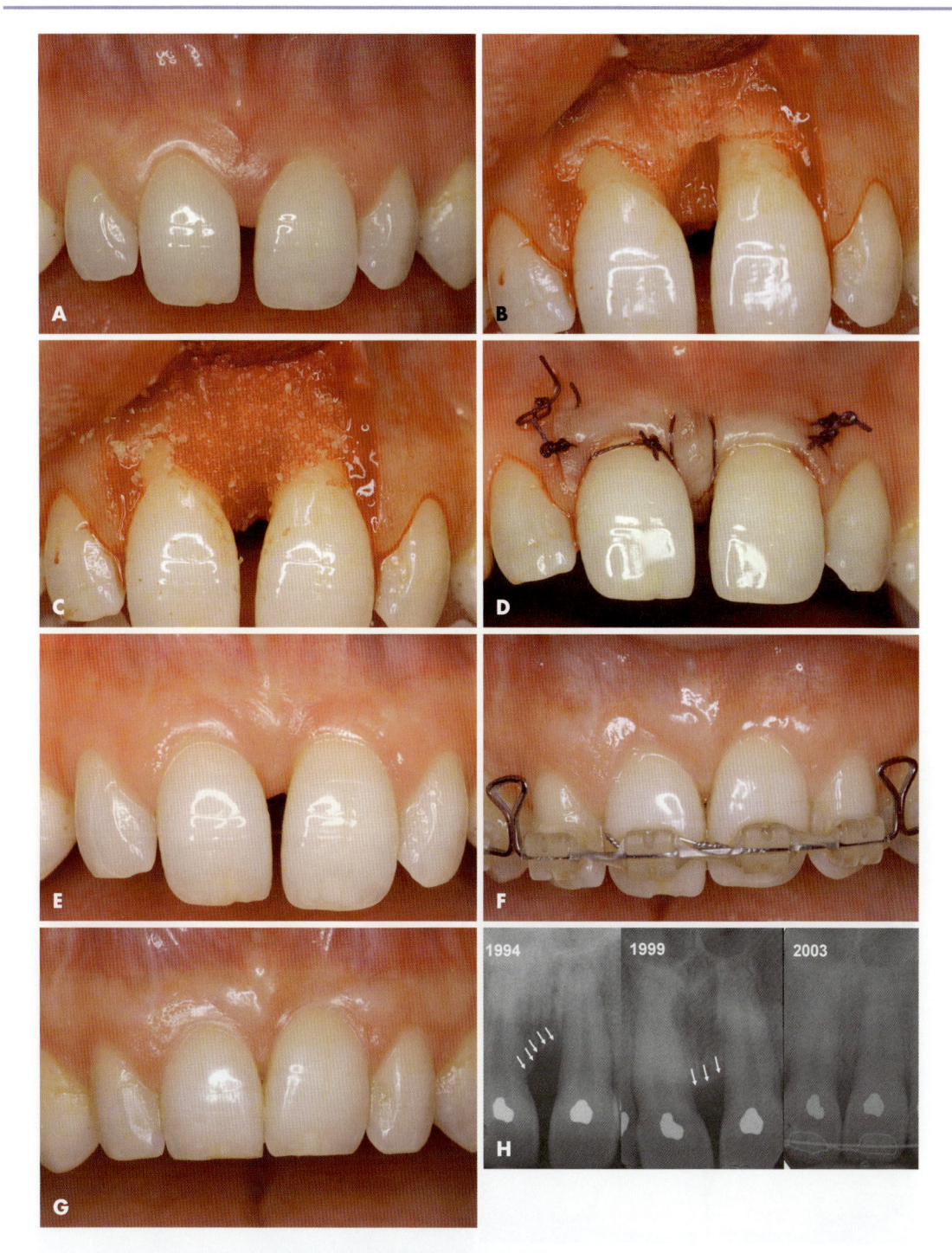

図 10-21 骨縁下欠損および外観の悪い空隙の修復のための歯周矯正治療　A．術前。B．二壁，三壁性骨内欠損。C．脱灰凍結乾燥同種骨移植材の骨欠損部への填塞。D．歯肉弁の縫合。改良型フラップ手術では，歯間乳頭部を保護するために歯肉弁を口蓋側で剥離翻転する。E．術後4年。乳頭部の欠損は最小である。F．#8と#9の歯間の空隙閉鎖と乳頭部の復元のための矯正治療。さらに，#8と#9の歯は圧下させる。G．初診から9年半後。歯間乳頭は完全に復元した。H．X線所見。術前，5年後および矯正治療終了時。歯間部の骨が理想的な豊隆を示していることに注目する。

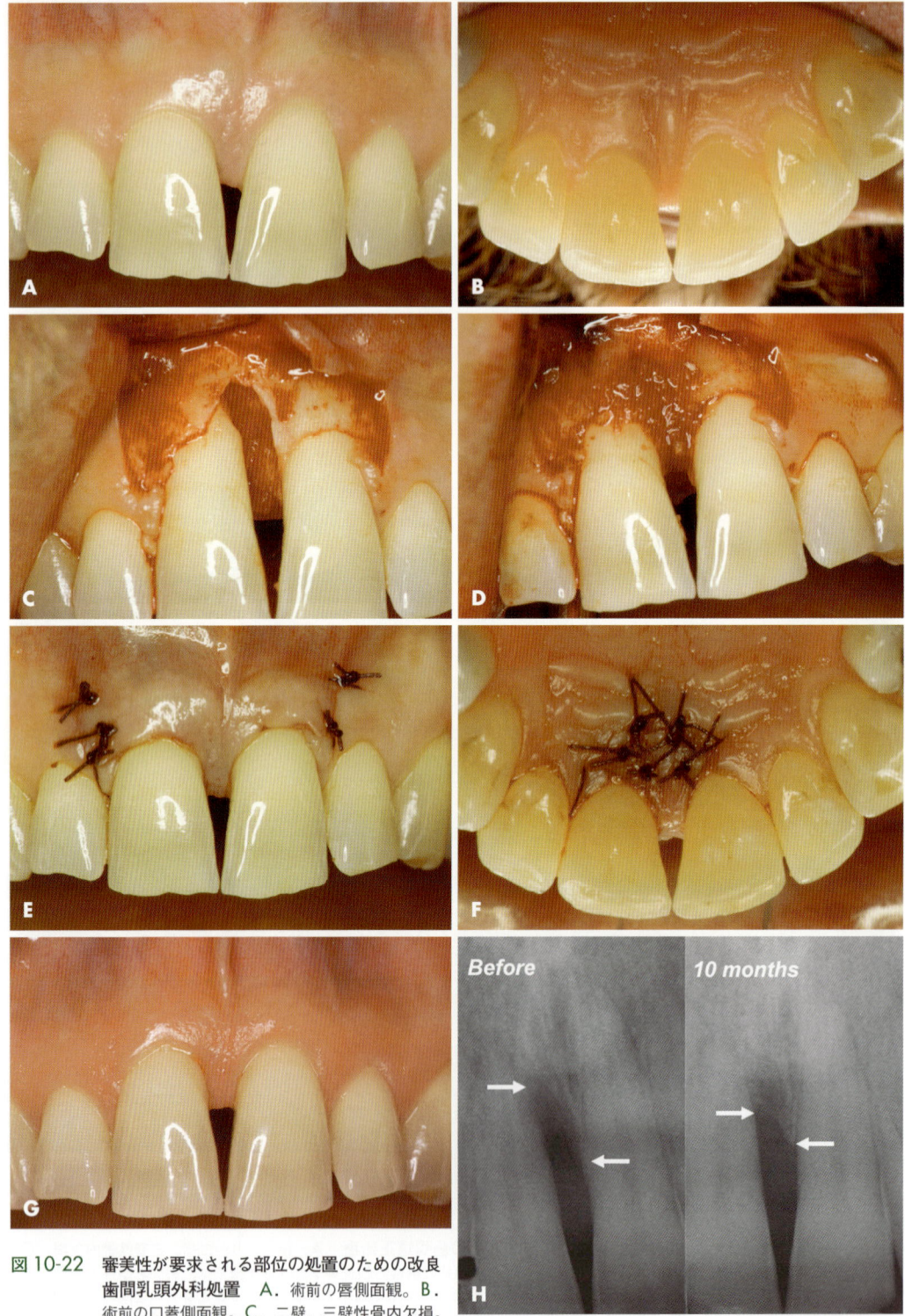

図 10-22 審美性が要求される部位の処置のための改良歯間乳頭外科処置　A．術前の唇側面観。B．術前の口蓋側面観。C．二壁，三壁性骨内欠損。D．脱灰凍結乾燥同種骨移植術。E．歯肉弁の縫合。唇側面観。F．歯肉弁の縫合。口蓋側面観。G．治療終了時（10ヶ月後）。組織の収縮がほとんど生じていないことに注目する。H．術前と術後のX線所見。

第 10 章 骨誘導手術　169

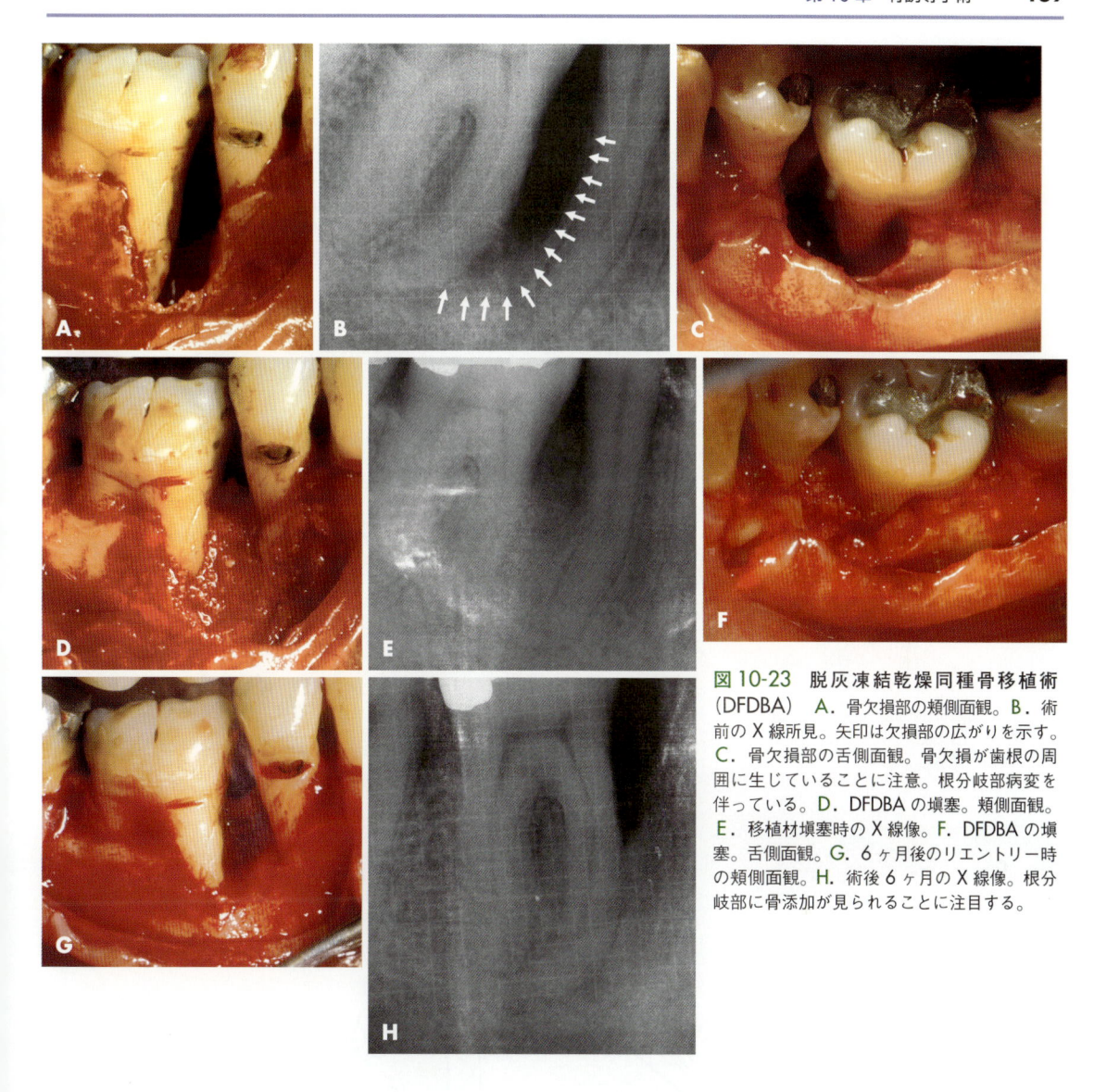

図 10-23　脱灰凍結乾燥同種骨移植術（DFDBA） A. 骨欠損部の頬側面観。B. 術前の X 線所見。矢印は欠損部の広がりを示す。C. 骨欠損部の舌側面観。骨欠損が歯根の周囲に生じていることに注意。根分岐部病変を伴っている。D. DFDBA の填塞。頬側面観。E. 移植材填塞時の X 線像。F. DFDBA の填塞。舌側面観。G. 6 ヶ月後のリエントリー時の頬側面観。H. 術後 6 ヶ月の X 線像。根分岐部に骨添加が見られることに注目する。

と思われる部位が, 移植を行わない対照群と比較して, 3.7 倍も多いことを発見した。Ⅲ級根分岐部病変部においては, 移植の効果はさらに良好なものであった。

　ハイドロキシアパタイト, ハイドロキシルアパタイト, デュラパタイトおよび HTR を用いた処置における長い付着上皮による治癒（修復）は, よく維持される。しかしそれは被包性結合組織によって周囲を囲まれているのである。このことは組織学的に注目すべき重要なことである。

　World Workshop in Periodontics（1996）, Annals of Periodontology（2003）, AAP の歯周再生療法に関するポジションペーパー（2005）では, 「合成移植材すなわち人工移植材は, 主に生物学的な空間填塞材として機能する。もしも再生を目的とする場合は, その他の材料を考慮すべきである」と結論づけている。人工移植材は良好に保持され, 治癒形態は修復（長い付着上皮）によるものである。

異種移植材（xenograft）（Bio-Oss）

　異種移植材（xenograft（heterograph））は, 他の生物種から採取された移植材である（AAP 2001）。Bio-Oss は, ウシ由来の精製された異種移植材（bovine-derived xenograft（BDX））である。Bio-Oss の結晶性の炭酸カルシウム無機アパタイト基質は, 低温（300℃）の化学的抽出によって得られる。骨の多孔性, 大きさ, 小柱構造を精密に保ったまま, すべての有機物成分を抽出過程で除去する。これは, 高温（1,100℃）抽出を用いる OsteoGraft とは異なる。高温抽出は, 骨の結晶構造を融解し, 多孔性や表面積が減少した, 大きな不均一な結晶形態が生じる（Gross 1997）。Bio-Oss Colla-

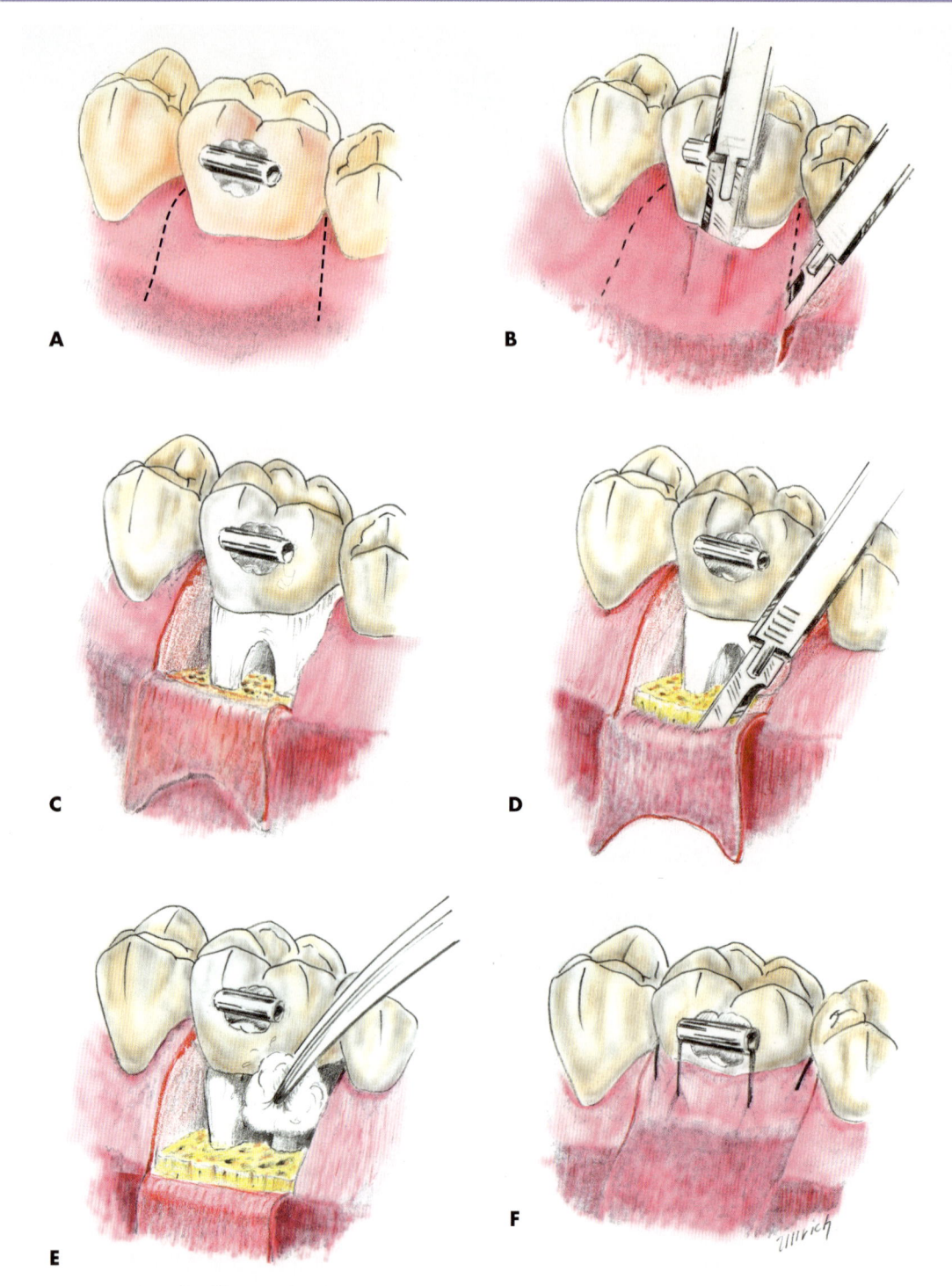

図10-24 クエン酸処置を併用した歯肉弁歯冠側移動術　A．治療前．切開の外形．B．縦切開と歯肉溝切開が行われるところ．C．歯肉弁を翻転する．根分岐部が露出した．D．歯肉弁の基底部を自由にして，歯冠側への移動を可能にするために，骨膜の根尖側を開窓する．E．クエン酸の貼薬（pH1.0／3分間）．F．歯肉弁を歯冠側に移動し，縫合する．

gen は，精製ブタコラーゲンが 10％加えられている以外は，Bio-Oss と同じものである．Nu-Oss（Ace Surgical Supply, Brockton, Massachusetts）は，物理的，化学的構造は Bio-Oss とほぼ同一であるが，現時点では歯周組織の再生能力がないことが示されている．

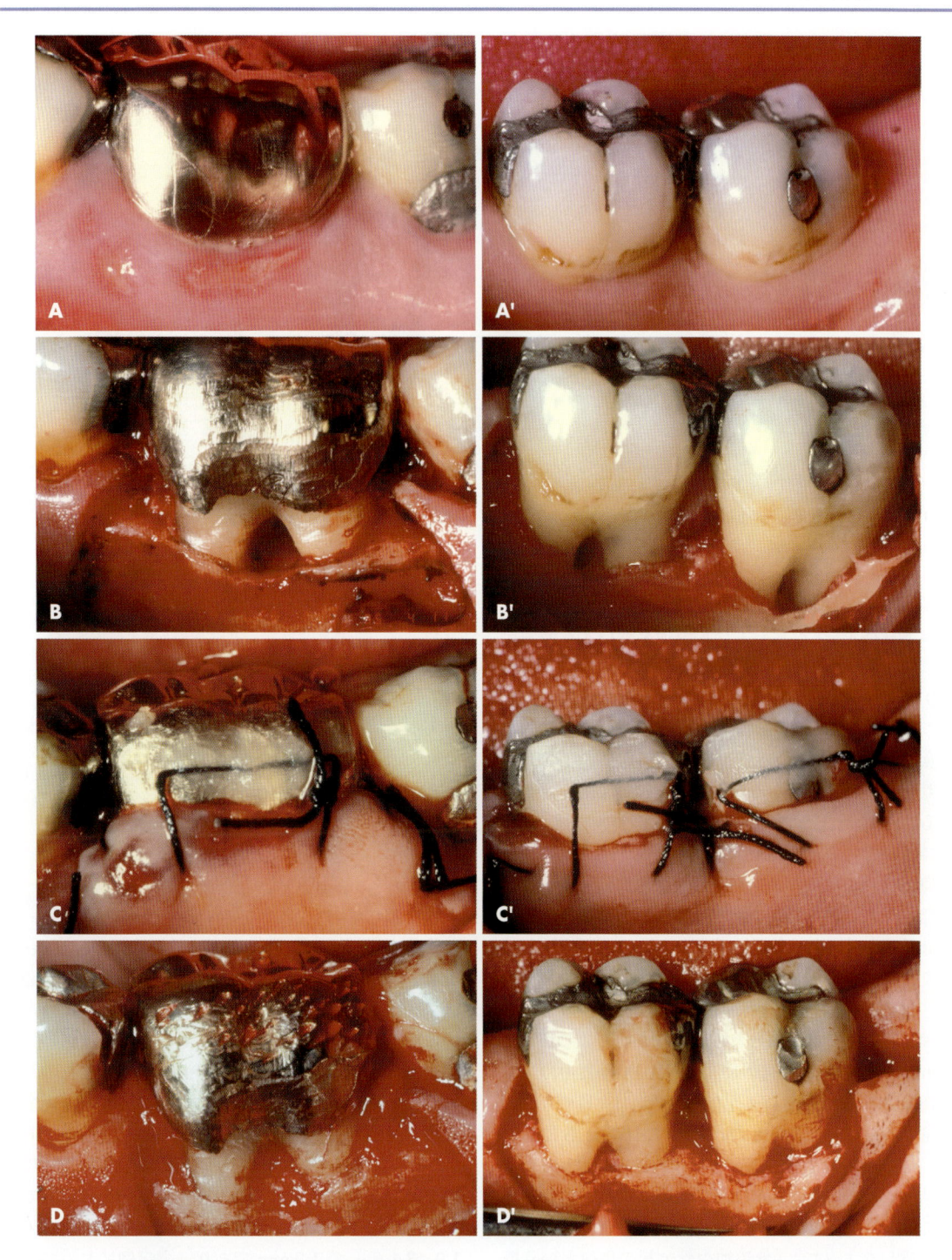

図10-25 クエン酸処置を併用した歯肉弁歯冠側移動術　A，A'．術前。B，B'．Ⅱ級根分岐部病変部を露出したところ。C，C'．歯肉弁を歯冠側で縫合。D，D'．術後1年のリエントリー時の所見。完全な骨再生；B，B'と比較せよ。(Dr. Bernard Gantesによる。)

利点
1．無制限な供給性
2．安全性
3．生体適合性
4．非抗原性
5．生理的な，血管の移植材内への成長が可能
6．骨へ完全に組み込まれて，結合することが可能である

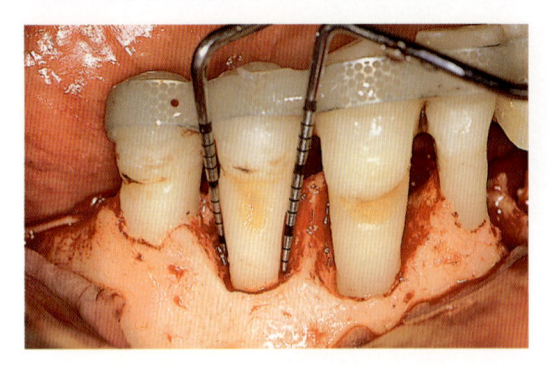

図10-26　下顎右側第一小臼歯遠心面に存在する，深さ5mmの二壁性骨内欠損部

7．骨組織と同様の構造を持つ
　a．緻密なアパタイト結晶構造
　b．広い内表面積
　c．ヒト海綿骨と同様の多孔性

多くの研究において，BDXがクリニカルアタッチメントレベル-ゲインおよび骨添加を獲得する能力を持つことを示している(Cohen et al. 1990；Brion 1991；Clergeau et al. 1996)。Richardsonら(1999)は，DFDBAをBDXと比較した。彼らは統計学的な有意差を得ることはできなかったが，BDXはDFDBAよりも良好な結果となる傾向がみられたことを示している。Schwartsら(1998)は，BDX基質内に残存し，保持されていると彼らが考えていたタンパク質の効果を研究し，これらのタンパク質が骨誘導能を持つことを発見した。彼らは，「タンパク質を除去したウシ海綿骨粒子を分析した結果，残余タンパク質が含まれており，これらのうち少なくともいくつかのタンパク質は，［形質転換増殖因子-β］およびBMP-2のような生理活性因子であった」と結論づけている。しかし，Benkeら(2001)は独自の研究で，BDX基質中の形質転換増殖因子-βを含むような残余タンパク質の存在に確証がないことを発見した。さらに，Wenzら(2001)は，「総タンパク質量および4-ヒドロキシプロリンの測定結果に基づいて，Bio-Oss内にはタンパク質が存在していないことが明らかになった」ことを示している。

前述したように，「骨添加や骨欠損の修復という臨床上の証拠」では，「再生(新生骨，新生セメント質，新生歯根膜)」が起きていることを推察できないし，また「再生」と同義でもない。「再生」は組織学的所見によるものである。Mellonig(2000)とCameloら(1998)の研究によると，BDXを自家骨移植材およびコラーゲンバリア膜(Bio-Gide, Osteohealth)と併用した場合に再生が起きている，といういくつかの組織学的な証拠が得られ，相当量の歯周組織の再生が得られ

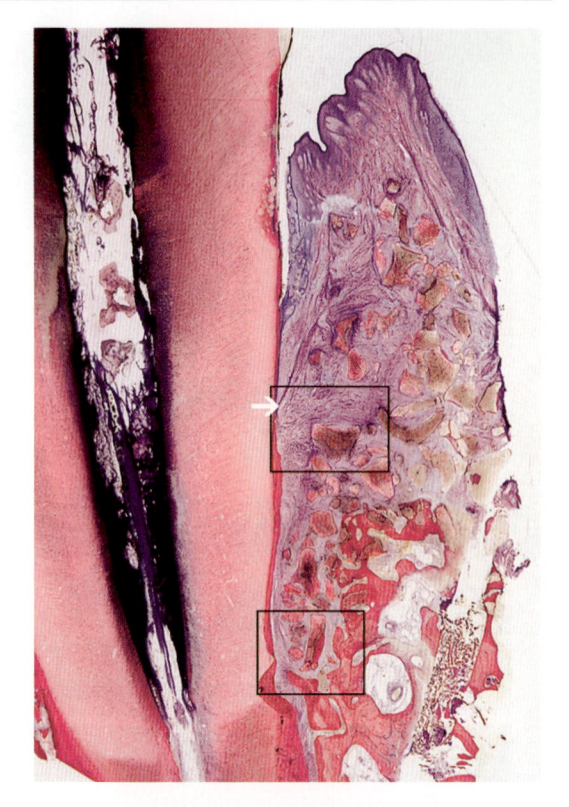

図10-27　Bio-Oss Collagen単体で治療した第一小臼歯の遠心面　完全な新付着組織による良好な修復を示す。矢印=付着上皮の末端部。枠で囲まれた部分=図10-28および図10-29。(トルイジンブルー-塩基性フクシン染色　×10.5)

た事を示している。

最近，Nevinsら(2003)は，Bio-Oss Collagen(Osteohealth)を，コラーゲン膜(Bio-Gide, Osteohealth, Uniondale, New York)を併用または併用せずに骨内欠損に用いた場合の組織学的研究を行い，4症例の骨内欠損部において歯周組織再生の促進が見られたことを示している。彼らは，4症例のすべてにおいて完全な新付着組織の再生が得られていることを，組織学的に示すことができた。4症例のうち2症例では，1996年のWWPによって定められた「再生」の定義に当てはまるものであった。それぞれの症例の結果は，3.0，1.9，3.1そして1.7mmであり，全症例において，より多くの新生骨および新生セメント質の形成を伴った完全な新付着が得られた(図10-26〜10-29)。

Annals of Periodontologyにおいて，文献を体系的にメタ分析した総説内でReynoldsら(2003)は，「再生よりも修復をサポートする人工移植材とは対照的に，異種移植材は新付着組織の形成をサポートできる」ことを示した。これはAAPの歯周再生療法に関するポジションペーパーで述べられている以下の事と一致する。

第 10 章　骨誘導手術　173

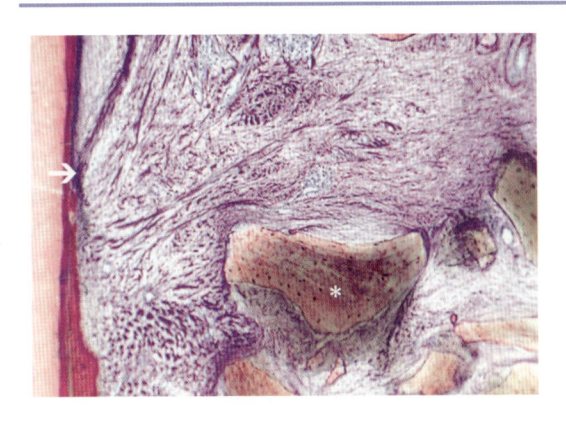

図 10-28　上皮は，ほぼ歯冠側辺縁部すなわち新生セメント質および新付着（矢印）の部位に接触している。骨欠損部に重層している Bio-Oss 顆粒（＊）は，ほぼ結合組織で囲まれている。（トルイジンブルー−塩基性フクシン染色　×66）

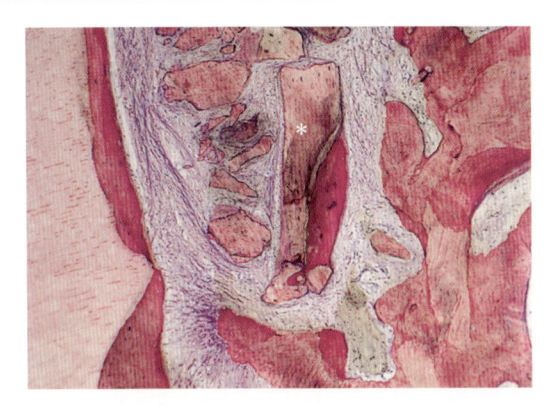

図 10-29　ノッチの上端で，完全な新付着組織が修復された。Bio-Oss（＊）は新生骨によって部分的に被覆されている。（トルイジンブルー−塩基性フクシン染色　×66）

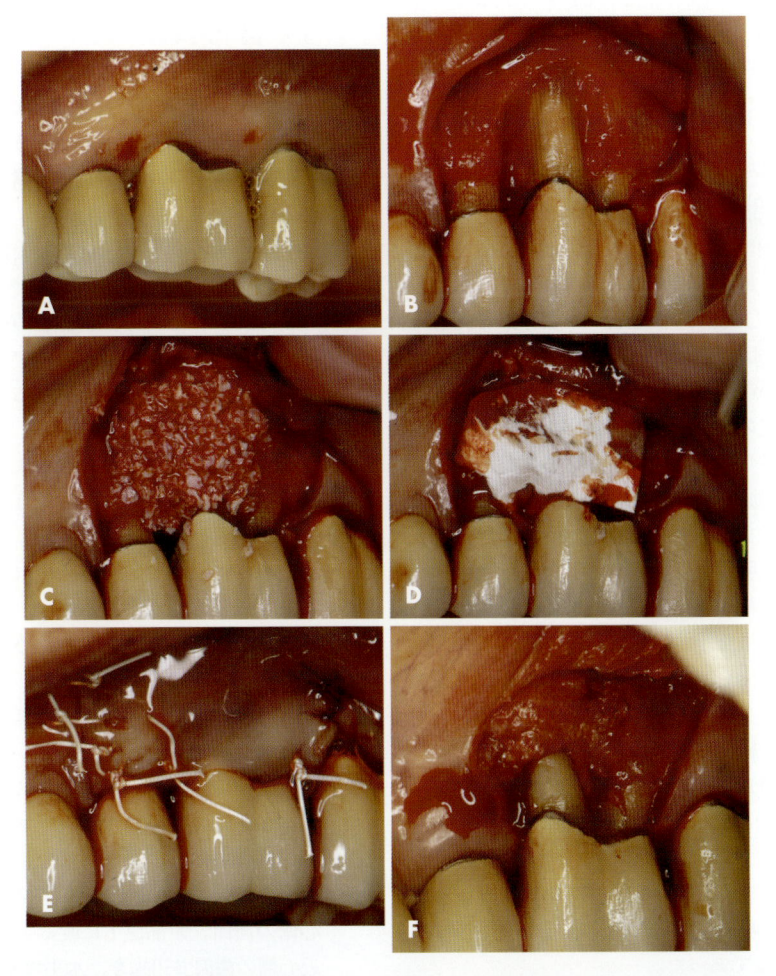

図 10-30　Bio-Oss/BioGide を用いた組織再生誘導法　A．術前。B．骨欠損部。C．Bio-Oss の塡塞。D．BioGide の配置。E．歯肉弁を元の位置に戻し，縫合する。F．12 ヶ月後のリエントリー時の状態。完全な骨再生を示している。

「ヒトにおける組織学的研究において，異種移植材を用いて治療された歯の歯周組織の再生が報告されている。そして人工移植材（合成骨基質）は主に生体適合性を持つ空間填塞材として機能する」。

治療が成功した症例として，図 10-30～10-34 を見よ。

表 10.3 に現在使用可能な多くの人工移植材および異種移植材を一覧にした。残念なことに，Bio-Oss および Bio-Oss Collagen 以外の人工および異種移植材のいくつかには，歯槽骨欠損において臨床的および組織学的な骨添加の証拠が見られているものがあるものの，組織学的に再生（以前に病変の存在した歯根上の，新生骨，新生セメント質および新生歯根膜）の所見を示すものは，今のところ存在していない。もし「再生」が我々の求める「ゴールドスタンダード」であるならば，歯槽骨欠損を治療するための骨基質材として「現在」唯一容認できるものは，Bio-Oss である。Bio-Oss は，（ハイドロキシアパタイトや TCP とは異なり）最終的に完全に骨へと組み込まれるような最も生理的な骨基質であることが報告されている（Gross 1977）。Bio-Oss を用いた治療の成功例を図 10-30～10-34 に示す。

クエン酸処置を併用した歯肉弁歯冠側移動術による根分岐部病変の処置

従来の歯周治療でⅡ級とⅢ級の根分岐部病変を治療するとき，しばしばその治療の限界を経験することがある。Martin ら(1988)，Gantes ら(1988, 1991) と Garrett ら(1990)は，十分な創傷面の閉鎖と血餅の安定化を得るために考えられた歯周外科術式を考案した。この術式は，上皮の下方増殖を接触阻止するためにクエン酸を用い，さらに創面閉鎖と血餅の保持のために歯肉弁歯冠側移動術を行う。最近，Stahl と Froum (1991)は，この術式によって新付着が獲得できることを，組織学的に証明した。

この術式は，Ⅱ級の根分岐部病変部の骨添加において，最も良好な結果を示す方法のうちの1つである。別々の研究(Martins et al. 1988；Garrett et al. 1990) で，クエン酸処置を併用した歯肉弁歯冠側移動術を用いて被覆されたⅡ級根分岐部病変部の骨欠損部で，平均 67～70％(容積)の骨添加が見られている。さらに 43～50％の骨欠損部位では，100％の骨添加が見られた。骨欠損部への DFDBA の移植や再吸収膜(コラーゲンまたは硬膜)による骨欠損部の被覆では成績は上がらなかった。Ⅲ級の根分岐部病変部での骨添加は，たった 15％が限度であった。

注目すべき重要な点は，これらの有望な結果を，骨内欠損の治療へ適用できないことである。Egelberg (1992)は，骨内欠損の処置へのクエン酸の使用の有無

(Renvert et al. 1981, 1985a, 1985c；Chamberlin, 1985)と，骨内欠損の処置法を比較(クエン酸処置 vs. 骨移植術)(Renvert et al. 1985b)した一連の研究を検討し，アタッチメントレベル-ゲイン(1.1～2.0 mm) またはプロービング骨レベル(0.6～1.3 mm)の診査で有意な差がみられなかったことを報告した。

適応
1．Ⅱ級またはⅢ級根分岐部病変
2．上顎頰側Ⅱ級根分岐部病変

利点
1．簡単
2．予測性
3．コストパフォーマンスが良い

欠点
　歯肉弁の歯冠側移動部位での複雑な縫合

術式
1．矯正ブラケットまたはチューブを，治療を行う根分岐部の上方の頰側または舌側面にセメント合着する（図 10-24A）。
2．歯間乳頭部を切開するように，歯の近・遠心側面上に縦切開を行う。それぞれの切開は約 15 mm の長さで，骨に達するまで行う（図 10-24B）。
3．歯肉溝切開を行い，2本の縦切開とつなげる（図 10-24B）。
4．粘膜骨膜弁を翻転し，露出した歯根を手用および超音波スケーラーを用いてスケーリング，ルートプレーニングを行い，すべての肉芽組織を除去する。エナメル突起を高速のピアシェイプ（梨型）のフィニッシングバーで除去する（図 10-24C）。
5．歯槽骨外科手術は行わない。
6．歯肉弁の歯冠側移動を可能にするために，粘膜骨膜弁の根尖側部に間窓術を行う。（図 10-24D）。
7．クエン酸飽和溶液(pH1.0)を3分間，小綿球を用いて塗布する。次いで生理食塩水で洗浄する（図 10-24E）。
8．根分岐部の出血を促進するために，探針で歯根膜を擦過して刺激する。
9．著者らは，歯肉弁の配置を確実にするために，以下に述べる縫合法を推奨している。4-0 の絹糸を近心面から始めて，チューブに通す。そのまま，歯肉弁辺縁の遠心側で，水平マットレス縫合を行う。縫合糸はそのまま，歯の遠心側の歯間乳頭部面上を渡し，歯の周囲に巻き付けてから，歯の近心側の歯間乳頭部面上に渡るようにする。続いて近心側の歯肉弁辺縁を，水平マットレス縫合する。縫合糸は，歯冠部内に置いた歯肉弁辺縁で，歯肉弁を歯冠部の近遠心範囲の全体にぴったりと付着させて結ぶ（図 10-24F）。

175　第10章　骨誘導手術

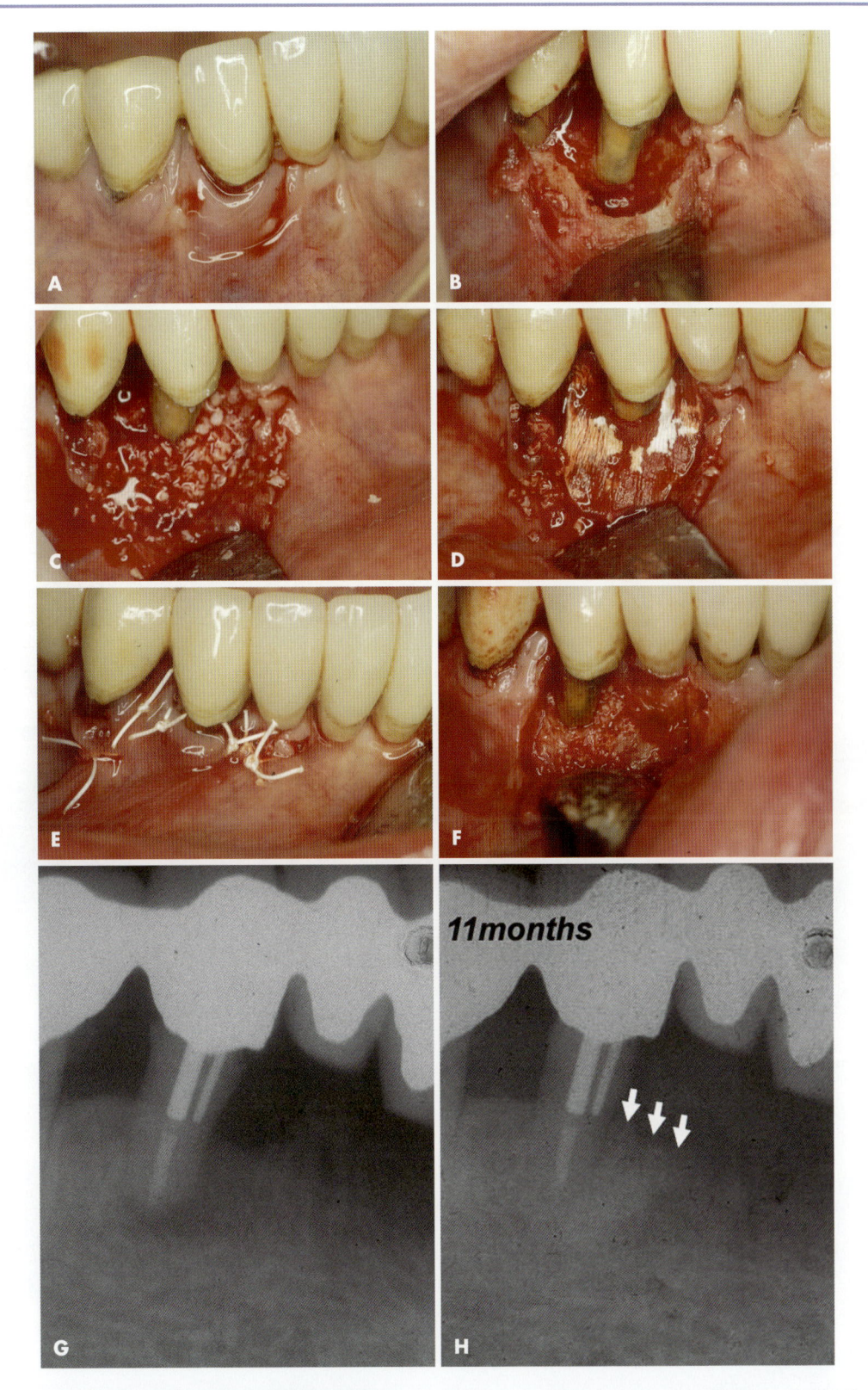

図10-31　Bio-Oss/BioGideを用いた組織再生誘導法　A．治療前。B．肉芽組織の存在している骨欠損部。C．Bio-Ossの塡塞。D．BioGideの配置。E．歯肉弁を元の位置に戻して，Gore-Tex縫合糸を用いて縫合する。F．11ヶ月後のリエントリー時の状態。骨欠損部は完全に修復された。G，H．術前および術後のX線所見。術後は完全な再生が見られる。

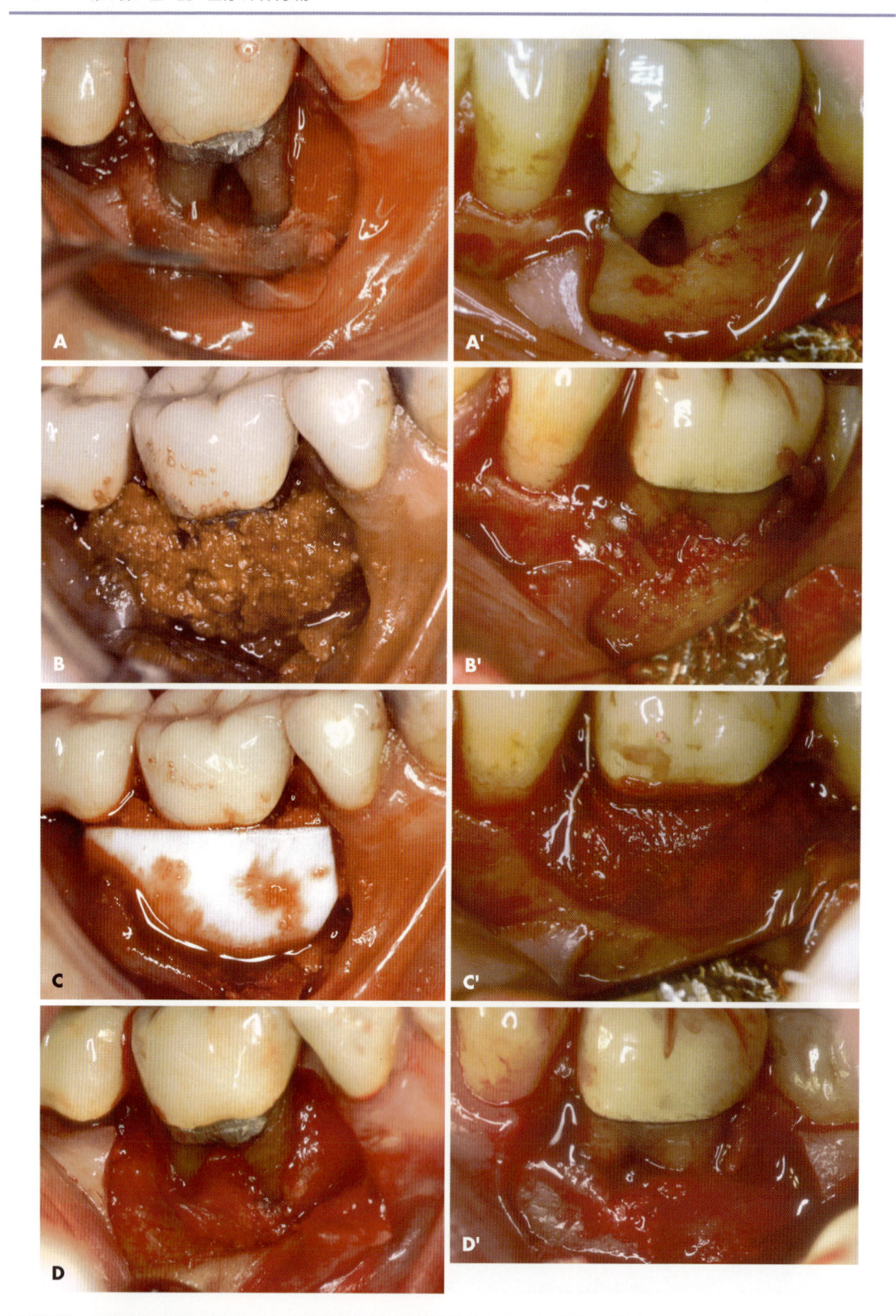

図 10-32　下顎根分岐部病変に行った吸収性膜および異種移植材を用いた組織再生誘導法　A、A'．術前。深いⅡ級根分岐部病変。B、B'．異種移植材として Bio-Oss を填塞。C．吸収性膜(RCM[6®], Ace Surgical Supply, Brockton, Massachusetts)を配置する。C'．吸収性膜(Resolute®, Adapt®, WL Gore Inc, Flaggstaff, Arizona)を配置し、縫合する。D、D'．12ヶ月後のリエントリー時の状態。完全な再生が見られる。

第 10 章 骨誘導手術

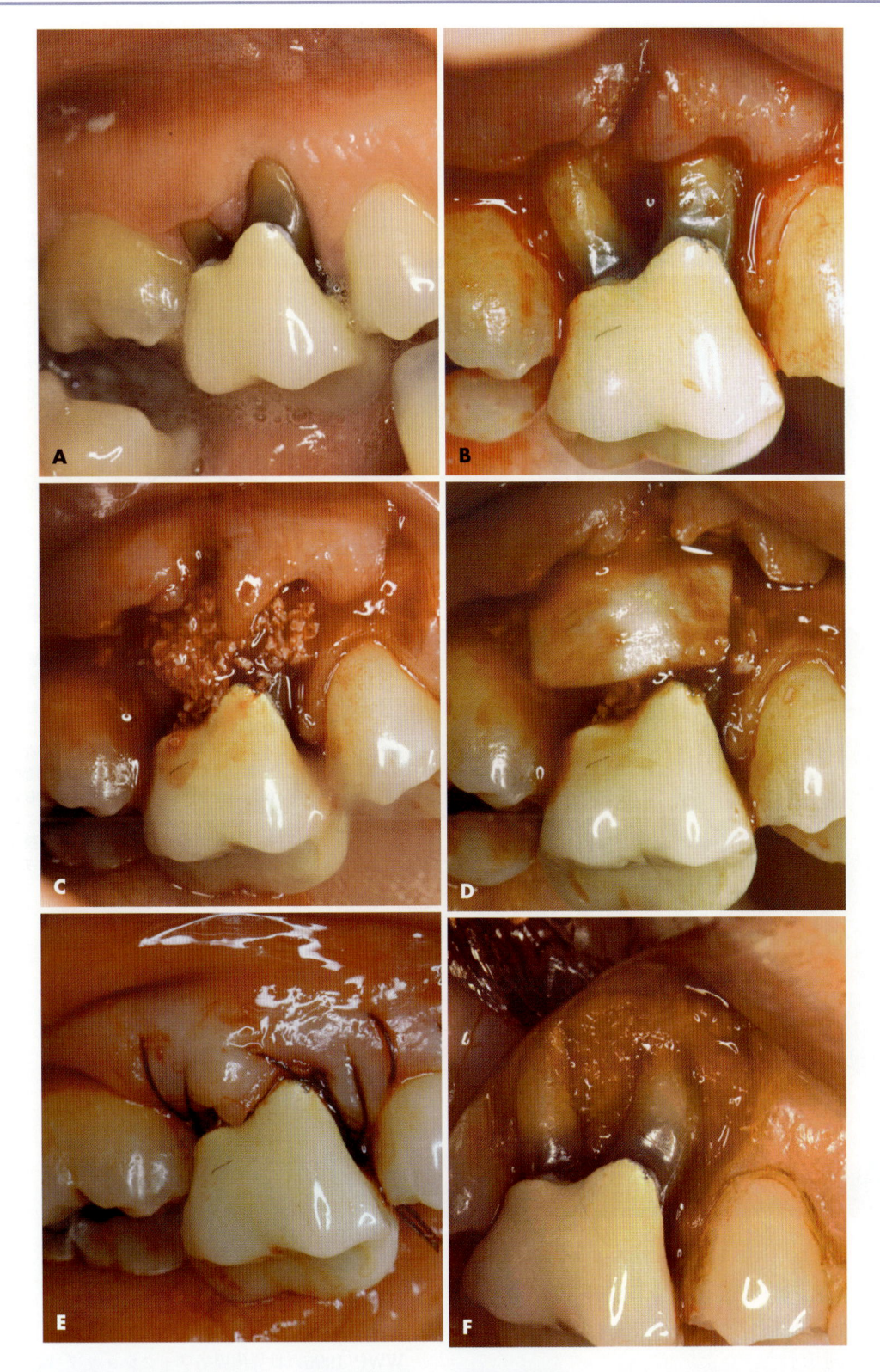

図 10-33　上顎Ⅱ級根分岐部病変に行った吸収性膜を用いた組織再生誘導法　A．術前。B．上顎Ⅱ級根分岐部病変を露出したところ。C．異種移植材として Bio-Oss を塡塞。D．吸収性膜(Bio-Mend®, Zimmer Dental, Carlsbad, California)を配置する。E．歯肉弁を元の位置に戻し、縫合する。F．12 ヶ月後のリエントリー時の状態。100％の再生が見られる。

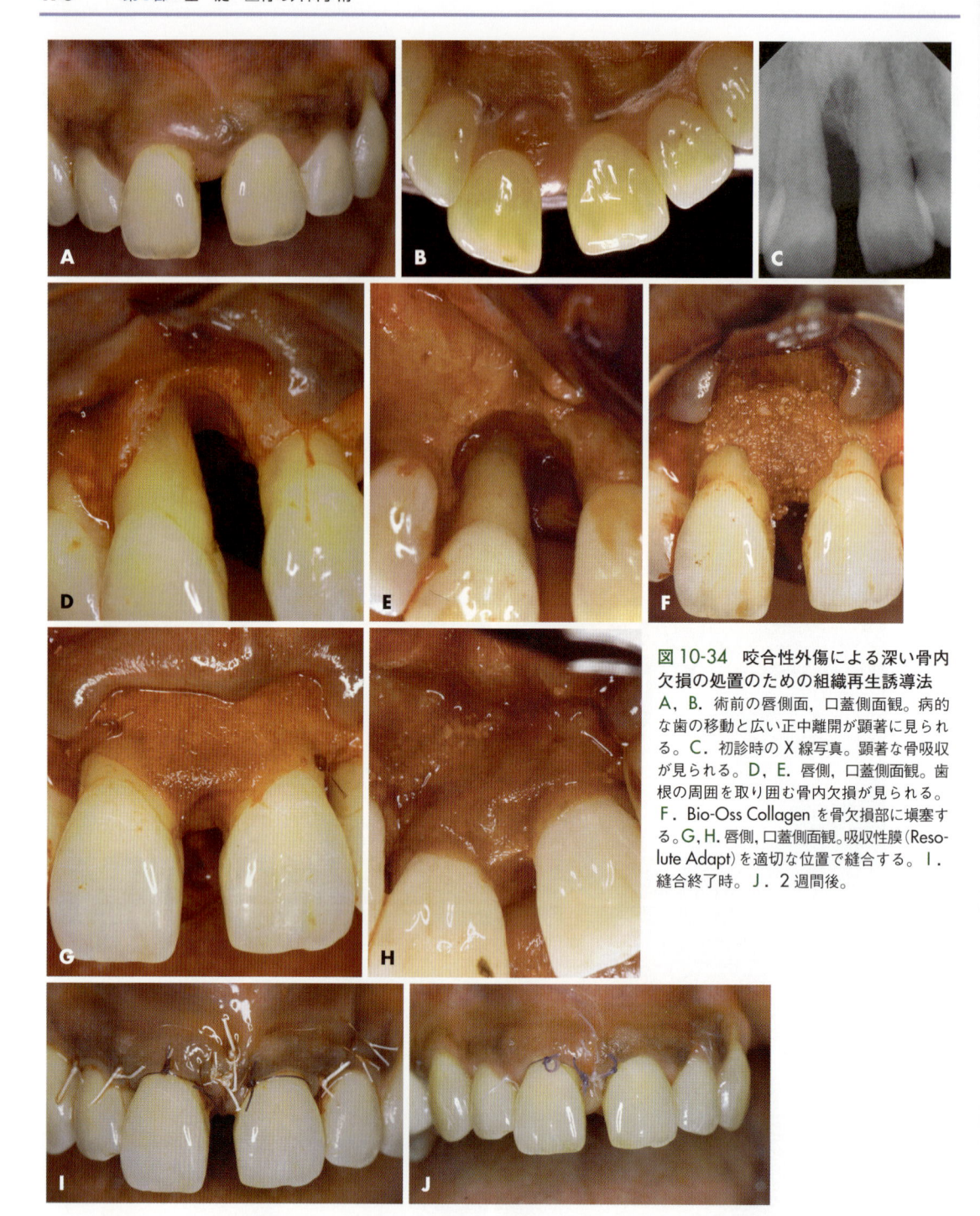

178　第Ⅰ部　基礎　③骨の外科手術

図 10-34　咬合性外傷による深い骨内欠損の処置のための組織再生誘導法
A, B. 術前の唇側面，口蓋側面観。病的な歯の移動と広い正中離開が顕著に見られる。C. 初診時のX線写真。顕著な骨吸収が見られる。D, E. 唇側，口蓋側面観。歯根の周囲を取り囲む骨内欠損が見られる。F. Bio-Oss Collagen を骨欠損部に填塞する。G, H. 唇側，口蓋側面観。吸収性膜(Resolute Adapt)を適切な位置で縫合する。I. 縫合終了時。J. 2週間後。

10. テトラサイクリン軟膏(オーレオマイシン：3%(aureomycin))を歯肉弁の辺縁に塗る。ここで歯周包帯を行う。
11. テトラサイクリン 250 mg を患者に2週間投与する。1週間後に歯周包帯を除去する。術部を清拭し，テトラサイクリン軟膏を再貼薬する。そして，再度歯周包帯を行う。縫合と歯周包帯は2週間で除去する。

臨床術式を図 10-25 に示す。
WWP(1996)(世界歯周病ワークショップ)は，根分岐部病変部の処置において，クエン酸処置を併用した歯肉弁歯冠側移動術は，オープンフラップサージェリーよりも，臨床的に良好な結果が得られることを示した。クエン酸はヒトにおいて有意に再生を促進させるが，

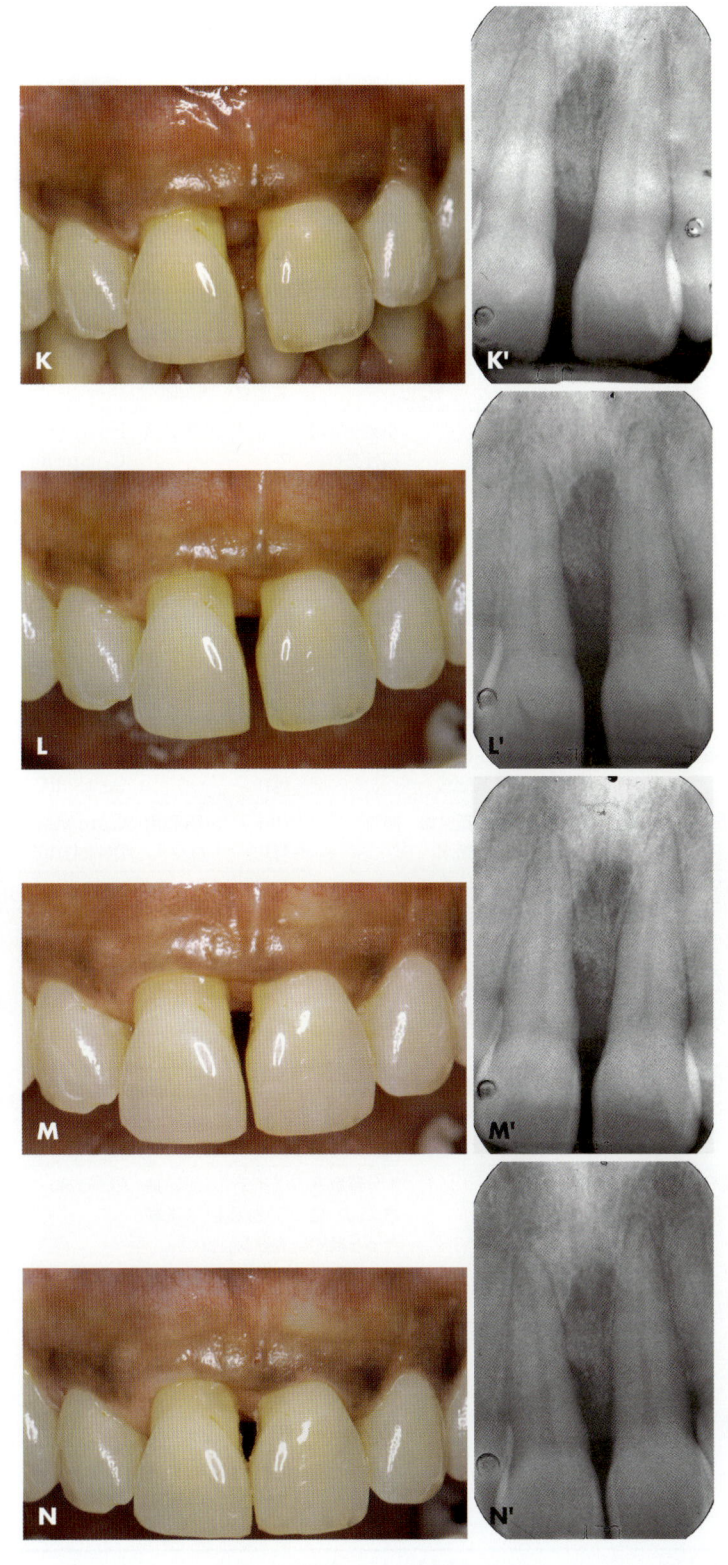

図10-34（続き） K，K'．1ヶ月後。臨床像とX線写真像。L，L'．2ヶ月後。臨床像とX線写真像。M，M'．3ヶ月後。臨床像とX線写真像。N，N'．4〜5ヶ月後。歯の位置は正常である。隣接面の骨はまだ治癒過程にある。咬合性外傷を減少させるために，咬合調整を毎月行う。

臨床的には有意な差が認められていないことが一般的には認められている（Murphy and Gunsolly 2003；Reynolds et al. 2003；AAPの歯周再生療法に関するポジションペーパー 2005）。

表 10.3 人工移植材と異種移植材

製品名	原料	分解様式	使用可能な粒子径	再調整の必要性	吸収性	適用法	販売会社名
Bio-Oss*	抽出された天然骨無機物質	破骨細胞	250-1000μmおよび1.0-2.0mm	あり；生理食塩水，血液，あるいは骨凝塊物	あり	バイアル(使い捨て)	Osteohealth Co.
NuOss±	抽出された天然骨無機物質	破骨細胞	0.25-1 mm	あり；生理食塩水，血液，あるいは骨凝塊物	あり	バイアル(使い捨て)	Ace Surgical Supply
Bioplant HTR Synthetic Bone Alloplast	石灰化微孔性共重合体	適用なし	500μmおよび700μm	なし	なし	填塞済みシリンジ，滅菌シリンジ，滅菌ダッペン皿	Bioplant Inc.
PerioGlass	生物活性ガラス	浸出溶解	90-710μm	なし	小粒子は吸収性あり。大粒子は経時的に大きさが減少する	バイアル(使い捨て)	Block Drug Company, Inc.
OsteoGraf/LD	C, HA, N	溶液による溶解	250-420μm	あり；滅菌生理食塩水あるいは滅菌水	あり	バイアル(再利用可)	CeraMed Dental, LLC
OsteoGraf/N-300	C, HA, S	細胞による溶解	250-420μm	あり；滅菌生理食塩水あるいは滅菌水	あり	バイアル(再利用可)	CeraMed Dental, LLC
Pepgin P-15	ウシ骨	細胞による溶解	250-420μm	あり；滅菌生理食塩水あるいは滅菌水	なし	バイアル(再利用可)	CeraMed Dental, LLC
OsteoGraf/D	C, HA, S	分解されない	250-420μm, 420-1,000μm	あり；滅菌生理食塩水あるいは滅菌水	あり	バイアル(再利用可)	CeraMed Dental, LLC
Capset Calcium Sulfate Bone Graft Barrier Kit	C, 焼石膏, α-半水加物	加水分解	40μm	あり；同梱の調整済み促進溶液のみ	あり，4-6週	バイアル(使い捨て)	Lifecore Biomedical
Orthomatrix Hydroxylapatite Bone	C, HA, S	適用なし	HA 1000, 420-840μm	あり；血液，生理食塩水，あるいは抗菌剤溶液	なし	填塞済みシリンジ	Lifecore Biomedical
Hapset Hydroxylapatite Bone Graft Plaster	C, HA(焼石膏添加)	加水分解	250μm	あり；同梱の調整済み促進溶液のみ	4-6週で，半吸収性	バイアル(使い捨て)	Lifecore Biomedical
Biogran	生物活性ガラス	破骨細胞	300-355μm	なし	十分量填塞された場合6ヶ月で吸収	バイアル(使い捨て)あるいは填塞済みシリンジ	Orthovita
Calcitite 20-40		適用なし	420-840μm	なし	なし	使い捨てあるいは再利用可能なバイアルあるいは填塞済みシリンジ	Sulzer Calcitek
Calcitite 40-60		適用なし	250-420μm	なし	なし	使い捨てあるいは再利用可能なバイアルあるいは填塞済みシリンジ	Sulzer Calcitek

C=セラミック；HA=ハイドロキシアパタイト；HTR=hard tissue replacement(硬組織置換材)；N=天然由来；S=合成
*組織学的に真の再生を示す唯一の材料である(Nevins ら, 2003)
±Bio-Oss とほぼ同一の材料であるが，再生を示す組織学的所見が得られていない

[鴨井 久一・外崎 美香 訳]

第11章

組織再生誘導法

　歯周治療の最終的な目標は，失われた歯周組織（骨，セメント質，歯根膜（Periodontal ligament：PDL））の再生であり，それは上皮の根尖側方向への増殖，移動を阻止するものである（Stahl 1977, 1986）．

　上皮の急速な根尖側方向への移動の結果として，長い接合上皮（long junctional epithelium：LJE）の治癒が起こる．これは再生ではなく修復であると定義している（Melcher 1976；Aukhil et al. 1988）．組織再生誘導法（guided tissue regeneration：GTR法）の概念は，組織の再生に必要な細胞（骨および歯根膜細胞）が優位になるように，上皮細胞の根尖側方向への移動を阻止，あるいは排除しようとするものである（McHugh 1988）．

　真の意味での付着（治癒）は，組織学的にのみ決定できる．たとえ骨による再生であっても長い接合上皮の付着は本当の治癒とはいえない．Caton（1980）は，4種類の外科的処置の結果を検討した．その処置とは，スケーリングとルートプレーニング，ウィドマン（Widman）改良フラップ手術においてデブライドメントのみか，自家骨か人工骨を移植した場合で，これらすべては長い上皮性付着によって治癒したことが判明した．このような結果は，他の研究者でも確認されている．ただし，いろいろな骨移植材を使用する場合には例外もある（Bowers et al. 1982, 1985, 1989B）．

　Ellegaardら（1974）は，上皮の急速な根尖側方向への移動を阻止し，骨欠損部を被覆するために遊離歯肉移植を行った．彼らは，骨移植の有無にかかわらず，新付着の獲得が得られたことを報告した．これは組織学的（Ellegaard 1983）に評価してみると，上皮の根尖側方向への移動は，10〜12日間阻止されていたことを示す．その結果として歯周ポケットが減少し，より多くの結合組織性付着が得られたのである．

　Melcher（1976）は，治癒の場（根面）に移動（競合）する4種類の結合組織として，(1)歯肉上皮を伴う粘膜固有層，(2)歯根膜，(3)セメント質，(4)歯槽骨を仮定した．どの細胞の遺伝子表現型が根面へ再集合するかによって，付着と再生の本質と特性を決定づけている（図11-1）．

　組織再生誘導法の生物学的な原理は，治癒の場に特定の細胞が再集合するという理論に基づいている．Melcher（1962, 1976）とAukhilら（1988）は，それぞれの細胞の種類によって修復あるいは再生には「歯肉上皮組織→長い上皮性の付着，骨組織→骨性癒着，歯肉結合組織→根吸収，歯根膜組織→歯根膜の再生（骨，セメント質，歯根膜）など特有のタイプがあることを報告した」（図11-1）．Aukhilら（1988）は，たとえ歯根膜組織と骨組織は別個の組織でも，再生と新付着の形成においては相互作用していることを示した．

動物実験

　多くの研究は，根表面に異なった細胞が再集合したときの付着様式の本質と特性を調べるために始められた．Karringら（1980）は，根面が骨組織で被覆されると骨性癒着が起きることを報告した．Nymanら（1980）は，根面を歯肉結合組織と骨組織との間に埋入した．彼らは，歯肉結合組織に接した根面は根吸収を起こし，骨組織に接した根面は骨性癒着が起こることを報告した．これらの組織は，真の結合組織性付着を誘導する能力がないと言える．Nymanら（1982）は，歯槽骨を開窓しミリポアフィルターを置いたところ，歯根膜由来の細胞が治癒の場に再集合した時にのみ再生が起こることを報告している．Gottlowら（1984）は，ミリポアフィルターとGore-Tex膜（W. L. Gore, Inc.）を使って，サルの根面を被覆した結果，創傷部に歯根膜由来細胞が再集合することにより，かなり多くの新付着が得られたことを証明した．Karringら（1986）によって，歯根膜からの歯根膜細胞の選択的な再集合が必要であることが確認された．彼らは，矯正用ゴムを強く，または緩く根周囲に巻き，歯根膜由来細胞の遊走について実験した．その結果，歯根膜由来細胞が根面に集合したときにのみ再生の起こることが示された．

ヒトにおける研究

　動物実験においてバリアの使用に成功したため，ヒ

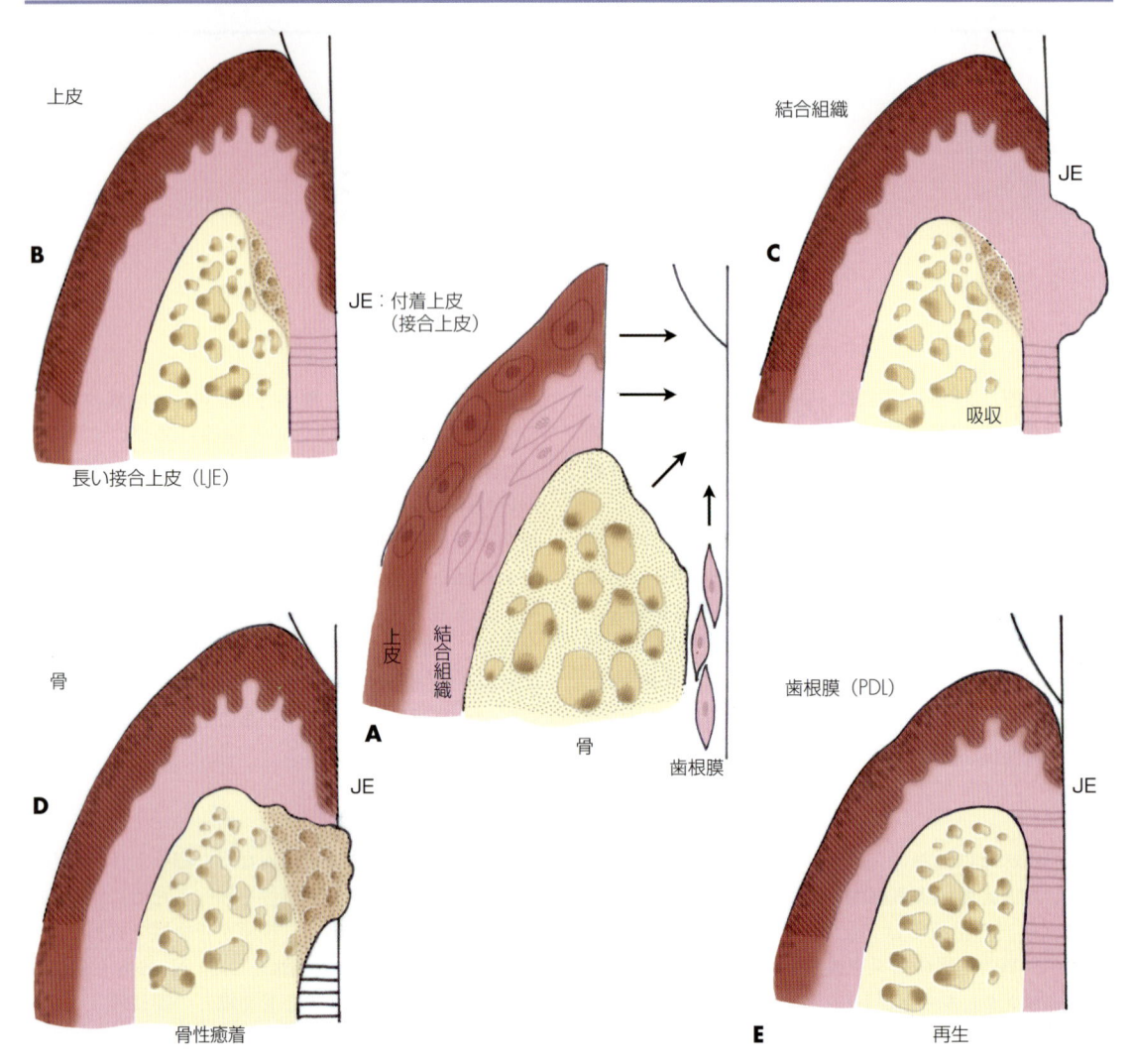

図11-1 特異的な細胞の再集合による治癒理論 A. 各種競合する細胞の創傷部への再集合。B. 長い接合上皮。C. 結合組織と吸収。D. 骨と骨性癒着。E. 歯根膜と再生。

トに対して臨床試験を試みた。Nyman(1982)は，下顎中切歯にミリポアフィルターを用いて組織再生誘導法を行った(図11-2)ところ，3ヶ月後に組織学的に歯槽骨上に5mmの新付着が得られたことを報告した。Gottlowら(1986)は，10人の患者の12歯(5歯は組織学的に)に，粘膜骨膜弁を作製しテフロン膜を置いた実験をした。その結果は，骨縁下欠損および根分岐部の場合，組織再生誘導法の原理に基づいた再生外科治療は予知性が高く，結合組織性付着が得られている。また，組織再生誘導法の結果の差異は，再集合する歯根膜細胞の量が多いか少ないかを含めた，欠損の形態学的な相違によるものと考えられる。Caffesseら(1991)は，彼の以前の調査をもとにして「治癒の場である根面に歯根膜由来細胞が再集合することは，根吸収や骨性癒着を防ぐために必須である」とした。彼や他の研究者(Gottlow et al. 1984；Boyle et al. 1983；Lindhe et al. 1984；Houston et al. 1985)もまた，CA(citric acid：クエン酸)とTTC(tetracycline hydrochloride：塩酸テトラサイクリン)の使用は膜の有効性を増大しないと報告している。

注意：ミリポアフィルターを用いた最も古いGTR法(1971)の1つを示す(Dines and Cohen；図11-3)

骨縁下欠損

多くの研究では，骨縁下における新付着の獲得は，歯槽骨の増加なしで起こることを示唆した。また，新付着の量に対する骨の再生量というものは組織再生誘導法を行った部位によって異なることも示された

（Boyle et al. 1983；Gottlow et al. 1984；Lindhe et al. 1984；Houston et al. 1985）。この結合組織及び骨組織のおける再生の違いは，骨組織の再成長と歯根膜の再生は無関係であると解釈された。Gottlow ら（1986）は，骨組織の再生は水平的な欠損よりも隅角状欠損が適応であると報告した。なぜならば，より多くの骨壁の組み合わせは多数の骨原生細胞を供給し，欠損の内側に細胞が遊走できるスペースを提供できるからである。

これらの報告は Becker ら（1988）や Handelsman ら（1991）の，欠損を骨組織で満たすことによって付着の獲得が得られるという報告と相対するものである。Cortellini ら（1993A, B）と Tonetti ら（1993）は最近，40 例の深い垂直性骨欠損を治療後，1 年で平均 4.3 mm±2.5 mm の骨再生が認められたことを報告した。全体として，100％の骨再生に成功したのは 32.5％，

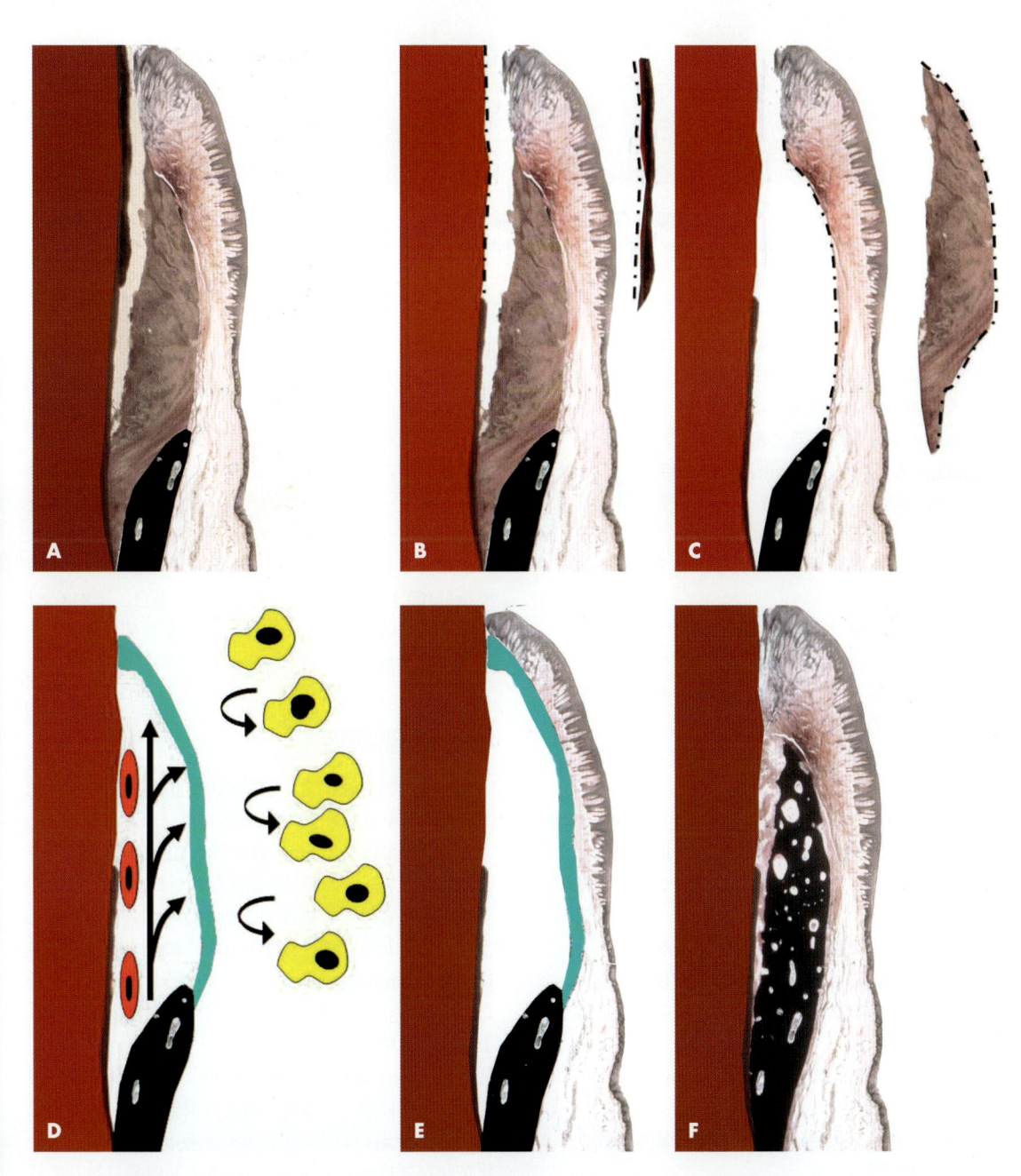

図 11-2 **組織再生誘導法（GTR 法）** A. 歯周疾患：歯石，歯周ポケット形成，炎症，骨欠損がみられる。B. スケーリングとルートプレーニング。C. 歯肉弁内面の炎症組織の除去。D. 膜を設置し，上皮細胞の侵入を防ぎ，歯根膜及び骨からの細胞による再生を促す。E. 膜の上を歯肉弁で被覆。F. 再生。

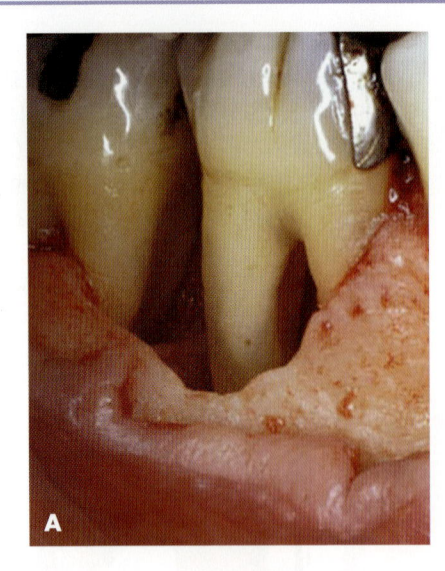

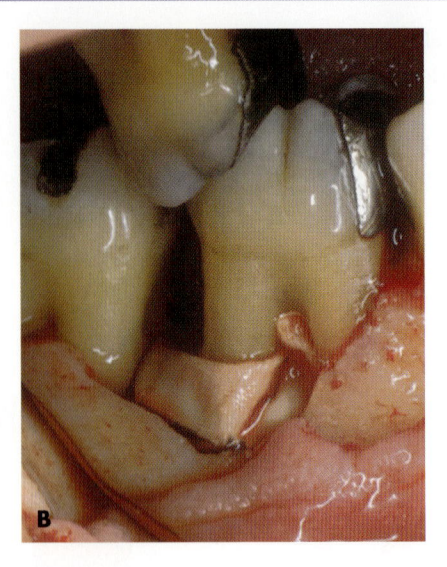

図 11-3　ミリポアフィルターを用いた初期の GTR 法　A. 骨縁下欠損。B. ミリポアフィルターの埋入。膜の埋入が不正確なため手術は失敗。(Millipore Co. New Bedford, Massachusetts 1971 より引用。)

50％以上の再生は 57.5％，50％以下は 10％のみであった。彼らは，組織再生誘導法と十分なプラークコントロール計画の併用は臨床的に重要で，骨組織の再生において高い予知性があると報告した。

Lindhe ら(2003)や Laurell ら(1998)は，文献レビュー(78 症例，1795 欠損)の中で，骨縁下欠損に対する組織再生誘導法とオープンフラップデブライドメントを比較した際に，多くの因子が重要であることを示した。

1. 生体吸収性膜は非吸収性膜と同等である。
2. 組織再生誘導法はオープンフラップデブライドメントと比較して，有意にクリニカルアタッチメントレベルの獲得と骨添加を示す。
3. 骨欠損の形態(一，二，あるいは三壁性)は重要ではない。
4. 狭い欠損(X 線写真上での欠損の角度27 度)では広い欠損(X 線写真上での欠損の角度37 度)に比べて，有意にクリニカルアタッチメントの獲得が得られた。
5. 治療可能な欠損の深さ4 mm である。
6. 過度な動揺歯ではよい治療結果が得られない。
7. 歯内療法は組織再生誘導法の治療結果に影響しない。
8. 最も大きな骨添加は深さが 4～5 mm の骨欠損で見られる。
9. 深く，狭い骨欠損に用いた場合に最も予知性の高い結果が得られる。
10. 1 年後の残存ポケットの深さは 2.3～3.5 mm であった。
11. 組織再生誘導法に骨移植を併用しても治療結果を促進しない。

Cortellini と Tonetti(2005)は，骨縁下欠損に対する組織再生誘導法の研究において，臨床経験とエビデンスに基づいた治療計画を一致させた。彼らはマイクロサージェリーを用い，歯肉弁の一次閉鎖を獲得できた場合，プラークコントロールと患者のコンプライアンスが維持された場合，そして欠損部の形態別による治療指針(図 11-4)が適切に実施された場合，平均 6±1 mm あるいは 92.7±12％のクリニカルアタッチメントレベルを獲得することを報告した。

根分岐部病変

Becker ら(1988)は，分岐部病変Ⅱ度，Ⅲ度と骨縁下欠損を有する患者 27 人に組織再生誘導法を行ったところ，Ⅱ度では 2.3 mm，Ⅲ度では 1.5 mm，垂直性骨欠損では 3.7 mm の新付着が得られたことを報告した。

重要なことは，骨組織ではないが固く引き締まったプロービング圧に抵抗性でゴム状の組織を表現するのに"open probing attachment"という言葉を定義したことである。そのゴム状の組織というのは，X 線写真上の変化は明らかではなかった。

Pontoriero(1987, 1988, 1989, 1992)の一連の研究は，ヒトにおけるⅡ度，Ⅲ度の根分岐部に e-PTFE 膜(Gore-Tex材料)を用いたものである。彼らは，規格化されたプローブを用いたところ，対照側に対してⅡ度の分岐部は 90％，Ⅲ度の分岐部は 25～35％がプローブでは測定できなかった。しかし，対照側のⅡ度の分

組織					
Ⅰ 軟組織	欠損部位		隣接部		無歯顎部近接した欠損
	隣接歯間部の幅		>2mm	≦2mm	
	歯肉弁のデザイン*		+改良型歯間乳頭保存法	++単純型歯間乳頭保存法	歯槽頂

骨縁下欠損≧4mm***

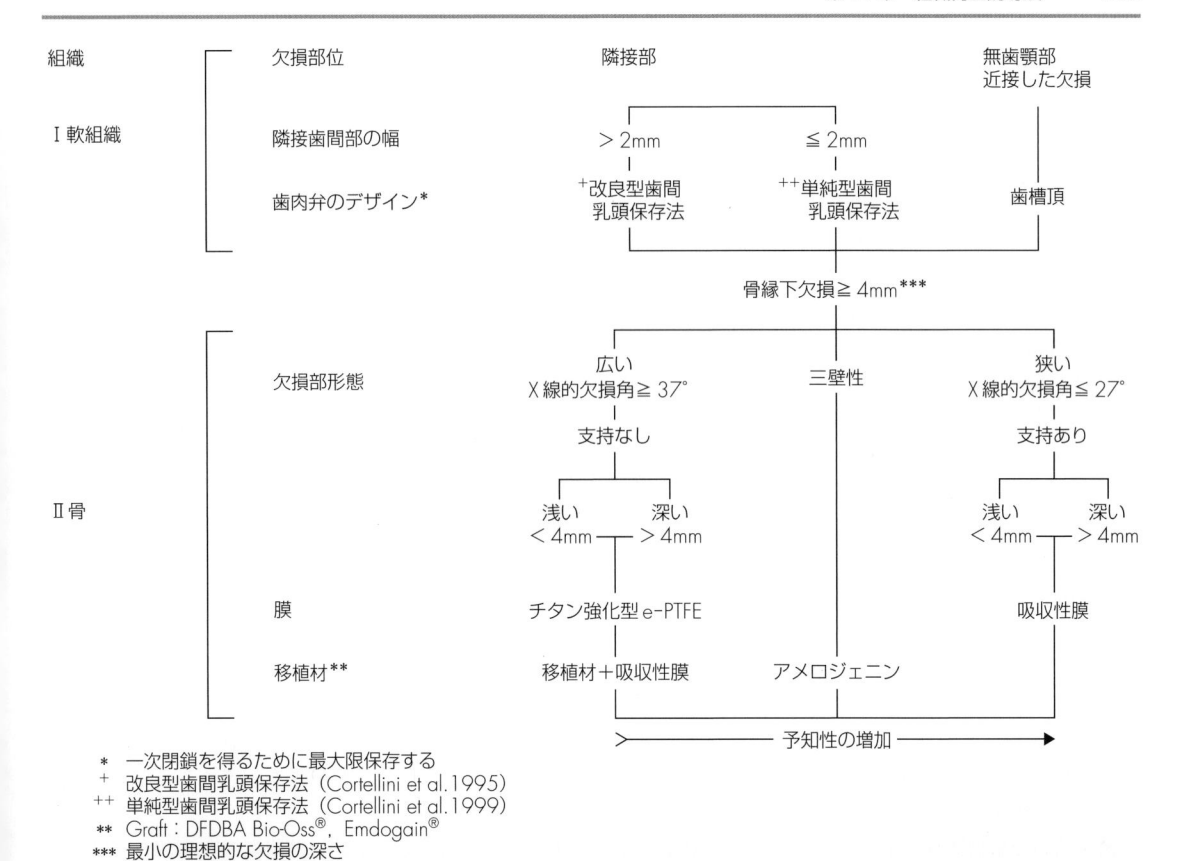

Ⅱ 骨	欠損部形態	広い X線的欠損角≧37°	三壁性	狭い X線的欠損角≦27°
		支持なし		支持あり
		浅い <4mm — 深い >4mm		浅い <4mm — 深い >4mm
	膜	チタン強化型e-PTFE		吸収性膜
	移植材**	移植材＋吸収性膜	アメロジェニン	

――――――――――――― 予知性の増加 ―――――――――――→

* 一次閉鎖を得るために最大限保存する
+ 改良型歯間乳頭保存法（Cortellini et al.1995）
++ 単純型歯間乳頭保存法（Cortellini et al.1999）
** Graft：DFDBA Bio-Oss®, Emdogain®
*** 最小の理想的な欠損の深さ

図11-4 歯周組織再生誘導法におけるエビデンスに基づいた処置のデシジョンツリー　e-PTFE：expanded polytetrafluoroethylene
（CortelliniとTonetti（2005），CortelliniとBowers（1995）より改変して引用。）

岐部では20％，Ⅲ度では0％がプローブで測定できなかった。実験側の50〜60％の症例で，Ⅲ度の分岐部が部分的に満たされていた。最終的にⅢ度の分岐部において，その入り口の高さが3mm以上ある場合は，完全に欠損が閉鎖できないことがわかった。欠損の完全な閉鎖というのは，分岐部の入り口が3mm以下の場合に限られる。

Metzerら（1991）は，上顎大臼歯の近・遠心のⅡ度の分岐部病変に対しての組織再生誘導法の適応は限定的であることを示した。リエントリー研究において，Lekovicら（1989）は，実験側では歯周ポケットが4.09mm有意に改善したが，骨レベルには両者の差がないことを報告した。

Selvig（1990）は，膜を成功させるには，欠損を覆う歯肉弁の動きから血餅を保護し，膜が血餅の維持に貢献することで達成できると報告した。

GottlowとKarring（1992）は組織再生誘導法によって得られた新付着の維持について，5年間にわたって研究を行った。その結果，「組織再生誘導法を行うことで得られる付着の獲得は5年もしくはそれ以上維持できることを証明した」。

Lindhe（2003）は21の臨床報告のレビュー（「423の下顎Ⅱ度の根分岐部病変」）で次のように示した。
1．生体吸収性膜と非吸収性膜に大きな差はなかった。
2．組織再生誘導法はオープンフラップデブライドメントと比較して，有意に水平的なクリニカルアタッチメントレベルを改善した（2.5mm対1.3mm）。
3．根分岐部の完全閉鎖は報告によってばらつきがある（0〜67％）。
4．組織再生誘導法は垂直的なアタッチメントレベルとポケットデプスの減少を有意に改善した。
5．上顎分岐部の水平的なクリニカルアタッチメントレベルの改善は1.6mmであり，結果にばらつきがある。
6．下顎第一大臼歯と第二大臼歯の治療結果は同じである。

Bowersら（2003）はe-PTFEとDFDBAを併用した分岐部Ⅱ度の下顎大臼歯の組織再生誘導法について多施設研究を行ったところ，完全な根分岐部の閉鎖は84部位に見られ，残存欠損のうち68％はⅡ度からⅠ度へと改善したことを報告している。

移植との併用療法

　この骨と結合組織の再生量の差を解消しようと，多くの骨形成性材料（誘導性，伝導性，両者の性質をもたないもの）を膜の下に使用することが試みられた。SchallhornとMcClain(1988)は脱灰凍結乾燥骨移植（DFBDA），あるいは三リン酸カルシウム（tricalcium phosphate：TCP）とクエン酸（CA）とe-PTFE（Gore-Tex，歯周治療材料）の併用もしくは単独で膜のみを使用した。彼らは，アタッチメントの獲得は両者で差のないことを報告したが，分岐部が完全に骨組織で満たされたものは骨移植材を組み合わせた処置で72％（46歯中33歯），膜単独では31％（16歯中5歯）であった。垂直性根分岐部欠損で，それぞれのアタッチメントの獲得は，膜と移植材および膜のみではそれぞれ5.3 mm対4.5 mmであった。そして水平に根分岐部をプロービングすると3.1 mm（膜のみ）～4.2 mm（膜と骨移植材）の獲得が見られた。クエン酸は垂直性欠損と根分岐部の両者に望ましい結果が増大していた。

　Kersteinら（1992）は，CAの使用はプラスの効果を高めないと報告した。歯周治療学のワールドワークショップ（WWP）(1996, 2003)とAHP（2005）はクエン酸を用いた根面処理により再生を示した組織学的なエビデンスは非常に多く存在するが，治療結果は臨床的に有意差はないと述べている。

　McClainとSchallhorn(1993)は膜と移植の併用群においてクリニカルアタッチメントレベル（p＝0.005），そして水平プロービングの深さ（p＝0.003）において統計的有意差を示し，53～70ヶ月で膜のみの群では元の状態に戻ることを示した。根分岐部病変Ⅱ度では，最初に膜のみで完全に根分岐部を満たし，5歯のうち2歯（40％）が長期間完全な状態で残存していた。膜と移植材の併用群では変化は見られなかった。総合的に彼らは膜のみの処置のうち31％は元の状態に戻ることを示した。これはGottlowやKarring(1992)が4～5年後には有意な変化はないことを報告したのと相反している。

　Anderegg ら（1991）は，再びDFBDAとe-PTFE膜（Gore-Tex，歯周治療材料）およびe-PTFE膜のみと比較した。彼らはどちらの方法でも骨やプロービングにおける付着位置に有意な改善が見られることを示したが，膜とDFBDAを併用した方がより有意な垂直性および水平性骨添加を認めた。このような結果にもかかわらず，プロービングにおける付着の獲得が2群間に統計的有意差はなかった。Lekovic(1990)は多孔性ハイドロキシアパタイトとe-PTFE膜を併用した処置では，"臨床アタッチメントの獲得と水平的・垂直的な骨の添加を示し，一方，膜のみで処置した病変は，骨の添加が少ないがプロービングアタッチメントの獲得のみが得られたと報告している。

　StahlとFroum(1991)は組織学的に膜がDFBDAまたはヒトのハイドロキシアパタイト（HA）移植材と一緒に組み合わされたときに新付着や骨の新生が見られたことを示した。Cameloら（2000）は自家骨とe-PTFE膜を併用した場合に89％の症例で完全な分岐部の閉鎖を示した。

　歯周治療学のワールドワークショップ（WWP）(Garrett 1996; Murphy and Gunsolly 2003; Reynolds et al. 2003)とアメリカ歯周病学会（Wang 2005）は，骨縁下欠損と根分岐部病変に対する再生療法に関しては次のように述べている。

1．組織再生誘導法はOFD（オープンフラップデブライドメント）と比較して，クリニカルアタッチメントレベルと骨縁下欠損と分岐部病変のポケットの減少に対してより効果的であった。
2．骨移植材の使用は根分岐部病変に対する組織再生誘導法の結果を改善した。
3．骨縁下欠損における組織再生誘導法に自家骨を併用しても，付加的に結果を改善することはなかった。
4．骨縁下欠損と，根分岐部病変の水平的なプロービングデプスの改善という点で，非吸収性膜，吸収性膜のどちらも同じような結果を示した。
5．e-PTFE膜のみが根分岐部の垂直的なプロービングアタッチメントレベルの改善を示した。
6．根分岐部病変において歯肉弁歯冠側移動術とクエン酸を併用した場合，よりよい臨床結果につながるようであった。
7．術後の不快感は，非吸収性膜とOFDは同じようであった。
8．次のような外科手技あるいは材料はヒトにおいて再生を起こすことが示されている。
　　a．自家骨
　　b．脱灰凍結乾燥骨移植（DFBDA）
　　c．他種骨（Bio-Oss）
　　d．クエン酸
　　e．組織再生誘導法（GTR法）
　1　非吸収性e-PTFE膜
　2　吸収性膜
　　a．コラーゲン
　　b．ポリ乳酸（polyglactic acid：PLA）
　　c．ポリグリコール酸（polyglycolic acid：PGA）
　　d．ポリ乳酸（PLA）とポリグリコール酸（PGA）の併用
9．臨床的には，分岐部病変に対する組織再生誘導法は，下顎と上顎頬側のⅡ度の分岐部病変に限られ

10. Ⅲ度の下顎臼歯の分岐部病変や上顎大臼歯の近遠心Ⅰ，Ⅲ度の分岐部病変では，限られた結果しか得られない。

注意：Cortellini ら（1994）は適切なメインテナンスを受けていない患者では術後のアタッチメントロスを起こす可能性が 50 倍，プラークが付着している部位では 168 倍，プロービング時に出血する部位では 22 倍になると報告している。従って，長期的なメインテナンスを行うことが極めて重要である。

結 論

　臨床歯周治療学のワールドワークショップのプロシーディング（1989）では，組織再生誘導法（GTR 法）とは，異なった組織の反応を通して再生を行う処置として定義している。**歯周治療学のワールドワークショップ（WWP；1996）では，組織再生誘導法はⅡ度の根分岐部病変および骨縁下欠損に対して極めて有効な治療法であり，ヒトにおいて歯周組織の再生は可能である，また再生療法によってかなりの再生が期待できると結論づけた。**最終的に，歯周治療学のワールドワークショップは新付着と再生とを明確に以下のように定義した。新付着とは健全な歯周組織付着が病的に失われた歯根表面に，セメント質の有無にかかわらず，新しい上皮付着あるいは結合組織の付着が形成されたものである，再生とはそのような歯根表面にセメント質，歯根膜，そして骨が再び形成されることである。

膜

非吸収性膜，Gore-Tex バリア

　現在，e-PTFE あるいは Gore-Tex が"ゴールドスタンダード"（Murphy and Gunsolly 2003）とされ，他と比較する時の対照となっている。Gore-Tex は，2 つの独自の微細構造を持ち生体適合性を有した多孔性の膜である。1 つはカラー（襟）の部分にある open microstructure で，接触阻止によって上皮の根尖方向への増殖を阻止するように設計されている。もう 1 つは occlusive membrane で，歯肉結合組織が膜と結合しながらも，歯根表面に対してバリアとして作用し，上皮の下方増殖を阻止する。膜は様々な大きさからなる（図 11-5）。

治療指針

患者の選択：

　内科的に疾病を持つ患者（不整脈，僧帽弁逸脱，リウマチ性心疾患，コントロールされていない糖尿病，心臓または他の人工臓器移植の既往）に対して，Gore-Tex 膜のような人工的装置を加えることは合併症を増加させる危険がある。

適応：
1. 「口腔衛生の良い」患者。
2. 十分な角化歯肉：膜は厚く，十分に角化した歯肉で被覆されるべきである。

欠損部の選択：
　欠損部の選択は再生の結果を予測する最も大事な要素である。

最も高い予知性：
1. Ⅱ度の根分岐部病変で，歯間部の骨レベルが高く，大きな垂直性骨欠損部を持ち，スペースメーキング可能な欠損形態で，長いルートトランクを持ち，分岐部病変の原因がはっきりしているもの。セメント・エナメル境で開口している根分岐部は，被覆や閉鎖が困難である。
2. 二壁性・三壁性で>4〜5 mm 程度の垂直性骨欠損。

中等度の予知性：
1. 上顎における近・遠心Ⅱ度の根分岐部病変。
2. 二壁性骨欠損。

低い予知性：
1. 歯間部の骨レベルが高いⅢ度の根分岐部病変で，

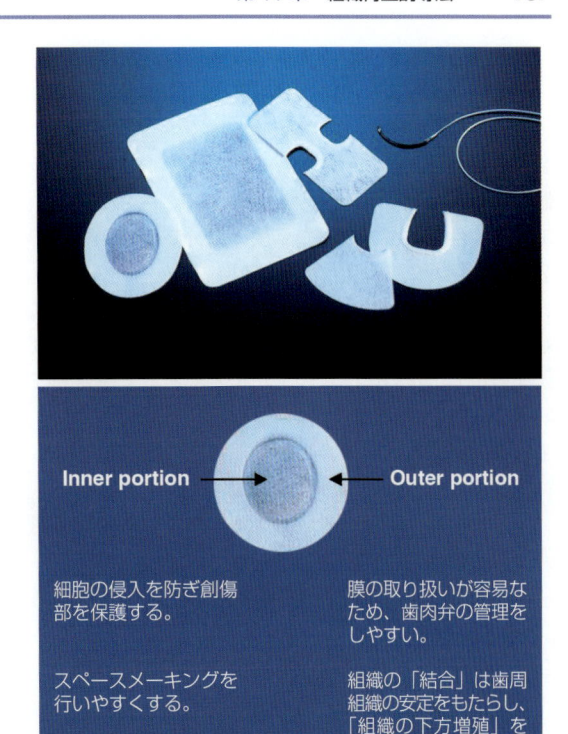

図 11-5　色々な形状の e-PTFE（Gore-Tex）

長いルートトランクと大きな垂直性骨欠損部を持ち，スペースメーキング可能な欠損形態を持つもの。
2．一壁性骨欠損。

最も低い予知性：
1．水平性骨欠損を伴ったⅢ度の根分岐部病変。
2．水平性骨欠損。

　Bowersら(2003)は，下顎のⅡ度の根分岐部病変に対する再生療法の結果に影響する因子を調べた多施設研究の中で，次のような因子が重要であると報告している。
1．再生療法の成功は，根分岐部病変の高さに対する歯間部歯槽骨の高さに直接比例していた。
　a．成功率94％(歯間部歯槽骨の高さ≧根分岐部病変の高さ)
　b．成功率70％(歯間部歯槽骨の高さ＜根分岐部病変の高さ)
2．再生療法の成功は次の項目と反比例していた。
　a．水平的プロービングデプス
　　・成功率53％(≧5mm プロービングデプス)
　　・成功率84％(≦4mm プロービングデプス)
　b．歯根の離開度
　　・成功率61％(≧4mm の歯根間の距離)
　　・成功率93％(≦3mm の歯根間の距離)
　c．根分岐部病変の天蓋から欠損部底までの距離
　d．根分岐部病変の天蓋から歯槽堤までの距離
　e．ルートトランクの長さ
　　・成功率71％(≦4mm の短いルートトランク)
　　・成功率100％(5〜6mm の長いルートトランク)
　f．分岐部歯根の陥凹
3．喫煙者は分岐部病変の治療に対する治癒が有意に低下していた。
4．重要でない因子。
　a．年齢
　b．性別
5．ルートトランク部の陥凹(Lu 2002；Villaco et al. 2004)は，水平的なプロービングデプスの改善を有意に低下させた。

禁忌：
1．歯肉弁の血液供給が障害される場合
2．重度の骨欠損―最小限の歯周組織の残存
3．水平的骨欠損
4．歯肉弁が穿孔した場合

治療のオプション：
1．骨置換材移植
2．補助的処置(adjunctive therapy)
3．組織再生誘導法(GTR法)
4．生化学的根面処理

5．併用療法(2あるいはそれ以上)
　a．骨移植：自家骨，DFDBA，Bio-Oss
　b．GTR法：吸収性，非吸収性
　c．補助的処置(Adjunctive therapy)
1．生化学的処置：CA(クエン酸)，TTC(塩酸テトラサイクリン)，EDTA(ethylendiaminetetracetic acid：エチレンジアミン四酢酸)
2．歯肉弁歯冠側移動術
3．アメロジェニン(エナメルマトリックスデリバティブ(EMD))

手術上の手順：
　非吸収性膜に用いられる手術の原則と治療手順は，吸収性膜においても適用される。主な相違点は術後の考慮すべき事項にあり，また多くの場合，膜除去に必要な二次手術が不要なことである。

最初の切開：
1．歯肉溝切開を粘膜骨膜弁の前準備として十分に行う。最大限に歯間乳頭を保存することで膜や移植材を保持し，創傷治癒を確実にすることができる(図11-6A)。
2．ほとんどの残留ポケット上皮はe-PTFE膜と歯肉弁の結合組織が結合できるように歯肉弁翻転後に除去する(図11-6B)。
3．切開は的確な視野を確保するため，1歯から2歯，近心あるいは遠心にまで延ばす。

注意：Cortellini(2005)は一次閉鎖を確実に行うために，改良型あるいは単純型乳頭保存術を推奨している。

4．必要ならば，近心に縦切開を行った方がよい。

欠損部の処置：
1．欠損部における肉芽の除去，つまり徹底した欠損のデブライドメント(郭清)を行わないと，予知性の高い再生が期待されない。
2．スケーリング・ルートプレーニングによって歯に付着したすべての沈着物(歯石)を除去する(図11-6C，D)。
3．欠損部や根面を清潔にするために高速回転式器具を使用する。
4．生化学的根面処理剤の応用としてCA，TTCあるいはEDTAを用いる。使用後は欠損部をよく洗浄しなくてはならない。
5．皮質骨の穿孔(decortification)を行い骨髄からの出血を促す，また歯根膜を刺激して細胞と脈管の増殖を促進させる。欠損部のスペース内に血餅がないと，再生は起こらない。
6．骨増生材を用いる。自家骨，DFDBA，Bio-Oss，Emdogain，あるいはこれらの併用。

注意：骨移植は根分岐部病変に対する組織再生誘導法の結果を改善するが，骨縁下欠損に対してはあまり意味がないようである。

膜の選択：非吸収性と吸収性膜：
1．膜を無菌的に維持する。
2．欠損部を被覆するのに最も適した大きさの形態を選択する（図 11-6E, F）
3．歯肉鋏で膜を切って形づくる。この時鋭利な辺縁を残さない。
4．膜は少なくとも欠損部の辺縁より 3 mm 根尖方向や側面に伸ばし，歯間部で縫合する（図 11-6E, F）。
5．e-PTFE を用いるときはカラー部あるいは歯冠側に位置する部分を除去してはいけない。側面部のみきれいに整える。
6．膜を覆う歯肉組織を傷つけないように，膜の突出や，折り重なりがないように適切に適合させる。
7．歯周組織欠損あるいは骨縁下欠損のいずれの場合でも，膜の下に存在するスペースが再生能力の最大量を決定する。再生はスペース・メインテナンスがなければ起こらない。

注意：骨縁下欠損，分岐部あるいは骨縁が膜を適切に支持（スペースメインテナンス）できない場合は，チタン強化型 e-PTFE 膜が推奨される。

縫合材料：
1．Gore-Tex 縫合糸（膜に添付されている）は，あらゆる膜の設置と歯肉弁の閉鎖に適している（図 11-6G, H）。
2．絹糸あるいはモノフィラメント縫合糸は，膜から離れた場所に用いる。
3．生体吸収性縫合糸は吸収性膜を設置するときにのみ推奨される。

縫合方法：
1．縫合が必要（e-PTFE）あるいは可能（Resolut®, Adapt®（W. L. Gore Inc.），RCM®（Ace Surgical Supply））ならば，Gore-Tex による懸垂縫合で歯肉弁あるいは組織をくっつけることなく欠損部を被覆することができる（図 11-6G）。
2．上皮の欠損部への増殖を防ぎ，また創傷部（血餅）を安定させるため膜を歯の表面にしっかりと適合させなければならない。
3．歯肉弁辺縁は，膜の位置から 2〜3 mm 歯冠側に置くのが理想的である。
4．早期の歯肉弁の開口や材料の露出を避けるために，歯肉弁はしっかりと縫合することが望ましい。
5．歯肉弁の基底部の水平的骨膜切開（減張切開）は，膜の被覆をより確実にする。しかし，血液の供給を妨げないようにする。
6．膜に近い歯間隣接面の切開を最初に縫合する。Gore-Tex あるいは Vicryl 縫合糸で縫合し，2 週間はそのままにしておく（図 11-6H）。

膜の除去（e-PTFE）：
1．膜の除去は術後 4〜8 週間で行う。重篤な合併症を起こした場合は，直ちに除去すべきである。
2．もし膜を弱い力で牽引しても除去できなければ，鋭利な切開を入れる。歯肉溝切開は 1 歯分ほど近心あるいは遠心に伸ばす（図 11-6I）。
3．膜の下にある新生肉芽組織を傷つけないように細心の注意が必要である。よく切れるメスを用いて膜を覆う歯肉を剥離翻転させる（図 11-6J）。
4．膜の除去には小さな組織用ピンセットを使用する（図 11-6K）。
5．残存上皮を除去するためには歯肉弁内壁の軽い歯肉掻爬が推奨される。
6．再生した組織を除去してはならない。
7．新しい組織を歯肉弁で覆い，Gore-Tex あるいは Vicryl 糸で縫合する（図 11-6L）。

術後の注意点：
1．クロルヘキシジン含嗽剤は，術後 10 日間使用した方がよい。もし膜が露出してきた場合，膜除去までの期間はクロルヘキシジン含嗽剤（Peridex）の使用を奨める。
2．塩酸テトラサイクリン（TTC）1 日量 250 mg あるいは，ドキシサイクリン 1 日量 200 mg を 2 回にわけて 7〜10 日間服用させる。

注意：抗生剤の使用については術者の判断に任せる。

3．歯周包帯（パック）の使用は臨床医の判断に任せる。
4．やさしい（弱い）ブラッシングが推奨される。
5．膜を設置している間は，その部位のデンタルフロスの使用は避ける。
6．患者は，膜が露出していない場合は隔週，膜が露出した場合は週 1 度来院させる。
7．露出した膜を被覆しようとしてはいけない。
8．術後に合併症が起こった場合，直ちに膜を除去しなければならない。
9．術後 6〜9 ヶ月は，手術部位の深い機械的清掃やプロービングは避ける。

骨縁下欠損に対する術式を図 11-7 から図 11-9 に示す。根分岐部病変に対する術式を図 11-10 から図 11-12 に示す。

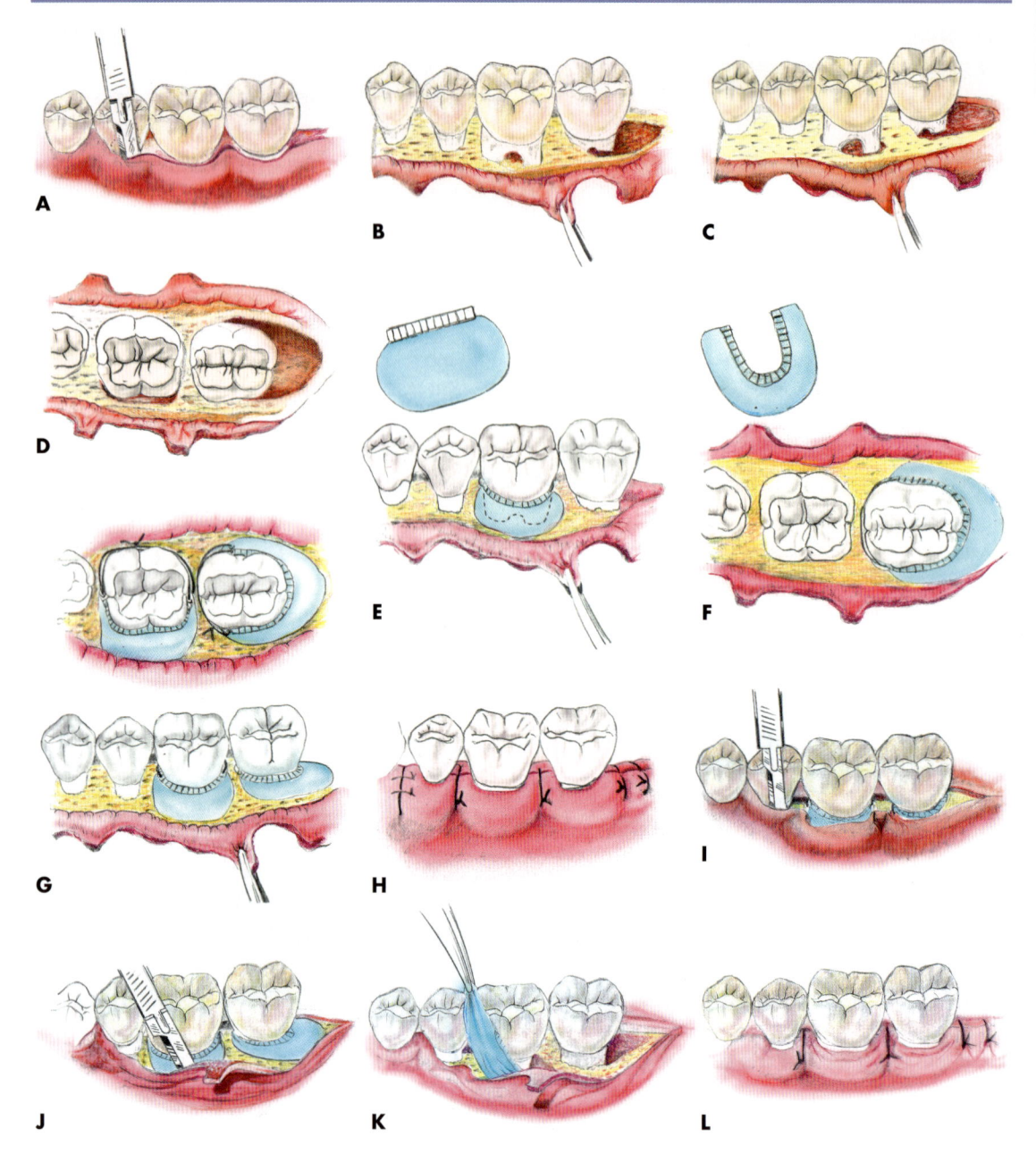

図11-6　GTR法の手順　**A.** 歯肉溝内切開。**B.** 残存ポケット上皮の除去。**C, D.** スケーリング，ルートプレーニングや組織のデブライドメントを行い，欠損部内に完全に組織がないようにする。**E.** 分岐部を覆うように膜を設置。**F.** 遠心の欠損を覆うようにU型の膜を設置。**G.** Gore-Texの糸で縫合した咬合面と頬側面観。**H.** 単純縫合による縫合終了時。**I, J.** 膜除去時。歯肉弁下に陥入した結合組織や上皮組織を除去するために，鋭的剥離が求められる。**K.** 膜除去。**L.** 単純縫合による最終縫合。

第 11 章　組織再生誘導法　　**191**

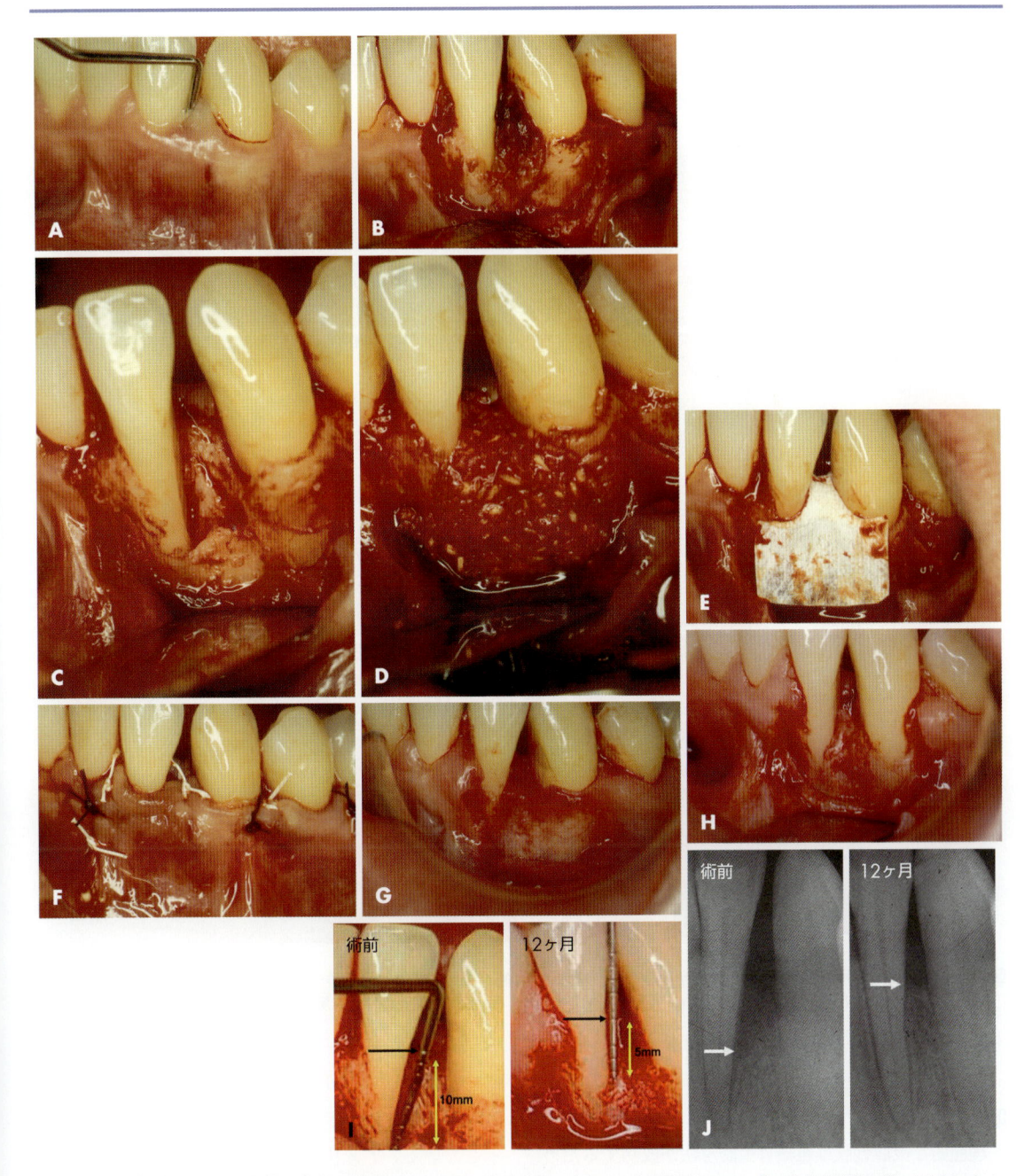

図 11-7　GTR 法による骨縁下欠損の治療　A. 術前。排膿を伴う 12 mm の歯周ポケット。B. 歯肉弁剝離の際，以下の 4 つの部分に留意する。(1)全体的な肉芽除去。(2)根表面。(3)骨上の歯間水平線維群。(4)血管を開放するための皮質骨穿孔。C. 欠損部を明示し歯根をスケーリング，ルートプレーニングをする。D. DFDBA を塡塞。E. 非吸収性(Gore-Tex)膜を設置。F. 歯肉弁を歯冠側に移動させて一次閉鎖を得られるように縫合。G. 10 週で膜除去を行う。新生骨の形成を認める。H. 12 ヶ月後，リエントリー時。I. 術前と術後。骨の高さが約 5 mm 回復している。J. 術前と 12 ヶ月後の X 線写真。

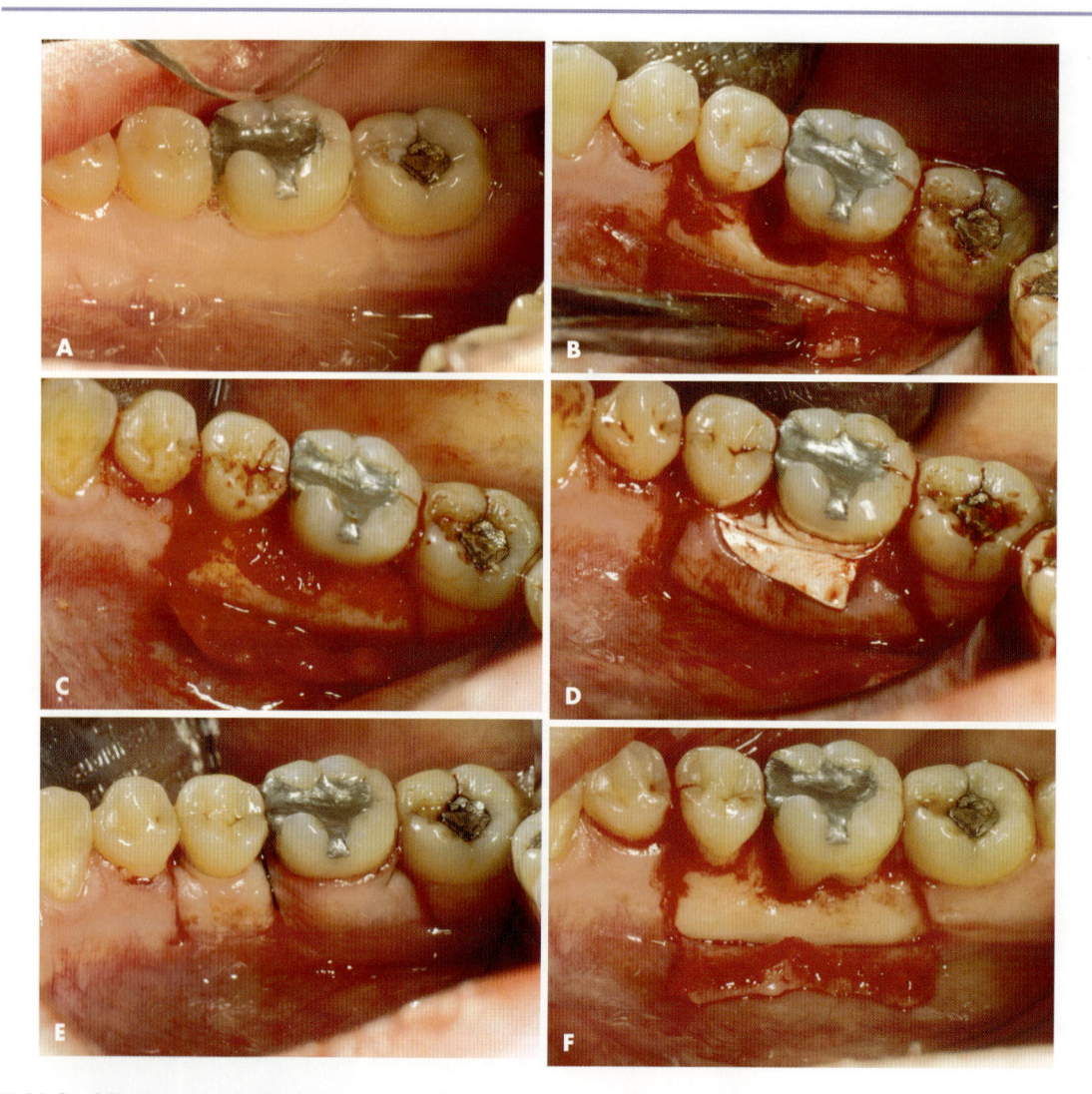

図11-8 GTR法を用いた骨縁下欠損と初期根分岐部病変の治療　A. 術前。B. 初期根分岐部病変を伴う複合型三壁性骨欠損。C. DFDBAを塡塞した状態。D. e-PTFEを設置した状態。E. 歯肉弁を元の位置に戻した。F. 1年後のリエントリー。根分岐部と骨縁下欠損が完全に再生している。

吸収性膜

理想的な吸収性膜は組織再生誘導法が成功するために次のような特性を持たなくてはならない。

1. 生体適合性であること。
2. 生理学的に分解されること。（例：加水分解）
3. 生物学的に不活性であること。
4. 分解後の産物が非反応性であること。
5. 異物反応やアレルギー反応を引き起こさないこと。
6. 吸収速度にばらつきがないこと（露出時　対　非露出時）。
7. 100％吸収されること。

数多くの文献レビュー（Bunyaratavaj and Wang 2001），メタ分析（Murphy and Gunsolly 2003），そしてアメリカ歯周病学会の再生療法に関するポジションペーパーは吸収性膜と非吸収性膜には差がないことを示している。アメリカ歯周病学会の文献では，"ポリ乳酸（PLA）とコラーゲン膜の評価では両者とも非吸収性膜と同じ臨床的な改善が見られる。"また，ポリ乳酸，ポリグリコール酸（PGA）あるいはこれらの併用といった分解性ポリマーを用いた場合でも比較的良好な結果を示す，と報告されている。

表11-1に市販されているコラーゲン膜および合成膜を示す。

術式は図11-13から11-15に示す。

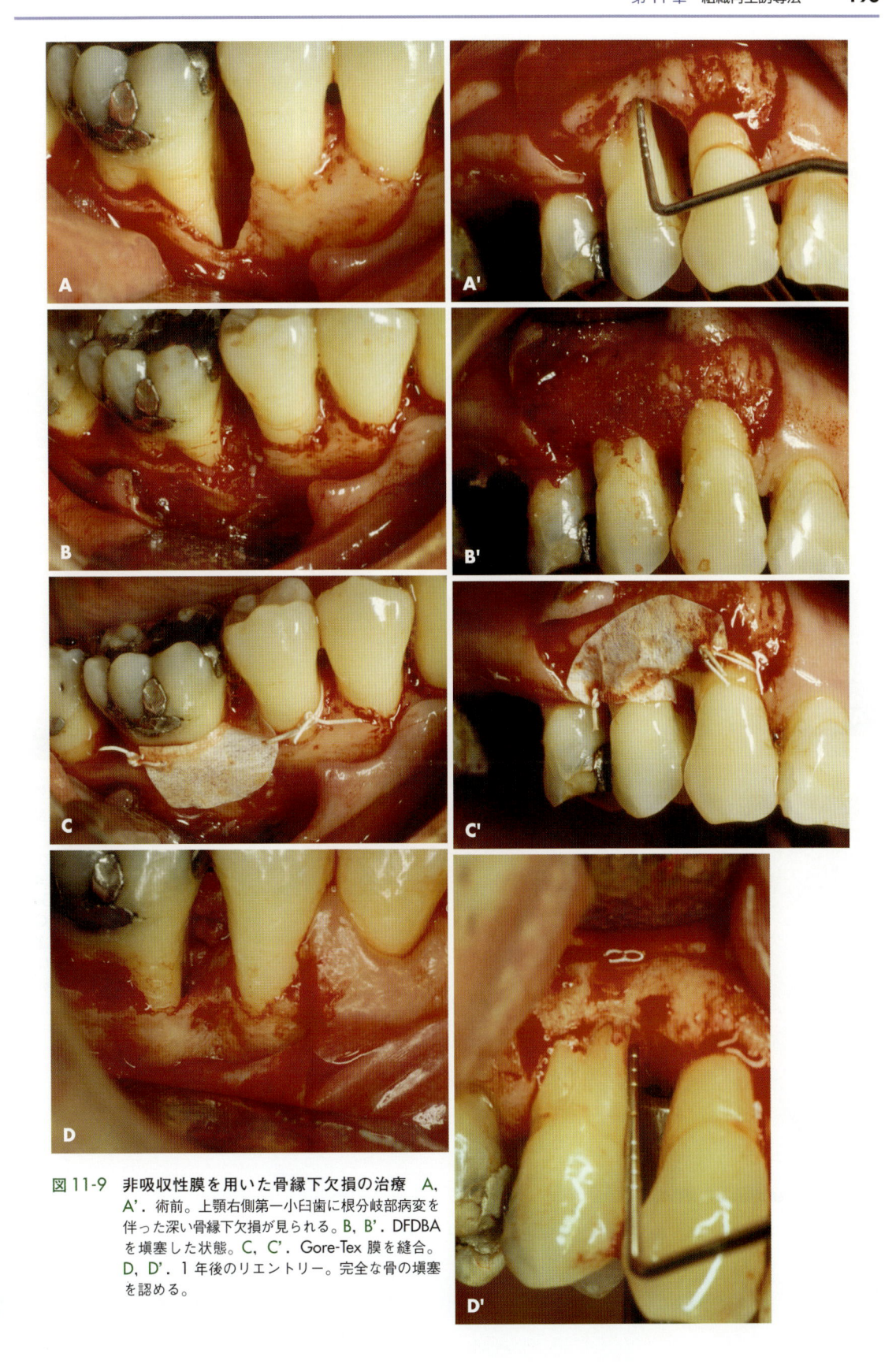

第 11 章 組織再生誘導法 193

図11-9 非吸収性膜を用いた骨縁下欠損の治療 A, A'．術前。上顎右側第一小臼歯に根分岐部病変を伴った深い骨縁下欠損が見られる。B, B'．DFDBA を填塞した状態。C, C'．Gore-Tex 膜を縫合。D, D'．1年後のリエントリー。完全な骨の填塞を認める。

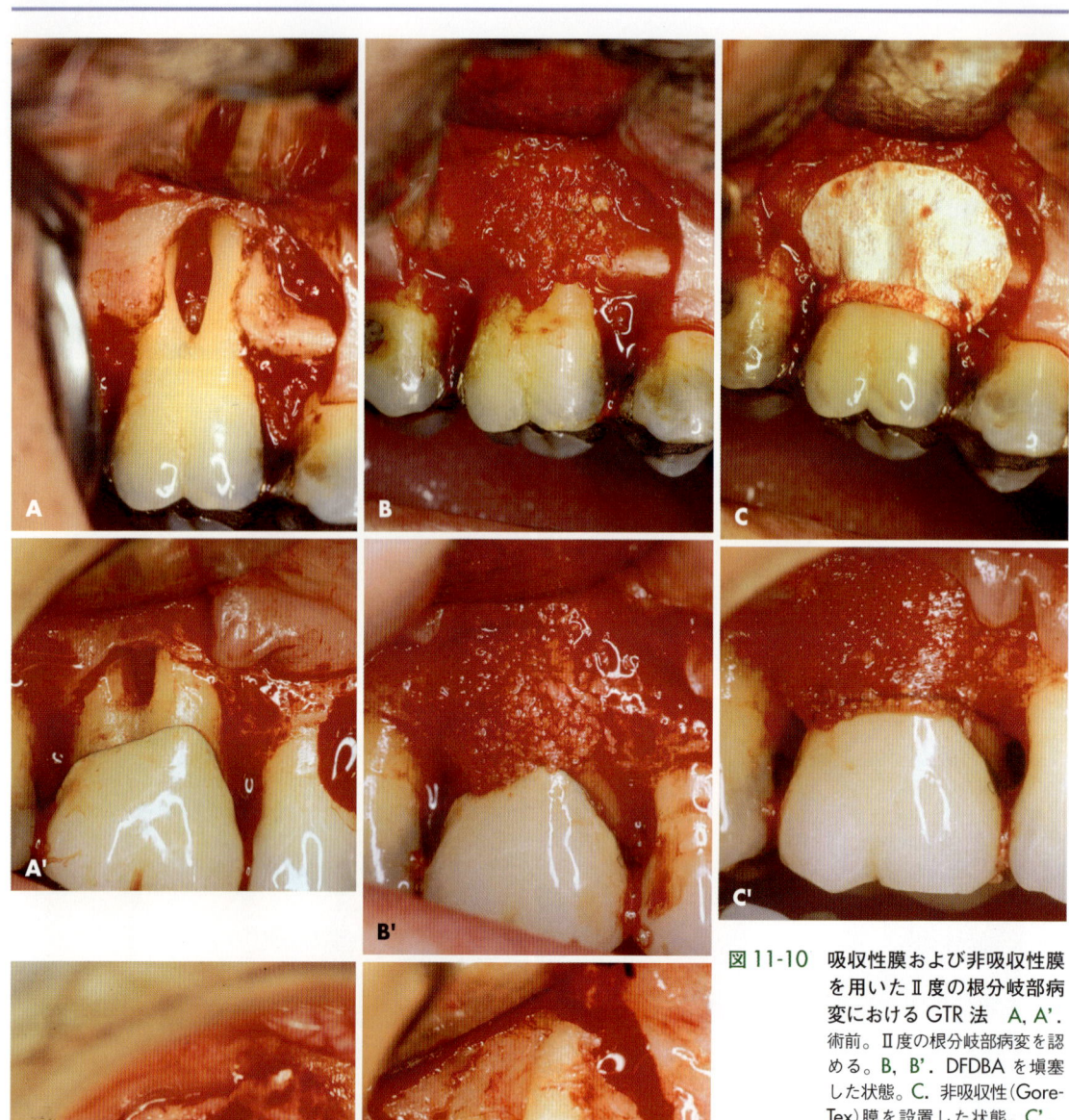

194　第Ⅰ部　基　礎　③骨の外科手術

図11-10 吸収性膜および非吸収性膜を用いたⅡ度の根分岐部病変におけるGTR法　A, A'. 術前。Ⅱ度の根分岐部病変を認める。B, B'. DFDBAを填塞した状態。C. 非吸収性（Gore-Tex）膜を設置した状態。C'. 吸収性のVicrylメッシュ膜を設置。D, D'. 1年後のリエントリー。根分岐部は骨で満たされている。

第 11 章 組織再生誘導法 **195**

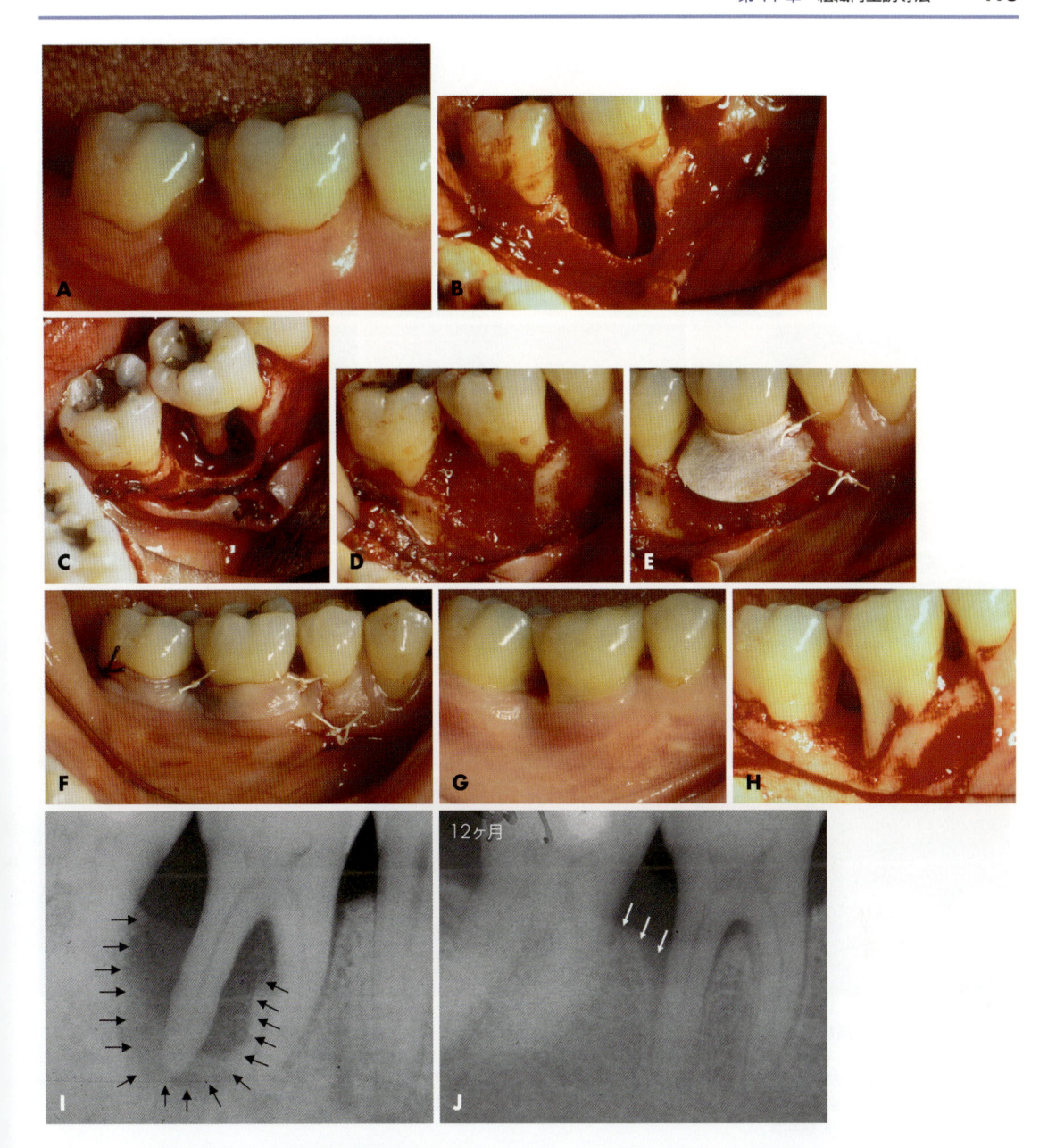

図 11-11 GTR 法を用いたⅢ度の根分岐部病変の治療　A．術前。B．Ⅲ度の分岐部と遠心の骨欠損を認める。C．咬合面観。遠心根全周にわたり骨欠損を認める。D．DFDBA を塡塞した状態。E．U字型 e-PTFE 膜を設置した状態。F．歯肉弁を元の位置に戻し，Gore-Tex 縫合糸にて縫合。G．1 年後。H．1 年後リエントリー。根分岐部と遠心根が骨で顕著に満たされている。I．術前の X 線写真。J．X 線写真で分岐部の骨再生が認められる。遠心部にはわずかに骨欠損が認められる。

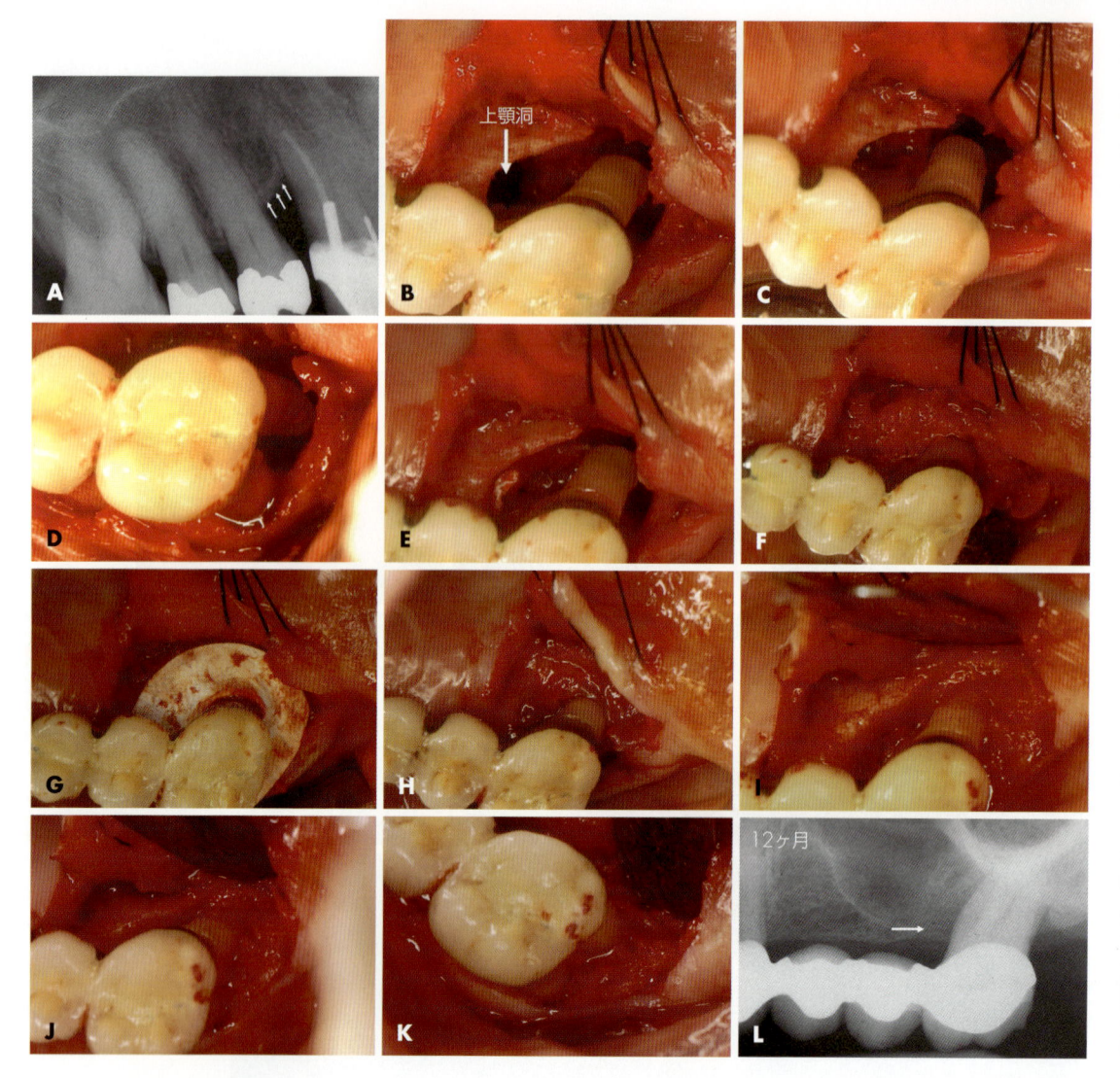

図 11-12 **複雑な歯周疾患に対する GTR 法** A. 術前の X 線写真．深い骨縁下欠損が見られる．B. 咬合面観では上顎洞開口部を認める．C. 咬合面観では口蓋根に骨がなく，近心根分岐部がⅢ度である．D. 遠心面観．遠心根分岐部がⅢ度である．E. 上顎洞開口部に CollaTape を設置．F. 欠損部に DFDBA を塡塞．G. 非吸収性の Gore-Tex 膜を設置．H. 4 ヶ月後膜除去．新生肉芽組織が見られる．I, J, K. リエントリー．近遠心分岐部に完全な骨再生が見られ，上顎洞も閉鎖されている．L. 1 年後の X 線写真．

歯槽堤増成（大）術

今日では，歯槽堤増成術あるいは骨再生誘導法（guided bone regeneration : GBR 法）に吸収性あるいは非吸収性膜を選択することもあるが，e-PTFE（G-TAM®（W. L. Gore Inc, Flagstaff, AZ））がいまだゴールドスタンダードである．スペースメインテナンスあるいは垂直的な歯槽堤増成術が必要となった場合には，この材料が選択肢となる．チタン強化型 e-PTFE はこういった必要性に応えうる唯一の材料である．吸収性膜は膜の支持が得られる場合（中等度の水平性骨欠損），スペースメインテナンスが必要でない場合（上顎洞底挙上術）（図 11-16），また一次閉鎖が得られる場合（Jovanovic 2004）にのみ推奨される．吸収性膜を選択する際には，長期間をかけて吸収されていくことが組織学的に証明されているものを選択すべきである．

注意：もし膜の露出の可能性が考えられる場合は，非吸収性膜が推奨される．

G-TAM は抜歯後に歯槽堤を保存したり拡大したりすることが可能（Nevins and Mellonig 1992 ; Jovanovic and Buser 1994 ; Buser et al. 1990）であり，垂直的な骨増成術にも用いることができる（Simion et al. 2001）．重要なことは，増大させた骨に埋入したインプラント

表 11.1 吸収性膜

名前	由来	クロスリンクの方法	主成分の比率	吸収*	製造元
コラーゲン膜					
BioGide	ブタ真皮	なし	I型，III型コラーゲン	24週	Osteohealth, Shirley, NY
RCM	ウシ腱	ホルムアルデヒド	100% I型コラーゲン	26-38週	Ace Surgical Supply, Brockton, MA
BioMend	ウシ腱	ホルムアルデヒド	100% I型コラーゲン	6-8週	Sulzer Calcitek, Carlsbad, CA
Bio-Mend-Extend	ウシ腱	ホルムアルデヒド	100% I型コラーゲン	18週	Sulzer Calcitek, Carlsbad, CA
OSSIX	ウシ腱	ホルムアルデヒド	100% I型コラーゲン	6ヶ月	3I, West Palm Beach, FL
Periogen	ウシ腱	グルタルアルデヒド	I型，III型コラーゲン	4-8週	Collagen Inc., Palo Alto, CA
Paroguide	カーフスキン(仔牛皮)	ジフェニルリン酸アジド	96% I型コラーゲン，4%コンドロイチン硫酸	4-8週	Coletica, Lyon, France

名前	由来	吸収方法	吸収速度（週）	製造元
合成膜				
Resolute Adapt X	ポリグリコール酸/TMC	加水分解	16-24	W. L. Gore & Associates
Resolute Adapt LT	ポリグリコール酸/TMC	加水分解	16-24	W. L. Gore & Associates
Guidor	ポリ乳酸	加水分解	10-12	John O Butler
Cytoplasty (Vicryl Mesh)	ポリグラクチン910	加水分解	3-6	Ace Surgical Supply
Epi-guide	ポリ乳酸	加水分解	10-12	THM Biomedical
Resolute Adapt	ポリ乳酸/ポリグリコール酸/TMC	加水分解	8-10	W. L. Gore & Associates

Bunyaratavej and Wang (2001) より抜粋
*製造元公表値

が，本来存在する自然骨に埋入したインプラントと同じように成功するということである(Fiorellini and Nevins 2003)。

材料

G-TAM は2つの異なった部分からできている。(1)スペースを作るのに充分な硬さを持つ内側の occlusive 部(チタン強化型あるいは非強化型)(2)上皮の侵入を抑制し，血餅の安定を助長し，より多くの結合組織の結合をもたらす外側部(図11-5)。

欠損部の選択

欠損部はインプラントに関連があるかないかによって選択する。

骨欠損：
1. 残存欠損
2. 抜歯窩

インプラント周囲欠損：
1. 開窓
2. 裂開
3. 骨内欠損
4. 抜歯窩—新鮮あるいは残存
5. インプラント周囲炎

予知性

予知性の結果は，欠損部と e-PTFE の間に十分なスペースを獲得し維持できるかに左右される。これは骨内欠損では自然に得られるものであり，あるいは DFDBA のような骨補填材を用いることでも獲得できる(図11-18, 19)。Buser(1991, 1993) と Jovanovic (2004) は膜の安定と形態の維持のためにステンレス製のスクリューを用いることを提唱している(図11-23)。

1. 最も高い予知性：骨の被覆(bone envelope)内にある欠損
   a. 裂開
   b. 開窓
   c. 新鮮な抜歯窩
   d. 限局的な歯槽堤増成術
2. 中等度の予知性：骨の被覆外にある欠損
3. 低い予知性：歯槽骨頂の高さの喪失

禁忌

活動性の感染が存在する場合は，膜の設置は禁忌である。欠損部を掻爬し慢性感染巣を治療しておくことがあらかじめ必要である。

外科術式

外科上の手順は本来の(いわゆる)歯槽堤増成術またはインプラントの埋入と同時に行う場合がある(図11-17)。

1. 粘膜骨膜弁フラップ手術は欠損を露出させるため

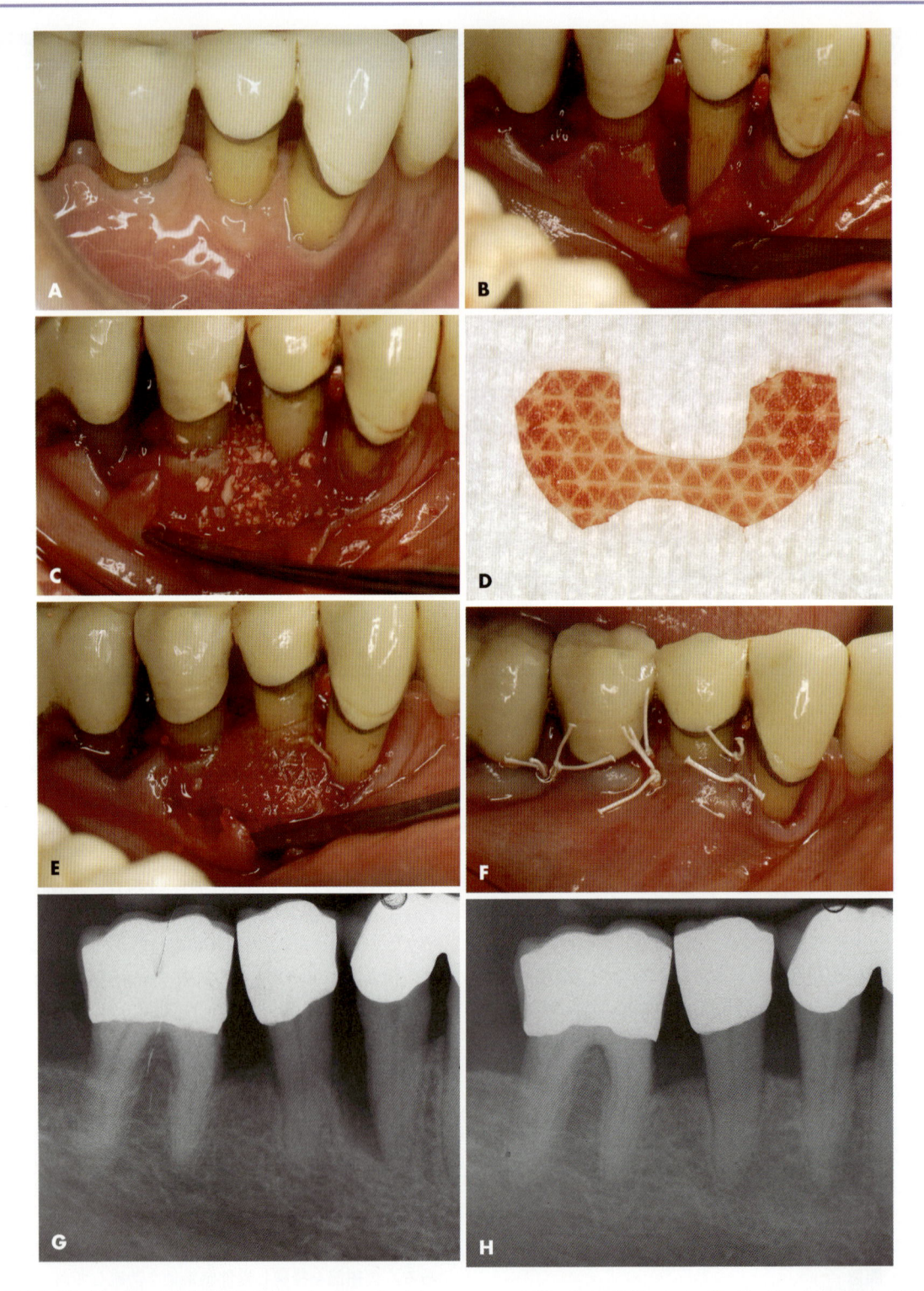

198 第Ⅰ部 基 礎 ③骨の外科手術

図11-13 Bio-Oss と吸収性膜の併用　A. 術前。B. 骨欠損部。二～三壁性の骨縁下欠損である。C. Bio-Oss を骨欠損部に填塞。D. 膜のトリミング。E. 膜を縫合して固定。F. Gore-Tex の縫合糸による一次閉鎖を行った。G. 初診時のX線写真。H. 1年後。X線的に完全な骨再生が見られる。

第 11 章 組織再生誘導法 **199**

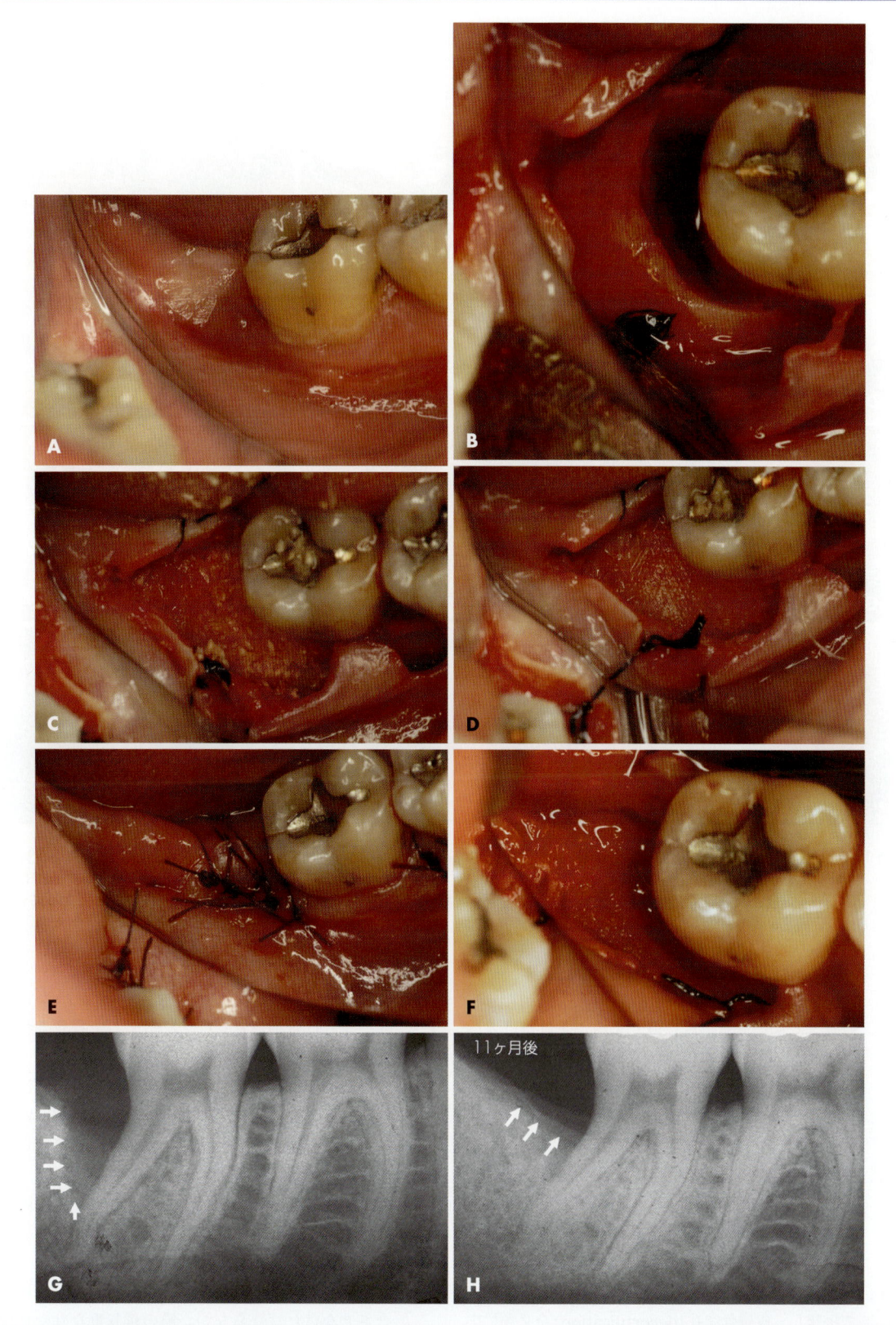

図 11-14 **吸収性膜を用いた GTR 法** A. 術前。B. 欠損部のデブライドメント完了。二〜三壁性の骨縁下欠損である。C. DFDBA を填塞。D. 吸収性膜を設置。E. Vicryl 糸で縫合。F. 11 ヶ月後リエントリー。G. 術前の X 線写真。H. 11 ヶ月後の X 線写真。

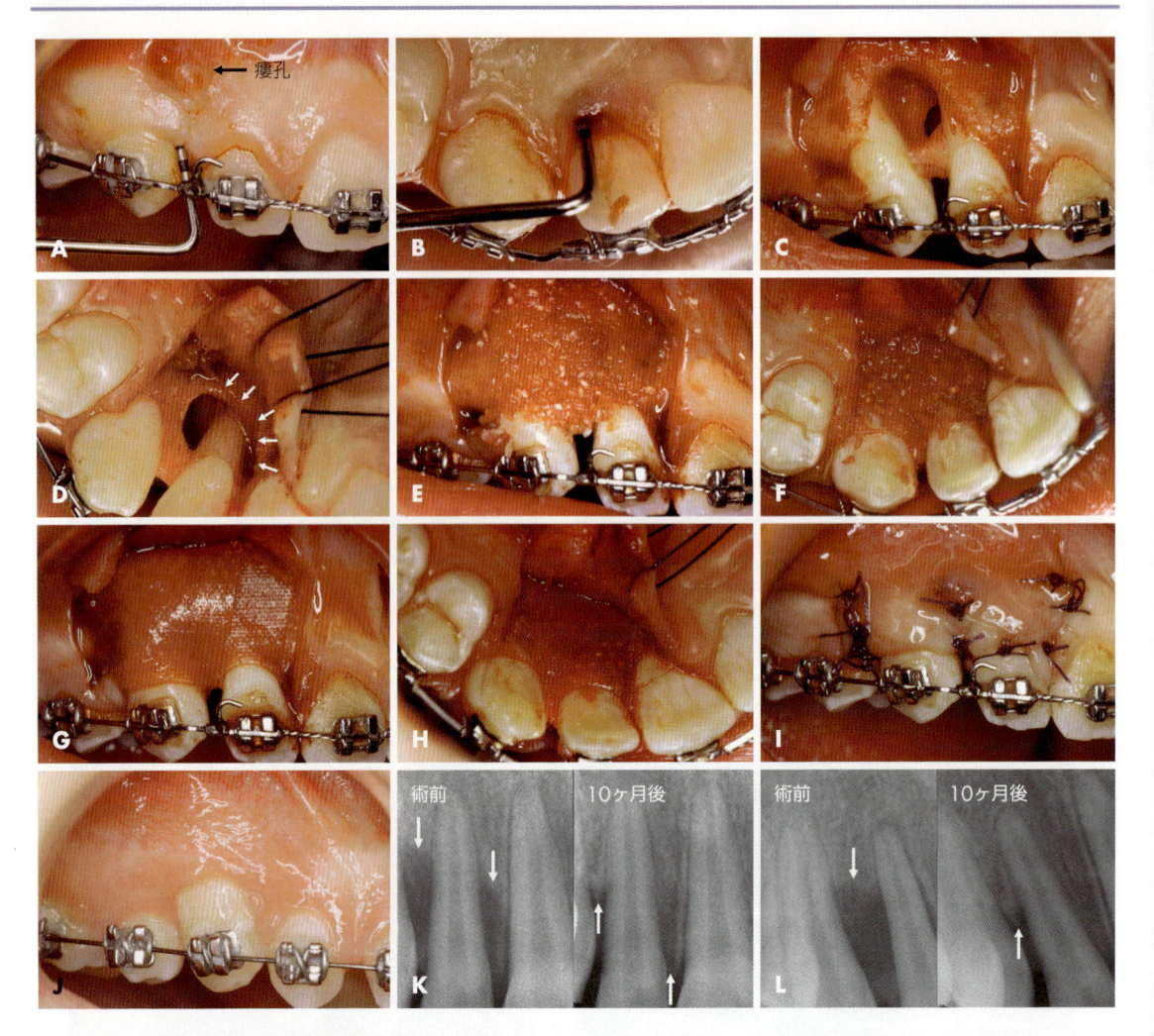

図 11-15 **GTR 法を用いた歯周膿瘍の治療** A．術前。13 mm のポケットを伴った頬側の瘻孔を認める。B．口蓋からも 13 mm のポケットが確認できる。C, D．頬側，口蓋側から見ると完全に骨が吸収し，通り抜けている。E, F．骨欠損部に DFDBA を填塞。G, H．吸収性膜を設置。I．歯肉弁を戻し，縫合。J．10 ヶ月後。K, L．術前と術後の X 線写真を比較すると，著明な骨再生が認められた。

に行う。歯肉弁を過度に薄くすることは避けるべきである。厚い歯肉組織は，膜の被覆を助け，結果と審美性を改善する(Schenk et al. 1994)。

2．切開は十分な切開部位の露出を確保するため，近・遠心的に十分に拡張する(図 11-17A，A')。

3．縦切開(必要であれば)は膜から離れた部位に行い，そして膜を覆う歯肉の上に行ってはならない。上顎における切開は，G-TAM の適切な被覆範囲を確保するように口蓋側に作る(図 11-17A')。

4．もし欠損部があるなら，欠損部の肉芽組織はすべて搔爬し，皮質骨穿孔(decortication)を必要に応じて行う。

5．DFDBA(Schallhorn and McClain 1988, 1993)や BDX(Nevins et al. 2003)は欠損部位のスペーサーまたは骨補塡材(フィラー)として推奨される(図 11-17D，D')。

6．膜は鋭縁がないようにトリミングを行う。膜は欠損辺縁を越えて最低でも 3 mm は被覆する。内部部分(インナーポーション)は欠損部上に位置させる(図 11-17E，E')。

7．歯肉溝を通して膜が露出しないようにする。膜は隣在歯に接触しないように，2 mm のクリアランスが推奨される(図 11-17E)。

8．G-TAM は骨や移植材を確実に覆うように適切に適合させなければならない。膜の折り重なりや重複を避けるために，適切に適合させる。

9．適切な形態や豊隆を膜に与え，適切に弁を閉じることで，膜の安定性が得られる。あるいはインプ

第 11 章　組織再生誘導法　**201**

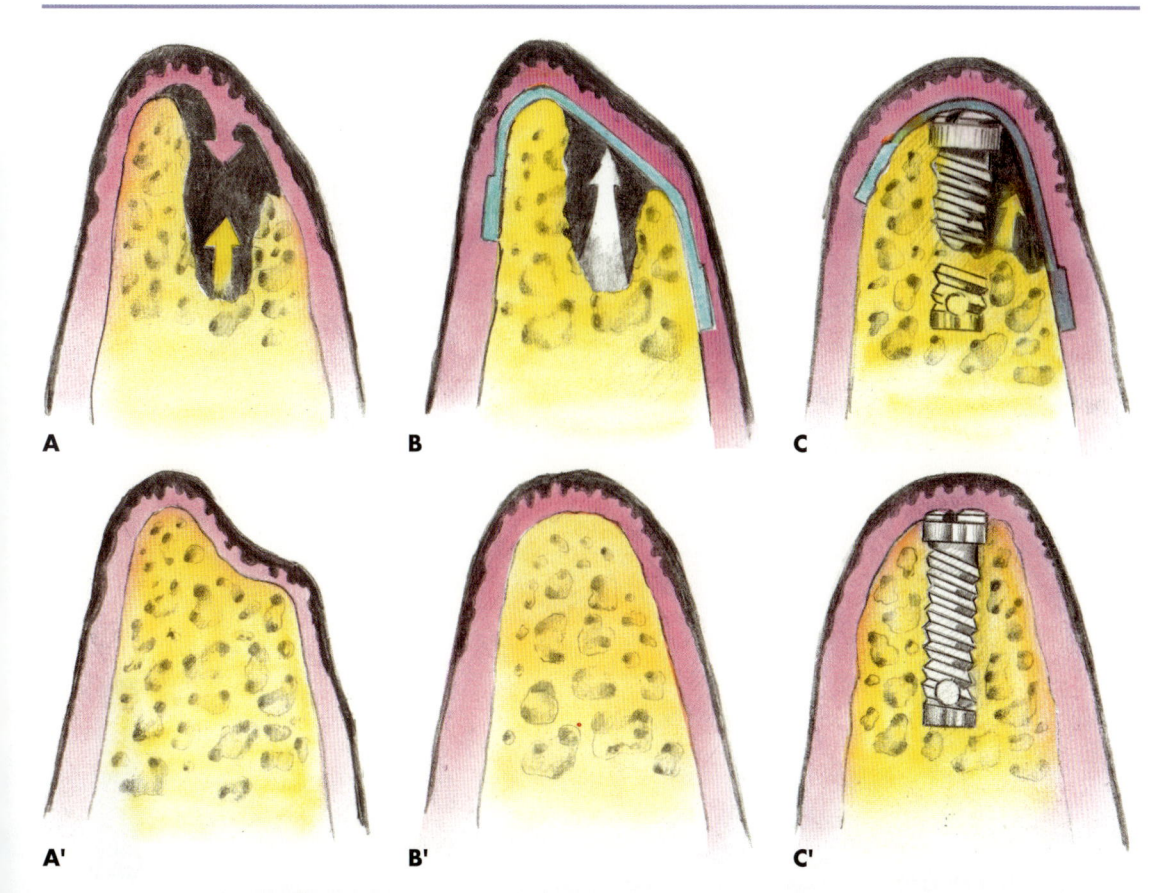

図 11-16　GBR 法による歯槽堤増成術　A, A'. 抜歯後の部分的な骨再生。B, B'. 膜を用いることで完全な再生ができる。C, C'. 即時および待時インプラントにおける開窓や裂開や抜歯窩の再生。

ラントのカバースクリュー（Becker and Becker 1990）やミニスクリュー（Buser 1990, 1993）の使用でも安定させることができる。

10. 非吸収性 Gore-Tex 糸による単純縫合が推奨される。一次閉鎖が望ましい。(図 11-17F, F')
11. 膜の露出がなければ、1〜9 ヶ月、あるいはインプラント二次手術時やインプラントの埋入時まで、そのままの状態で膜を維持する。
12. 膜が露出した時は週ごとの観察が必要となる。もし合併症や感染が起こった場合は直ちに除去する。細菌感染した膜を再度覆うようなことはしない。術式を図 11-18〜25 に示す。

G-TAM を用いた後の術後管理

術後の処置は一般に行われる歯周治療に対する適応とはかなり異なることに注意する。

直ちに行う処置：

1. 口腔衛生を良好に保つ。
2. 最初の 2 週間はできれば義歯の使用を避けさせる。
3. 義歯を装着している患者では、過度な圧力を避けるために、義歯床の辺縁や内面を適度に除去しておく。これにより膜が欠損内部へ落ち込むのを避けたり、不必要な歯肉弁の穿孔や膜や移植材が露出したりするのを避けることができる。
4. 縫合はできるだけ長い期間、口腔内に維持しておく。
5. 基本的に隔週で経過観察を行う。
6. クロルヘキシジンによる洗口をさせる。10〜14 日間、テトラサイクリン 1 日 250 mg を投与する。これは特に膜が露出した時などの細菌感染を防止するためである。

G-TAM の除去：

1. 合併症が起きたり、膜の辺縁が露出した時には、膜を直ちに除去する。膜の辺縁が露出すると細菌が欠損部へ侵入するようになる。
2. G-TAM は上皮と結合組織の一時的なバリアーとして働くように設計されている。そして 1〜9 ヶ月後に除去するのが最適である。
3. 早期に除去する場合と遅く除去する場合との比較：
　　早期除去の場合：患者のフォローアップが少なくて済むという利点があり、患者のコンプライア

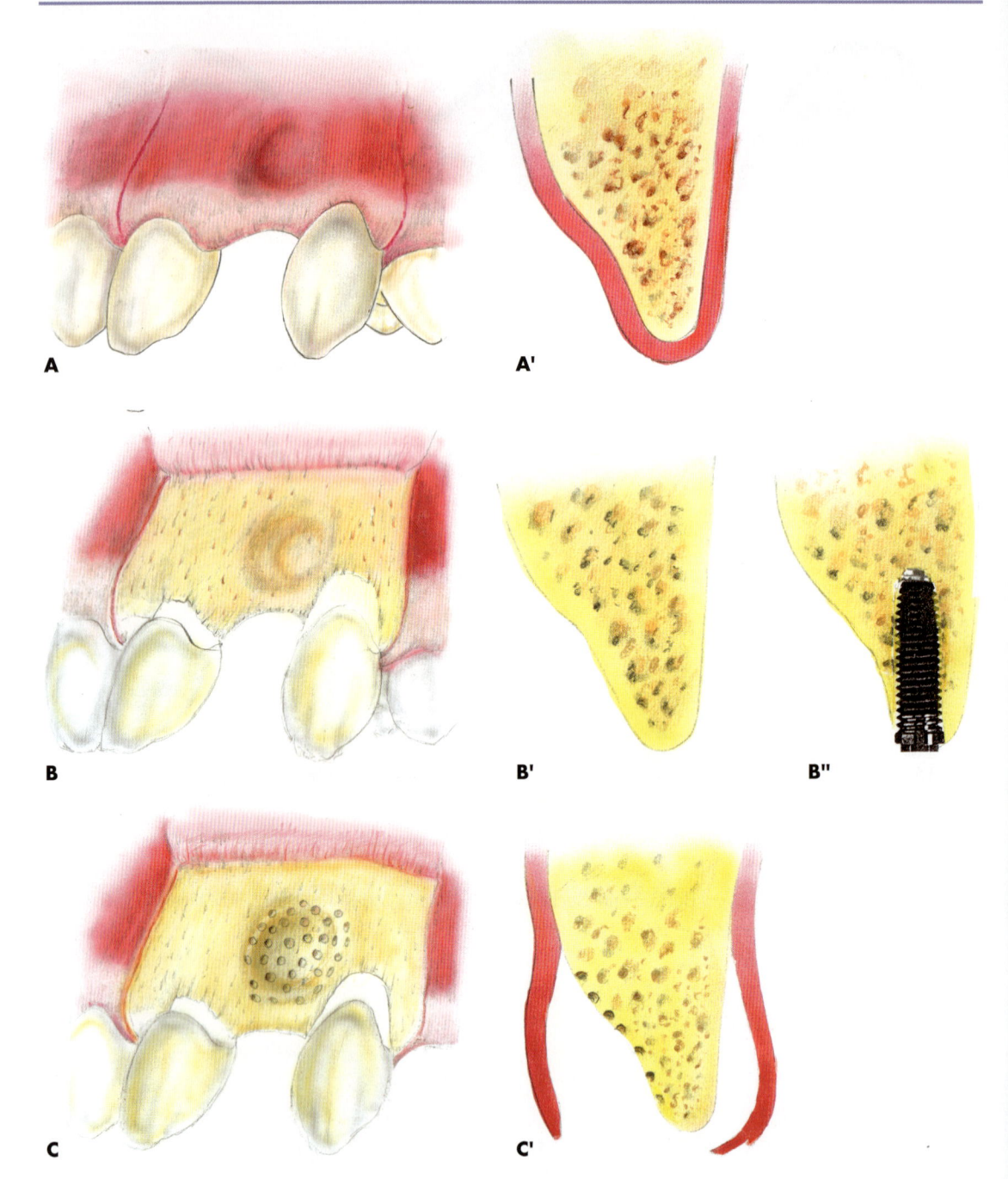

図11-17 GTR法を用いた歯槽堤増成術(頬側および横断面) A, A'．切開線。B, B', B''．歯槽堤の欠損とインプラントの露出。C, C'．小さなラウンドバーを用いて，皮質骨穿孔を行い出血を促す。

第 11 章　組織再生誘導法　203

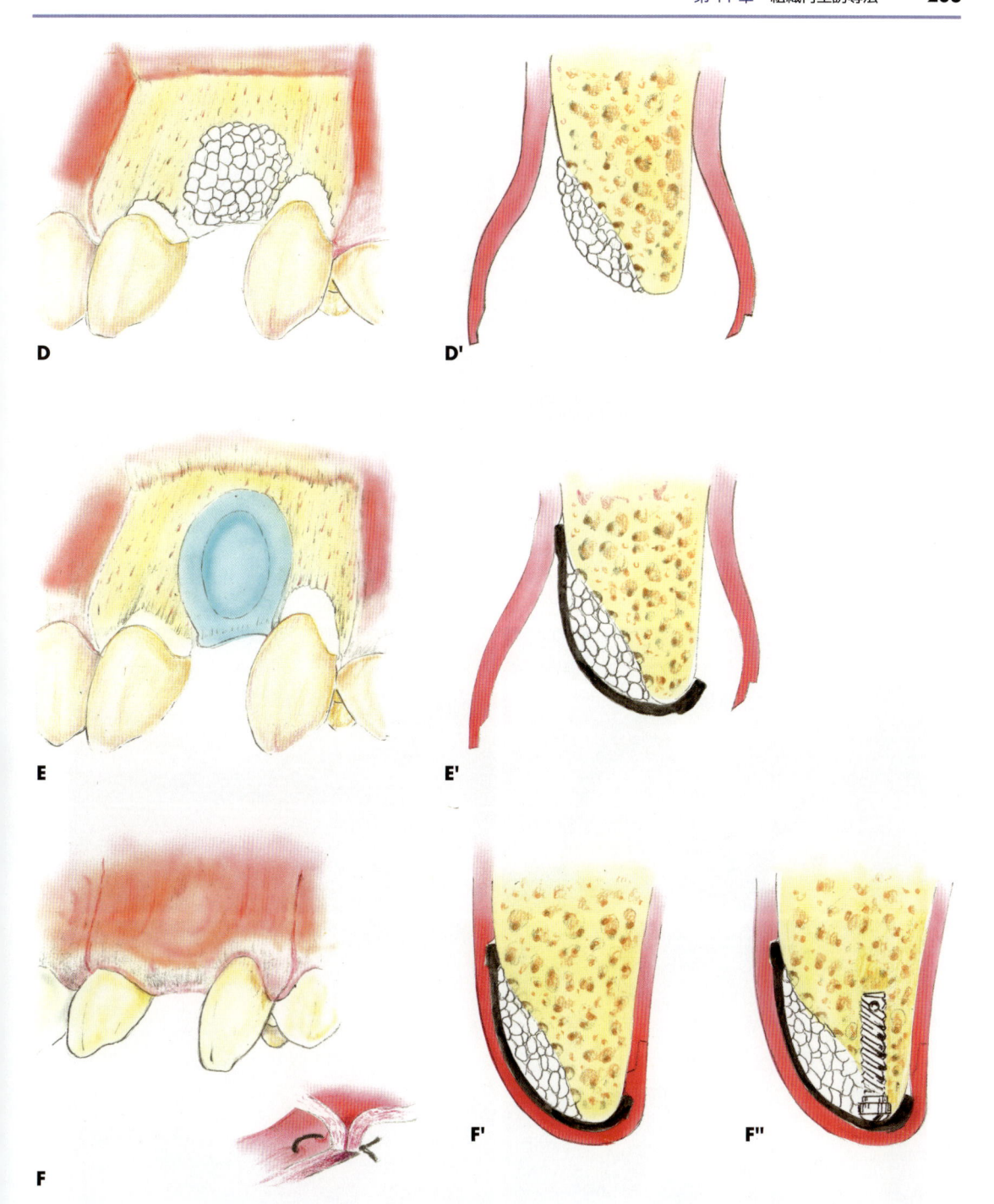

図 11-17（続き）　D, D'. 骨移植。通常通り DFDBA を欠損部に填塞。E, E'. 欠損と移植材を覆うように G-TAM 膜を設置。インナーポーションが欠損部を覆わなくてはならない。F, F', F''. 縫合時。一次閉鎖が必要である。

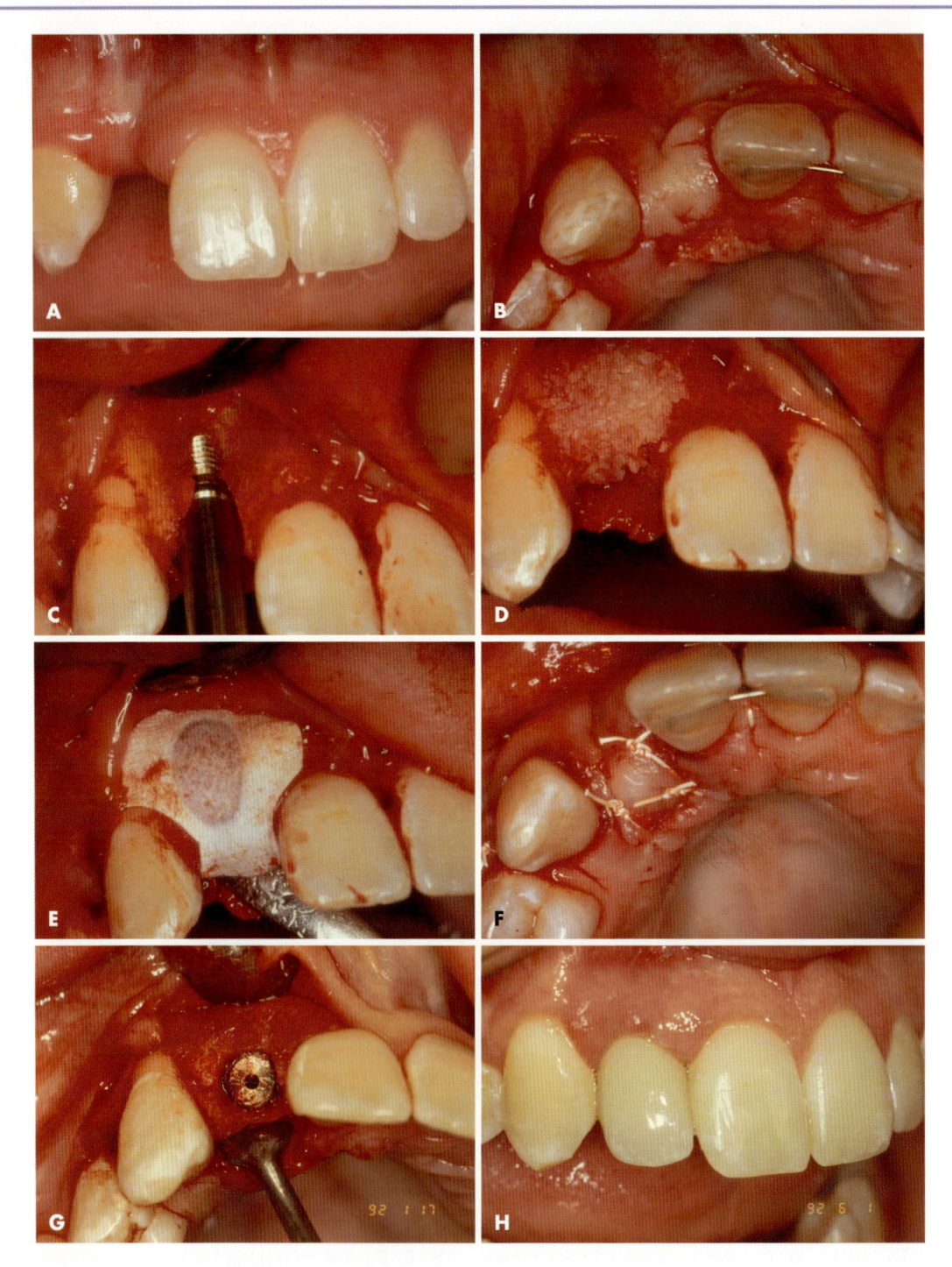

図11-18 インプラントの即時埋入と歯槽堤増成術　A. 術前。頬側歯肉が陥凹している。B. 口蓋側寄りの切開で組織の被覆を完全にする。C. インプラント埋入時の咬合面観。頬側に裂開を認める。D. DFDBA を塡塞。E. G-TAM5 膜を設置。F. 歯肉弁を戻し、Gore-Tex の糸で縫合。G. 二次手術時。移植材やインプラントの被覆がなされ、埋入時の裂開も見られない。H. 最終補綴。(Richard Shanamen, Reading, PA による。)

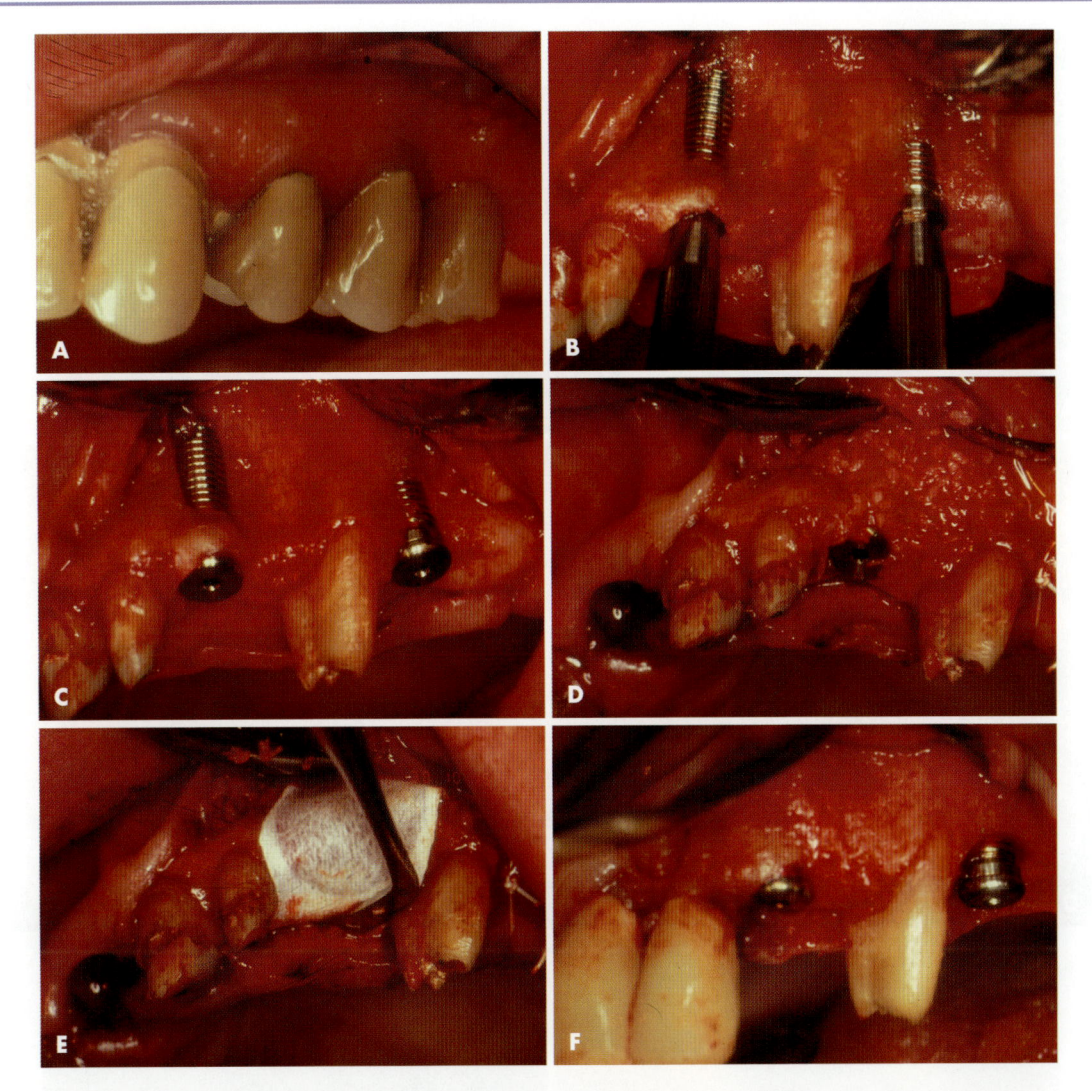

図 11-19 **インプラント即時埋入と歯槽堤増成術** A. 術前。B. 平行にインプラントを埋入。ほぼ完全に頬側が裂開している。C. カバースクリューを設置。D. DFDBA を填塞。E. G-TAM を設置。F. 6 ヶ月後リエントリー。インプラントスレッドが完全に骨で被覆されている。（Richard Shanamen, Reading, PA による。）

ンスを得やすく，合併症は少ない。しかし再生が未熟であるために，さらに外科処置が必要となったり，インプラントの埋入手術が難しくなったりすることが予想される。

遅い除去の場合：より長く再生する時間がもてるのは利点である。またさらに外科処置をする必要も避けられ，その結果，良好な予後が得られる。主な欠点は患者を長期間経過観察する必要があることと，膜の除去がより困難になることである。

膜の露出

もし膜が露出したら以下の手順で行う。

1. 週一度の患者の経過観察。
2. クロルヘキシジンによる洗口を行う。
3. 自分でその部位をやさしく清掃するよう患者を指導する。
4. 機械的損傷を避ける。なぜなら膜の動揺が再生しつつある組織を破壊するからである。
5. 膜の辺縁が露出したら，膜を直ちに除去する。
6. 露出した膜を再度被覆してはいけない。

注意：一度膜が露出した場合，最長でも 2 ヶ月以内に除去すること。

合併症：

術者は，どんな合併症が起きた時でも，膜を除去すべきかということと，除去することで合併症がより消

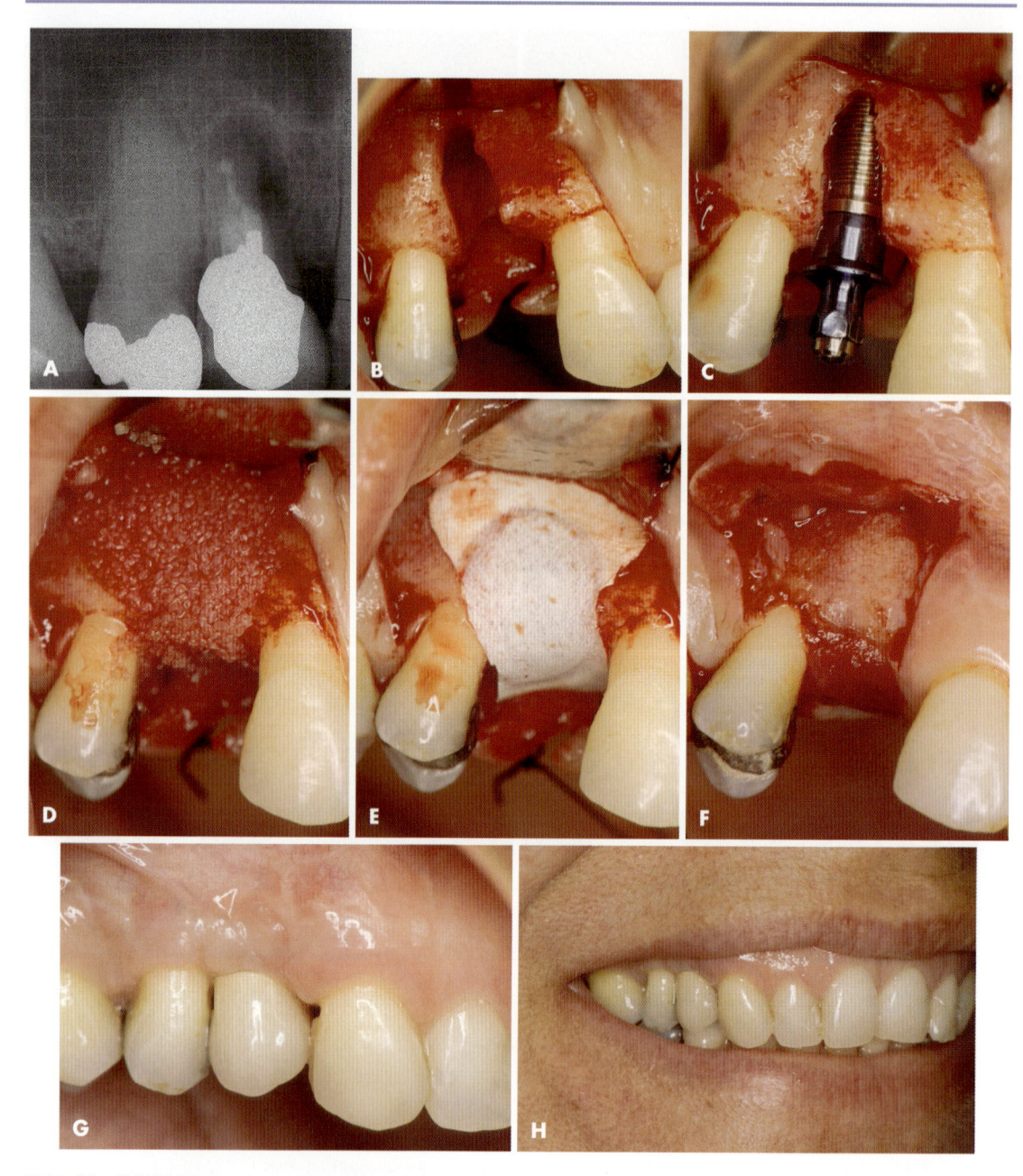

図 11-20 **抜歯即時埋入** A. 術前の X 線写真では根管治療の失敗がわかる。B. 抜歯と同時に，欠損部を掻爬。C. 骨頂部から 1～3 mm 根尖側に埋入。D. DFDBA を填塞。E. Gore-Tex の e-PTFE 膜を設置。F. 6ヶ月後の膜除去。完全な再生が確認された。G. 最終補綴。良好な結果が得られた。H. ハイスマイルラインでも良好な結果が見られる。

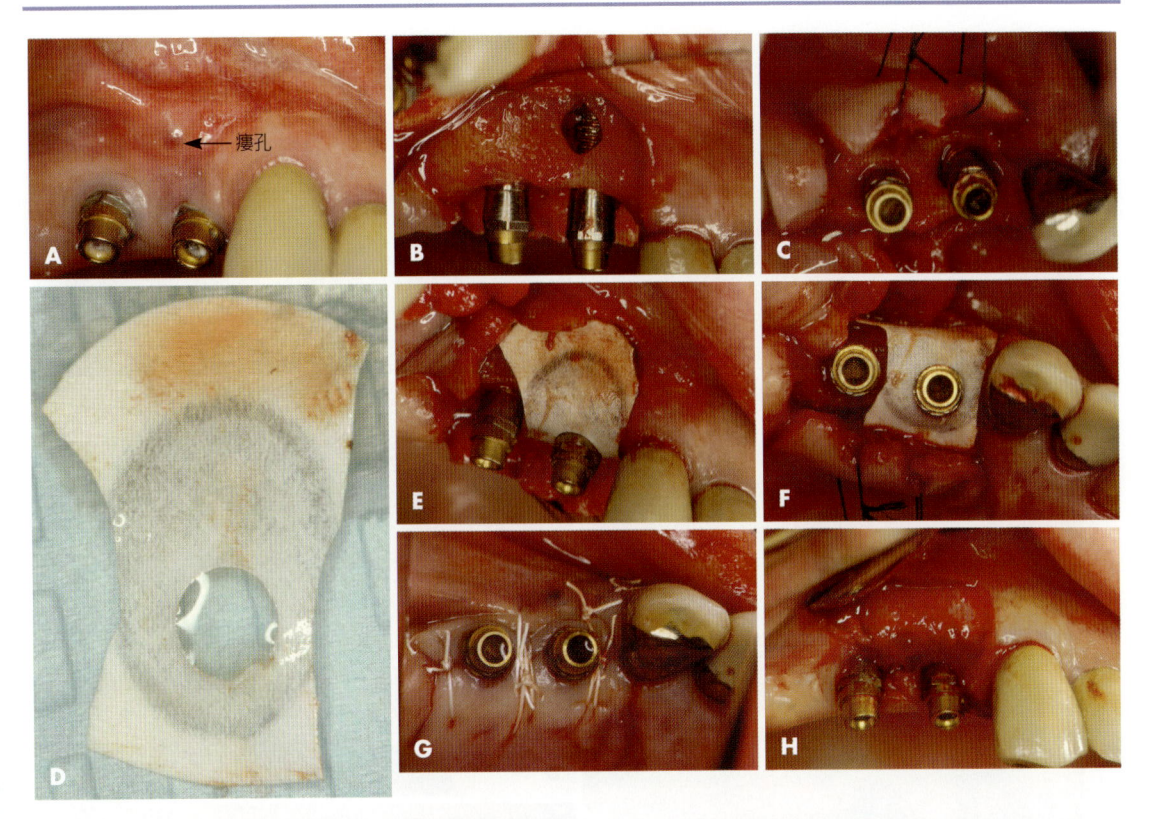

図11-21 GTR法を用いたインプラント周囲の感染の治療　**A.** 術前。**B.** 頬側面観。**C.** 咬合面観。インプラント周囲炎が見られる。**D.** 穴を開けたG-TAM膜をインプラントに合わせて設置。**E.** 頬側面観。**F.** 咬合面観。DFDBAを填塞した後に膜を設置。**G.** 縫合。**H.** リエントリー時。

退しやすいのかどうか判断しなければならない。
1. 感染
2. 歯肉弁の壊死
3. 穿孔
4. 膿瘍形成
5. 骨吸収
6. 疼痛
7. 軟組織の形態の異常
8. 歯肉弁の穿孔
9. 膜の露出

結果の評価
1. 術後6～12ヶ月でX線診査
2. 膜の除去時（もし早期に除去するなら）あるいはインプラント手術の二次手術時に臨床的に評価する

エナメルマトリックスデリバティブ（EMD）

歯の発生においては，ヘルトヴィッヒの上皮鞘を形成するエナメル芽細胞はエナメルマトリックスタンパク質を分泌，合成し，象牙質表面を石灰化させる。これらのタンパク質は歯根表面での間葉細胞の分化や，コラーゲンとセメント質の形成を誘導する。

アメロジェニンはエナメルマトリックスタンパク質の大部分（90%）を占める。市販されているEMDはブタのエナメルマトリックスから抽出したものである（Emdogain®, Straumann）。米国食品医薬品局（FDA）の認可を受けた安全で非アレルギー性の材料であり，歯周組織：骨，セメント質，および歯根膜（Hammarstrom 1997a, 1997b）の再生を誘導するために用いられる。ゲルとして用いられるが，Sculeanら（2002）は組織中に術後2週間，歯根表面に4週間は存在することを示した。

多くの臨床研究で，コントロールと比較した場合に，骨縁下欠損における有意なクリニカルアタッチメントの獲得と骨添加を示している（Heden 1999, 2000；Tonetti et al. 2002）。

Pontorieroら（1999）とSilvestriら（2000）はEMDによる治療と組織再生誘導法（GTR法）には差がないことを示した。HeidiとGestrelius（2001）は，1998年から2001年までのFDA用の文献のメタ分析の中で，EMDはその他の再生療法に比べて同等かそれ以上の

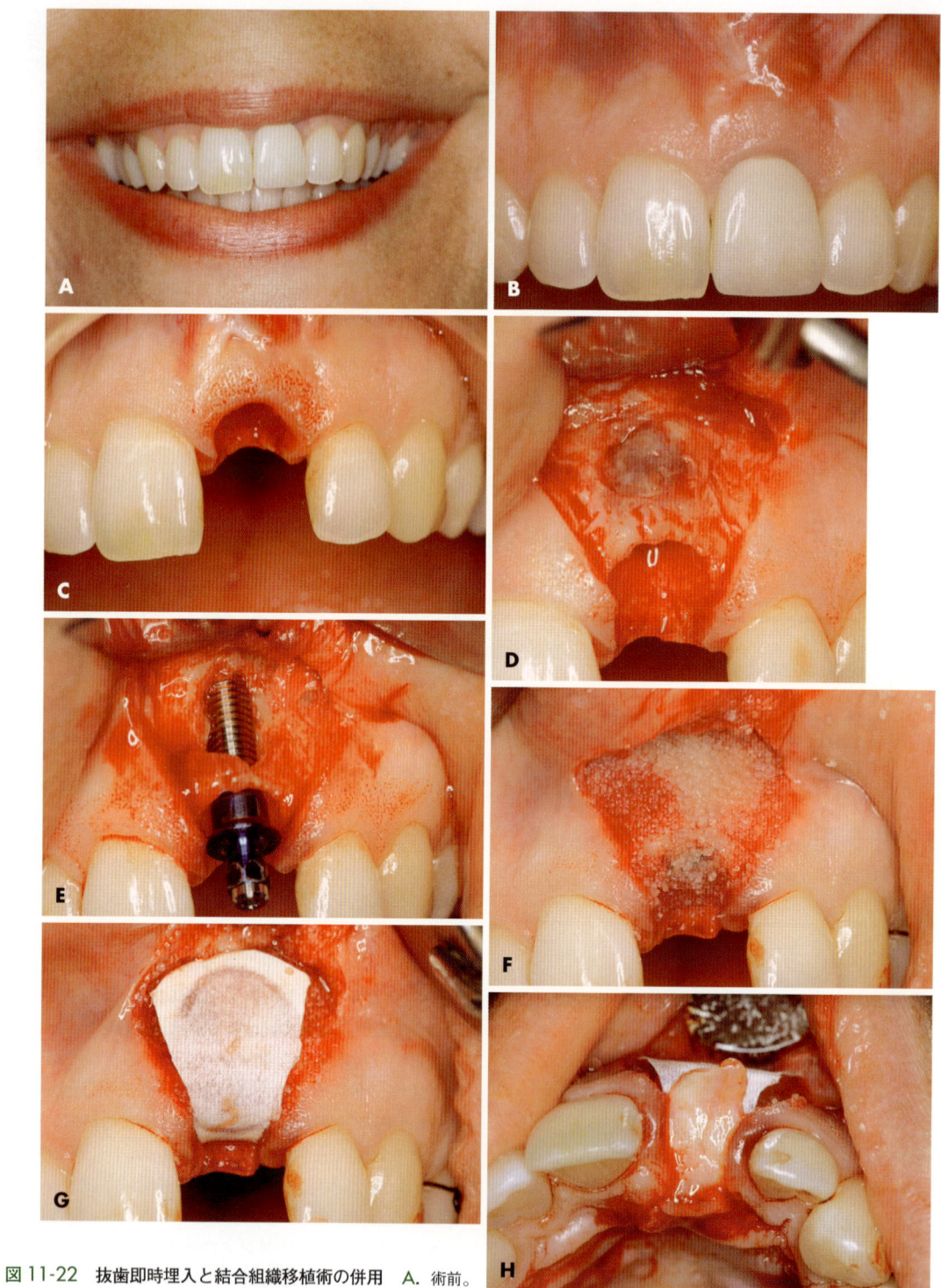

208　第Ⅰ部　基　礎　③骨の外科手術

図11-22　**抜歯即時埋入と結合組織移植術の併用**　A. 術前。ハイスマイルラインである。B. 術前拡大面観。C. 外傷歯の抜歯。D. 乳頭を保存するように切開し歯肉弁を剥離。E. 膿瘍を除去し, インプラントを埋入。歯槽骨頂保存を行った。インプラントの位置は埋入時に決定した。F. DFDBAの塡塞。G. Gore-Tex膜の設置。H. 結合組織の設置。

第 11 章 組織再生誘導法 **209**

図 11-22 （続き）I. 歯肉弁を戻し，縫合。J. 6 ヶ月後の膜除去。完全な骨再生が見られる。K. 唇側の退縮を避けるため，口蓋側だけインプラントを出す。L. プロビジョナルレストレーションによる歯肉のスキャロップの形成。M. 完全にインプラントヘッドが見える良好な治癒。N. 審美のためのセラミックアバットメントの使用。O，P. 補綴後の正面観と拡大面観。審美的に良好な結果が得られている。（補綴は Dr. Edward Cohen による。）

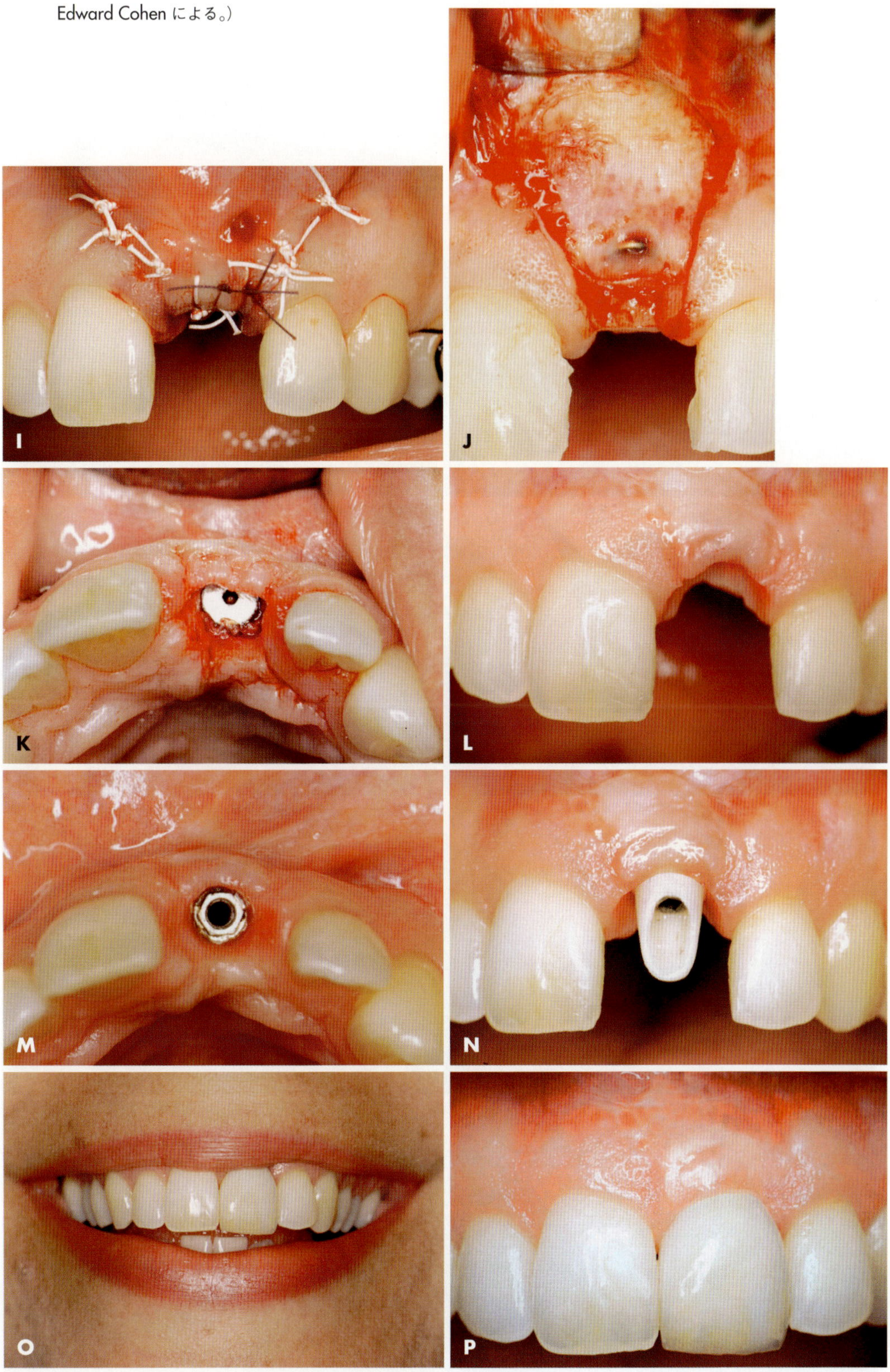

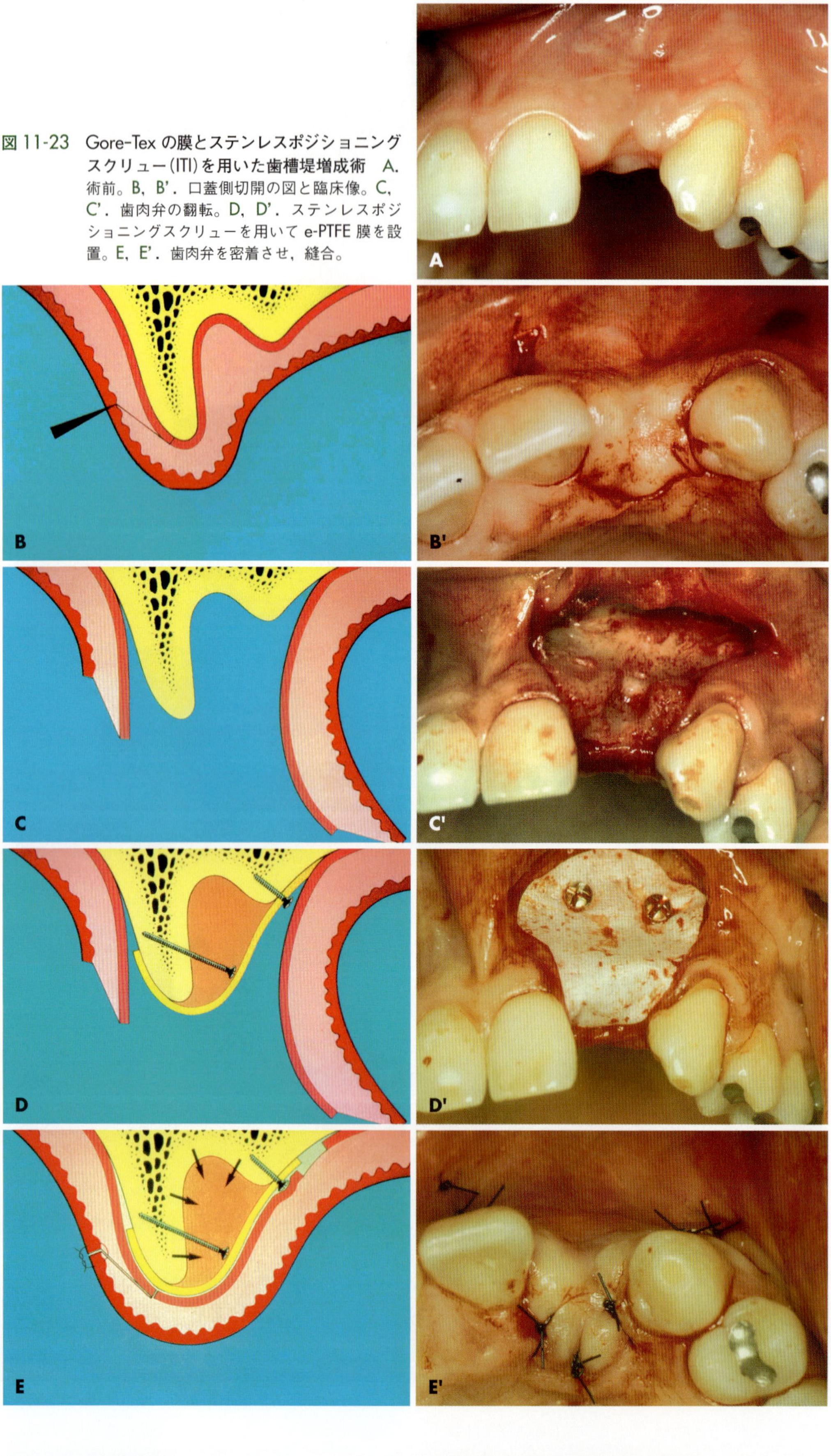

210　第Ⅰ部　基　礎　③骨の外科手術

図11-23 Gore-Texの膜とステンレスポジショニングスクリュー(ITI)を用いた歯槽堤増成術　A. 術前。B, B'. 口蓋側切開の図と臨床像。C, C'. 歯肉弁の翻転。D, D'. ステンレスポジショニングスクリューを用いてe-PTFE膜を設置。E, E'. 歯肉弁を密着させ，縫合。

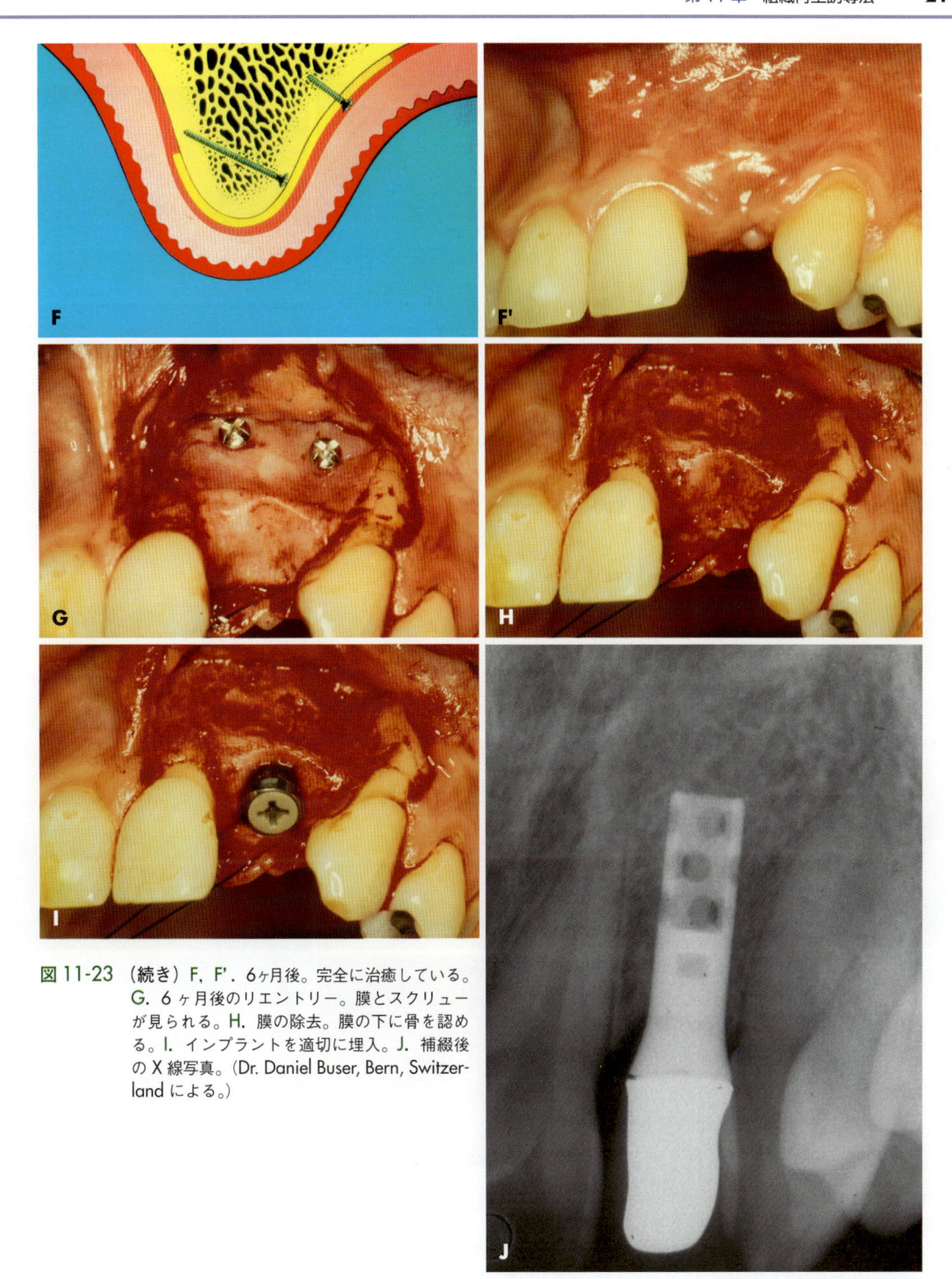

第 11 章 組織再生誘導法　　**211**

図 11-23（続き）**F, F'.** 6ヶ月後。完全に治癒している。**G.** 6ヶ月後のリエントリー。膜とスクリューが見られる。**H.** 膜の除去。膜の下に骨を認める。**I.** インプラントを適切に埋入。**J.** 補綴後のX線写真。(Dr. Daniel Buser, Bern, Switzerlandによる。)

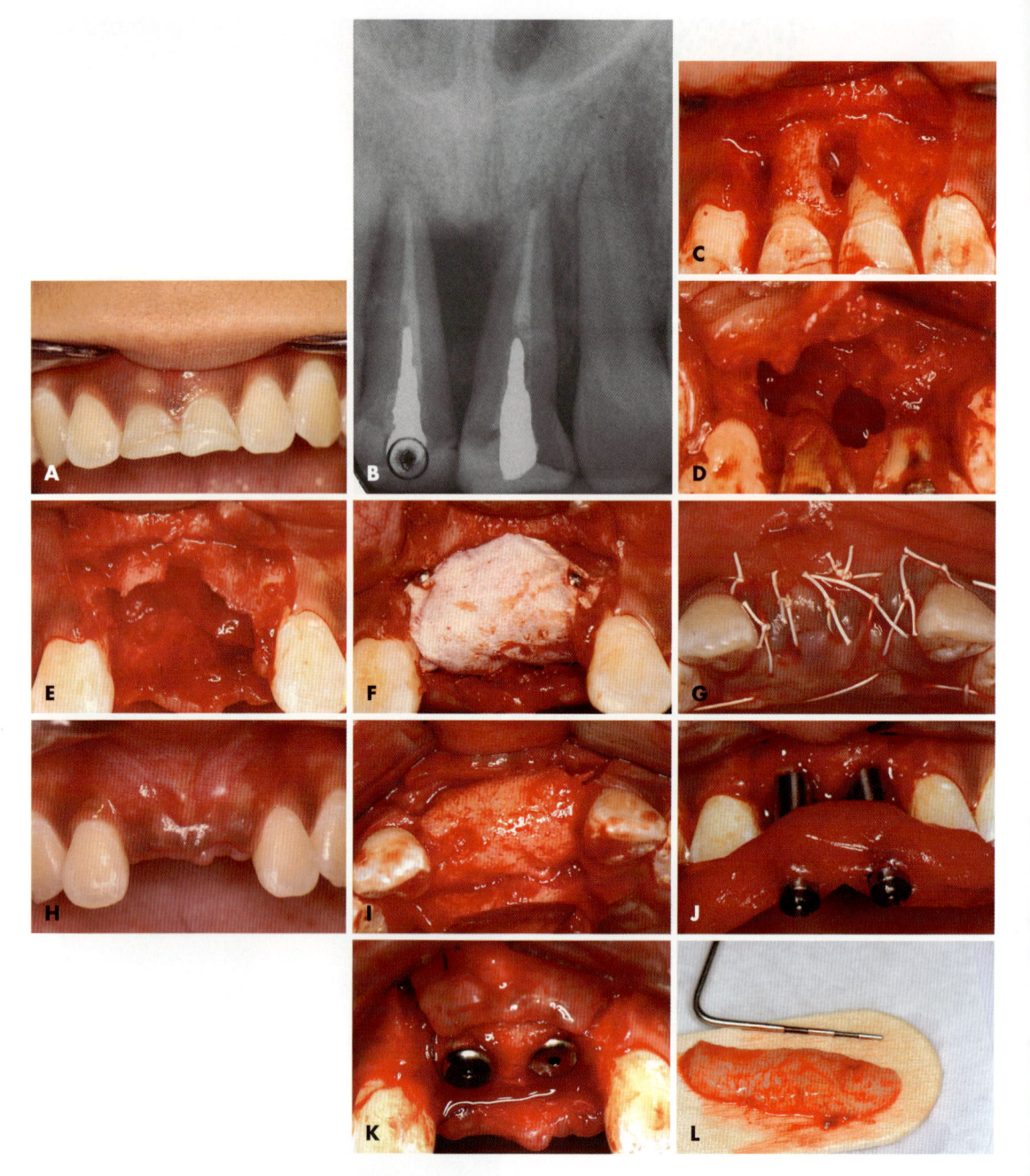

図11-24 A, B. 術前の臨床写真とX線写真。C, D. 唇側と口蓋側面観。歯の周囲に骨欠損が見られる。E. 抜歯後の広範囲に及ぶ歯槽堤の欠損が見られる。F. DFDBA を填塞し、G-TAM(e-PTFE)膜をスクリューで固定した。G. 歯肉弁を e-PTFE の糸で歯冠側に引き上げて縫合した。一次閉鎖が得られている。H. 6ヶ月後。垂直的に歯槽堤が増大している。I. 6ヶ月後。e-PTFE 膜を除去したところ完全に骨の再生を認めた。J. 8ヶ月後。インデックスを用いてインプラントを埋入。K. インプラント埋入終了時。L. 最終的な歯肉の増大のための結合組織の採取。

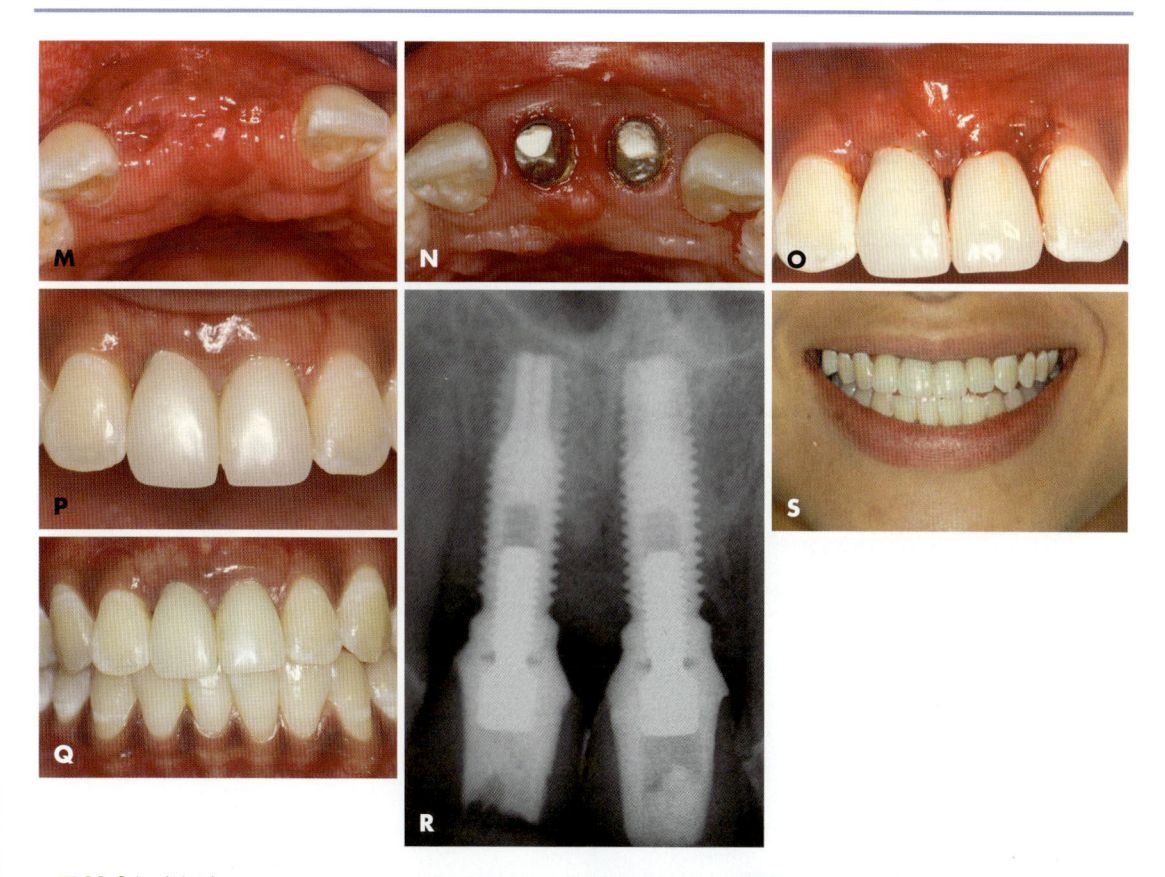

図11-24 （続き）M. 術後2週間。N. 二次手術時にカスタムアバットメントを装着。理想的な頬側のカントゥアが得られた。O. 歯間乳頭を作るためプロビジョナルレストレーションを装着した。P. 6週間後。乳頭の成熟が見られる。Q. 3ヶ月後。Oと比較して乳頭が成熟している。R. 最終的なX線写真。S. 最終補綴物の装着。（Dr. Scott Kesselによる。Practical Periodontics and Aesthetic Dentistry 2005より引用。）

効果があることを示した。ヒトにおける組織学的な再生（骨，セメント質，歯根膜）はHeijl（1997）やYuknaとMellonig（2000）らによって確認されている。下顎分岐部Ⅱ度の再生療法に関する最近の研究では，Jepsenら（2003）は，水平的なクリニカルアタッチメントレベルを有意に改善する点でEMDは組織再生誘導法（GTR法）と同等であることを示した。Flancettiら（2005）は12ヶ月後のメタ分析で，特に6mm以上の欠損においてEMDは有意な骨添加を示したと報告した。Rasperiniら（2005）はEMDで得られた結果が術後7年は安定していることを示した。

Giannobileら（2003）は，文献のメタ分析と歯周組織の再生に関するアメリカ歯周病学会のポジションペーパー（2005）の中で，「EMDは天然歯に再生を起こさせる可能性を持ち，また再生療法による治療結果を向上させる新しい方法である」と述べている。骨縁下欠損における治療結果はその他の再生療法で得られるものと類似しており，オープンフラップデブライドメントで得られる結果よりも遥かに優れている。

HedenとWennstrom（2006）は，垂直性骨欠損に対してEMDを用いた再生療法の効果について長期（5年）にわたる研究をし，クリニカルアタッチメントレベルの獲得（5.4mm，$p<0.001$）とポケットの減少（5.2mm，$p<0.001$）は安定していたことを示した。

注意：EMDは非自家性の材料の中で真の組織学的な再生を示すものの1つである。その他はDFDBAとBio-Oss®のみである。

治療術式

1．粘膜骨膜弁の剥離（図11-26A）。
　a．歯肉溝内切開（図11-26B）。
　b．最大限に組織を保存。
2．骨欠損内の肉芽組織の除去（図11-26C）。
3．根面の注意深いスケーリング・ルートプレーニング（図11-26D）。
4．中性の24％EDTA（Straumann®）を2分使用した根面の生体力学的脱灰（図11-26E）。

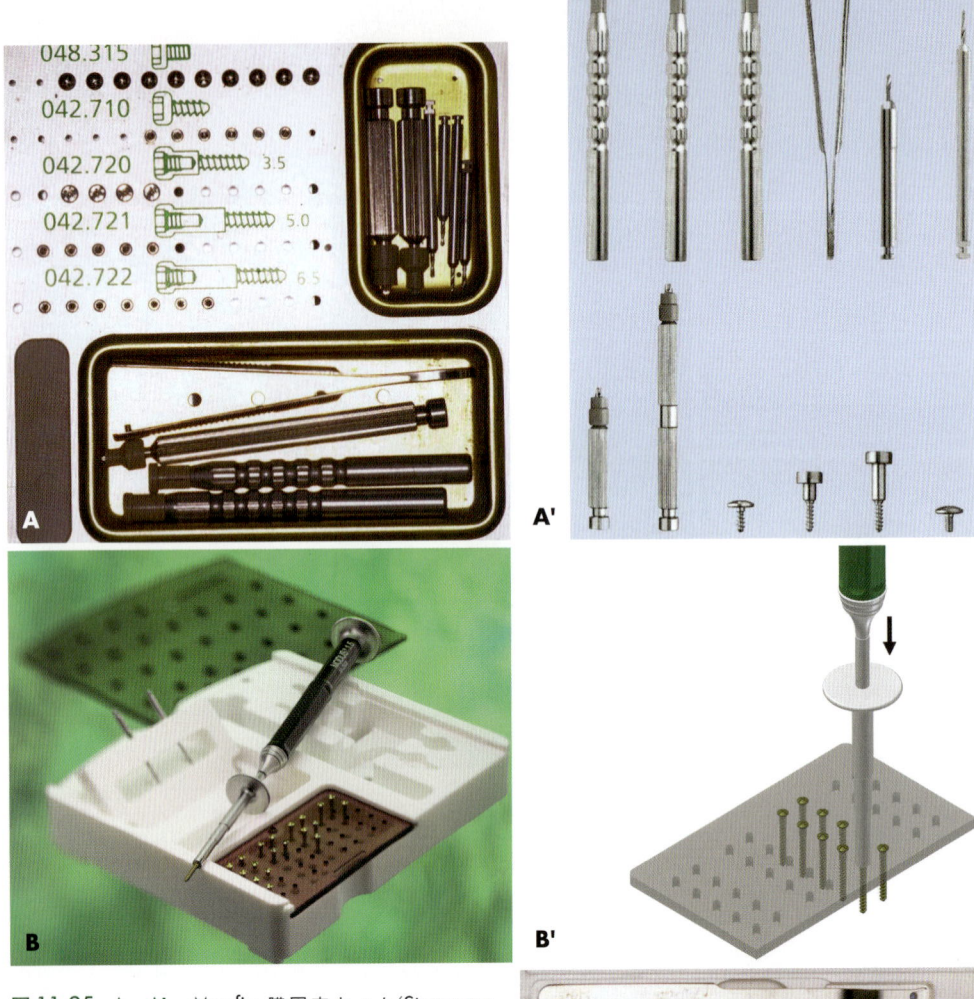

214　第Ⅰ部　基　礎　③骨の外科手術

図 11-25　A，A'．Memfix 膜固定キット（Straumann, USA）。B，B'．骨ブロック固定キット（Straumann, USA）。C．Bio-Tack 吸収性膜キット（Implant Innovations, Florida）。

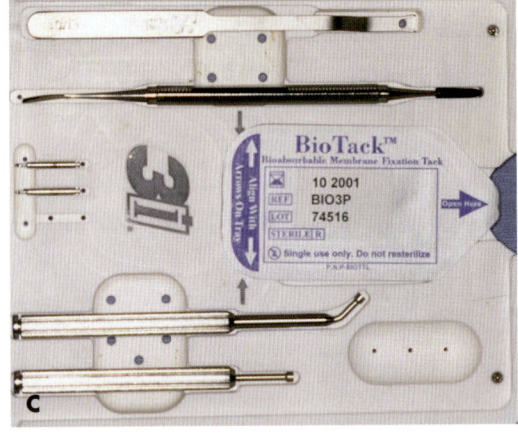

注意：EDTA が周囲の組織を傷害することはなく，コラーゲン基質を変成させることもない。

5．根面処理剤（EDTA）を除去するために，手術部位を生理食塩水で洗浄する。
6．止血：欠損内部の出血を完全にコントロールすることは，根面の再汚染を防ぐために重要である。止血は以下のようにして得られる。
　a．完全な肉芽の除去。
　b．欠損部に生理食塩水で湿らせたガーゼを置く。

注意：EMD ゲルは，エナメルマトリックスタンパク質を

第 11 章 組織再生誘導法 **215**

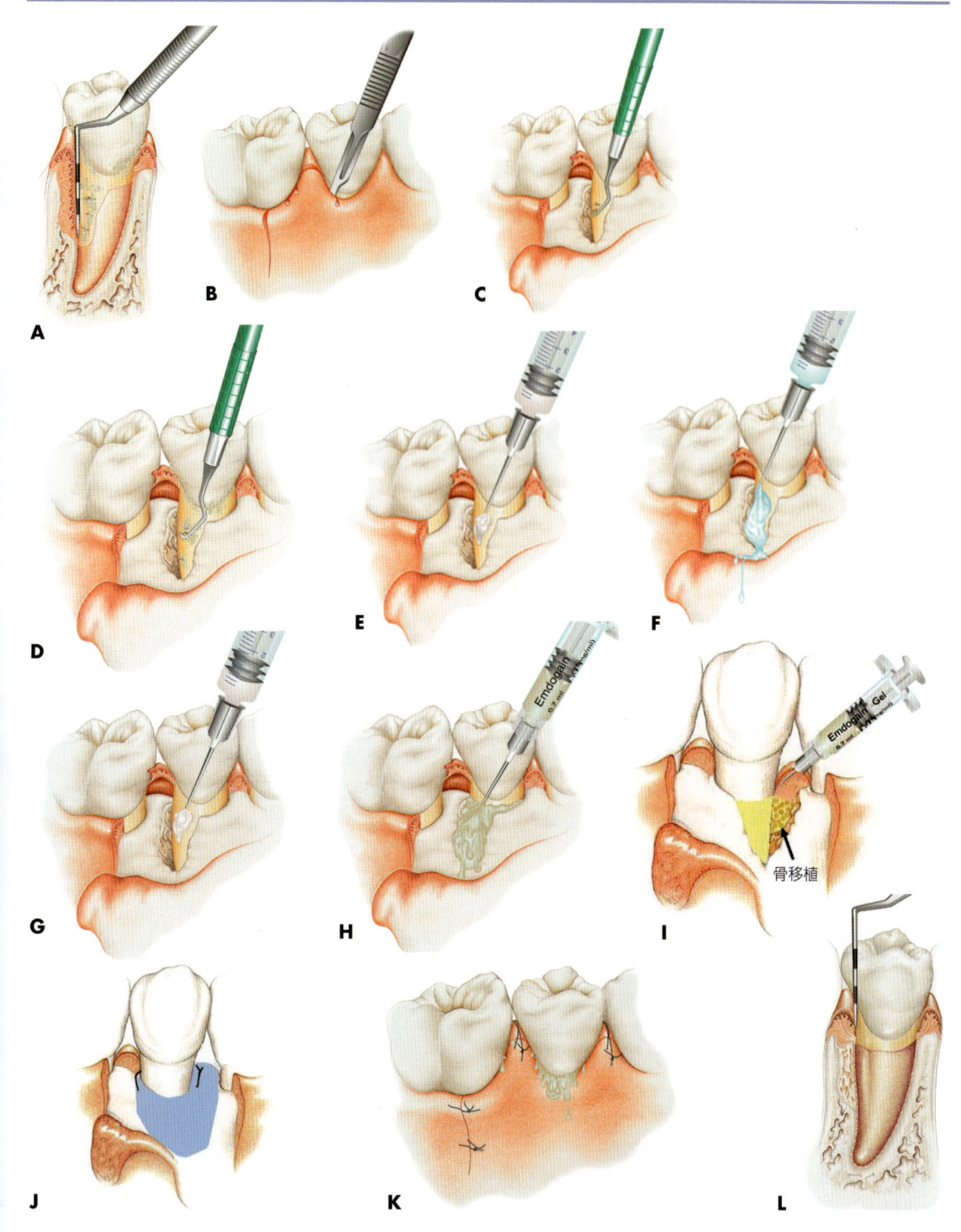

骨移植

図 11-26 エムドゲイン（Emdgain®）を用いた骨縁下欠損の治療 **A.** 術前の骨縁下欠損の状態。**B.** 歯肉溝切開。**C.** 粘膜骨膜弁を開き，欠損部の掻爬を行う。**D.** スケーリングとルートプレーニングを行う。**E，G．** EDTA（24％）を根面に塗布する。**F．** EDTA を水洗する **H．** EMD を塗布完了。**I．** 骨移植材を用いる場合は EMD と混ぜて，最初に根面に塗布した後填塞する。**J．** 膜を用いる場合，欠損部を満たした後，膜の設置をする。**K．** 縫合。**L．** 欠損部の再生。（Straumann, USA の許可を得て引用。）

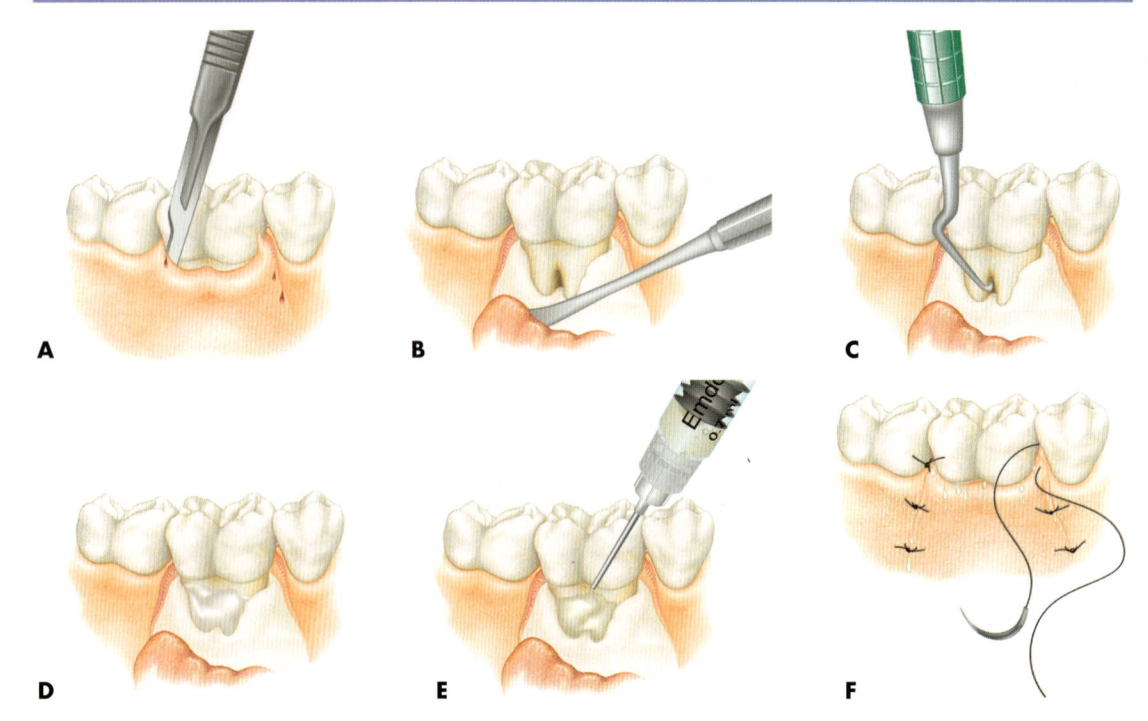

図11-27 エムドゲインを用いた下顎大臼歯部の根分岐部治療　**A.** 歯周組織を最大限保存するため歯肉溝切開を行う。**B.** 粘膜骨膜全層弁を剥離する。**C.** 分岐部を掻爬し、スケーリング、ルートプレーニングを行う。**D.** EDTA処理後、EMDを塗布する。**E.** 塗布終了。**F.** 歯肉弁を戻し縫合する。（Straumann, USAの許可を得て引用。）

根面に沈着させるとともに，根面の水分を吸収することができる。

　　c．血管収縮剤を含む局所麻酔は，過度の出血を伴う場合にのみ使用する。
7．EMDの塗布（図11-26G, H）。EMDはシリンジを用いて欠損の最も根尖側から露出根面に塗布する。すべての根面にEMDが塗布されるよう注意する。

十分な濃度のEMDを根面に確実に結合させるために，縫合をあらかじめ行っている場合は結ばずにしておく。これにより即時のフラップの閉鎖を可能にし，EMDを安定させることができる。

注意：EMDはバリアーあるいはスペースメインテナンスの材料として作用しない。従って，根面を確実に覆うことがマトリックスタンパク質を沈着させる上で重要である。

8．皮質骨穿孔（decortification）あるいは骨髄腔穿孔（intramarrow penetration）は必要に応じてEMDの塗布後に行う。

注意：移植材あるいは膜を併用する場合は，最初にEMDを用いた後でこれらを用いる。移植材を用いる前に，EMDと混ぜ合わせることも可能である（図11-26I, J）。

9．歯肉弁を元の位置に戻し，モノフィラメントの非吸収性縫合糸を用いて一次閉鎖を行う。骨整形あるいは歯肉形成は，良好な歯肉弁の閉鎖を得るために行う場合がある（図11-26K, L）。

注意：創傷の安定は歯肉弁の固定に左右される。

10．咬合調整あるいは連結は，過度の動揺がある場合に推奨される。
11．術後管理として
　　a．グルクロン酸クロルヘキシジン（0.12％）による含嗽
　　b．ドキシサイクリン100 mgを10～21日間服用（Mellonig 1999）
が推奨される。
　　臨床術式は図11-27から11-30に示す。

第 11 章　組織再生誘導法　**217**

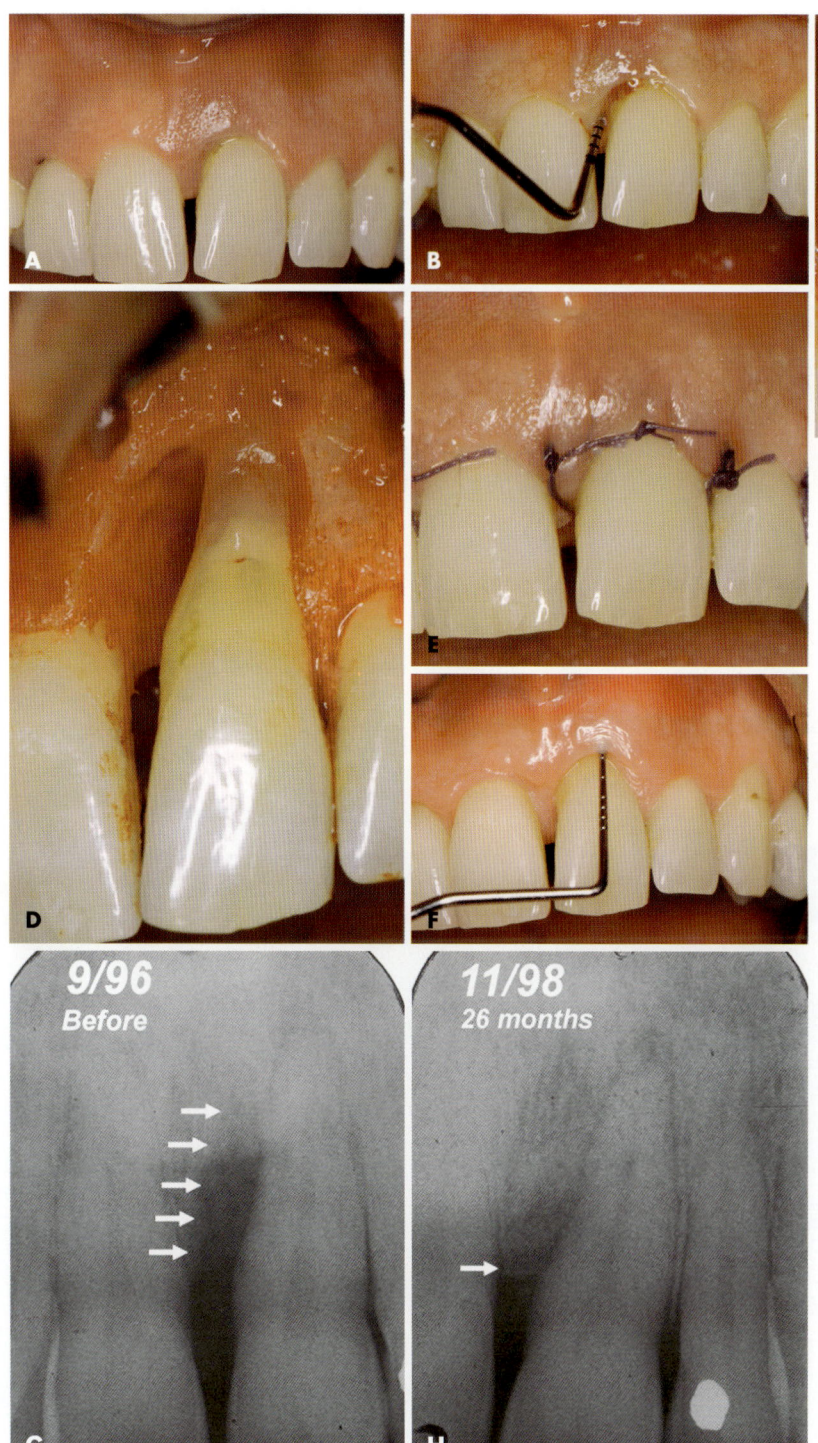

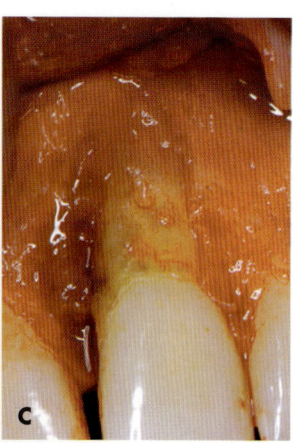

図11-28 **A.** 術前。**B.** 初診時のプロービングでは排膿を伴った深いポケットが見られる。**C.** 歯肉弁を剝離すると根面に歯石を認める。**D.** スケーリング、ルートプレーニング、欠損部の搔爬を行った。**E.** エムドゲインを塗布後、歯肉弁を戻し縫合した。**F.** 10ヶ月後。プロービングは正常値の範囲で、歯肉の良好な治癒が見られる。**G.** 術前のX線写真。欠損部の外形が明らかである。**H.** 26ヶ月後。完全な骨再生が認められる。

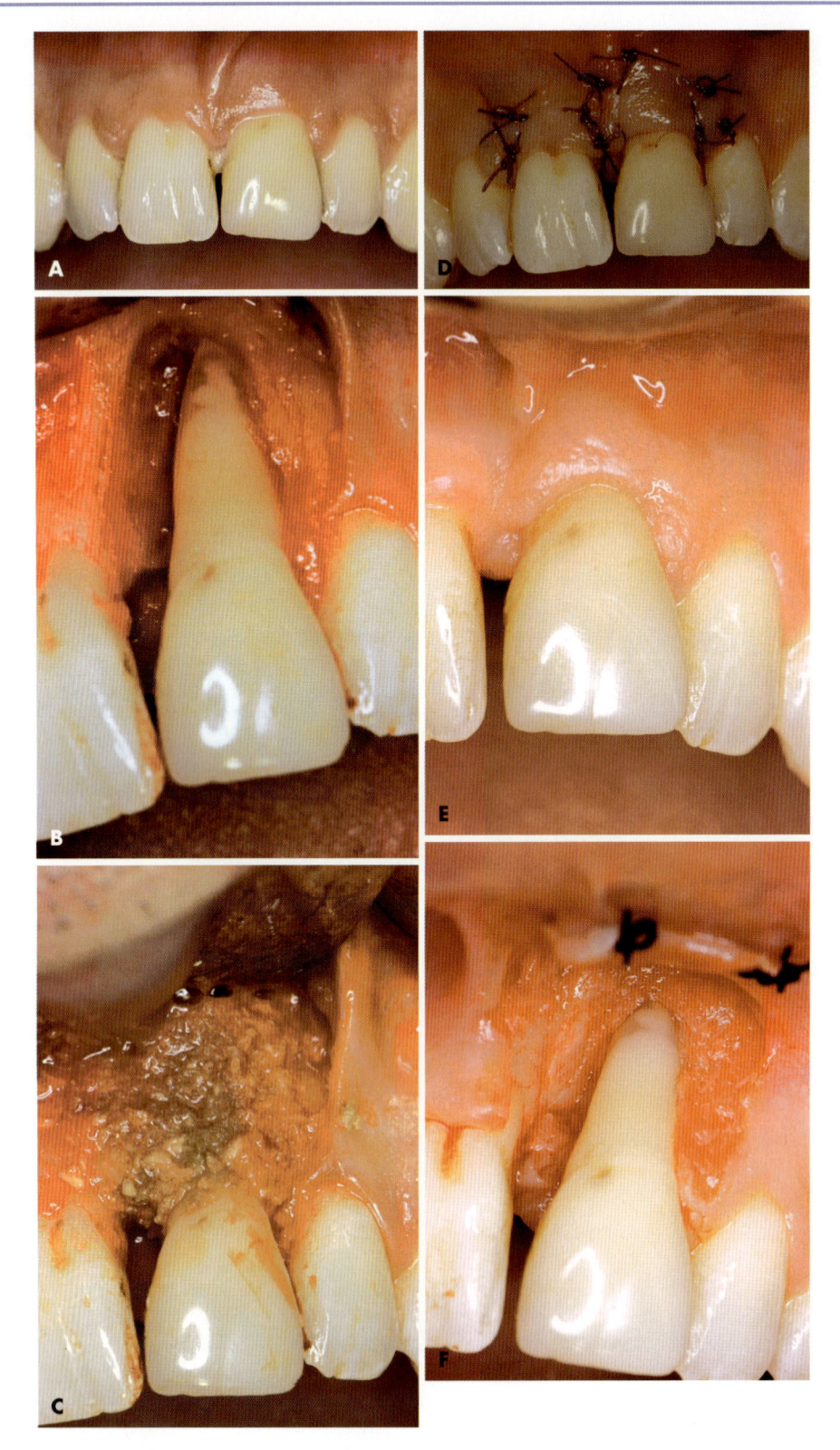

図11-29 A. 術前。B. スケーリング，ルートプレーニング，EDTA 処理を行った。C. EMD 塗布後，DFDBA と EMD を混和して填塞した。D. 縫合時。E. 1年後。F. 1年後のリエントリー。欠損は回復したが，スペース維持をしていなかったため唇側の再生はできなかった。

第 11 章　組織再生誘導法　**219**

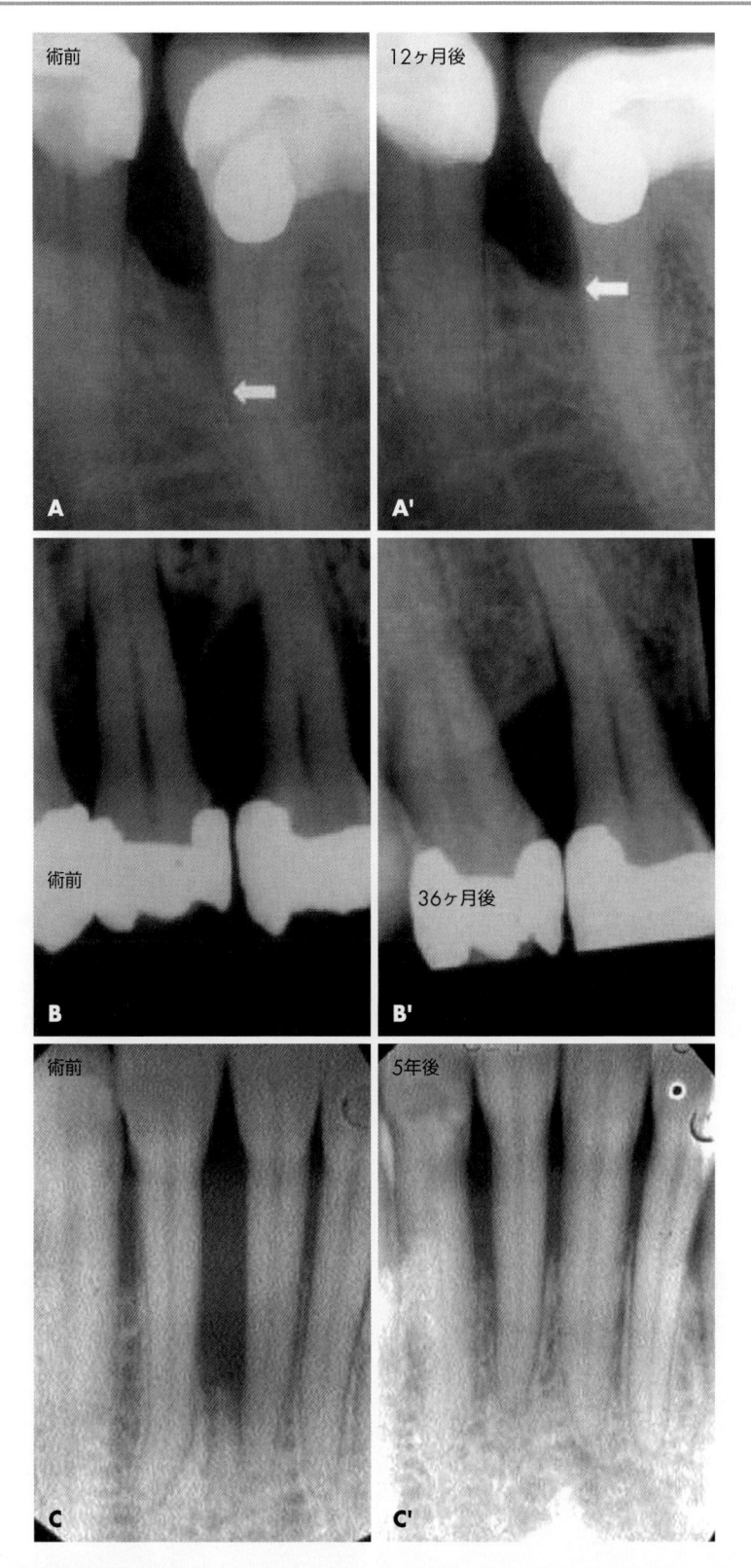

図 11-30　**術前と術後の X 線写真の比較**　A, A'．大臼歯部の術前と術後 12 ヶ月。(Dr. David Yu, San Antonio, TX による)　B, B'．小臼歯部の術前と術後 36 ヶ月。(Dr. Gunner Henden, Karlstadt, Sweden による)　C, C'．下顎切歯部の術前と術後 5 年。(Dr. Gunner Henden, Karlstadt, Sweden による。すべての X 線写真は Straumann, USA の許可を得て引用。)

［船越 栄次・安増 一志 訳］

第12章

根分岐部病変の処置

　多根歯は，歯周病専門医にとって独特の挑戦意欲をそそる問題を提供している。根分岐部は，歯や歯根，それらの骨の構築の大ささや形と，歯周組織の病変のさまざまな性質や型との間に密接な相関関係があるため，いつも新しい症状がみられ，日常的な歯周治療ではその対応に限界があり，一般的に，それぞれの症状に特別の治療法が要求される。Waerhaug(1980)は，治療に成功するチャンスは早期発見と早期治療にあることを示した。

診　断

　第三大臼歯を数えないにしても，口腔には潜在的な根分岐部の病変が24ヶ所ある。つまり診断は，X線写真と臨床的プロービングによって行うのが最善の方法である。X線写真単独の所見は信頼できない。たいていは，No. 23のエキスプローラー，Nabers No. 1またはNo. 2の弯曲したプローブを使って，根分岐部の病変をプロービングし，臨床的にしっかりと探査すべきである(図12-1)。

　診断をより困難にするのは，この部分の解剖学的因子である。下顎大臼歯の歯根幹の舌側面は頬側面より長い。また第二大臼歯の歯根幹の舌側面は，第一大臼歯のそれよりも大きい(図12-2A, B)。上顎大臼歯がまた問題で，近心側根分岐部は，遠心側(分岐部)と向かい合っているが，近心側の位置はこの歯の口蓋舌側3分の1の位置にある(図12-2C)。したがって，近心側根分岐部は，口蓋からしか治療できない。遠心側根分岐部は，近心側より高いので(図12-2D)，近心側と比べてずっと病変が起きやすい。

解剖学的な根分岐部用語

　Carnevaleら(2003)は，以下のように根分岐部の学術用語を記した。
　歯根複合体：根尖部からセメント・エナメル境(CEJ)は2つに分けられる：根幹部と歯根部(図12-3)
　根幹部：CEJから根分岐部まで
　歯根部：根分岐部より下部の歯根
　根分岐部：歯根間部位
　根分岐部天蓋部：根分岐部の天井部(図12-3B)
　根分岐部の入り口：根幹部と歯根部の間の結合点(図12-3B)
　歯根の分岐度：歯根間分岐の角度(図12-3C)
　歯根の分岐幅：歯根間の距離(図12-3C)
　歯根の分岐係数：歯根幹複合体に対する歯根の長さ

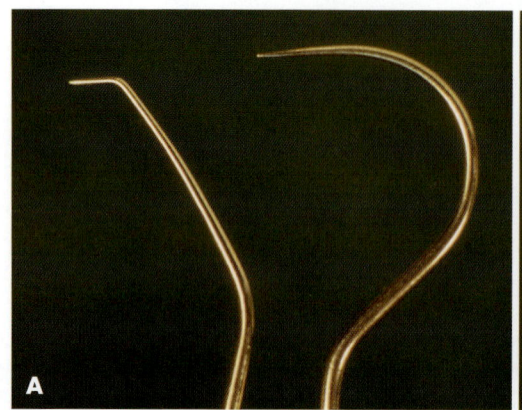

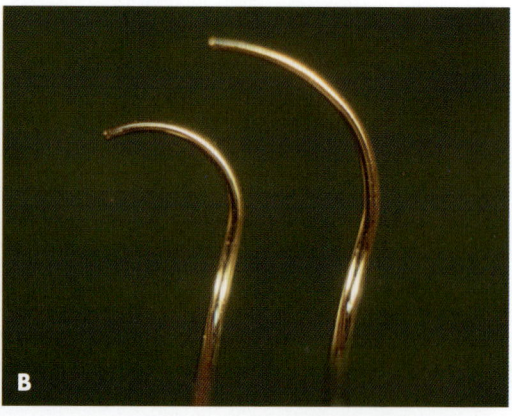

図12-1　根分岐部用の器具　A. No. 23 エキスプローラー。B. Nabers No. 1とNo. 2の曲がったプローブ。

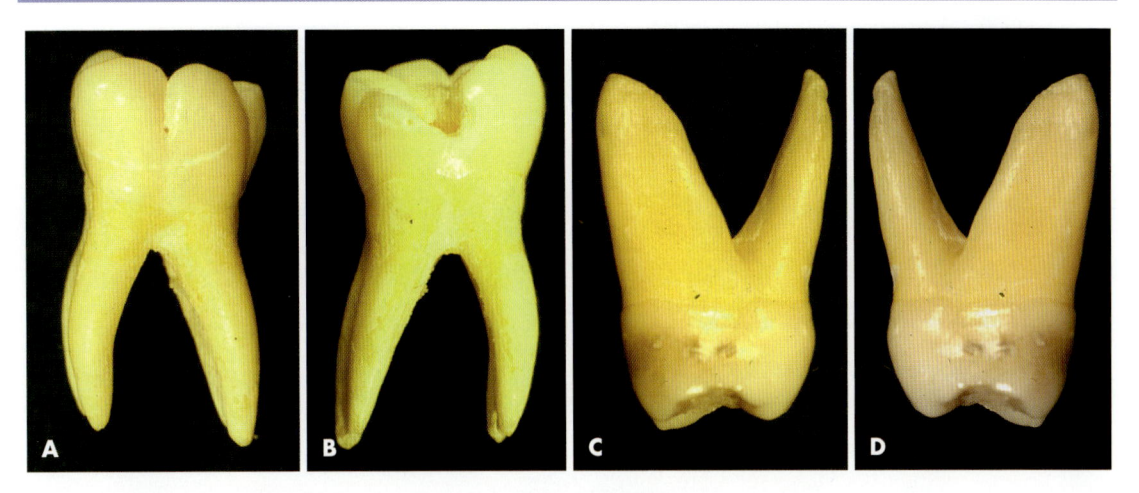

図 12-2 **上顎および下顎の大臼歯** A と B．下顎大臼歯の頬側・舌側面観。根分岐部は頬側面のほうが舌側面より長いことを示している。C と D，上顎大臼歯の近心・遠心面観（訳注：小臼歯の誤りか）。近心側根分岐部は口蓋根と近心側根に対して幅が広いことを示している。近遠心側の歯根の長さと口蓋根の長さが同じことに注意。

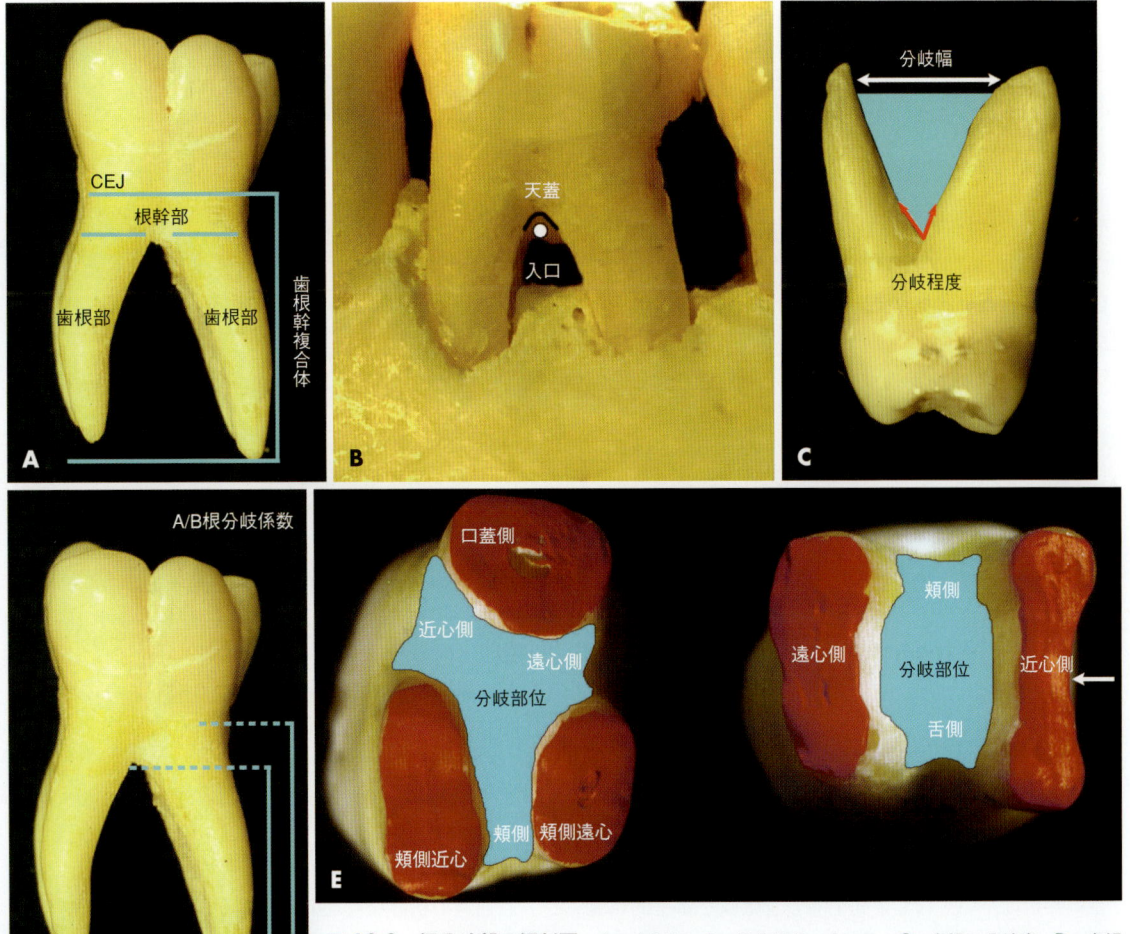

図 12-3 **根分岐部の解剖図** A．歯根部，B．根分岐部の入り口，C．歯根の分岐度，D．歯根の分岐係数．A/B．E．根分岐部内部の解剖図，下顎大臼歯の近心根に注意。矢印は補綴修復を困難にさせる凹面を記す。

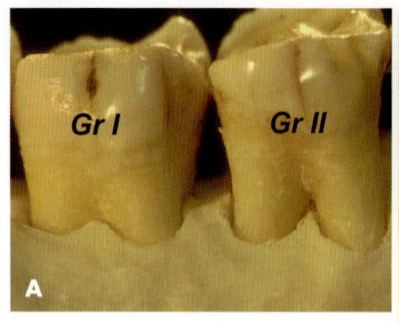

図 12-4 Glickman の根分岐部病変の分類　A. 第Ⅰ級と第Ⅱ級の根分岐部病変。B. 第Ⅲ級の根分岐部病変。C. 第Ⅳ級の根分岐部病変。

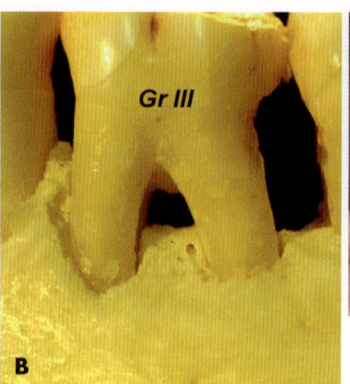

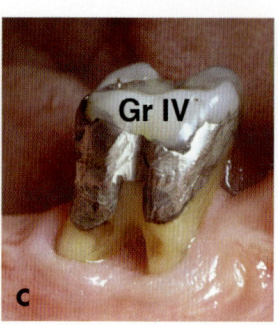

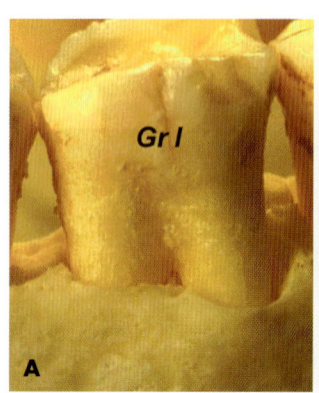

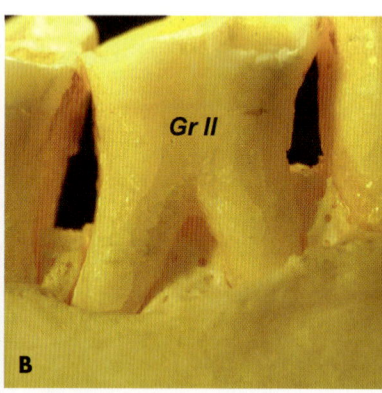

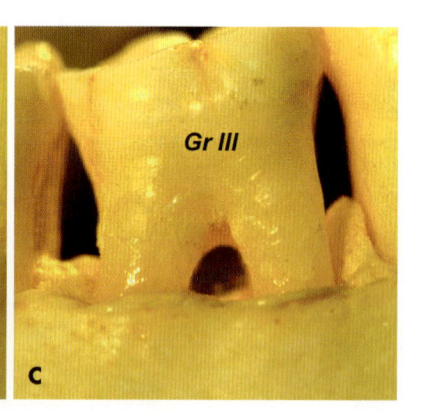

図 12-5 Lindhe の根分岐部病変の分類　A. Ⅰ度の根分岐部病変。B. Ⅱ度の根分岐部病変。C. Ⅲ度の根分岐部病変。

(図 12-3D)

理想的な歯根切除術には以下の条件が望ましい。

1．短い歯根幹
2．分岐した歯根
3．長く円錐形の歯根
4．歯冠と歯根比が良好な歯
5．最小限の垂直性骨吸収

分　類

　Newell(1981, 1984)は、彼の文献の中で、症例の分類については、Glickman(1958)、Hampら(1975)、Lindhe(1983)が広く利用されていると述べている。上述の分類は、いずれも根間中隔の骨吸収を水平的に見る方式である。これらの分類に対して、Newell は Tarnow と Fletcher(1984)の分類法も加えている。これは、根分岐部の頂点から垂直的に骨吸収を測定する補助的分類法である。

1．Glickman(1958)：水平的分類

　第Ⅰ級：根分岐部骨面溝に初期の病変。骨縁上にポケット。根間中隔には骨吸収なし(図 12-4A)

　第Ⅱ級：根間中隔にいくつかの病変。通過状態の骨吸収の可能性なし(図 12-4A 参照)

　第Ⅲ級：根間中隔に通過状態の骨吸収あり(図 12-4B)

　第Ⅳ級：根間中隔に通過状態の骨吸収あり。歯肉退縮による根分岐部の完全な露出(図 12-4C)

2．Lindhe(1983)：水平的分類

　Ⅰ度(初期)：根間中隔の骨吸収が 1/3 またはそれ以下(図 12-5A)

　Ⅱ度(部分期)：根間中隔の骨吸収が 1/3 以上。しかし通過の状態なし(図 12-5B)

　Ⅲ度(全休期)：通過状態の根間中隔の骨吸収あり(図 12-5C)

3．Tarnow と Fletcher(1984)：垂直的分類

　A 級：根間中隔の単位性骨吸収が 1～3 mm

第12章 根分岐部病変の処置 223

表12.1 根分岐部病変の分類と処置

Glickman(1958年)による		第Ⅰ級	第Ⅱ級	第Ⅲ級または第Ⅳ級
Lindhe(1983年)による	—	Ⅰ度	Ⅱ度	Ⅲ度
Tarnow(1984年)による	—	A, BまたはC級	A, BまたはC級	A, BまたはC級
処置	スケーリングとルートプレーニング 歯肉切除術 歯冠形態修正術	歯冠形態修正術[*1] 歯槽骨整形術[*1,2]	歯冠形態修正術[*1] 歯槽骨整形術[*1,2] 移植術 GTR[*3] フラップ手術とCa トンネル形成術 歯根切除術	歯根切除術 トンネル形成術 GTR[*3]

[*1] 併用される場合は根分岐部形態修正術と称する
[*2] 歯槽骨整形術は, ここでは歯槽骨整形術, 歯槽骨切除術の両者を意味する
[*3] 組織再生誘導法

B級：根間中隔の垂直性骨吸収が4〜6mm
C級：根間中隔の垂直性骨吸収が7mm超える

明確さという点で, 著者はLindheの分類(Ⅰ, Ⅱ, Ⅲ度)を本書のこれからの部分で使用する。ただし, 注釈つきの場合はその限りではない。

処　置

処置は, 一般的には根分岐部病変の性質と程度に基づいて行われる。したがって, 処置を論ずる場合に, どの分類によっているかを理解することが大切である。主な分類法と, 一般に受け入れられている類型的な処置法については, 表12.1に略述した。これは単に線引きとして使うべきで, 実際に処置の選択には, 次の項目を考慮すべきである。

1. 歯根の大きさ, 形, 分岐部の数
2. 歯冠の大きさ
3. 歯根幹の長さ(セメント・エナメル境から根分岐部まで)
4. 歯冠と歯根の比
5. 支持骨の残存量

スケーリングと掻爬, 歯肉切除術, 歯冠形態修正術（オドントプラスティ）

これらの療法は, 初期の病変, すなわち根間中隔の骨に何らの病変も認められず(Glickmanの第Ⅰ級), 骨縁上にポケットがある場合のものである。したがって処置はポケットの除去と歯肉切除術に限定されるが, ある場合には歯の構造の新形態, すなわち「歯冠形態修正術（odontoplasty）」(Goldman 1958)を行い, 根分岐部の狭い入り口を広げる必要があるかもしれない。

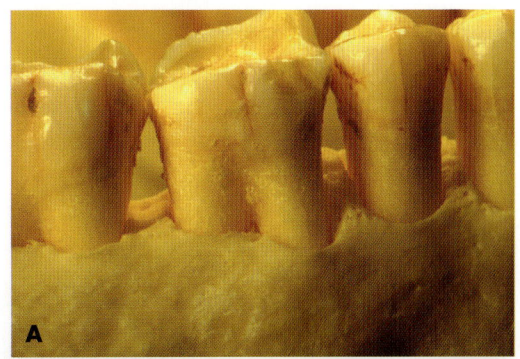

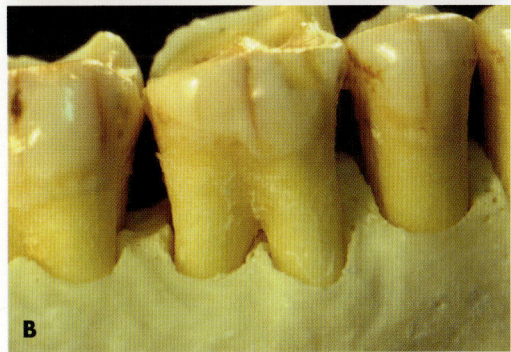

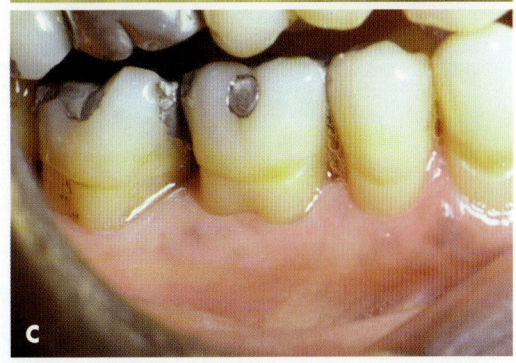

図12-6　Ⅰ度の根分岐部病変(Lindhe)　A. 術前。B. 歯冠形態修正術と歯槽骨切除術が終了。C. 治癒した臨床所見。根分岐部組織に注意。

根分岐部形態修正術―歯冠形態修正術（オドントプラスティ）と歯槽骨整形術（オステオプラスティ）

　Hampら（1975）によると，「根分岐部形態修正術」とは，粘膜骨膜弁を持ち上げて根分岐部に治療の手が届くようにし，次にスケーリングとルートプレーニングを組み合わせた歯槽骨整形術（osteoplasty）を行い，また歯冠形態修正術によって局所刺激因子を除去し，根分岐部を開放して，この部分を清潔に維持管理することだと述べた。その結果は，堅固なよく形づくられた歯間乳頭歯肉が，根間中隔部を覆っていなければならない。この処置は，第Ⅰ度と初期の第Ⅱ度の病変に適用される（図12-6, 12-7）。

　歯冠形態修正術はよく考えて施術すべきである。なぜなら，結果として象牙質知覚過敏症や，歯髄への病変を引き起こす可能性があるからである。歯槽骨整形術や歯槽骨切除術についても同様に，これ以上の付着組織の喪失を最小にとどめるよう，慎重に行うべきである。

移　植

　根分岐部はこの領域の欠損，その欠損壁が歯の構造から最初につくられるということで特徴づけられている。それにこの部分は移植材を保持する力はあるが，この移植材を維持する血管がほとんど，またはまったくない。この理由で，移植材を使用した成功例は，根分岐部の病変では限定されている（Sepe et al. 1978；Saunders et al. 1983）。移植材は根分岐部の破壊が部分的（Ⅰ度またはⅡ度）な場合か，深い垂直性欠損で歯根内部に骨が多少残っている場合に適用できる（Browers et al. 2003）。（第11章に詳細を記す。）

トンネル形成術

　トンネル形成術は根分岐部の外科的な露出法であり，切開手術が不可能な，症状の重症なⅡ度と，Ⅲ度の病変に適用される（図12-8）。この手術には歯根が長く，分岐していることが必要で，通常は下顎の大臼歯に適用される。しかし，根分岐部が崩壊しているために失敗することが多い（Lindhe 1983）。

　最近，Helldenら（1989）は，149歯のトンネル形成術を10～107ヶ月の長期間，予後観察の研究を行った。

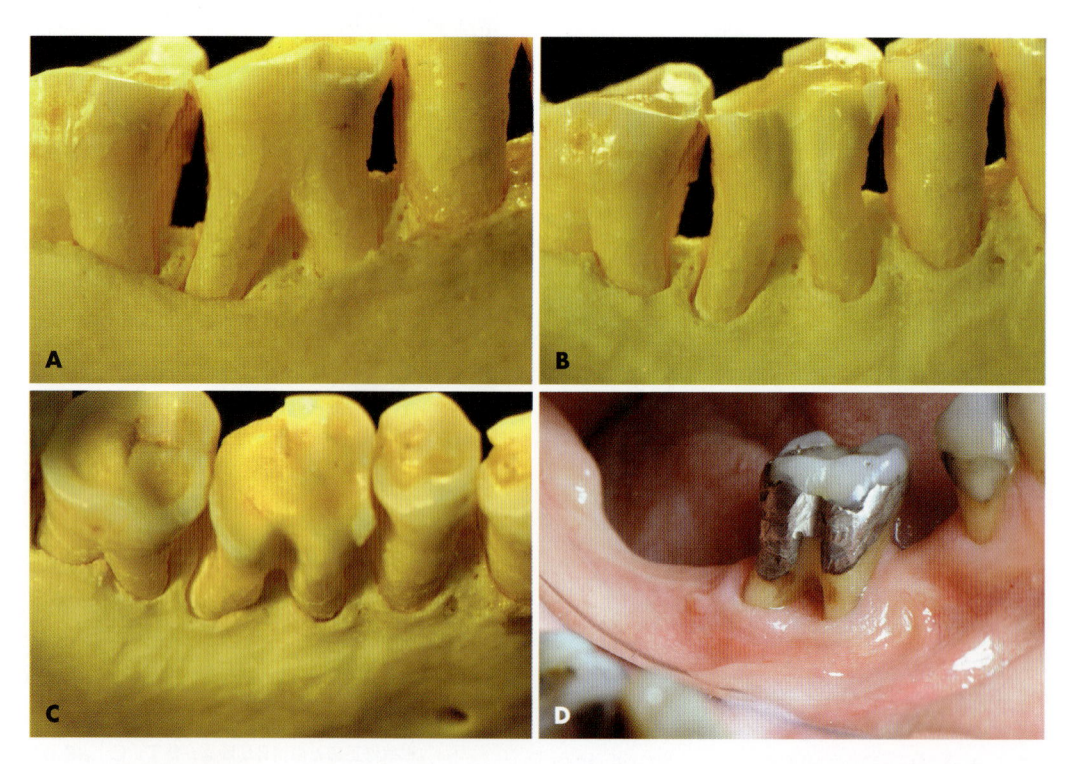

図12-7　Ⅱ度の根分岐部病変　A. 術前。B. 歯槽骨整形術と歯槽骨切除術が終了。C. 歯槽骨整形術を行った部位の咬合面観。D. 治癒した臨床所見。

第12章 根分岐部病変の処置

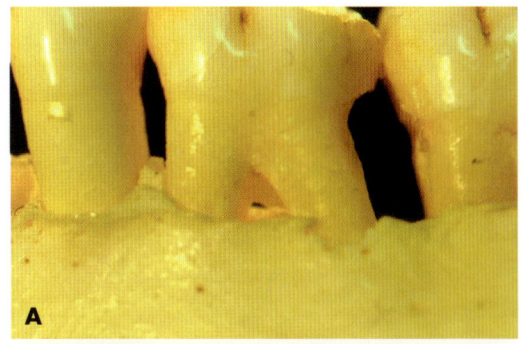

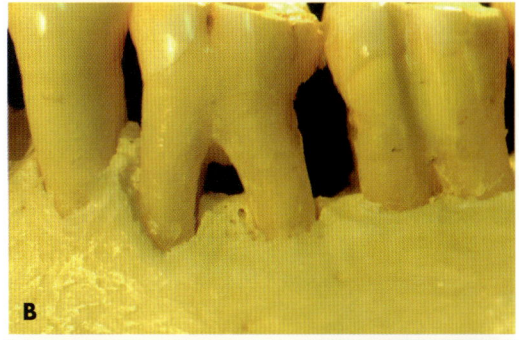

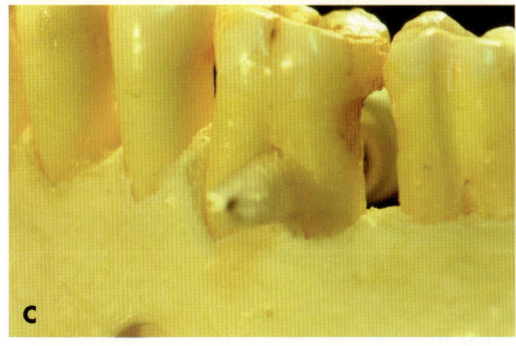

図12-8 トンネル形成術　A. Ⅲ度の根分岐部病変，術前。B. トンネル形成が終了。C. 歯間ブラシが根分岐部内へ挿入され，根分岐部内部が清掃された状態を示す。

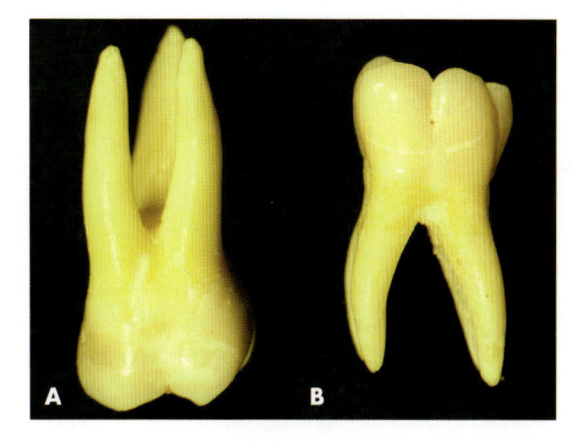

図12-9 歯根切除術―適した歯の選択　AとB. 上顎および下顎大臼歯。この手術に適した長さと分岐幅をもち，狭い歯根幹と理想的な歯冠歯根比を示している。

(平均37.5ヵ月の予後観察であった。)結果は75％がまったくう蝕に罹患せず，6.7％(10歯)が抜歯され，4％(7歯)がヘミセクション(hemisection：歯根分割抜去)され，15.4％(23歯)が初期のう蝕か，または明らかなう蝕を示していた。これは，トンネル形成術後の歯が，以前に報告された予後よりも相当良好であることを結論づけている(図12-4C，図12-5)。

歯根切除術

この手術には，多根歯の根を1本または数本除去する手術も含まれる。この手術を成功させるには，条件に合う歯を選ぶことが大切である。理想的な歯は，よく発達した長い歯根をもち適切に分岐し，歯根幹の幅が狭いものである。根分岐部には治療後もかなり多量の残存骨を残すべきであり，また残存根が適切にその歯を支持し，望ましい歯冠と根の比をもつべきである(図12-9)。

歯根切除術は予後のよい術式であり，インプラントと同じくらい(97％，インプラント1472歯)で96.7％，(大臼歯701歯)の成功率が報告されており(Fugazzatto 1992)，また骨質不良部へ埋入したインプラントよりも成功率が高かった(Engquist et al. 1991)。Carnivale(1990)は，術後5年で3.6％(488本中19本)の歯の喪失しか認められず，Ricchetti(2004)の11.5年後9.6％(169歯中19歯)とほぼ同じであった。Langer(1981)は，38％(100歯中38歯)の歯の喪失を報告している。この高い歯の喪失率は，補綴修復のポストやコアの破折によるものである(禁忌症を参照)。

臨床的用語

歯の切断には，2つの基本的な形がある。1つは歯の「歯根切断術(tooth sectioning)」で，これは個々の歯根に歯を切り分けることをいう。もう1つは「歯根切除術(root resection)」または「歯根切断術(root amputation)」で，1つまたはそれ以上の根を歯冠から切断または除去することをいう。下顎大臼歯には普通，根の除去のあるなしにかかわらずヘミセクションを用いるが，上顎大臼歯には一般に歯根切除術を用いる。

この2つの手術は，〈生活歯〉(Haskill and Stanley 1982)あるいは〈無髄歯〉に施術される。したがって，生活歯切除術が行われるのなら，仕上げの最終的に歯内療法の準備をしておくべきである。

すべての歯の切除術には，頰側と舌側(口蓋側)フラッ

プ手術を行い，歯根切断手術と歯槽骨外科手術双方のため，患部に近づきやすく，見やすくする必要がある。歯槽骨外科手術は，切断術の際は常に施術されるべきものである。

予 後

大臼歯の一部歯根切除を行った長期にわたる予後の報告がされている（Hamp et al. 1975, 1992；Langer et al. 1981；Carnevale et al. 1991；Suärdstrföm 2001）。これらの研究は，適応した歯の選択，治療および修復を行い，成功率は85～100%であった。

注意：この結果は，上顎臼歯部の骨質TypeⅢおよびTypeⅣに，より短いインプラントを埋入するより有利である。

また，上顎洞底挙上術といった複雑な外科手術の手順を省き，治療が遅れることを防ぐ。

適 応

次の項目の状態を解決するためには，根を1本またはそれ以上切除するか，抜歯が必要である。しかし抜歯はいつも望ましい処置とはいえない。特にその歯が歯列の最後方の支台となっている場合は望ましい処置ではない：
1. Ⅲ度の病変
2. 深在性Ⅱ度の病変—近心または遠心の根分岐部また上顎大臼歯
3. 根分岐部の維持が困難
4. 進行した骨欠損
5. 一根のみに重度な歯肉退縮
6. 最小量の歯間中隔骨を伴う近接した歯根（上顎第一大臼歯と上顎第二大臼歯には一般的に見られる），そのため補綴修復に必要な歯間鼓形空隙がとれない
7. 歯内療法の失敗
8. 歯内療法が不可能
9. 歯の破折
10. 広範囲な根面カリエス
11. 歯根吸収
12. 歯根穿孔
13. 1歯根または数歯根の重度な垂直性骨吸収
14. 組織再生誘導法の予後が不良と思われる（GTR分類を参照）

禁 忌

治療の成功は，失敗と同じく，一般にその対象となる歯の選択にあるが，そのため，手術前の患部の評価を重要視すべきである（図12-10）：
1. 残存根の歯冠と歯根比が不良な歯
2. 保存する歯根を支持する骨が不十分
3. 解剖学的に好ましくない形態
4. 長い歯根幹
5. 癒合した歯根
6. 歯根幹が離れている
7. 釣鐘状の歯冠
8. 残存根へ歯内療法と修復が不可能な歯
9. アクセスが困難な術部
10. 口腔清掃ができない場合
11. 残存根の形態が不良
12. 固定が不可能
13. 内部で重度の垂直性骨吸収
14. 過剰な根管充填（30%以上）
15. 生物学的幅径の獲得に適さない歯の形態
16. 過剰な動揺
17. 不適切な歯の位置
18. 補綴学的な理由
    a. 長い補綴学的距離
    b. 歯根幅が不十分（3mm以下）
    c. ポストやコアのサイズが必要

考慮すべき問題点

どの歯根を切除すべきか考えるときは，解剖的な要因も考慮に入れるべきである。上顎第一大臼歯と第二大臼歯の頬側近心歯根は，遠心側歯根より大きいが，深い凹面をもつ傾向がある。この凹面が，補綴的形成と維持管理を困難にし，穿孔や歯根破折の原因となる（Bssada 1969；Langer et al. 1981）。このことは，球状または卵状である遠心根にはあてはまらない（図12-11）。

上顎第一大臼歯は，第二大臼歯よりも歯根幹が短く，近心根分岐部は遠心部よりもさらに短く，口蓋寄りである。

注意：第一大臼歯の頬側遠心根（DB）と第二大臼歯の頬側近心根（MB）の近接により，DB根は，この部分の破壊により歯根除去になることが多い。

根分岐部病変が近心部と遠心部の両方にある場合，もし頬側根分岐部に病変があったとしても，それはそのまま放っておいて，口蓋側の根の切断を考慮すべき

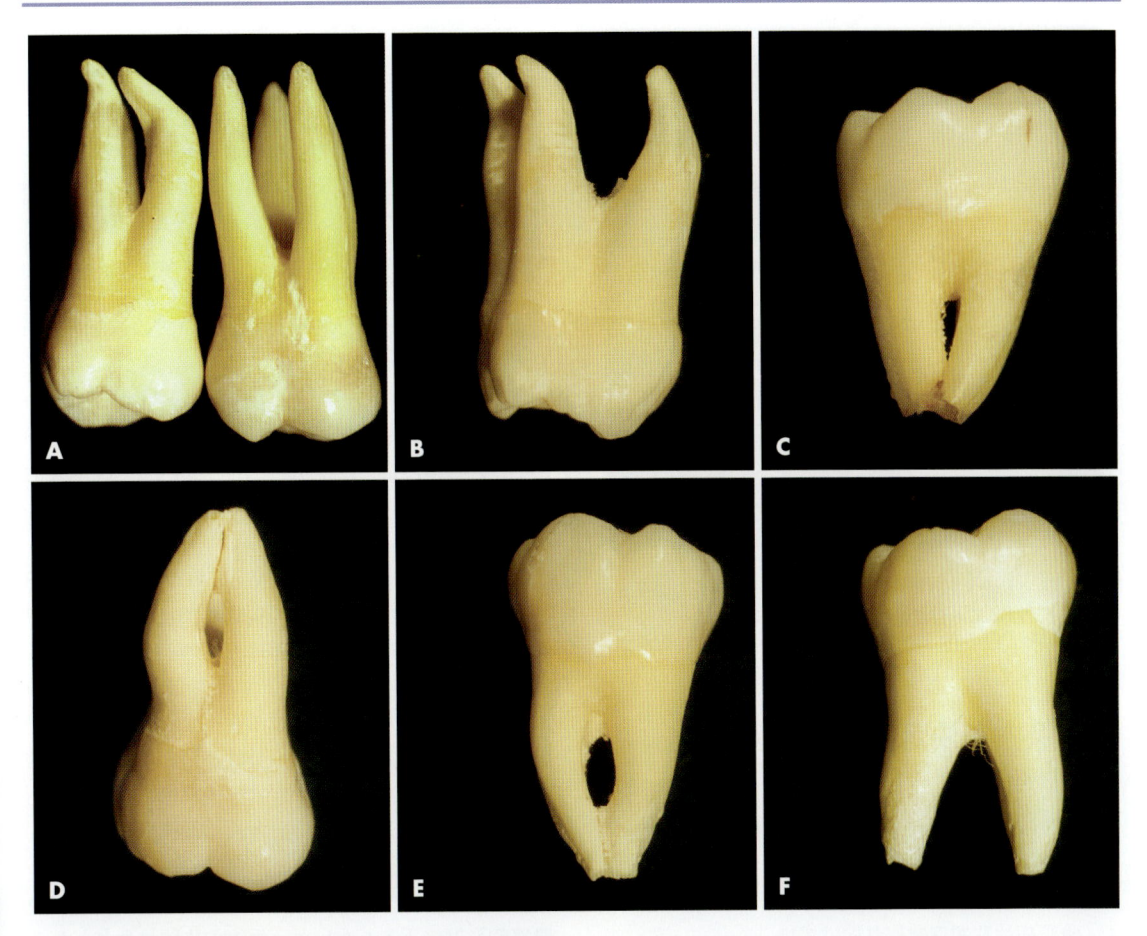

図 12-10　**歯根切除術の禁忌**　A. 右は理想的な歯冠歯根関係にある上顎大臼歯。左の大臼歯にみられる歯根幹は長すぎ，曲がっている。B. 歯根幹が長すぎる。C. 不適切な歯冠歯根比。釣鐘型の歯冠。D. 癒合した上顎頬側歯根。E. 癒合した下顎歯根。F. 短すぎる歯根。

である。その理由は，口蓋側の歯根は，望ましくない軸傾斜をもっているうえに，第一小臼歯との間に不利な補綴的相関関係をもっているからである。

　下顎大臼歯の近心根は遠心根より大きいが，根管が2つあり，深い凹面ももっている。これは，根管が1つで卵形をしている遠心根と対照的である。この遠心根は補綴的形成がより容易なので，歯内療法の失敗の機会はより少ない。遠心根の利用にはブリッジが必要であるが，近心根の場合は不要である（図 12-12）。

注意：GherとDunlap(1980)やHermanら(1983)は，歯根幹が長く歯根の短い歯はすでに支持する骨が顕著に失われていると報告している。

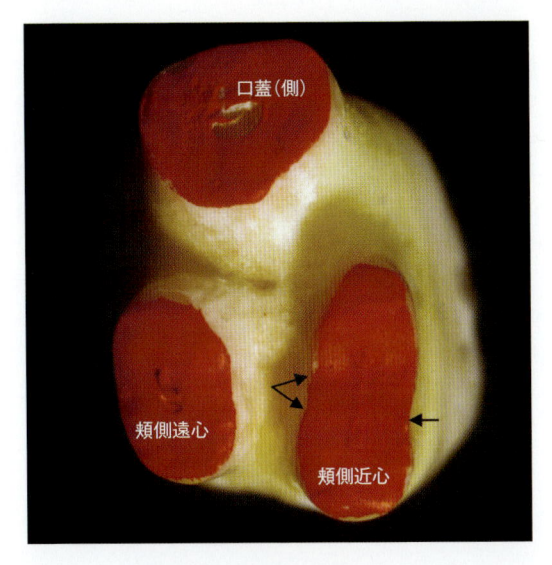

図 12-11　**上顎大臼歯の断面**　矢印は近心根に通常みられる凹面を示す。これが修復処置を困難にする。

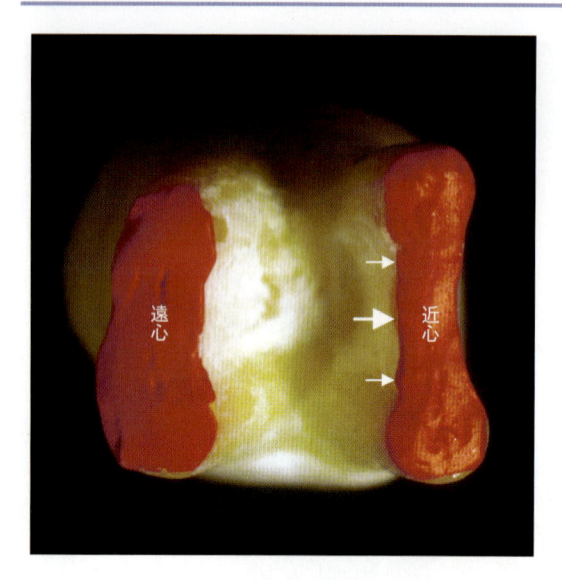

図12-12 下顎大臼歯の断面　矢印は近心根の近心凹面を示す。これが修復処置を困難にする。

歯根除去を決定する診断基準(Corranza et al. 2002)

1. 根分岐部の評価
2. 術後の維持構造ができているか
3. 著しいアタッチメントロスがあるか
4. 歯周病的問題点を取り除けているか
5. 解剖的問題点がいくつあるか
   a. 弯曲
   b. 溝
   c. 歯根の平坦さ
   d. 副根管および根管の数
6. メインテナンスを行う上で合併症がないか

下顎大臼歯部の根分岐部病変：ヘミセクション（歯根分割抜去）

患者には麻酔後，手術に先立ってプロービングをしておく。これは根分岐部病変の性質と広さ，および周囲の骨形態を調べるためのものである。粘膜骨膜弁で頬舌側に剥離する。

このとき鉛筆で，歯の上に頬側と舌側の根分岐部病変の双方から2本の直線が合流する接合面まで線を引いておくと役に立つことが多い。この線は，歯と同じ傾斜角で引かれる。特に，大臼歯が傾斜していれば，これから行う歯の切断の全体を示してくれる。

フリクショングリップのNo. 701 LエナメルシェーバーまたはテーパーのついたNo. 700のバーを使用して，歯を頬舌側方向で切断する。最初の切開は，根分岐部病変の入口で始め，鉛筆の線に沿って外へ，上へバーを引く。

この切断術は，頬側と舌側につくった溝がお互いに合流するまで続ける。根分岐部では，薄い髄床底部分はそのまま手をつけないでおく。

注意：薄い髄床底の上でハイスピードバーを，使用しないこと。残存している根分岐部骨を損傷するおそれがある。

ハンドピースに装着したNo. 4のラウンドバーをゆっくり動かして，根分岐部病変の頂点を注意深く穿孔する。最終的に分離する際は，この部分に小さなチゼルをあてるのもよい。

もし歯根を1根だけ切除する手術ならば，これで切除手術は終わり，それから根分岐部の歯の最終的形態修正を行う。注意すべきことは，歯根やアンダーカットに付着して残されている，どんな髄床底の小突起も見落とさずに除去することと，根分岐部病変内のいかなる残存物もチェックして取り去ることである。この**最終的形態修正をしないと，手術の失敗は免れられないだろう**。

歯槽骨外科手術が，残存している歯根の近・遠心側上で，骨クレーター内部の残存物を除去するために行われる。ポンティックの配置やプラークコントロールを容易にするために，この幅の広い残存骨隆起は頬舌側に薄くされる。一般的に，この遠心根は，接近している小臼歯や犬歯の遠心面の骨の高さより近心面の骨の高さのほうが低い。これは，しばしば，骨隆起を同じ高さにする必要のためである。多少の辺縁骨は最終的には健全な張りのある骨構造を得るために除去されなければならない。

この手術の臨床的経過は図12-13から図12-15に示した。もし，歯根の両方が歯周組織的に，完全に，一旦ヘミセクションすれば，矯正的に分離移動することも，別々の根にすることも，または同時に固定することもできる（図12-16）。

第 12 章 根分岐部病変の処置　229

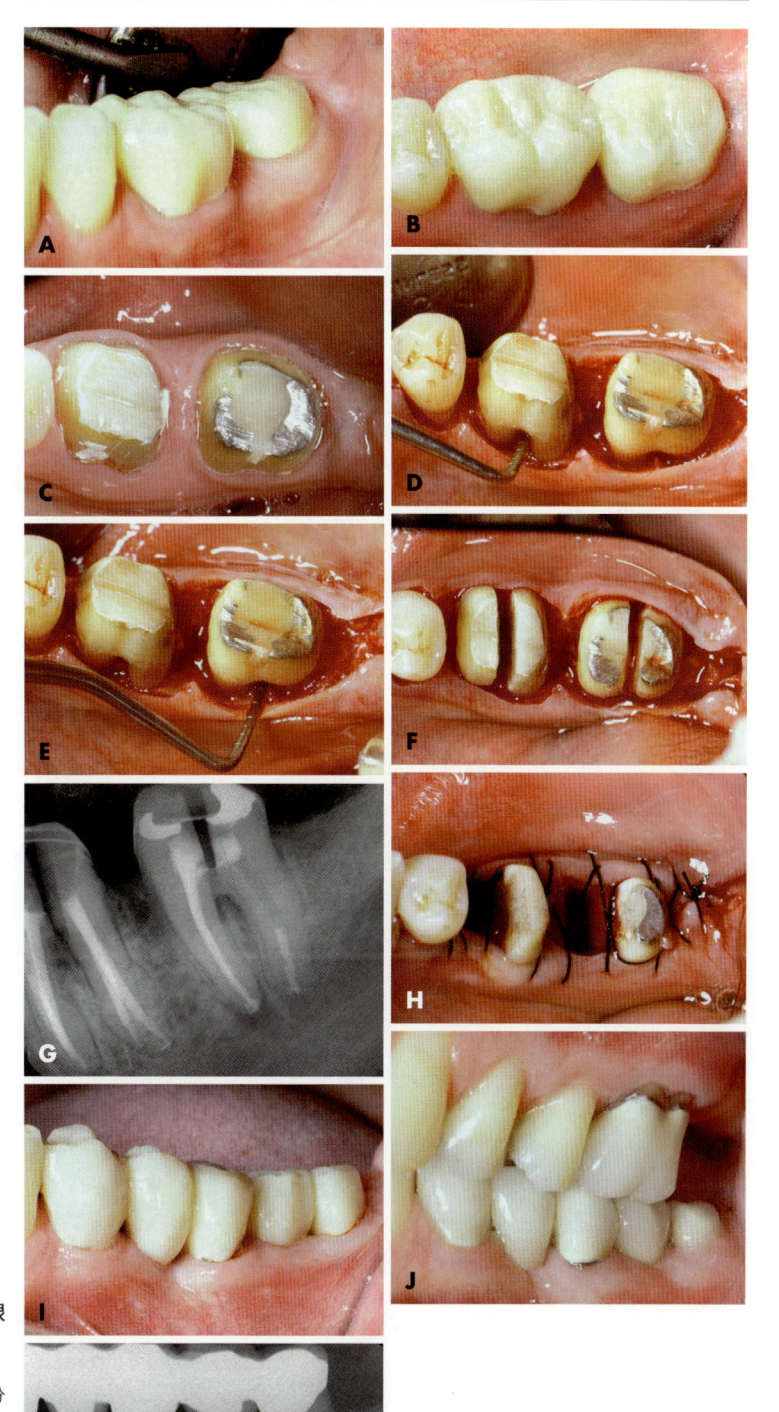

図 12-13　下顎のヘミセクション（歯根分割抜去）　A と B. 術前の頬舌側面観。C. テンポラリークラウンの除去。D と E. プローブが深い根分岐部病変，Ⅱ度の根分岐部病変。F. 切断された歯冠の咬合面観。G. ヘミセクション完了を X 線写真で証明。第二大臼歯上になお存在している小ブリッジ構造物に注目。H. 近心根の除去。歯冠形成，根分岐部内部の形態修正。歯槽骨手術の終了と根尖側に設置された歯肉弁 I. 暫間固定。J. 5 年後の経過後の臨床所見。K. 同 X 線写真。

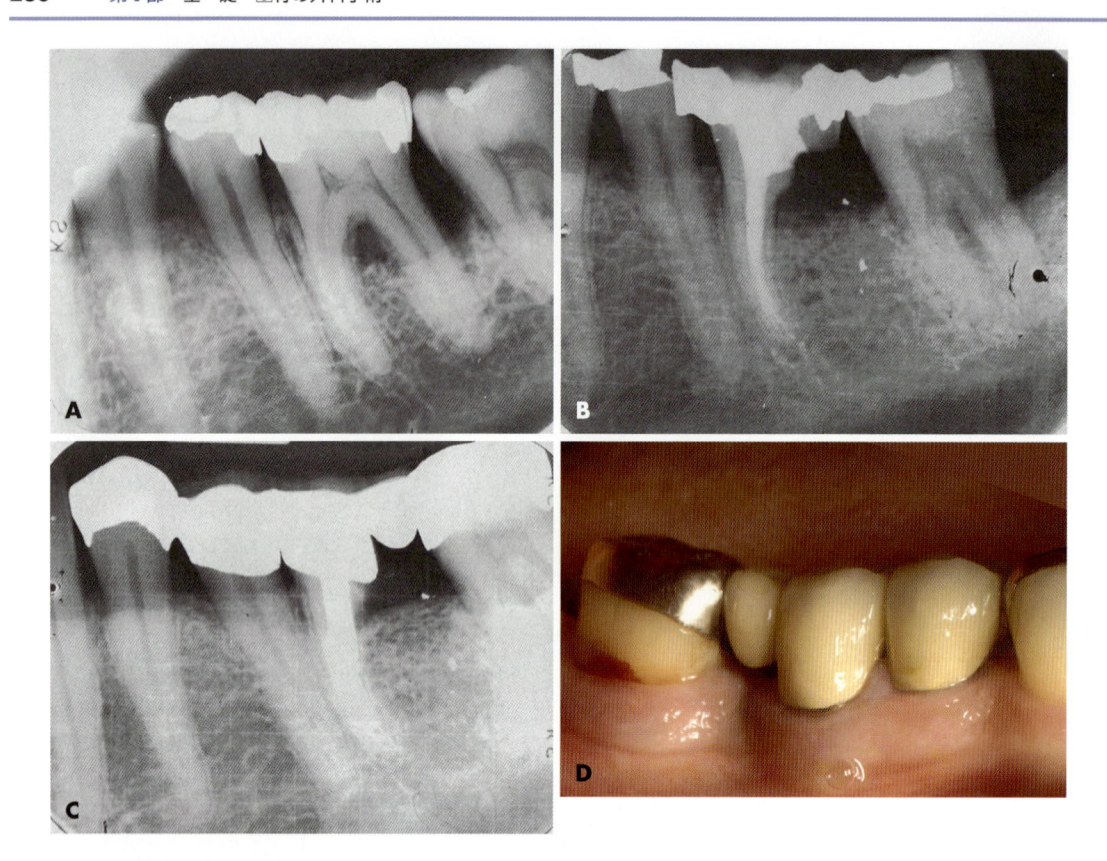

図12-14 下顎のヘミセクション（歯根分割抜去） A. 術前のX線写真，遠心根の重度病変を示す。B. ヘミセクションの終了。C と D. 術後6年。修復が完了し，骨が残存骨の周囲にできている。（補綴は Dr. William Irving, Needham, MA による。）

上顎大臼歯部の根分岐部病変：歯根切断術

上顎の大臼歯と小臼歯には，それぞれ根切断術と根切除術が最もしばしば施術される。歯の切断術は，一般的に重症の歯周病変と補綴の場合にのみ使用される。

最近 Majzoub と Kon（1992）は，上顎第一大臼歯の頬側遠心根の根切除術の86％に歯冠形成術後に，残存すべき付着歯肉の生物学的幅（＜2.04 mm）が不十分であったことを示した。

図12-17A と A'では，上顎大臼歯の頬側近心根に高度の骨吸収があり，根切断術を必要としている。粘膜骨膜弁が，頬側と口蓋側で手術に先立って剥離された。

第Iステップ（段階）は No.4 と No.6 のラウンドバーを使用して，過度に罹患した歯根上で骨切除を行うことが必要である。これは近接歯の形態の損傷を防ぐためで，根分岐部の底部下で，根の水平切断を容易にしている（図12-17B と B'）。

図12-17C と C'では，No.7016 のフリクショングリップのエナメルシェーバーまたはテーパーのついたダイヤモンドバーを使用し，根分岐部の最も歯冠に近い高さで，斜めまたは垂直に歯根を下方へ切断する。この歯根切断術は数段階に分けて行われるが，そのたびにカーブのついたエキスプローラーで，完全に切断されたかを検査する。接近する根の損傷を防ぐため，トゥースピックや矯正ワイヤーを，開いた根分岐部に止めたり，誘導したりするのに役立てるため，ときどき挿入する。

斜めの根の切断はセメント・エナメル境に接近して行い，最初の切断（図12-17D と D'）に角度をつけて行う。これは根尖部の除去を容易にし，根分岐部内部の目視と接近を増すことになる。

この歯根は，小さなエレベーターでそっと持ち上げる（図12-17E と E'）。同じバーを使用して，根分岐部に残存している歯の形態をなるだけオーバーハングしないように滑らかにし，歯の歯冠側の位置で混じりあわせる。（図12-17F と F'）。

直接目視しながら，最終的な骨の形態修正が決定される。Rosenberg（1988）は歯根切断術またはトライセクション術後の骨処置を次のように推奨している。

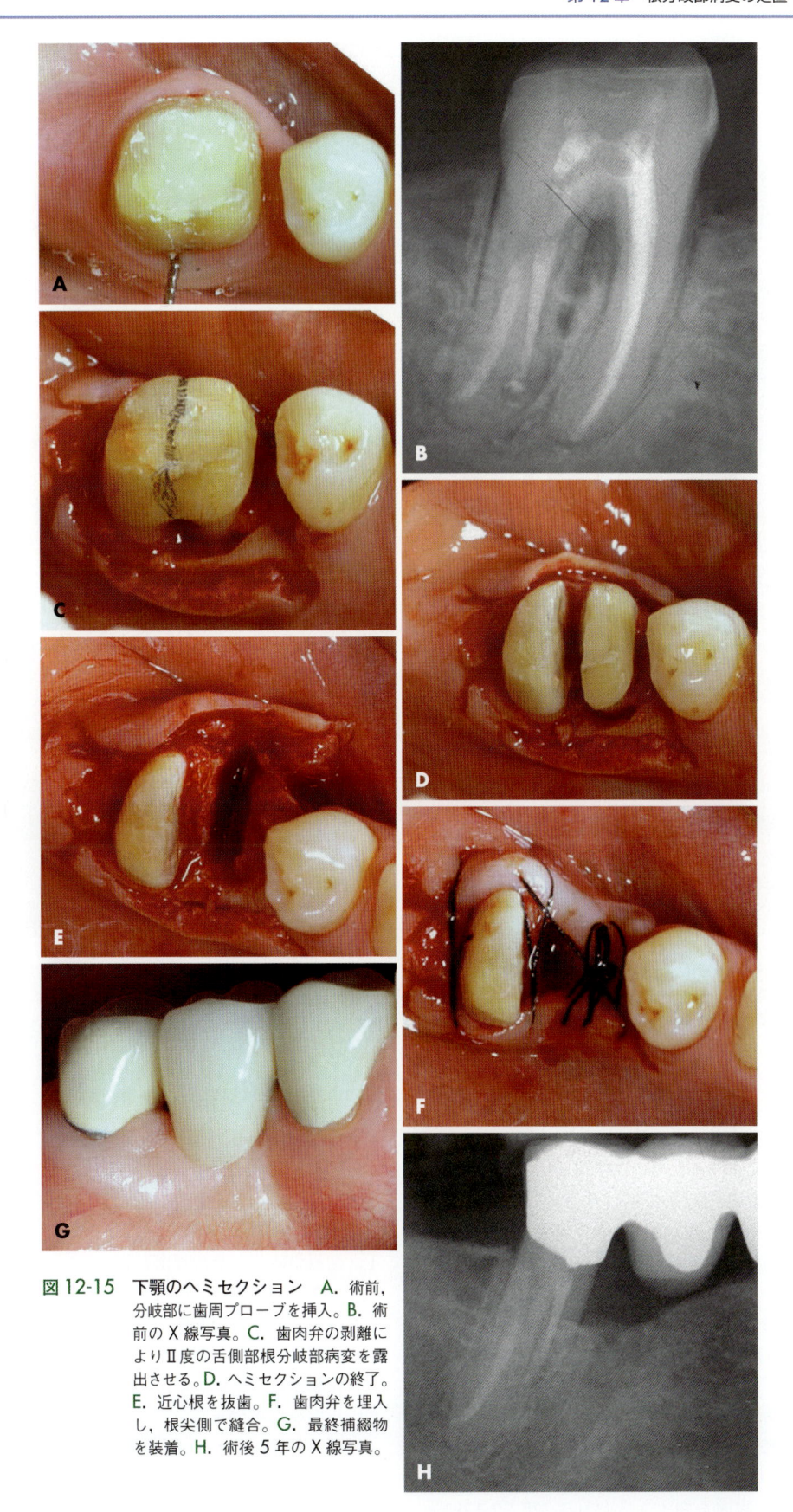

第12章 根分岐部病変の処置   231

図12-15 下顎のヘミセクション　A. 術前，分岐部に歯周プローブを挿入。B. 術前のX線写真。C. 歯肉弁の剥離によりⅡ度の舌側部根分岐部病変を露出させる。D. ヘミセクションの終了。E. 近心根を抜歯。F. 歯肉弁を埋入し，根尖側で縫合。G. 最終補綴物を装着。H. 術後5年のX線写真。

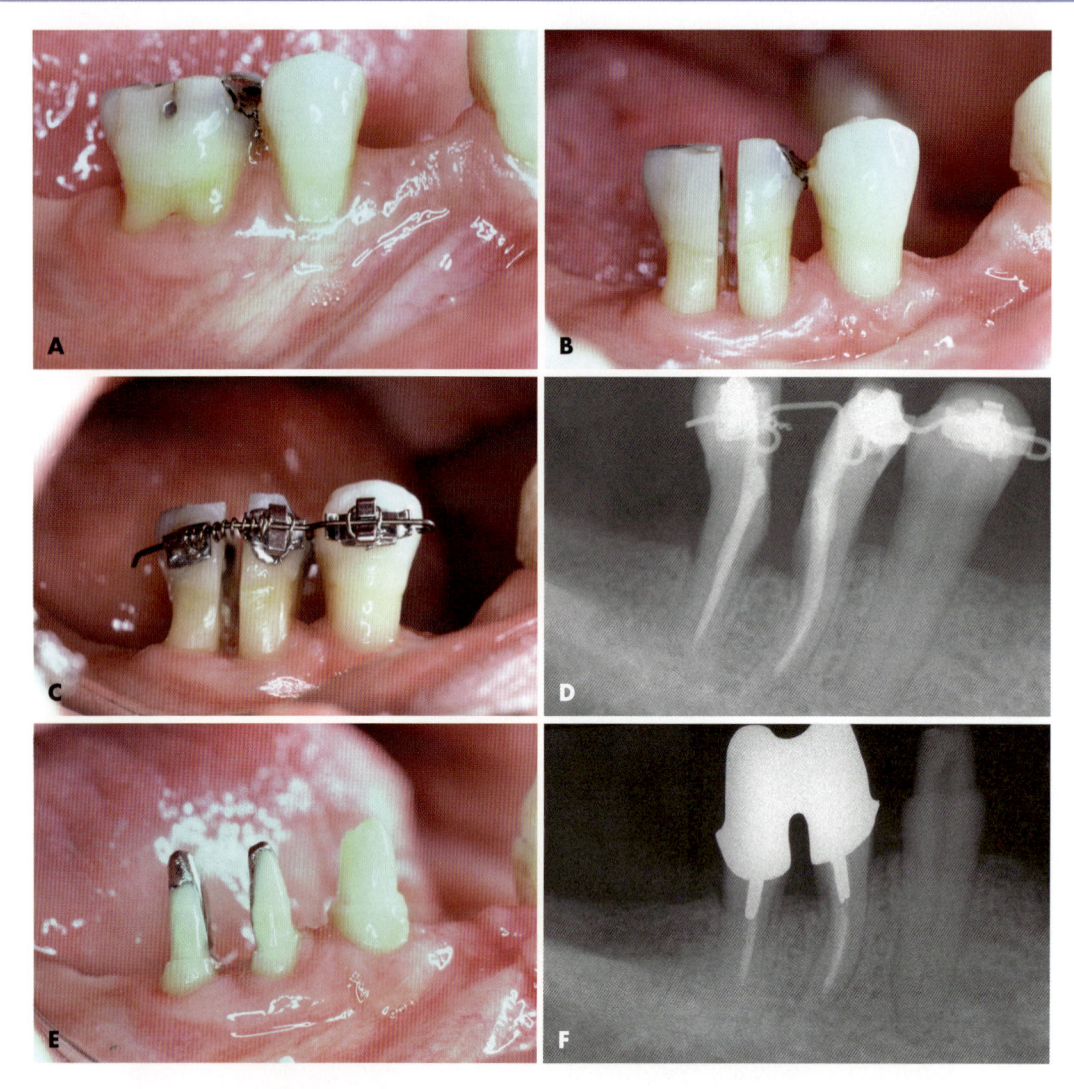

図12-16 ヘミセクションと歯根分割（バイカスピッドセクション） A. 術前。B. 歯根のヘミセクション。C. 十分な歯間鼓形空隙をつくるために分割根を矯正的に移動。D. 最終的な分離移動したときのX線写真。E. 個々の歯根に歯冠形成。F. 最終補綴物を装着した時のX線写真。(Cary Golavic, Portsmouth, NHによる。)

1. 歯根除去部位で唇側骨板へ延長する露出した根分岐部内の残存骨隆起の除去（図 12-17F'）
2. 垂直溝を形成するために抜歯根部位での部分的頬側骨板の除去（図 12-17F と F'）
3. 歯根除去の範囲内で歯間中隔の頬・舌側転の縮小
4. 残した歯根の内側歯面上のすべての残存物クレーターの除去
5. 根分岐部病変内部の除去のための歯冠形態修正術（図 12-17F，G）
6. 隣在歯を最終的に健全な生理学的形態に確立するための歯槽骨整形術と歯槽骨切除術

　最終的な形態によって，正常な放物線様の歯肉形態が形づくられ，適切なプラークコントロールをするのに必要なだけ歯間を開くようにする（図 12-17H と H'）。この手術の臨床的経過は，図 12-18 から図 12-22 に示した。

よくみられる失敗の原因

1. 歯根の破折。その理由として
   a．保存的歯内療法の不足—過剰な器具の使用
   b．ポストと歯冠を伴った歯の適切な修復の失敗
   c．固定のための不適当な仮固定と最終固定
2. 対象歯に対する手術法の選択眼のなさ
3. 不完全な根切断術
4. 根分岐部に別の病変があったことを診断できなかった失敗
5. 骨の異常を修正できなかったためにポケットが残

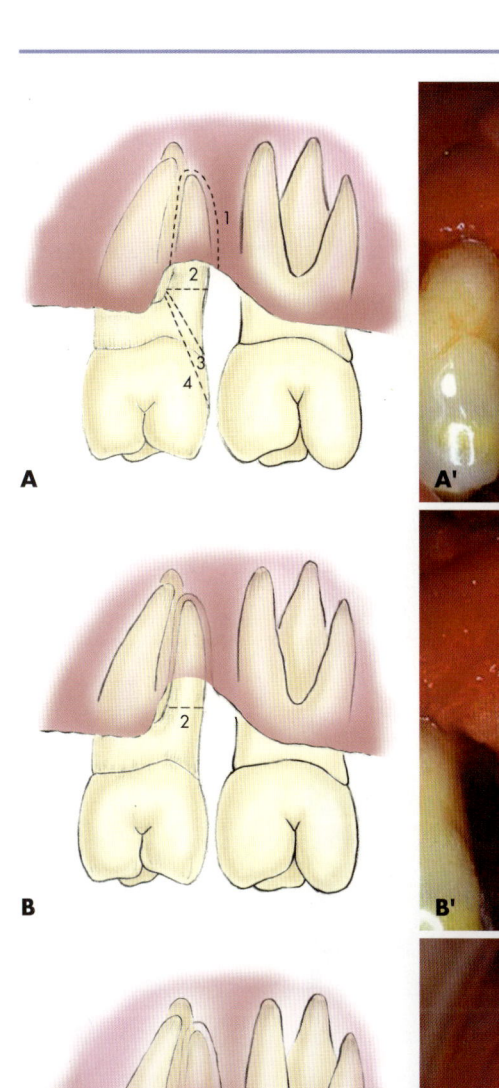

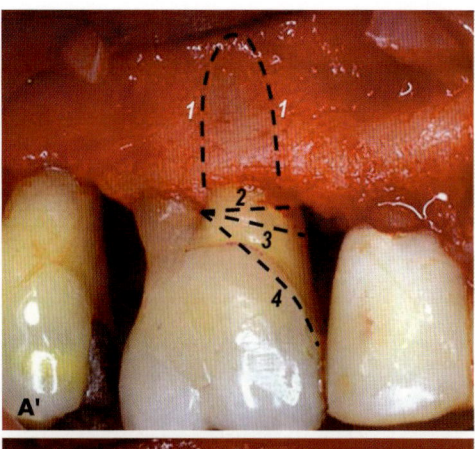

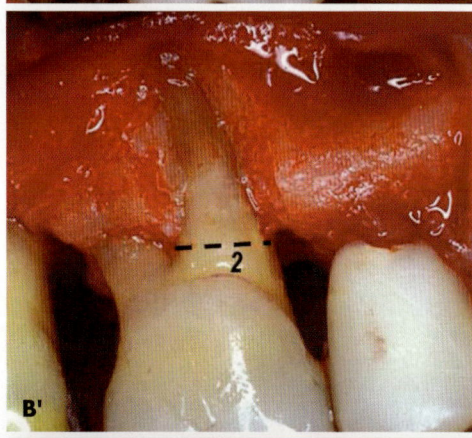

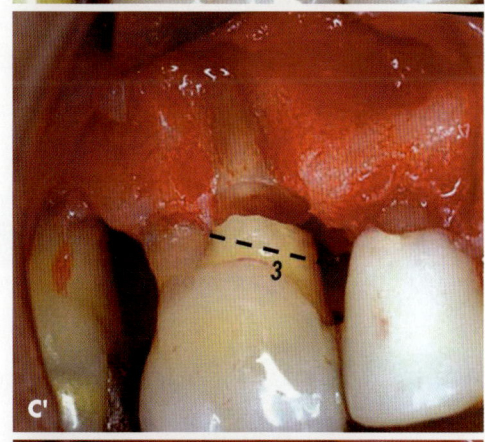

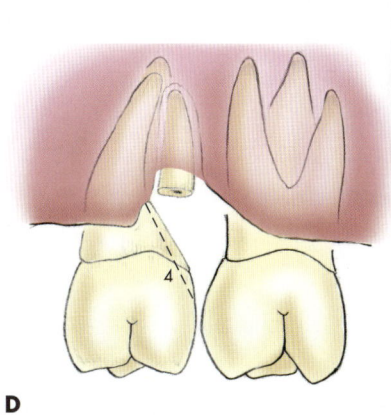

第12章 根分岐部病変の処置　233

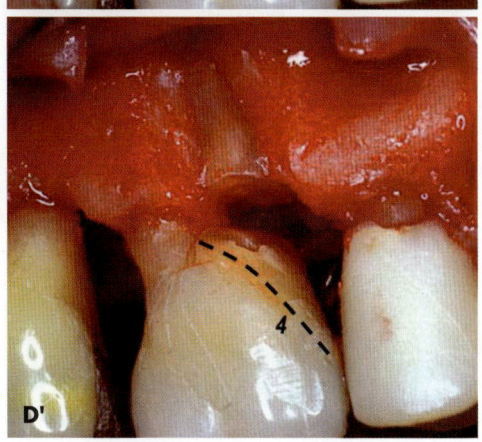

図12-17 上顎の歯根切除術―術式の手順
AとA'. 歯根切除術の術前，歯を切断する外形線をつくる。Aはラウンドバーを用いて罹患した歯根周囲の骨を除去する。BとB'. 701Lバーで2回目の歯根切断をする。CとC'. フレームが鋭いエナメルフィニッシングバーで斜めに3回目の歯根切断をする。DとD'. 斜め切断が終わり，ラウンドと長円形エナメルフィニッシングバーで内部を最終的に形態修正する。

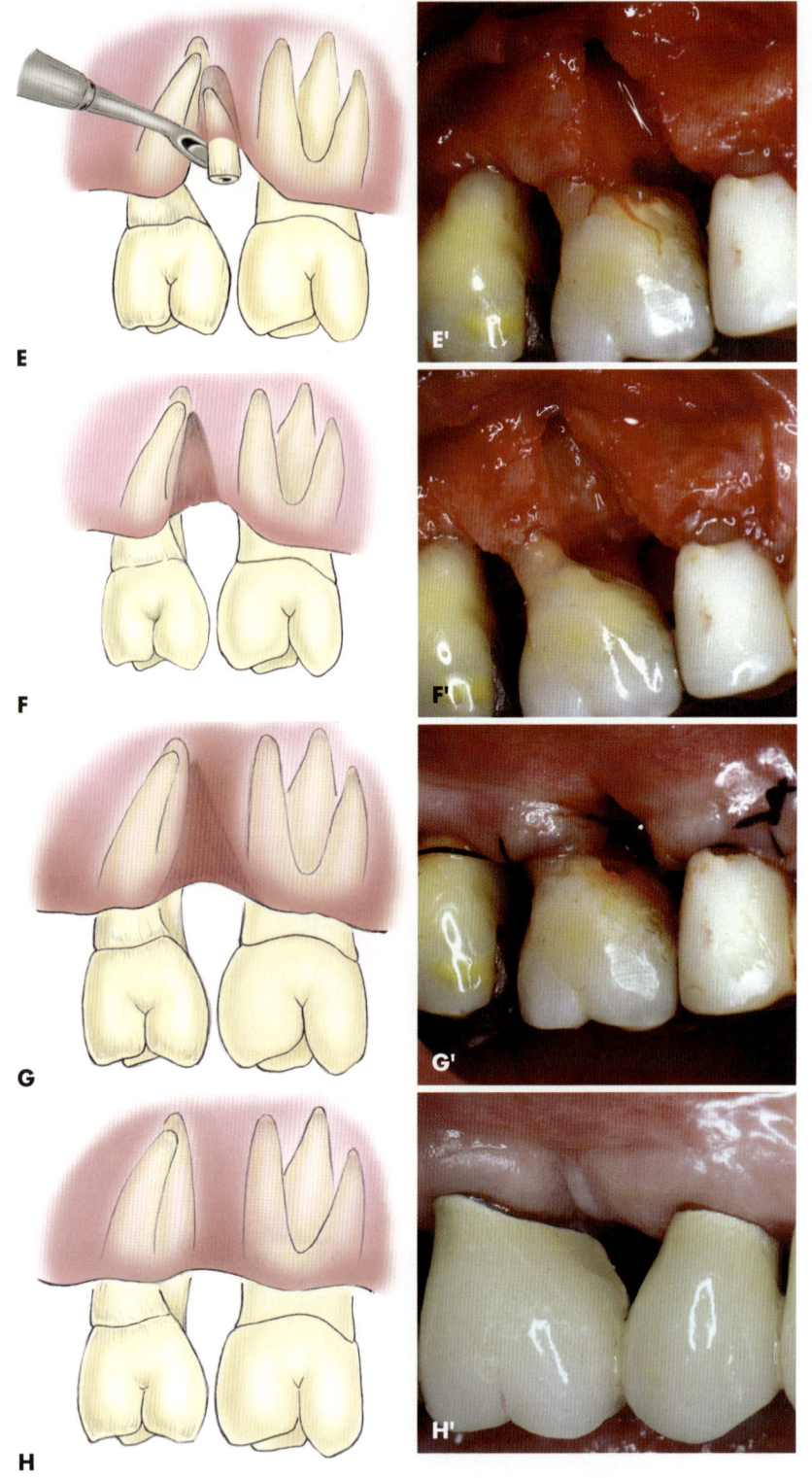

234 第Ⅰ部 基礎 ③骨の外科手術

図 12-17（続き）E と E′. 歯槽骨形態修正術の前に根尖部を除去。F と F′. No. 6 ラウンドバーで歯槽骨形態修正術を終了し，最終的な形態修正が完了。G と G′. 最終的な骨形態修正が終了し，歯肉弁で縫合。H と H′. 最終補綴物を装着し，治療が完了。歯の形態に注目。

第12章 根分岐部病変の処置　**235**

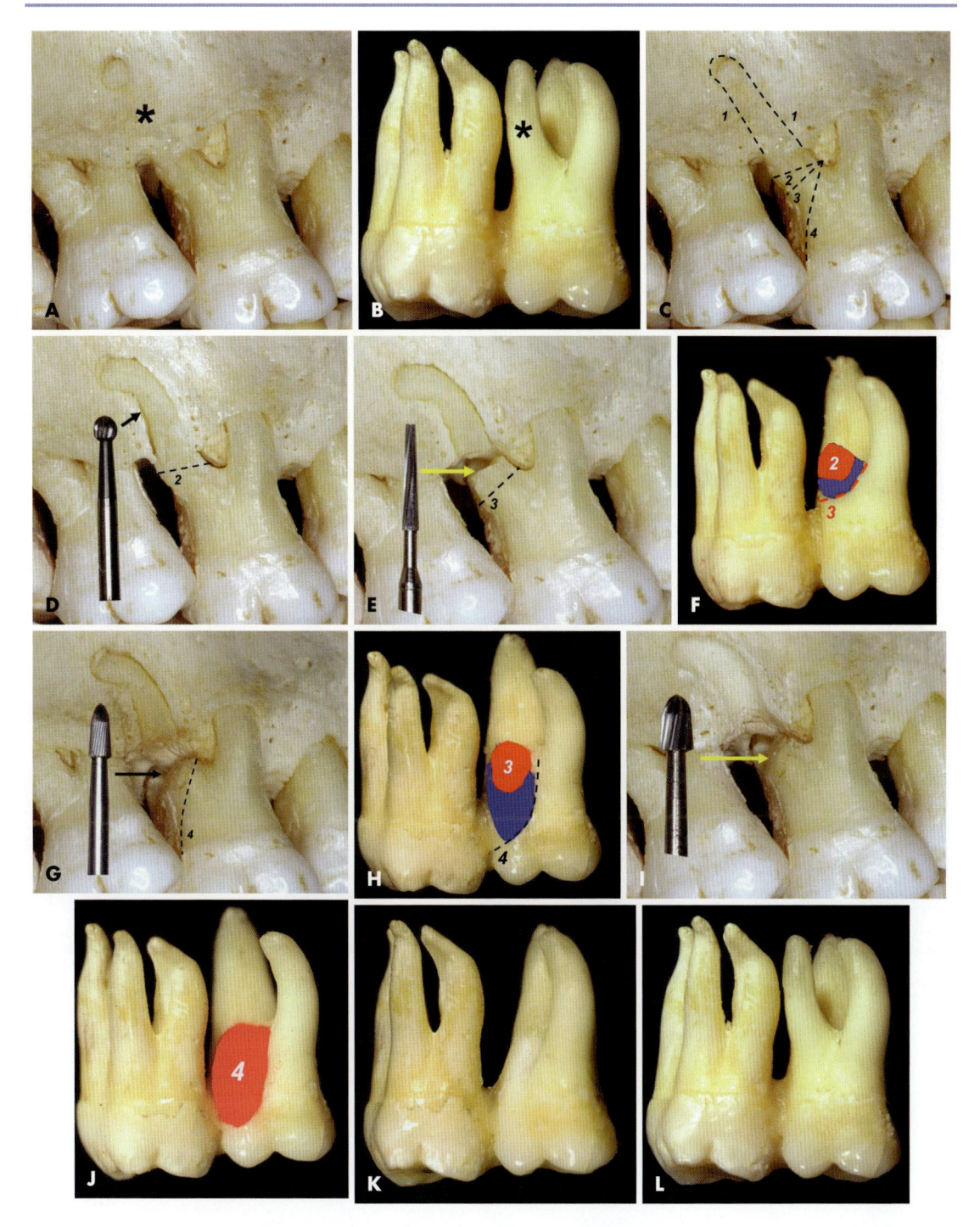

図12-18　AとB. 頬側遠心根を除去する術前。C. 除去予定の外形線。D. 歯根露出のためにラウンドバー（No. 6）で切削。E. 歯根の水平的切削のために701Lを使用。F. 頬側遠心根を除去（2）。G. 残存根の除去すべき部分はルートチップによる除去で減少している。H. 残存根が減少（3）。I. 根尖部を除去し、最終的な外形が決定。J. 根分岐部間の最終的な外形（4）。K. 最終的な臨床所見。根分岐部間の滑らかな形態に注目。L. 比較のための術前写真。

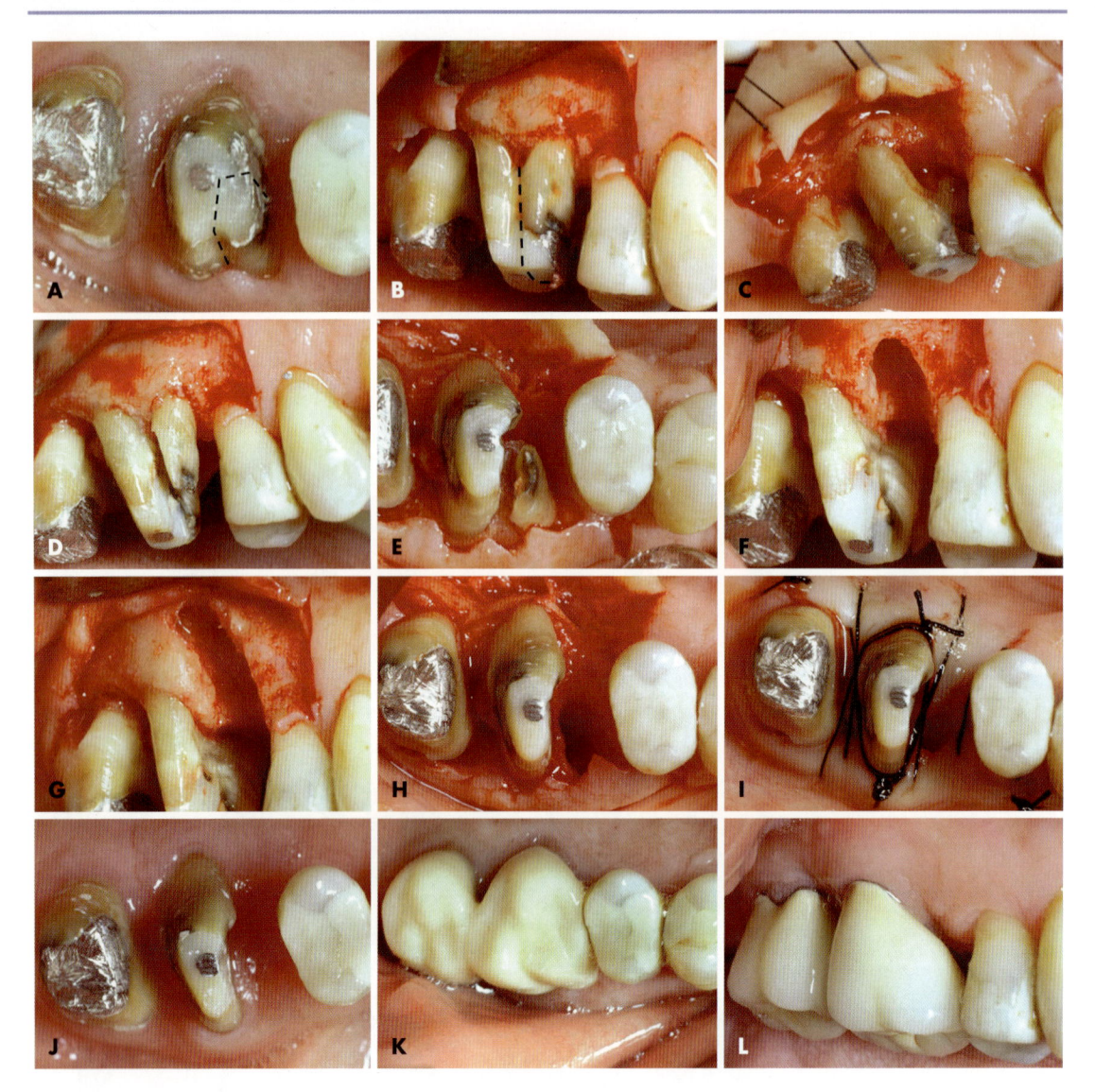

図 12-19　上顎歯根切除術—頬側近心根　AとB．上顎第一大臼歯の歯冠形成の咬合面観と頬側面観．C．Ⅱ度の近心根分岐部病変の口蓋側面観．D．頬側面観，頬側近心根は最も歯冠側に近いところで最初の切断をする．E．咬合面観，近親側と遠心側での歯根切断の接合点を示す．F．頬側近心根を除去し，根分岐部内部を形成．G．唇側骨板を除去し，最終的な骨形態が決定し，根分岐部内の形成を完了．H．咬合面観，小臼歯様の形態修正が終了．I．歯肉弁根尖側移動術．J．初期の治癒状態．K．暫間処置．L．1年後の治癒症例．患者の処置歯への到達が用意になるように歯間鼓形空隙部と補綴物がオーバーカウントゥアでないことに注目．（補綴処置は John Dolbec, Easton, MA による．）

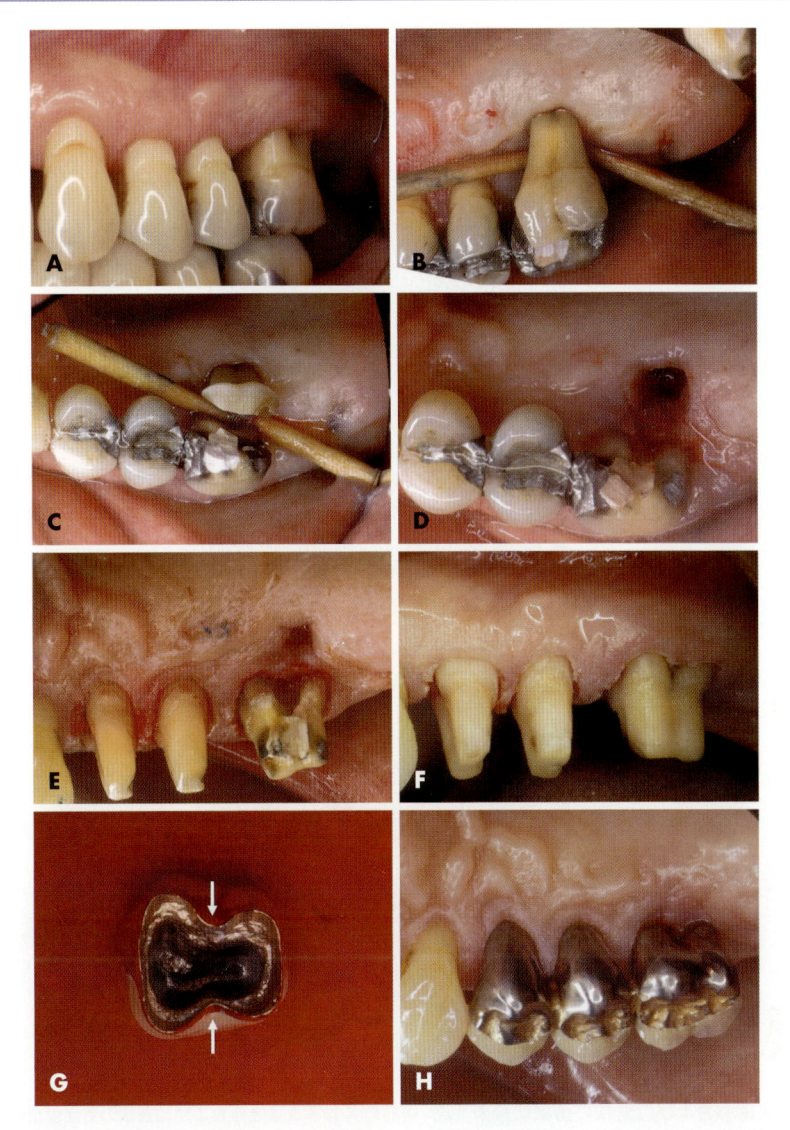

図 12-20　**口蓋根切除術**　**A.** 術前。**B.** 参考点として，近心および遠心根分岐部にトゥースピック（toothpick）の挿入，また周囲の組織損傷を防ぐ。**C.** 近遠心的に切断された歯。**D.** 口蓋根を抜歯。**E** と **F.** 補綴処置のために形成された歯の口蓋側面観と頬側面観。歯根切除された臼歯は小臼歯として処置されることに注目。**G.** 凹凸のカントゥアを伴う金属冠を鏡に映した咬合面観。**H.** 最終的な補綴物装着の口蓋側面観。（補綴処置は Dr. Bernard Croll. New York による。）

存
6．残存根分岐部病変の除去に失敗
7．隣接する根分岐部病変に対して，適切な水準のプラークコントロールを駆使できなかったこと

歯周―歯内治療学の問題点

患者はしばしば X 線透過度の大きな根分岐部病変があり，それがあらゆる面で歯周病学上の問題を引き起こす。歯は可能な限り，歯内病変を疑って検査しなければならない。またそのとき，歯の他の部分もよく調べ，発見した病変が，患者の全般的な歯周状態と一致しているかどうか確かめなくてはならない。

もしそれが単一の病変であったり，またはその歯が大きな修復物や最近装着した修復物であっても，またその歯が検査によって生活歯とわかっていても歯内療法の採用についてよく考慮すべきである。根分岐部に存在する多くの副根管は（何人かの研究者が対象の 76％ を越える範囲と報告している），歯周炎症が根尖側に移動していくとき，二次的な歯髄病変を起こす場所で

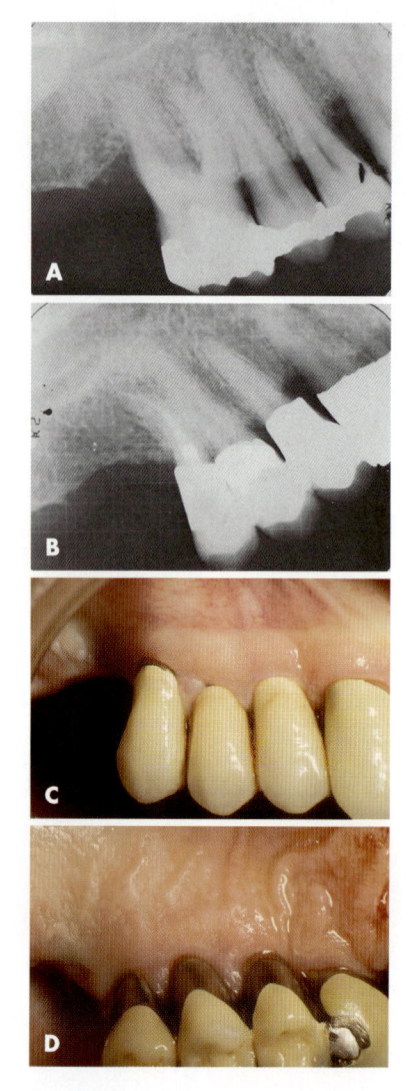

図 12-21　上顎頬側遠心および口蓋根の歯根切除術　A．術前の X 線写真は遠心および口蓋根の重度歯槽骨吸収を示している。B．5 年後の治療後の X 線写真。全体にわたる骨の再生に注目。C と D．修復後の頬側面観および口蓋側面観の 5 年後，すぐれた形態と鼓形空隙に注目。(補綴処置は Dr. William Irving, Needham, MA による。)

ある。一般に初期の歯髄病変こそ歯内療法が問題を解決できる分野である(図 12-23)。

歯内病変はその病変の特徴によって異なるが，歯根表面の形態や歯周付着器管が健常に維持されており，歯周病変が改善したら，完全な歯周組織再生または修復が可能となる。したがって，歯周治療は歯内療法の前に行うのは禁忌である。もし歯内治療がまず試みられるのなら，歯内治療を介しての再生療法は，結果としてその歯内病変が生じたとしても，しばらく手控えて様子をみるべきであろう。したがって，鑑別診断が非常に重要なのである。

注意：細いガッタパーチャポイントを瘻孔に挿入し感染源を特定するのに用いる。

歯周疾患と歯髄疾患の鑑別診断を**表 12.2** に示した。

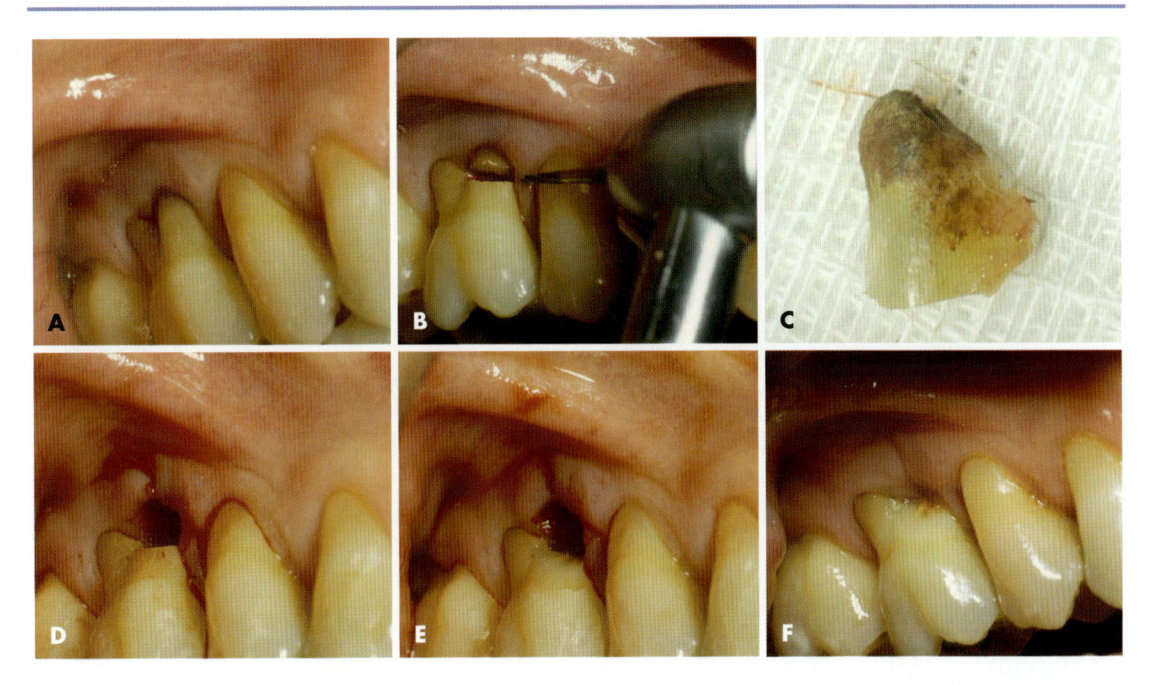

図 12-22 頬側遠心根切断術　A. 術前。B. 701L エナメルシェーバーによる歯根切除。C. 根尖部についていた歯石。D. 根尖の除去。E. 形態修正された歯。斜めにされた近心部。F. 術後 4 ヶ月。

組織再生誘導法および歯内外科治療法：併用療法

　歯周組織再生誘導法（GTR 法）や根尖周囲外科術は数多く報告されている（Tseng et al. 1996；Brugnami and Mellonig, 1999）。Doutthitt ら（2001）は組織学的に GTR 群で歯槽骨および根尖周囲骨が優位に増加していたと報告している。Britain ら（2005）は，in vitro の研究で吸収性膜（Bio-gide（Osteohealth, Shirley, NY））を単体，またはウシ骨マトリックス（Bio-Oss（Osteohealth, Shirley, NY））を併用することにより骨および歯根膜が増加したと報告している。

　GTR 法および歯内外科療法を併用した典型的な症例を示す（図 12-24，25）。

表 12.2　歯周疾患と歯髄疾患の鑑別診断

所見	歯髄疾患	歯周疾患
年齢	すべて	加齢
疼痛		
存在	ある	時々ある
特徴	鋭い	鈍い
所在	局所性	びまん性
温度に敏感	ある	ない
打診	ある（強く）	時々（鈍い）
生活歯	ない	ある
歯の動揺	ない	ある
ポケットの存在	ない	歯の周囲に深いポケット
瘻孔	歯肉縁下	歯周ポケットに通じる瘻孔
実現性		
根分岐部病変	ない	ある
X 線透過像	ない	ある
X 線写真		
歯間中隔部の骨吸収	ない	ある
根分岐部病変部	ある	ある
根尖部の X 線透過像	ある	ない

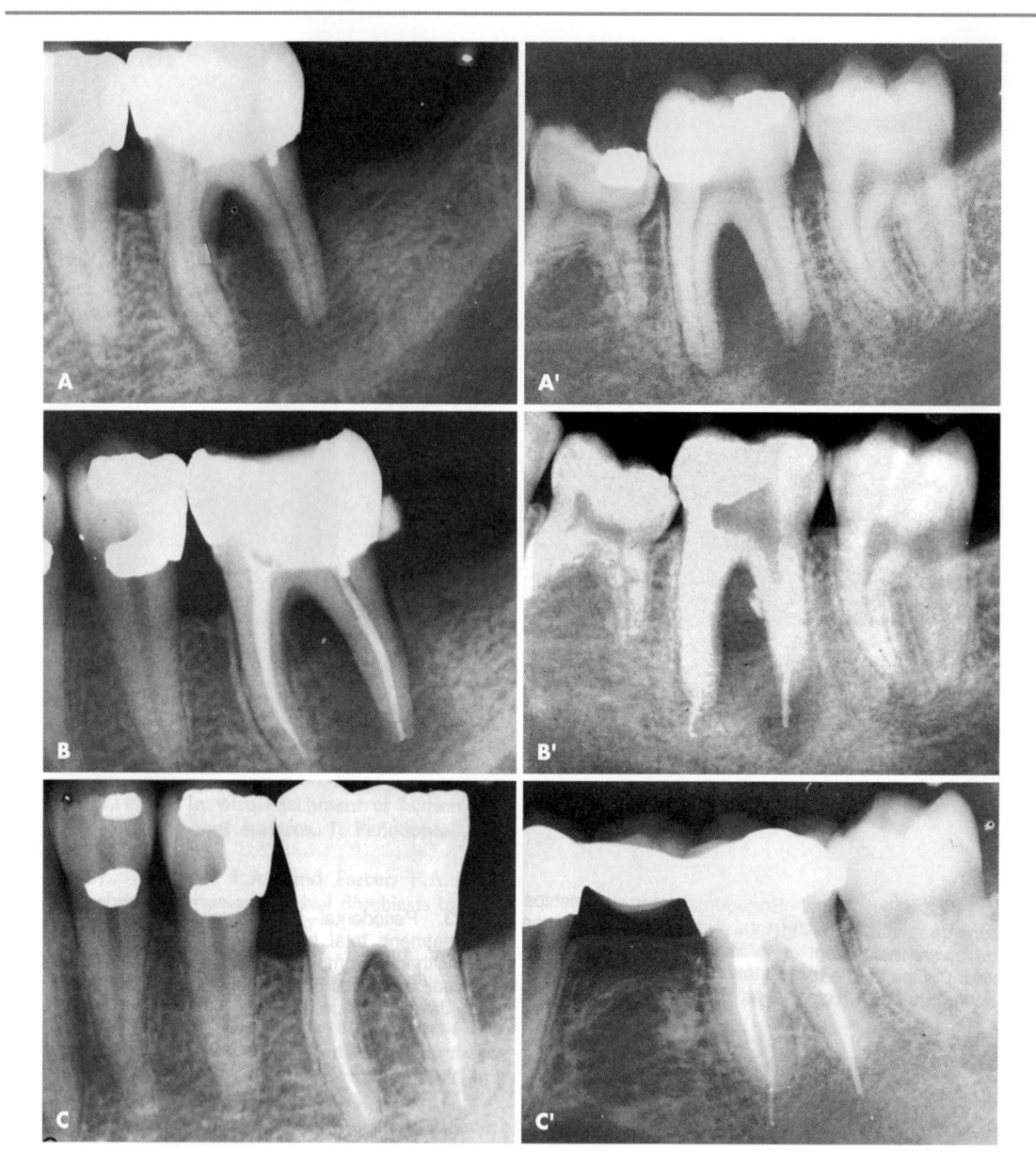

図12-23 **歯周―歯内治療法の相互関係** AとA'. 術前，根分岐部の全体的な骨喪失と根尖側にX線透過像を示す。BとB'. 歯内療法が終了。CとC'. 術後1年；全体的な骨再生。(Dr. Barry Jaye, Brockton, MAによる。)

第12章　根分岐部病変の処置　**241**

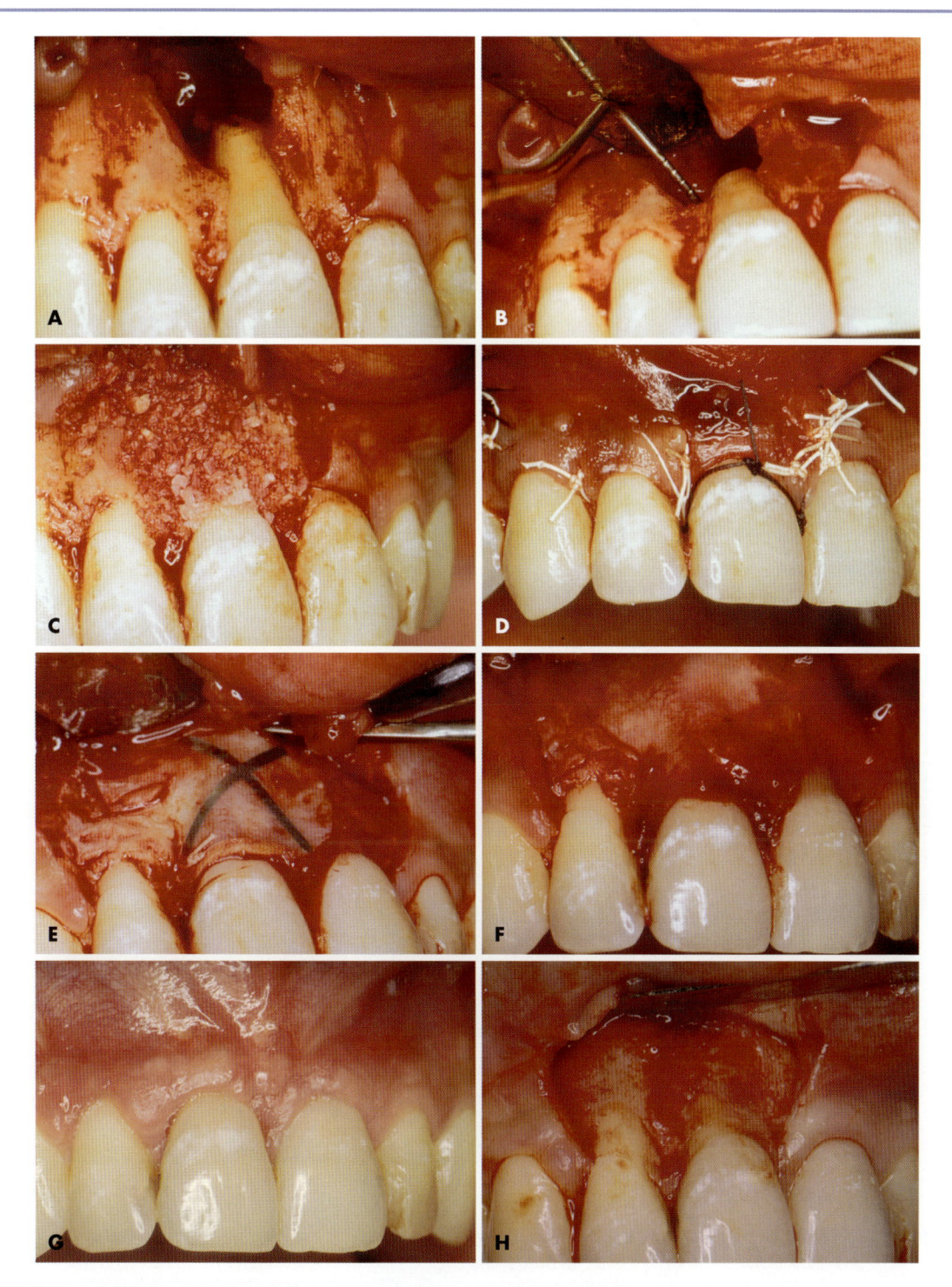

図12-24　歯内病変に対する再生療法　A．#8の頬側根に骨の裂開を伴う根尖周囲病変が認められる。B．歯周プローブで根尖病変の深さを測定した。C．DFDBAを填塞した。D．膜で固定後，歯肉弁を縫合した。E．膜除去時のチタンフレーム内装膜の様子。F．膜除去後，骨芽および前骨芽組織により完全な治癒が認められる。G．術後1年。H．1年後のリエントリー。完全な骨再生が認められた。(Federico Brignami(Italy)による。)

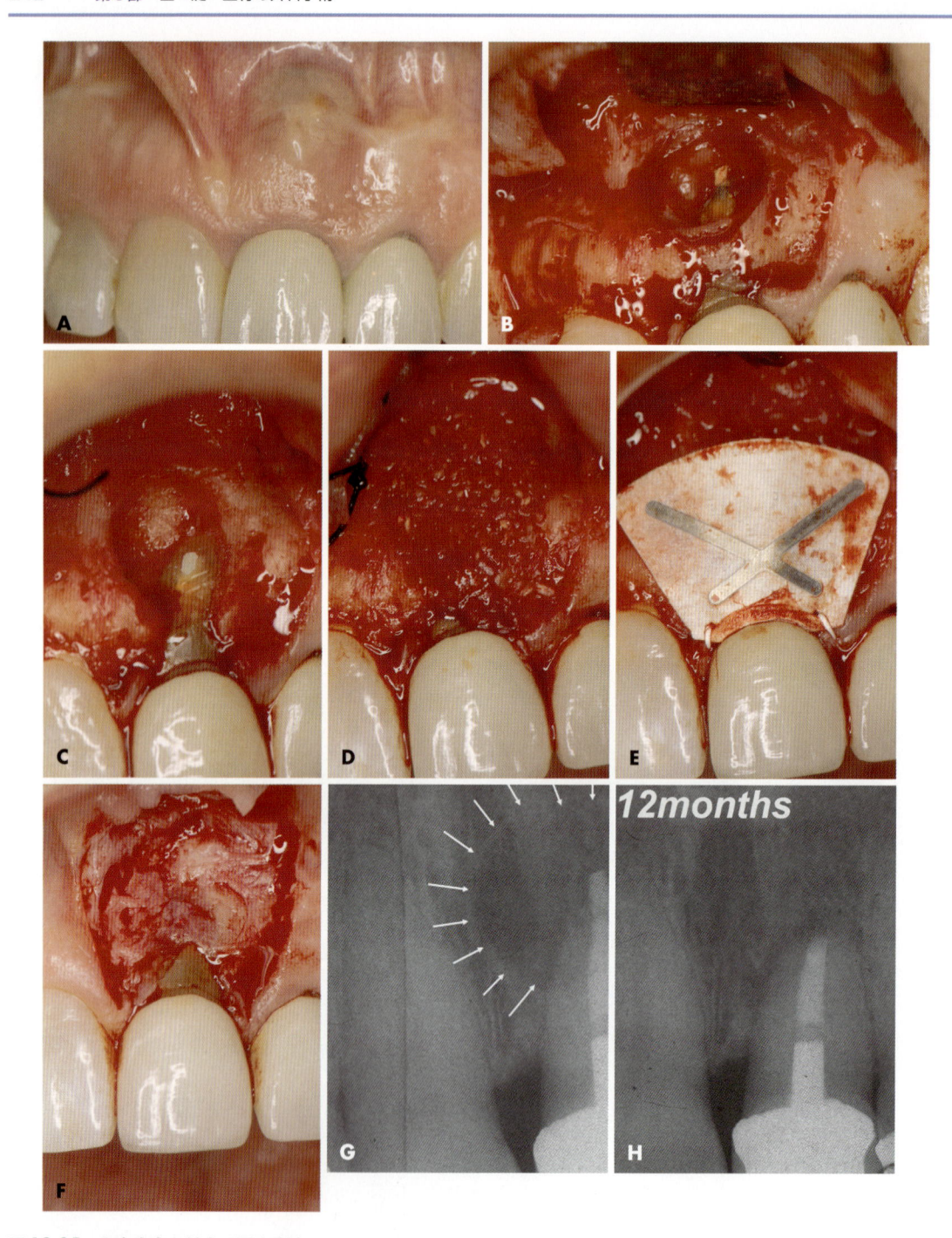

図12-25 **歯内病変に対する再生療法**　A．#9の周囲に広範囲の腫脹が認められる．B．掻爬した部分と歯内療法を行った．C．歯根部にアピカルシールを行った．D．DFDBAを填塞した．E．スペース確保のためにチタンフレーム内装膜を挿入した．F．1年後のリエントリー，骨欠損部が修復していた．G．初診時X線写真像．H．12ヶ月後X線写真像，囊胞の完全な消失が認められた．

［鴨井 久一・塚田 賀子 訳］

第 II 部
審美歯科の基礎

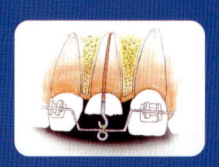

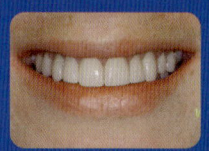

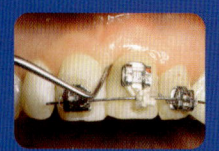

1 審美歯科の分析
13 視覚認知 245
14 審美的構造の分析 252

2 前歯部露出
15 前歯部露出の鑑別診断 272
16 生物学的幅径 280
17 歯周組織のバイオタイプ（個体差） 283
18 歯冠延長術 285
19 受動萌出遅延歯：ガミースマイル 295

第13章

視覚認知

認 知

　認知とは感覚(視覚,嗅覚,味覚,触覚,聴覚)刺激に対する心理的反応であり,感覚刺激を組織して解釈することである。認知は文化に根ざすものであり,主観的であるため,「美は見る人の目の中にある」という決まり文句が存在するようになった。刺激と我々の過去の経験を比較する時に経験が解釈されるが,この比較は**教訓**(*precept*)として知られている。美学(esthetics)はギリシア語の *aesthesis* に由来し,認知を意味している。視覚認知あるいは美学について研究することは,感覚刺激と反応を調べることである。目視検査が臨床検査に必須であるように,視覚認知は美学に不可欠である(Rufenacht 1990)。美学の根本的かつ客観的な基準を理解することが,美しさを理解して正しく評価するための基本的条件である。

構 成

　構成とは,カラー,ライン,質感のコントラストによって可視化された物体との関係であり,1つの研究テーマとなっている(図13-1)。我々が目で「見たり」識別するのを可能にしているのがコントラストである。十分に光が照射されている場合,コントラストが増大すると,一層はっきりと見えるようになる。歯科学において我々が注目するのは顔面,顎,歯肉の構成である(Lombard 1973)。

一体性

　構成で最も重要なのが一体性である(Lombard 1973)。一体性とは,各構成要素の適切な配列であり,これによって全体の効果を作り上げられる。全体は,各要素の合計よりも影響力が大きく,新しい存在となっている。このことは,音符と1曲の音楽あるいは歯と歯列の関係にも当てはまる(図13-2)。
　一体性は停滞的なものと動的なものに二分される(Rufenacht 1990):

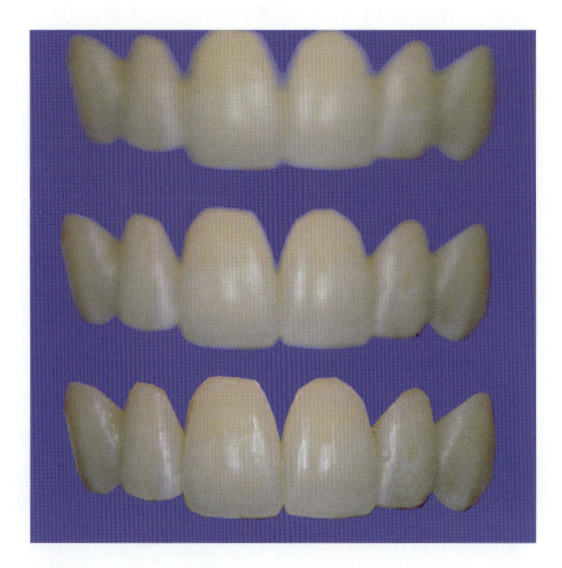

図 13-1　コントラストによって可視化された物体。

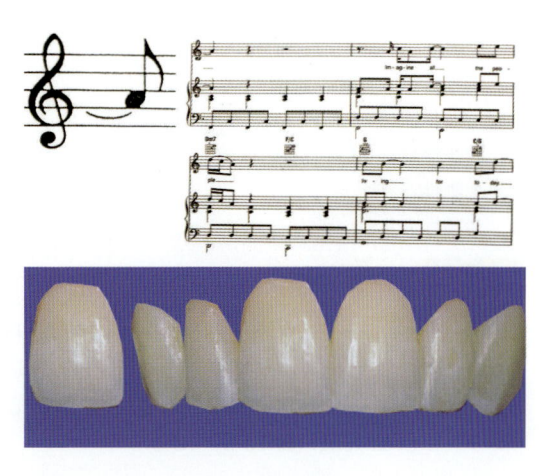

図 13-2　物体は,単独で存在する場合と,全体の一部になった場合とでは異なっている。

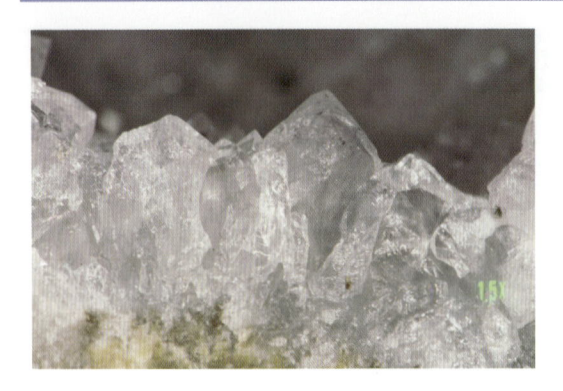

図13-3 静的一体性の特徴は，非生物性，不活性（無動），反復性である。

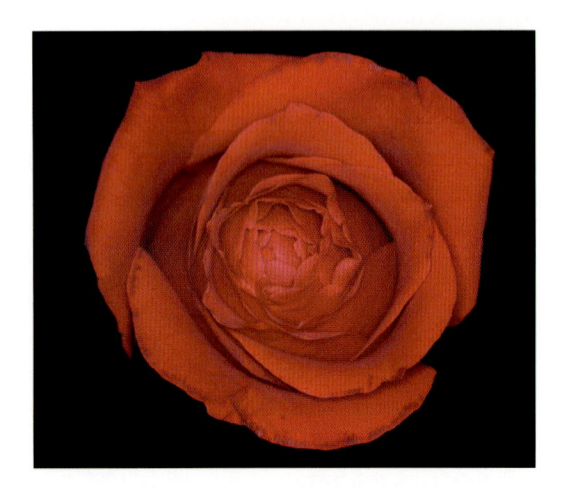

図13-4 動的一体性の特徴は，活動性，生物性，可動性である。

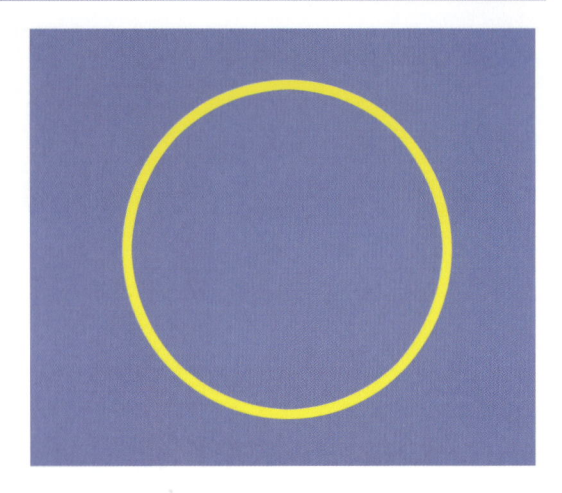

図13-5 静的デザインであるサークルは，変動することのない円形の絶対的一体性によって表わされる。

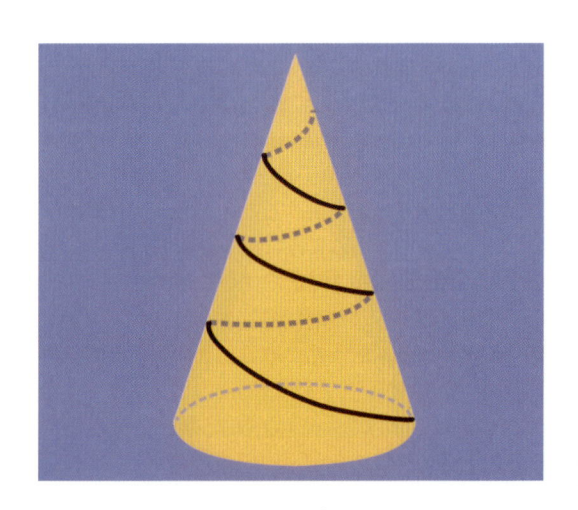

図13-6 動的デザインは，Hogarth が提唱した美を表現するライン，すなわち絶対的一体性を有する絶対的な美を提供するラインによって表わされる。このラインが2つのポイントで一致することはないが，コア構造から逸脱することは絶対にない。

静的一体性（図13-3）
1．幾何学的図形
2．非生物性
3．不活性（無動）
4．反復性
5．例：結晶，雪片，水滴

動的一体性（図13-4）
1．成長性
2．生物性
3．活動性
4．多様性
5．例：植物，動物

「静的デザインは，一定の反復パターンや円の変わらない曲線に基づいているが，動的デザインは，核から発生する対数スパイラルの流動的な連続性に類似している」(Graves 1951)（図13-5，13-6）。

優　勢

　優勢は一体性を提供するために最も重要であるが，このことは，一体性が，良い構成を提供するのに最も重要であることと共通している。優勢は静的（単調）な場合と動的（多様）な場合がある。

　静的優勢は，脆弱なものと思われる結晶または小さな歯等の類似した要素で表わされる。前歯唇面の優勢は，歯の長さと白さを増すこと，および/または歯の幅を広げることによって強化される（図13-7）。

　動的優勢は，一群の要素内で支配的な形状，カラー，あるいはラインによって表わされる。歯科学では，口

第13章　視覚認知　247

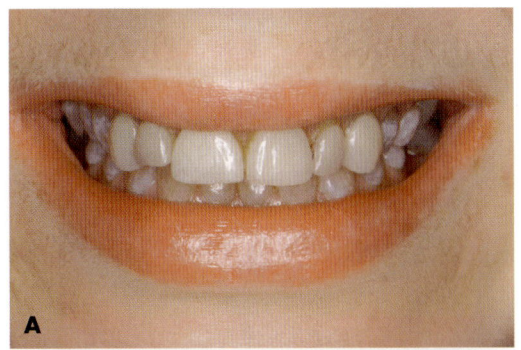

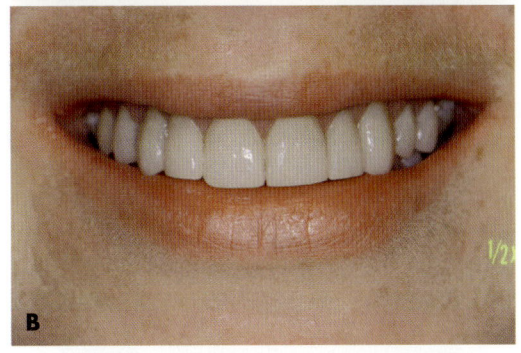

図13-7　歯が小さい場合，歯の延長および漂白によって静的優勢が強化される。

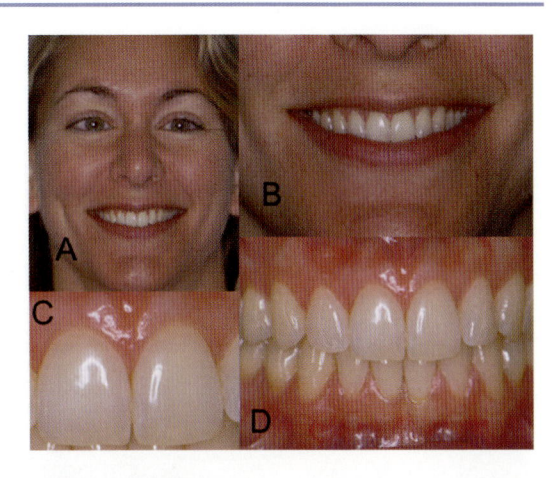

図13-8　特徴的な顔立ち，口，中切歯のそれぞれを示す顔面および歯の要素。

が顔面を支配し，中切歯が前方歯列を支配している（図13-8）。

力：凝集力 vs. 分散力

　良好な構成は，凝集力と分散力とよばれる2つの対立する力が多様なレベルで組み合わされて作り上げられる。

　凝集力は，以下によって構成を一体化する傾向にある（Gulamerian 1963；Lombard 1973）（図13-9）：
1．形状，カラー，またはラインの反復
2．物体を取り囲む境界
3．パターンの中の物体
4．単調性

　分散力は，以下を提供することによって多様な構成を可能にする（図13-10）：
1．非対称性
2．要素の趣きある配置

　前歯唇面の調和には，凝集力と分散力のバランスがとれていることが必要である（Rufenacht 1990）（図13-11）。

対称性

　対称性（*symmetry*）とは，物体あるいは歯において，中央を境に規則性があることを意味し，水平対称あるいは放射対称として表わされている：
　水平対称あるいは連続対称の特徴は（図13-12）：
1．凝集性
2．単調性
3．すべての物体の類似性
4．右側と左側の同一性
　放射対象または動的対象の特徴は（図13-13）：
1．分散性
2．動的/趣有り
3．右側と左側は鏡像
　構成には，バランス，平衡，視覚的バランスが存在するために対称性が必要である。
　前歯唇面の構成には，放射対称を誘導してポジティブな心理的反応を創出する必要がある。水平対称は顔面構成において最も重要な要素であるが，前歯唇面の外観については，放射対称が優先される。

バランスと平衡

　バランスとは，対立する力の均等化または正確な調整であり，一方の力が他方の力を上回ることがあってはならない。美学では，バランスとは平衡（*equilibrium*）であり，視覚的関係および特殊な関係を解釈するための感覚が含まれる。歯のカラー，サイズおよび/または形状におけるアンバランスは緊張を作り出し，誘導された力の結果となっている。

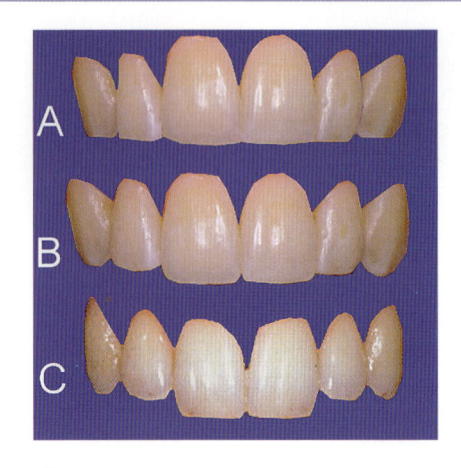

248 第Ⅱ部　審美歯科の基礎　①審美歯科の分析

図 13-10　Aの場合，切歯のエッジが直線であるため，趣きまたは一体性が不足している。BとCの場合，非対称性，多様性，豊富な変化が示されている。便宜上，直線の切歯ラインが多用されていることに注意して頂きたい。

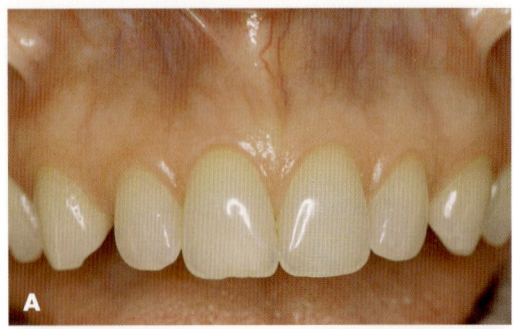

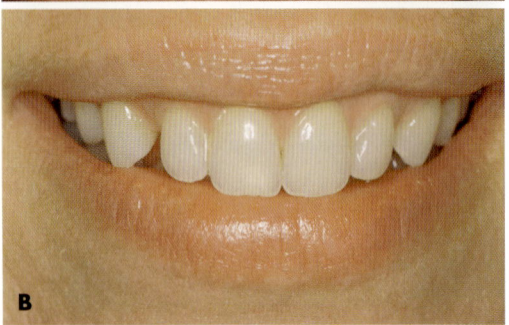

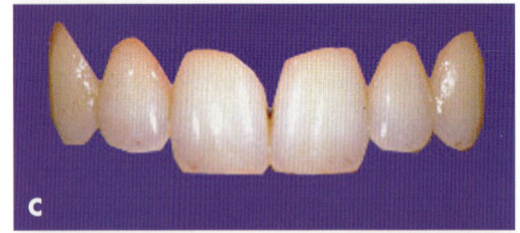

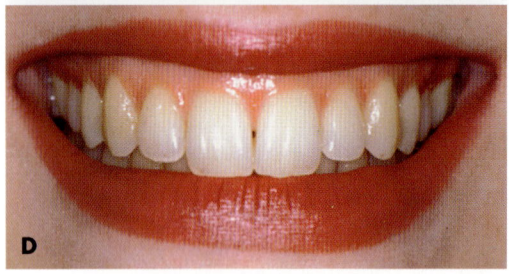

図 13-9　口唇によって歯が取り囲まれているように，境界線で縁取られた中に物体は存在し，要素として統合される。

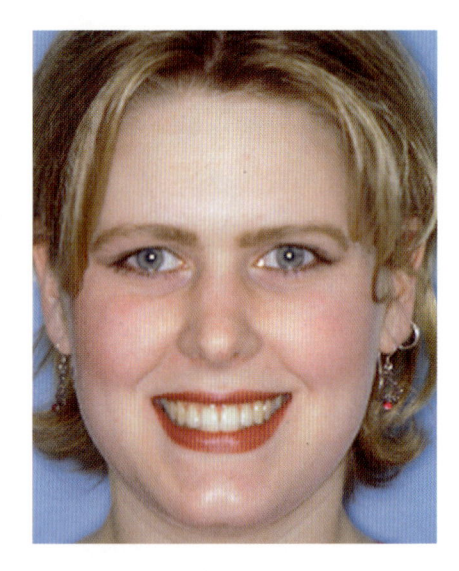

図 13-11　顔面，前歯唇面，歯の要素の関係に一体性と多様性の両方が存在する場合に好ましい結果となる。

誘導力

　誘導力は，物体のアンバランスで生じる緊張であり，物体を変えるか移動させて平衡を誘導したいという願望が観察者の側に発生する。正方形の隅に存在する円（図 13-14）はこの現象を示している。観察者に発生する緊張は，円を中央に移動させるか，あるいはもう 1 つの円とバランスをとることによってのみ緩和される。この緊張が我々の感覚の実質的な部分であり（Lombard 1973），大きさと方向の両方が存在しているため，緊張は誘導力と考えられる（図 13-15）。

構造マップ

　構造マップとは，物体の最も安定した位置，すなわち中央のことである。中央に存在する物体の場合，その周囲で反発が発生する（図 13-16）。円にとって正方形の中心が最も安定した位置であるように，前歯唇面と歯肉複合体にとって歯の正中線が最も安定したポイントである（図 13-17）。

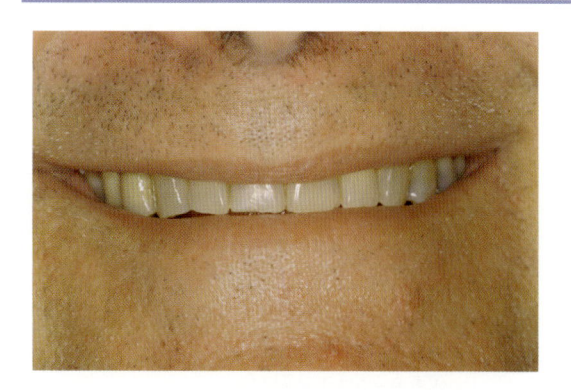

図13-12 小さい同一形状の歯で表わされた水平対称。

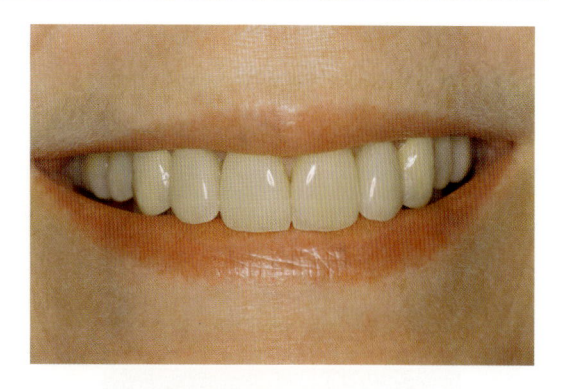

図13-13 放射対称は補綴修復された歯の多様性と非対称性を示している。

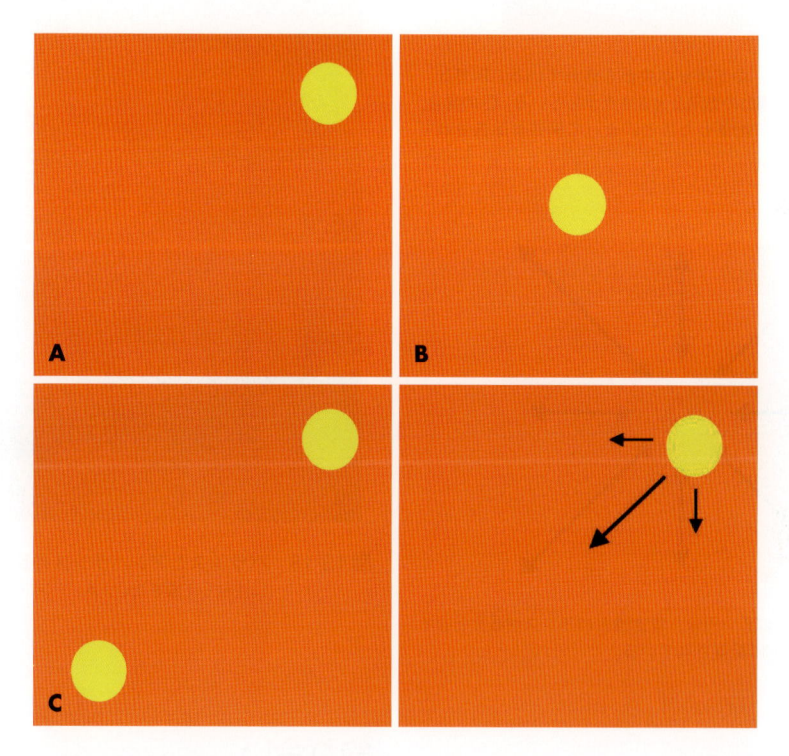

図13-14 **誘導力** Aの円は中央から離れたポジションに存在している。オフセット・ポジションで挿入された場合，物体を移動したいという願望が強化される（矢印が力と方向を示している）。BとCに示されるように，円を安定したポジションに配置するか，2個の円をバランスのとれたポジションに配置することにより，均衡が達成されて力が減少する。

したがって，バランスがとれた物体の特徴は（図13-18）:
1．穏和
2．安定
3．計画的
4．永久的
5．完成である

バランスがとれていない物体の特徴は（図13-19）:
1．緊張
2．不安定
3．偶発的
4．一時的
5．未完成である

最後に，支点の両側における重要な視覚的要素（カラーと方向）の観点からバランスについて検討しなければならない。中央に最も近い物体は，支点から遠い物体よりも影響力が小さい。

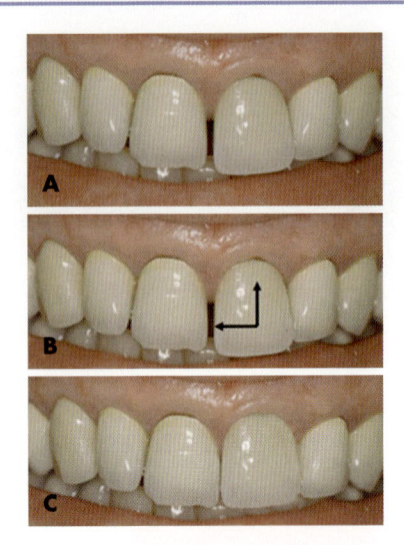

図13-15 Aの場合，中切歯が中央から外れている。Bでは，矢印が誘導力の方向と大きさを示している。Cの場合，歯を正確に配置したことによって緊張が除去されている。

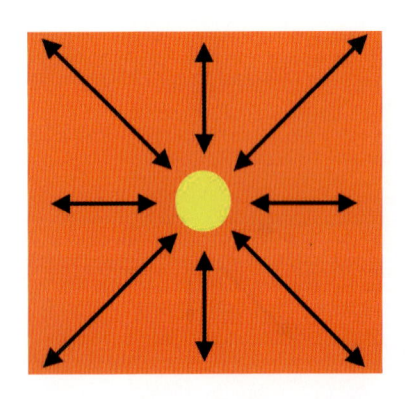

図13-16 構造マップ 円は，安定性とバランスが最大となるポイントに配置されている。

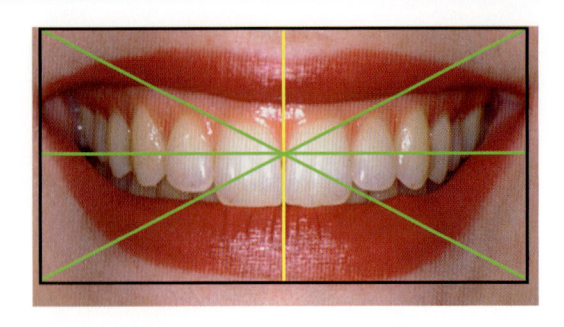

図13-17 構造マップは，歯の正中線が最も安定したポイントであることを示している。

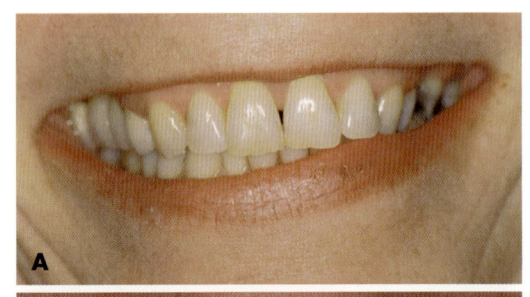

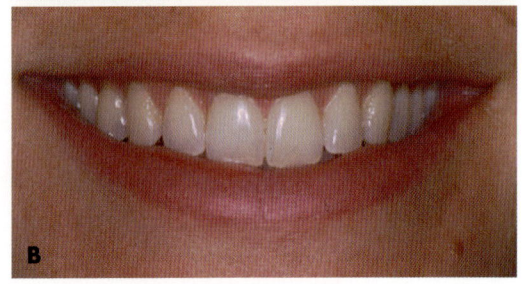

図13-18 バランスとアンバランスの比較 笑った時の違いに注目して頂きたい。A. アンバランス。B. バランス。

ライン

　顔面，前歯唇面，歯肉の審美性は，各種ラインの調和，統一，釣り合いによって決定される。第14章で言及するが，**審美的構造分析**(*Esthetic Structural Analysis*)，すなわち未だ引かれていないラインに対する我々の感覚が美しさを決定し，我々の修復術のガイドとなる(図13-20)。

　平行するラインは，コントラストまたは対立をほとんど表わさないため，最も調和した関係である。非対称性あるいは放散性の増大に伴って対立も増大する。

　直交するラインは，最大レベルの対立によって最も強力な知覚関係を提供する。

釣り合い

　均整は，個々の要素が凝集的かつ分散的である中で，一体性，多様性，趣きを提供しなければならない(図13-21)。このように，1つの表面を，相互関係を維持しながら，サイズと形状が対照的な個々の物体に分離することが可能な場合には反復比が存在している。

　ギリシア人(ピタゴラス)が美しさを表わす反復性の数学的比率として提唱した1.618：1は，黄金比として知られるようになった。パルテノンは，反復比だけを使用して建造され，多数の人々から最も美しい建造物の1つとみなされている。

　黄金比によって，多様性 vs. 一体性および凝集力 vs. 分散力の統一に成功したものと思われる。黄金比を応用することができない場合，定数比を追求しなければ

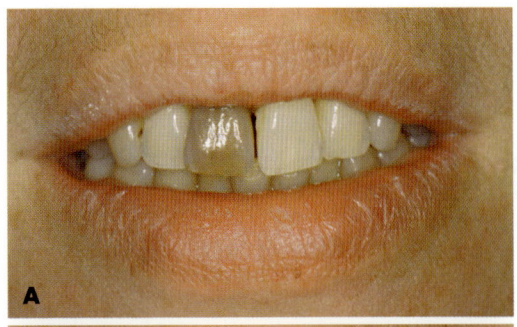

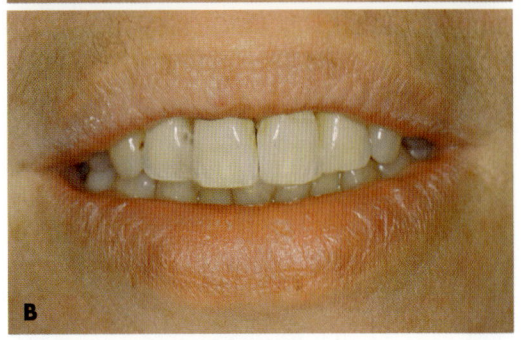

図 13-19　A. 治療前のカラーのアンバランスと隙間。B. カラーの修正と隙間の閉鎖による安定性と調和の達成。

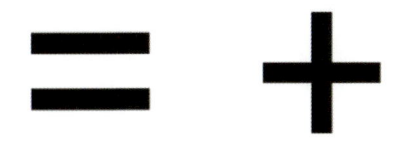

図 13-20　平行するラインと直交するラインを比較し、緊張のコントラストに注目して頂きたい。

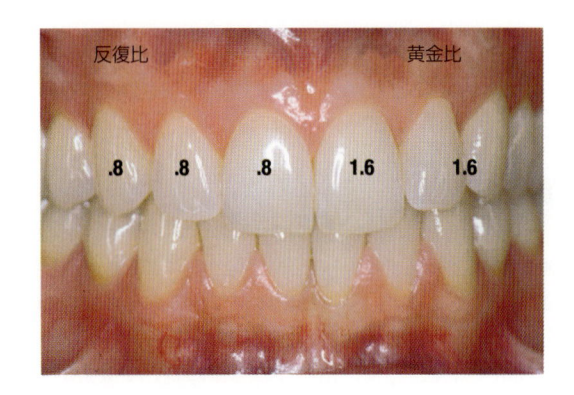

図 13-21　反復比と黄金比

ならない。

美容 vs. 審美

　美容とは，身体，顔面，歯の表面を完全にカバーすること，あるいはこれらの表面を覆うことである。歯の美容術は，洗浄剤および漂白剤を用いた口腔と歯の清浄に限定されている。他方，歯の審美術は，各種の治療法（歯科矯正法および外科的矯正治療法）を用いて顎，歯，歯肉組織を物理的に改善し，一層美しい外観を完成させることである。

[渋谷　俊昭　訳]

第14章

審美的構造の分析

デンタルスマイル

審美の基礎

「目は心の窓」とはよく言われる。もしそうならば，歯と顔面を形成する口は，個人のその時々の個性を定義する鍵となる。口唇は顔面の中で最も大きく動く部分で，他人に見られた時に，重要な部分である。個人の性格や外見，感情，他者との関係において微笑が見られないことが，いかにマイナスの影響を与えるかは驚くに値しない。それ故，審美的歯科治療における第一の目標はダメージを受けた歯から自然で健康的で審美的な外観を作り出すことである (Rifkin 2000)。

この章では審美の基本となる事項を定義するとともに，それらが微笑をより良くするためにどう関わっているかを述べる。顔面の美は文化的かつ主観的な分析によるもので，客観化することは困難である。例えば，中国では纏足が高貴さをあらわしたように，それぞれの文化は独自の美を基準に持っており，ギリシアでは均整のために顔面幅は片目の幅の5倍の長さが良いとされていたし，現代人が若くありたいという願いは，輝く歯できりっとした微笑を望んでいる (Goldstein 1998)。われわれとしては，そうなるように試みるべきであろう。

歯と歯肉は，顔全体，口腔顔面の美を決定する要素の1つに過ぎないから，それ自体の評価とともに，全体の審美性との関連性において評価されることが特に大切である。このような評価なくしては，本当の審美歯科や美容は達成されない。遠くから顔を見た時には，全体的な左右対称性と調和が大事であることを認識しなくてはならない。顔の個々の要素は，近くから見た時にのみ重要となる。それゆえ，歯科医師が初診時に，口腔内をまず検査してしまうことは，最もありがちなミスである。

審美的分析：構成

I．顔
II．口腔顔面
III．歯と歯肉

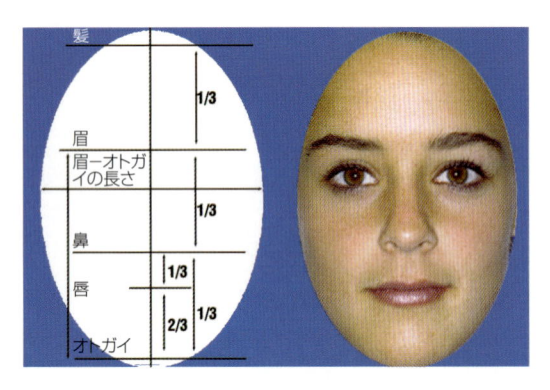

図 14-1 顔面比 芸術的な水平的および垂直的な参照線は描画前に描かれた。これらの線は各部位の相互関係を良く保ち，調和と対称性を最大限にもたらす。

IV．歯

I．顔面の構成

正面像

A．比率(図 14-1)

1 垂直区分 (Annete and Bergman 1992a, b；Chiché and Pinault 1994；Moskowitz and Nayar 1995；Rifkin 2000)。

以下の4つの鍵となる決定因子を使う。
・髪際点(前頭)
・眉間点(眉毛)
・鼻下点(鼻)
・オトガイ点(オトガイ)

顔は理想的には均等に3分割される(図14-2A，B)：
・上顔面：髪際点から眉間点まで
・中顔面：眉間点から鼻下点まで
・下顔面：鼻下点からオトガイ点まで

顔の下3分の1はさらに均等でない2つの部分に分割される (Rifkin 2000)。

　a．鼻下点から口角までは，3分の1に同等であるか，鼻下点から上口唇に向って18 mmから20 mmである。

　b．口角からオトガイ点までは3分の2か，下口唇からオトガイ点に向って36から40 mmであ

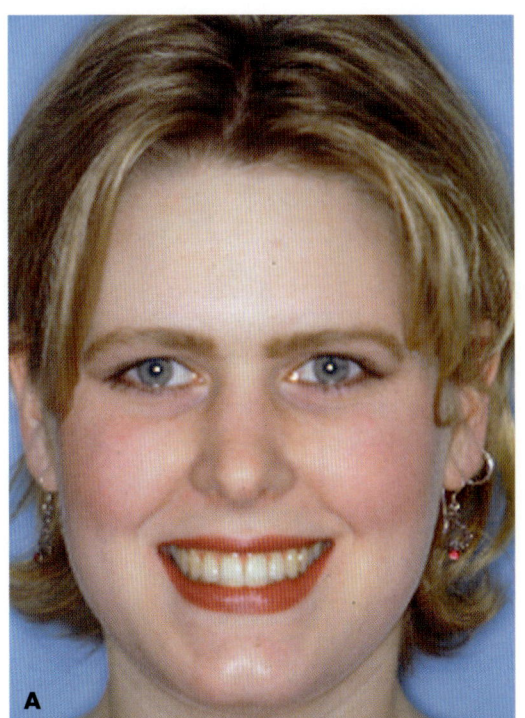

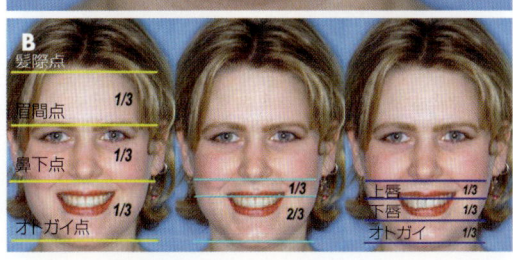

図 14-2　**顔面の部分**　顔は 3 部分に分けられ，下部 3 分の 1 は，さらに等しくない 2 分割（中央），または 3 分割される（右）。

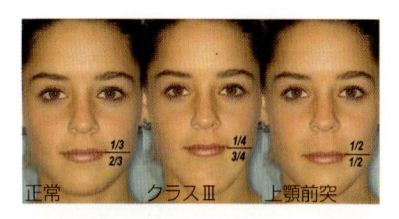

図 14-3　**顔面下部の変化**　顔面下 3 分の 1 の変化が比の違いによって視覚化されている。

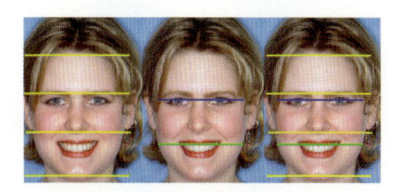

図 14-4　**水平線**　顔面と口腔顔面の線はお互いに平行であるべきである。

る。

顔面の下部 3 分の 1 の変化（Arnett and Bergman 1993）（図 14-3）。
・下部 3 分の 1 の高さの増加
　a．上顎の垂直成分の過大
　b．Ⅲ級の不正咬合
・下部 3 分の 1 の減少
　a．上顎の垂直成分の過少
　b．下顎後退咬合

2　水平線：図 14-4 審美評価に関わる水平線は次のものである。
・瞳孔間線（一次的）
・口唇交線（一時的）
・眉間線（二次的）

これらの水平線の"平行性"は好ましい美を達成するために最重要である（Ahmad 1998）。水平的な平行性は以下の要因となる。
・顔の各パートをまとめる
・統合力を生み出す
・緊張感を減少する

1 本 1 本の線がこれらすべての線の平行性ほどには重要ではないことを強調すべきであろう。左右の不均衡や逸脱は，緊張を生み，調和，バランス，比率の欠如を生じ，美を損なう。

注意：もしも瞳の大きさが等しくなければ，片方の目だけを用いて，乳頭間の線を底面に平行に描くことに注意。

Kokish（1999）によると，矯正歯科，一般歯科，一般人の歯科に関する美意識の比較研究を行い，3 mm までの水平的な中心線の移動は，垂直な角度のわずかな移動ほどには気にならない。水平的な移動は顔の構成要素の大まかな平行性を変えないが，垂直的角度の変化は僅かでも平行性を変えるので統一感がなくなる（図 14-5）。

B．バランスと左右対称性

顔面の正中：顔面の左右対称性は顔面の正中線によって定義される（Refkin 2000）。正中線は顔面の中心から口唇部の人中により顔面を左右に分ける。より左右対称性があり似通っているほど，左右の複製，つまり鏡像となり，本来の調和が生じ顔は美しくなる。これは，歯科における中心性とは反対で，歯科では多様性（放射型対称性）に美をもとめている。

顔面の正中線は水平線に垂直に走り，それらの結合力と強い対比を示す（Golub 1988）（図 14-6）。中心線は水平の平行線とは異なり，

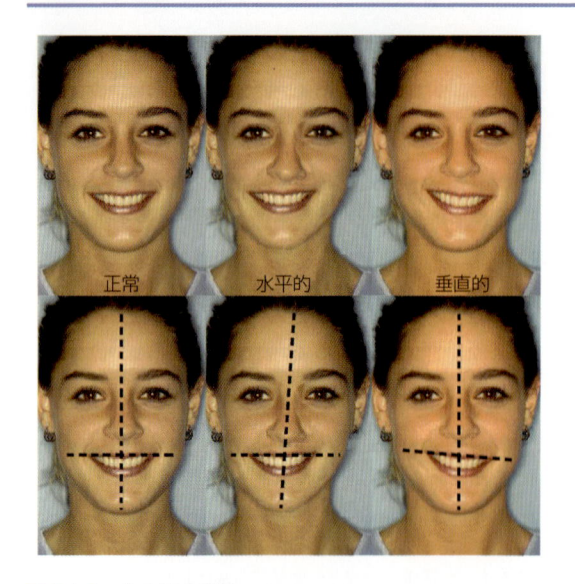

図14-5　**中心線の移動**　水平的な顔面と中心線の移動は垂直的な角度の変化ほど目立たない。（水平的な移動は平行性を保つが，垂直的な傾きの変化は平行性を失わせる。）

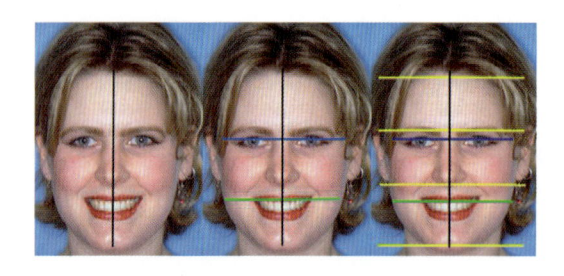

図14-6　**顔面の正中線**　顔面の正中線は他のすべての線を2分し分断する。

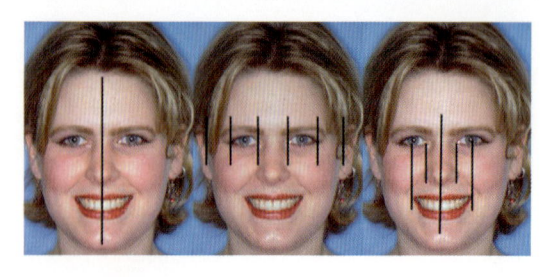

図14-7　**解剖学的関係**　これらの図では，顔面と口腔顔面の部品が水平的に関係していることが分かる。

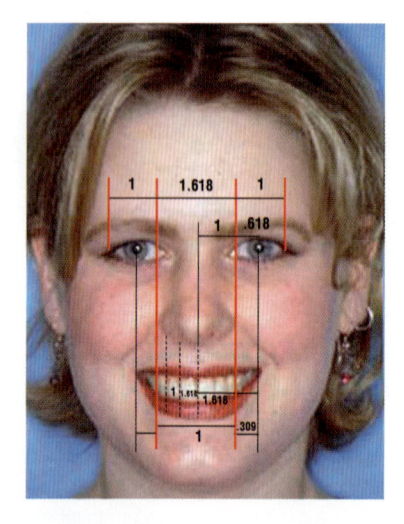

図14-8　**黄金比**　顔面，口腔顔面，歯の様々な部品は，比によって関係しており，個人ごとの審美的な分析を可能にする。

・分離的
・緊張を生みやすい。

　多くの個人において，中心線の多様性は有害な影響を与えない（Refenacht 1990）。

　顔面，口腔顔面，歯の構成は，黄金比によって自動的に評価され多くの関連性を有している（図14-7，8）。

　これらの解剖学的関係と比率は，歯周補綴症例において審美補綴を行う際の診断と治療計画の基礎となる。

　矢状面（側面）像：前頭面および矢状面は，同じ顔面および口腔顔面比を有する（図14-9）。側面像は，正面像とは異なり骨格的な問題を分析する方法と，顔面から見た咬合を決定する方法が定められている（Arnett and Bergman 1993a, b；Refkin 2000；Spear 1991；Strub and Turp 2001；Subtelny 1959）。

　矢状面の軟組織顔面形態の診断要素：
・矯正歯科および外科的矯正歯科の問題
・F，V，S，M音の発音
・歯の位置と傾き
・口唇のサポート
・水平的微笑の分析：自然および緊張した
・口唇の関係または口唇のサポート
　矢状面顔面分析に用いられる因子（図14-10）：
・直接的観察（図14-10A）
・鼻—唇角（図14-10B）
・Ricketts 線角（図14-10C）
・軟組織の凸角（図14-10D）
　a．眉間／鼻下点／ポゴニオン（G-S-P）
　b．鼻点／鼻下点／ポゴニオン（N-S-P）
　c．鼻点／鼻の先端／ポゴニオン（すべて軟組織によるプロファイル）（Subtelny 1959）

注意：G-S-P が最もよく使われる参照点である。

・耳—耳平面（フランクフルト平面）（図14-10E を参照）
・眼窩点と耳点（外耳道前方の球状の隆起）を通る平面

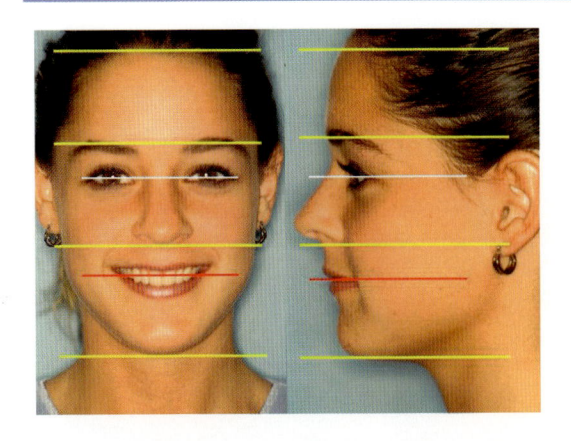

図14-9 矢状面での比　矢状面顔面の比は正面の比と等しい。

- 眼窩平面（図14-10Eを参照）
- 耳―耳平面（フランクフルト平面）と垂直で眼窩点を通る線。正常であればこの線は口唇交点（口の角）とグナチオン（下顎骨体の最下方で最前方の点）を通る。
1　視覚化。
　直視下の観察は以下にとって一助となる（図14-11）。
- スマイルライン
- スマイルラインの側方への広がり
- リップライン：高，中，低
- ガミースマイル：3 mm 以上の歯肉の露出
- 切歯の位置
- "F"，"V"，"S" の子音の発音
- 上顎中切歯の弯曲
- 歯―口唇支持関係
    a．正常：歯肉の 3 分の 2（Maritato and Dauglas 1964）
    b．歯肉と歯頚部 3 分の 1：Ⅲ級，Ⅱ級Ⅱ類
    c．切縁：Ⅱ級Ⅰ類，薄い口唇（Pound 1962）
- 不適切な垂直成分
    a．下口唇が上口唇よりも前方
    b．上口唇が巻き込み
    c．下口唇の大きな凹み
    d．口角の伸展
2　鼻―唇角（NLA）（図14-12）。
　鼻下点において 2 つの線により作られる角度。1 つ目の線は鼻の下の境界に接し，2 つ目の線は口唇に接する。正常な角度は 85°〜105°（男性 85〜95°，女性 95〜105°）
　この角度は上顎前歯が正しい前後的位置（AP）や傾きにあるかを決定するのに役立つ。すべての処置において 85°〜105°の間にあることが審美的に望ましいと位置づけられる（Arnett and Bergham 1993）。
3　Ricketts 線角または E プレイン（図14-13）。

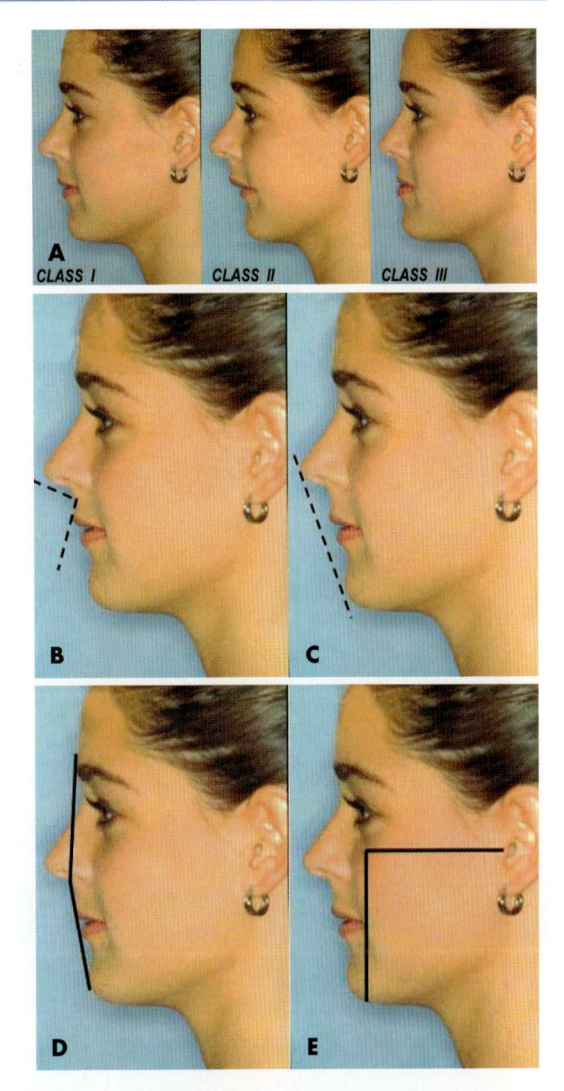

図14-10　矢状面での分析　A．直接的な観察。B．鼻―口唇線角。C．Ricketts 線角。D．軟組織の外側角反。E．Simon の分類。

　これは鼻の先端から，オトガイの最も前方部分（ポゴニオン）を結んだ線である。上顎と下顎の口唇の位置はそれぞれこの線から 4 mm と 2 mm である。これは以下のことを決定するのに使われる。
　　a．下顎の前突または後退
　　b．上顎の前突または後退
　　c．組み合わせ
4　顔面突出度，軟組織側貌（図14-14）。
- 正常範囲
    a．G-S-P は 165〜175°の角度である（Arnett and Bergham 1993）
    b．N-S-P は，161〜165°の角度である（Subtelny 1959）

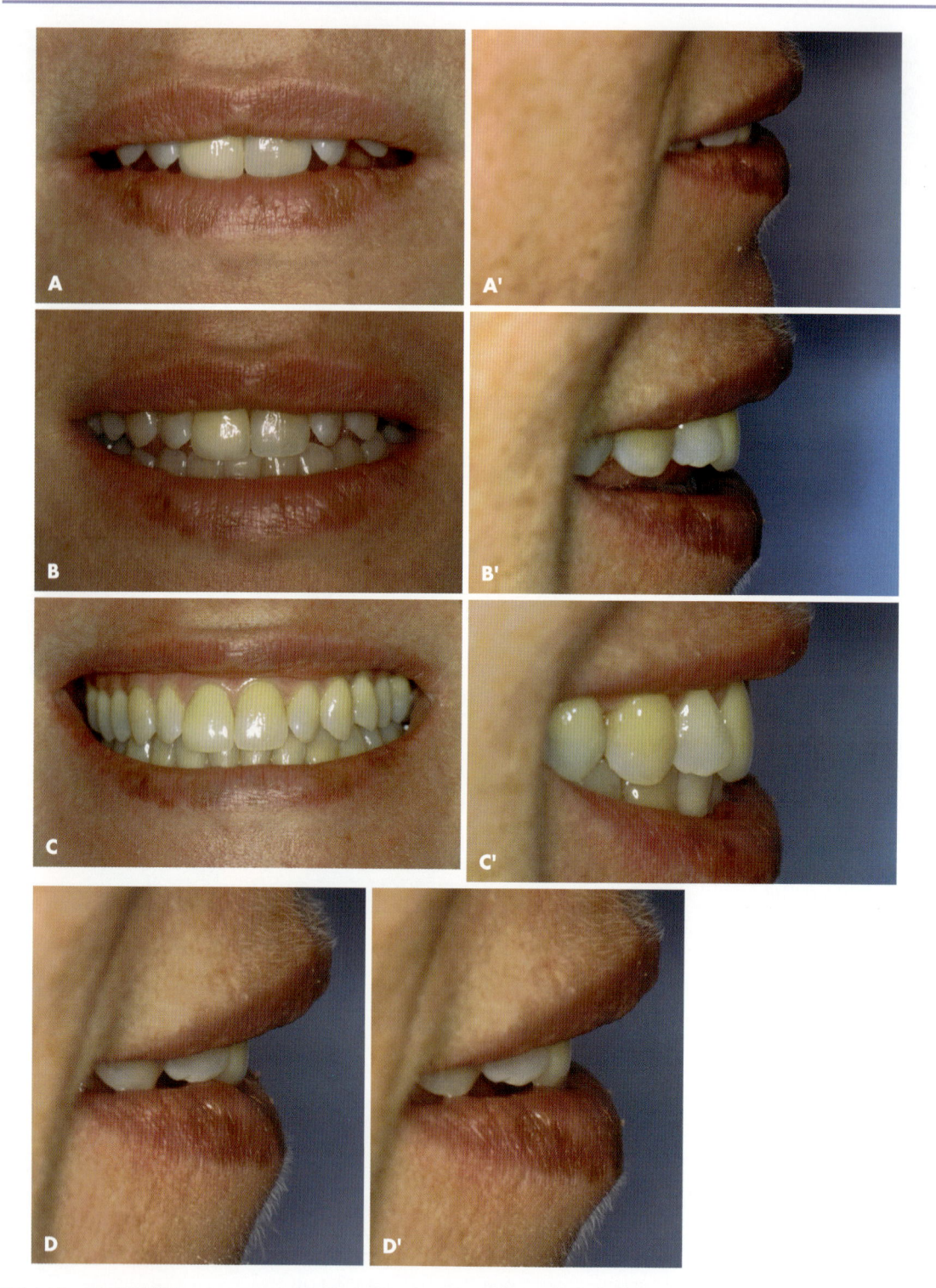

図14-11 直視下の観察 A, A'. 安静時の口唇の正面および側面。術者は正面像での歯面の露出, 上口唇の位置, 上下口唇のそれぞれの関係に気がつくべきであろう。B, B'. 緊張のない微笑の正面および側面。C, C'. 緊張をともなう微笑の正面および側面。緊張をともなう微笑からの大きな変化に注意。術者は中切歯の位置, リップライン, 歯と歯肉の露出程度, 切歯先端の位置, 切歯と口唇の弯曲は, 緊張を伴う場合と伴わない場合の両者において評価すべきである。D, D'. FおよびVの発音時における発音評価。Fでは赤唇の境界よりも外に歯があるが, Vでは内側であることに注意。

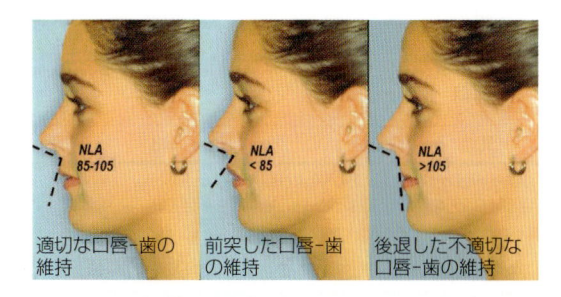

第14章 審美的構造の分析　**257**

図 14-12　鼻—唇角（NLA）

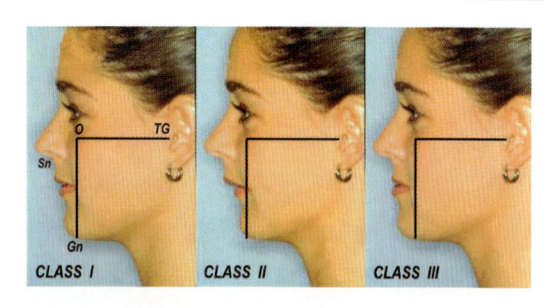

図 14-15　Simon の分類　口の角度は後退位では後方に，前方位では前方に位置する。

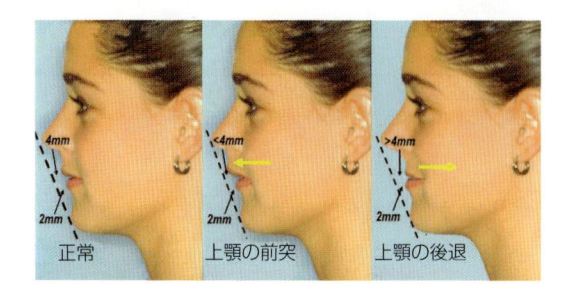

図 14-13　Ricketts の E プレイン

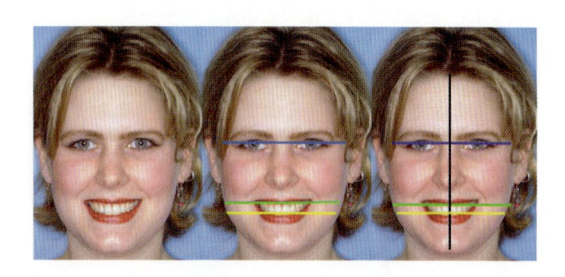

図 14-16　非常に重要な水平の要素と正面正中線との関係

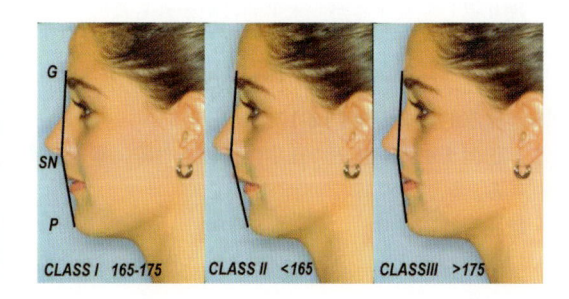

図 14-14　顔面のカントゥア

・正常範囲外
　a．凹の側面（G-S-P 175°よりも大きい）
・垂直的上顎径の不足（まれ）
・下顎の前突（一般的）
　b．凸の側面（G-S-P 165°よりも小さい）
・上顎の前突（まれ）
・垂直的上顎径の過剰（一般的）
・下顎の後退（一般的）

5　Simon の分類（Hughes 1951）（図 14-15）。

　この分類は口角（C）（口のはじ），鼻下点（S），オトガイ点（G）（下顎体の1番下で最前方にある点）が，耳と耳および眼窩でつくる平面を基準とする。

　眼窩平面は通常口唇交点からオトガイ点を通る。上顎や下顎の突出や後退は C-S-G 関係に変化を生じる。

　顔面の突出（G-S-P），Simon の分類，Ricketts の

Eプレイン，NLA を組み合わせることにより臨床家は顔面形態に影響する骨格と歯の不正を診断することができる。

　米国顎口腔外科学会の最新の手術指針（1999）は，通常認められる口腔顔面形態不良を以下のように列記している。

　上顎の形態異常：
1．上顎の過形成と垂直的過大，またはガミースマイル：上顎歯槽の下方への過成長
2．上顎の AP 過大：前突した上顎；水平的に前方への過成長
3．上顎の過形成と垂直的過小：歯が見えない無歯顎的顔貌，短い顔
4．上顎の AP 過小：前方への劣成長；通常は口蓋裂と口唇裂にみられる
5．開口または，オープンバイト：舌の突出を示す骨格の形態不良；スピーチのパターンが影響を受けることもある
6．歯槽の裂開：通常は口蓋裂と口唇裂にみられる
　下顎の形態異常：
1．下顎過形成と AP 過大：プラグマティズム；Ⅲ級不正咬合
2．大下顎症：オトガイの垂直および前方への過成長
3．下顎の過形成と AP 過小または "Andy Gump"（とても一般的な変形）：下顎の前方への成長過小；Ⅱ級不正咬合

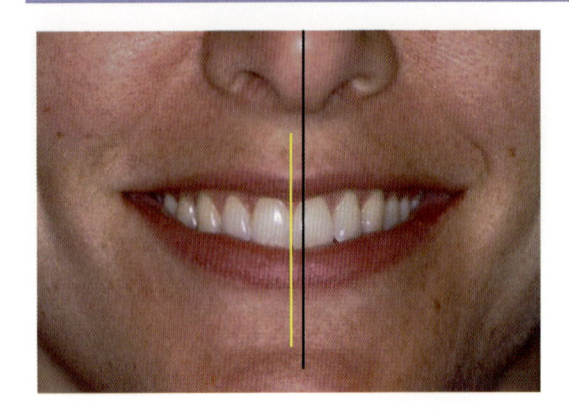

図14-17 顔面の人中と歯の正中線との不一致

表14.1 歯の正中線が人中に一致する症例数

症例数	一致 数	一致 %	不一致 数	不一致 %
500	352	70.4	148	29.6

Miller and colleagues(1979)より引用
注意：95%の信頼区間は66.4〜74.4%を超える。

表14.2 上顎の歯の正中線が下顎の歯の正中線に一致する症例数

症例数	一致 数	一致 %	不一致 数	不一致 %
500	139	27.8	391	78.2

Miller and colleagues(1979)より引用
注意：95%の信頼区間は23.9〜31.7%を超える。

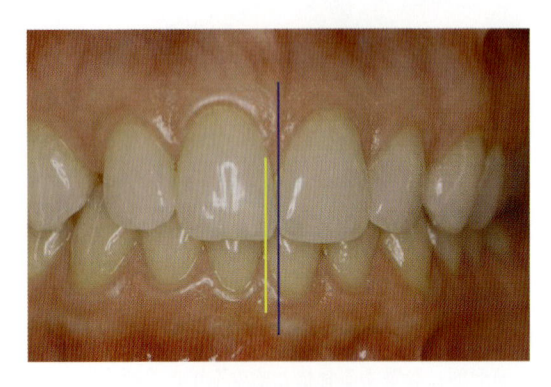

図14-18 上顎の歯の正中線と下顎の歯の正中線との不一致

4．小下顎症：オトガイの垂直および前方への劣成長
5．下顎の左右非対称：通常は一方の関節頭の過成長；オトガイと下顎の正中は反対方向へ移動する
　上顎の形態異常と下顎の形態異常との組み合わせ：
　長顔症候群：顔の高さの全体的な増加；通常は上顎の垂直的過大と下顎の不足を伴う．

II．口腔顔面の構成

　口唇，歯，顔面の構造の相互関係は，口腔顔面の成分を象徴している．均整，左右対称性，美容，比率において調和を得るためには，口腔顔面の要素の，調和がとれていることが必要である．

A．水平的な要素（図14-16）

　審美的な評価に必要な主要な水平線は以下である．
1．瞳孔間線
2．口唇交線
3．咬合線
　不可逆的に咬合線の関係に影響を与え，左右非対称を生じるのは，
1．咬耗
2．過萌出
3．自発的な萌出の変化
4．病的な移動
5．上顎や下顎の左右非対称を生じる骨格性の問題
6．矯正歯科の問題
　繰り返し記載するが，水平的に引かれる線の平行性は強調しすぎることはない．
　平行性は調和とバランスと審美のために必要である．

B．垂直的な要素（図14-17）

1．正面正中線．正面の正中線は以下の線に垂直である．
・瞳孔間線
・口唇交線
・咬合線
　一般的に言って，以下の線とは必ずしも垂直ではない．
・人中
・歯の正中
2．歯の正中．歯の正中が瞳孔間線に垂直であることは，最も顔のコントラストを際立たせ，笑顔のかなめとなる．正中を的確に設定すると顔が非対称でも，注意をそらすことがあるだろう（Golub 1988；Rufenacht 1990；Chiché and Pinault 1994）．
　顔の正中線（人中）と歯の正中線が一致するのは70.4%で，女性の一致率は71.3%であり男性の68.8%をわずかに上回る．（表14.1，図14-18）．上顎と下顎の正中線が一致するのはわずかに27.8%であり，男性が26.9%女性が28.3%で有意差はない．（表14.2，図14-18）．したがって歯の正中線がわずかにずれていても，許容され，むしろ多様性を生む（Golub 1988）．下顎の正中線を上顎の正中線の基準として用いるのは避

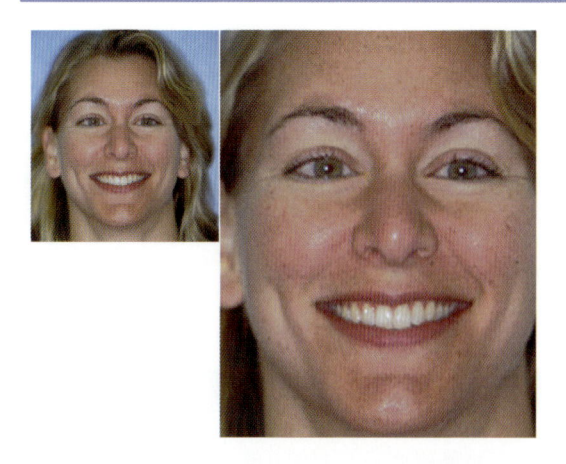

第14章　審美的構造の分析　259

図14-19　近くで見るにしたがって，個々の要素が大事になってくる．近くに寄ると顔の要素と歯の要素を同時に見ることは難しい．

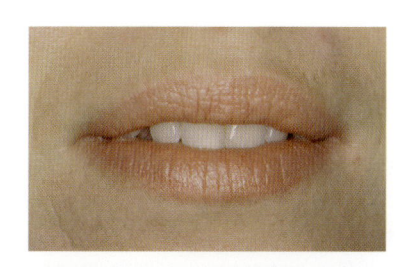

図14-20　安静位で口唇はわずかに開いている

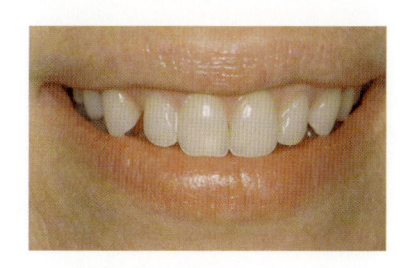

図14-21　微笑の位置で口唇は引っ込められる

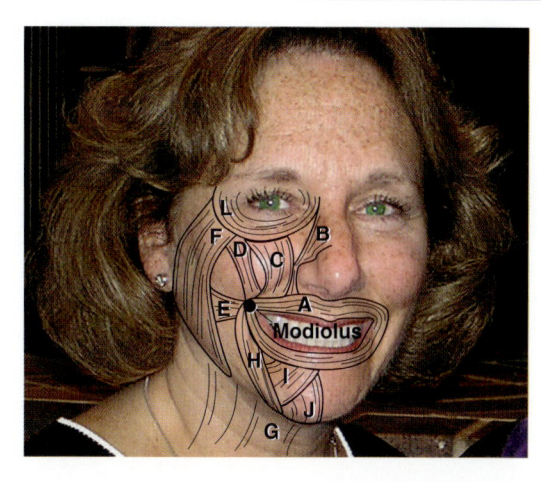

図14-22　スマイルゾーンにおける口唇の動きに関連する筋群　A．口輪筋，B．眼角筋，C．小頬骨筋，D．大頬骨筋，E．頬筋，F．咬筋，G．広頸筋，H．口角下制筋，I．下唇下制筋，J．オトガイ筋，L．眼輪筋．モダイオラス（蝸牛軸）は口角において5つの筋群が結合した部分である．

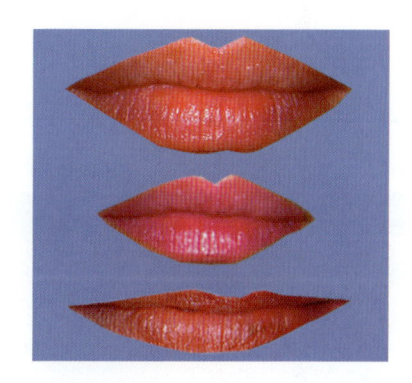

図14-23　口唇の分類

けるべきである．

C．口唇

　口唇は歯の成分の枠組みをなす．口唇はあたかも芸術作品の境界線を与える額縁のようなものである．口唇は歯と歯肉を顔の各パーツから分離して独立させ，特徴を持たせる．他の言い方をすれば，顔の形態は歯の形態を規定しなくてもよい（Lombard 1973）．

　さらにLombard（1973）は，壁に掛けられた絵は，壁から取り外すことができるわけであるから壁のような同じ特徴や要素を有する必要がなく，その中において独立して配置された要素があっても良いと述べた．

　口唇の枠組みは，歯と歯肉の要素を顔の要素(壁)から分離し，独立し組織的にまとめる．遠くから見ると，全体的な枠組み（顔と歯の正中線および水平的な平行性）のみが目立つ．それぞれの要素はあまり目立たない．

　近寄ってみると，口唇の中の内容に目が引き寄せられる．歯と顔に同時に注意深く目を向けるということは不可能である．それ故，顔の形と歯の形は対応していない（図14-19）．

注意：これは誰かに直立して対面することによって容易に視覚化できる．

　口唇は静的または動的な位置を占める．
1．静的な位置（安静位置）（図14-20）．安静時における口唇はわずかに離れ，歯は咬合しておらず，筋肉はリラックスした状態である．

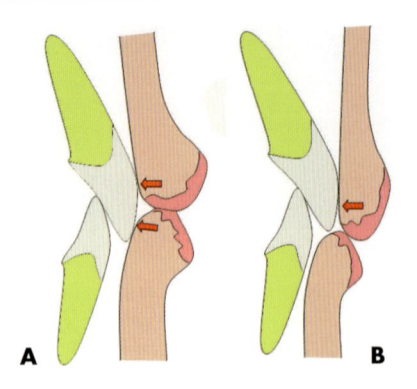

図 14-24 口唇のサポート　A. 歯肉側 3 分の 2 を支持する正常な口唇。B. 切縁の支持が必要な薄い口唇。

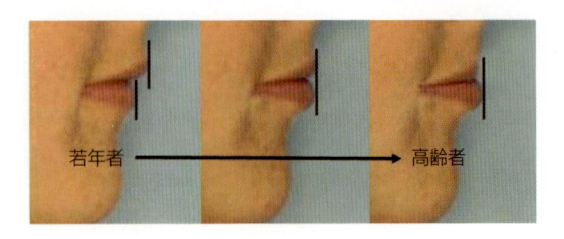

図 14-25 加齢による口唇の変化

表 14.5 人種による歯の露出

人種	歯の露出量の平均(mm)	
	上顎中切歯	下顎中切歯
白人	2.43	0.98
黒人	1.57	1.42
アジア人	1.86	1.58

Vig and Bruno(1978)より引用

表 14.3 上口唇の長さによる歯の露出

上口唇	上口唇の長さ(mm)	歯の露出量(mm)	
		上中切歯	下中切歯
短い	10～15	3.92	0.68
普通	16～20	3.44	0.77
普通	21～25	2.18	0.98
長い	26～30	0.93	1.95
長い	31～35	0.25	2.25

Vig and Bruno(1978)より引用

表 14.4 年齢による歯の露出

年齢	歯の露出量平均(mm)	
	上中切歯	下中切歯
29 以下	3.37	0.51
30～39	1.58	0.80
40～49	0.95	1.96
50～59	0.46	2.44
60 以上	-0.04	2.95

Vig and Bruno(1978)より引用

2．動的な位置（微笑）（図 14-21）。口腔周囲の筋肉の収縮が口角を引き上げ，歯と歯肉を露出させる。露出の程度は以下によって変わる。
 a．大きさ，形，口唇の豊かさ
 b．牽引の程度
 c．歯周の筋肉の性質とサイズ
 d．骨格の構成
 e．歯の要素のサイズ，形，位置
口唇は以下のように分類される（図 14-23）。
1．厚いまたは豊満
2．中等度
3．薄い
 一般的に上口唇では中切歯の歯肉側の 3 分の 2 をサポートし，切歯の切端は下口唇に接する（Refenaht 1990)。薄く突き出た口唇では，厚い口唇よりも切歯の支持を必要とする（Poind 1962）（図 14-24）。
 Lieb ら（1967）は矢状面で見たときの上口唇に比較しての下口唇の位置が，加齢に伴って前方に移動することを見つけた。生理学的には，これは，筋肉の張りと力の減少によっている。咬合については，咬合高径の減少によってこれはさらに目立つことになる（図 14-25）。

注意：これらの変化は補綴治療による介入で元に戻すことができる。

 微笑は以下のように分類される（Moskowitz and Nayyar 1995）。
1．三日月型：両端が上に上がる（凸型）
2．半月型：まっすぐな上口唇と，カーブした下口唇
3．逆向き：両端が下がっている（凹型）
4．四角形
 LARS 因子。口唇の位置は 4 つの因子により決定される。
1．口唇の形態
2．年齢
3．人種
4．性別
 これらは LARS 因子と呼ばれる（Vig and Bruno 1972）。
1．口唇。歯の露出量は，筋肉の大きさ，口唇の太さと長さによって決る。正常な口唇の長さは 16～24 mm である。短い上顎の口唇（<15 mm）はすべて

表 14.6　性別による歯の露出

人種	歯の露出量の平均(mm)	
	上顎中切歯	下顎中切歯
男性	1.91	1.23
女性	3.40	0.49

Vig and Bruno(1978)より引用

の歯肉と歯を露出させ，一方，長い上口唇(≧24mm)は歯の露出量を有意に減らす(表14.3)。

2．年齢。歯の露出量は年齢と逆比例する(表14.4)。加齢は筋肉の弾力性とはりを減らし，その結果動きがなくなって口唇が長くなり，下顎の歯が露出する。この結果，老化のプロセスがさらに進み，下顔面3分の1におけるしわを深くする(Ahmed 1998)。前歯部の咬耗と前歯による支持の喪失は問題を生じる(Lieber et al. 1967)。

加齢と垂直的高径の喪失により，下口唇は上口唇の前方に突き出し始める。それ故補綴医は正面からのみならず側面からも口唇を見る必要がある。これは，上口唇が下口唇よりも前方にあるのを確かめるためである。もしもそうでなければ，口唇はさらに前歯による支持を必要とする。

3．人種。歯の露出に関しては，白人が若干露出の程度が大きいが，黒人やアジア人と有意な違いは認められない(表14.5)。

4．性別。男性と女性の間には統計学的に有意な差を認める(表14.6)。

Ⅲ．歯と口腔の要素

顔の水平的な対称性が顔の配列にとって最も大切な因子であるが，歯と歯肉に関しては放射状の対称性が先立つ(Ahmed 1998)。

Studer ら(1996)と Goldstein(2002)は，一般の患者の評価と複雑な歯周補綴患者症例において考慮すべき歯と歯周組織の数々の審美的要素について述べている(図14-26)。

・歯の正中線
・歯肉のライン
・咬合平面
・切歯切縁のカーブ
・スマイルライン
・下口唇のカーブ
・接触点
・歯肉の高さでのカントゥア（外形）
・歯肉のエンブレージャー（鼓形空隙）
・歯軸の傾き
・バッカルコリダー（口角の影になっている部分）

注意：すべての歯と歯肉の要素は歯冠乳頭を結ぶ線と正面正中線に関連付けなければならない（図14-27）。

1　歯の正中線。歯の正中線は，放射状の対象性，調和，バランス，比率を決定する上での拠り所である。それは，支点であり，中心線であり，顔の正中線が理想的には同じ像を作り出すように，右側と左側に鏡像を作り出す（Ahmad 1998）。

中心線に近接している歯と歯肉の要素(歯と歯周組織)は特に重要でインパクトを有する。中心線から離れている歯に比べて，より大きな対称性を有しており多様性が少ない(Chiché and Pinault 1994)。したがって，正しく位置させることが最重要である(図14-28, 14-29)。

歯の正中線と接触点は，切縁と直交し，歯の長軸，人中，顔の中心線とは平行である(Moskowits and Nayyar 1995；Cranham 1999；Spear 1999)。中切歯の位置は以下の方法で決定することができる。

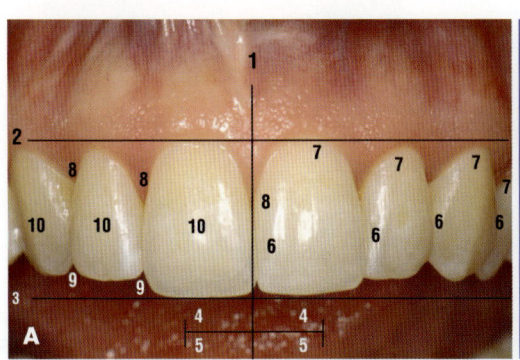

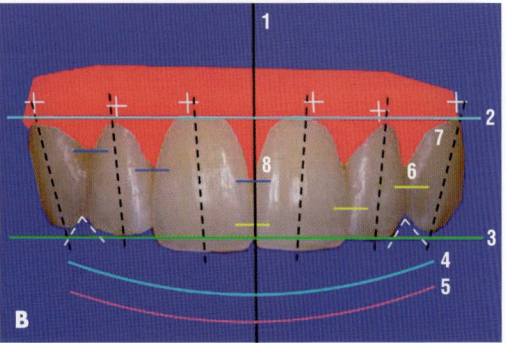

図14-26　A と B．歯と歯肉の要素を示し概要を描く。1．歯の中心線，2．歯肉のライン，3．咬合のライン，4．切縁のカーブ，5．下口唇のカーブ，6．接触点，7．歯肉の高さでのカントゥア，8．歯肉のエンブレージャー（鼓形空隙），9．切歯のエンブレージャー，10．歯軸の傾き。

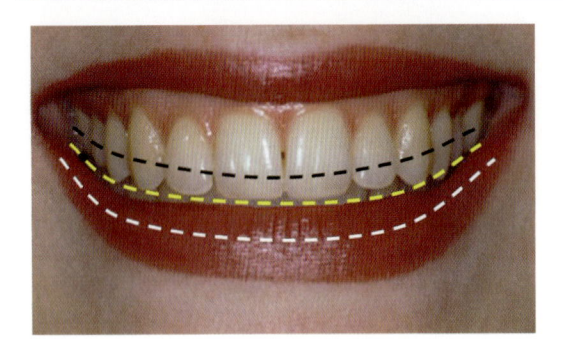

図14-27 **歯と顔面の関係** 歯と歯肉の要素は乳頭間線と平行であり，顔の正中線と垂直である。

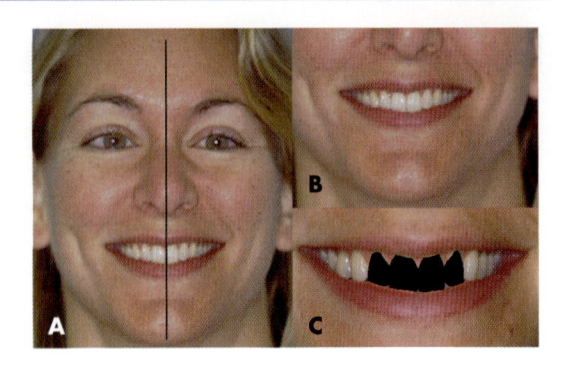

図14-30 **切歯の位置** 中切歯の位置は(A)顔の正中；(B)口唇の人中；(C)歯間乳頭によって最も決定することができる。

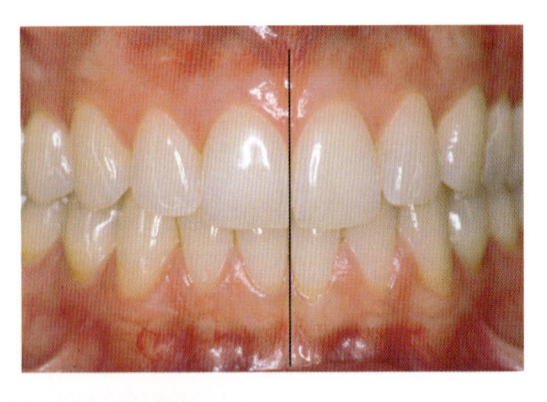

図14-28 **歯の正中**

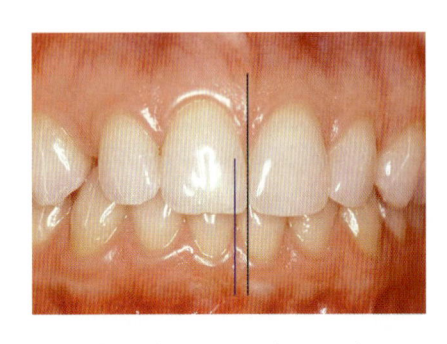

図14-31 **上顎の正中と下顎の正中との一致** 上顎と下顎の正中は約30%しか一致しない。

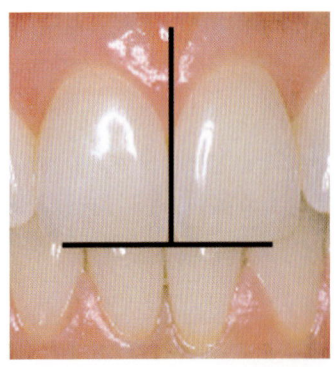

図14-29 **歯の正中** 歯の正中は咬合平面に直交する。

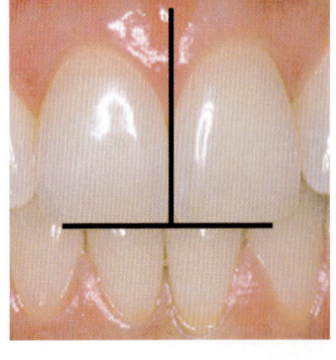

1．口唇の人中は，顔の正中の参照となる(Spear 1999)。
2．中切歯の間の歯間乳頭は，真の歯の正中線を決定する(Kokish 1999)。
3．切歯乳頭は，歯が存在してもしなくても安定した参照点となる(Ortman and Tisao 1976；Schiffman 1984)。
4．顔の正中と歯の正中は歯間乳頭と人中が一直線となった時に一致する(Spear 1999)(図14-30)。残

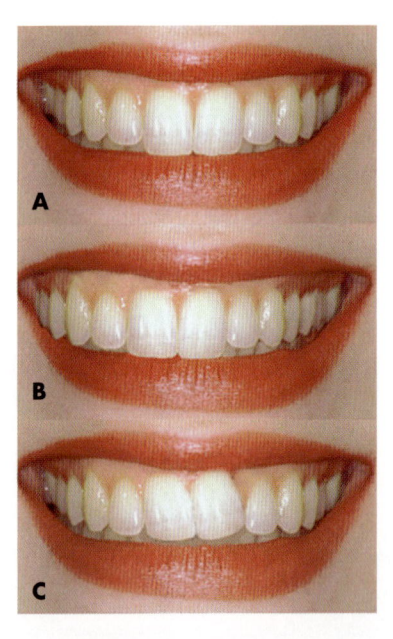

図14-32 **正中線の視覚による認知** A．正常。B．水平的移動。C．垂直的または角度の変化。水平的な移動は正中線の角度の変化ほどには緊張がなく不愉快ではないことに気がつくべきである。

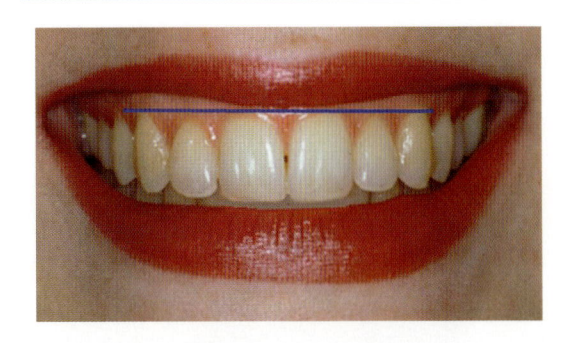

図14-33　歯肉ライン

存歯がない場合には切歯乳頭を歯間乳頭の代用とする（Schiffman 1984）。

Millerら（1979）は，もしも残存歯がなくなったり正中が完全に分からなくなったりした場合には，補綴医は下顎の正中にこだわらずに，歯を顔の正中や口唇の人中に合わせて歯の正中を設定すべきということに同意している。顔の非対称性がある場合には，歯の正中と顔の正中は平行でなかったり，お互いに対応していないかもしれない（Spear 1999）。

歯の正中は一般的に顔の正中に対応するが，下顎の正中にはあまり対応しないことを覚えておこう（図14-31）。

Kokish（1999）は，歯科医師，矯正歯科医師，一般の人の視覚認識に関する研究で，歯の正中が審美的でないと判断されるには，顔の正中とのずれが4mm以上あることを見いだしている。しかし，垂直的なコンタクトの角度はわずかに2mmずれただけでも審美的ではないと判断された。その理由は，平行線は統合力があり，より大きな変化を許すことができるが，発散性の線は分離的であり許容量が少ないためである（図14-32）。

2　歯肉ライン。歯肉のラインは左右の犬歯歯頚部から引かれた線であり，咬合線と口唇交線に平行に走る。理想的には中切歯と犬歯はこの線に触れるが，側切歯はこの線の約1mm上である。

小臼歯と大臼歯は遠心方向に行くに従って歯冠側になると考えられる（Frush and Fischer 1958）（図14-33）。

Ahmad（1998）はこの線を歯肉エステティックライン（GAL）と呼んだ。この理想的GALは，犬歯から中切歯にいたる歯肉の高さであり，歯の正中線とは45°〜90°の角度で交わる。

Struderら（1996）は，補綴処置の障害となる歯肉歯槽粘膜の審美的な障害を挙げている（図14-34）。
・歯間乳頭の消失
・局所的な歯槽堤の欠損
・歯肉の非対称性
・ガミースマイル（"gummy" smile）
・ジンジバルタトゥー（gingival tattoo）
・角化歯肉の不足
・審美的でない歯肉の表面性状
・見た目の悪い高位付着の小帯

3　咬合線。咬合線は犬歯の切縁から引かれる線に対応している。口唇交線と乳頭間線に平行である。上顎の傾斜や非対称は骨格や発育の問題を表すのかもしれない（図14-35）。

4　切縁のカーブ。切縁のカーブは下口唇の凸面に沿っている。咬耗によってカーブまたは凸面は年齢に反比例し，その結果幅の広い，平べったい微笑となり下口唇との並行性が減る。このように歯の高さが減少すると，安静時と微笑時の歯の露出が減少する（図14-36）。

切縁の位置は歯の審美に関しては最も重要な因子である（Chiché and Pinault 1994）。この位置と歯の長さは以下の方法により視覚と発音によって決定される。
・水平的位置は，以下により決定される（図14-30を見よ）
　a．歯の正中線
　b．歯間乳頭と切歯乳頭
　c．口唇の人中（顔の正中）
・垂直的位置は以下により決定される
　a．静的（安静位），動的（微笑時）と緊張した位置
　b．FとVの子音の発音
　c．側貌
　d．口唇の位置と口唇の支持

5　下口唇のカーブ。下口唇のカーブは動的位置の時か微笑時に評価され，切縁と接触点のカーブや凸面の一般的なガイドとして役立つ（図14-37）。

6　接触点。接触点におけるカントゥアは切縁の凸面と口唇のカーブに合わせられる。接触点の位置は中切歯で最も高く，遠心に行くに従って低くなるため，切縁でのエンブレージャー（鼓形空隙）は広くなる（図14-38）。

接触点は歯の小さな接触面積（約2mm×2mm）として表される。コネクタは幅広く，ごく近接している前歯部の歯間部分で，歯肉側のエンブレージャーの大きさを決定する助けとなる（Morely and Eubank 2000）（図14-39）。

7　歯肉の頂点。または歯肉の外形。前歯部における歯肉外形において，歯肉が最も高いのは次の位置である（図14-40）。
・中切歯：遠心3分の1
・側切歯：中央
・犬歯：遠心3分の1
・小臼歯：中央

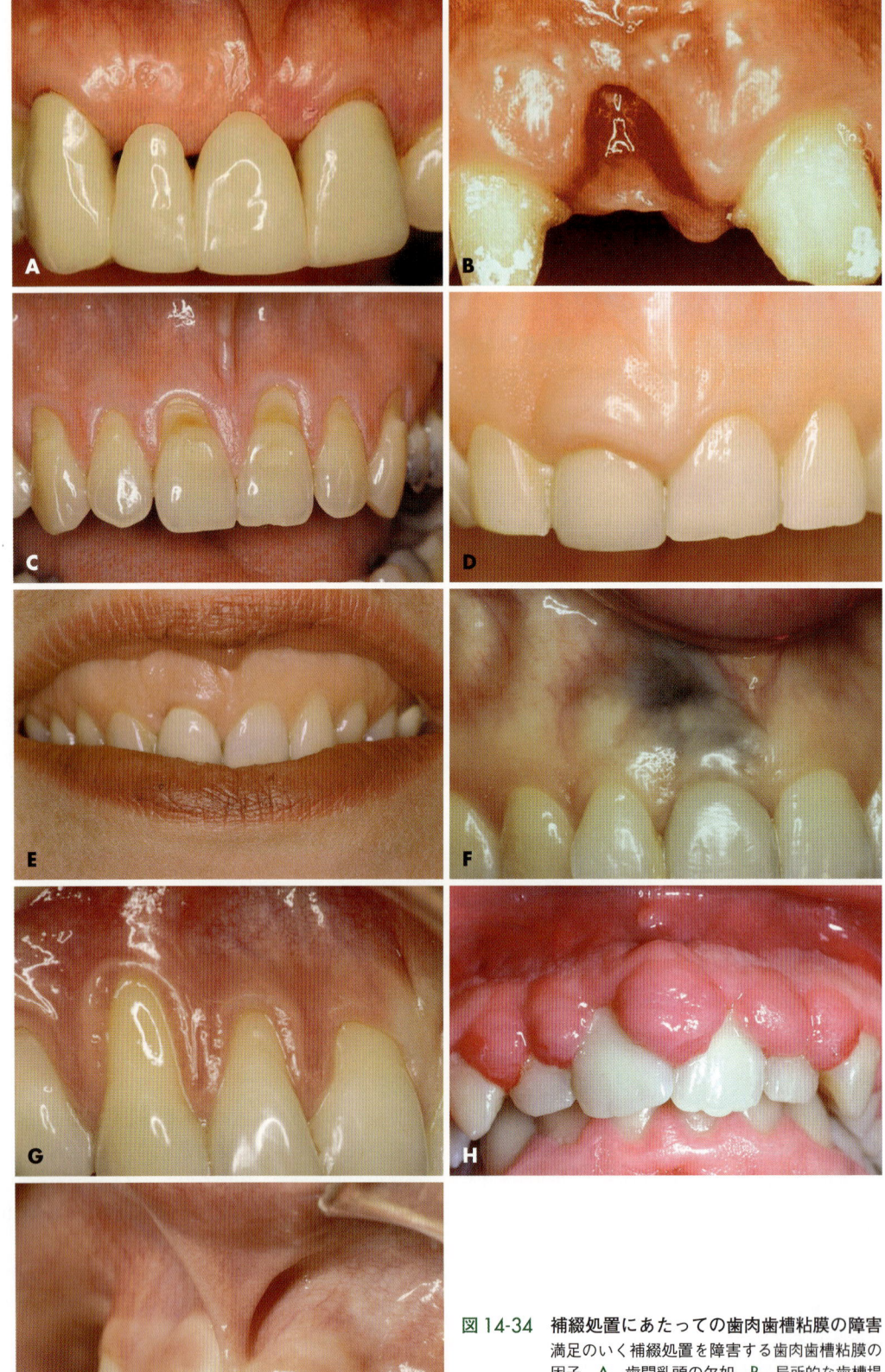

264　第Ⅱ部　審美歯科の基礎　①審美歯科の分析

図14-34　補綴処置にあたっての歯肉歯槽粘膜の障害
満足のいく補綴処置を障害する歯肉歯槽粘膜の因子。A. 歯間乳頭の欠如，B. 局所的な歯槽堤の欠損，C. 唇頬側の歯肉退縮，D. 歯肉の対称性，E. ガミースマイル，F. ジンジバルタトゥー，G. 角化歯肉幅の狭小，H. 審美的でない歯肉の肌合い，I. 見た目の悪い小帯。

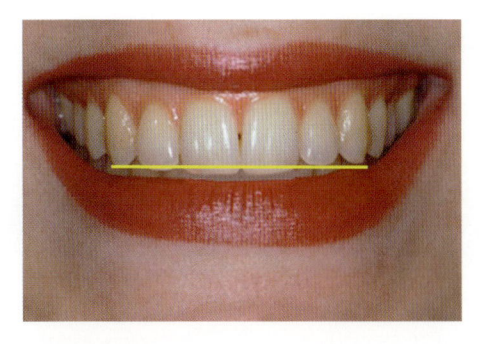

第 14 章　審美的構造の分析　**265**

図 14-35　咬合線

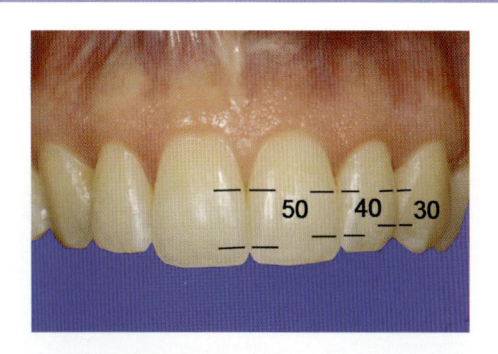

図 14-39　接触関連

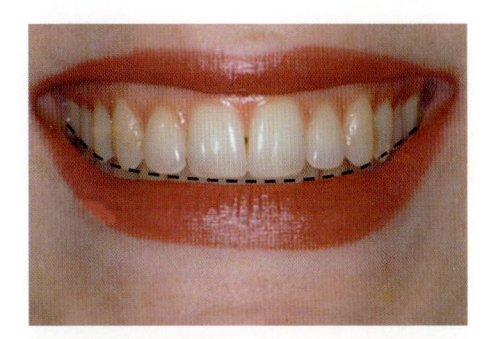

図 14-36　切縁のカーブ

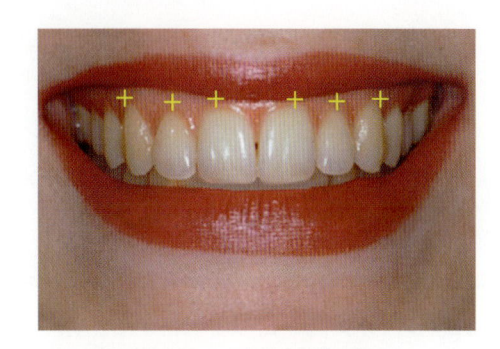

図 14-40　歯肉の頂点，または歯肉の外形

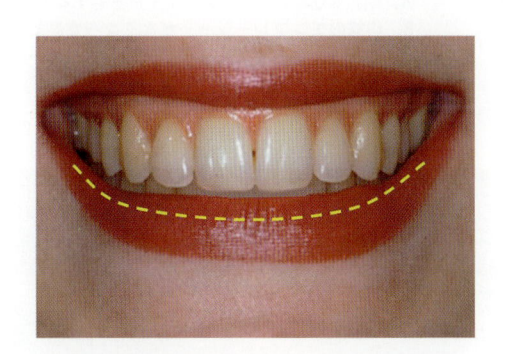

図 14-37　下口唇のカーブ

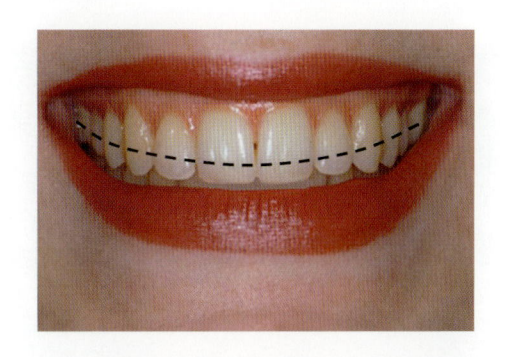

図 14-41　接触点，切縁，下口唇のカーブの平行関係

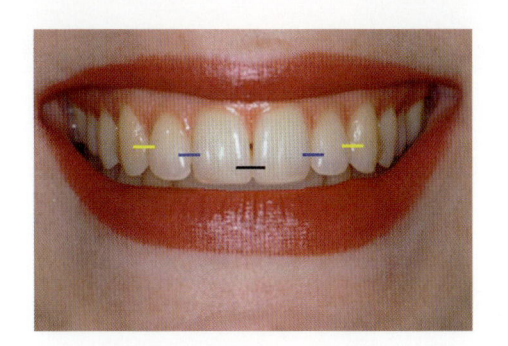

図 14-38　接触点

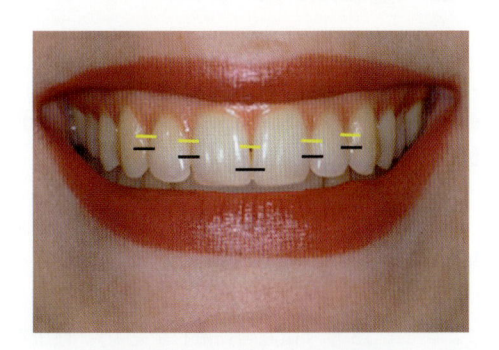

図 14-42　歯肉のエンブレージャー（鼓形空隙）　歯肉のエンブレージャーの高さ（黄色）は接触点の高さ（黒）によって変化する。

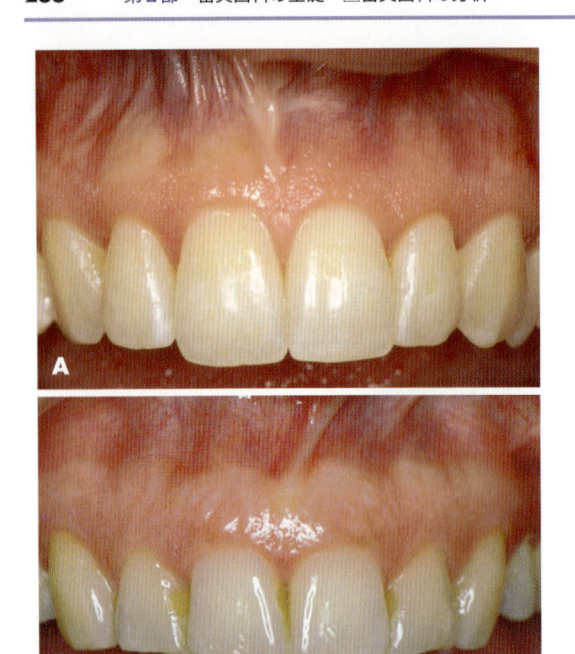

図14-43　バイオタイプ　A．スキャロップ（貝状）のバイオタイプ．B．平坦なバイオタイプ（訳注：flapとあるがflatの誤りと思われる）．

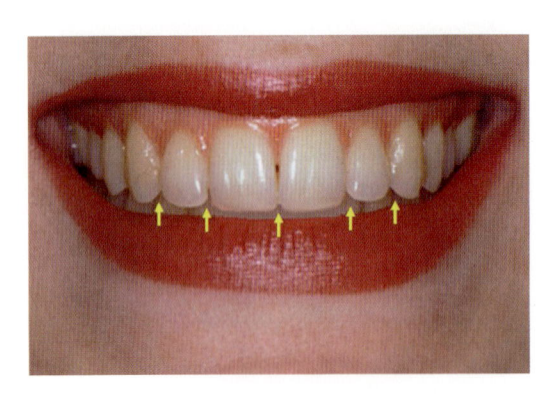

図14-44　切歯部のエンブレージャー

注意：接触点，切縁，下口唇のカーブにはほぼ平行性がある（図14-41）．

8　歯肉のエンブレージャー．歯肉のエンブレージャーは歯の構成に調和をもたらす．エンブレージャーの大きさ，形，位置は接触点，歯の形，裏打ちする骨の形態による（第18章「歯冠延長術」を見よ）．健康な患者では，歯間鼓形空隙は前歯部ではスキャロップ（貝状）の形態をなし，臼歯部ではより平坦な形の組織で満たされている（図14-42）．歯肉のスキャロップの角

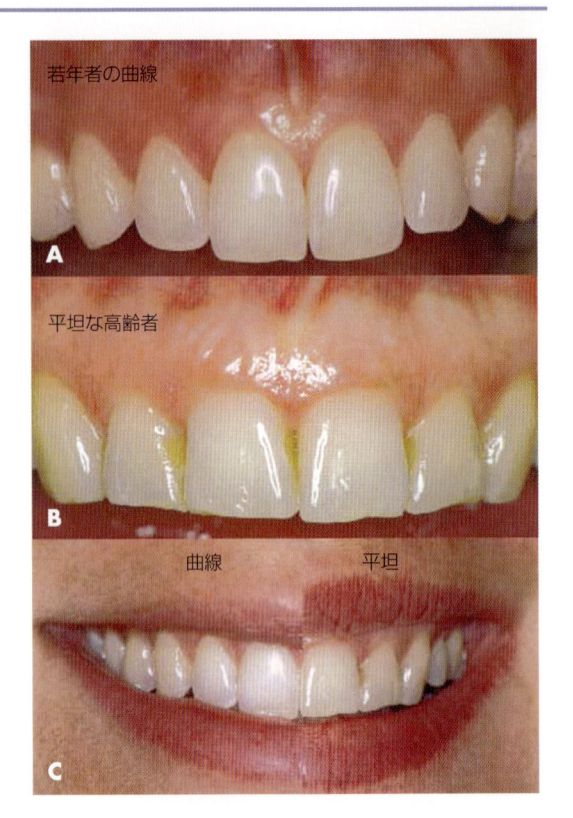

若年者の曲線

平坦な高齢者

曲線　　　平坦

図14-45　若年者と高齢者の，切歯部のエンブレージャー
A．明瞭な切縁のエンブレージャーを有する若年者．
B．切縁のエンブレージャーがなくなった高齢者．
C．若年者と高齢者の微笑の比較．有意な違いがあることに着目．

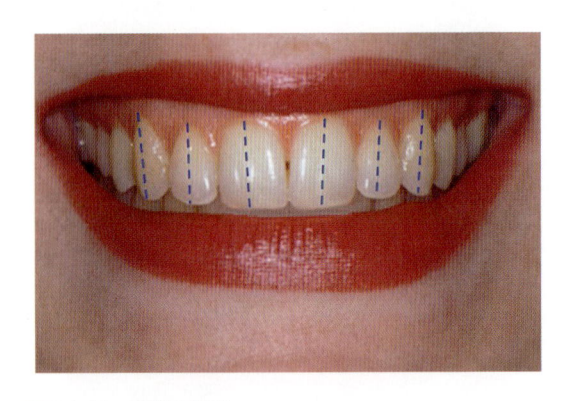

図14-46　歯軸の傾斜

度とエンブレージャーの幅は歯のバイオタイプに依存している（Weisgold 1977）（図14-43）．

注意："歯周組織のバイオタイプ"の詳細については第17章を参照．

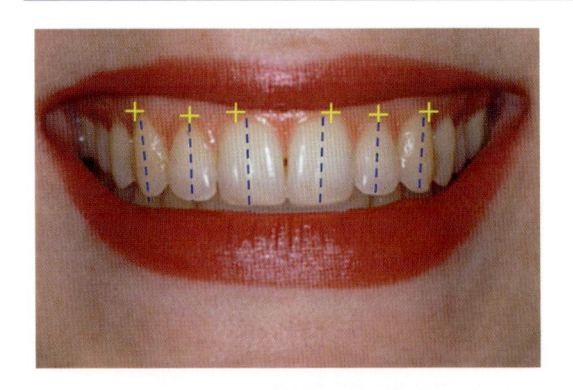

図14-47 歯軸の傾斜と歯肉外側の比較　その関係性が偶然ではないことに着目することが重要である。

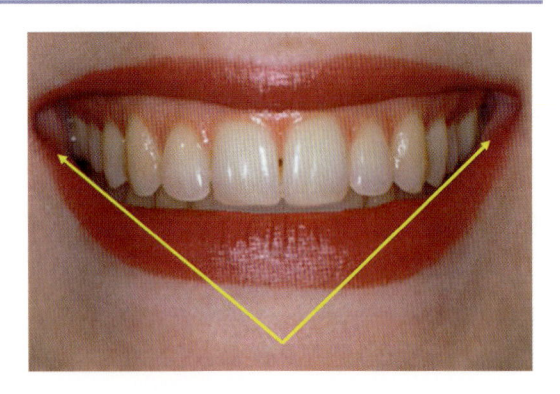

図14-48 バッカルコリダー

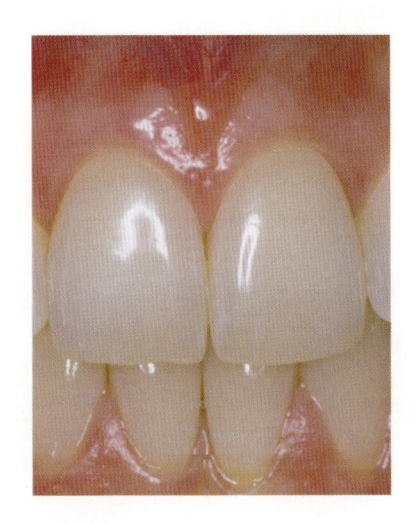

図14-49 中切歯

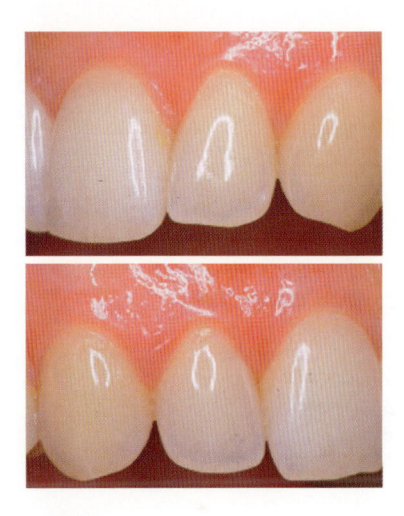

図14-50 側切歯

9　切縁のエンブレージャー。切縁のエンブレージャーは磨耗のない若い歯列のしるしである。エンブレージャーの大きさは中切歯から離れるにしたがって接触点が根尖寄りとなるので大きくなる。咬耗はエンブレージャーを減らし，輪郭を幅広くする（Moskowitz and Nayyar, 1995；Morely and Eubank 2001）（図14-44，14-45）。

10　歯軸の傾き。歯は真っ直ぐか近心に傾斜している。近心傾斜は遠心傾斜よりも好ましいと考えられる。収束または平行な線は，放散する線よりも統一感があり調和する（図14-46，14-47）。

11　バッカルコリダー。バッカルコリダーは微笑した時に大臼歯部の頬側面と口角との間の影のスペースである（Flush and Fisher 1958）。犬歯から始まり，サイズはまちまちである。歯が見え過ぎ，左右のすべての臼歯まで見えることを防ぐ（図14-48）。

Ⅳ．歯の構成
A．歯の形態

1　中切歯。中切歯は最も近心に位置した歯であり，ほどほどの範囲で左右対称に保たれなければならない。中切歯は微笑を特色づけるために十分な大きさがなければならない（Frush and Fisher 1958；Lombard 1973）。0.2 mm〜0.4 mmのわずかな変動は許容できる（図14-49）。

中切歯は以下のことを決定する：
・正中線
・発音線（FとV）
・歯の唇側の位置
・性別と性格（歯の形から）
・口唇の支持
　a．上口唇：歯頚部3分の2
　b．下口唇：切縁

優位性は大きさと色により増加したり減少したりと変化する（Lumbard 1973）。中切歯の特徴は，

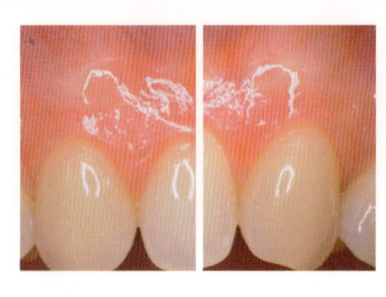

図14-51 犬歯

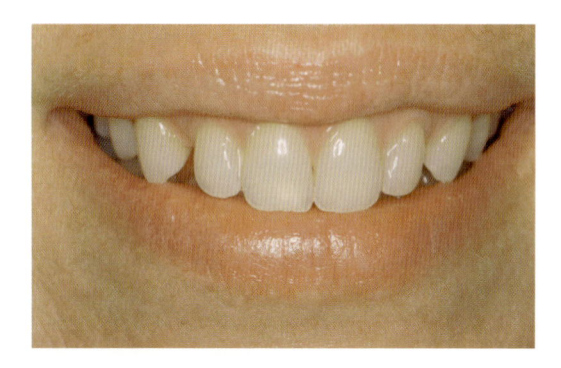

図14-52 若い人の微笑の特徴
磨耗がない
切縁のエンブレージャーが明確
切歯のラインが凸
切歯―口唇線が平行
カモメ翼状歯列

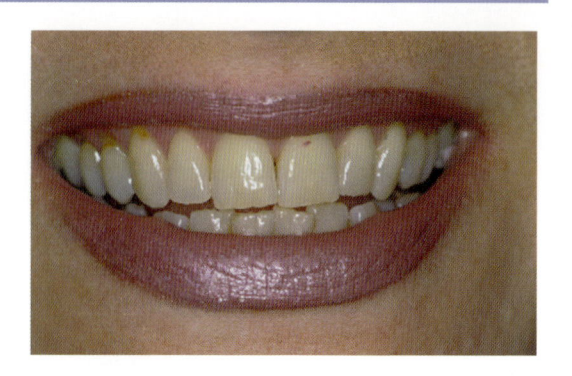

図14-53 高齢者の微笑の特徴
切縁の磨耗
切縁のエンブレージャーが減少
切歯のラインが真っ直ぐ
切歯―口唇線が平行でない
ネガティブスペースの増加

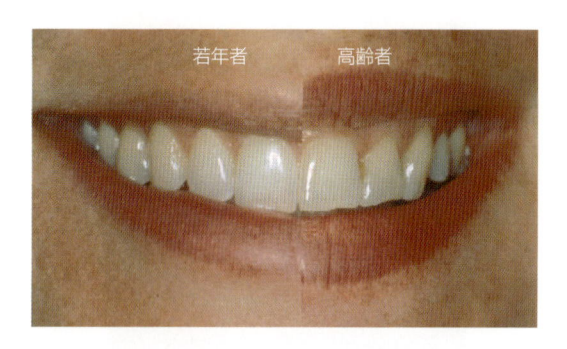

図14-54 若い人と高齢者の写真の合成で，微笑の隣り合わせで比較

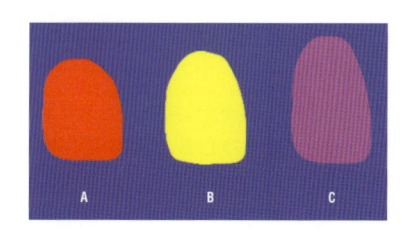

図14-55 歯の比率 すべての歯が同じ幅を有するが，異なった長さである．視覚による認知が歯の比率の変化によりどれ位変化するかに注目．

・限度内（37％内，0.2 mm 内）で左右対称
・以下を決定する
 ―歯の正中線
 ―発音線
 ―スマイルライン
 ―口唇の支持
・個性
 ―長く丸みを帯びる―女性的
 ―四角い―男性的

2　側切歯．側切歯は歯の形が性別を決定するので，個性をもつ歯と呼ばれることがある．切縁が丸くなると女性的であり，四角くなると男性的になる（Frush and Fisher 1958）．

側切歯は最も幅の変化に富み（3.98 mm），一般的に左右非対称である．この結果，大きさ，形，位置，歯軸，長さ，歯肉形態において放射状の対称性が生じる．したがって，手術は歯肉の対称性が好ましくない時のみに行われる（Ciché and Pinault 1994）（図14-50）．

側切歯の特徴は，
・中切歯に従属すること
・両側の非対称がよく見られること
・歯肉のマージンのばらつき
・個性
 ―丸み―女性的
 ―角ばり―男性的

3　犬歯．犬歯は歯列弓の隅角に位置し，微笑の幅を効果的にコントロールし，バッカルコリダーの一部をふさぐ．犬歯の咬耗が左右対称でないと，鼓形空隙に放射状の非対称性が生じる（図14-51）．

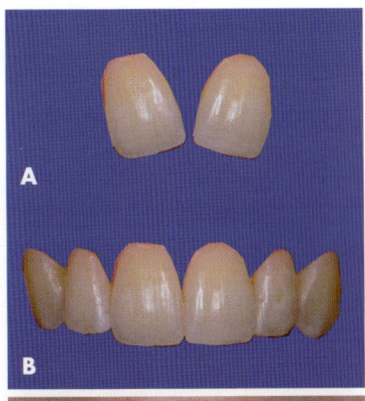

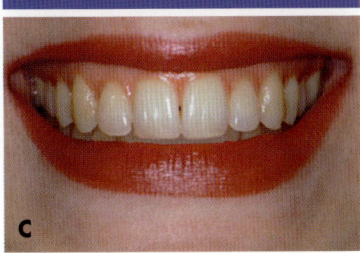

図14-56 全体第一主義 口唇という額縁に入れられた場合C，個々の歯Aが，グループされた歯Bほど重要ではないことに着目。

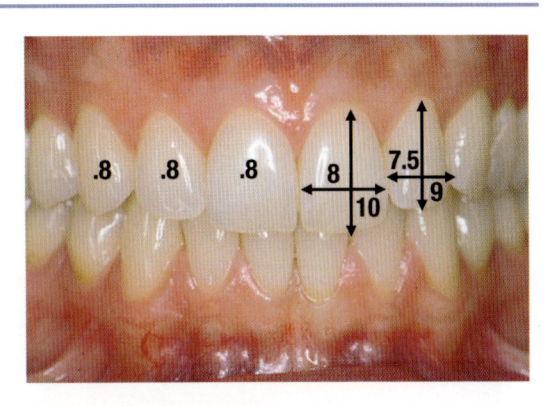

図14-57 繰り返される比率を示す

注意：図14-52から14-54では，若年者の歯列と高齢者の歯列では，歯の特徴と形態が変化していることを見ることができる。

犬歯の特徴は，
・歯冠の長さは似通っている
・咬耗のパターンは異なる
・近心面を見せるように回転している
・歯頸部の突出が傾いていない
・垂直軸に多様性がある

B．歯の比率

歯の配列は，個々の歯の大きさや形のみならず（図14-55），他の歯との関連性をも基礎としている。さらに，口唇はあたかも額縁のように，歯のそれぞれを独立した有機的な存在としてまとめ上げ，個々の歯は全体として存在し，全体に所属する副次的なものとなる（Lombard 1973）（図14-56）。

歯の形態は遺伝により決定されるが，他の因子からは独立している。歯の大きさが顔の形態，性別，人種や，顔の大きさに基づいているという客観的な証拠はない（Frush and Fisher 1958）。審美的な形態が達成されるためには，一般的なガイドラインが必要とされる。

CichéとPinault（1994）は，歯のサイズを決定する因子の概略を述べた。

・歯の比率
・解剖学的特徴による比率
・顔面形態による比率

1　解剖学的な歯の比率。歯の比率，または幅と長さの比は，歯の幅を歯の長さによって割ることにより得られる。理想的な歯の比率の大きさは0.75〜0.80である。比率が大きすぎると（>0.8）歯は短か過ぎ，歯の比率が小さすぎると（<0.65）歯は細く見える（Lombard 1973）（図14-57）。以下は繰り返しになるが，比率の公式である。

歯の幅/歯の長さ＝理想的な比率は0.75〜0.80である。

ChichéとPinault（1994）は，中切歯の幅は8.37〜9.3 mmで，長さは10.4〜11.2で変化することを示した。したがって，平均的な幅―長さ比は，0.74〜0.89となり，この値はWheelerの彫刻比0.8（8.5/10.5），Woelfelの比0.76（8.6/11.2），Bjorndalらの0.76（9.0/11.2），Shellinburgの0.8（8.5/10.4）と合致する（Wheeler 1966；Bjornaul 1974；Wuelfel 1990）。

2　黄金比。微笑を支配する上顎中切歯があると好ましい微笑となる。黄金比は上顎中切歯の優位性とすべての前歯の統一感と比を確立する方法である。黄金比は黄金分割，黄金率，完全分割，単純にφ（ギリシア文字のファイ）としても知られている（Phillips 1999）。黄金率，黄金方形，あるいはφ（ファイ）は，自然（ひまわり，オウムガイ），人の体（指の骨，微笑），数学（フィボナッチ数列），芸術（ギリシアのパルテノン神殿）に生じている（図14-58）。

黄金比は，1：1.6で表され，計算式では以下である。

$$S/L = L/(S+L) = 2/(1+\sqrt{5}) = 0.618$$
　線分上　　　幾何学上　　　　数学上

黄金比のユニークな点は，線分でも，幾何学でも，数列でも同じ計算結果が得られることである。このユニークさが，黄金比を審美的に好ましいものにしていると言う者もいる。Levin（1978）は歯科補綴医によっ

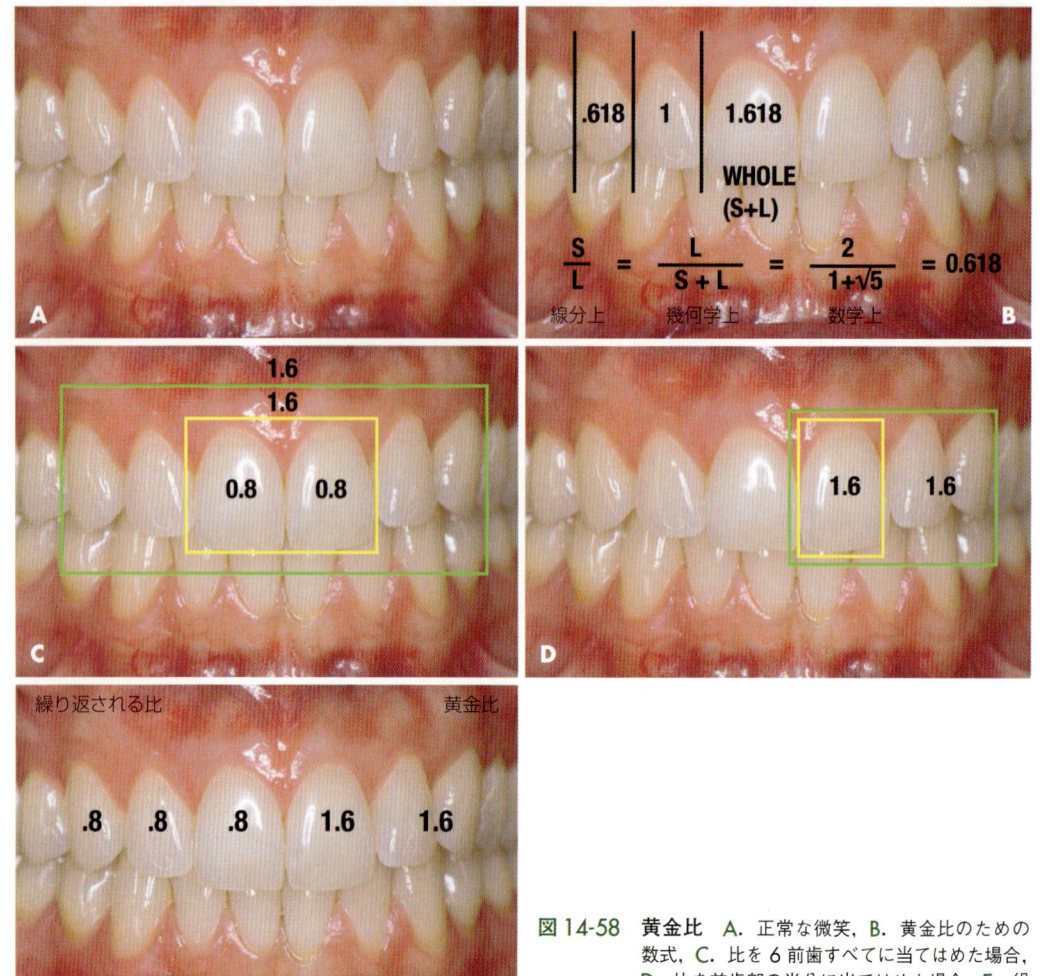

図14-58 黄金比 A. 正常な微笑，B. 黄金比のための数式，C. 比を6前歯すべてに当てはめた場合，D. 比を前歯部の半分に当てはめた場合，E. 繰り返される比(0.8)に対する黄金比。

て使われる前歯部用の"黄金比格子"を開発した。これは，前方から見た時に，前歯の見えている幅は黄金比となっているという考えに立脚している。さらに彼は，補綴の再構築の際にも顔の要素と歯の要素について黄金比を関連付けた。

注意：黄金比は以下のことが決定された時のみに適応すべきである(Javaheri and Shahanavoz 2002)。

a．切縁の位置
b．中切歯の長さ
c．切縁の平面
d．歯肉の平面

これは，臨床的な歯の幅ではない。前歯の黄金比は以下の通り：
中切歯＝1.68
側切歯＝1

犬歯＝0.68

6前歯すべてでも，この半分でも比は変わらない。

注意：黄金比の価値は，微笑の評価とベニア作成の際の診断ツールとなることである。

3　顔面形態。顔面形態と歯の形態との関係にかんする研究は信頼できないことが分かってきた(Lumbard 1973)。しかし，そうではあるが，ChichéとPinault (1994)はこれまでにつくられ，今日も提唱されている理論について記述している。

1．生物学的比(Berry 1905)：上顎の歯を逆さまにした形は，顔の輪郭と似る。
2．頬骨弓幅(House et al. 1929)：歯の幅は両頬骨弓間の幅の16分の1に関係している。
3．幾何学説(Williams 1914)：顔の形と歯の形態は一致する。

4．歯原性説（Frush and Fisher 1973）：歯の大きさは性別，年齢，パーソナリティにより決まる。

まとめ

好ましい微笑を達成するためには，前歯部において0.75～0.80の一定の比を用いると良く，さらに上顎中切歯が優位であること，歯・歯肉のみならず顔面口腔の構造において放射状の対称性，平行性，対称性があることが必要である。

理想的な微笑

理想的な微笑は以下の特徴を有する。
1．顔と口腔顔面の要素の平行性があること
　a．瞳孔間線
　b．切縁線
　c．歯肉線
　d．口唇交線
2．歯と顔の正中線が一致すること
3．切歯と口唇のカーブが平行であること
4．切縁が歯の正中線と直交すること
5．安静位の時に歯の口唇からの露出が2から4mmであること
6．微笑時の歯肉の露出が1から3mmであること
7．歯肉のエンブレージャー（鼓形空隙）が満たされていること
8．切縁のエンブレージャーが明らかであること
9．両側にバッカルコリダーがあること

［坂上　竜資　訳］

第15章

前歯部露出の鑑別診断

前歯部露出の動態

上下口唇間の前歯部露出の動態（キネティックス）は，動的な平衡状態に基づいている。この平衡状態は，口唇の静的および動的な位置の間に存在している（図15-1）。上下口唇間に露出している歯の長さが不適切で，歯肉露出量が過剰な（あるいはどちらか片方に問題があるような）患者を診察する際に，修復処置を行う歯科医師は，このような審美性を損なう問題を分析するための理論的な枠組み（パラダイム）を作らなければならない。このパラダイムは，これらの問題を改善するために行う処置が，非外科的処置，矯正外科的処置あるいはいくつかの処置の併用のうち，いずれが適切であるかを判断できるものでなければならない。外科処置よりも，はるかに簡単で侵襲性の低い治療法は，補綴処置や矯正処置である。従って，診断を適切に行うことが最重要となる。Spearら（2006）は，昔から，歯科治療を行う際は，生物学的かつ機能的な問題に基づいて処置を開始してきたが，しばしば審美的に問題のある結果が生じていることを指摘している。このことから彼らは，審美的要求が重要視される場合は，生物学的，機能的な要求に先んじて，審美的要求を満たなさければならないと結論づけている。

注意：前章では，審美的に良好な状態を獲得するために必要な，「口腔と顔面」および「歯と歯肉」そして「歯の要素」に重要な各因子について広範囲にわたって論じた。我々は本章で，これらの基本的な因子を，診断や治療モデルを開発するために用いたいと思う。

鑑別診断
切歯の切縁位置

「上顎中切歯の切縁位置は，笑顔が作られる際の基本となる。なぜならば，この位置は，適切な歯の比率と歯肉レベルを決定することに寄与しているからである」（Cliché and Pinault 1994；Morley and Eubank 2001；Spear et al. 2006）。これは，「前歯部の審美的な調和，均衡，比率そして放射型の対称性を確立するための2つの重要な決定要因は，上顎切歯が優位であることと，その幅と長さの比率が良好である（0.70〜0.80）ことである」という我々が既に発表した概念（Ahmad 1998；Cranham 1999）と一致する（図15-2）。

歯と口唇の相互関係
静的すなわち安静位における口唇の位置

静的な，すなわち安静位における口唇の位置は，上下口唇が自然な形で分かれており（接触しておらず），歯列は咬合していない。この位置は，Mポジションとも言われている（Moskowits and Nayyor 1995；Morely and Eubank 2001）。なぜならば，正確な安静位は，患者に「文字のM」を繰り返し発音してもらった際に容易に得られるからである。正確な安静位における，上下口唇間に見られる歯面露出量を注意深く評価し，さらに年齢，性別，口唇の長さの平均値と比較する（表15.1）。

動的すなわちスマイル時の口唇の位置

笑顔は，動的で，多様性に富んでおり，さらに，無意識あるいは，意識的に得られるものであるということは，いくら強調しても足りないくらいである。その動的な位置は，顔面筋の収縮量，口唇の大きさと形，歯の大きさと形，骨格構造によって決まる（Ahmad 1998）（図15-3）。

獲得された，あるいは学習による笑顔というものは，笑う時の印象の悪さを隠すために，患者（彼あるいは彼女）が意識的に，あるいは無意識のうちに行っている努力によるものである。これは，笑う時に露出する歯の量を減らすために，口元を手で隠したり，口をあまり開けずに口唇を細く引き締めるようにしたりして得られる笑顔である。このような患者が来院したら，自然な笑顔を作ることができるように，これらの制限の改善処置を行うことが修復処置を行う歯科医師の責務である。そうしないと，治療結果が審美的に受け入れがたいものになるだろう（図15-4）。

MorelyとEubank（2001）は，スマイル時の，患者

第 15 章 前歯部露出の鑑別診断

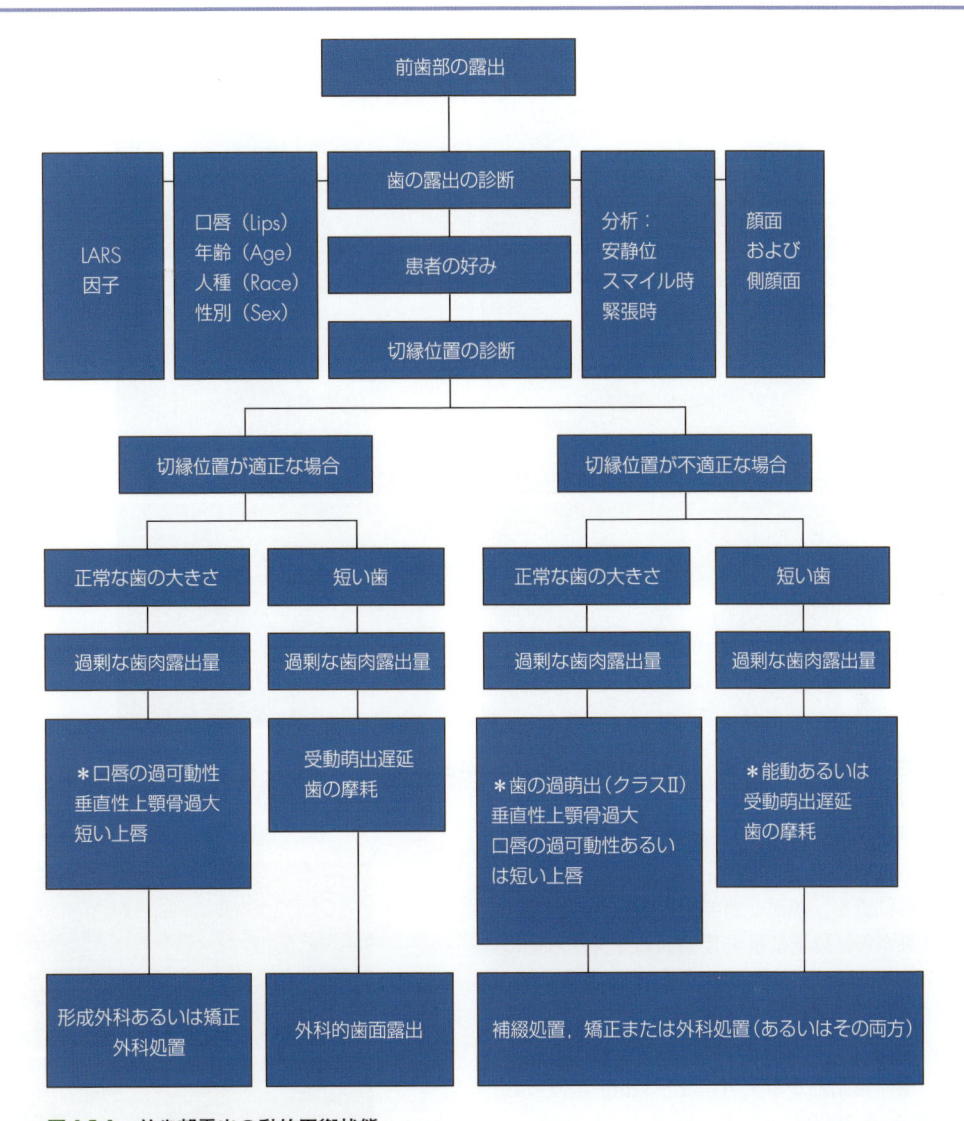

```
                         前歯部の露出
                              │
    ┌──────────┬──────────┼──────────┬──────────┐
                      歯の露出の診断
  LARS      口唇（Lips）                     分析：      顔面
  因子       年齢（Age）    患者の好み        安静位     および
            人種（Race）                    スマイル時   側顔面
            性別（Sex）    切縁位置の診断    緊張時
                              │
              ┌───────────────┴───────────────┐
        切縁位置が適正な場合              切縁位置が不適正な場合
           ┌──────┴──────┐               ┌──────┴──────┐
      正常な歯の大きさ  短い歯          正常な歯の大きさ  短い歯
           │            │                   │            │
      過剰な歯肉露出量  過剰な歯肉露出量  過剰な歯肉露出量  過剰な歯肉露出量
           │            │                   │            │
      ＊口唇の過可動性  受動萌出遅延      ＊歯の過萌出（クラスⅡ）  ＊能動あるいは
       垂直性上顎骨過大  歯の摩耗         垂直性上顎骨過大       受動萌出遅延
       短い上唇                          口唇の過可動性あるい    歯の摩耗
                                         は短い上唇
           │            │                   │            │
      形成外科あるいは矯正  外科的歯面露出    補綴処置，矯正または外科処置（あるいはその両方）
       外科処置
```

図 15-1 前歯部露出の動的平衡状態

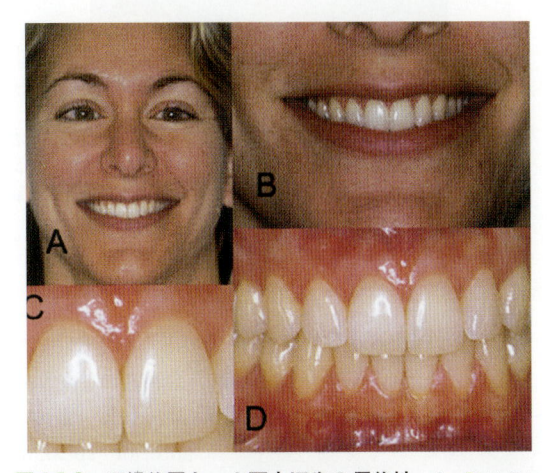

図 15-2 切縁位置と，上顎中切歯の優位性　A〜D はそれぞれ，顔面，口腔顔面，歯と歯肉，口腔内である。これらの写真は，上顎切歯の位置とその優位性および比率により，笑顔がいかに左右されているかを示している。

表 15.1 安静位における上下口唇間の上顎切歯露出量（mm）の平均値

性別		口唇の長さ		年齢	
男性	女性	短い場合	長い場合	若年	中年
1.91	3.40	3.65	0.59	3.37	1.26

Vig と Bruno（1978）および Cliché と Pinault（1994）より引用。

が後天的に得た，これらの制限のいくつかを改善するために，患者に「文字の E」を繰り返し発音するように勧めている。彼らはこれを E ポジションと呼んでいる。自然な笑顔ができるようになったら，自然に笑ったときと緊張した（制限された）笑顔を，それぞれ顔面と側顔面の両方で分析する必要がある。これにより歯と歯肉の全領域が可視化されるので，審美に関わる部

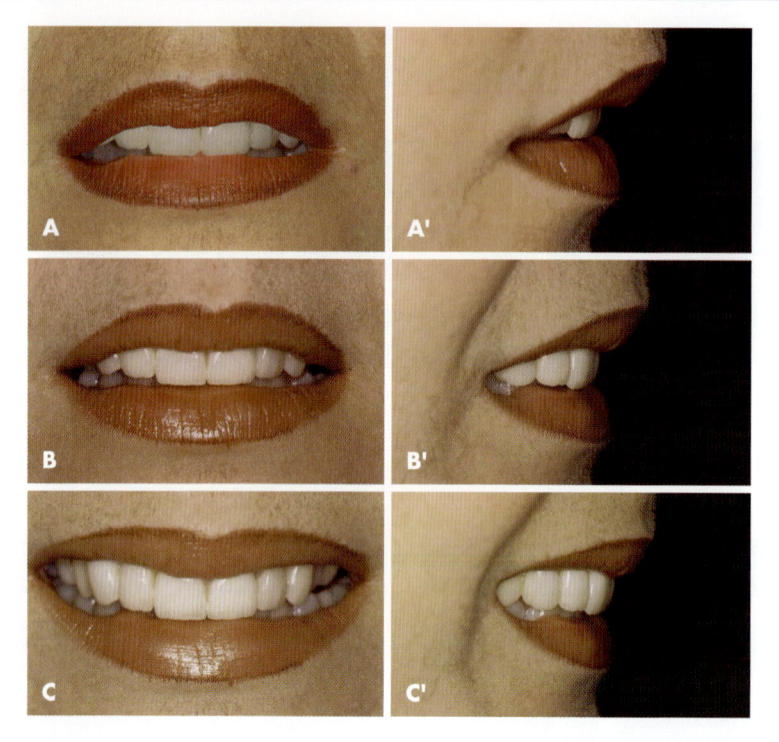

図15-3 静的，動的な口唇の位置　顔面および側顔面像。A．静止時。B．スマイル時。C．緊張した笑顔。

位を検討して適切に評価する。
　動的な口唇位置を，顔面と側顔面の両方から測定する。測定結果から，以下に示す3要因の分析が可能になる。
1．スマイルライン(smile line)の範囲：
　a．垂直的範囲：スマイル時の理想的な歯肉露出量は，歯の歯頚部から上方に1〜3 mmに限られる(Kokich 1999)。
　b．水平的範囲：自然にあるいは緊張した状態下で，最大限に笑った場合に見える，最後方の歯の位置。外科および補綴的な治療が必要な場合は，この水平的範囲をもとにして，後方の治療範囲を決定する(図15-5)。
2．切縁ライン(incisal line)/口唇ライン(lip line)の弯曲度：切縁ラインは下唇の弯曲(カーブ)に沿って並行するべきである。
　a．弯曲度が失われている場合は，歯の摩耗の可能性を示す。
　b．下唇による切縁ラインの被覆は，上顎骨前方部の突出の可能性を示す(図15-6)。
3．発音：切歯の切縁位置は視覚面からだけでなく，特定の子音を発音する際の発声面も考慮して決める。
　a．F：切歯は口唇の赤唇(vermilion boarder)に軽く触れるか触れない位置。
　b．V：切歯は口唇の赤唇のわずか後方に位置する。

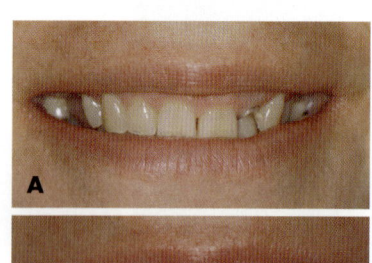

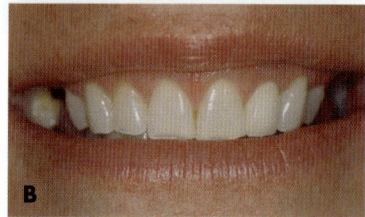

図15-4 獲得された，あるいは学習による笑顔と現在（治療後）の笑顔との対比　A．学習による笑顔。ピンと張った口唇に注目。B．現在の笑顔。歯の垂直的囲や歯肉の露出が顕著に変化したことに注目。

　c．S：Pound(1977)は，「子音のS」の発音時に生じる上下顎切歯間の間隙を，「音声高径(the vertical dimension of speech)」あるいは「前方のスピーキングスペース(anterior speaking space)」と言っている。この位置においては，上下の歯は全く接触せず，上下顎切歯切縁間に1.5 mm以上のスペース(間隙)が存在する。

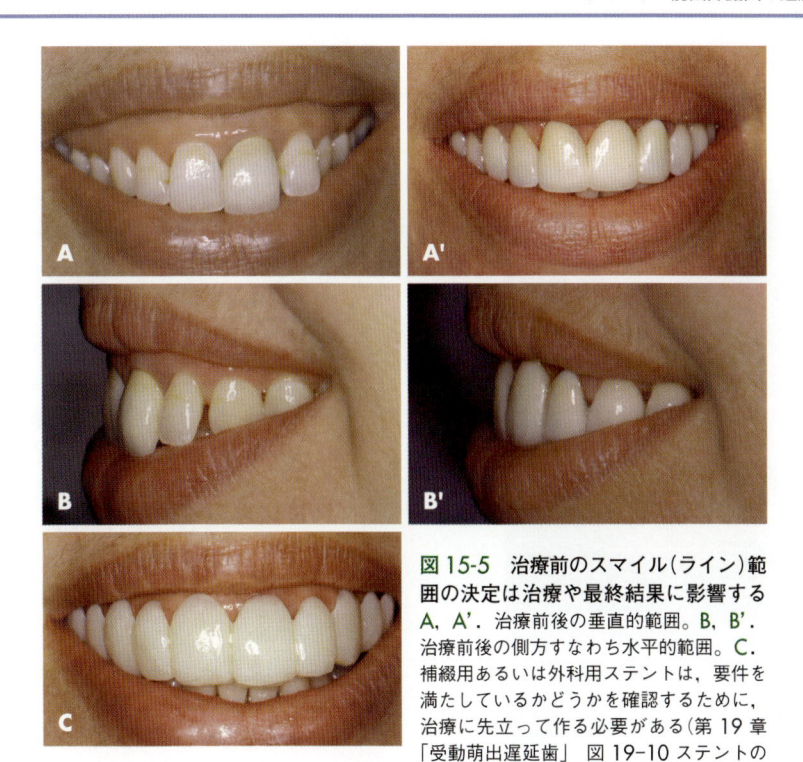

図15-5 治療前のスマイル（ライン）範囲の決定は治療や最終結果に影響する A，A'．治療前後の垂直的範囲．B，B'．治療前後の側方すなわち水平的範囲．C．補綴用あるいは外科用ステントは，要件を満たしているかどうかを確認するために，治療に先立って作る必要がある（第19章「受動萌出遅延歯」図19-10 ステントの使用参照）．

注意：修復治療が行われた歯において，治療時の歯の形成が不適切で，切歯切縁が過豊隆（2.5 mmを超える厚さ）になった場合，歯は明らかに，より唇側にせり出す事になる．(Cliché and Pinault 1994)．これは，FとVを発音する際の，切歯切縁の位置と上唇の位置に悪影響を与える可能性がある（図15-7）．

4．Spearら（2006）は，視覚的観点から，切歯の位置を決めるための，さらなる3要因を述べている．
  1　正中線（dental midline）
  2　近心側方傾斜（mesiolateral inclination）
  3　唇舌側傾斜（labiolingual inclination）

歯の大きさの決定

解剖学的な歯の大きさの測定

上顎中切歯の歯冠幅および歯冠長を測定する．これらの測定結果は，以下に示す一般的な解剖学的サイズであるべきである．
  1　平均歯冠幅　　8.3～9.3 mm
  2　平均歯冠長　　10.4～11.2 mm
  3　歯冠幅と歯冠長の比率の平均値　0.75～0.80

また，臨床的歯冠（clinical crown）と，セメント・エナメル境（CEJ）の露出している解剖学的歯冠（anatomic crown）は，一致しなければならない*．一致しない場合は，CEJの位置をプローブで精密に検査することで実際の歯の大きさが明らかになるだろう．これにより，正確な歯の幅と長さの比を確立可能であり，好ましいものに決定することができる．CEJが正確に測定できない場合は，歯槽骨の位置は高く，歯と歯肉の境界部の組織は歯冠側に存在するような，受動萌出遅延の可能性を示す（Kois 1996）．

歯の大きさ：咬合平面分析

切歯臼歯（前方後方）咬合平面（IOP：incisal-occlusal anterior-posterior plane）のディスクレパンシー，歯の大きさ，および歯肉露出量は，上顎骨前方部の突出や歯の摩耗，受動萌出遅延（altered passive eruption）**のいずれによるものかを鑑別するための重要な因子である．

Robbins（1999）は，「過剰な歯肉露出」は，診断名というよりも単に症状を記述した言葉であるので，さら

---

*訳注：'clinical crown'とは，歯冠と歯肉の境界部つまり遊離歯肉縁から切縁までの歯冠であり，'anatomic crown'とは，露出したCEJから切縁までの歯冠である．一般的に健康な歯の遊離歯肉辺縁は，CEJをほんのわずか（歯冠側よりに）被覆している．後述されている受動萌出遅延では，その被覆がさらに過剰に歯冠側まで及ぶ状態となっている．

**訳注：受動萌出遅延は，'altered passive eruption'または'delayed passive eruption'といわれている．これは受動萌出（付着上皮と結合組織性付着の根尖側移動）の異常（遅れ）によるものである．能動萌出遅延（altered active eruption）は，能動萌出（歯が口腔内に萌出して，対合歯と接触するまでの移動（いわゆる歯の萌出））の異常（遅れ）であり，臨床的には両者とも，歯と歯肉の境界部の組織が歯冠側に存在し，短い歯の外観を呈す．ただし，それぞれの，CEJと歯槽骨頂との位置関係は異なる．図15-8C，C'および第19章「受動萌出遅延歯」参照．

治療の分析

個々の症例における治療が適切かどうかは，切歯位置と歯の大きさおよび安静位とスマイル時の動的な口唇の位置の相互関係により決定される．歯肉は動くので，基準位置として用いるべきではない(Spear 1999)．

治療可能な症例

切縁位置，IOP，安静位および/あるいはスマイル時の上下口唇間の露出歯面量や歯肉露出量の間に大きなディスクレパンシーが存在する場合，治療が可能である．そのような状態を以下に示す．

1．受動萌出遅延(altered passive eruption)
2．上顎骨前方部の突出(過蓋咬合)(IOP のディスクレパンシー)
3．歯の摩耗
4．能動萌出遅延(altered active eruption)
5．上記の混合

歯冠長の延長あるいは歯肉レベルの修正が必要であると決定したら，その部位を決める．

1．切縁部
2．歯肉部
3．上記の混合(図 15-9)

適切な治療法を選択することは，歯科医師に課せられた義務である：

1．補綴処置：歯冠延長あるいは短縮
2．矯正処置：挺出(歯冠延長)，圧下(歯冠短縮)および/あるいは歯の位置の修正
3．外科処置：歯冠延長
4．上記の混合

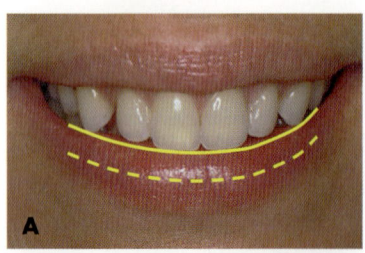

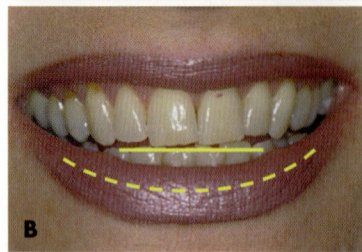

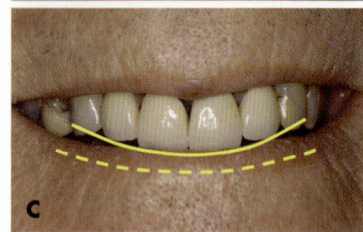

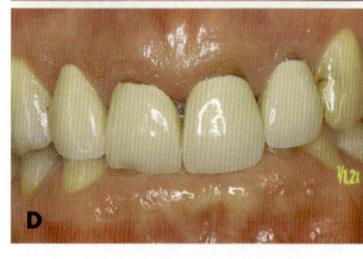

図 15-6 切縁と口唇の弯曲度　A，B．正常な歯と摩耗の生じている歯．摩耗によって切縁と口唇の平行性が失われている点に注意．C，D．上顎骨前方部の突出によって，切縁の弯曲度が増している点に注意する．過蓋咬合が生じている．

注意：修復処置を行う歯科医師は，最終的な切縁位置を前もって確立するべきであり，顔面領域の審美的理由の

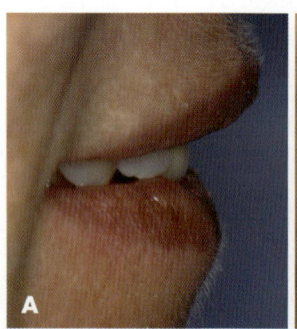

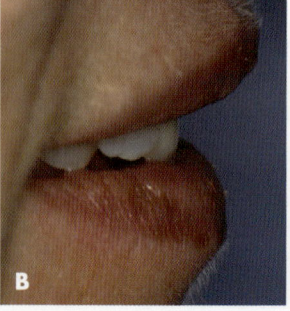

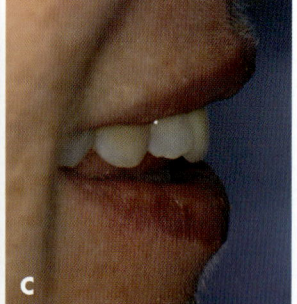

図 15-7 発音と歯-口唇の関係　A．F：切歯部は口唇の赤唇より前方に位置する．B．V：切歯部は口唇の赤唇より舌側に位置する．C．S：切歯部はわずかに開いている．

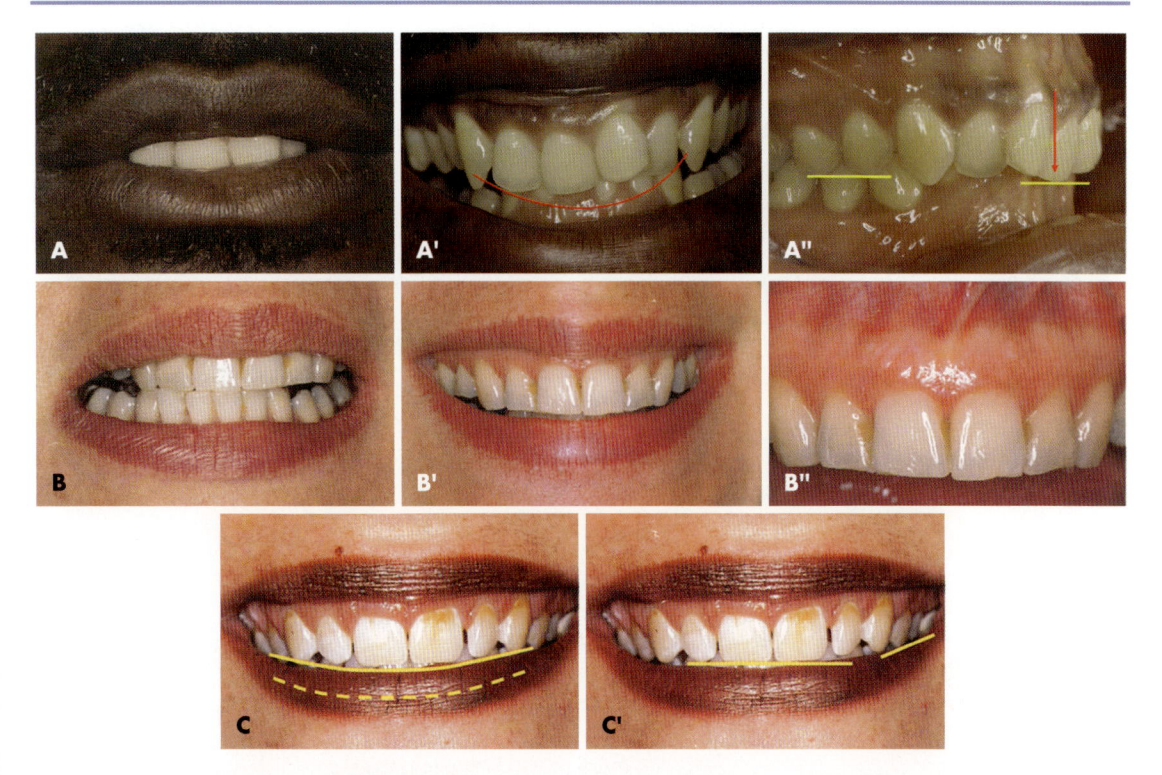

第15章　前歯部露出の鑑別診断　**277**

図15-8　「突出」と「摩耗」と「受動萌出遅延歯」の対比：ガミースマイル(gummy smile)の分析　**A, A', A''.** 歯の突出：安静位における上下口唇間の過剰な歯面露出が認められる。切縁の弯曲度が大きく、さらに切歯臼歯(前方後方)平面(IOP)のディスクレパンシーが生じている。**B, B', B''.** 摩耗：切縁の弯曲がなく、平坦である。IOPのディスクレパンシーは生じていない。**C, C'.** 受動萌出遅延歯：切縁の弯曲度は正常。IOPのディスクレパンシーは生じていない。

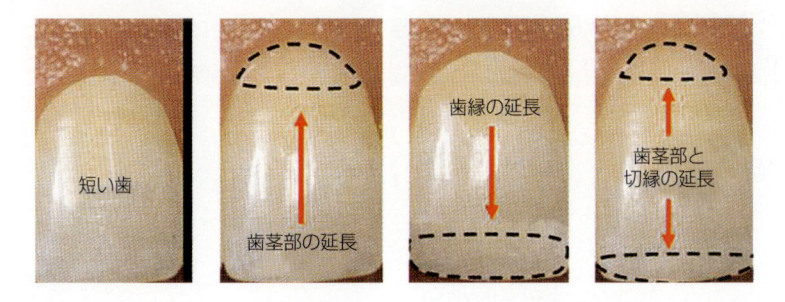

図15-9　歯の修正の決定　術者は、処置を行う前に、歯を歯頚部方向あるいは切縁方向に延長するか、その両方を行うかどうかを決定しなければならない。

みのために、あるいは全方位的な治療が必要な補綴的理由のために歯冠延長術を行わなければならないかどうかを指摘しなければならない(Levine and McGuire 1997)。補綴処置によりトータルに改善する症例では、咬合の後方平面と患者の咬合高径を、前方の切歯の位置に先立って確定しなければならないことに注意することが大切である(Keough 2003)。

治療不可能な症例

　安静位の上下口唇間の歯面露出量が正常であり(2～4mm)、切縁位置が適正で、歯の大きさが正常範囲内(10.4～11.2mm)さらに、IOPのディスクレパンシーが存在していない場合で、それでもなおスマイル時の歯肉露出量が過剰な場合は、歯冠延長術のみを用いた治療は不可能である(**図15-10**)。そのような状態として以下の3つがあげられる。

1. 口唇の過可動性
2. 上顎骨が垂直的に過剰(過成長)な場合(vertical maxillary excess；垂直的上顎骨過大)
3. 上唇が短い場合

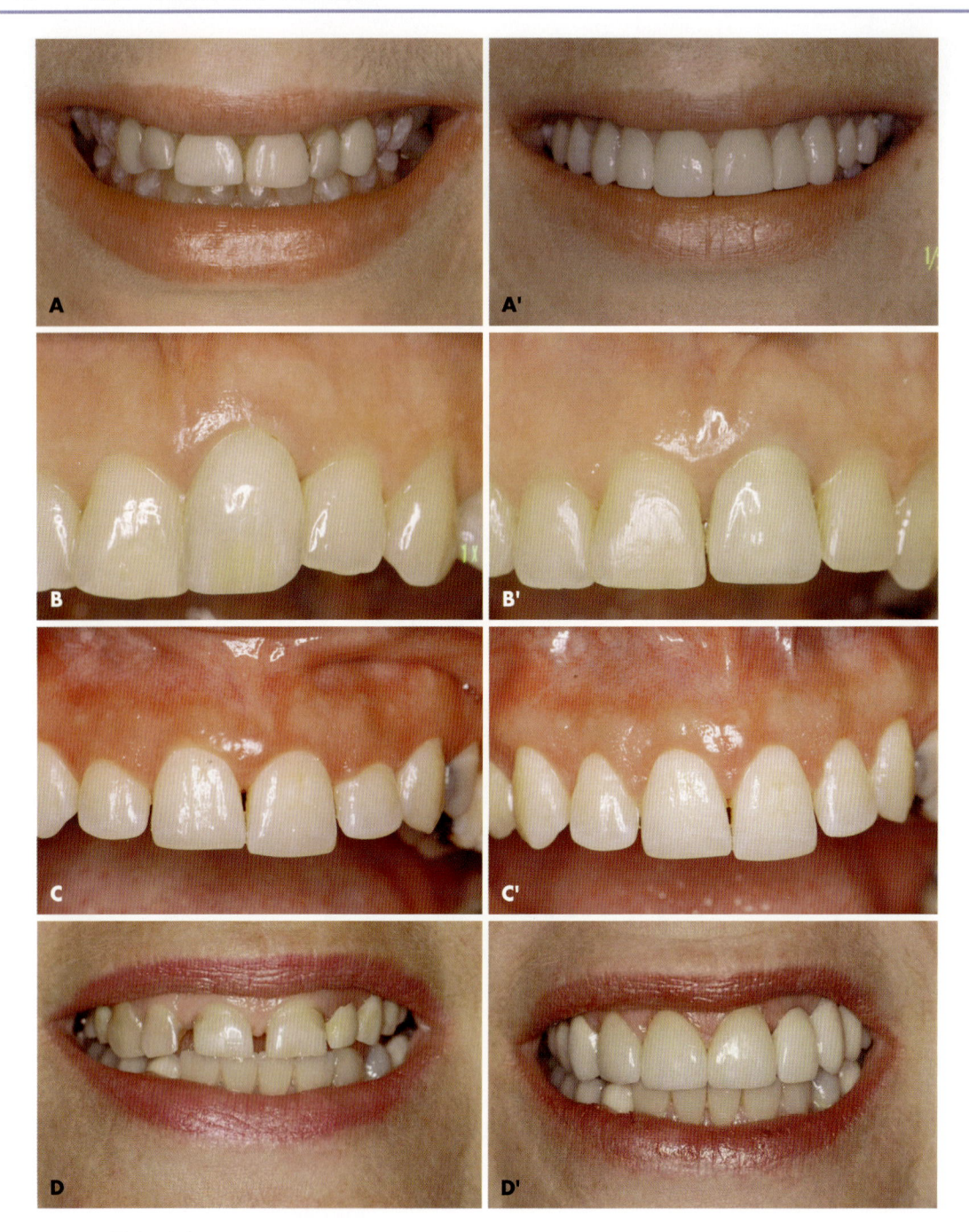

図 15-10 処置法の決定　A, A'. 補綴的な歯冠延長。B, B'. 矯正処置による, 歯の圧下/挺出。C, C'. 外科的な歯冠延長。D, D'. これらを組み合わせた処置。

注意：このような状態では，スマイル時に露出する全体的な歯肉量は，口腔の前方後方ともに過剰である。治療は一般的に，矯正形成外科処置または矯正外科処置（あるいはその両方）の組み合わせによってのみ可能となる（図15-11）。

第 15 章　前歯部露出の鑑別診断

表 15.2　診断に用いる決定要因

歯	突出*	摩耗	受動萌出遅延
歯肉の露出量	過剰量	過剰量	過剰量
CEJ の露出	あり	あり	なし
歯の大きさ	正常	短い	短い
切縁位置	不正	正常	正常
上顎骨前方部の突出	あり	あり	なし
IOP のディスクレパンシー	ディスクレパンシー	正常	正常
切縁の弯曲度	弯曲	平坦	弯曲
過蓋咬合	あり	なし	なし

CEJ＝セメント・エナメル境；IOP＝切歯臼歯（前方後方）平面
＊上顎骨前方部の突出は，前歯部の歯肉と切縁のラインが弯曲し，歯が下唇により被覆される結果となる。

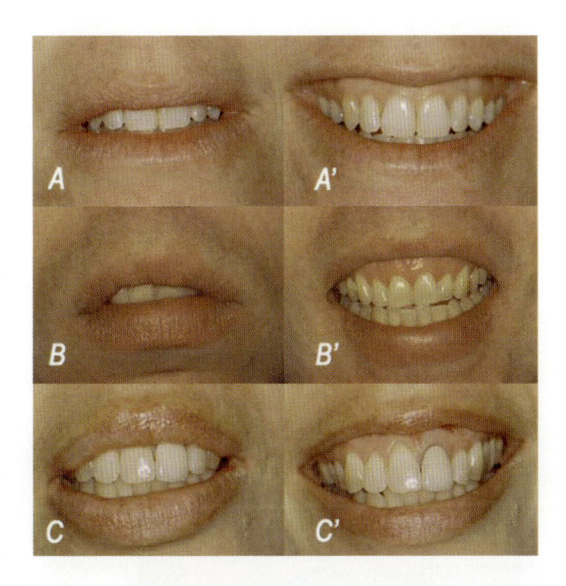

図 15-11　**治療不可能な症例**　A，A'．過可動性：安静位における上下口唇間の歯面露出量は正常（A）。スマイル時の歯肉露出量は過剰である。歯の大きさは正常である（A'）。B，B'．垂直的上顎骨過大：安静位における，正常な歯面露出量（B）。過剰な歯肉露出量，歯の大きさは正常である（B'）。C，C'．短い上唇：安静位における過剰な歯面露出（C）。過剰な歯肉露出量，歯の大きさは正常である（C'）。

［鴨井　久一・外崎　美香　訳］

第16章

生物学的幅径

　(外傷による)修復物の破折，大きなう蝕，局所的萌出歯(delayed passive eruption：受動萌出遅延歯(遅延受動萌出歯))，摩耗歯，不完全修復歯の修復には外科的処置や矯正的な介入なしでは困難な場合が多い。これらの歯の外科的歯根露出あるいは歯冠延長は，適切な歯の構造を与える修復あるいは審美的回復を行うために必要であり，歯周組織や生物学的幅径への侵害を防止することによって基本的な生物学的原理が確保される(**図 16-1**)。

　生物学的幅径は，歯・歯肉境(上皮付着と下方の結合組織)の距離に用いる用語である。生物学的幅径について最初に発表したのは Sicher(1959)である。Gargiulo ら(1961)は，歯・歯肉境の解剖学的構造について研究し，生物学的幅径の平均的な定数として 2.04 mm (上皮付着：0.97 mm；結合組織：1.07 mm)，歯肉溝の深さとして 0.69 mm を算出した(**表 16.1**)。実際，歯・歯肉境は，同部の付着位置あるいは付着様式(Ⅰ〜Ⅳ)によって多様であった(**表 16.2**)。

注意：実際の生物学的幅径は，成人で 1.80 mm (Ⅲ) および 1.77 mm (Ⅳ) であり，国際的に認められている 2.04 mm を下回る数値である。

　Nevins と Skurow(1984)は，生物学的幅径を，歯槽骨頂線維，接合上皮，歯肉溝を合わせた合計として定義した。定義に従って歯槽骨頂から測定すると，生物学的幅径は 3 mm 以上となった。

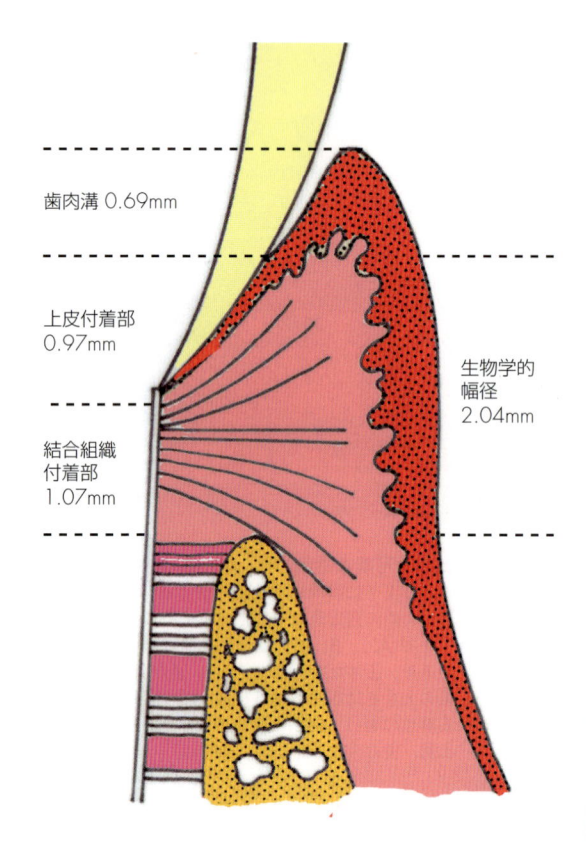

図 16-1 生物学的幅径を示した図

歯肉溝 0.69mm
上皮付着部 0.97mm
結合組織付着部 1.07mm
生物学的幅径 2.04mm

表 16.1　歯・歯肉境

	付着の合計(mm)				
	上皮付着の長さ(B)	結合組織の深さ(F)	生物学的幅径 B+F	歯肉溝の深さ(A) B+F+A	付着の合計
全様式の複合平均	0.97	1.07	2.04	0.69	2.73
様式と環境					
付着様式Ⅲ(セメント質への付着(CEJ と一致))	0.74	1.06	1.80	0.61	2.41
付着様式Ⅳ(セメント質への付着(CEJ より下方))	0.71	1.06	1.77	1.77	3.54

CEJ＝セメント・エナメル境

表 16.2 歯・歯肉境

前歯，小臼歯，大臼歯についての平均値(mm)							
上皮付着の長さ(B)	結合組織の深さ(F)	生物学的平均値 B+F	幅径の範囲(A)	歯肉溝の平均値 B+F+A	深さの範囲	付着の合計	
1.15	0.79	1.94	0.79〜3.64	1.34	0.42〜4.44	3.28	

表 16.3 乳頭の有無

	コンタクトポイントから歯槽骨頂までの距離(N)(単位：mm)							
	3	4	5	6	7	8	9	10
(症例数)	(2)	(11)	(73)	(112)	(63)	(21)	(4)	(2)
乳頭有り	2	11	72	63	17	2	1	0
乳頭無し	0	0	1	49	46	19	3	2
存在率(%)	100	100	98	56	27	10	25	0
欠損率(%)	0	0	2	44	73	90	75	100

Tarnow et al.(1992)より引用

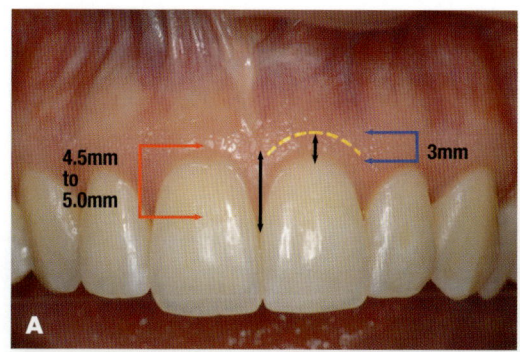

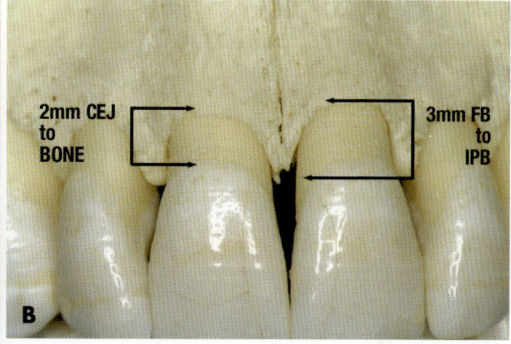

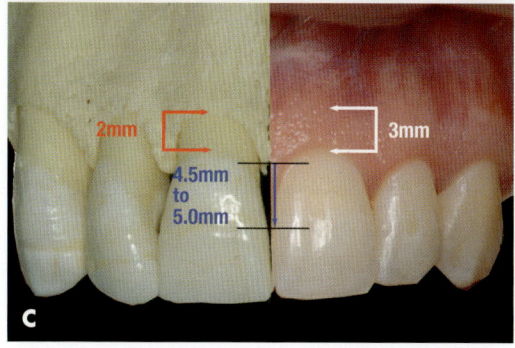

図 16-2 頬側部の生物学的幅径と歯間部の生物学的幅径の相違を決定する解剖学的要因　A．歯肉の相違が存在し，頬側部と歯間部では骨上の歯肉組織の高さが異なっている．B．頬側部と歯間部の骨を比較すると，槽間中隔の方が 1mm 上回っている．C．組織・骨相互関係によって歯間部の支持組織のない歯肉の高さは 2mm 以上あることが示されている．CEJ：セメント・エナメル境，BONE：歯槽骨(頂)，FB：頬側骨，IPB：槽間中隔

　Vacek ら(1994)は，各歯群(前歯，小臼歯，大臼歯)の生物学的幅径および歯肉縁下修復との関係について組織学的に検討した．その結果，生物学的幅径が前方から後方(前歯から大臼歯方向)へ増加し(1.75 mm→2.08 mm)，生物学的幅径を障害していた修復物の 15%では同幅径が 2.04 mm 以下であった．Vacek らは，正常な生物学的幅径の最小値について検討した．臨床医は，生物学的幅径を構成する各コンポーネント(歯肉溝，上皮付着，結合組織)の許容範囲と実際の可能性について認識していなければならない．

注意：臨床医は歯冠延長術をする際に歯面露出量を増加したいと考えるが，生物学的幅径は前歯部から臼歯部へかけて増加することを考慮する必要がある．

歯間部における歯・歯肉複合体

　歯間部に関しては，生物学的幅径は頬側面での計測

値とほぼ等しい(Gargiulo et al. 1961；Vacek et al. 1994)が，歯間・歯肉複合体(interproximal dentogingival complex)全体では対応していない。Kois(1994)とSpear(1999)の報告によれば，歯周・歯肉複合体は頬側面で3.0 mm，歯間部で4.5～5.5 mmであった。KoisとSpearは，槽間中隔で骨が増加していることで歯間部乳頭歯肉の高さを十分に説明できないことに注目した。Beckerら(1997)は，頬側と歯間部の間における歯肉組織の高さ(それぞれ2.8 mm，4.1 mm)の差により，歯肉のスキャロップ状の部分の多様性(平坦状，スキャロップ状，著明なスキャロップ状)を定義した。高さを比較した結果，平均値は3.0～3.5 mmであった(Wheeler 1961)。

Spearは，歯間部の歯肉組織を1.5～2.5 mm高くする場合，歯間部の歯肉量を維持するために隣接歯の存在が必要であることを示唆している。隣接歯が存在しない場合，歯間部組織が平坦化し，下方の槽間中隔と正常な3.0 mmの生物学的幅径を確保すると審美性が犠牲となる可能性がある。これらの所見はTarnowら(1992)の所見と一致している。Tarnowらは，歯肉組織が歯間部空隙を完全に満たすためには，コンタクトポイントから骨頂までの距離が5～5.5 mmを超えてはならないことを報告している。距離が大きくなると，歯肉の高さが有意に低下する結果となる(表16.3および図16-2)。この所見は，Choら(2006)によって確認されている。Choらは，歯間部の距離が大きくなるにつれて，歯間部空隙を満たす乳頭の数が減少することを報告している。

Van der Velon(1982)は，歯間部歯肉剝離を行い，3年後に歯間部組織が4.33 mmまで回復または再生することを示した。この所見はNyman(1977)およびRusling(1976)の所見と一致している。2年後に回復された組織は，Nymanの報告では3.5 mm，Ruslingの報告では5.1 mmであった。一部の臨床医は，臨床経験に基づき，完全に成熟して組織回復が実現されるまで，少なくとも6ヶ月(Maynard and Daniel 1977；Rosenberg et al. 1999；Lanning et al. 2003；Deas et al. 2004)から3年(Kois 1994)程度の期間待つことを推奨している。

注意：コンタクトポイント，骨頂，歯・歯肉複合体全体の関係は，とくにスマイルラインが高い場合，歯周外科医と臨床医の両方が考慮しなければならない相互依存関係の1つである。

［渋谷 俊昭 訳］

第17章

歯周組織のバイオタイプ（個体差）

歯周組織に関しては，2つの形態が報告されている：薄いスキャロップ状の形態と厚い平坦な形態である（Oschenbein and Ross 1973；Weisgold 1977；Jensen and Weisgold 1995）。Olsson と Lindhe (1991)は，これらの形態を歯周組織のバイオタイプ (*periodontal biotypes*) と命名した。

Oschenbein と Ross (1969, 1973) の報告によれば，これら2通りの組織タイプは遺伝子型であり，高度のスキャロップ状を呈する組織には，基底骨のサポートの有無に関係なく，数ヶ月後に回復する固有の傾向があった。Olsson と Lindhe (1991) は，厚い平坦な歯周組織タイプの方が，薄いスキャロップ状の形態よりも高頻度で認められることを報告した (85% vs. 15%)。

各バイオタイプには，臨床結果に影響を及ぼす個々の性質が存在している。歯周外科医は，これらの性質にとくに注意し，術後の歯・歯肉複合体の安定性を確保しなければならない。各バイオタイプの特徴は以下の通りである (Oschenbein and Ross 1969；Jensen and Weisgold 1995；Seadoun and Le Gall 1998)。

薄いスキャロップ状のタイプの特徴は（図17-1A）：
1. 繊細で薄い歯周組織
2. 強いスキャロップ状の歯肉組織
3. 通常，歯肉の後退は軽度
4. 強いスキャロップ状の骨の豊隆
5. 下方における裂開および/または開窓
6. 角質化した歯肉の範囲は最小限度
7. 切歯のコンタクトエリアが小さい
8. 損傷の結果としての退縮
9. 三角形の解剖学的歯冠
10. 頬側面において，歯頸部1/3に微かな隆起

一般に，強いスキャロップ状を呈し膨隆のある組織の場合，歯・歯肉複合体全体の計測値が歯間で5 mmを超えるため，術後に組織を維持することが最も難しいケースとなる (Tarnow et al. 1992)。歯肉溝内でのクラウンマージンの設定や歯肉の移動には退縮を防止するために注意が必要である。

厚い（緻密で）平坦なタイプの特徴は（図17-1B）：
1. 厚くて重量感のある歯周組織

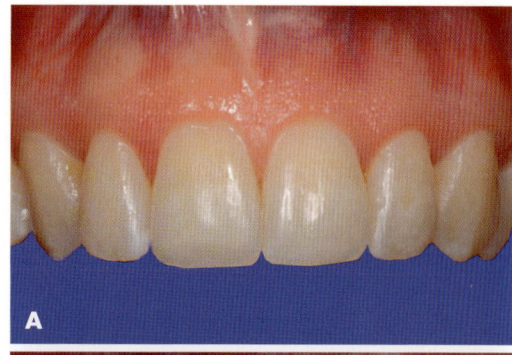

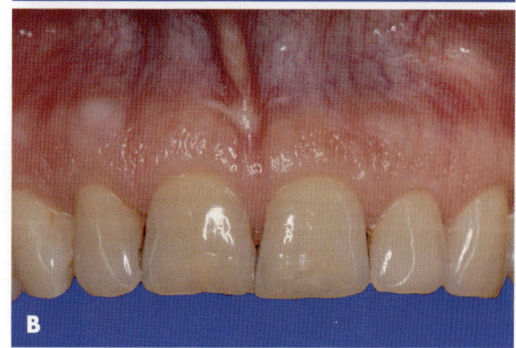

図17-1 バイオタイプ　薄いスキャロップ状のタイプと厚い平坦なタイプの比較。A. 薄いスキャロップ状のタイプ。B. 厚い平坦なタイプ。

2. 平坦な歯肉の輪郭
3. 通常，歯肉縁はセメント・エナメル境より歯冠側にある
4. 厚い平坦な骨の輪郭
5. 広いの角化歯肉
6. 切縁側の広いコンタクトエリア
7. 四角形の解剖学的歯冠
8. 損傷の結果としてポケット形成と組織肥厚
9. 頬側面において，歯頸部1/3に球状の隆起

骨頂の安定性と遊離歯肉縁の位置は，骨と歯肉組織の厚さに正比例する。このことは，Maynard と Wilson (1979) および Stetler と Bissada (1987) の所見と一致している。Maynard と Wilson は，角化歯肉幅の計測

表17.1 骨，組織，バイオタイプの相互関係

要因	ポジティブ（安定性）	ネガティブ（後退）
遊離歯肉縁（CEJ）	歯冠側	根尖側
歯周組織の形態（スキャロップ）	低い	高い
バイオタイプ	厚い	薄い
形状（歯）	四角形	三角形
骨頂	高い	低い

CEJ＝セメント・エナメル境

値として5 mm（付着歯肉幅の計測値として3 mm）を提唱した。StetlerとBissadaは，厚い組織に歯肉縁下マージンを設定しても炎症や退縮は小さいことを報告した。

Kois（2004）は，特定の骨，組織，バイオタイプの相互関係が，歯間乳頭および歯肉縁の安定性を決定することに注目した（表17.1）。

［渋谷 俊昭 訳］

第18章

歯冠延長術

歯冠延長術の概念については最初にD.W.Cohen (1962)が紹介し,現在では組織の退縮や削除と歯槽骨外科手術に矯正治療を組み合わせて,歯を露出させる手法とされている。歯槽骨骨頂より露出した歯の長さ（約4mm）は的確な歯冠形成と適切な辺縁の設定を確実にし,暫間的と最終的修復装置に優れた辺縁封鎖性を付与することで安定した歯・歯肉の複合体と生物学的幅径を与える（Ingber et al. 1977 ; Rosenberg et al. 1980 ; Saadoun et al. 1983 ; Allen 1993 ; Miller Allan 1996 ; Kois 1994, 1996, 2004 ; Rosenberg et al. 1999 ; Spear 1999 ; Becker et al. 1998 ; Lanning et al. 2003）。

注意：歯槽骨骨頂に対する辺縁の位置：生物学的幅径の接着面は遊離歯肉縁からの距離より重要である（Kois 1994）。生物学的幅径への侵襲は歯槽骨吸収や歯肉退縮,歯肉炎,歯肉肥大を生じる。

適応(症)

1. う蝕
2. 外傷/または破折
3. 萌出不全
4. 修復処置の必要性
5. 歯根の穿孔
6. 歯根の外部吸収

修復時の配慮

1. 審美
2. 機能
3. 形態
4. 保持
5. 辺縁封鎖

評価

臨床的評価

1. 歯肉溝の深さ
2. 生物学的幅径
3. 歯槽骨骨頂
4. 歯内病変
5. 根尖まで及ぶ破折
6. 歯肉の健康状態
7. 根分岐部の位置
8. 近遠心の喪失と咬合空隙
9. 予知する最終辺縁の位置

X線学的分析

1. 歯槽骨骨頂の高さ
2. 根尖まで及ぶ破折とう蝕
3. 歯内病変
4. 歯根の長さ
5. 歯根の形態
6. 根分岐部の状態
7. 歯冠と歯根の比（術前または術後）
8. ルートトランクの長さ

注意：歯を保存することは治療計画全体において重要であり,適切に修復するために必要なすべての方法について比較検討すべきである（Allen 1993）。言い換えれば,もし処置が広範囲に及ぶならば,歯の重要性を考慮して抜歯を考えたほうがよい場合もある。

禁忌(症)と制限因子

1. 不適切な歯冠と歯根の比
2. 修復不可能なう蝕と歯根破折
3. 審美的妥協性
4. 高位の分岐部
5. 不十分な予知性
6. 不適切な歯列関係
7. 隣接する歯周組織または審美の妥協

8．不十分な修復のスペース
9．メインテナンスが不可能

注意：矯正的圧下や挺出がこれらの要因を解決する可能性がある。

表18.1　歯槽骨骨頂の位置

位置	歯槽骨骨頂 唇側 DGC (mm)	隣接面 DGC (mm)	治療
低位	>3	>3-4.5	不必要
正常	3	3-4.5	不必要
高位	<3	<3-4.5	必要

DGC＝歯・歯肉の複合体

治療順序 (Allen 1993)

1．臨床的評価とX線学的評価
2．う蝕コントロール
3．不良修復装置の除去
4．暫間的修復装置の装着
　a．炎症のコントロール
　b．歯冠延長術に必要なより良い評価
　c．特に歯間部への外科的アクセスの向上
　d．外科手術後の辺縁設定の予知性の向上
5．歯内療法
　a．外科手術に先行
　b．もし可能でなければ，外科手術4～6週間後
6．歯肉炎のコントロール
　a．プラークコントロール
　b．スケーリングとルートプレーニング
7．再評価
　a．矯正治療
　b．外科手術
8．外科手術

注意：Rosenbergら(1999)はもし多量の歯冠側組織の成長が必要であるならば，歯肉縁上の暫間的装置は外科手術3週間後に行うことを推奨している。

外科的診断と治療

　Kois(1994)は安定した生物学的幅径(2.04 mmの生物学的幅径；1 mmの歯肉溝)の要件を満たすには，端的に3 mmが必要であると述べている。歯肉溝が歯槽骨骨頂へと続くため，彼は歯肉溝から歯肉縁までをプロービングすることにより，歯・歯肉の複合体の総計の決定を勧め，3つの歯槽骨骨頂の位置について説明した(表18.1)。
　Braggerら(1992)は歯槽骨骨頂から新たに再構築された辺縁までの3 mmの距離により，6ヶ月間の歯周組織の安定を示した。
　Ingberら(1977)は「平均した計測値は必ずどんな臨床の状況をも反映するというわけではない…しかしながら，決定をすることができる基準を確立すると述べた。したがって，3 mmの生物学幅径は変化する平均値であり，辺縁の侵襲または適切な歯の萌出をさまた

げるものではない」(Vacek et al. 1994)とした。Herreroら(1995)は多くの臨床医が3 mmの歯の露出を試みたが失敗したため，3 mm以上の必要性を示した。Rosenbergら(1980)とWeinbergとEskow(2000)は3.5～4 mmの長さを，Wagenbergら(1989)は少なくとも5～5.25 mmを推奨した。
　近年，PontorieroとCarnevale(2001)は30名の患者に行った歯冠延長術の術後12ヶ月経過した84症例について検討した。その結果，隣接面の歯冠露出は処置時3.7±0.8 mmであったが，歯間部歯肉の3.2±0.8 mmの再増殖や反跳により，臨床的露出はわずか0.5±0.6 mmに減少したと報告している。歯肉の反跳の程度は，歯肉の個体差(biotype)で異なった(厚い歯肉は反跳がひどかった)。彼らは歯冠延長術を行う時の結論を以下のように下した。
1．支持骨の多量の除去を考慮すべきである
2．審美領域の歯肉溝辺縁の設定は最終的に歯肉が安定するまで待つべきである
　適切な骨除去の必要性はLanningら(2003)が支持し，彼らは3 mm以上の骨除去が3ヶ月時点での生物学的幅径の安定と適切な歯の露出を達成し，維持できることを示した。

外科手術前の分析

　SmuklerとChaibi(1997)は歯冠延長術に先立ち，外科手術前に以下のような臨床的分析を行うことを推奨した：
1．外科手術前のフィニッシュラインの決定
2．もし決定できなければ，予想すべきである
3．生物学的幅径を決定するために，外科手術前に周囲歯肉溝のプロービングを行う
　a．外科手術側
　b．反対側
4．生物学的幅径の必要量は歯槽骨の削除量を決定する
5．生物学的幅径と補綴学的条件により，露出に必要な歯の総量を決定できる

6. 歯面の形状と解剖，弯曲は以下を決定するために分析する
   a. 歯槽骨のスキャロップ状の形態
   b. 歯肉の形態

注意：Dibart ら（2003）は，下顎大臼歯では 4 mm のルートトランクの長さが重要な必要条件であり，歯冠延長術を行うことで重度な根分岐部病変を生じることを示した。

歯冠延長術の術式

1. 術前の暫間処置または，外科手術時の適切な歯間部への到達を確実にするために，可能であれば隣接歯質の十分な除去を行う。
2. 特に口蓋の分厚い歯肉を退縮するために，逆斜め切開を使用する。
3. 適切な歯槽骨外科手術を行うために，歯肉弁は少なくとも近遠心的に 1 歯分延長する。
4. 歯肉溝辺縁の設定が困難であれば，最大の角化歯肉（4〜5 mm）の保全を勧める。
5. 規定：歯肉弁のスキャロップ状形態は最終的には裏打ちしている歯槽骨の外形により，前歯部では顕著であり，臼歯部ではわずかである。
6. 規定：歯肉弁のスキャロップ状形態は患者自身の健康な歯肉形態をもたらす（Oschenbein and Ross 1969, 1973）。
7. 歯肉弁は以下の場合は全層弁で剥離する。
   a. 十分な角化歯肉の存在
   b. 術後歯肉弁の設置にはなんら問題ない
   歯肉弁は全層弁で歯肉歯槽粘膜境まで剥離し，以下の場合は根尖方向へ離す（Becker et al. 1998；Rosenberg et al. 1999）。
   a. 角化歯肉が少なく，歯肉弁の辺縁が歯槽骨骨頂と同縁かそれ以下である
   b. 術後の歯肉弁の設置が困難で，安定が要求される
8. 適切な肉芽組織の除去は以下のために重要である。
   a. 出血の減少
   b. 視覚的識別
      ・歯槽骨の形状
      ・歯の構造
      ・根尖方向のへの広がり
      ・う蝕
      ・辺縁
      ・破折
      ・骨切除術と骨整形術
9. 規定：骨切除術の前に必要であれば骨整形術を行う。
10. 骨切除術は少なとも 4 mm の健康な歯の構造を歯槽骨骨頂上に作製するために行う。

注意：歯間部の骨切除を行う際は，隣接歯の損傷を避けるために Brasser のエンドカッティングバー（958c，957c）を使用する。

11. 現在，骨形態の自然な調和を保つために骨切除と頬側，舌側骨へのスキャロップ状の形態付与は，当該歯のみでなく隣接歯に対しても行う。
12. 骨のスキャロップ状形態の付与の度合いは以下の条件により決定する。
    a. 歯肉の個体差（biotype）
    b. 歯間部の骨切除の程度。歯肉形態付与を考慮した歯間部の幅の広さと広がり
    c. 歯の位置：スキャロップ状形態は前歯部から臼歯部へと減少する
13. 縫合：外科手術後の歯肉弁の設定は角化歯肉の量により決定する。
    a. 広い幅（>4〜5 mm）：歯肉弁の位置は歯槽骨骨頂より 1 mm 歯冠側に設定する
    b. 通常の幅（3 mm）：歯肉弁の位置は歯槽骨骨頂と同等に設定する
    c. 狭い幅（<3 mm）：歯肉弁の位置は歯槽骨骨頂より根尖側に設定するか（部分層弁），歯肉増大術を行うか歯肉縁上マージンに設定する

注意：外科手術後の歯肉弁の閉鎖は骨に近接し，組織の反跳が著しく治癒が長引く（6 ヶ月）（Deas et al. 2004）。

臨床的術式を図 18-1〜18-7 に示す。

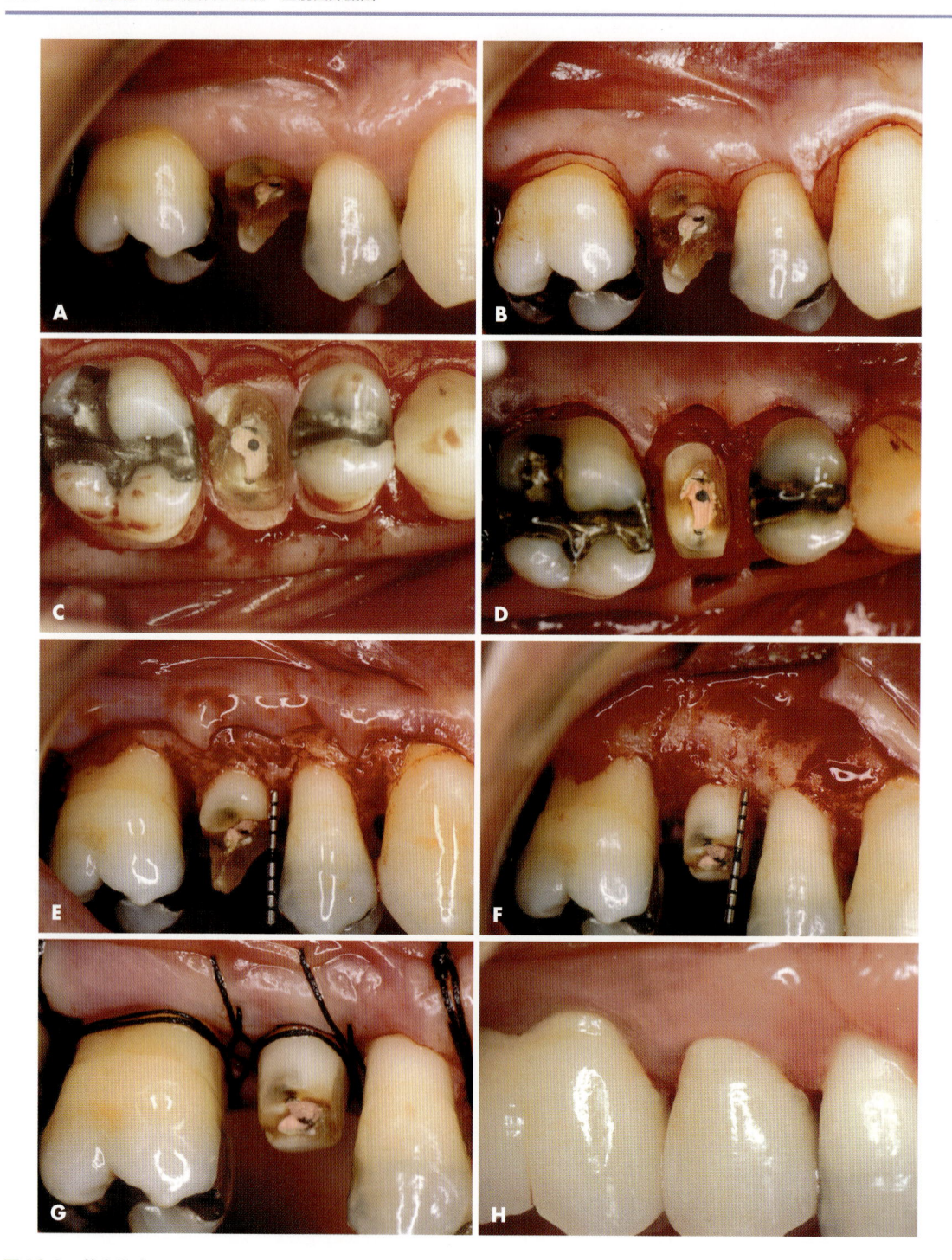

288 第Ⅱ部 審美歯科の基礎 ②前歯部露出

図18-1 基本術式 A．崩壊した歯の術前像。B．最初のスキャロップ状切開。C．スキャロップ状切開の頬側・口蓋側面観。D．内側歯肉弁の除去と歯間部へのアクセスを得るための歯の整形。E．歯肉弁の翻転と肉芽組織の除去。F．歯槽骨外科手術後の十分な生物学的幅径。G．歯肉弁設置ための垂直マットレス縫合。H．最終補綴。(Dr. Michael Katz, Westport, MA による。)

第18章 歯冠延長術 **289**

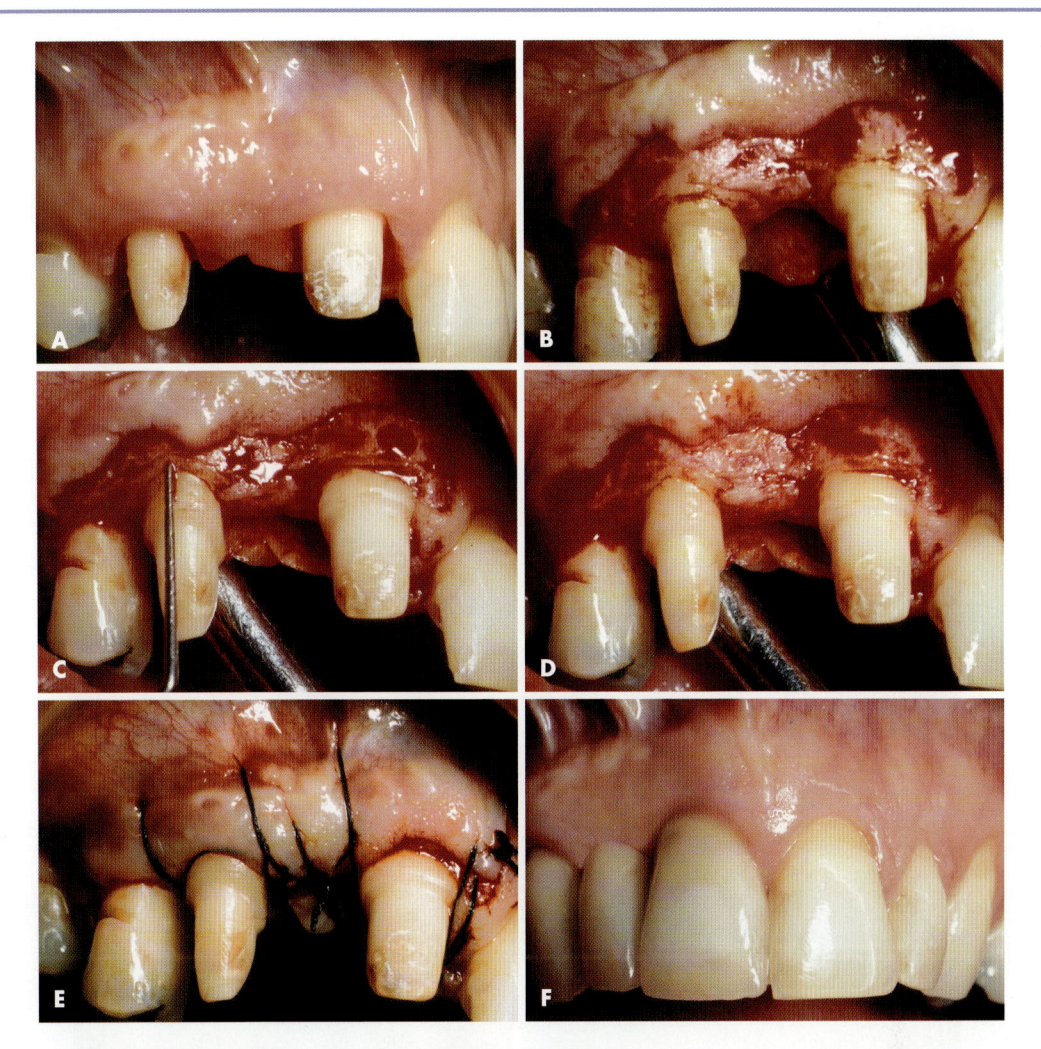

図18-2 補綴処置前の歯冠延長術のための歯槽骨外科手術：歯肉縁下辺縁　A．古いブリッジを除去した外科手術前。B．歯肉弁の翻転。辺縁が骨に近接し，狭くなった生物学的幅径。C．辺縁から3mmまで延長した犬歯。D．辺縁から3mmまで延長した中切歯。E．歯肉弁は根尖側へ移動し縫合した。F．8ヶ月後，結果は良好。

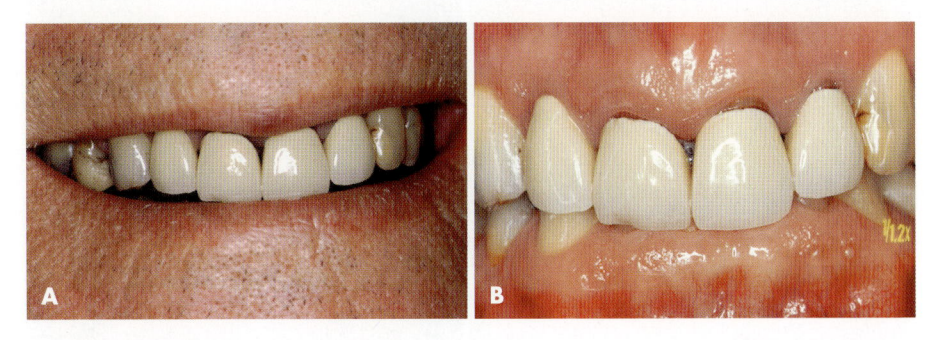

図18-3 歯冠延長術：上顎の挺出による微笑時の歯肉の露出（ガミースマイル）　A, B．上顎前歯部の過度の被覆と深いオーバーバイトの初診時の臨床所見。

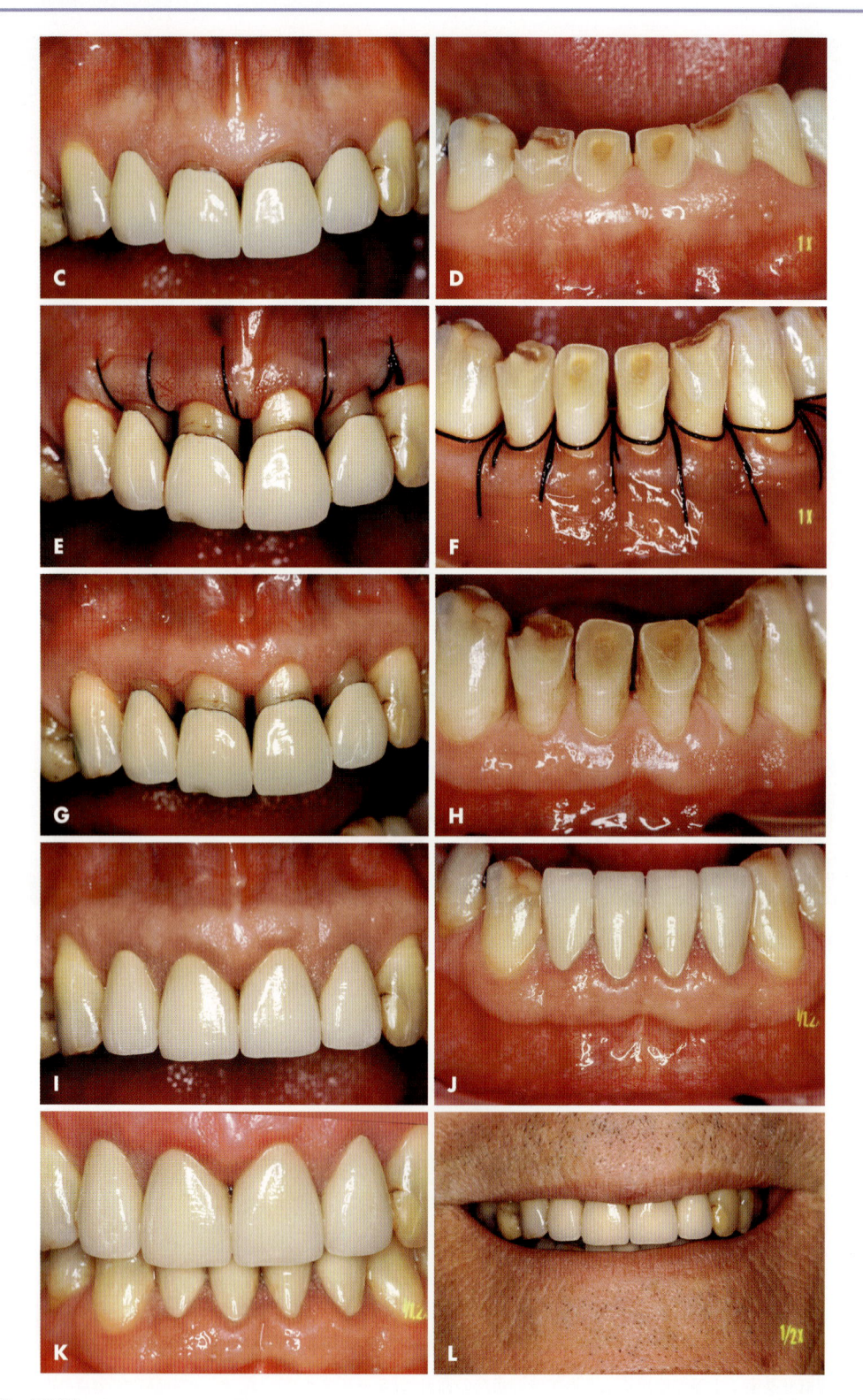

図 18-3 (続き) **C, D.** 増大した上顎の凸状と下顎に重度な咬耗歯の臨床所見。**E, F.** 上下顎の歯冠延長術の終了，歯肉弁は垂直マットレス骨膜縫合にて安定させた。**G, H.** 外科手術後3ヶ月。**I, J.** 上下顎切歯への最終補綴。**K.** 深いオーバーバイトの是正。**L.** 処置後の笑み。咬合と口唇の対称性を示す。Kと比較せよ。(補綴処置は Dr. David Edwards, West Bridgewater, MA による。)

第 18 章 歯冠延長術　**291**

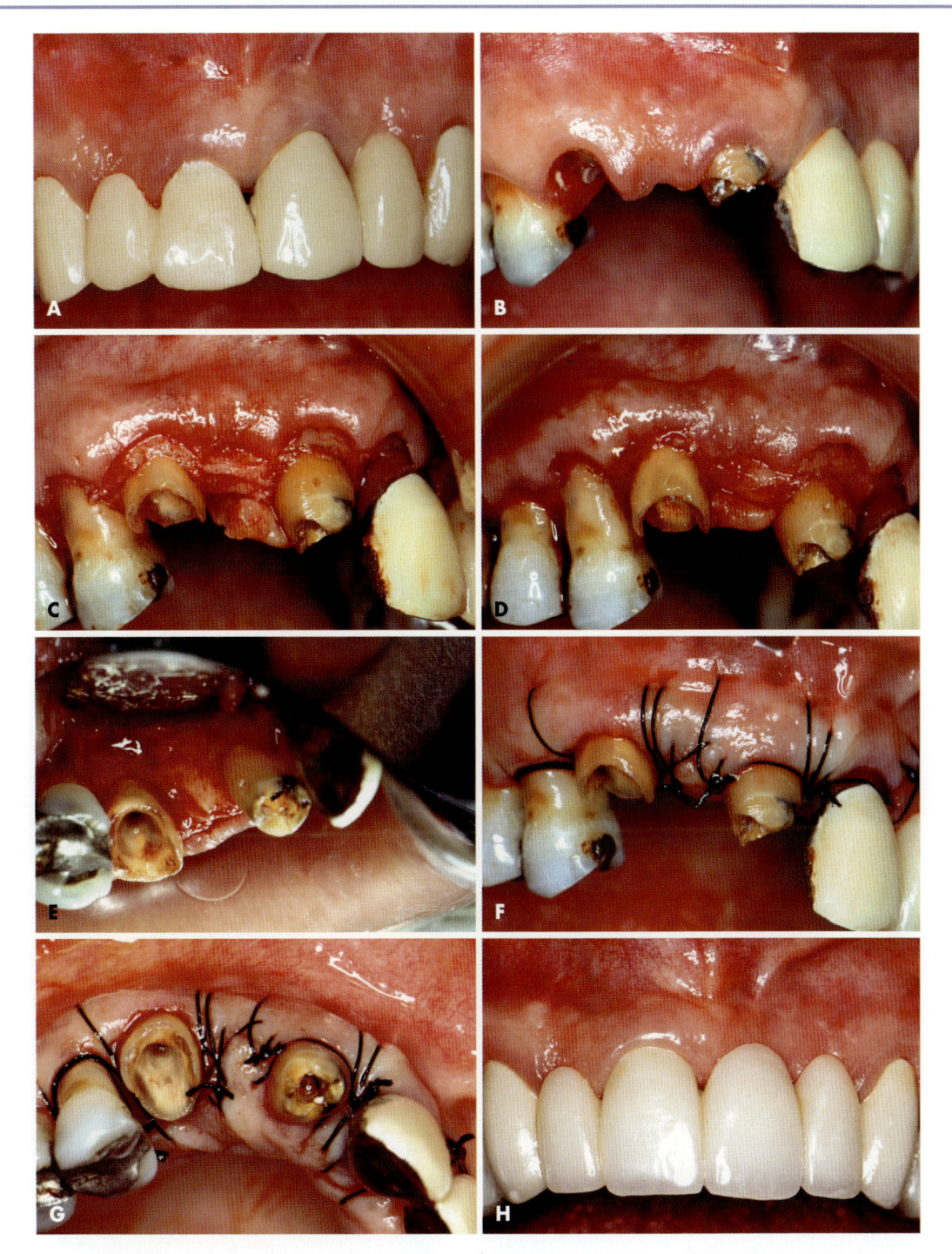

図 18-4 **歯冠延長術のための歯槽骨外科手術**　**A.** 初診像。左右歯肉の非対称を示す。**B.** 暫間被覆冠の除去。不十分な歯の構造を示す。**C.** 歯肉弁の翻転。不十分な生物学的幅径。**D.** 歯槽骨外科手術の終了。C と比較せよ。**E.** 終了した歯槽骨外科手術の口蓋側面観。**F，G.** 縫合の頰側・口蓋側面観。**H.** 最終補綴。術前と比較せよ。維持された上顎右側犬歯から上顎右側中切歯までの歯間乳頭歯肉におけるメインテナンスを示す。

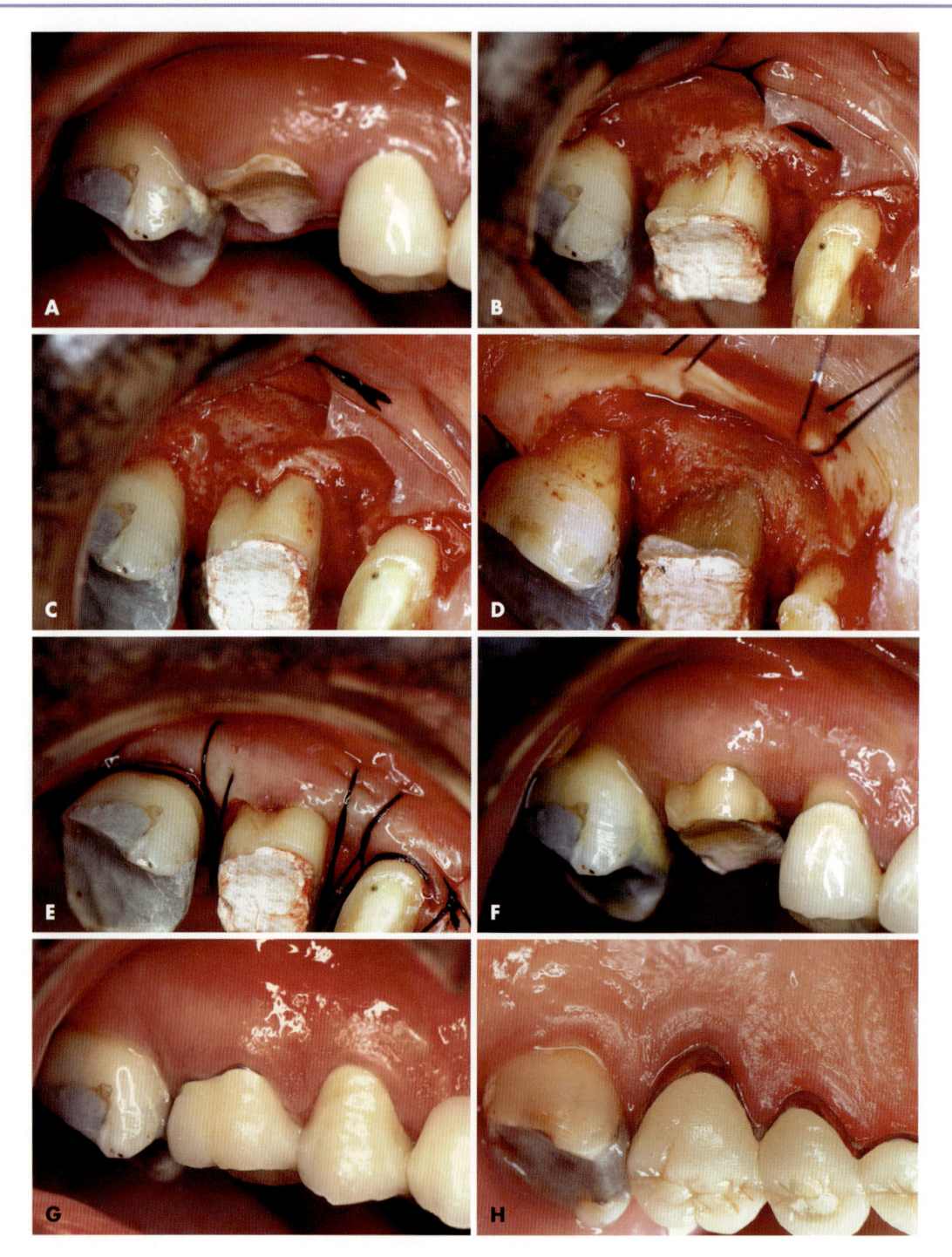

図 18-5 **歯冠延長術のための歯槽骨外科手術** A. 初診像。不十分な長さの歯。B. 歯肉弁の翻転。C. 歯槽骨の豊隆を揃える。分岐部の露出を避けたスキャロップ状の形態と形成された正しい構造を示す。D. 歯槽骨外科手術の終了。E. 垂直マットレス縫合。F. 術後4ヶ月の治癒状態。組織の後戻りを示す。G, H. 最終補綴の頬・口蓋側面観。(Dr. Joe Nash, Brockton, MA による。)

第 18 章　歯冠延長術　**293**

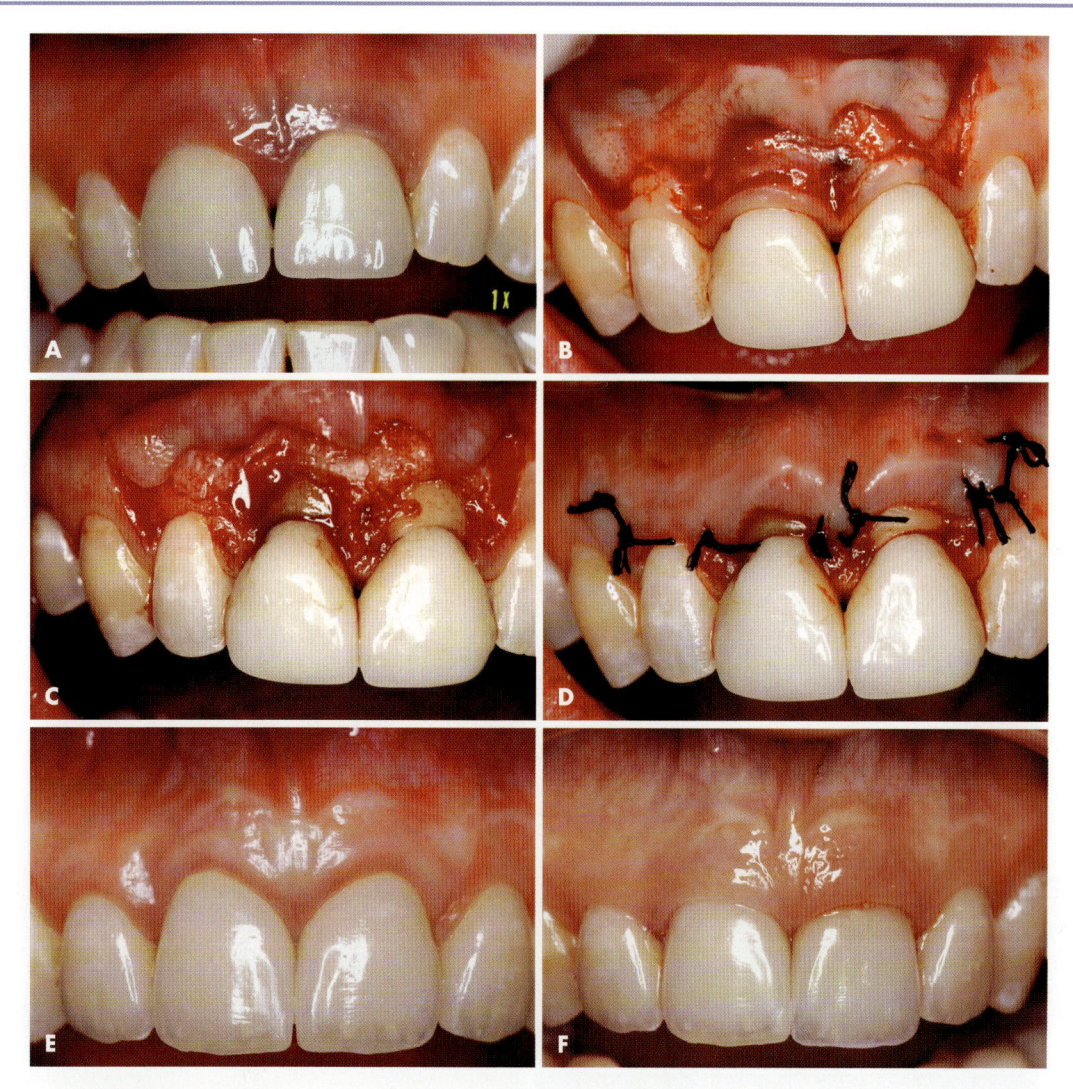

図 18-6　**歯冠延長術：組織の後戻り**　A. 初診像。歯冠延長術が必要な上顎中切歯。B. 歯肉縁下のスキャロップ状切開。C. 歯槽骨外科手術後。D. 縫合。E. 外科手術後 11 ヶ月の良好な最終補綴。理想的な豊隆と治癒を示す。F. 2 年後の完全に後戻りした組織を示す。

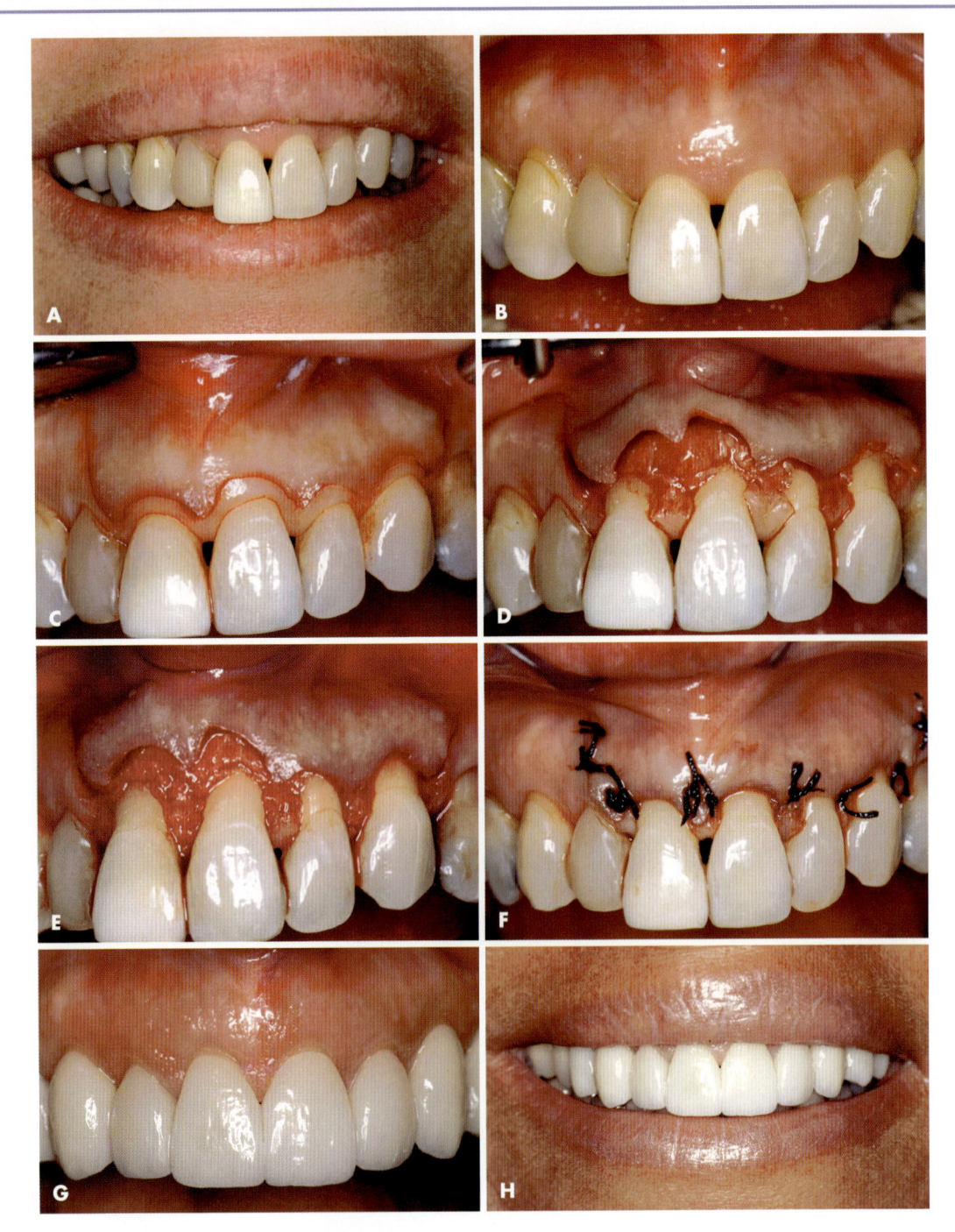

図 18-7 前歯部補綴前の対称性を有する歯肉獲得のための歯冠延長術 A, B. 術前，上顎前歯部の挺出，不自然な歯肉の状態，不均等な咬合状態，上顎中切歯の歯間乳頭歯肉の喪失を伴う。C. 歯肉縁下のスキャロップ状の切開（記注：flap を incision として訳す）。D. 歯間乳頭歯肉を保存し，歯肉弁を剥離。E. 歯槽骨外科手術終了。F. 歯肉弁は根尖側へ移動し縫合。G, H. 最終補綴終了。良好な対称性のある歯肉と歯間乳頭の形態を示す。（補綴処置は Dr. Michael Katz, Westport, MA による。）

［出口 眞二 訳］

第19章

受動萌出遅延歯：ガミースマイル

歯の萌出は，能動萌出と受動萌出の2つに分けられる(Weinberg and Eskow 2000)。

能動萌出とは，まだ機能していない歯肉の中にある未萌出の歯が，口腔内に萌出して最終的に咬合するまでの生理的な歯の移動のことを言う(MossSalentign and Klyvert 1990)。機能的能動萌出とは，咬耗による持続的な歯の萌出のことである(Gottlieb and Orban 1933)。

受動萌出とは，歯が機能咬合平面に達した後に，付着上皮(接合上皮)と結合組織性付着が経時的に根尖側に移動し，遊離歯肉辺縁の位置が変化することによる萌出を言う(Gottlieb and Orban 1922 ; Manson 1963)。Gragiuloらは(1961)，受動萌出を，以下の4つのステージに分類した(図19-1)。

ステージⅠ：歯肉溝と接合上皮がエナメル質上にある場合。

ステージⅡ：歯肉溝はエナメル質上にあり，接合上皮の一部がエナメル質，一部はセメント質上にある場合。

ステージⅢ：歯肉溝はセメント・エナメル境(CEJ)にあり，接合上皮が完全にセメント質上にある場合。

ステージⅣ：歯肉溝と接合上皮はセメント・エナメル境よりも根尖側にある場合。

注意：ステージⅠからⅡに移行した場合，接合上皮は長くなるが，結合組織性付着には変化はほとんど認められない。

GoldmanとCohen(1968)は，セメント・エナメル境よりも歯冠側の歯質が歯肉で被覆されている場合を「受動萌出遅延歯」と名付けた。VolcanskyとCleaton-Jones(1974)は，歯周組織がセメント・エナメル境よりも歯冠側を被覆する場合を「遅延型受動萌出」と名付けた。VolcanskyとCleaton-Jonesは，1976年に，平均年齢24.2±6.2歳の1,025人の患者のうち12.1％が遅延型受動萌出であると報告した。1979年にVolcanskyとCleaton-Jonesは，Black(1902)，Gottliebと

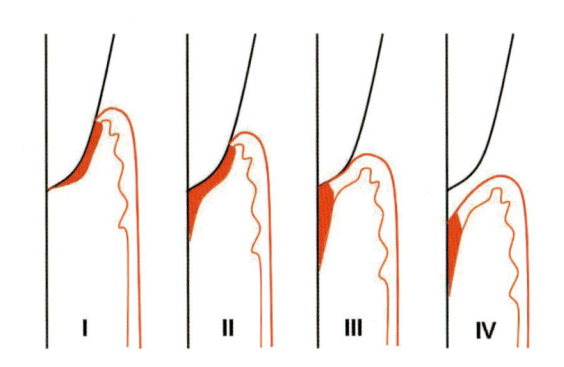

図19-1 受動萌出の分類 Ⅰ.接合上皮はエナメル質上にある。Ⅱ.接合上皮はエナメル質とセメント質上ある。Ⅲ.接合上皮はセメント・エナメル境にある。Ⅳ.接合上皮はセメント・エナメル境よりも根尖側にある。

Orban(1933)およびManson(1963)らの所見を総合して，歯の受動萌出は，加齢に伴い継続すると結論づけた。また，Tjanら(1984)は，受動萌出は，7％は男性に，14％は女性に生ずると報告した。

遅延型または受動萌出遅延歯の分類

Cosletら(1977)は，受動萌出遅延歯の診断と治療のために，今日でも使われている以下の分類を提唱した(図19-2)。

歯肉と解剖学的歯冠の関係

タイプⅠ．歯肉縁はセメント・エナメル境よりも切端または咬合面側にあり，歯肉歯槽粘膜境は歯槽骨頂よりも根尖側にある場合で，一般的な平均値よりも付着歯肉の幅が広い場合 Browers(1963)，LöeとAinamo(1966)。

タイプⅡ．平均的な付着歯肉幅であり，歯肉辺縁はセメント・エナメル境よりも切端または咬合面側にあるが，歯肉歯槽粘膜境がセメント・エナメル境にある。

歯槽骨頂とセメント・エナメル境の関係

サブグループA．歯槽骨頂が1.5～2mmセメント・

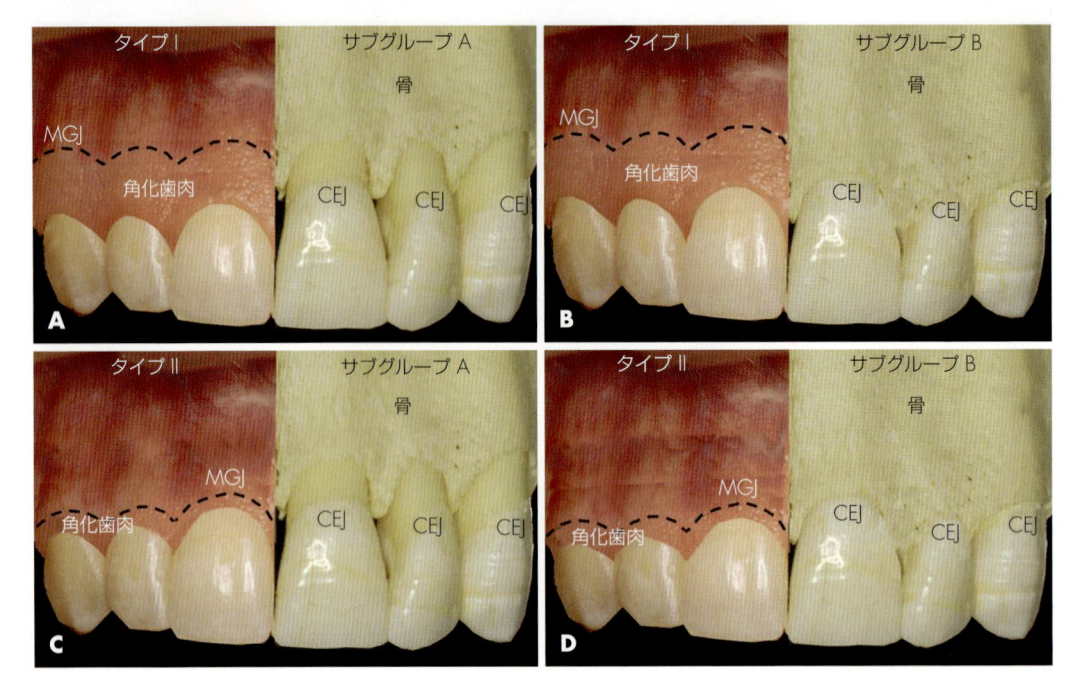

図 19-2　遅延型または受動萌出遅延歯の分類　A．タイプⅠ，サブグループA。B．タイプⅠ，サブグループB。C．タイプⅡ，サブグループA。D．タイプⅡ，サブグループB。CEJ＝セメント・エナメル境。MGJ＝歯肉歯槽粘膜境。

表 19.1	ガミースマイルまたは受動萌出遅延歯の治療法
タイプⅠ-A	歯肉切除術
タイプⅠ-B	歯肉切除またはセメント・エナメル境に向けてのスキャロップ内斜切開型フラップ手術，ポジションド(アンリポジションド)フラップ手術と骨切除
タイプⅡ-A	歯肉弁根尖側移動術(リポジションド)フラップ
タイプⅡ-B	骨切除を伴う歯肉弁根尖側移動術

エナメル境より根尖側にある場合。
サブグループB．歯槽骨頂とセメント・エナメル境が同部位の場合。

診　断

以下の3点を基準に診断が下される。
1．付着歯肉の幅
2．歯肉歯槽粘膜境の位置
3．麻酔下でのプロービングによる歯槽骨頂の位置

治　療

ガミースマイル(gummy smile)または受動萌出遅延歯の治療法は**表 19.1** および**図 19-3** に概要を記した。

審美的対称性に対する外科的評価

前歯部の歯周外科治療を行う場合，対称性に関する以下の項目に関して常に注意を払うべきである。
1．歯肉辺縁のラインの対称性
2．歯間乳頭ラインの対称性
3．個々の歯肉辺縁の高さの対称性
4．臼歯部の個々の歯または連続した
　a．歯肉辺縁のラインの対称性
　b．咬合面の対称性
5．切端，コンタクトポイントおよび歯肉辺縁ラインの対称性
6．是正されたライン

注意：歯間乳頭間のラインと水平的な歯肉のラインと前歯の切端の平行性を考慮すべきである。

Davis(1999)は，歯肉を除去し，歯の構造を露出させるとバランスは移動し，よりプラスの空隙(歯の構造)はマイナスの空隙(歯肉組織)によって作られると指摘した。
タイプⅠ-BとタイプⅡ-AおよびⅡ-Bの臨床例を**図 19-4** から **19-10** に示す(訳注：原書通りだがタイプⅡの例はない)。

審美的な妥協をしないためには，歯間乳頭部歯肉を完全に保存し，外科手術は当該歯の唇側面に対してのみ実施すべきである。

歯周歯槽骨外科手術を伴う場合，または伴わない場合でも，フラップ手術の際には，少なくとも3〜5mm

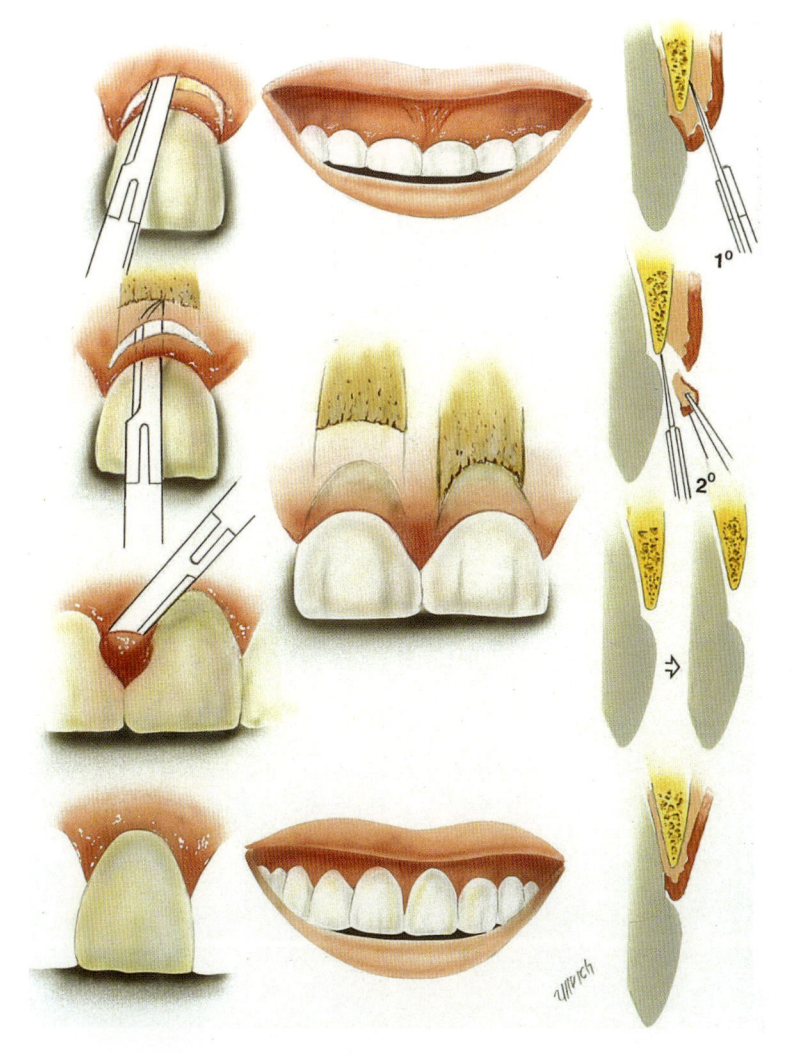

図 19-3　異なったタイプに対する治療法　図の右側がタイプⅠ，サブグループ A。左側はタイプⅠ，サブグループ B，またはタイプⅡ，サブグループ A または B。

の角化歯肉幅が必要である（Allen 1988）。
1. 水平またはスキャロップ状の部分層またはスプリット切開を唇側歯間乳頭部に入れる場合には，セメント・エナメル境よりも上に，歯間乳頭の頂点より下に切開を入れる。
2. 歯間隣接の切開は，唇頬側の歯間部歯槽骨頂に向けて行い，頬側方向に全層弁のフラップに連続させる。
3. 頬側の切開（歯肉溝切開または辺縁歯肉への切開）に当たっての，唇側または頬側のスキャロップ切開の方向は，以下を参考に変化させる。
    a. 角化歯肉の幅
        ・角化歯肉の幅が広い場合：切開はセメント・エナメル境に向けたスキャロップ切開とする
        ・角化歯肉の幅が狭い場合：歯槽骨頂に向けた切開または歯肉溝切開とする
    b. セメント・エナメル境の位置
    c. 露出させる歯冠部の必要量
    d. 歯根の突出量，形態，弯曲の程度
4. フラップは水平的に側方にスマイルラインに沿って，第一または第二小臼歯部位まで延長する。
5. 全層歯肉粘膜骨膜弁を反転する。
6. 歯周歯槽骨外科手術は，以下の項目を達成するために行う。
    a. 3 mm の生物学的幅径を得るため（第 18 章「歯冠延長術」を参照）
    b. スマイルライン：セメント・エナメル境または歯肉ラインから 1～2 mm 上方にスマイルラインを設定する
    c. 辺縁歯肉のライン

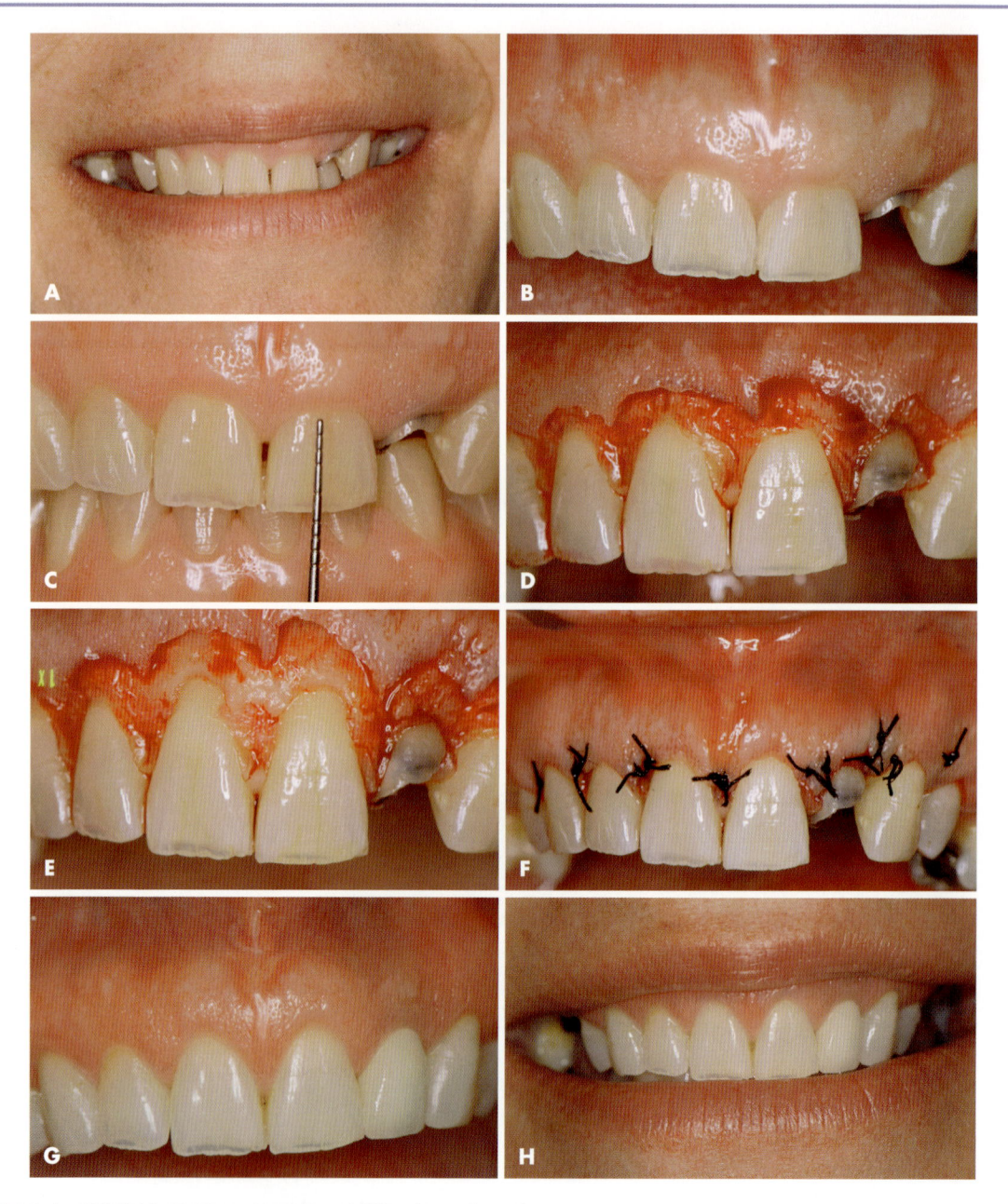

図19-4 受動萌出遅延歯におけるフラップ手術 （タイプⅠ-B） A，B．初診時の正面観。歯肉の過度の露出と短い歯冠長が認められた。C．特に左上中切歯の歯冠長が短い。D．剥離をすると歯槽骨頂はセメント・エナメル境に在ることが分かる（タイプⅠ，サブグループB）。E．骨削除を行い，生物学的幅径を再現した。F．歯冠乳頭を含まない断続縫合を行った。G．6ヵ月後の正面観。H．最終的なスマイルライン。注意；露出歯肉は少なくなり，笑った時のリップラインが変化した。

- 中切歯と犬歯の辺縁歯肉の高さは同じである
- 側切歯の辺縁歯肉の高さは中切歯よりも1〜2mm歯冠側にある
- 唇側歯頸部歯肉の最根尖側は，
  - 中切歯—遠心側1/3
  - 側切歯—中央
  - 犬歯—遠心側1/3

7．歯肉弁はその後，

　a．歯肉弁の位置を変更しない場合（タイプⅠ）は，歯肉弁をセメント・エナメル境に戻す

　b．歯肉弁の位置を変更する場合（タイプⅡ）は，歯肉弁を根尖側に移動し，セメント・エナメル境の位置で縫合する

8．縫合では，歯間乳頭部にテンションがかからない様に注意する。歯間乳頭部を緊密に縫合すると，歯肉退縮が生じることが多い，そのため，以下の

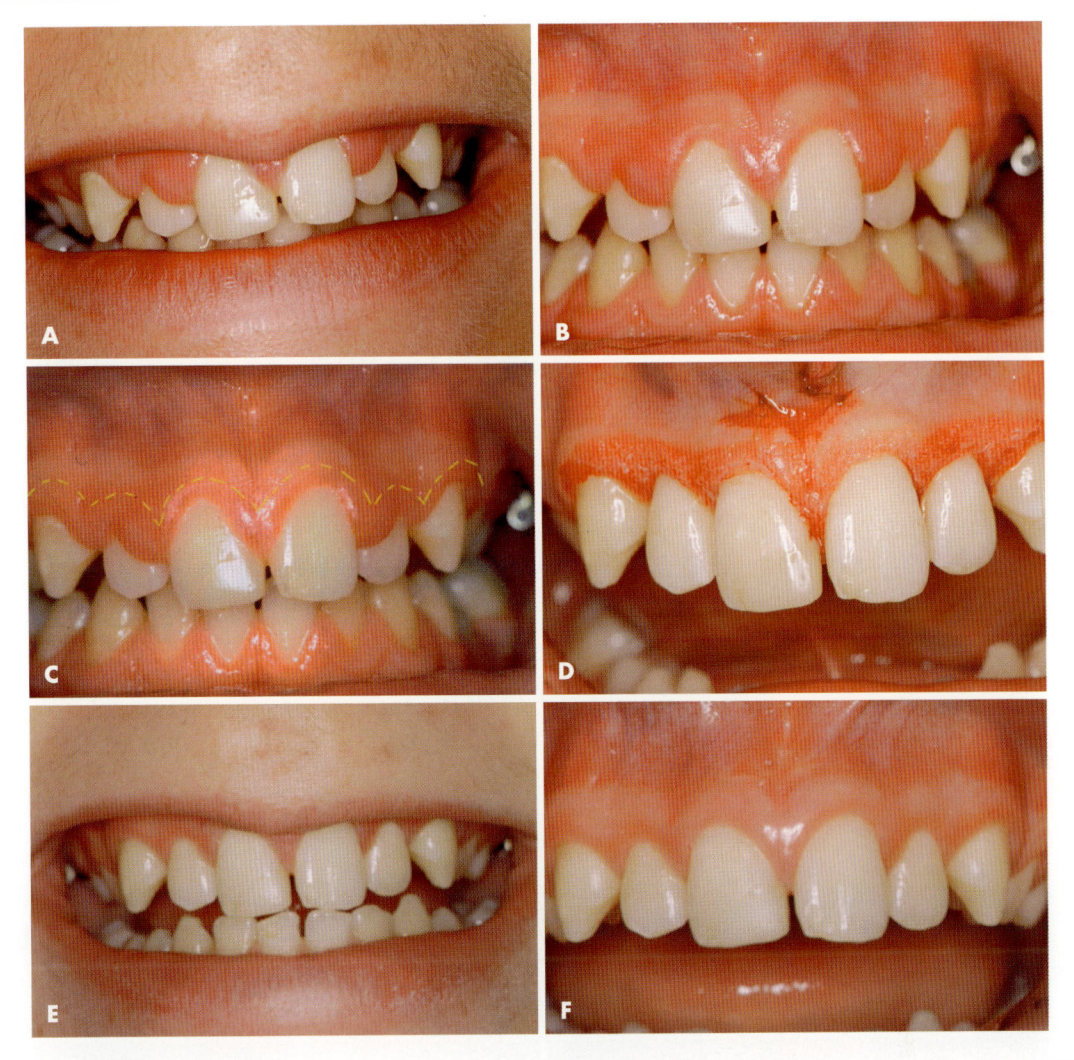

図 19-5　歯肉増殖，歯肉切除術　A．ガミースマイルを示す初診時の正面観。B．非常に幅の広い角化歯肉が存在する。C．切開線を示す。D．歯肉切除と上唇小帯切除術を行った。E, F．治療後の正面観とスマイルライン。

縫合法が推奨される。
a．唇頰側断続縫合
b．歯間乳頭間マットレス縫合
c．連続歯間乳頭間懸垂縫合
タイプⅠ-A(Allen 1988；Kois 1994)の臨床例を図19-7に示した。

骨縁上の線維切断術を伴う歯肉切除術

歯冠部を少なくとも 2 mm は被覆している 5 mm 以上の角化歯肉がある場合。
1．歯肉が薄い場合は，セメント・エナメル境に向けた急角度の根尖側方向への切開を行う。
2．切開は，隣接した歯間乳頭に向けても行う。
3．歯肉を切除後，約 2 分間圧迫止血を行う。
4．鋭利な 15c の替刃メスを使用し，唇側歯肉溝から歯槽骨頂に向けた切開を行う。
5．メスは近心から遠心方向に隣接面のラインアングルに合わせて移動させる。この場合，歯周組織の構造を十分考慮しながら行う。

注意：辺縁歯肉が非常に薄い場合は，再付着する組織はほとんどない。

矯正的歯冠挺出

前歯部または審美部位において，歯肉縁下または骨縁下の破折，う蝕または歯内療法の問題で外科的歯冠長延長術ができない場合には，矯正的歯冠挺出は，歯を保存するための 1 つの方法であり(Johnson and Sievers 1985)，なおかつ不必要な抜歯を防ぐ方法の

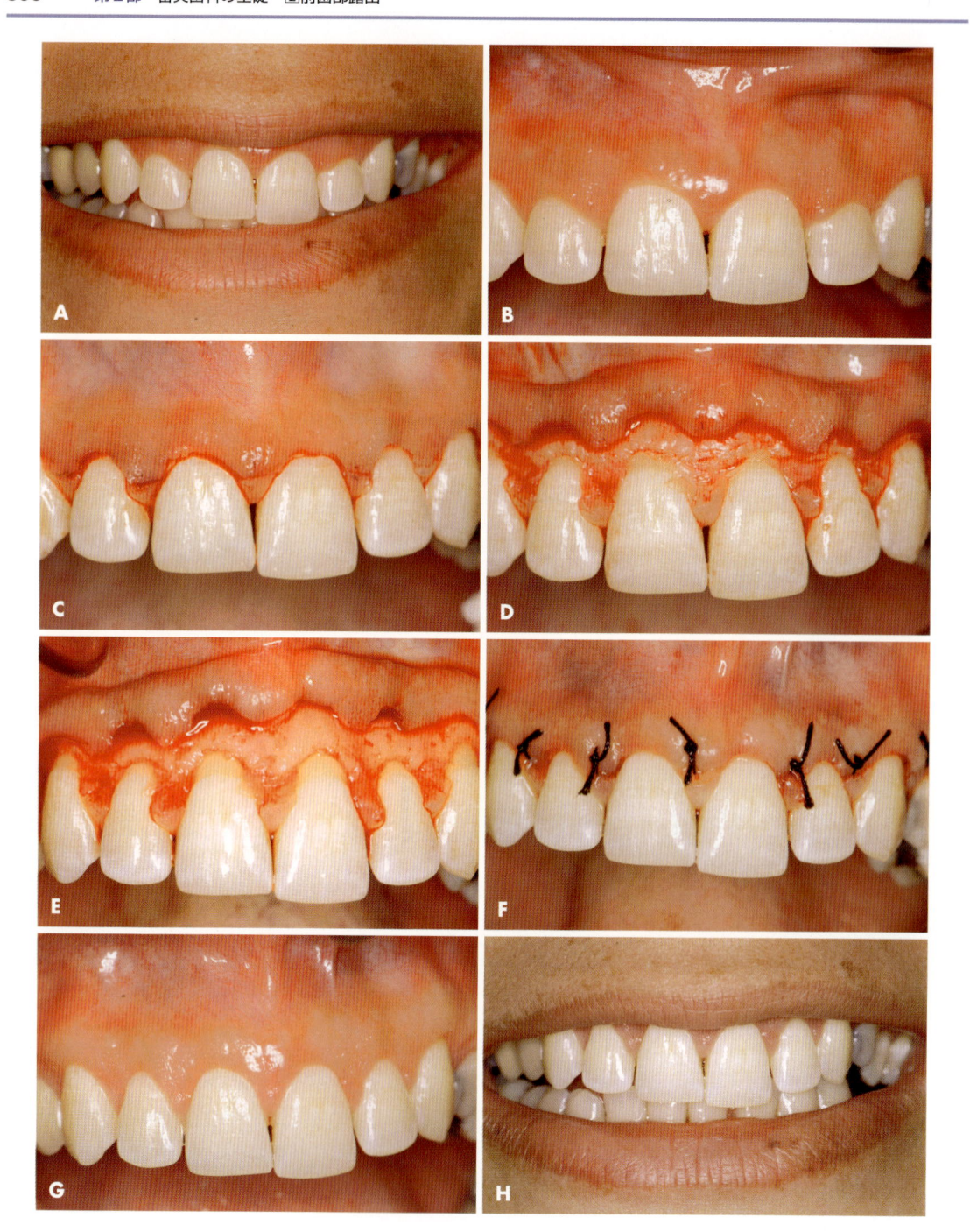

300　第Ⅱ部　審美歯科の基礎　[2]前歯部露出

図19-6　受動萌出遅延歯（タイプⅠ-A）　**A，B．** 初診時の正面観。短い歯冠長とガミースマイルが認められる。**C．** スキャロップ切開を行い，肉芽除去を行う。**D．** 歯冠乳頭を保存した全層弁フラップとした。歯槽骨はセメント・エナメル境よりもやや根尖側にある。**E．** 生物学的幅径を得るために骨削除を行った。**F．** 歯間乳頭断続縫合を行った。**G，H．** 8ヶ月後の正面観。注意；術前・術後を比較するとスマイルラインが変化した。

1つである（Levine 1997）。
　Heithersay（1973）は，歯の水平破折に対する矯正的歯冠挺出を最初に報告した。Imber（1975, 1976, 1977, 1989）は，歯周病の治療に矯正的挺出を推奨した。

　Imber（1989）は，矯正的歯冠挺出とは，非常に弱い持続的な矯正力で歯を歯冠方向に計画的に移動させ，軟組織と歯槽骨の関係を改善する方法であると定義した。この治療法のゴールは，軟組織と歯槽骨との関係

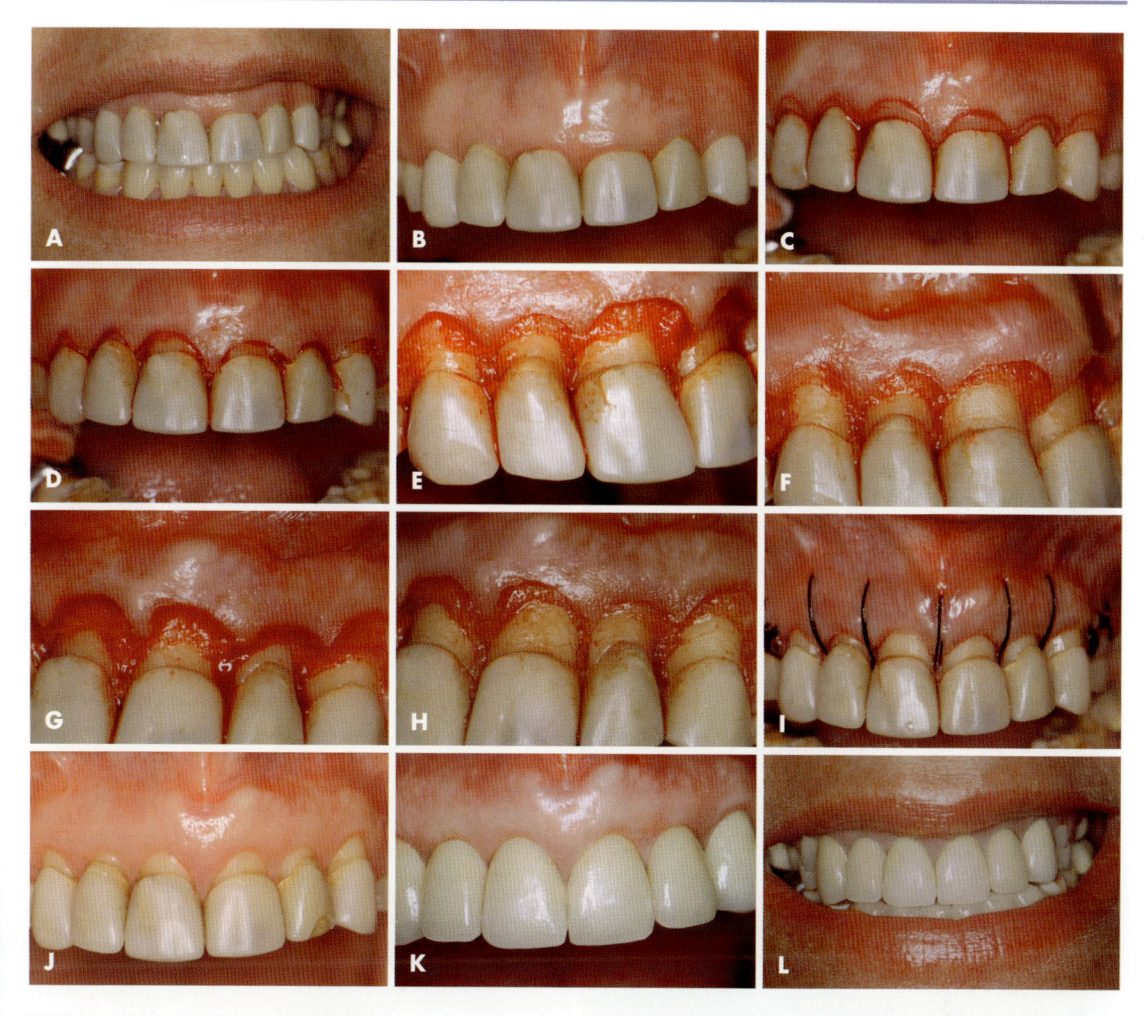

図19-7 ガミースマイルと不良補綴物（タイプⅠ-A） **A，B．** 初診時の正面観。ガミースマイルで短い歯冠長のクラウンが装着されている。前歯部の補綴は再作製が必要である。**C．** スキャロップ切開、広い角化歯肉幅を認める。**D．** 肉芽除去を行った。**E．** 骨削除前の右側前歯。**F．** 骨削除後の右側前歯。**G．** 骨削除前の左側前歯。**H．** 骨削除後の左側前歯。注意；骨レベルは必要な歯冠長と生物学的幅径を考慮して決定する。**I．** 縫合はフラップの固定のために、歯間乳頭間の垂直マットレス縫合を行った。**J．** 7ヶ月後の治癒状況。注意；理想的な歯肉カントゥアを示し、歯間部組織が保存されている。**K，L．** 最終補綴物が装着された正面観とスマイルラインを示す。（補綴は、Dr. William Irving, Needham, MA による。）

を改善し、生物学的幅径を改善することにある。歯槽骨頂から少なくとも3〜4mm上まで健康歯質が存在する必要がある。

非常に弱い20〜30gの持続力を使用し、近遠心の2本の歯を適切なアンカーにする必要がある（Johnson and Sievens 1986；Wang and Wang 1992）。1mmの挺出に最低でも2週間をかける必要がある（Ingber 1976）。また、この方法は、1〜3歯に適応することができる（Nemcovsky et al. 2001）。

適 応
1．歯肉辺縁の高さの不正の改善
2．垂直性骨吸収の改善
3．インプラント術前の垂直性歯槽堤増大
4．非外科的歯冠長延長
　a．審美的に重要な部位
　b．歯肉縁下カリエス
　c．歯根破折
　d．歯内療法を原因とするもの
5．生物学的幅径の回復

条 件
1．術前術後に適切な歯根長が保存されていること
2．近心側に適切な矯正のアンカーがあること
3．根管治療が適切に行われていること
4．患者のモチベーションが十分であること

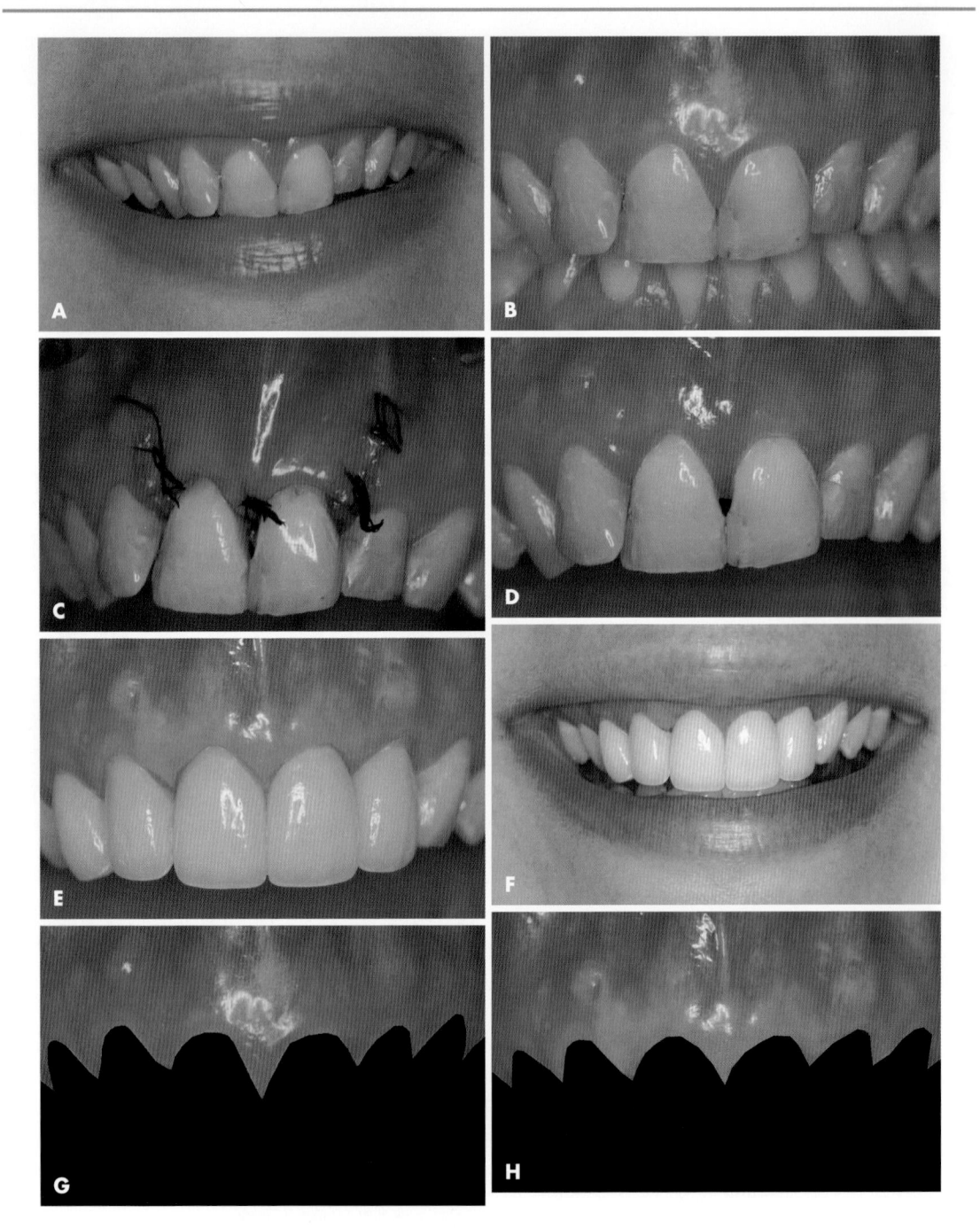

図 19-8 ガミースマイルと歯の挺出　A, B. 初診時の正面観。歯肉組織の除去と，中切歯間のコンタクトポイントの根尖側移動による歯の挺出が必要である。C. 歯肉を唇側および歯間隣接部で根尖側に移動させる。D. 治癒後の正面観。歯冠長およびコンタクトポイントの位置が変化した。E, F. 最終補綴物とスマイルラインを示す。G, H. 術前・術後の正面観と歯肉カントゥアを示す。注意；審美性を重要視するならば，右上第一小臼歯，左上犬歯および第一小臼歯の補綴も必要となる。

欠　点
1. 治療時間が長い
2. 費用が高価である
3. 審美性が完全ではない場合がある
4. 口腔清掃状態が良好であることが必要である
5. 隣接歯と歯根の幅が異なる
6. 術後さらに外科治療が必要となるケースが多い

利　点
1. 歯の保存が可能となる

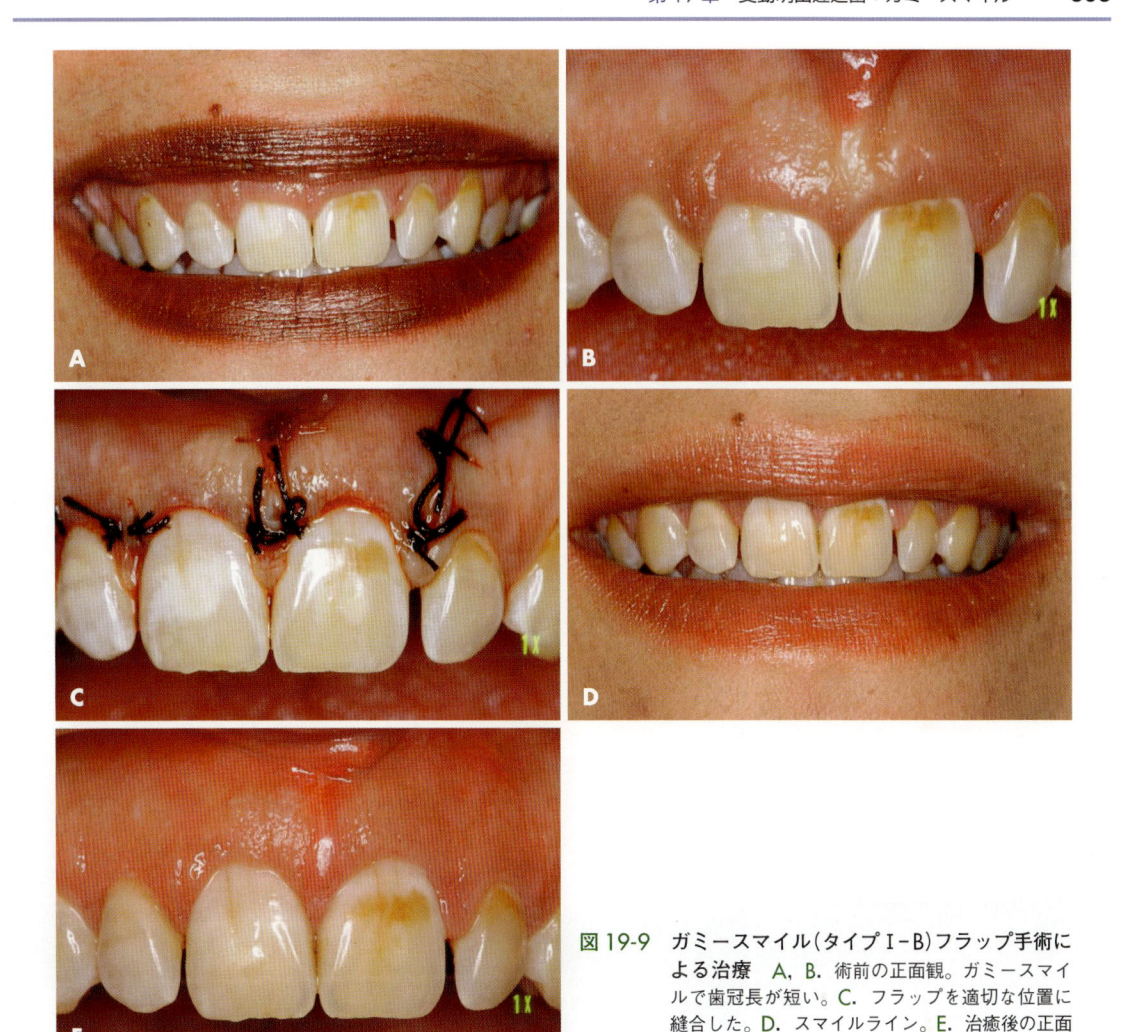

第 19 章　受動萌出遅延歯：ガミースマイル　**303**

図 19-9　ガミースマイル（タイプⅠ-B）フラップ手術による治療　A，B．術前の正面観。ガミースマイルで歯冠長が短い。C．フラップを適切な位置に縫合した。D．スマイルライン。E．治癒後の正面観。

2．審美性の維持が可能になる
3．歯根の保存
4．再発が少ない

禁　忌

1．不適切な臨床的歯根長

歯槽骨縁上の線維切断術の変法

　矯正的歯冠挺出の結果，歯根だけでなく骨や軟組織の位置も変化する。そのため，適切な生物学的幅径を確立し，最終的な歯冠長を獲得するために，術後にしばしば二次的な外科治療が必要になる。

　Pontoriero ら（1987）および kozlowsky ら（1988）は，矯正的歯冠挺出と骨縁上の線維の切断を組み合わせて，二次的歯冠延長術を避けるための，いわゆる骨縁上線維切断術を提唱した。その術式では，No.15 の替刃メスを歯肉溝に歯槽骨頂に向けて入れ，歯の全周に切開を入れる。その結果，骨縁上線維が切断される。この切開により，歯冠挺出時の歯槽骨の歯冠側移動を予防し，二次的歯冠延長術が不要になる。Berglungh ら（1991）は，骨縁上の線維切断は，完全には歯周組織の歯冠側移動を防止できず，歯肉の炎症を助長すると述べた（**図 19-11** から **19-14**）。

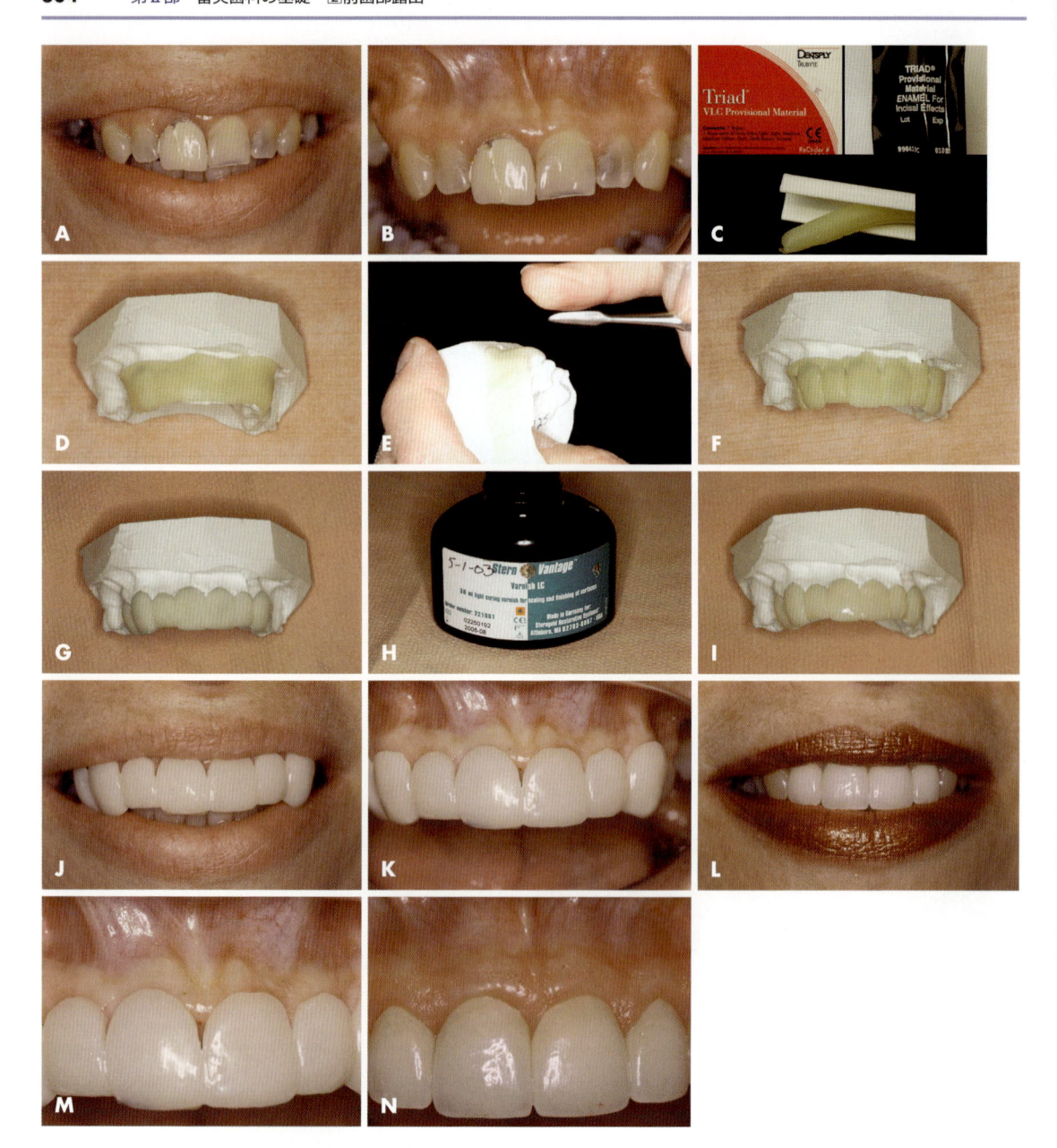

304　第Ⅱ部　審美歯科の基礎　[2]前歯部露出

図19-10　**診断とサージカルガイドのためのステントの使用**　A, B. 術前のスマイルラインとガミースマイルおよび短い歯冠長，さらに前歯部の不良修復物を示す。C. トレイドの商品。D. ステントのためのレジンを模型に適合させる。E. ラフなアウトラインを形成する。F. レジンの硬化後にトリミングする。G. 最終的な歯肉カントゥアをトリミングする。H. ステントをバニッシュで表面滑沢化処理する。I. 表面処理後。J, K. ステントの試適。注意；正面観の審美性が向上した（犬歯がやや長いため，トリミングの必要がある）。L. 最終補綴装着後のスマイルライン。M. ステントの正面観。N. 最終補綴物。注意；ステントと最終補綴物はほとんど同じである。(技工は Ira Dickerman, Sharon, MA；補綴は Dr. Michael Katz, Westport, MA による。)

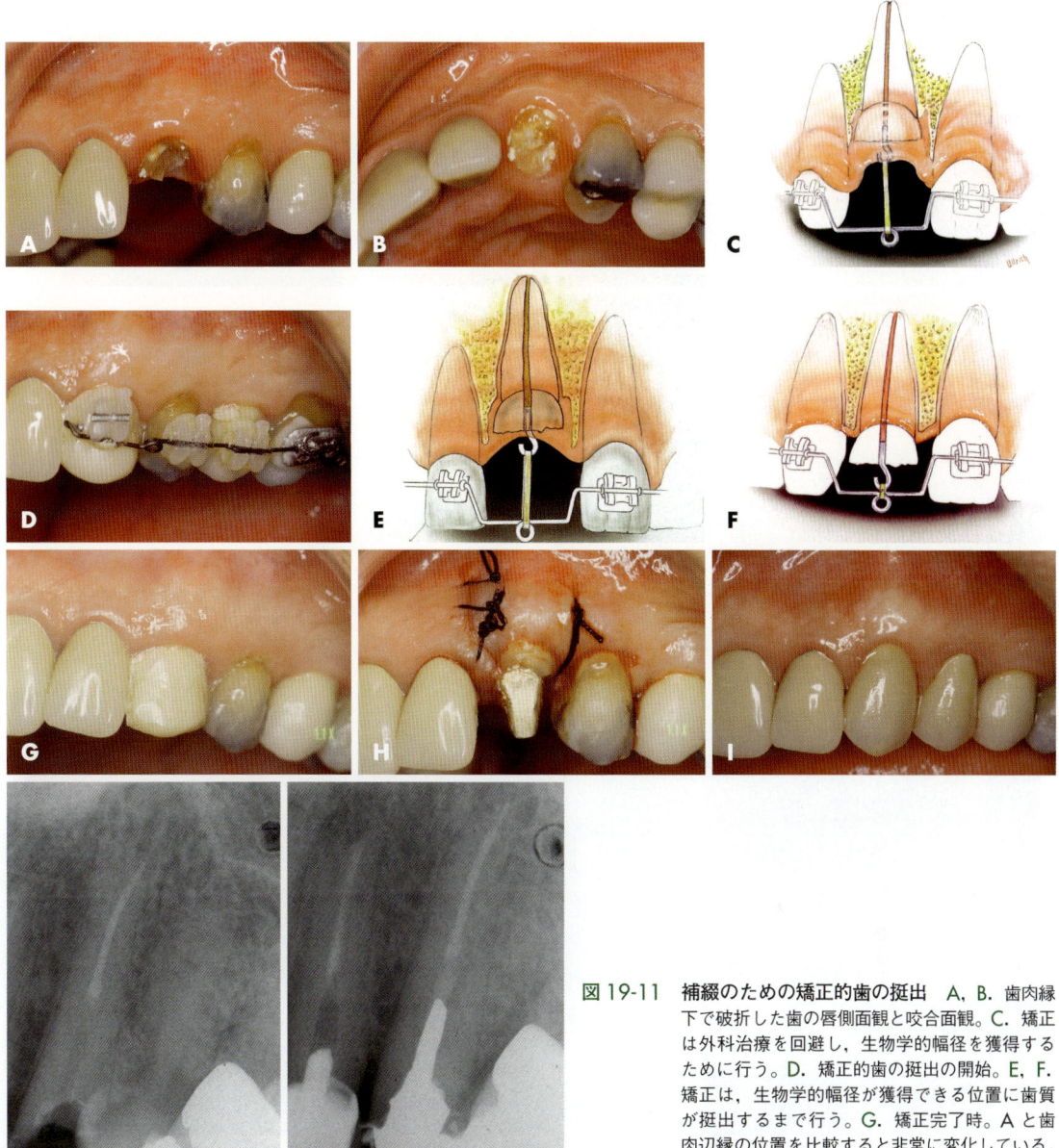

第19章 受動萌出遅延歯：ガミースマイル　**305**

図19-11 補綴のための矯正的歯の挺出　A，B．歯肉縁下で破折した歯の唇側面観と咬合面観。C．矯正は外科治療を回避し，生物学的幅径を獲得するために行う。D．矯正的歯の挺出の開始。E，F．矯正は，生物学的幅径が獲得できる位置に歯質が挺出するまで行う。G．矯正完了時。Aと歯肉辺縁の位置を比較すると非常に変化している。H．最終的な辺縁歯肉を作るためにフラップ手術と骨整形を行った。I．最終補綴物。J，K．術前・術後のX線写真。

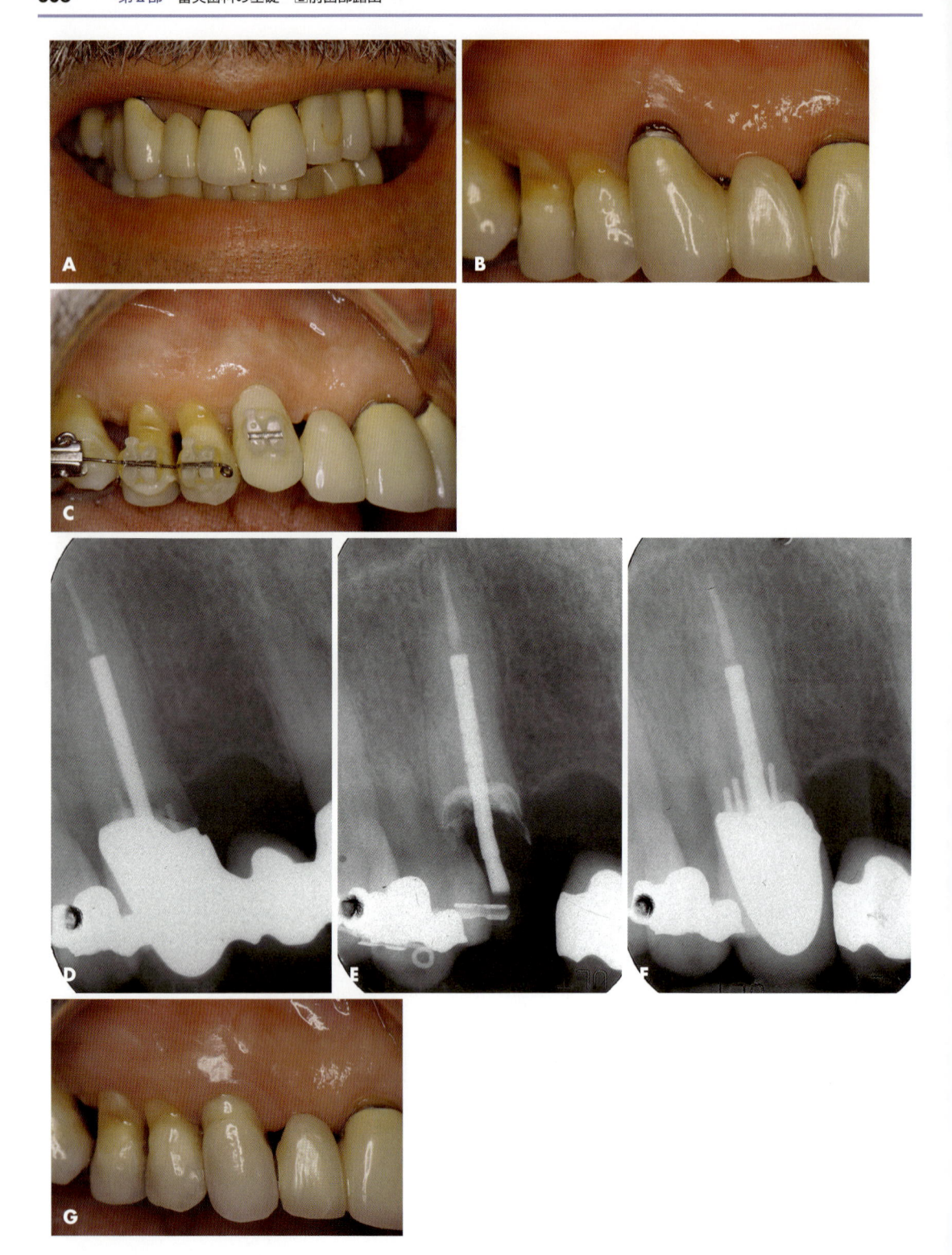

図 19-12 **補綴のための矯正的歯の挺出** **A，B．**治療開始前の正面観と犬歯の拡大写真。**C．**矯正的歯の挺出の開始。注意；犬歯のブラケットは根尖側に設置した。**D，E，F．**矯正前，矯正治療中，補綴物装着後のX線写真。**G．**最終補綴。注意；治療前に比較して歯肉の状態が改善している。（補綴は Dr. Arnold Rosen, Boston, MA による。）

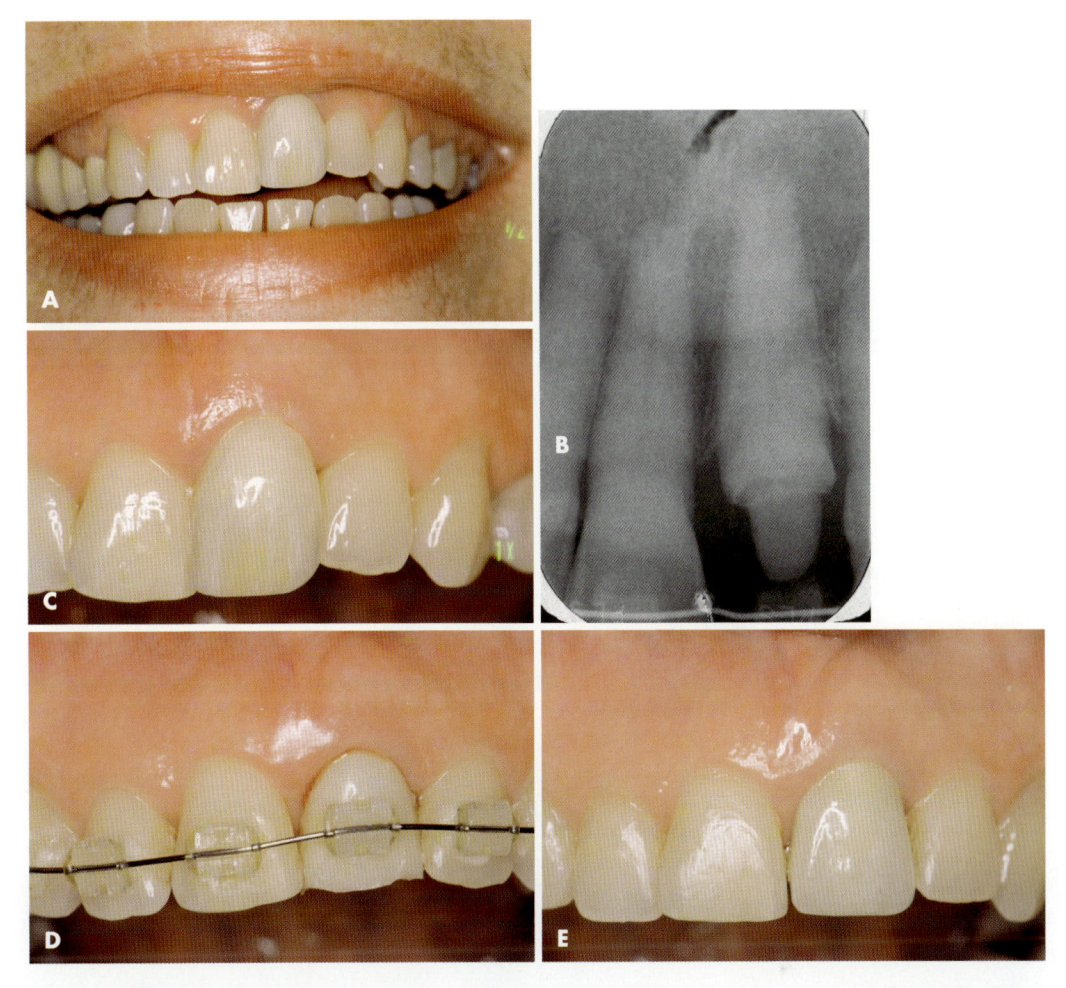

第 19 章　受動萌出遅延歯：ガミースマイル　**307**

図 19-13　前歯部の歯肉の高さの不均一を改善するための矯正的歯の挺出　A，B．治療前の正面観とＸ線写真を示す。C．左上中切歯の歯冠が長く修正が必要である。D．歯冠を挺出させるための矯正を開始した。E．最終補綴。(補綴は Dr. David Edward, Bridgewater, MA による。)

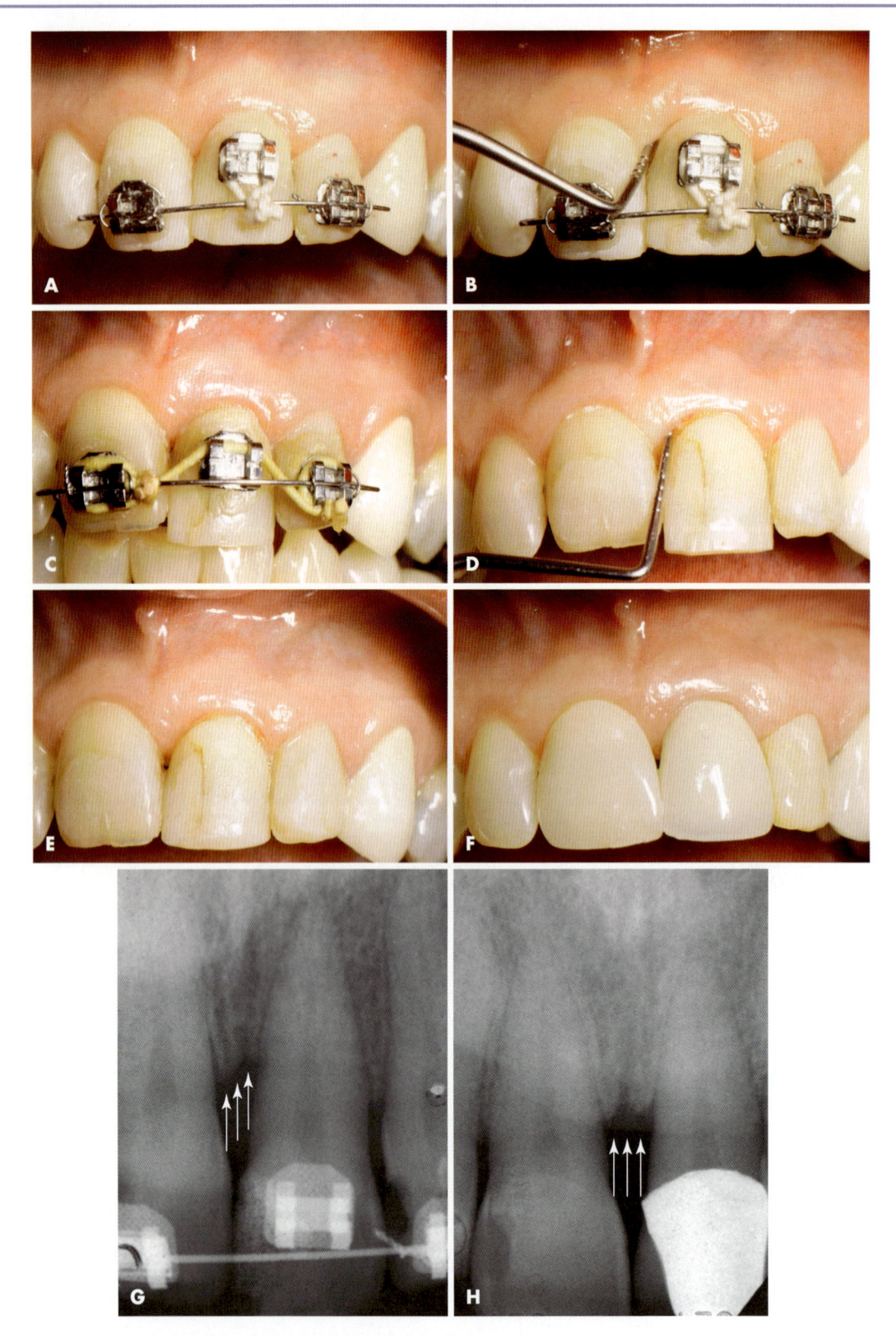

308 第Ⅱ部 審美歯科の基礎 ②前歯部露出

図19-14 **歯周ポケットと小さな骨内欠損の改善のための矯正的歯の挺出** A, B. 治療開始前の正面観。左上中切歯の近心に深い歯周ポケットと骨内欠損が認められる(G. 治療前のX線写真)。C. 矯正的歯の挺出4週間後。注意；歯の挺出が完了した。D. 1ヶ月後歯周ポケットの改善が認められた。E. 3ヶ月後、CEJが歯冠側に移動し、歯周ポケットが浅くなった。F, H. 1年後の最終補綴物、正面観とX線写真。X線は骨内欠損の改善を示した。

[小方 頼昌 訳]

第 III 部
高度な歯周治療法

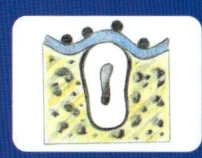

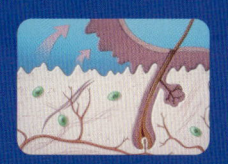

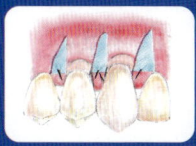

20	生体力学的根面処理	311
21	審美的歯肉の再建	317
22	歯槽堤増成術	368
23	抜歯窩保存術	387
24	乳頭再建術	406
25	埋伏歯の外科的露出	414

第20章

生体力学的根面処理

歯周疾患には多くの原因因子があるが，主因はプラークという形態をとった細菌であることが示されてきた(Löe et al. 1965；Theilade et al. 1966)。細菌は多くの方法で歯周疾患の初発因子となり，その1つとして細菌によるエンドトキシン産生があげられる(Mergenhausen et al. 1966；Simon et al. 1970, 1971；Synderman 1972)。エンドトキシン(複合リポ多糖類)は細菌の細胞壁の一部であり，起炎因子となり，未処置の歯周疾患罹患歯のセメント質中に検出される(Aleo et al. 1974)。この，セメント質に結合したエンドトキシンは，*in vitro* で線維芽細胞の増殖を抑制すること(Aleo et al. 1975；Fine et al. 1980)と，細胞毒性のあること(Hatfield と Bauhammers, 1971)が示されてきた。*In vitro* でセメント質の機械的除去が可能であり，それにより線維芽細胞の新たな増殖が起こること(Aleo et al. 1975；Cogen et al. 1983, 1984)が証明された。しかし *in vivo* において全セメント質の除去は不可能であること(O'Leary and Kafrany 1983；Borghetti et al. 1987)と，微量のエンドトキシンは残ること(Jones and O'Leary 1978)も示された。

歯周治療の究極の目標が，完全な再生あるいは新付着による失われた支持の回復であるならば，セメント質に結合したエンドトキシンを根面から除去しなければならない。なぜならば，細胞毒性があり(Wirthlin 1981)，再生あるいは新付着を妨げる(Karring et al. 1980；Lopez et al. 1980)からである。このため，化学療法剤の局所応用が，審美的歯肉再建術(Miller 1985b)や骨増成術(Yukna 1980, 1990)において，解毒と新付着の促進のために行われてきた。これはまた，新付着を妨げる最大の要因である，上皮細胞の根尖方向への急速な増殖を抑えようとする試みでもある(図20-1)。

歴史的にみると，スケーリング，ルートプレーニングのかわりに酸処理を行う方法は，1846年に *New York Dental Record* に最初に報告され，のちに Younger(1893, 1897)や Stewart(1899)によって報告されている。この初期の臨床家たちは，罹患根面を刺激して誘導能を導こうとした。これら臨床家のうちの何人かは，脱灰根面に付着と骨の誘導が得られたと報告した(Register 1973)。

クエン酸

Register(1973, 1975, 1976)は，初期の臨床家の成果を足がかりとしつつ，「一部あるいは全部を酸により脱灰した他家骨あるいは象牙質基質に，新生骨あるいは新生セメント質が形成されること」を証明した骨誘導の研究(Bang et al. 1967；Dubuc 1967；Ueomans and Urist 1967；Urist 1971)を彼の理論的根拠にした。Register と Burdick(1975)は，根面の脱灰によりセメント質形成と新付着が起こること，さらにクエン酸(citric acid 以下 CA と略す)(pH1.0)が選択すべき酸であり，最適な使用時間は2～3分であることを示した。最近，Sterratt ら(1991)は，CA による脱灰の至適 pH が1.42であり，これを超えると脱灰の程度は下がることを見出した。

Garrett(1978)は，走査電子顕微鏡(SEM)と透過電子顕微鏡(TEM)を用いて，ルートプレーニングした根面に CA 処理をすると，3～5mm の脱灰層ができるが，ルートプレーニングしない根面には効果がなかったことを示した。彼はルートプレーニングしない根面に効果がなかったのは，罹患根面の過石灰化(hypermineralization)によると考えた。Polson ら(1984)はさらに，ルートプレーニングだけでは根表面に破砕片などからなるスミア層ができるが，CA 処理(pH 1.0, 2～3分間)を併用するとスミア層は除去され，根表面は象牙細管が露出した「むしろ状(mat-like)」のコラーゲン表面となっていることを SEM で示した(図20-2)。さらにこの脱灰した「線維」すなわち「むしろ状」の表面のために，歯根膜や歯肉の線維芽細胞から培養した細胞が，脱灰歯根表面により付着しやすくなることが *in vitro* で示された(Boyko et al. 1980)。細胞が付着しやすくなるのは脱灰した根面によるというよりは，露出したコラーゲンによると考えられた(Leighton 1982；Polson and Proye 1982；Steinberg 1987)。

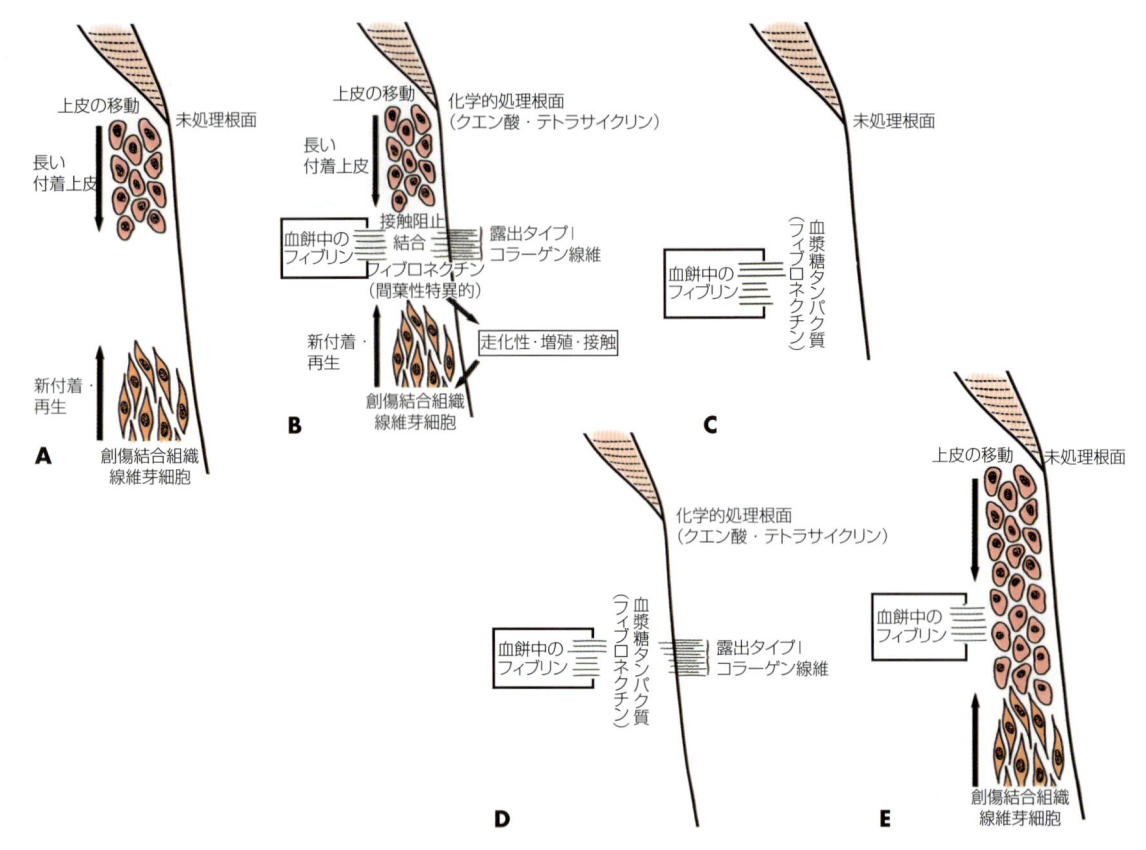

図 20-1 初期の治癒—細胞の反応 A. 細胞の表現型が付着の性質を決定する。上皮細胞は結果として長い付着上皮となる。；歯根膜は結果として新付着や再生となる。B. 根面脱灰の結果として細胞相互作用が起こる。C. 未処置の根面は血餅を活性化しないし、および/あるいは安定させない。D. 処置根面はフィブリン結合により血餅の安定を促進する。E. 結果は急速な上皮の増殖と長い付着上皮の形成である。

動物実験

　以上のような初期の発見を基礎として，一連の動物を用いた研究に進んだ。貫通した(through-and-through)根分岐部病変をイヌで研究したところ(Crigger et al. 1978；Craig et al. 1980；Nilveus et al. 1980；Nilveus and Egelberg, 1980；Ririe et al. 1980；Selvig et al. 1981, 1990)，CAの局所応用で骨再生と歯肉弁の再付着が高率で認められた。他の要因に関係なく，治療にCAを用いたことが決定的要因であると結論づけられた。

　根面に露出した結合組織線維と再付着との相互関係を研究するために霊長類の歯の再植が用いられた(Polson and Caton 1982；Polson and Proye 1982, 1983；Proye and Polson 1982)。その結果，「再付着は，根面に露出した健康な結合組織線維に依存しており」，外科的あるいは疾患のどちらかにより線維が既に除去されてしまった場合は，再植に先立ってCAの局所応用を行うことで再付着が生じることが判明した（Polson and Caton 1982)。PolsonとProgue(1982)は，「根面を外科的に露出させるだけでは，上皮の根尖側移動を起こすだけであり，再付着するためには結合組織線維の断片が根面上に出ている必要がある」ということを結論づけた。

　CA-脱灰根面上に血餅(clot)が形成され，安定して存在するような初期段階は，フィブリンが「アーケード様(arcade-like)」形成を経て付着することによること(Steinberg 1987)が明らかになった。この血餅中に存在する歯肉線維とCA-脱灰根面との間のフィブリン-コラーゲン結合(fibrin-collagen linkage)は，血漿フィブロネクチンメカニズム(plasma fibronectin mechanism) (Polson and Proye 1982) (図 20-3)を介して行われる。これは，新付着形成のために欠かせない前駆段階であり，血小板活性化によって始まる(Steinberg 1987)。血小板活性化は根面結合組織に依存しており，外科的にスケーリング，ルートプレーニングした根面や罹患根面では血餅が不安定となるため，起こらない(Polson and Proye 1983；Wikesjo et al. 1991)。

　これらの発見により，ヒトにおける臨床研究で，さ

まざまな異なる歯周外科処置(例：スケーリングとルートプレーニング，ウィドマン改良フラップ手術，オープンフラップキュレッタージ，歯肉弁根尖側移動術など)を行っても，結果として長い付着上皮による治癒の報告しかない理由が説明できるかもしれない．

ヒトの臨床研究

　数は多いとはいえないが，ヒトの臨床研究で CA 処理が有効とする結果(Cole 1980；Shiloah 1980；Bogle et al. 1981 Common and Mcfall 1983；Frank 1983；Stahl 1985；Gantes et al. 1988a, 1988b；Schallhorn and McClain 1988；Hanes and Polson 1989；Stahl and Froum 1991；McClain and Schallhorn 1993)と，無効とする結果(Stahl and Froum 1977；Ibbott et al. 1985；Gottlow et al. 1986；Marks and Mehta 1986；Handelsman, 1991)の両方が報告されている．これらの臨床研究により，CA 処理を歯肉弁歯冠側移動術に併用する場合に効果があることが強く示唆された．数例の臨床研究(Gantes et al. 1988, 1991)で，Ⅱ級の臼歯部根分岐部病変(下顎頰側および/あるいは舌側，上顎頰側)で，脱灰凍結乾燥同種骨移植の併用の有無にかかわらず，歯肉弁歯冠側移動術に CA 処理を行った症例で，有意に骨が再生される(平均すると欠損容積の 66〜70％の骨充填，および全体の 44〜67％に 100％の骨充填)ことが示された．Stahl と Froum(1991)(図 20-4)は Cole(1980)の以前の研究を再確認し，CA 脱灰処理を併用した歯肉弁歯冠側移動術側(CA-demineralized coronally anchored site(訳注：この場合の歯肉弁の歯冠側への牽引と固定は，研究のために前もって歯に装着した矯正用ブラケットに縫合糸を通す方法で行っている))において，平均 4.5 mm のプロービングアタッチメントが得られた(ゲイン)のに比べ，組織誘導用の膜を用いて同様の歯肉弁歯冠側移動術(coronally anchored barrier membrane)を行った反対側では 1.7 mm のゲインであったと報告した．さらに彼らは，CA 脱灰処理を併用した歯肉弁歯冠側移動術側のすべての歯石ノッチ(calculus notch(訳注：目に見える歯石の最根尖側付着部位に，切削器具を用いて前もって入れておいた刻み目のこと))に，線維が機能的に埋入した新生セメント質の産生が認められた組織所見も添えた．

　CA 処理による脱灰は，以下に示すメカニズムの 1 つあるいはいくつかにより，新付着あるいは再付着と再生を促進することが明らかになった．

1．抗菌効果(Daly 1982)
2．根面の無毒化(Aleo et al. 1975)
3．根面のコラーゲン線維露出と象牙細管の開口(Polson et al. 1984)

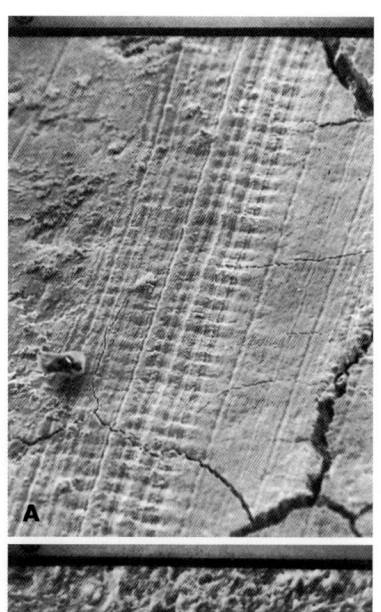

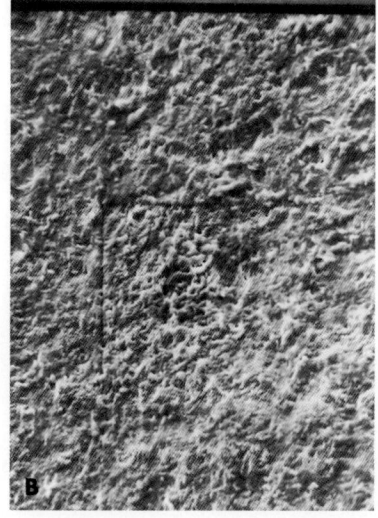

図 20-2　スミア層の除去　A．表面は滑沢であるが象牙細管が閉鎖しているスケーリングした根面(×1500)．B．スケーリング後，飽和クエン酸液で根面処理(pH1.0，3 分間)した根面．スミア層は除去され，象牙細管が露出し，線維性基質が露出している(×1500)．(Knut A. Selvig, Bergen, Norway による．)

4．スミア層の除去(Polson et al. 1984)
5．初期の血餅の安定(Wikesjo 1991)
6．セメント質再生に先行する脱灰(Register 1975, 1976)
7．線維芽細胞の増殖と定着の促進(Boyko et al. 1980)
8．直接的結合による付着(Stahl and Tarnow 1985；Stahl 1986)あるいは，セメント質再生を伴わない歯周組織による付着(Levine and Stahl 1972；Masileti 1975)
9．歯髄(Hagner and Polson 1986)あるいは歯周組織

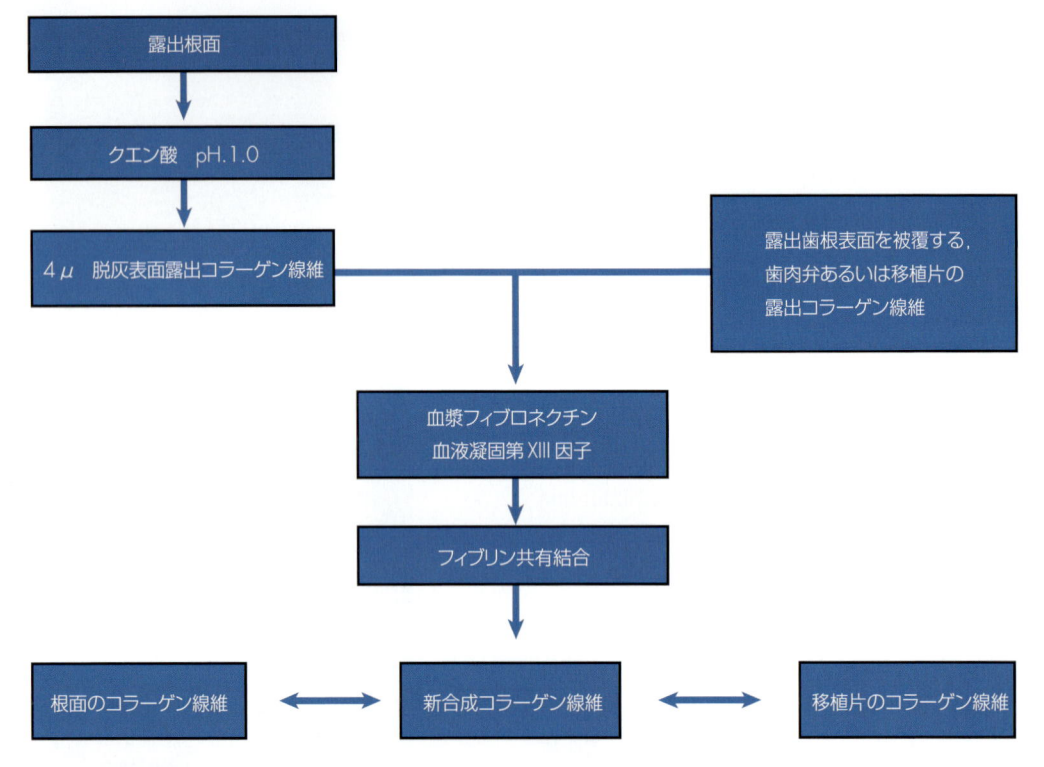

```
露出根面
   ↓
クエン酸  pH.1.0
   ↓
4μ 脱灰表面露出コラーゲン線維  ←→  露出歯根表面を被覆する，歯肉弁あるいは移植片の露出コラーゲン線維
   ↓
血漿フィブロネクチン
血液凝固第XIII因子
   ↓
フィブリン共有結合
   ↓
根面のコラーゲン線維 ←→ 新合成コラーゲン線維 ←→ 移植片のコラーゲン線維
```

図20-3 根面被覆を獲得するためのクエン酸によるメカニズムの概要 クエン酸適用の効果はヒトでは実証されていないことに注意すること。

（Polson and Haynes 1986）に対する有害な作用は報告されてない

注意：最近の，EDTAとCAを比較した一連の研究において，Blonlöf (1996, 1995a, 1995b, 2000) は，EDTAよりもCAの方が組織の壊死や露出したコラーゲン線維束の分解の程度が大きいことを報告した（次頁のEDTAの項目参照）。

塩酸テトラサイクリン

塩酸テトラサイクリン（Tetracycline Hydrochloride 以下TTCと略す）はCAと同様な利点があるので，酸による根面脱灰に，最近用いられるようになってきた：
1. 抗菌効果（Baker et al. 1983a）
2. 根面のコラーゲン線維露出と象牙細管の開口，スミア層の除去（Wikesjo et al. 1986）
3. 脱灰（Bjorvatn 1983）
4. 根表面の無毒化（Terranova et al. 1986）
5. セメント質再生を伴う，あるいは伴わない，直接的結合による付着を可能にする（Alger et al. 1990）

TTCはそのほかにも多くの利点がある。

1. 抗コラゲナーゼ活性（Golub et al. 1984）
2. 骨移植で用いたときに有効である（Al-Ali et al. 1989；Papelarsi et al. 1991）
3. 実質的な2〜14日間の抗菌作用の持続（Baker 1983b）
4. 抜歯窩の骨修復を促進（Hars and Massler 1972）
5. 脱灰根面に，より多くのフィブロネクチン（FN）を結合させる（Terranova 1986）

残念なことに，線維芽細胞の付着とその広がりは，投与したTTC（>100 mg/ml）量依存性であると思われ（Somerman et al. 1988），これは恐らく起こらないだろう。さらにCAとの比較研究で，TTCは結合組織性新付着が起こらないことが明らかになった（Haynes et al. 1991）。それゆえに，TTCは高濃度（>0.5％）での処置および/あるいは，より長時間（>5分）の処置を要すると思われる。結局のところ，CA処置と異なり，TTC処置による根面脱灰の明確な効果を示したヒトの組織学的および臨床的研究はない。

注意：最新の臨床研究（Algar et al. 1990；Machatei et al. 1993；Parashis et al. 1993；Darhous et al. 1995）で，TTCの有効性については結論が出ていない。

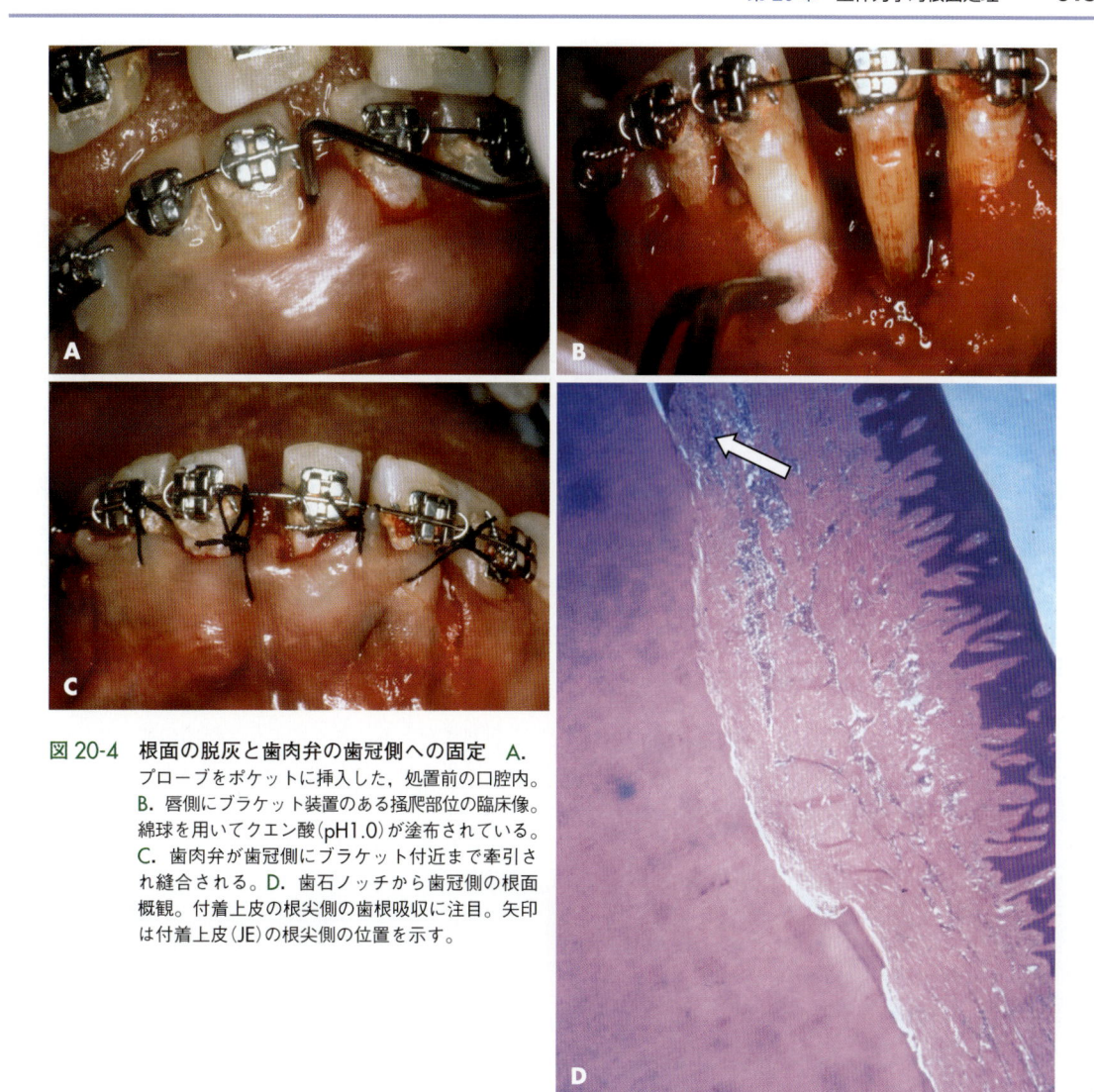

図20-4 根面の脱灰と歯肉弁の歯冠側への固定　A. プローブをポケットに挿入した，処置前の口腔内。B. 唇側にブラケット装置のある掻爬部位の臨床像。綿球を用いてクエン酸（pH1.0）が塗布されている。C. 歯肉弁が歯冠側にブラケット付近まで牽引され縫合される。D. 歯石ノッチから歯冠側の根面概観。付着上皮の根尖側の歯根吸収に注目。矢印は付着上皮（JE）の根尖側の位置を示す。

エチレンジアミン四酢酸（EDTA）

24% EDTA（ethylenediaminetetraacetic acid）は，根面の無毒化と脱灰のために推奨される中性（pH7.0）のエッチング剤である。CAのような低いpH（1.0）のエッチング剤に比べ以下に示す利点を持つ。

1. スミア層除去に対する同程度の効果（Blomlöf et al. 1997）
2. より損傷の少ないコラーゲン線維束の露出（Blomlöf et al. 1996）
3. 歯周組織の壊死が少ない（Blomlöf and Lindskog 1995a）
4. 根面のコラーゲン線維の分解が起こらない（Blomlöf et al. 2000）
5. 付着上皮の形成が少なく，より組織学的な付着が得られる（Blomlöf et al. 1996）

これらの研究により，EDTAは周囲組織の壊死やコラーゲン基質の分解を生じさせることなく，細胞の増殖や歯周組織の線維芽細胞の走化性をより誘導するような損傷の少ないコラーゲン線維束を露出させることにより，生体適合性のある根面を形成することが示された（Posthethwane et al. 1978；Fernyhaugh and Page 1983）。

注意：EDTAとTTCを比較した研究はなされていない。

フィブロネクチン

フィブロネクチン（fibronectin 以下FNと略す）は細胞外の組織に存在する高分子量の糖タンパク質であり

（分子量＝440,000），血餅同士を結合する主要な構成要素である(Seelich and Redl 1979；Baum and Wright 1980)。FN はコラーゲンや(Ruoslahti et al. 1980)，スケーリングした根面に対して(Terranova and Lundquist 1981)，細胞が付着することを促進し(Kleinman et al. 1976；Boyko et al. 1980)，線維芽細胞や間葉系細胞に走化性効果を及ぼす(Kleinman et al. 1981, 1982；Mensing et al. 1983)(図 20-6, 20-7)。

歯周領域における研究では，一部脱灰した根面に FN を作用させると，有意に(1)新付着に関しての脱灰効果が増大し(Caffesse et al. 1987b)，(2)歯根膜と骨縁上組織からの細胞増殖を促進する(Caffesse et al. 1987b)。塗布にあたり，最適の濃度は 0.38 mg/ml 生理食塩水である(Smith et al. 1987)。さらに FN は縫合のかわりにも用いられ(Prato et al. 1987)，ヨーロッパでは Tissucol の商標名で使用可能である。Coltellini ら(1991)は，ヒトの骨縁下欠損に使用し，いくらかの効果を得ている。

生体力学的処理における推奨事項

1. 以下を除去するために，最初に歯のスケーリング，ルートプレーニングを行う
   ・歯石
   ・セメント質
2. 生体力学的根面処理を完了させる時点は以下のどちらかである
   ・歯周形成外科を始める前
   ・骨内欠損部の完全な掻爬後

注意：EDTA のみは，歯肉弁と骨膜の血管を凝固させないので，どの時点においても使用可能である。

3. CA と EDTA は，綿球に含ませて 2 分間作用させる。TTC はペースト状のものを用い，2〜5 分間作用させる
4. 綿球を除去後，根面を 1〜2 分間十分に洗浄する
5. CA あるいは TTC を骨面に適応した場合，血管を開口するという確証は現時点ではない

結論

歯根面の脱灰処置(CA，TTC)(Miller 1983, 1985；Allen and Miller 1989)は，骨移植材の充填に先立って行われる審美的歯肉再建術において(CA と TTC)や，骨縁下欠損においては，骨移植と併用して(TTC)(Schallhorn and McClain 1988；McClain and Schallhorn 1993)，さらに骨移植の有無にかかわらず，Ⅱ級根分岐部病変に対する最初の処置(CA)として推奨されている。

Annals of Periodontology によれば，このテーマを総括した文献(Garett 1996；Mariotti 2003)およびアメリカ歯周病学会(2005)におけるコンセンサスレポートの両方において，「根面の修正を目的として現在行われている，クエン酸やテトラサイクリンおよび EDTA の利用は，患者にとって，臨床的な(ポケットの深さの減少あるいはクリニカルアタッチメント-ゲインにおいて)有効性がない」ことが示されたことに注意しなくてはならない。

CA による根面の脱灰は，ヒトにおける研究において，完全に支持されているというわけではないが，スケーリングやルートプレーニングだけでは達成できない大きな利点がある。脱灰により，根面の無毒化，スミア層の除去，再生に必要な露出が確実になる(Reynolds et al. 2003)。TTC はさらにこれらの利点を増強すると思われる。EDTA は pH 7.0 のため，生体適合性の点で優れている。CA と TTC は両方とも，将来的な使用が期待されている複数の「タンパク質修飾因子」が作用するための表面基質を，根表面に与える。

注意：生体力学的根面処理は，これまでのところ悪い影響があることは示されていないし，再生を増強するか促進させる(あるいはその両方の)能力を持つことが示されているので，根面の無毒化のための臨床方法の1つとして考慮されるべきである。

将来的に歯周組織再生は，組織の再生を人工的に刺激するような，複数の合成された「生物学的な」タンパク質修飾因子を組み合わせたものと，根面の無毒化とを併用して行われるようになるだろう。アメロジェニン(Amelogenins)はこのプロセスの最初のステップにすぎない。

[鴨井 久一・外崎 美香 訳]

第21章

審美的歯肉の再建

今日，歯肉の再建は，可能であるというだけでなく，歯周治療で通常に行う処置である。見た目も悪く露出し知覚過敏を起こした根面を覆い，歯冠のマージンを覆う可能性，失われた歯槽堤隆起を再建できる可能性，および補綴的再建の可能性などは急速に増大してきた。本章では，審美的な歯肉増成に必要な以下の術に焦点をあてて述べる。

1. 遊離歯肉移植術(free gingival graft：FGG)
2. 歯肉弁歯冠側移動術
3. 上皮下結合組織移植術(subepithelial connective tissue graft：SCTG)
4. 有茎弁移植手術
5. 半月状歯肉弁手術
6. 歯間乳頭弁移動術
7. 結合組織有茎弁移植術

注意：Pigliaroら(2004)とClauserら(2004)は，歯肉退縮に対する外科的処置の過去のレビューやメタ分析(1970-2000)で比較分析はできないとしている。
　彼らの報告から以下のことがわかった：
1. すべての術式(SCTG，FGG，GTR法(組織再生誘導法)，歯肉弁側方移動術(LPF))は，完全な歯根被覆が可能である。
2. 完全な歯根被覆は退縮量に反比例して起こる。
3. すべての術式は退縮が浅ければ(1〜2mm)，ほぼ完全な歯根被覆が達成される。
4. SCTGは退縮が2mm以上の場合，歯根被覆の程度を比較するとその他の術式より優れている。

　HwangとWang(2006)とBoldiらは，歯肉弁が厚いほど歯根被覆の程度は良い。Pini-Pratoら(2005)は，歯肉弁をCEJ上に設置すると，有意に歯根被覆が広がるとしている。

歯根被覆のための移植

　歴史的に遊離自家歯肉移植術は，根面被覆を目的とした治療法としては推奨されなかった。SullivanとAtkins(1968a, b)，後のHall(1984)は，角化付着歯肉幅の増大は，口腔前庭の拡張，あるいは口腔清掃性の改善のためにのみ用いられる，と主張した。これらの見解は，根面被覆を研究題目にして発表された唯一の研究(Mlinek 1973)が，僅か20%の成功率だったことを考えれば驚くに値しない。成功に対する最大の障害は，移植片を維持するのに十分な血液供給ができない部分の存在と確実な予測ができないことであった。
　1972年から1982年にかけて，遊離歯肉移植で根面被覆に成功した個々の臨床例が報告された。(Hawley and Staffilino 1970；Livingston 1975；Ward 1974)。しかし，基本的な移植を修正して行ったのはMiller(1982，1985b)が初めてで，Ⅱ級の深さと幅にまで退縮が進行していても，根面被覆処置に成功しただけでなく，結果の予測が可能になる確実性を高めた。本法は，他の臨床家たち(Holbrook and Ochsenbein 1983；Ibbott et al. 1985；Bertrand and Dunlap 1988；Borghetti and Gardella 1990；Tolmie 1991)により実施されたが，彼らのすべてが根面被覆に成功しただけでなく，予測性にも優れていることを示すことができた。

歯肉退縮の病因

　歯肉退縮(recession body)の進行に関する研究は，古典的研究のBakerとSeymour(1976)以後，ほとんどされていない。彼らは退縮の進行度を4型に分類した(図21-1)：
1. 健常または無症状の炎症
2. 臨床的炎症および上皮脚の増殖
3. 上皮の増殖により結合組織コアの喪失
4. 上皮の結合により歯肉組織の分離および退縮

歯肉退縮の分類

　SullivanとAtkins(1968a)は，歯肉退縮を4型に分類した：深く—幅広い，浅く—幅広い，深く—狭い，浅く—狭い。これらの中で，深く—幅広い歯肉退縮は，治療が最も難しく，根面被覆を獲得する可能性が最も少なかった。Miller(1985b)は，歯肉退縮のためのこの

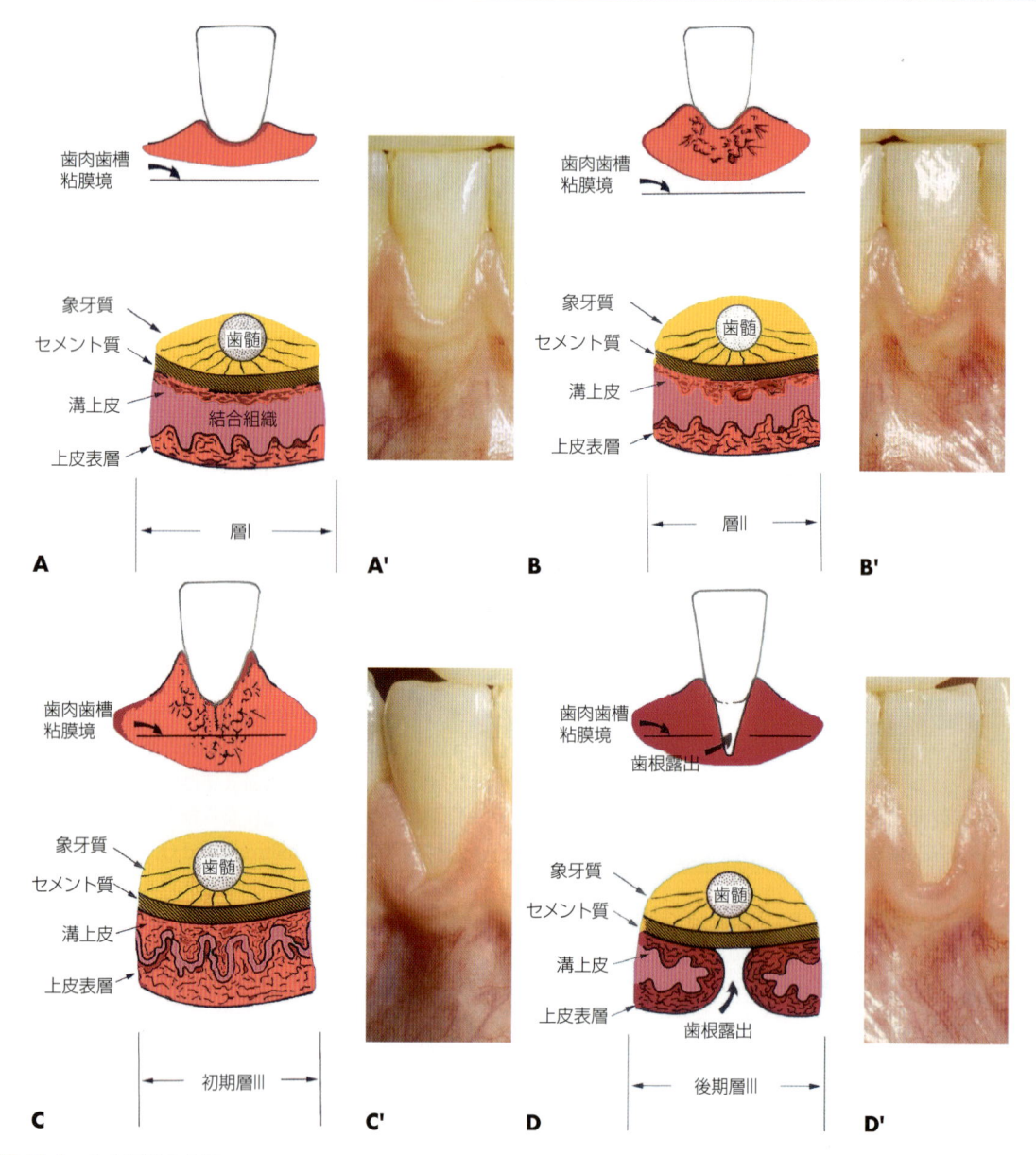

図21-1 **歯肉退縮の病因** A, A'. 健常組織。B, B'. 上皮の増殖を伴う炎症組織。C, C'. 結合組織コアの喪失に伴い上皮組織が結合し始めている。D, D'. 上皮組織は退縮の分離を結合および形成。

分類を拡大し，歯肉退縮の性質と特性はもちろん，歯間部歯肉の高さとの関係も考慮に入れた分類法を提唱した。

ミラーの分類

Ⅰ級：辺縁歯肉が，歯肉歯槽粘膜境(mgj)を越えて退縮していない，〈浅く―狭い，浅く―幅広い〉歯肉退縮。隣接歯間の軟組織あるいは骨は失われていない。100%の根面被覆は可能である（図21-2A）。

Ⅱ級：辺縁歯肉が，歯肉歯槽粘膜境を越えて退縮している，〈深く―狭い，深く―幅広い〉歯肉退縮。隣接歯間の軟組織あるいは骨は失われていない。100%の根面被覆が可能である（図21-2B）。

Ⅲ級：歯間乳頭がセメント・エナメル境よりも根尖側にあるが，辺縁歯肉より歯冠側に位置する隣接歯間の骨欠損を伴った〈Ⅰ級あるいはⅡ級の歯肉退縮〉。100%の根面被覆は可能ではない（図21-2C）。

Ⅳ級：歯間乳頭の一方あるいは両方が辺縁歯肉と同じ高さであるような，〈歯間部の骨の欠損〉と軟組織の欠損。根面被覆は可能ではない（図21-2D）。

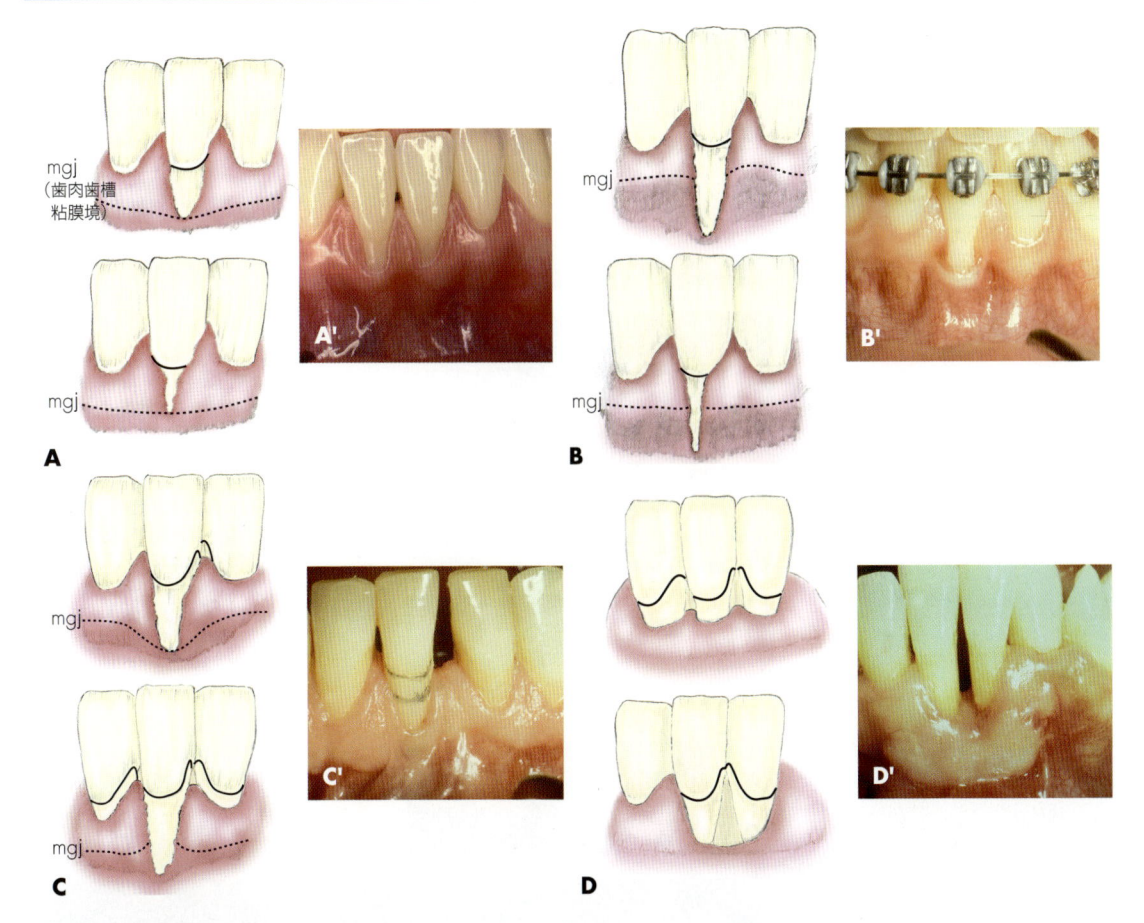

図 21-2　歯肉退縮の分類　A, A'. Ⅰ級。B, B'. Ⅱ級。C, C'. Ⅲ級。D, D'. Ⅳ級。

改良手術法

　根面被覆のための遊離軟組織移植術の受容側と供給側の準備を，図 21-3 に示す。受容側と供給側の準備ができたら，成功を高めるための原則あるいは技法のある程度の改良が必要となる（図 21-3A 参照）。

1. スケーリングとルートプレーニングは，軟らかいセメント質，歯石，プラークを取り除き，歯根面の突出部を削除するために行われる。細かいエナメルフィニッシングバーは，歯根の歯頸部側 1/3 を平らにするために使用することもある。
2. クエン酸（pH1.0）を綿球で塗布し，3～5 分間，塗布する（Miller 1982）。クエン酸は，根面の脱灰，無毒化，象牙細管の開口を促進し，歯根の給合組織線維を露出させる。この処置は，上皮の根尖側移動を防ぎ，口蓋の活性化を促進し，血餅の安定度を増大し，線維との「結合」によるアタッチメントを増やすことを示している（第 7 章参照）。
3. 乳頭部の水平切開は，バットジョイントを作るために，セメント・エナメル境（CEJ）の高さより上の乳頭に直角を作るように入れる。バットジョイントができないときは，乳頭を覆うすべての上皮を，出血を増やすために取り除き，移植片を置くための結合組織床とする（図 21-3B）。
4. 骨膜床は，移植片の十分な伸展を可能にするために，露出根面の近心側，遠心側，根尖側のすべての側面に，およそ 4～6 mm 拡張する（図 21-3C）。
5. 根面に隣接している上皮残遺物はすべて取り除く。
6. 1.5～2.5 mm の厚い移植片が適切である（Miller 1982）（図 21-3D, D'参照）。根面被覆に必要とされる移植片が大きめ，かつ厚めであるために，治癒期間中，（供給側を）保護し，不快にしないために口蓋にステントをつくることが有効なこともある（図 21-4D, E）。
7. 移植片は，辺縁に角度を付与せず，一定の厚さが必要である。移植片のすべての辺縁は，移植片表面に対して直角でなければならない（Holbrook and Ochsenbein 1983）。
8. 移植片は，露出根面のセメント・エナメル境までか，少し歯冠側にまで設定して，血漿の供給を十

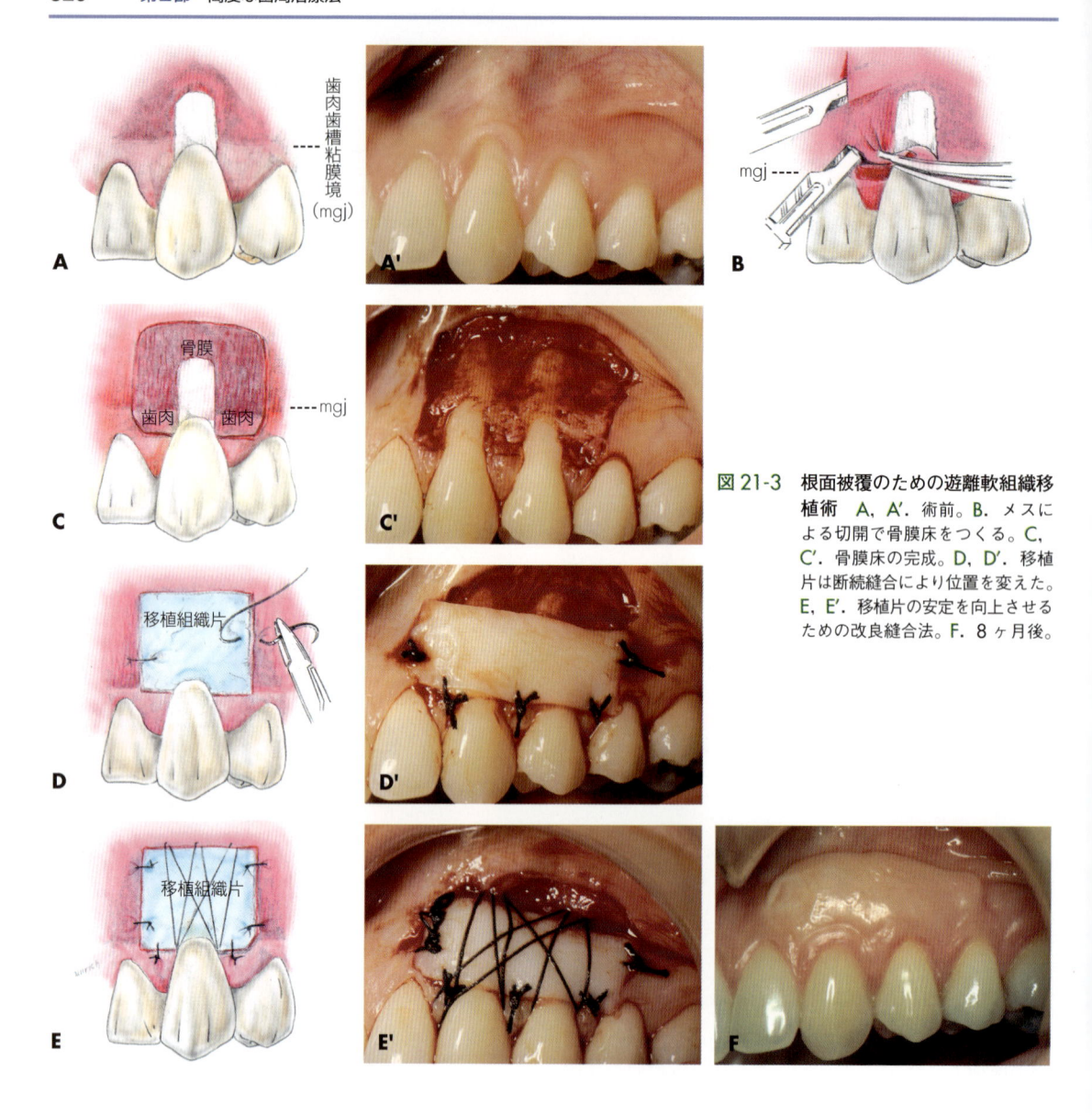

図21-3 根面被覆のための遊離軟組織移植術　A, A'. 術前。B. メスによる切開で骨膜床をつくる。C, C'. 骨膜床の完成。D, D'. 移植片は断続縫合により位置を変えた。E, E'. 移植片の安定を向上させるための改良縫合法。F. 8ヶ月後。

分得るために，骨膜床に，近心側，遠心側，根尖側ともに3〜4mm重ねて，十分に伸展させる必要がある（図21-3D, D'）。

9. 縫合の最初は，移植片を安定させるために，仮縫い縫合（tacking suture）を用い，続いて特殊な縫合を行う（図21-3D, D'）。
10. 特殊な縫合が現在，完成している（図21-3E, E'）。
11. 最終的な結果は，図21-3Fに示す。

臨床で行った術式を，図21-4から図21-6に示す。

根面被覆のための改良縫合法

Carvalho（1972），HolbrookとOchsenbein（1983）は，根面被覆のために移植を行うとき，受容床の解剖学的な骨因子を考慮することに注目した。一般に歯根を覆う骨の量が最も少ないもの，裂開や開窓が最も著しいもの，歯肉が著しく扇形をしているもの，歯周組織の最も薄いタイプ，最も審美的な形態，最も歯肉歯槽粘膜の問題を示すのは，すべて最大の突起した歯根をもつ歯である。彼らは，突出した歯根が，隣接歯間に深い凹みをつくり出し（図21-7），その部位では移植片の緊密な適合が要求されることを指摘している。これら歯根間の陥凹が存在すると，緊密な移植片の接触を助長し，死腔や血腫の形成を防ぐために移植片の固定が必要となる。

術式

1. 第1の縫合は，水平的"移植片伸展"縫合で，

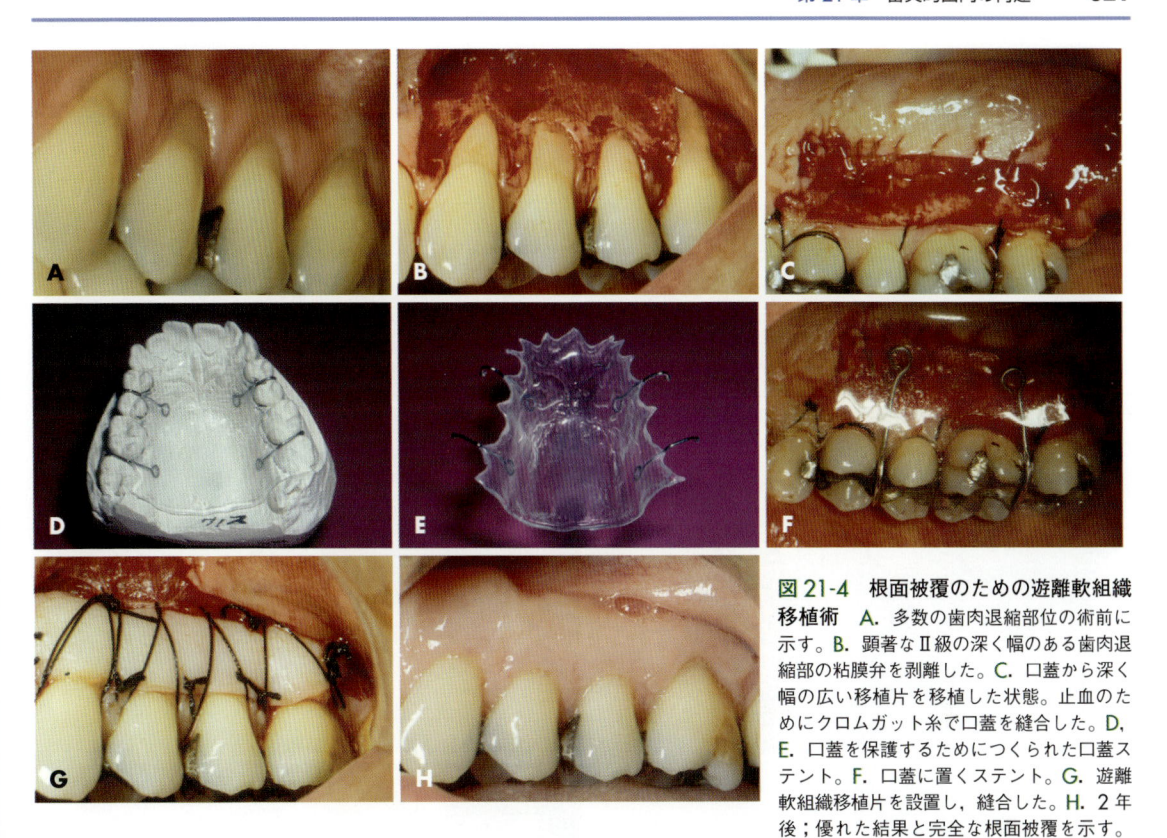

図21-4 根面被覆のための遊離軟組織移植術 A. 多数の歯肉退縮部位の術前に示す。B. 顕著なⅡ級の深く幅のある歯肉退縮部の粘膜弁を剥離した。C. 口蓋から深く幅の広い移植片を移植した状態。止血のためにクロムガット糸で口蓋を縫合した。D, E. 口蓋を保護するためにつくられた口蓋ステント。F. 口蓋に置くステント。G. 遊離軟組織移植片を設置し、縫合した。H. 2年後；優れた結果と完全な根面被覆を示す。AとHを比較せよ。

SulivanとAtkins（1968A）は初期収縮を防止し、移植片内の血管を広げるために行う（図21-8A）と記載した。移植片は通常2～3mm伸展される。

2. 第2の縫合は、露出部位に移植片を保持する周囲縫合である（図21-8B）。
3. 第3の縫合は、歯間陥凹部縫合である歯根間隔凹部における死腔形成を防止する（図21-8C）。
4. 図21-8Dは、従来の縫合法が用いられたときにできる死腔の横断面である。図21-8Eは、適切な縫合法を用いたときの、移植片と下部の骨膜床との間の緊密な接触を示す横断面である。

臨床的なこの術式を図21-3、図21-6、図21-9に示す。

クリーピングアタッチメント

Goldmanら（1964）とMatter（1976 1980）は、クリーピングアタッチメントによる根面被覆獲得の二次的メカニズムに注目した。クリーピングアタッチメントは、1ヶ月から1年の間に起こり、新たに移植した付着歯肉の歯冠側への移動の結果がみられた。根面被覆量の予測は、まったく不可能であった（図21-9参照）。

歯肉弁歯冠側移動手術

歯肉弁歯冠側移動手術は、根面被覆獲得の1つの方法として長期間行われてきた。本手術は、角化歯肉の幅に応じて根面被覆獲得の程度が左右される。Harveyが、第1段階として遊離歯肉移植を行い歯肉歯槽粘膜を良い状態にし、第2段階としてそれを歯冠側に移動するという、複合（2回にわたる）術の結果を発表した1965年になって、やっと本手術が注目されるようになった。Bemimoullin（1975）は、今日、臨床で用いられている複合術を図解した。「複合術」は角化歯肉の幅が不十分なときにだけ用いられる。

AllenとMiller（1989）は、本手術により辺縁歯肉の軽度退縮症例で3.18mmの根面被覆（97.8％）を達成できた。彼らは歯肉弁を歯冠側へ移動させた有茎粘膜弁フラップ手術を用いたが、クエン酸処理を併用した。

適 応

1. 露出根面の審美的被覆
2. 歯肉退縮による知覚過敏

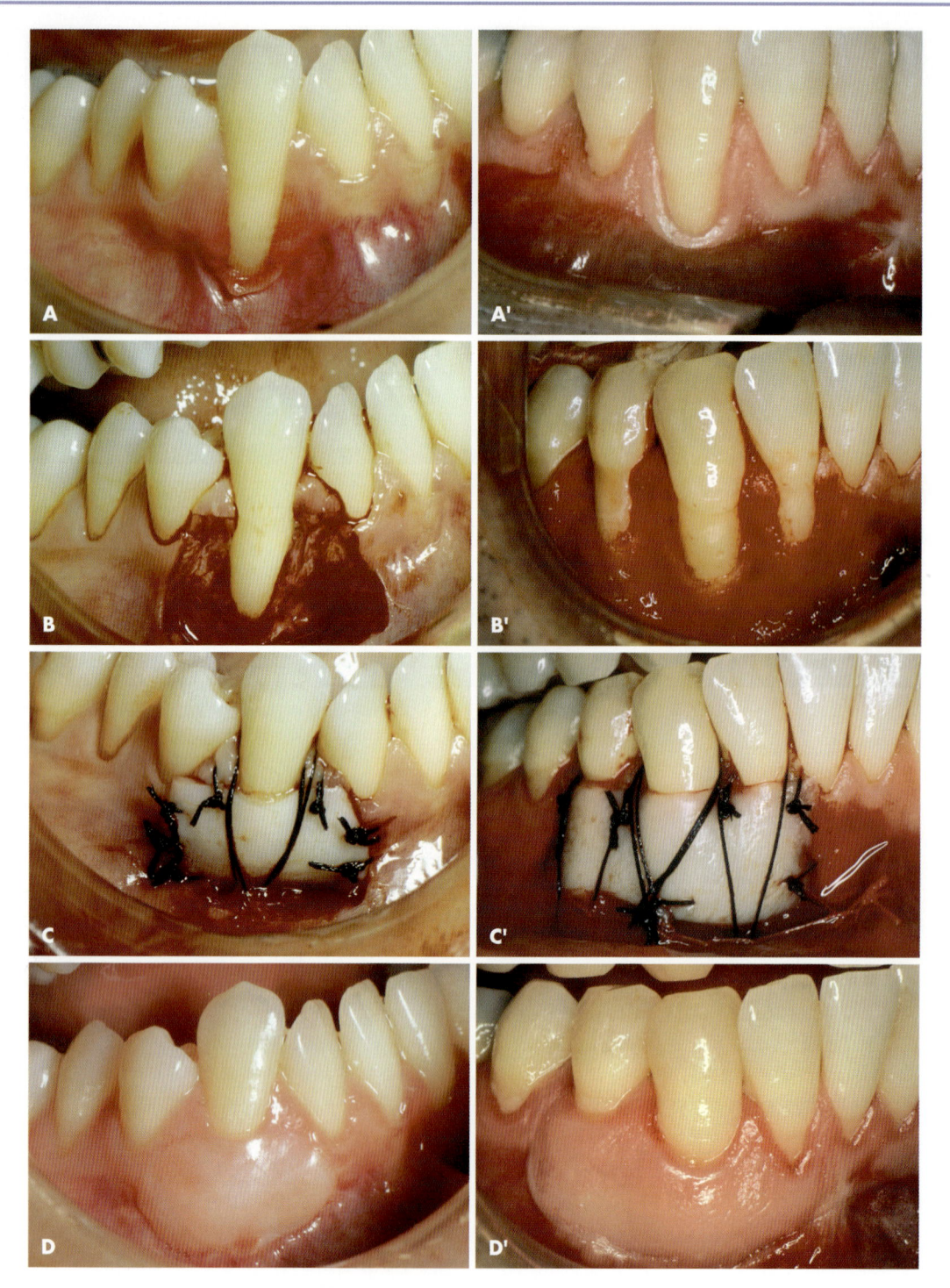

図21-5 **根面被覆のための遊離軟組織移植術** A，A′．術前所見。B，B′．クエン酸で生体力学的根面処理を行った。C，C′．Ⅱ級の深く幅のある退縮部に移植片を置き縫合。D，D′．術後1年；完全な歯根被覆に注目。

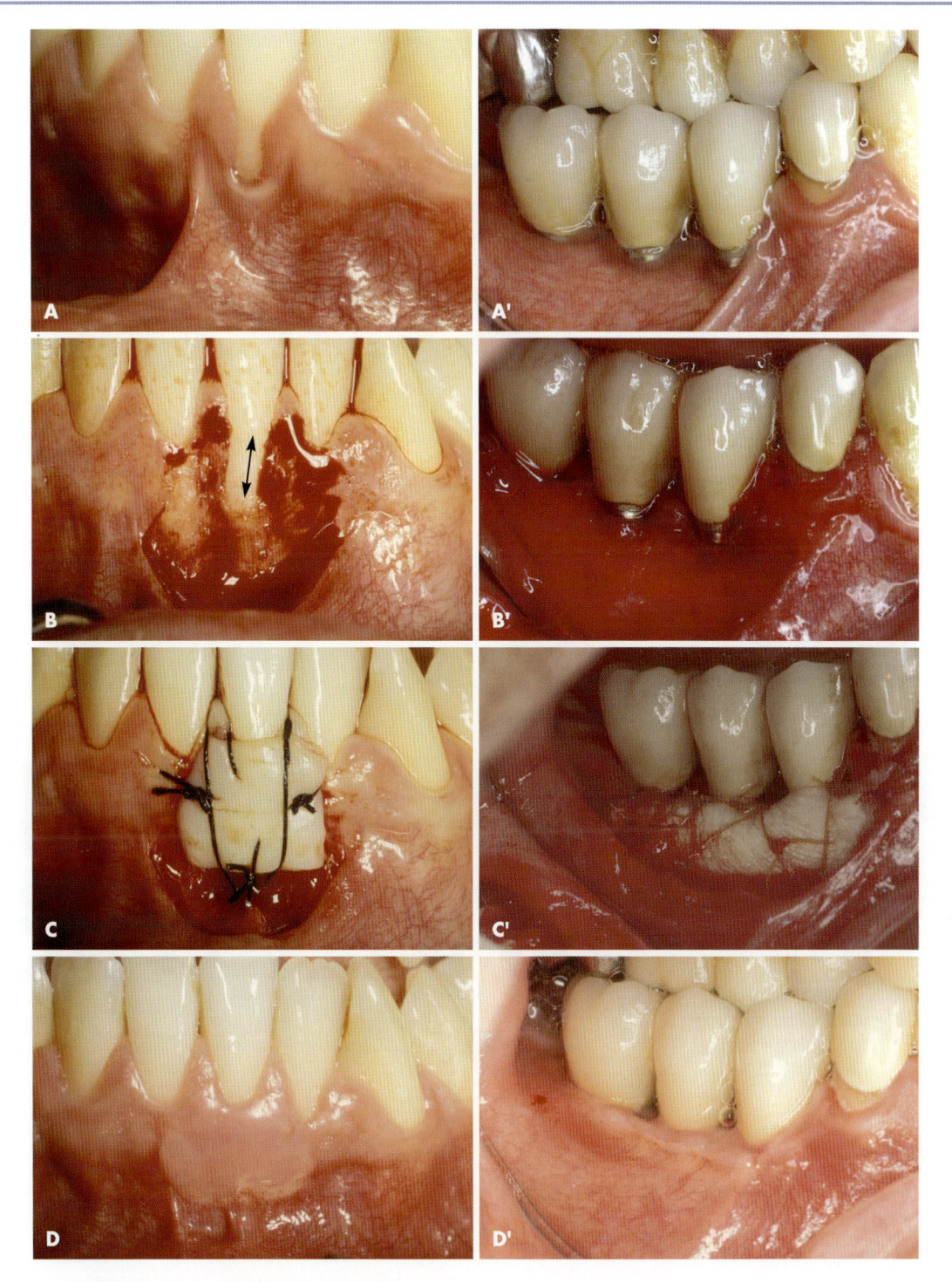

図 21-6　根面被覆のための遊離軟組織自家移植術　A，A′．術前所見では顕著な小帯が認められる。B，B′．骨膜弁を準備；近心，遠心，根尖側への拡大に注目。C，C′．全層弁移植片を固定。D，D′．術後 7 ヶ月，完全な被覆が認められた。

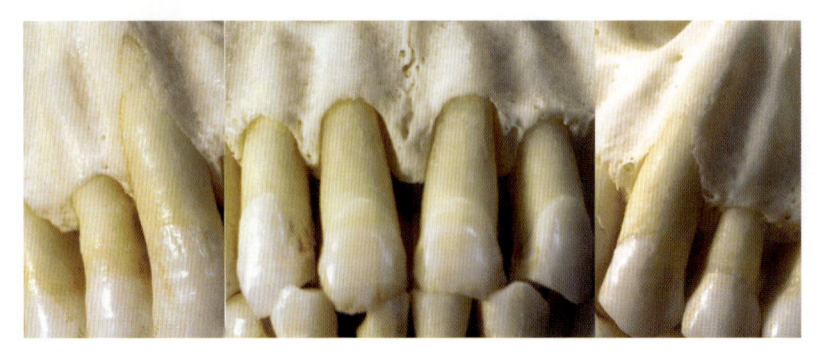

324　第Ⅲ部　高度な歯周治療法

図21-7　隣接歯間に深い陥凹部を伴う歯根露出部の乾燥頭蓋骨，側方面観および唇側面観　犬歯部の顕著な露出に注目。

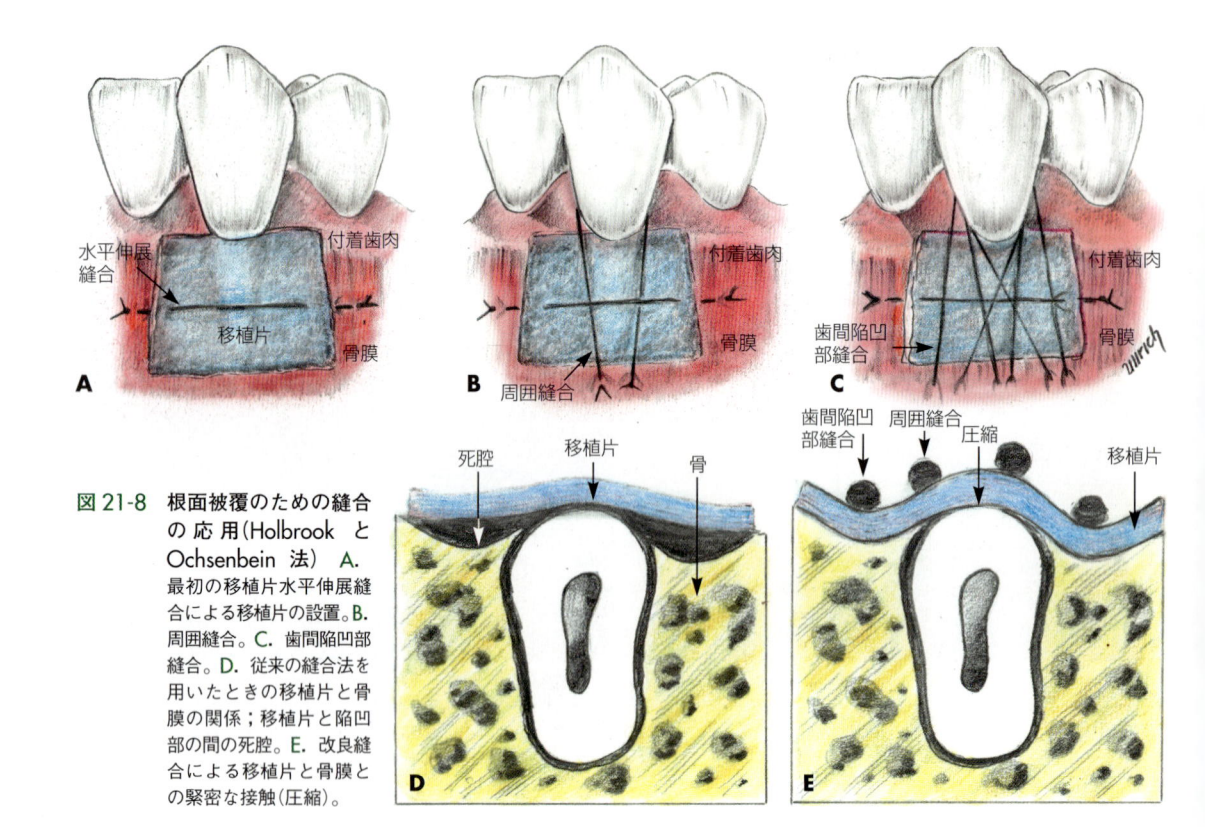

図21-8　根面被覆のための縫合の応用（HolbrookとOchsenbein法）　A. 最初の移植片水平伸展縫合による移植片の設置。B. 周囲縫合。C. 歯間陥凹部縫合。D. 従来の縫合法を用いたときの移植片と骨膜の関係；移植片と陥凹部の間の死腔。E. 改良縫合による移植片と骨膜との緊密な接触（圧縮）。

必要条件

主な必要条件は，十分な角化歯肉の幅である（≧3mm）。

利　点

1. 多数歯の根面露出の治療
2. 隣接歯を巻き込まない
3. 成功の可能性が高い
4. 手術の効果があがらなくても，存在する問題を悪化させない

欠　点

主な欠点は，角化歯肉の幅が不十分だと2回の外科処置が必要となる。術式図21-10AとA′は，退縮を伴う突出した犬歯の共通の所見を示す。退縮を起こす原因としては，他の歯の位置，突出した歯根の凸面，矯正的修復，歯ブラシによる磨耗，小帯による歯肉の引っ張り，歯槽骨が薄いことなどが考えられる。

患者に対して，軟らかいセメント質を取り除き，突出根面の凹凸の修正や除去のため，麻酔下で露出根面をスケーリングとルートプレーニングをする。小綿球にクエン酸（pH1.0）を湿らせ，3～5分間，塗布する。

手術域を設定するため，2つの「平行な」縦切開を

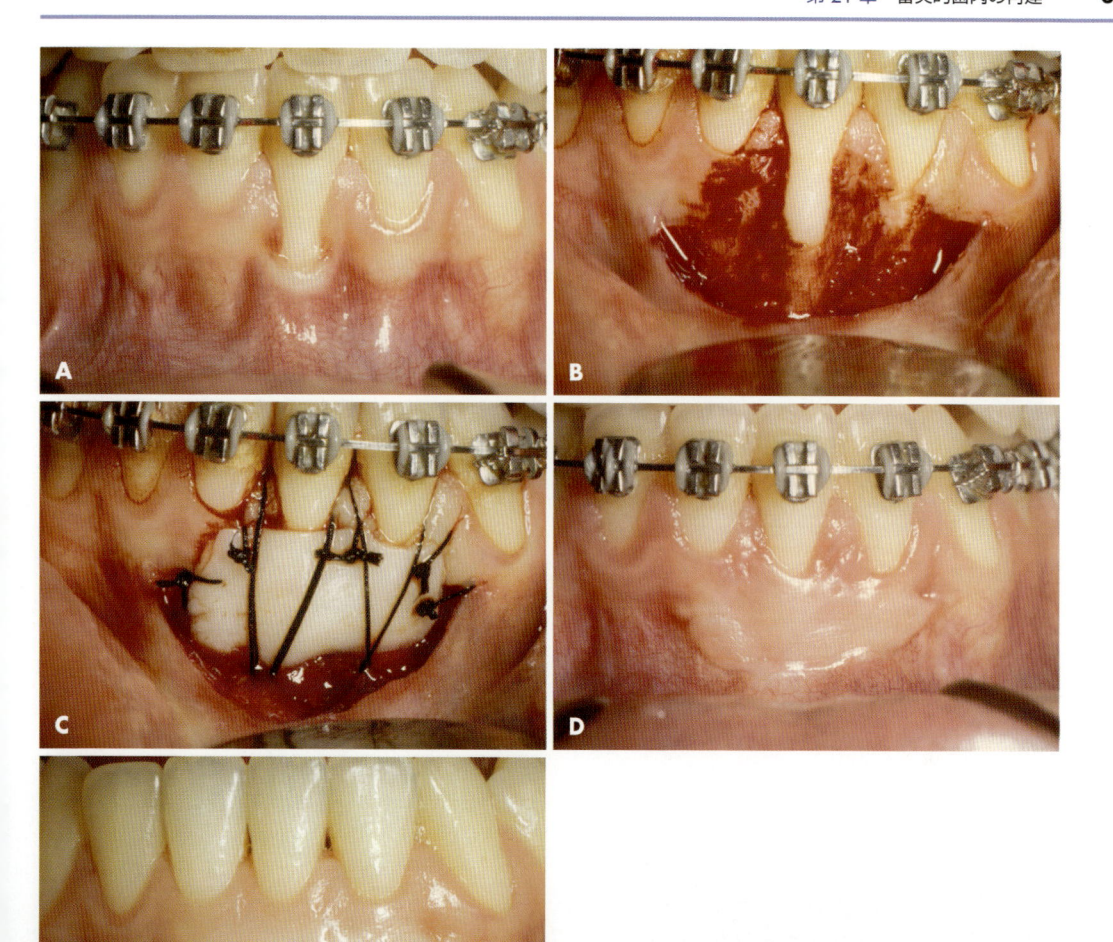

図 21-9 クリーピングアタッチメントを伴う（#23，24）根面被覆のための遊離歯肉移植術　**A.** 術前。**B.** クエン酸による生体力学的根面処理。**C.** 縫合技術の向上による遊離歯肉移植片の配置。**D.** 6ヶ月後。**E.** 6年後。歯のクリーピングアタッチメントに注目。

用いて粘膜骨膜弁を翻転する（図 21-10B，B'）。この切開は歯冠側に移動する乳頭を境界にして行う。2つの縦切開に N0.15 の替刃メスを用い，扇形の内斜切開を行う。唇頬側では扇形の内斜切開を歯肉頂で行うが，歯間部では歯冠側に移動後の位置に適合する新しい乳頭をつくり出すように注意する。歯肉弁に含めず残しておく乳頭部は，小さな眼科用鋏やティッシュニッパーを用いて，上皮を剝離する。

粘膜骨膜弁は，セメント・エナメル境から 1 mm 歯冠側に移動する（図 21-10C，C'）。歯冠側への移動を容易にするため，粘膜骨膜弁の基部が削られ，薄くなるように鋏で骨膜を切り離す。

歯肉弁は，歯頸部周囲で懸垂乳頭縫合によって歯冠側に縫合される。これにより，粘膜骨膜弁は歯冠側に移動し，安定する。歯肉弁の側面も縫合する。図 21-10D'は完治した症例を示す。図 21-11 も参照のこと。臨床例を図 21-12 から 21-14 に示す。

上皮下結合組織移植術

本手術は，高度の審美性をもって 1 回の処置で根面被覆が達成でき，確実な予後が予測される最も有効な方法である。

歴　史

歴史的に，基底部の歯肉結合組織は，上皮再生のための細胞の源となる組織であり（Karring et al. 1971），ある程度予測性をもって角化歯肉の幅を増加させることができる組織であることが示されてきた（Edel 1974；Becker and Becker 1986）。

Langer と Langer（1985）は，上皮下結合組織移植術（SCTG）が成功するために必要な適応や術式を紹介し，

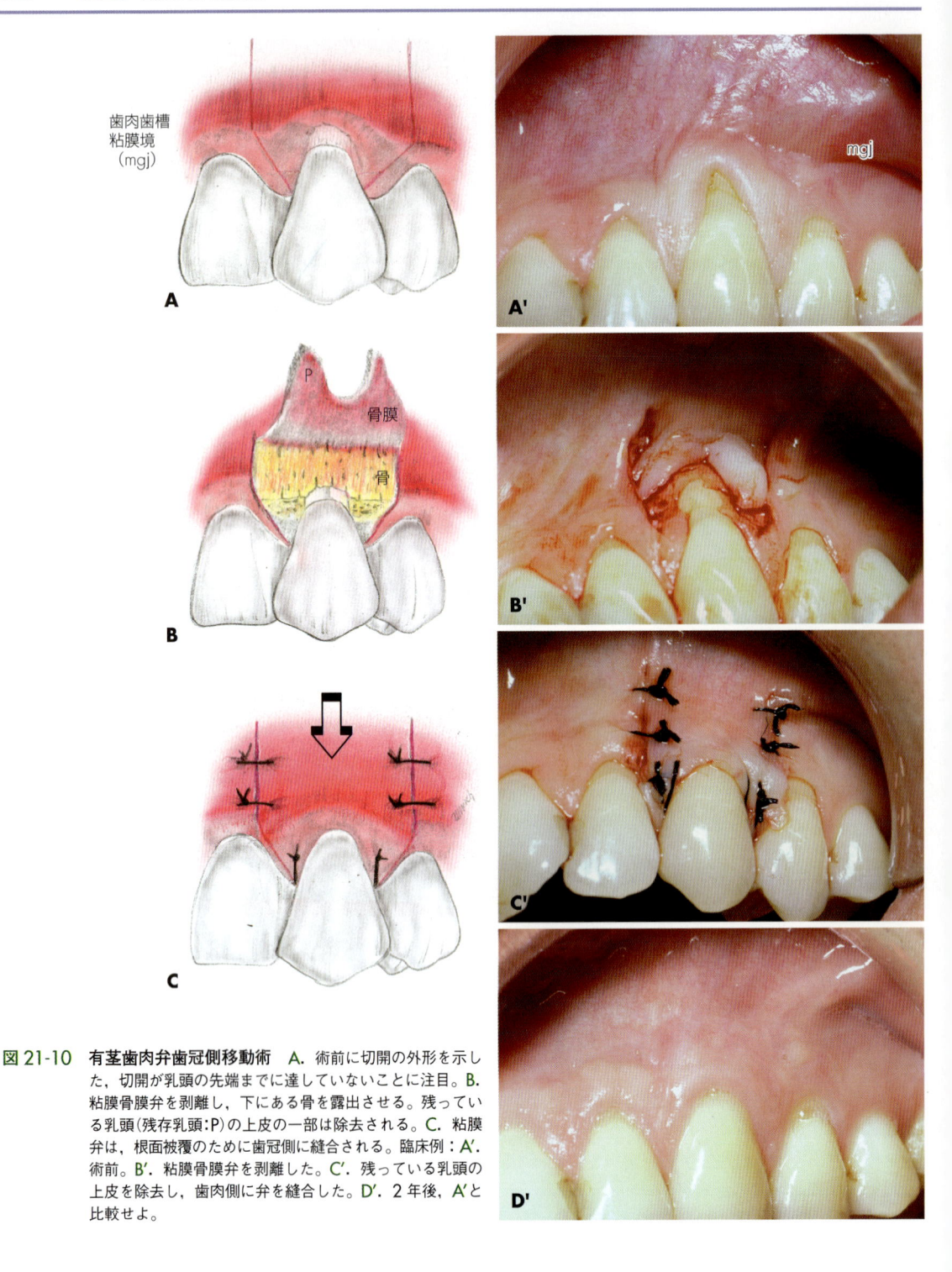

図 21-10 有茎歯肉弁歯冠側移動術 A. 術前に切開の外形を示した，切開が乳頭の先端までに達していないことに注目。B. 粘膜骨膜弁を剥離し，下にある骨を露出させる。残っている乳頭（残存乳頭：P）の上皮の一部は除去される。C. 粘膜弁は，根面被覆のために歯冠側に縫合される。臨床例：A'. 術前。B'. 粘膜骨膜弁を剥離した。C'. 残っている乳頭の上皮を除去し，歯肉側に弁を縫合した。D'. 2年後，A'と比較せよ。

概説した論文を発表した。Nelson（1987）は，さらに臨床的予知性を高める（≧90％）ために，術式を若干修正した。

本術式は，移植片の血液供給を確保し，結合組織移植片の二次収縮から歯肉形態の審美性の劣化を防ぐ目的でバイラミナー（bilaminar）フラップ手術（Nelson 1987；Harris 1992）を用いることで，臨床的に確実な予後を予測している。本術式により遊離歯肉移植でしばしば認められるタイヤ様斑痕（tire patch）を避けることができる。Jahnke ら（1993）は，上皮下結合組織移植術は遊離歯肉移植術よりも有意（p＜0.03）に効果的であるとした。

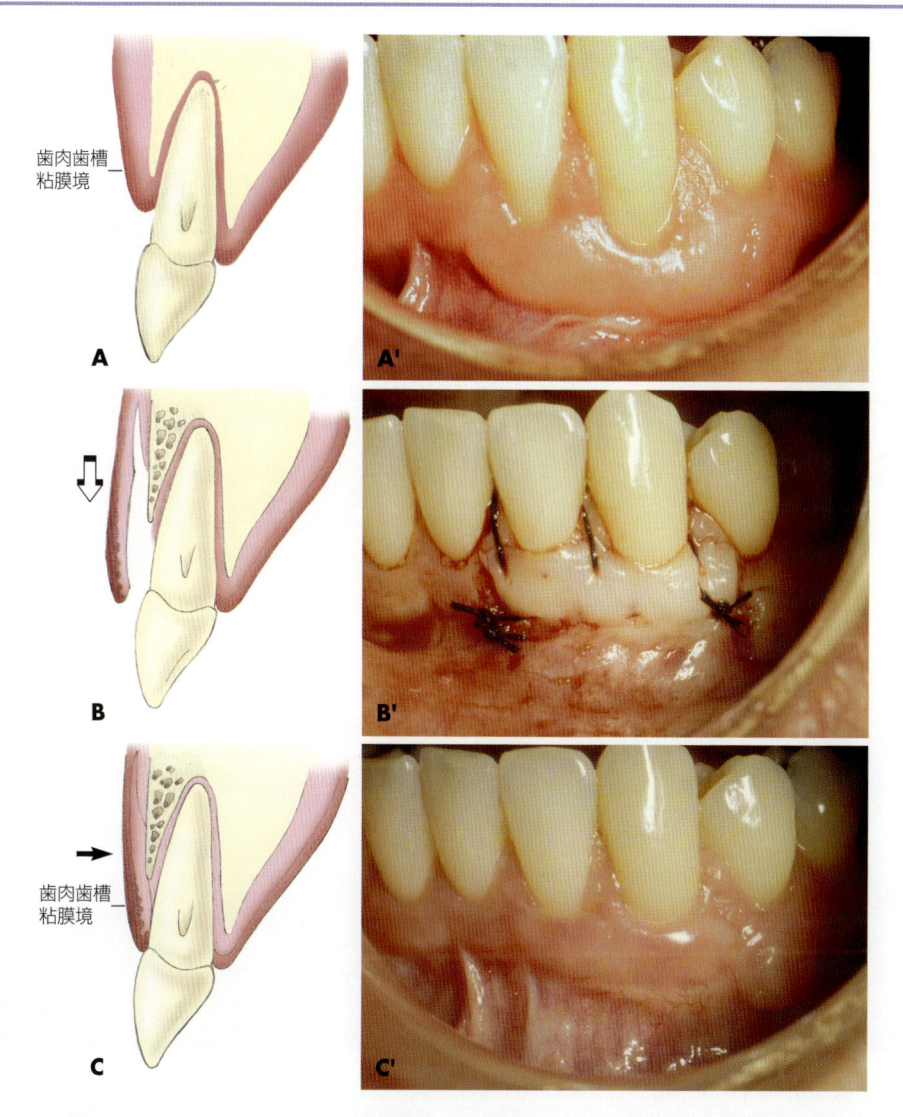

図 21-11 **歯肉弁歯冠側移動術** A, A′. 術前，切開外形線は歯肉溝切開を行い，粘膜弁か粘膜骨膜弁で骨を越えて設定する．そして歯肉弁手術の可能な歯冠側へ移動する．B. 歯肉弁を剥離．B′, C. 歯肉弁はセメント・エナメル境へ位置する．C′. 完了した症例．

利点

1. 審美的
2. 予後が予測できる
3. 一回法
4. 最小限の口蓋部の侵襲
5. 多数歯の処置ができる
6. 移植片の血液供給を増加できる

欠点

1. 高度な技術を必要とする
2. 複雑な縫合

禁忌

1. 口蓋動脈に接近している広く，浅い口蓋は危険性が考えられる
2. 過度に腺あるいは，脂肪に富む口蓋側粘膜下組織

術式

処置は基本的に，粘膜弁を用いた歯肉弁歯冠側移動術と遊離結合組織移植術とを併用する．

受容側

1. 根面に対してスケーリングおよびルートプレーニングを行い，突出した根面を平坦にし，軟化した根面のセメント質やエンドトキシン，コンポジッ

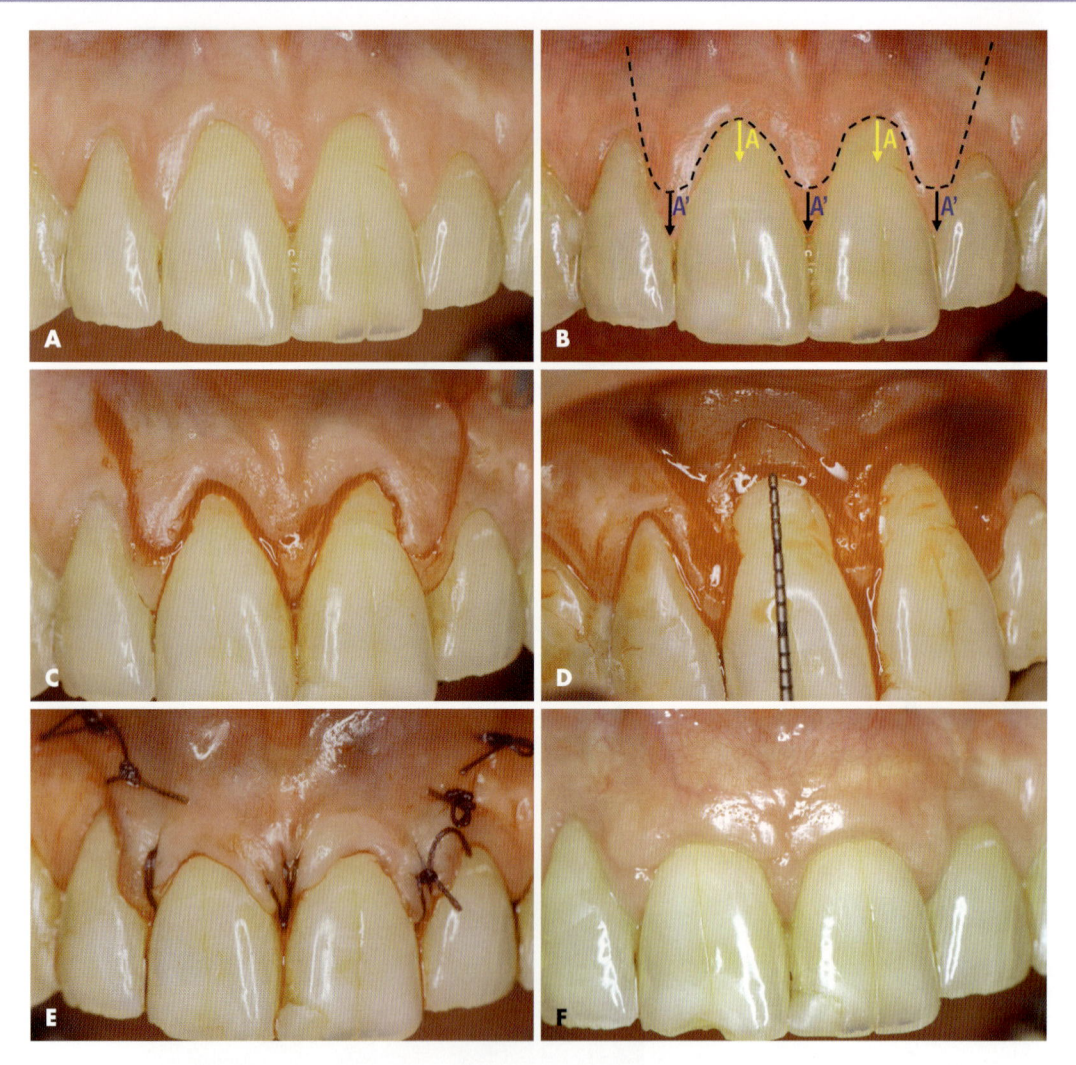

328　第Ⅲ部　高度な歯周治療法

図 21-12　歯肉弁歯冠側移動術　A. #8, 9 に見栄えの悪い歯肉退縮の初診時写真．B. 切開線の外形，矢印は退縮部の距離を示す(A)，乳頭部の退縮の高さが同程度(A')．C. 切開時．D. 歯肉弁は剥離で隠れていた退縮．E. 5-0 Vicryl 針で縫合．F. 最終的な臨床所見，図 A と比較せよ．

ト修復物を除去する．エナメル仕上げ用バーは，根中心部の凸面を平坦にしたり，コンポジット修復物の除去後，平坦にするのに有用である．
2．化学的根面処理にクエン酸(pH1.0, 3〜5分間)，あるいはテトラサイクリン(3〜5分間)，もしくはエチレンジアミン四酢酸(EDTA)を用いることもある．
3．No. 15 替刃メスは，手術野の外形の設定に用いたり，粘膜弁を確実に翻転するのに用いられる(骨面に達するまで切開を行ってはならない)．根面被覆を完全に行い，血液供給に十分な出血面を用意するために，歯間乳頭部のスキャロップ状切開はセメント・エナメル境より上で行わなければならない(図 21-15A, B)．

4．2つの垂直切開は，粘膜弁の歯冠側移動を容易にするために，歯槽粘膜組織まで十分に伸ばす．粘膜弁は鋭利な切開で翻転する(図 21-15C)．
5．根尖側で，粘膜弁の内面に水平切開を入れ，下層の骨膜から切り離して粘膜弁をつくる．これにより，粘膜弁の歯冠側移動が可能になる(図 21-15D)．

供給側

遊離歯肉移植片とは異なり，結合組織移植片は内部から採取し，口蓋ヒダによる制約がない．
1．No. 15 の替刃メスで，歯肉辺縁から約 5〜6 mm 離して直線状の水平切開を入れる．切開は臼歯側から開始して前歯部へと続ける．メスは口蓋側粘膜の部分層弁を作るように用いる(21-16A, A')．

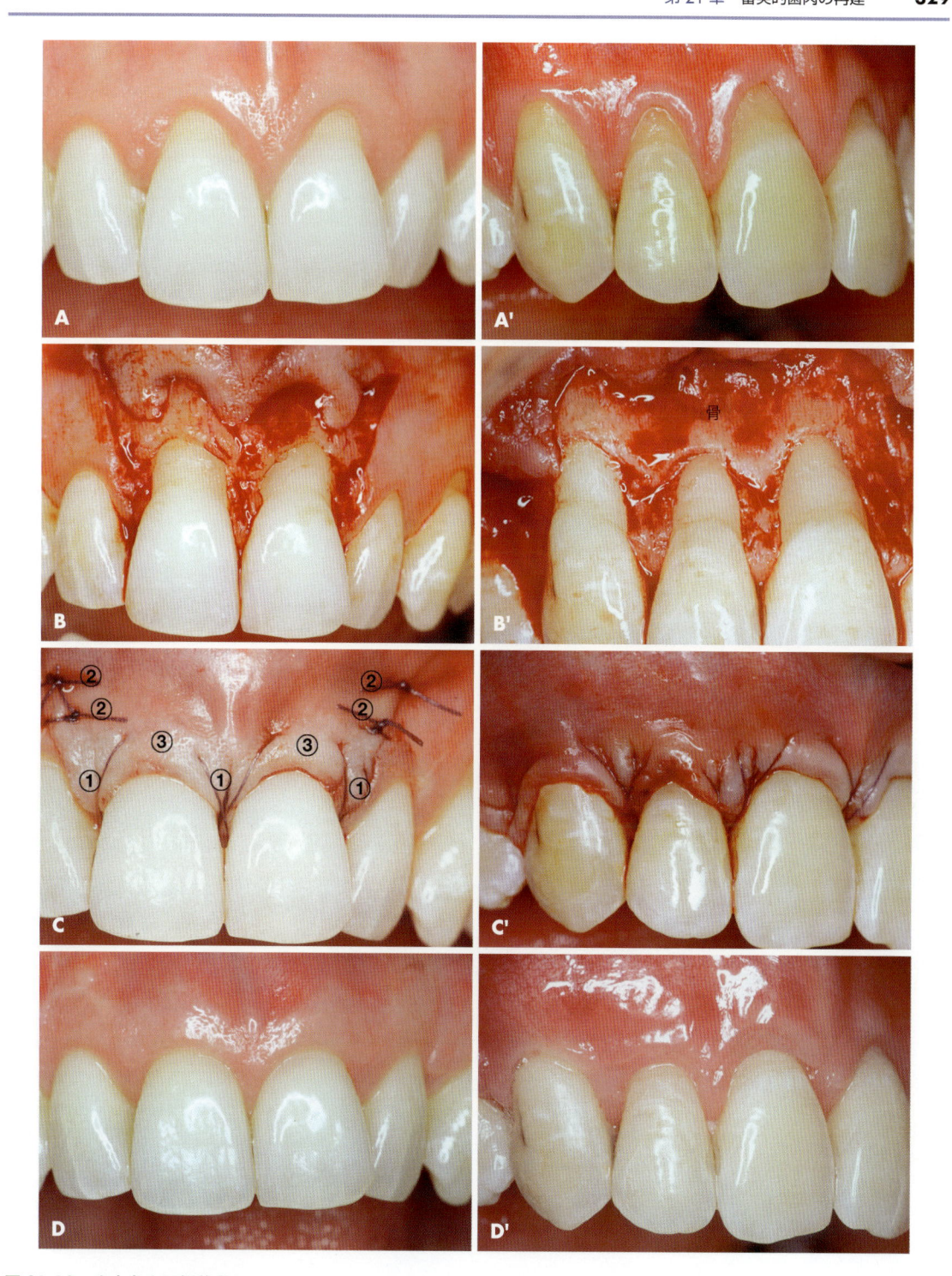

第21章 審美的歯肉の再建　329

図 21-13　**歯肉弁歯冠側移動術**　A，A'．顕著な歯肉退縮が認められる初診時写真。B，B'．全層弁の剝離でさらなる退縮が認められる。C，C'．懸垂縫合（①乳頭，③唇側）と断続縫合（②側方部の骨膜を固定する縫合）を歯肉弁の安定のために行う。D，D'．最終的な臨床所見。

注意：口蓋側粘膜弁の長さと幅は被覆する露出根面の大きさにより異なる。

また，移植片をさらに長くする必要があるときには，口蓋ヒダは移植片による影響を受けないので，切開を前歯部に向けて伸ばし，口蓋ヒダ部にまで及んでも影

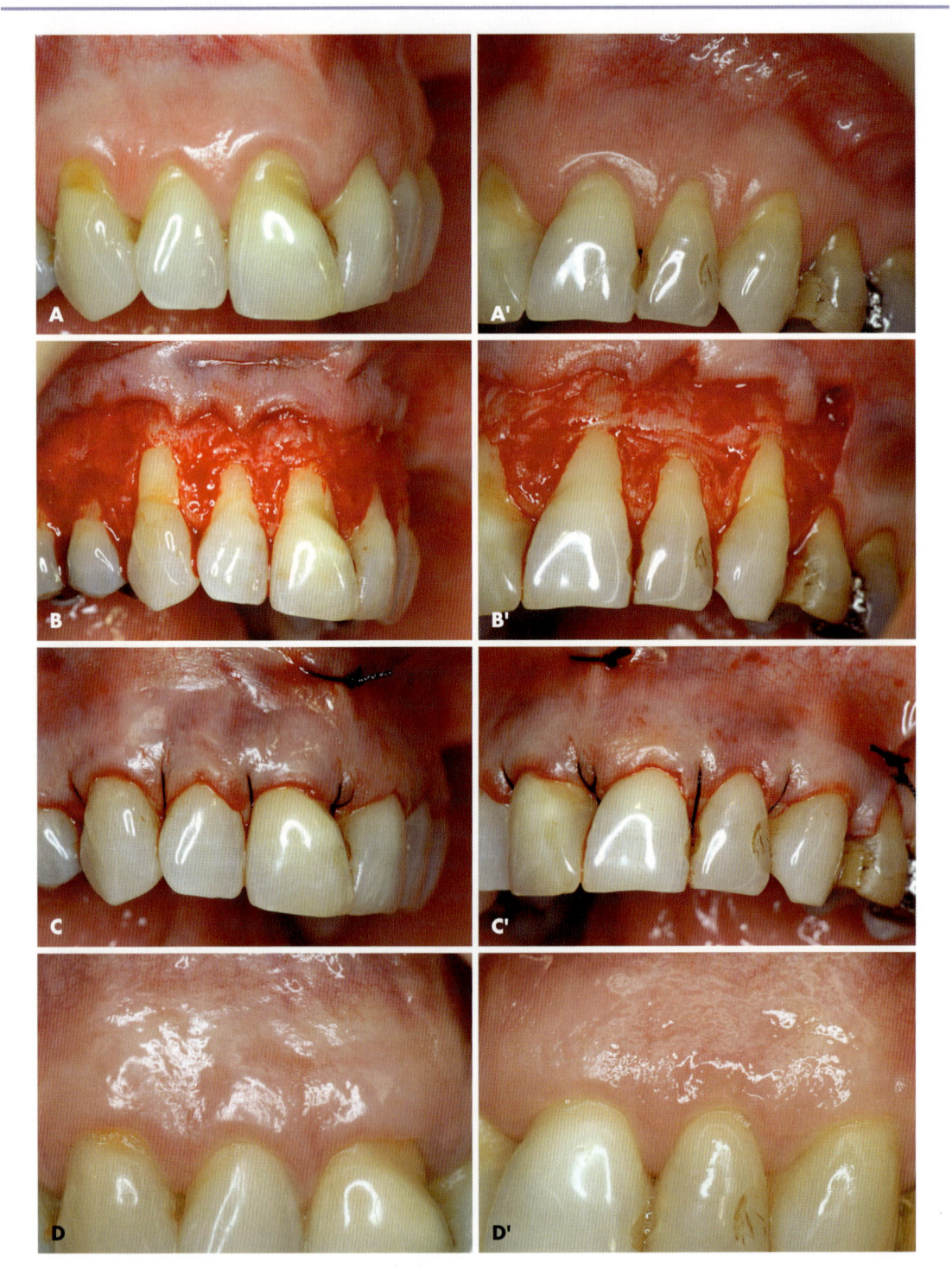

図 21-14　歯肉弁歯冠側移動術　A, A'. 初診時写真の右側面観および左側面観，歯頸部の磨耗に注目．B, B'. 歯肉弁の剥離，すべての退縮部の範囲を示す．C, C'. 歯肉弁を歯冠側へ移動し，縫合．D, D'. 最終的な臨床所見，図 A, A'と比較せよ．

響を与えない．
2．最初の切開と平行で歯冠側寄りの第 2 の切開を，No. 15 の替刃メスを用いて，歯肉辺縁から約 3 mm 離れた位置に行う．この切開は第 1 の切開と同じ位置まで根尖側へ伸ばす．十分な移植片の厚みを確保するため，替刃メスを骨に向けて少し角度をつける場合の必要がある（図 21-16B, B'）．

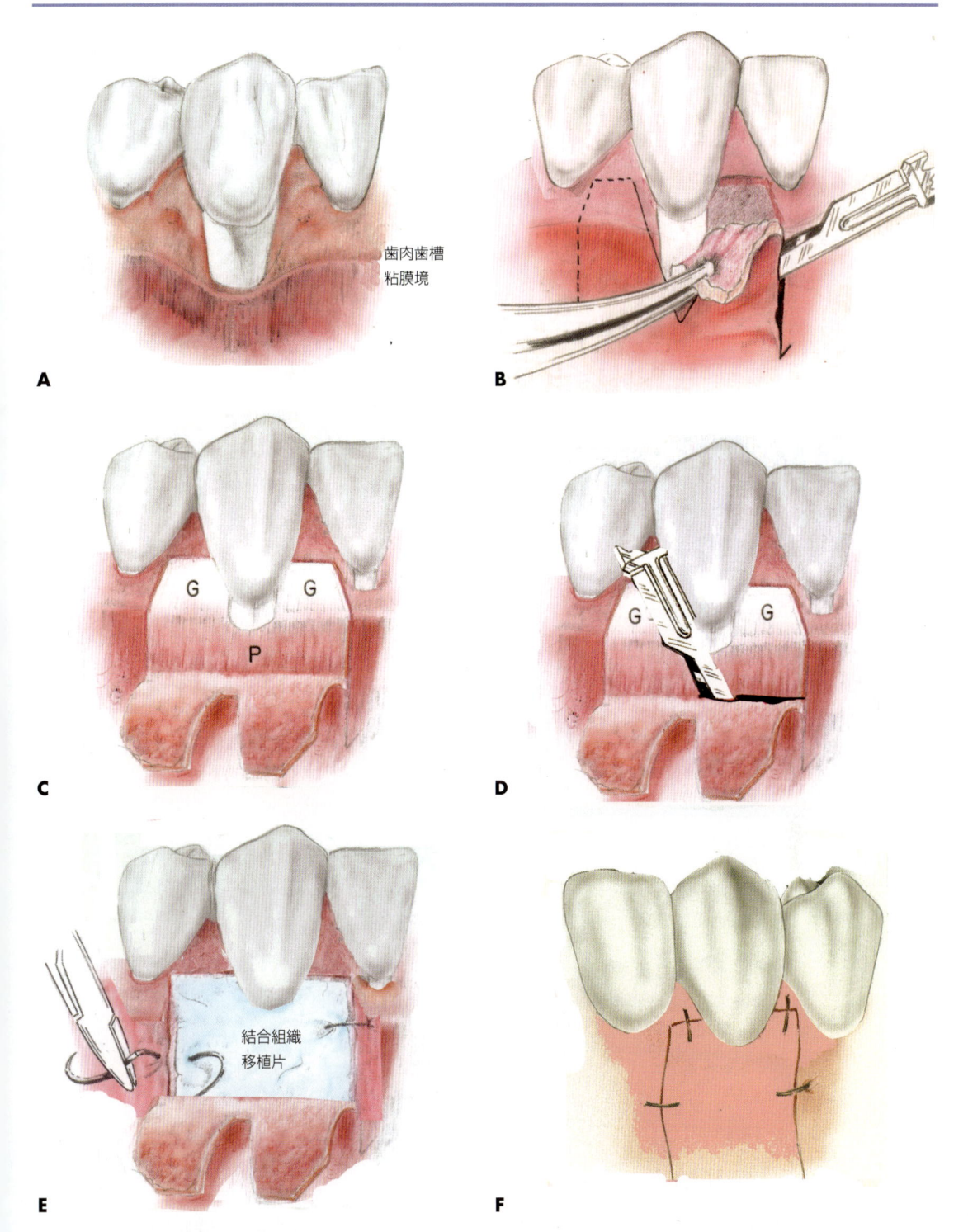

第 21 章 審美的歯肉の再建　331

図 21-15　上皮下結合組織移植術（SCTG）；受容側　**A．**術前所見。**B．**部分層弁は鋭利な切開で剥離。**C．**部分層弁の有茎弁を剥離。G＝歯肉弁，P＝部分層弁（粘膜骨膜弁）。**D．**有茎弁の根尖部境界は歯冠側へ移動するのに可能な限り剥離する。**E．**結合組織移植片を設置し，エナメル質上になるように上皮を縫合。**F．**歯肉弁は歯冠側へ移動し，縫合。

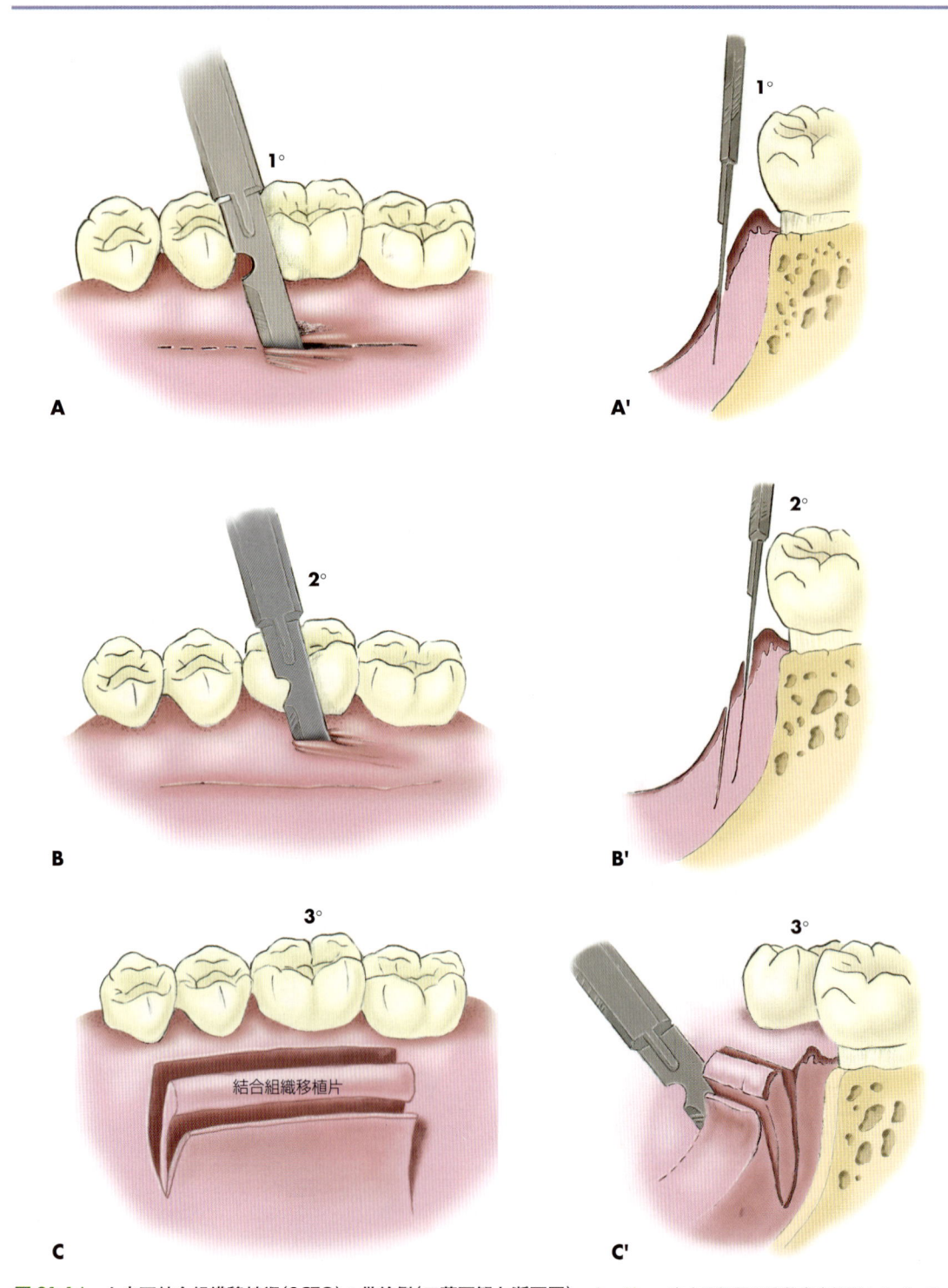

図 21-16　上皮下結合組織移植術（SCTG）；供給側（口蓋面観と断面図）　A, A'. 一次水平切開は遊離歯肉切開から 5〜7 mm に入れる。B, B'. 二次水平切開は遊離歯肉辺縁から 2〜3 mm に入れる。切開は厚みが 1.5 mm〜2 mm ある結合組織移植片を備えるため，まっすぐ根尖方向に入れる。そして，露出根表面を覆うのに十分な長さで覆う。C, C'. 垂直切開は移植片の末端に行う。

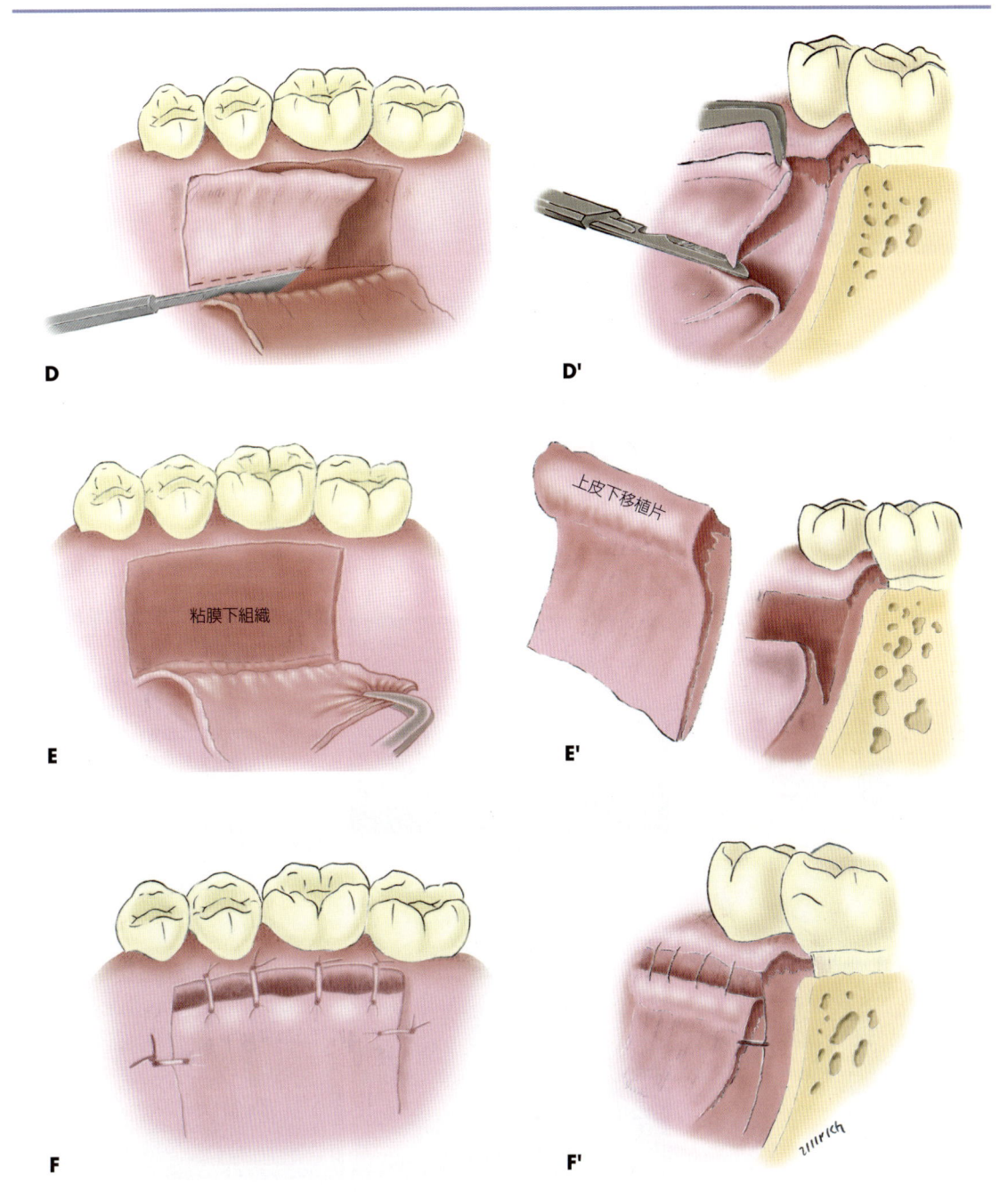

第 21 章　審美的歯肉の再建　333

図 21-16（続き） D, D′. 最初の歯肉を剥離する, 移植片は組織ピンセットで保持し, 根尖側へ鋭利な水平切開で切離した. E, E′. 上皮下移植片は除去され, 下にある粘膜下組織を露出した. F, F′. 一次歯肉弁はほぼ完璧な歯根被覆を得て縫合した, 縫合は断続, 連続または懸垂縫合を行う.

注意：この第 2 の切開により, 上皮縁で 2～3 mm, 厚さが 1.5～2 mm の結合組織のくさび（ウェッジ）ができたことになる.

3. （必要な場合に）垂直切開を近遠心に入れ, 移植片を取り出しやすくする. この切開は表面の上皮から粘膜下まで行う. この切開により, 移植片の両端が動きやすくなる（図 21-16C, C′）.

注意：縦切開は必要であれば行う.

縦切開を行わない場合（改良型被覆術）, フラップを形成する範囲を術野から近遠心的にそれぞれ 1～2 歯広げて設計する. これは, 単純かつ縦切開に代わる効果

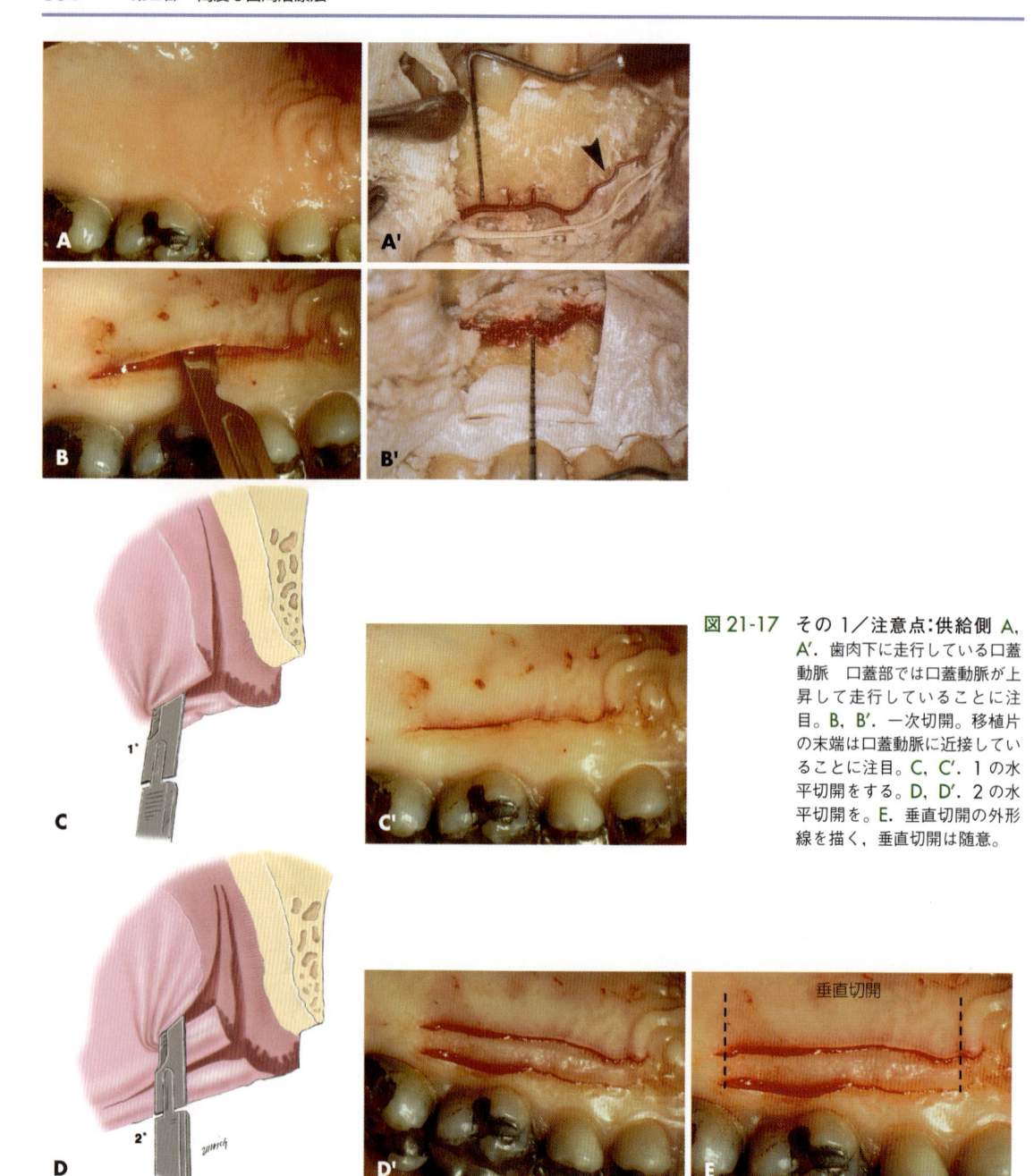

図21-17 その1／注意点：供給側 A，A'. 歯肉下に走行している口蓋動脈 口蓋部では口蓋動脈が上昇して走行していることに注目。B，B'. 一次切開。移植片の末端は口蓋動脈に近接していることに注目。C，C'. 1の水平切開をする。D，D'. 2の水平切開を。E. 垂直切開の外形線を描く，垂直切開は随意。

的な方法であり，十分な組織の被覆や移植におけるスペースメイキングを可能にするであろう。

4．移植片を取り出すために，移植片の最根尖端部に水平切開を入れる（図21-16D，D'）。
5．切除移植片は，生理食塩水で湿らせたガーゼの上に置く（図21-16E，E'）。
6．口蓋は水平マットレス縫合あるいは連続仮縫い縫合で縫合する。即時に縫合すると，止血を促進し，過剰の血餅形成を防ぐことができる（図21-16F，F'）。

Monnet-Corti（2006）の報告では，上顎小臼歯部で口蓋の大きさにかかわらず，5mm幅なら100％，8mm幅であれば93％の移植片の採取が可能であるとしている。

臨床で行った供給側の処置法を図21-17に示す。

移植片の準備

1．移植片は鋭利な鋏か，No.15の替刃メスで適切な

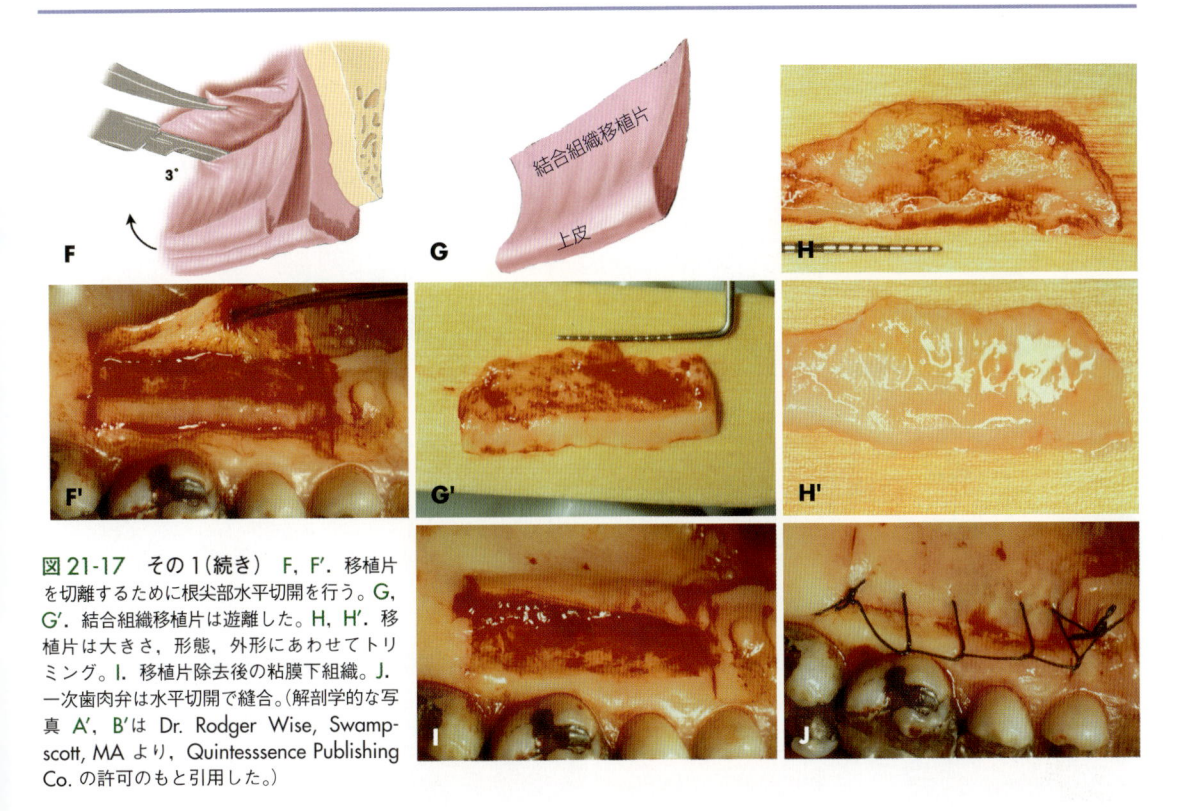

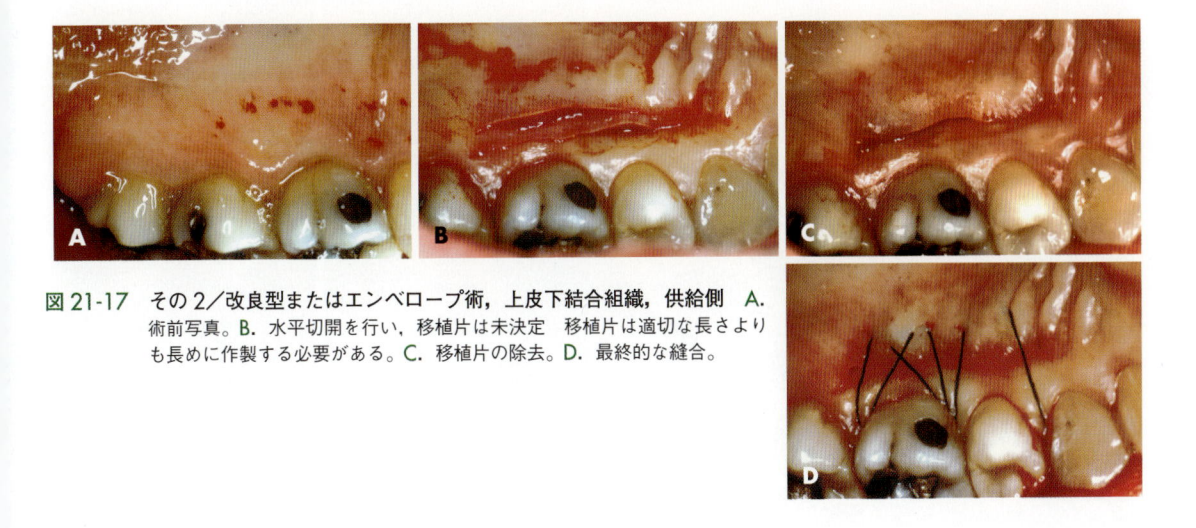

第 21 章　審美的歯肉の再建　**335**

図 21-17　その 1（続き） F, F'. 移植片を切離するために根尖部水平切開を行う。G, G'. 結合組織移植片は遊離した。H, H'. 移植片は大きさ，形態，外形にあわせてトリミング。I. 移植片除去後の粘膜下組織。J. 一次歯肉弁は水平切開で縫合。（解剖学的な写真 A', B' は Dr. Rodger Wise, Swampscott, MA より，Quintesssence Publishing Co. の許可のもと引用した。）

図 21-17　その 2／改良型またはエンベロープ術，上皮下結合組織，供給側 A. 術前写真。B. 水平切開を行い，移植片は未決定　移植片は適切な長さよりも長めに作製する必要がある。C. 移植片の除去。D. 最終的な縫合。

　　大きさに整える。線維組織や脂肪組織を完全に取り除く必要はない。
2. 移植片は上皮縁がセメント・エナメル境の上方でエナメル質に接するように置く。これにより，大きな根面被覆，ひいては確実な予後，審美性の向上が促進される。
3. 最初に側方の縫合を行って移植片を安定させ，続いて歯頸部に連続懸垂縫合を行い，移植片の歯頸側での位置を決め，固定する。抜糸の問題を避けるため，移植片の固定にはクロム系縫合糸での縫合を推奨する（図 21-15E）。

注意：本縫合法により移植片の移動，血餅形成を防止し，初期の移植片の生着を促進する。

4. 受容側に形成した粘膜弁を歯冠側に移動し，可能

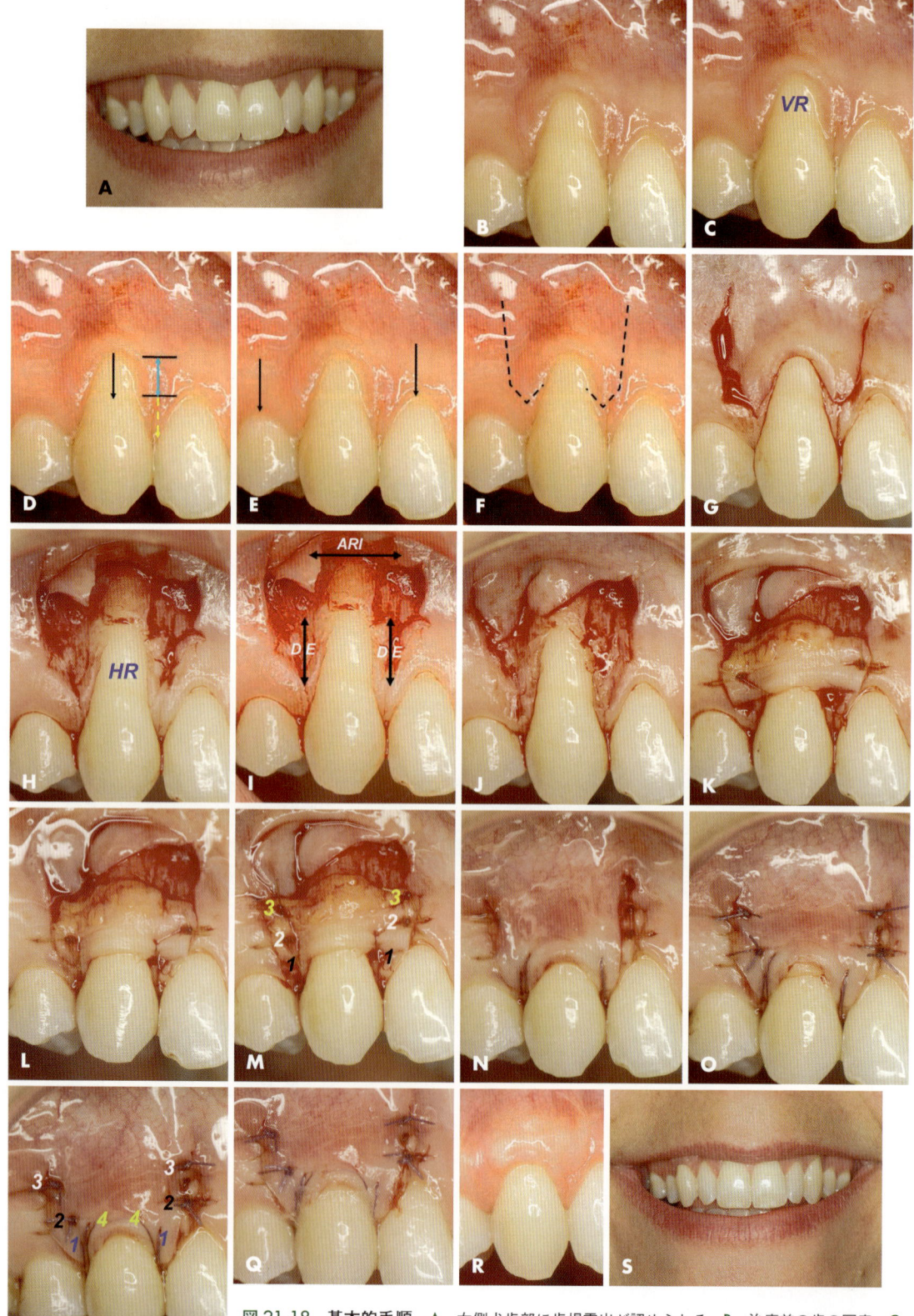

336 第Ⅲ部 高度な歯周治療法

図21-18 **基本的手順** A. 右側犬歯部に歯根露出が認められる。B. 治療前の歯の写真。C. VR＝目に見える退縮。D. 矢印は歯根被覆に必要な歯冠側への移動に必要な組織を示す，乳頭切開を開始。E. 矢印は隣接歯の避けるべき範囲を示す。F. 切開の外形。G. 切開が完了。

第 21 章　審美的歯肉の再建　　337

図 21-18　（続き）　H．歯根露出部の部分層弁を剥離　HR＝隠れた退縮．I．DE＝乳頭部の上皮化；ARI＝歯冠側へ移動するための根尖部切開．J．非上皮化が完了．K．SCTG は側方部で安定．L．SCTG は環状に安定．M．SCTG は根尖側で安定．N．有茎弁は歯冠側へ移動させ，環状に縫合．O．側方部に縫合，最も根尖側の縫合は歯肉弁が動かないように骨膜にした．P．すべての縫合を示す（懸垂 1，乳頭部 4，唇側部；断続 2，側方部；側方骨膜固定縫合）．Q．シアノアクリレートを塗布，これは随意．R，6 ヶ月後の最終的な臨床所見．図 B を比較せよ，S．図 A とも比較せよ．

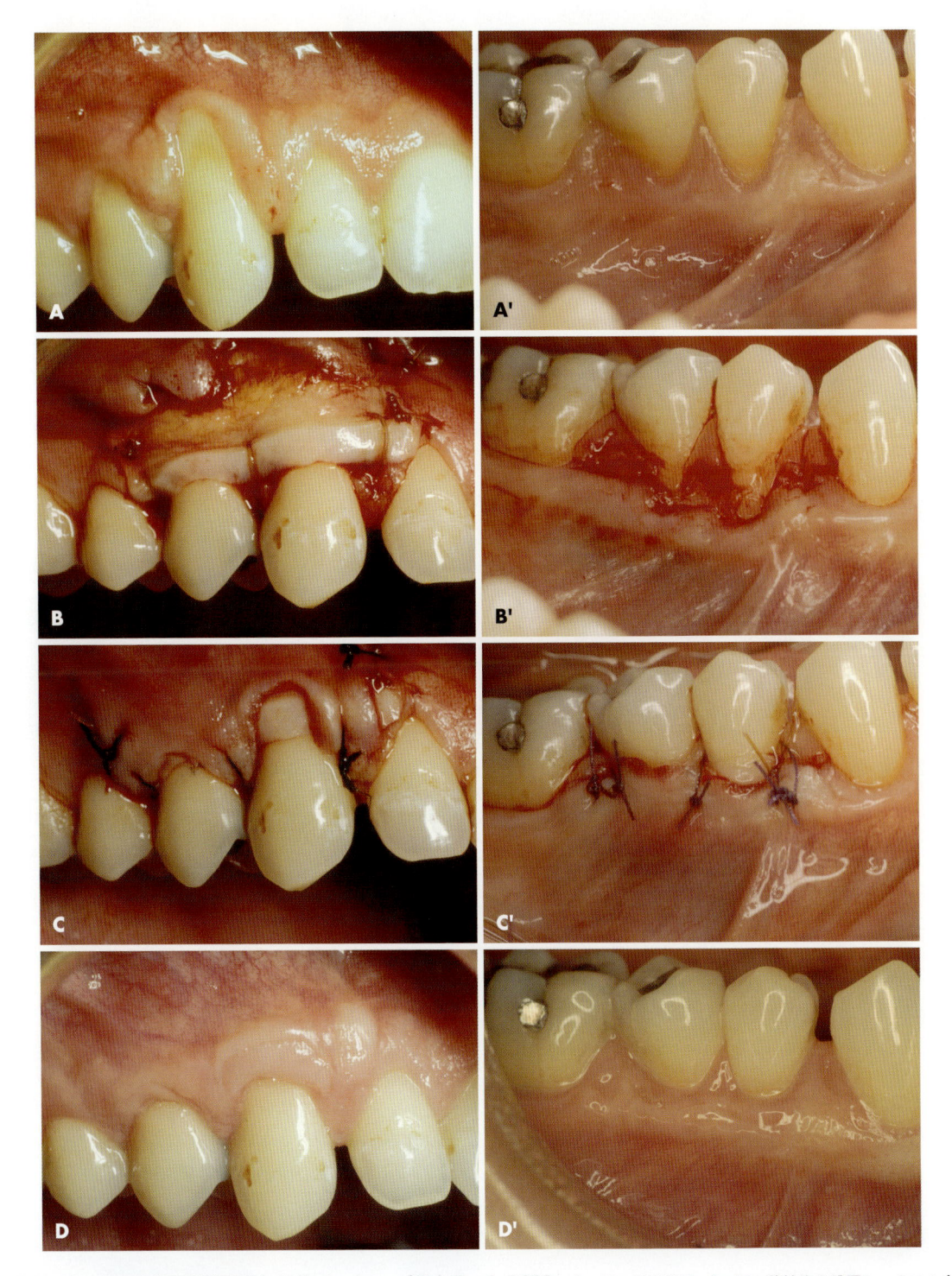

図 21-19　歯肉弁歯冠側移動術およびエンベロープ術を用いた SCTG　A，A′．術前所見．B，B′．移植片を設置し，クロム含有糸で縫合，エンベロープを準備．C，C′．歯肉弁を歯冠側へ移動．D，D′．1 年後に 100％の歯根被覆が認められる最終的な臨床所見．

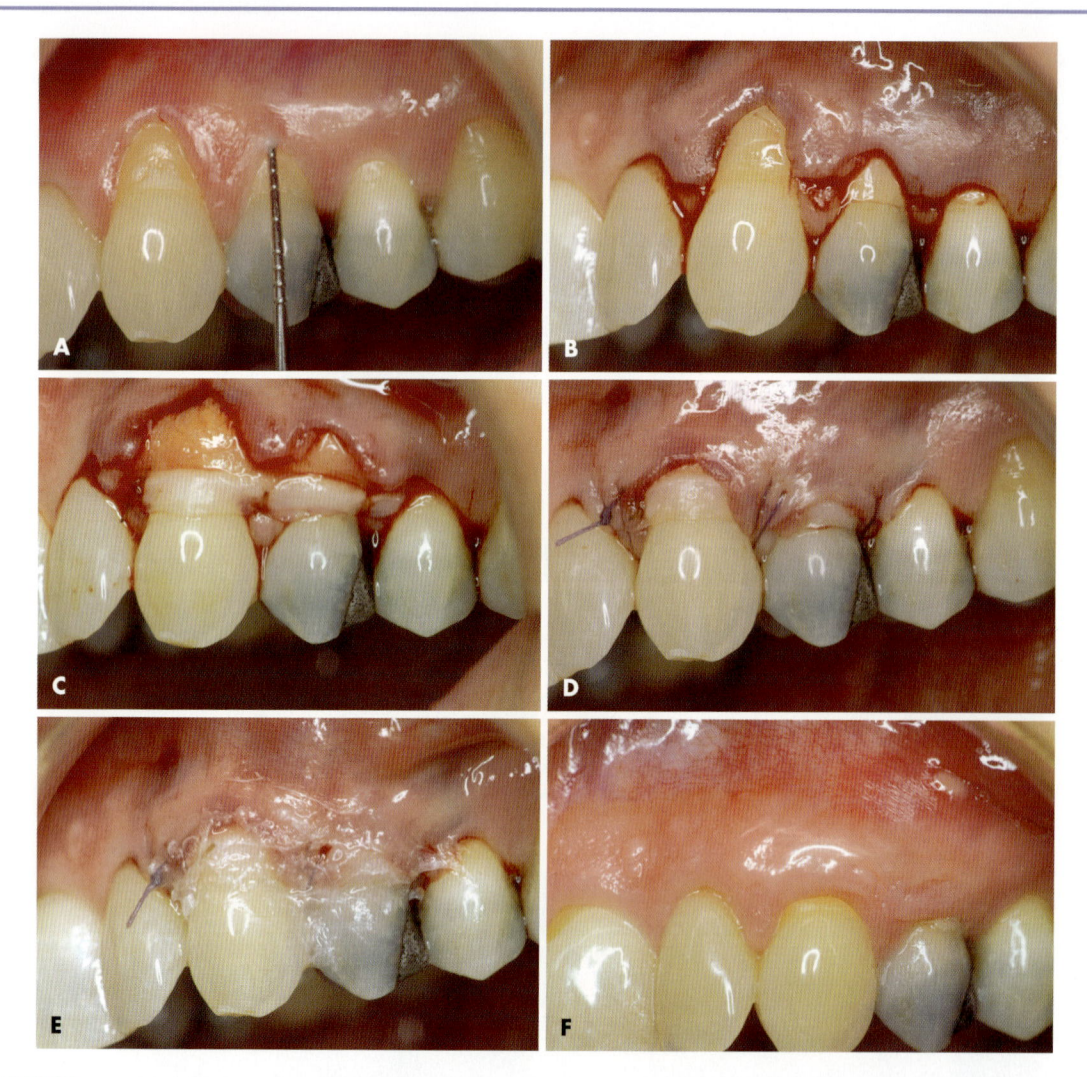

図 21-20　A. 右上犬歯，第一小臼歯に著しい歯根退縮が認められる術前所見。B. 歯槽頂切開を一歯から退縮領域まで拡張。C. 結合組織移植を設置し，5-0 クロム含有糸で縫合。D. 歯肉弁は 5-0 Vicryl 縫合を行った，縫合は 2 週間ほど残しておく。E. シアノアクリレートは術後の包帯および固定するために移植を覆うように設置する。F. 術後 6 ヶ月の最終的な臨床所見，A と比較せよ。

なかぎり移植片を覆うようにして 4-O 絹糸（P-3 針）で縫合する。移植片の側方をまず断続縫合し，歯冠側は懸垂縫合で縫合する（図 21-15F 参照）。

術後 6〜10 週に最終的な歯肉の膨隆形態を整えるため，歯肉整形が必要になる場合があることに注意する。

よくみられる失敗の理由

Langer と langer（1992）により本術式の失敗の共通の理由として，以下のものがあげられている。
1．受容床が小さすぎて十分な血液供給ができない
2．粘膜弁の穿孔
3．移植片の大きさが不適当
4．粘膜弁の歯冠側移動が不十分
5．結合組織移植弁が厚すぎる
6．根面の処置が不十分
7．歯間乳頭部の処置が不十分

この術式の臨床実施例を図 21-18 から図 21-32 に示す。補綴とインプラントについて図 21-26，図 21-27，図 21-28（補綴）と図 21-29，図 21-30，図 21-31（インプラント）に示す。

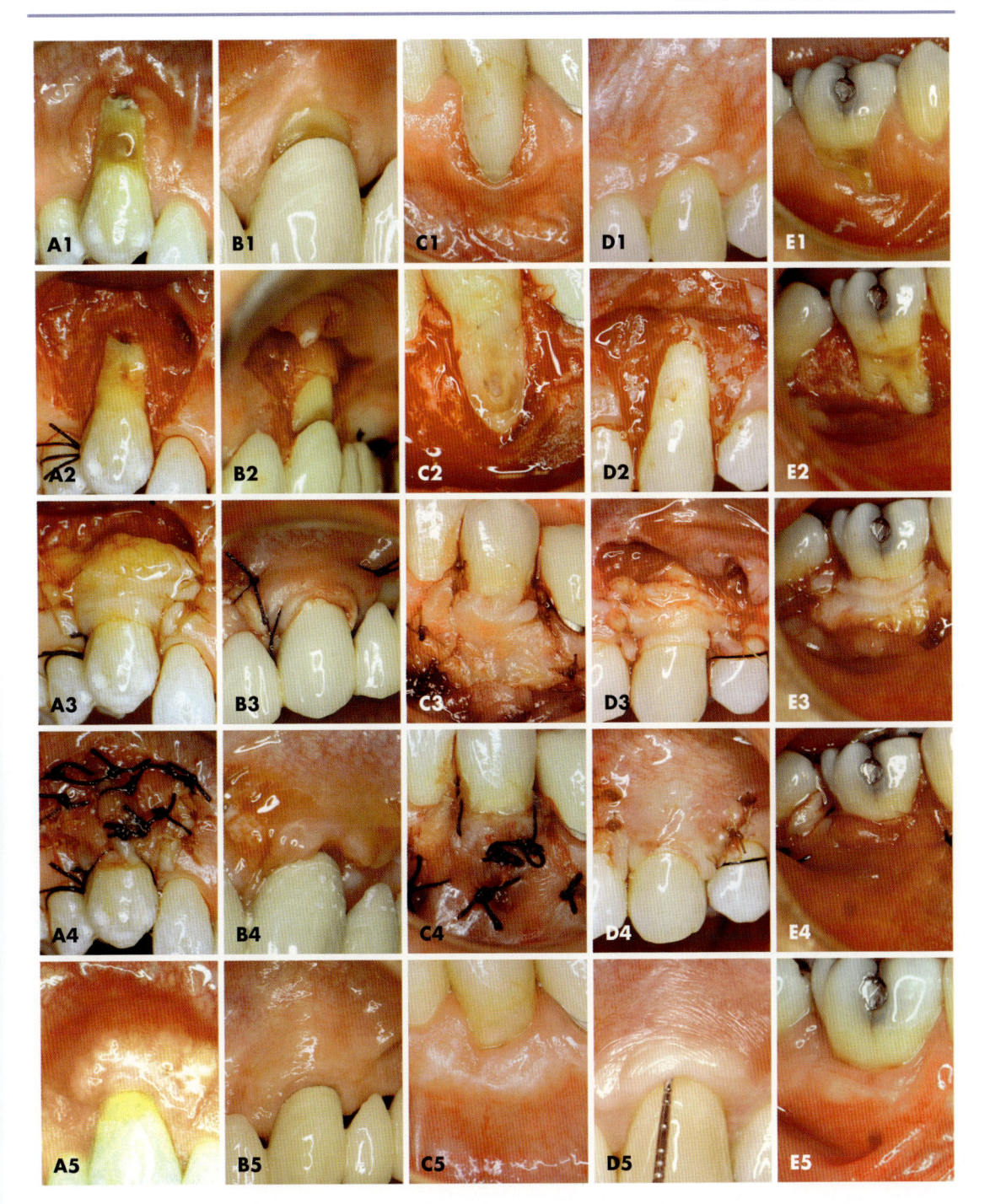

第 21 章　審美的歯肉の再建　　339

図 21-21　多数の補綴学的問題を解決するために用いる SCTG　**A1, B1, C1, D1, E1.** 歯根表面を滑らかにし，補綴，修復，吸収，う蝕の術前。**A2, B2, C2, D2, E2, F2.** 歯根部にスケーラーを当て，根面の滑沢化，充填物およびう蝕は除去。**A3, B3, C3, D3, E3.** SCTG を固定し縫合。**A4, B4, C4, D4, E4.** 有茎弁および二重乳頭弁を縫合。**A5, B5, C5, D5, E5.** 術後 6 ヶ月，5 年，2 年，12 ヶ月，10 ヶ月の臨床所見。

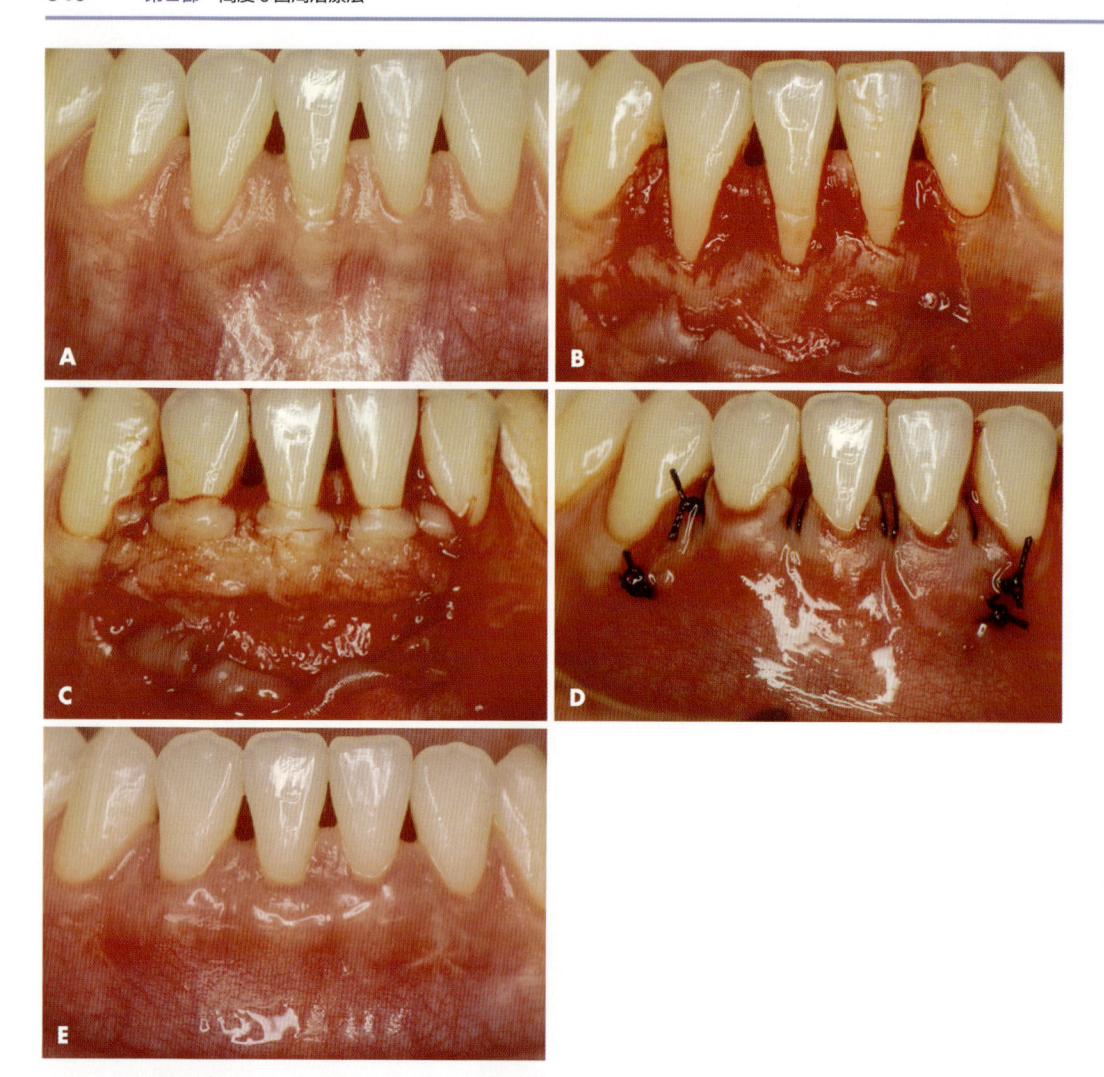

図 21-22 **唇側または下顎前歯部の歯肉退縮部への SCTG** A. 術前の歯根退縮部と角化歯肉がない。B. 骨膜床の準備。C. SCTG は歯肉歯槽粘膜境上に縫合。D. 歯肉弁を歯冠側へ移動。E. 術後 4 ヶ月，側方部の角化歯肉による完全な歯根被覆が認められる。

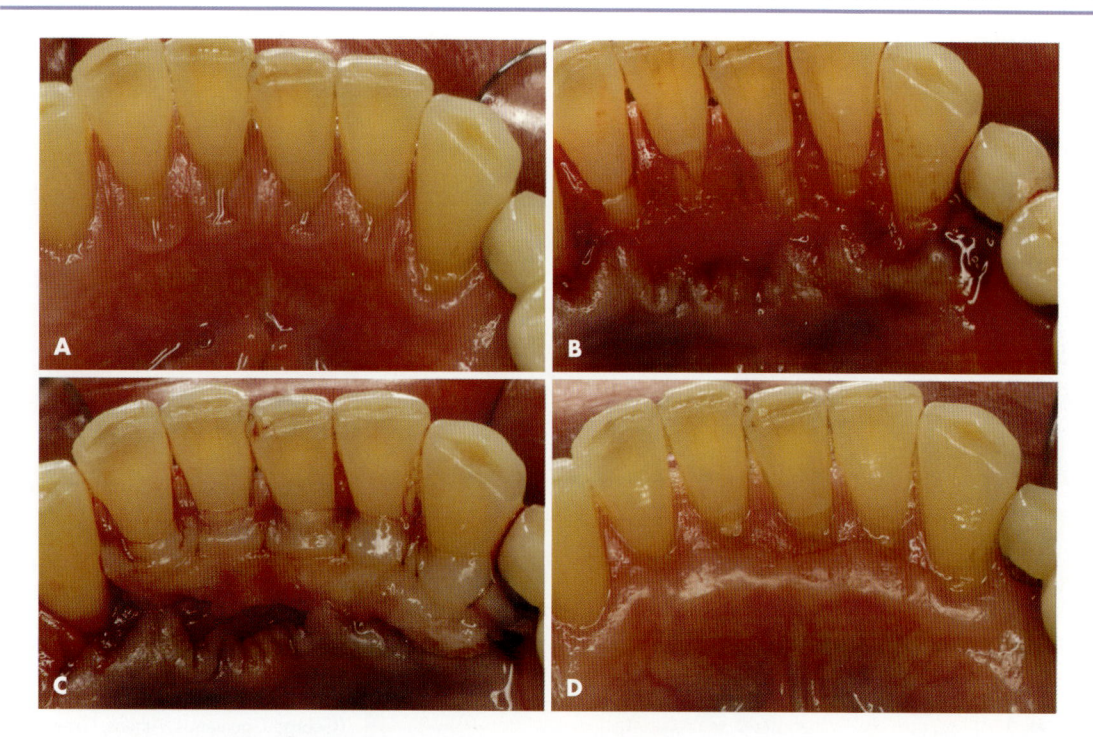

第 21 章　審美的歯肉の再建　341

図 21-23　舌側または下顎部の歯肉退縮部への SCTG　A. 術前の歯根被覆部と角化歯肉がない。B. 歯根磨耗とアブフラクションを示す部分層弁。C. SCTG は縫合。D. 術後 4 ヶ月。E. 術後 5 年で安定した保持をしており，角化歯肉領域の増加。

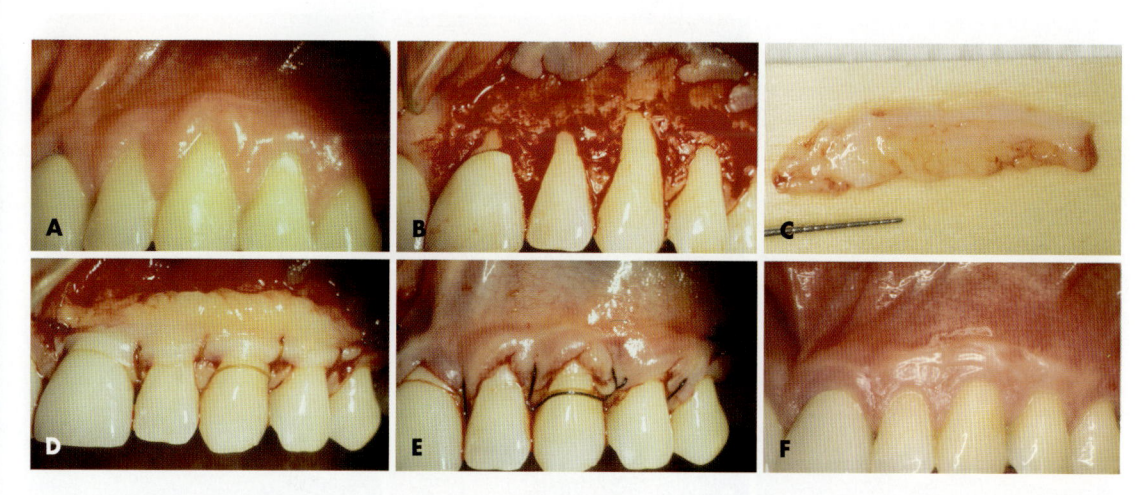

図 21-24　SCTG　A. 術前所見，多数の歯肉退縮部。B. 部分層弁を剥離し，退縮部を露出。C. 巨大な結合組織移植片を採取。D. 結合組織移植片をクロム含有糸で縫合した。E. 有茎弁を設置し，歯冠側へ移動して縫合した。F. 術後 6 ヶ月の臨床所見　優れた結果に注目。

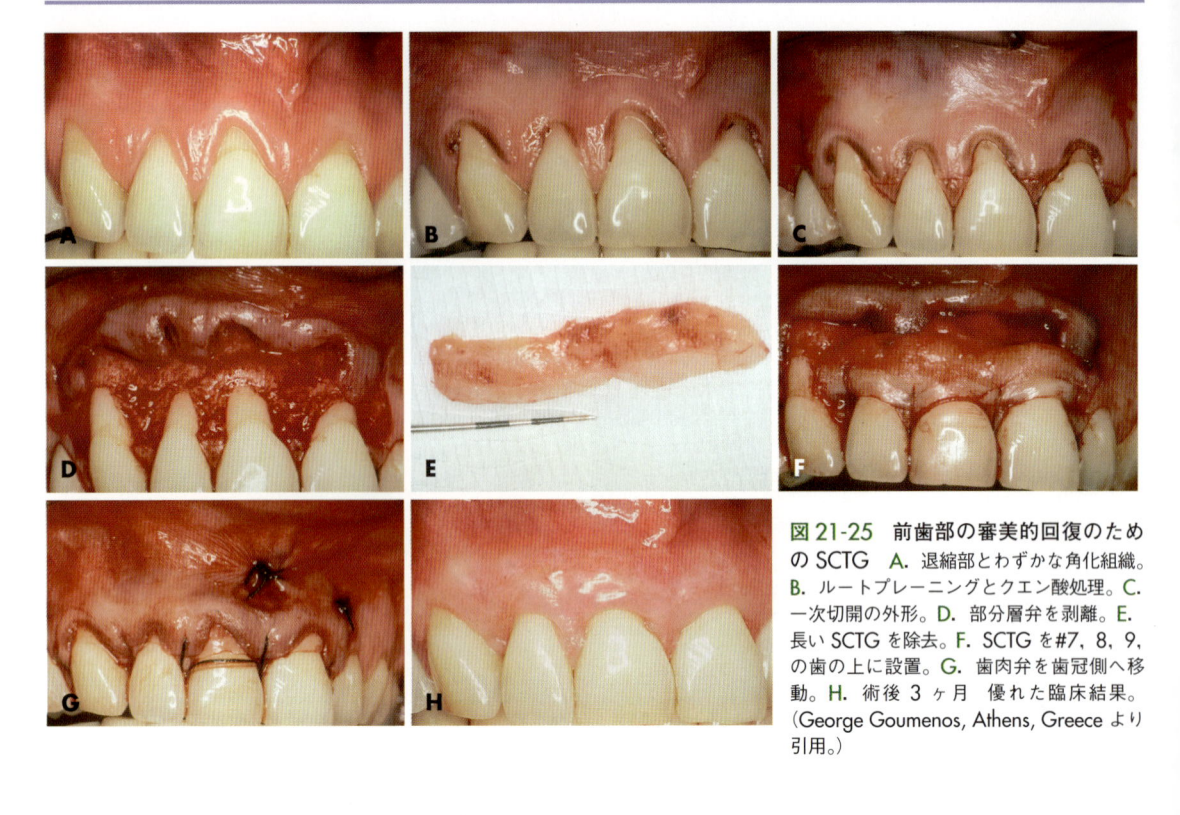

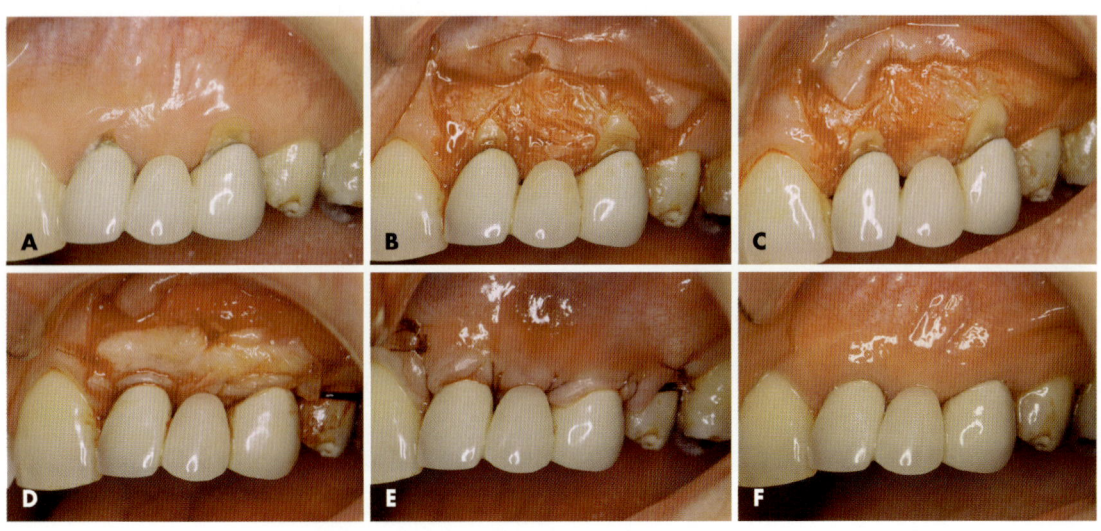

図 21-25 前歯部の審美的回復のためのSCTG　A. 退縮部とわずかな角化組織。B. ルートプレーニングとクエン酸処理。C. 一次切開の外形。D. 部分層弁を剥離。E. 長いSCTGを除去。F. SCTGを#7、8、9、の歯の上に設置。G. 歯肉弁を歯冠側へ移動。H. 術後3ヶ月　優れた臨床結果。（George Goumenos, Athens, Greece より引用。）

図 21-26 歯冠マージンの被覆にSCTGを応用　A. 術前所見。B. 露出している歯根磨耗部の部分層弁を剥離。C. 歯根の滑沢化。D. 結合組織移植片の縫合。E. 歯肉弁を歯冠側へ移動。F. 100％被覆が認められ安定した審美性が得られた術後10ヶ月の臨床所見。

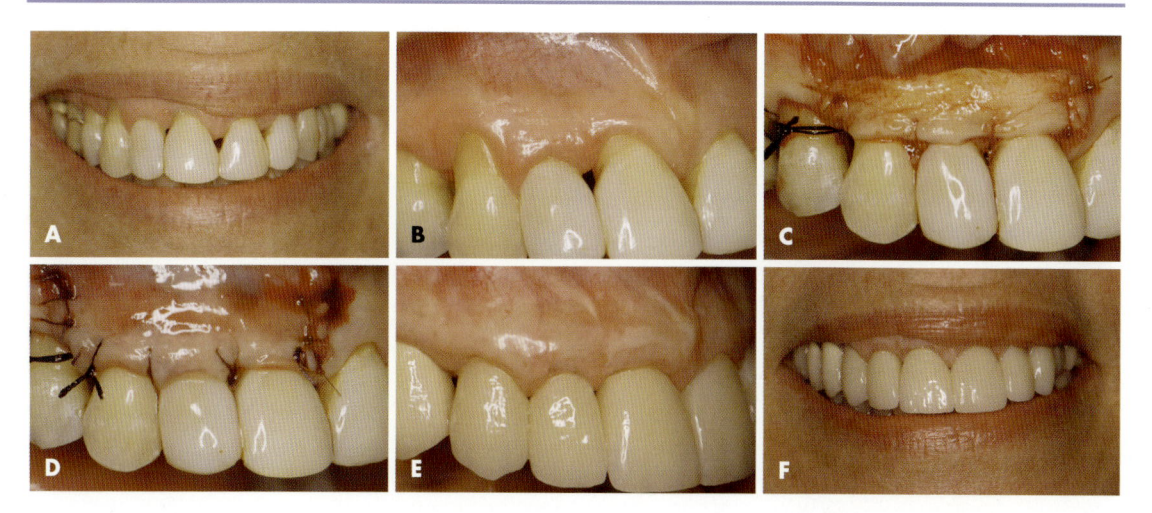

第 21 章　審美的歯肉の再建　　**343**

図 21-27　補綴処置前の SCTG　**A.** 術前所見。笑顔は空隙の開いた長い歯が見える。**B.** 術前所見，側方面観。**C.** SCTG を縫合。**D.** 完全に移植片による被覆とともに歯冠側へ移動。**E, F.** ラミネートを用いた最終補綴装着時の側方面観および笑顔。（補綴処置は Dr. Michael Katz, Westport, MA による。）

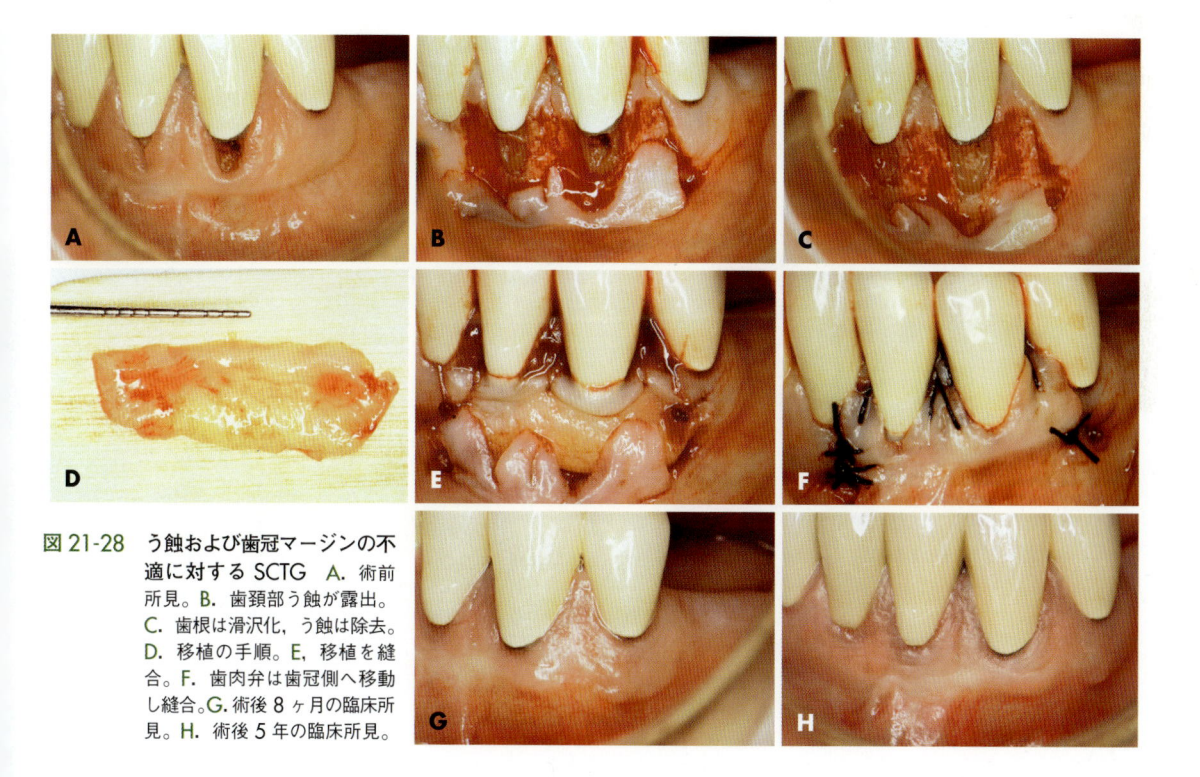

図 21-28　う蝕および歯冠マージンの不適に対する SCTG　**A.** 術前所見。**B.** 歯頸部う蝕が露出。**C.** 歯根は滑沢化，う蝕は除去。**D.** 移植の手順。**E.** 移植を縫合。**F.** 歯肉弁は歯冠側へ移動し縫合。**G.** 術後 8 ヶ月の臨床所見。**H.** 術後 5 年の臨床所見。

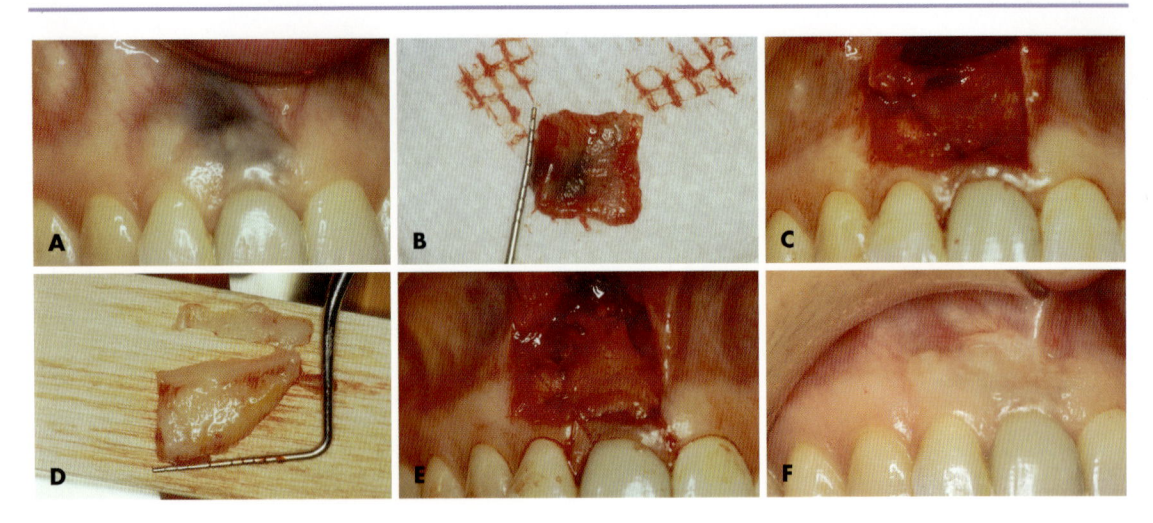

図 21-29　アマルガム沈着への結合組織移植の応用　A．術前所見。B．沈着部の除去。C．骨膜床の準備。D．結合組織移植片の採取。E．移植片を縫合。F．完全に沈着を除去した最終的な臨床所見。(Dr. Scott Kissel, New York, NY と James Hanratty, Swampscott, MA による。)

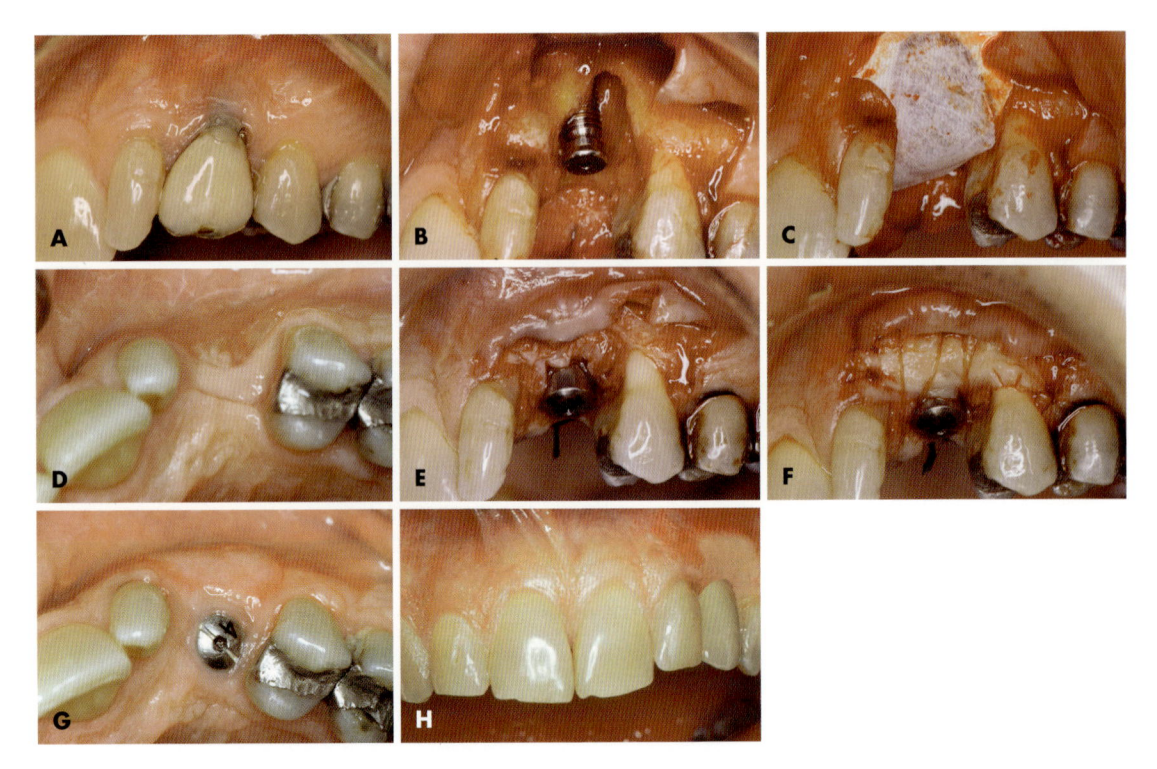

図 21-30　インプラント露出時に審美的歯槽堤形態改善を SCTG で行う　A．術前所見。B．抜歯し，インプラント埋入。C．DFDBA(脱灰凍結乾燥骨移植材)と非吸収性膜を設置。D．歯槽堤の露出。E．インプラントの露出。F．SCTG を縫合して固定。G．最終的な歯槽堤形態，図 D と比較せよ。H．最終的な審美修復。

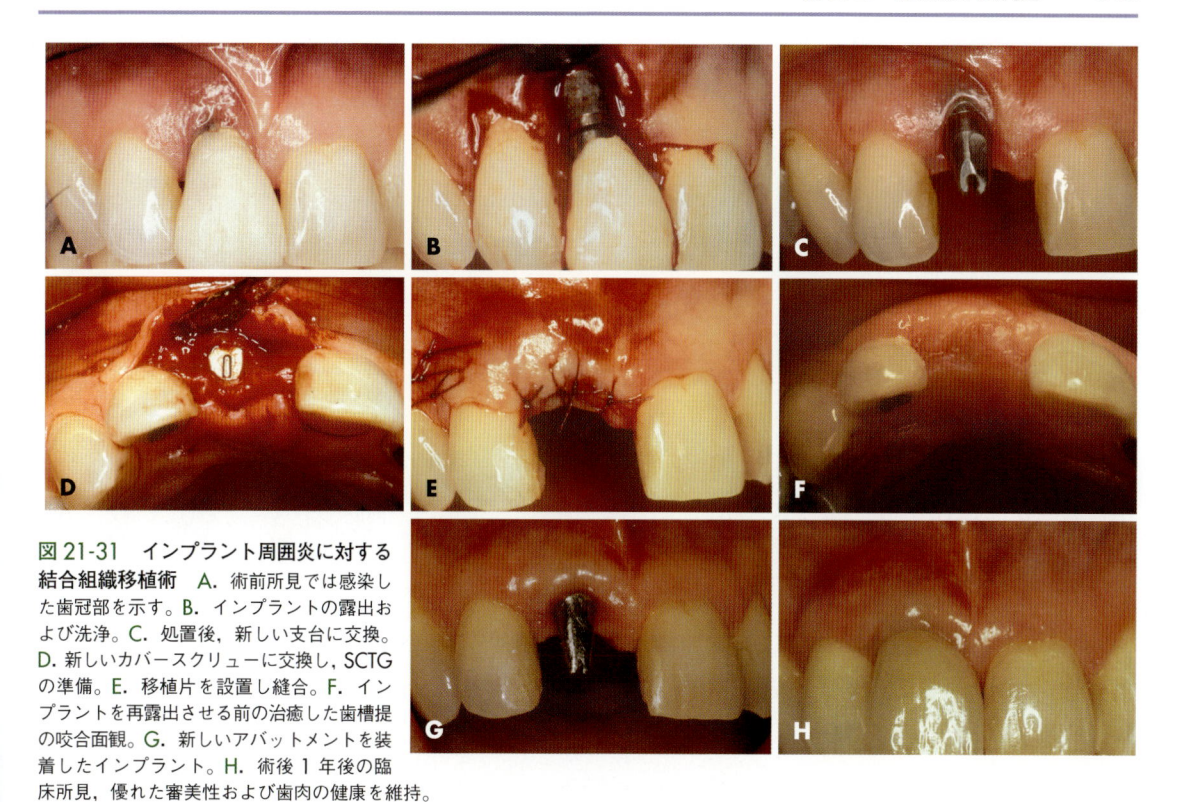

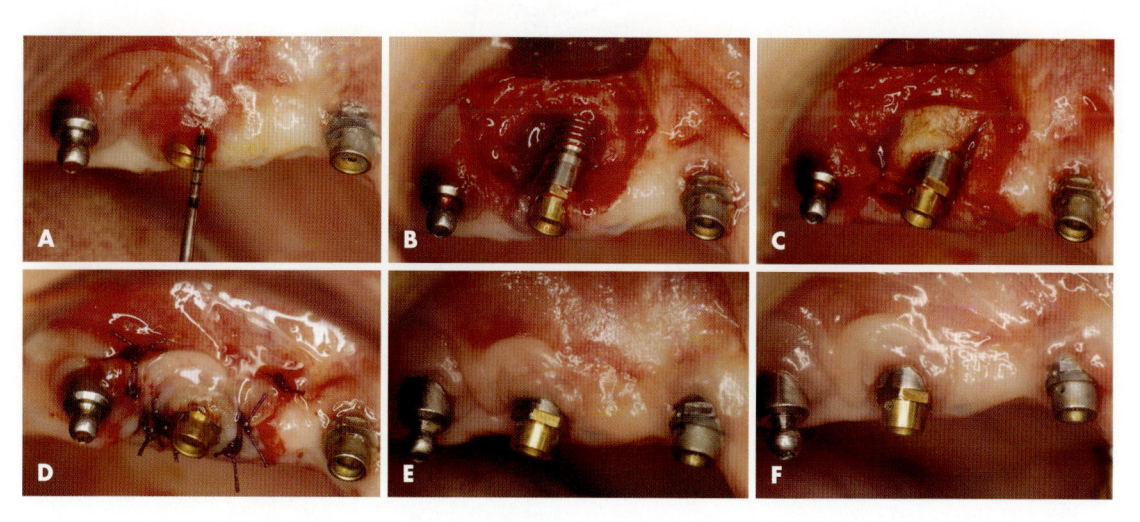

第 21 章　審美的歯肉の再建　　345

図 21-31　インプラント周囲炎に対する結合組織移植術　A. 術前所見では感染した歯冠部を示す。B. インプラントの露出および洗浄。C. 処置後，新しい支台に交換。D. 新しいカバースクリューに交換し，SCTG の準備。E. 移植片を設置し縫合。F. インプラントを再露出させる前の治癒した歯槽堤の咬合面観。G. 新しいアバットメントを装着したインプラント。H. 術後 1 年後の臨床所見，優れた審美性および歯肉の健康を維持。

図 21-32　インプラント周囲炎に対する SCTG　A. 術前プローブで測定すると 10 mm を示していた。B. インプラント体を露出させ洗浄。C. SCTG を埋入。D. 歯肉弁を再埋入し縫合。E, F. 術後 4 ヶ月と 1 年。優れた結果を示す。

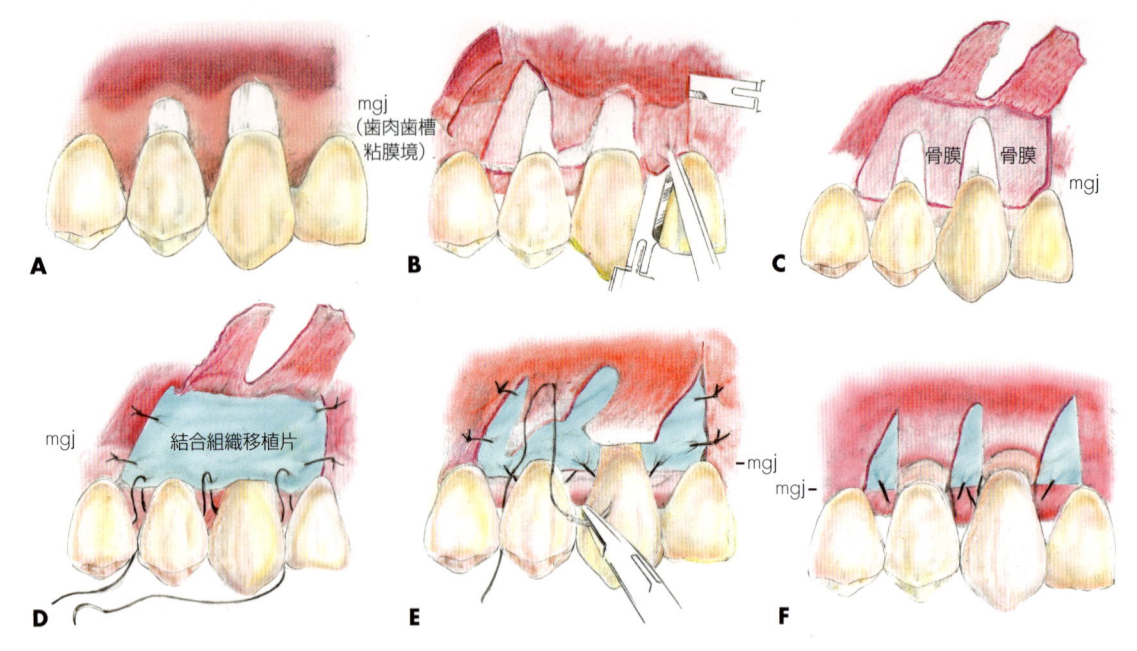

図21-33 SCTG：テクニックの改良（単一乳頭歯肉弁） A．切開の外形。B．粘膜弁の鋭い切開。C．骨膜床の準備。D．結合組織移植片の縫合。E．歯根表面で歯肉弁を縫合。F．移植組織の正面を覆う歯肉弁の縫合。

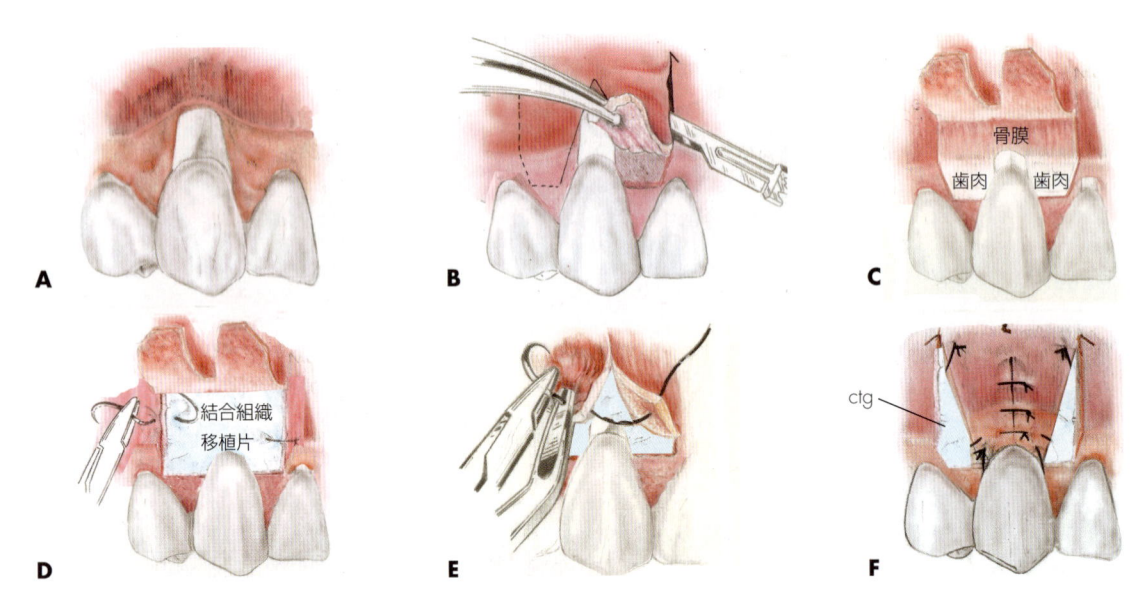

図21-34 SCTG：テクニックの改良（両側（二重）乳頭歯肉弁） A．両側乳頭切開の外形。B．鋭い切開による粘膜弁の完成。C．骨膜床の準備。D．結合組織移植片（ctg）の縫合。E．移植片の上で両側乳頭弁の縫合。F．縫合の完成，移植片の歯根表面を組織で覆う。

有茎歯肉弁下結合組織移植術

Nelson（1987）はLangerとLanger（1985）の術式を応用し，結合組織移植片を有茎移植弁で被覆する方法を発表した。Nelsonは，この術式を「有茎移植弁下二層式移植（subpedicle bilaminar graft）」と呼んだ。彼は，7〜10 mmという進行した退縮の認められた症例に平均88％の根面被覆を行うことができた。Harris（1992）は結合組織移植の上を2つの有茎移動弁の組み合わせで覆う方法により97.4％の根面被覆を得た。有茎歯肉弁下結合組織移植は単一または両側（二重）の乳頭弁に分かれる。

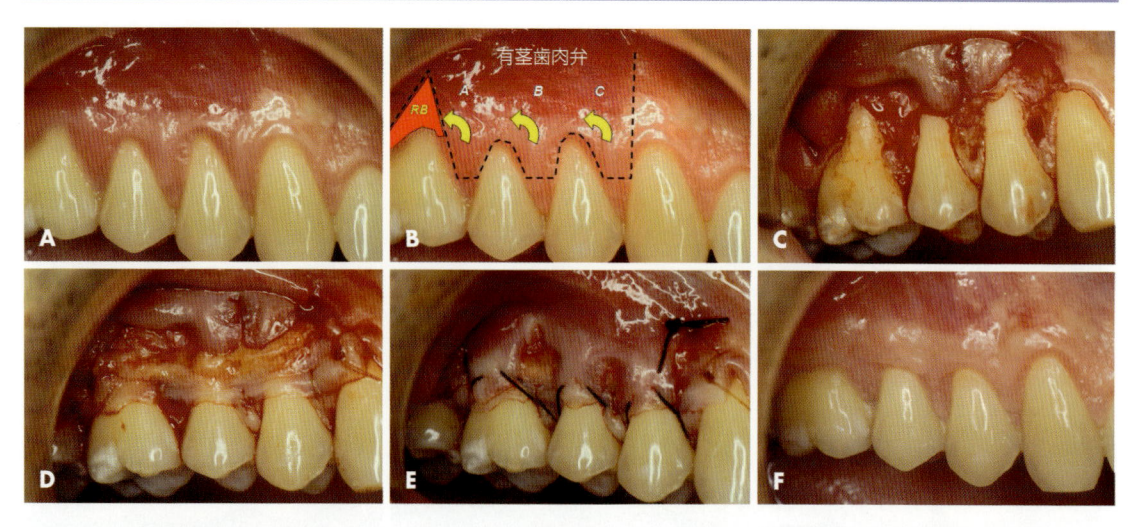

図 21-35 多数歯有茎弁に SCTG を行う，二重および側方乳頭弁　A. 角化歯肉がない退縮部の術前所見。B. 切開線の外形。C. 生物化学的に歯根部の掻爬。D. 部分層弁の剥離。E. 歯肉弁は移植片を覆うように縫合。F. 術後 8 ヶ月，100％の歯根被覆が認められ，角化歯肉が認められる。図 A と比較せよ。RB：recession body＝歯肉退縮。

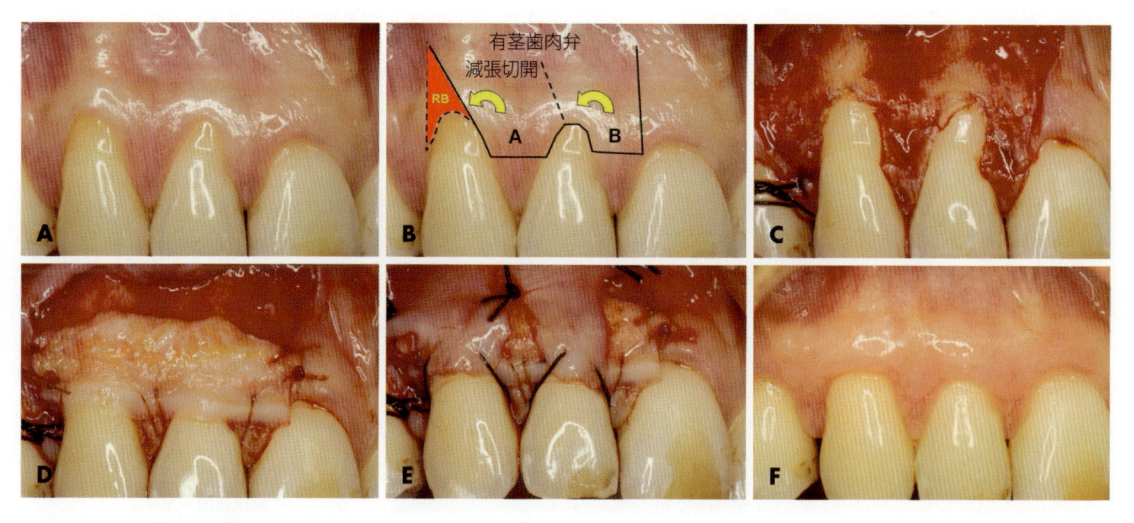

図 21-36 有茎弁の翻転を利用した SCTG　A. 術前所見。B. 切開線の外形。C. 部分層弁。D. 5-0 クロム含有糸による縫合。E. 有茎弁を縫合。F. 術後 7 ヶ月，幅のある角化歯肉による完全な歯根被覆を示す。

利点

1. 確実な根面被覆が予測できる
2. 角化歯肉の幅を増加できる

欠点

主な欠点として，小さな有茎移植弁を処理し，移動し，縫合することが困難な点があげられる。

術式

図 21-33(単一)と図 21-34(二重)に術式を示す。

1. 根面をスケーリング，ルートプレーニングし，突出した歯頚部側の凸面を減少させる。必要に応じて仕上げバーや化学的根面処理剤を用いる。
2. No.15 替刃メスで手術部位の外形を設定し，鋭い切開で粘膜弁を形成する(図 21-33B，図 21-34B)。鋭い切開は常に歯肉歯槽粘膜境から始め，歯冠方向に進める。
3. 粘膜弁を剥離し(図 21-33C，図 21-34C)，前述したように結合組織移植片を採取，縫合する(図 21-33D，図 21-34D)。
4. 側方移動では単一乳頭歯肉弁，両側(二重)乳頭歯肉弁の移動で 2 つの有茎弁を P-3 縫合針に 4-0 ま

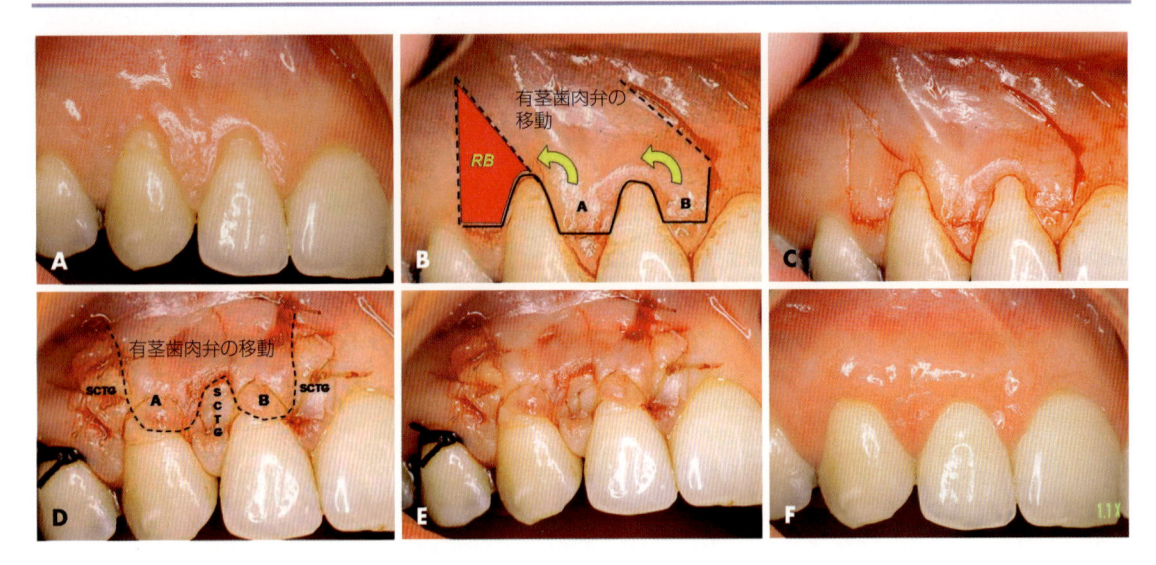

348　第Ⅲ部　高度な歯周治療法

図 21-37　A. 術前所見。B. 切開の外形。RB＝歯肉退縮。C. 切開，角形成のための切開。D. 有茎弁の外形。SCTG＝上皮下結合組織移植片。E. 4-0 クロム含有糸で有茎弁を縫合。F. 術後 12 ヶ月の臨床所見では，100％の歯根被覆と幅のある角化歯肉を示す。

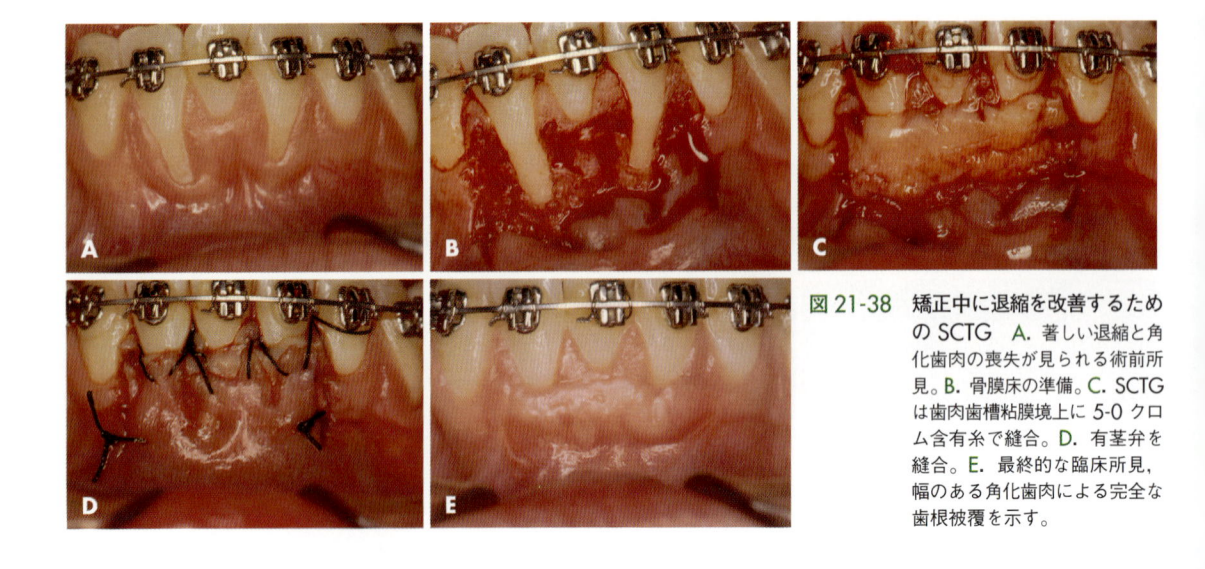

図 21-38　矯正中に退縮を改善するためのSCTG　A. 著しい退縮と角化歯肉の喪失が見られる術前所見。B. 骨膜床の準備。C. SCTG は歯肉歯槽粘膜境上に 5-0 クロム含有糸で縫合。D. 有茎弁を縫合。E. 最終的な臨床所見，幅のある角化歯肉による完全な歯根被覆を示す。

たは 5-0 絹糸を用いて縫合する（図 21-33F，図 21-34F）。

単一乳頭歯肉弁は図 21-37，図 21-38，図 21-39 で示す。二重乳頭歯肉弁は，図 21-40，図 21-41 で示す。

半月状歯肉弁手術

半月状歯肉弁手術は歯肉弁歯冠側移動術の変法で，Tarnow（1986）が最初に発表した。本法は主として 2～3 mm 程度の小さな根面被覆が必要な場合の審美的な根面被覆法として考案された。

適　応
2～3 mm 程度の小さな歯肉退縮部位

利　点
1. 歯肉弁歯冠側移動術で生じるような口腔前庭が狭くなることはない
2. 歯間乳頭の審美性の障害がない
3. 縫合が必要としない

欠　点
1. 広範囲な歯肉退縮を治療できない
2. 裂開や開窓が存在するなら，まず遊離歯肉移植の必要がある

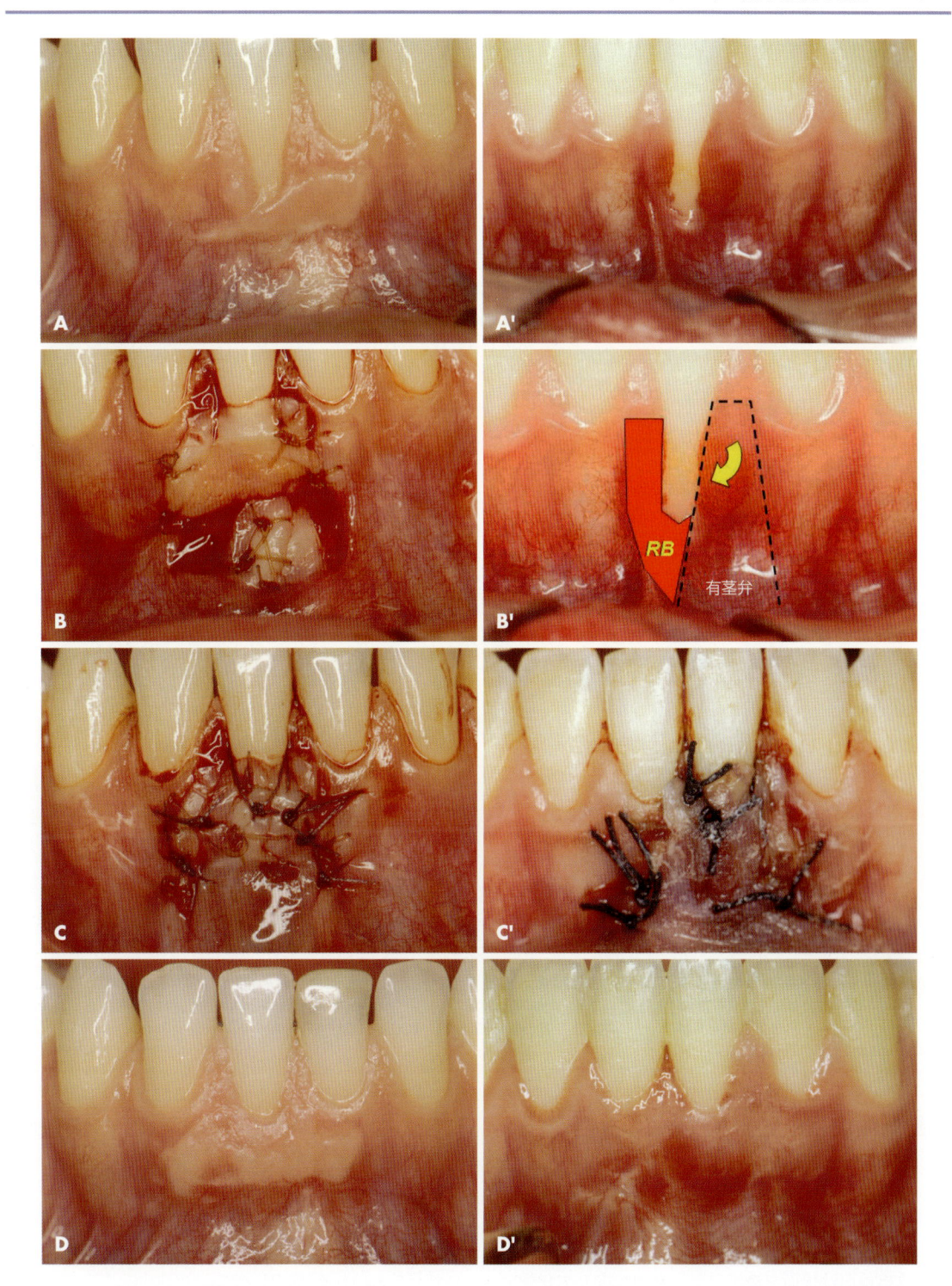

図 21-39　下顎前歯部の退縮治療のための SCTG　A．以前に行った遊離歯肉移植術の不成功後の術前所見。A'．強制治療後の術前所見。B．結合組織移植片と二重乳頭歯肉弁の縫合。B'．有茎弁の外形。RB＝歯肉退縮。C．二重乳頭歯肉弁の縫合。C'．有茎弁をシアノアクリレートで縫合した。D，D'．術後 8 ヶ月の臨床所見は 100％の歯根被覆と幅のある角化歯肉を示す。

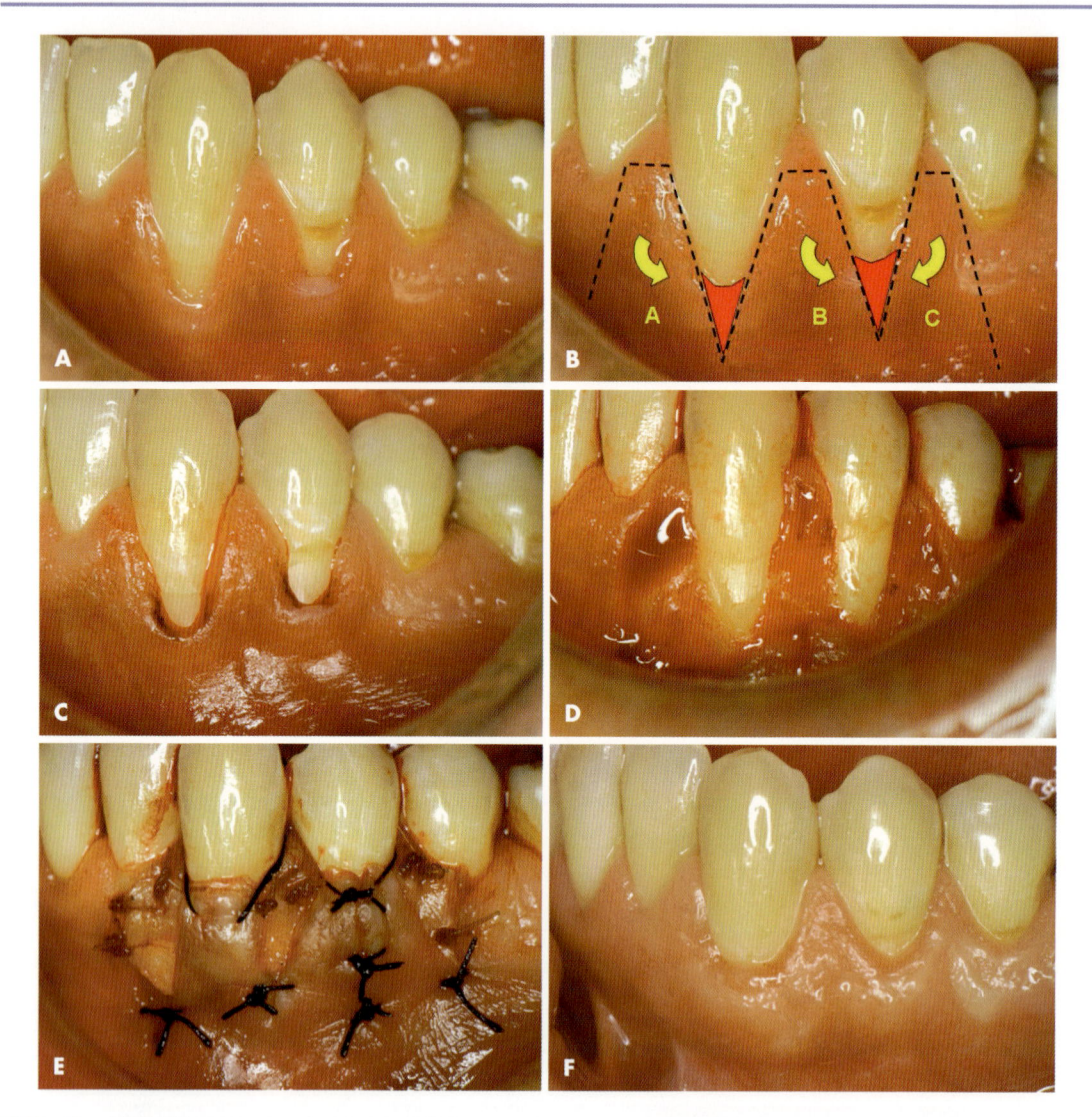

図 21-40　多数有茎弁を用いた上皮下結合組織移植術，二重および側方乳頭歯肉弁　A．術前所見，角化歯肉のない退縮．B．切開線の外形：A＝有茎弁；B と C＝二重（両側）乳頭歯肉弁．C．生物化学的歯根掻爬．D．部分層弁を剝離．E．結合組織移植片で被覆し歯肉弁を縫合．F．術後 8 ヶ月の臨床所見では 100％の歯根被覆と幅のある角化歯肉を示す．

必要条件

1. 組織に炎症がないこと
2. 唇側ポケットがほとんどないこと

術　式

1. 露出根面は根面を滑沢にし，必要に応じて化学的根面処理剤を用いる．
2. 切開の外形線を図 21-42A，B に示す．本法は粘膜弁を用いている．
3. N0.15 替刃メスで歯肉辺縁の弯曲に沿った半月状の外形線を用いて切開した（図 21-42C）切開は骨まで下げてはいけない．
4. 粘膜弁を歯冠側に移動しても歯肉弁の根尖側の部分が骨面上にかかっているように，唇頰側中央部の歯肉弁の切開線は十分に高い位置にもってくる（図 21-42B）．

注意：角化歯肉が十分でなければ半月状切開は粘膜組織に行うことになる（図 21-42C）．

5. 切開は両側の歯間乳頭部へ伸ばし，血液供給を十分に確保するため側方組織は最小限 2 mm は残しておく（図 21-42D）．
6. 粘膜弁を最初の歯肉溝切開から半月状に切開し挙上する（図 21-42E）．
7. 歯肉弁中央部を歯冠側にセメント・エナメル境ま

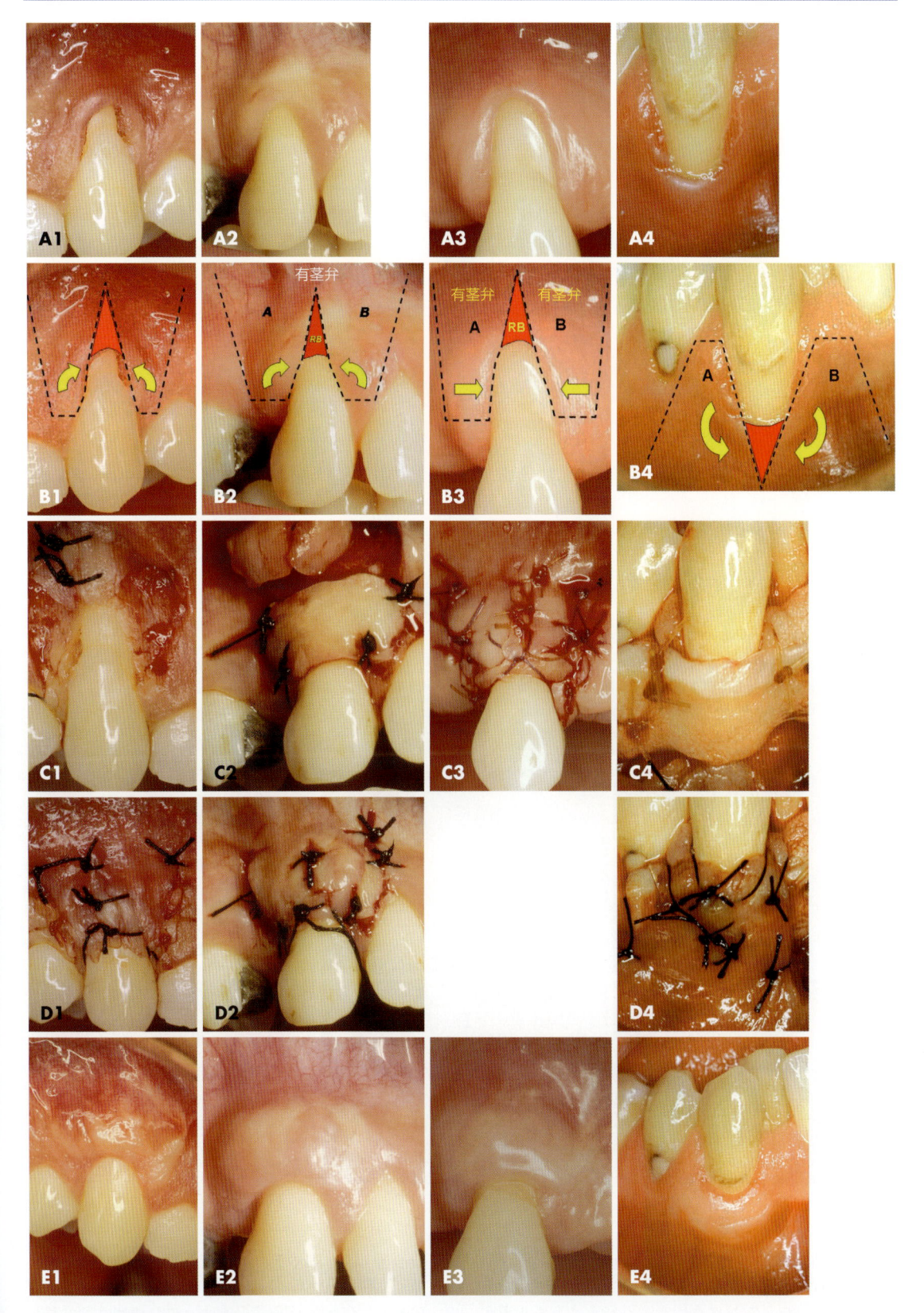

図 21-41 　二重（両側）乳頭歯肉弁を用いた SCTG　A1～A4．退縮部とわずかな角化歯肉を示す術前所見．B1～B4．切開の外形を示す．RB＝歯肉退縮．C1～C4．クロム含有糸縫合で歯肉弁を固定．D1～D4．4-0 から 6-0 絹糸で縫合．E1～E4．術後 8～12 ヶ月の臨床所見．厚みのある組織による完全な歯根被覆と幅のある角化歯肉を示す．

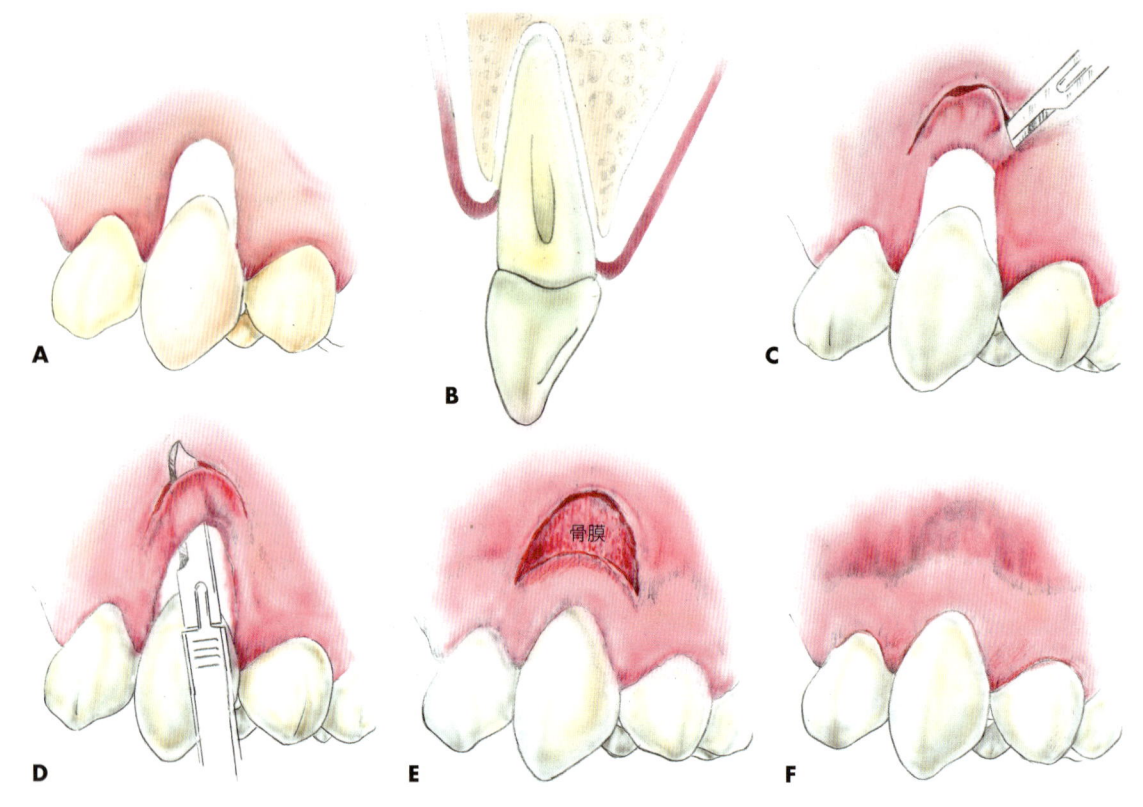

図 21-42 **半月状歯肉弁手術** A. 術前，頰側に切開の外形を示した。B. 歯冠側に十分に拡張した切開の側面観。C. 鋭い切開だが骨まで達していない半月状切開。D. 歯肉溝を通した粘膜弁。E. 半月状歯肉弁を歯冠側に移動した状態。F. 完了した症例。

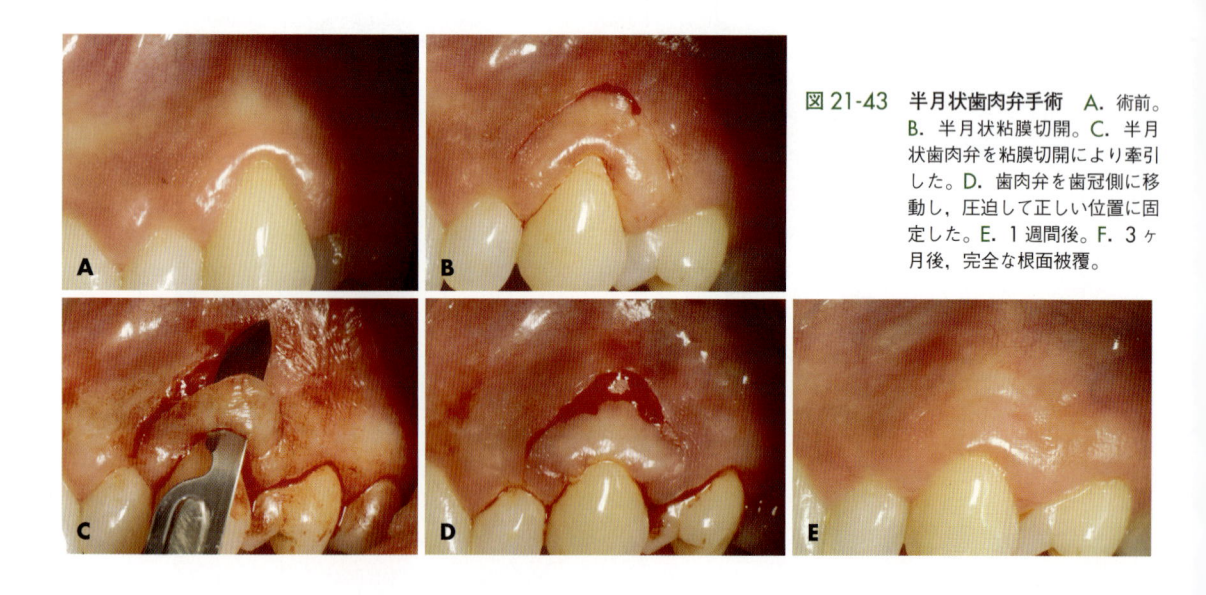

図 21-43 **半月状歯肉弁手術** A. 術前。B. 半月状粘膜切開。C. 半月状歯肉弁を粘膜切開により牽引した。D. 歯肉弁を歯冠側に移動し，圧迫して正しい位置に固定した。E. 1週間後。F. 3ヶ月後，完全な根面被覆。

で移動する。5分間圧迫を行う。手術部位はパックを行い，患者は10日間硬いものを食べないことと，ブラッシングを注意深く行うことを指導する（図 21-42E）。

臨床における術式を図 21-43，図 21-44 に示す。

歯間乳頭弁移動術

Bahat ら（1990）が概説したように，歯間乳頭弁移動術（transpositional flap）は Pennel（1965），Hattler（1967），Garder と Rosenberg（1984）が独自の術式を

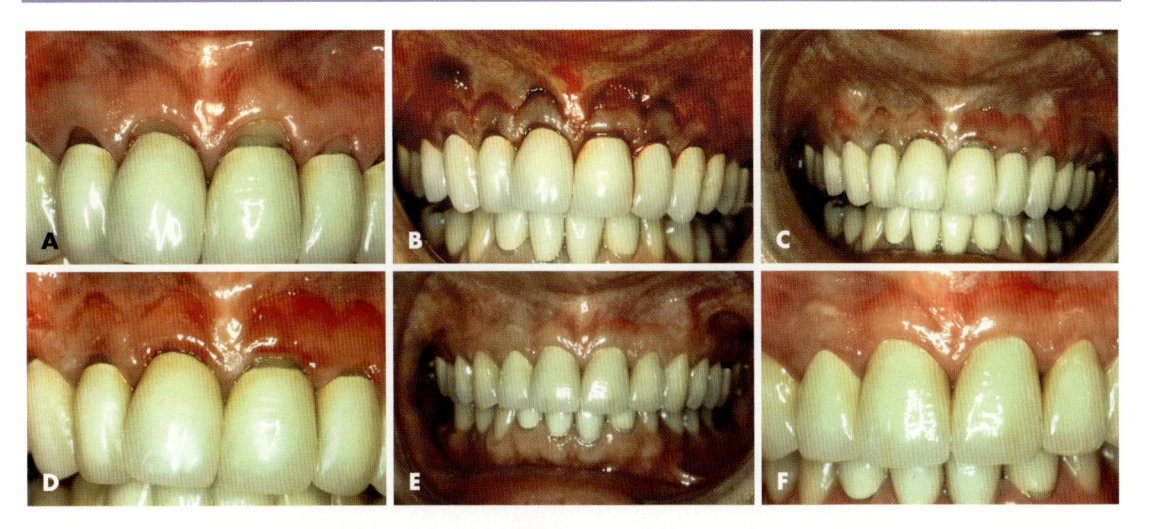

図21-44 半月状歯肉弁手術：多数歯　A. 術前。B. 多数歯の半月状歯肉弁手術の外形と歯冠側への切開位置。C, D. 術後1週間。E, F. 術後1年後，補綴物の完成，優れた結果に注目。(Dr. Dennis Tarnow, New York, による。)

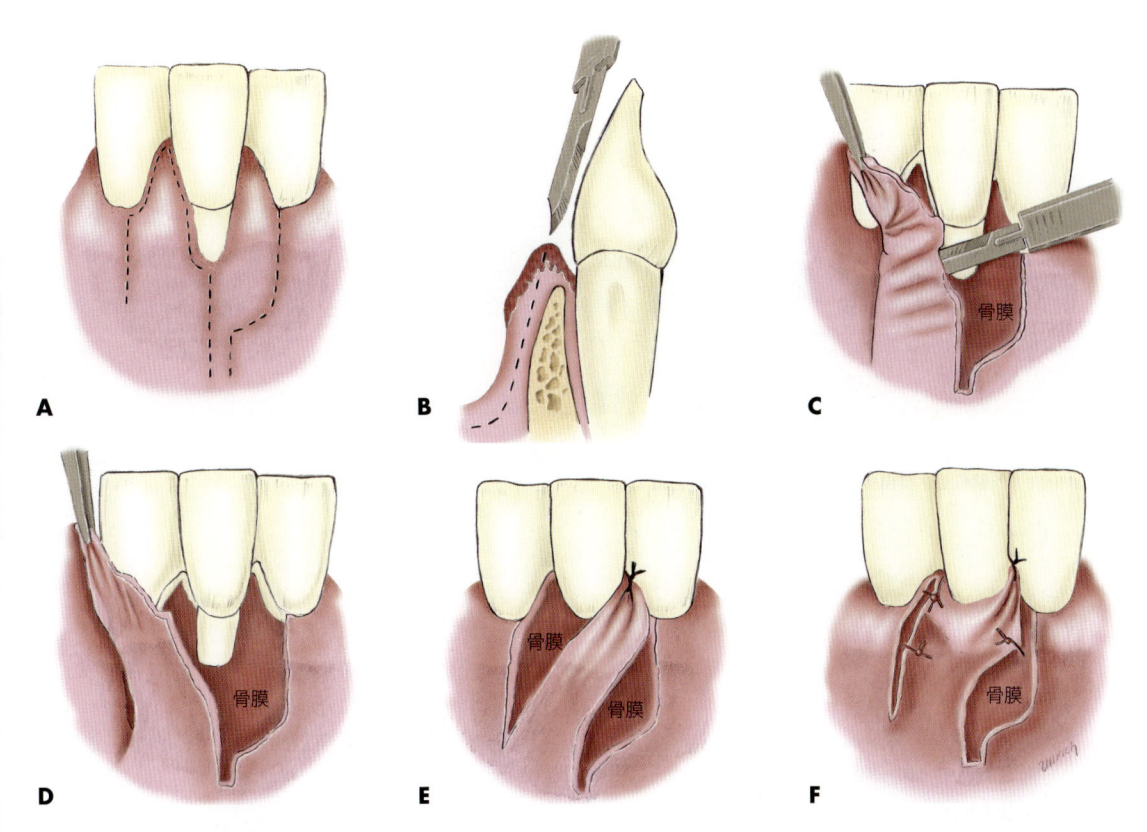

図21-45 歯間乳頭弁移動術　A. 術前，切開の外形線。B. 粘膜弁の側面観。C. 受容部位を準備し，供給部位を鋭い切開で準備する。D. 粘膜弁を歯冠側に剥離。E. 受容床下のセメント・エナメル境での乳頭の先端で縫合の位置。F. 乳頭歯肉弁を近心側，遠心側，根尖側に固定した。

開発し発表した歯間乳頭弁側方移動術(laterally positioned papillary flap)の変法であると思われる。

利　点
1. 簡単である
2. 狭い歯根露出に対して確実な予後予測が可能

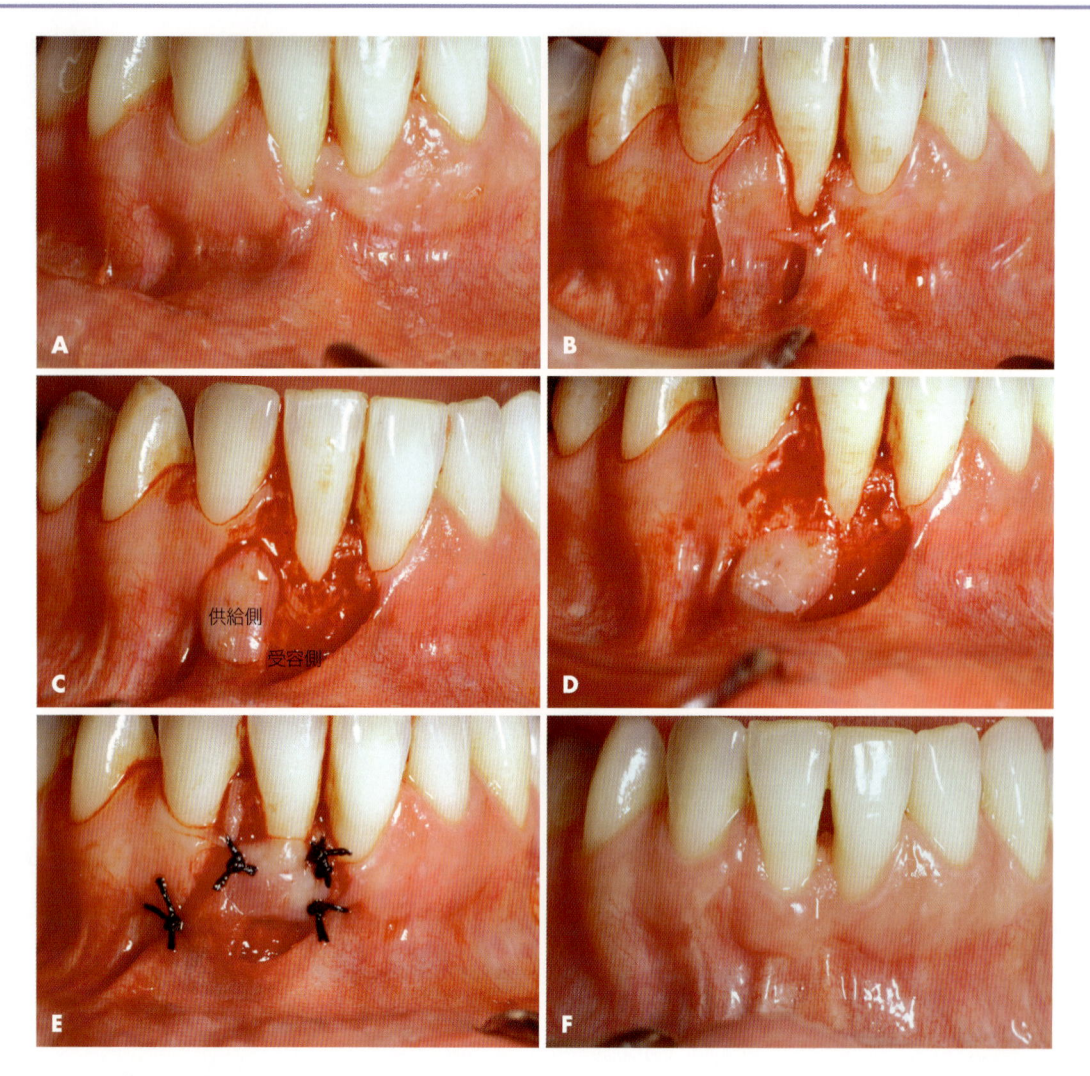

図 21-46　有茎弁回転移動術　A. 術前。B. 粘膜弁の外形。C. 粘膜受容床の準備。D. 粘膜弁を剥離し，歯冠側に移動。E. 粘膜弁を回転し，露出根面上で縫合。F. 術後 5 ヶ月。

3．用途が広い
4．供給側における歯肉退縮が防げる

欠　点

1．多数歯は治療できない
2．主として狭い範囲の歯肉退縮に限定される
3．広い歯間乳頭を必要とする

方　法

1．No. 15 替刃メスで 2 つの粘膜弁（第 1 の供給側粘膜弁；第 2 の受容側粘膜弁）の外形の切開を行う。第 1 の粘膜弁すなわち供給側粘膜弁は歯肉歯槽粘膜境までは粘膜弁で，根尖から歯肉歯槽粘膜境までは粘膜骨膜弁形成する（図 21-45A, B）。
2．最初の粘膜弁の切開は露出根面に沿って斜めに行い，底部を広くした有茎弁をつくる。歯肉弁が十分移動できるようにし，適切な血液循環を促すための底部の歯肉の厚み（1.5〜2 mm）をつくるために切開を根尖側に延長する（図 21-45B）。
3．骨膜の受容床は，No.15 替刃メスで切開を入れて粘膜弁を挙上し，除去して準備する（図 21-45C）。
4．歯肉歯槽粘膜境からメスを歯冠方向に進める切開で第 1 の粘膜弁を挙上する（図 21-45C）。
5．移植片を剥離し，容易に移動できるように根尖方向に切開を延長する（図 21-45D）。
6．粘膜弁辺縁は欠損部の約 2 mm の隣接歯間乳頭部に縫合する（図 21-45E）。
7．粘膜弁の中央部を，乳頭が露出しているもう一方の乳頭部へ縫合することで，歯頸部付近に粘膜弁が引き上げられる。粘膜弁が安定し，隣接組織に

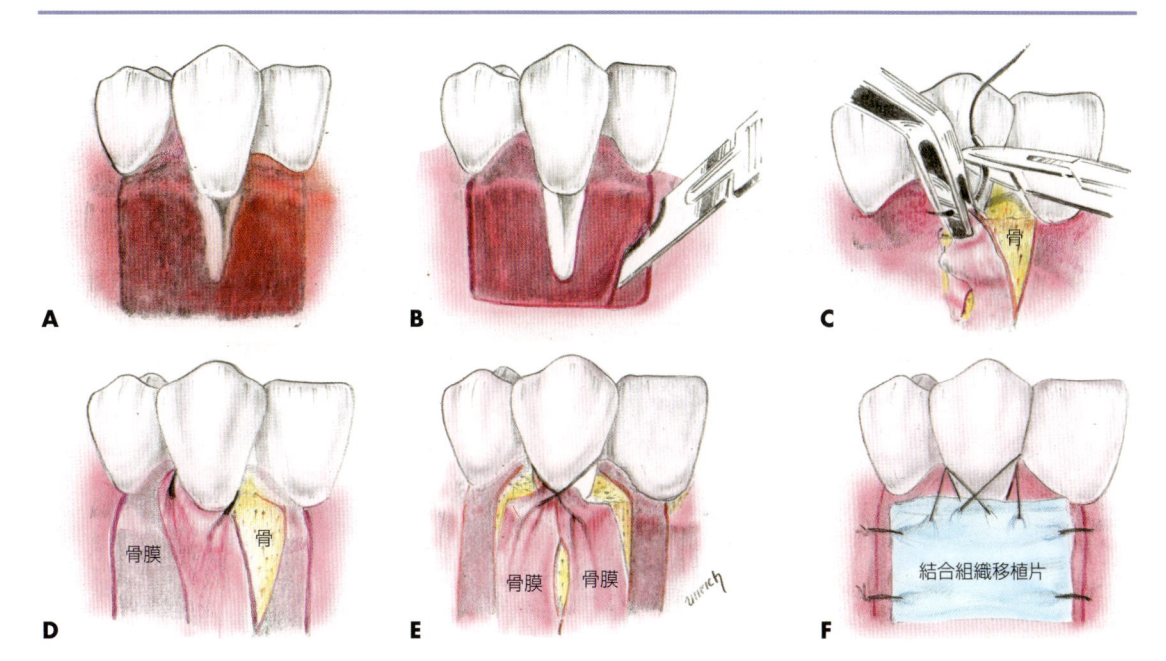

図 21-47 根面被覆のための骨膜弁（Carvalho 法） A．露出根面と準備された骨膜床の正面．B．骨膜弁の外形を点線で示す．C．下方に露出した骨がある歯肉弁を引き上げ，縫合を始めた．D．1 つの歯肉弁を適切な場所に縫合した．E．範囲が広ければ，歯肉弁を 2 つ使う．F．移植片を位置決めし，露出根面と粘膜有茎弁上で縫合する．

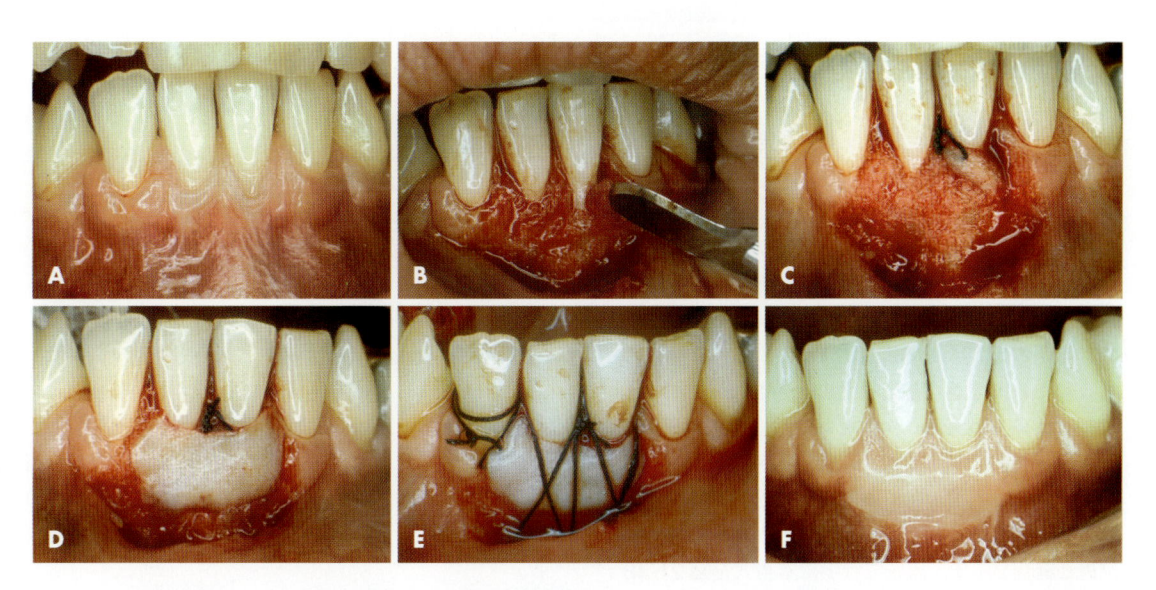

図 21-48 根面被覆のための骨膜有茎弁による遊離軟組織移植術 A．術前，中央部の歯肉退縮を示す．B．骨膜弁の剝離．C．歯肉弁の縫合．D．移植片の設置．E．移植片の縫合．F．1 年後，根面被覆と付着歯肉の幅の増大を示す．(Carvalho JC, Putiflioni FE and Kon S：Combination of a connective tissue pedicle flap with a free gingival graft to cover localized gingival recession. Int J Periodont. Rest. Dent., 4：27；1982 より引用．)

接近するように粘膜弁の側方を縫合する（図 21-45F）．

8．初期の血餅を安定させるために 10 分間圧迫する．臨床における術式を図 21-46 に示す．

結合組織有茎弁移植術

Carvalho ら（1982）は，根面接覆を増加するために，骨膜床からの骨膜弁を単独あるいは 2 つの有茎弁として用いる改良法を報告した．理論的には，有茎移植によって無血管の部位に血液の循環を増加させ，移植片

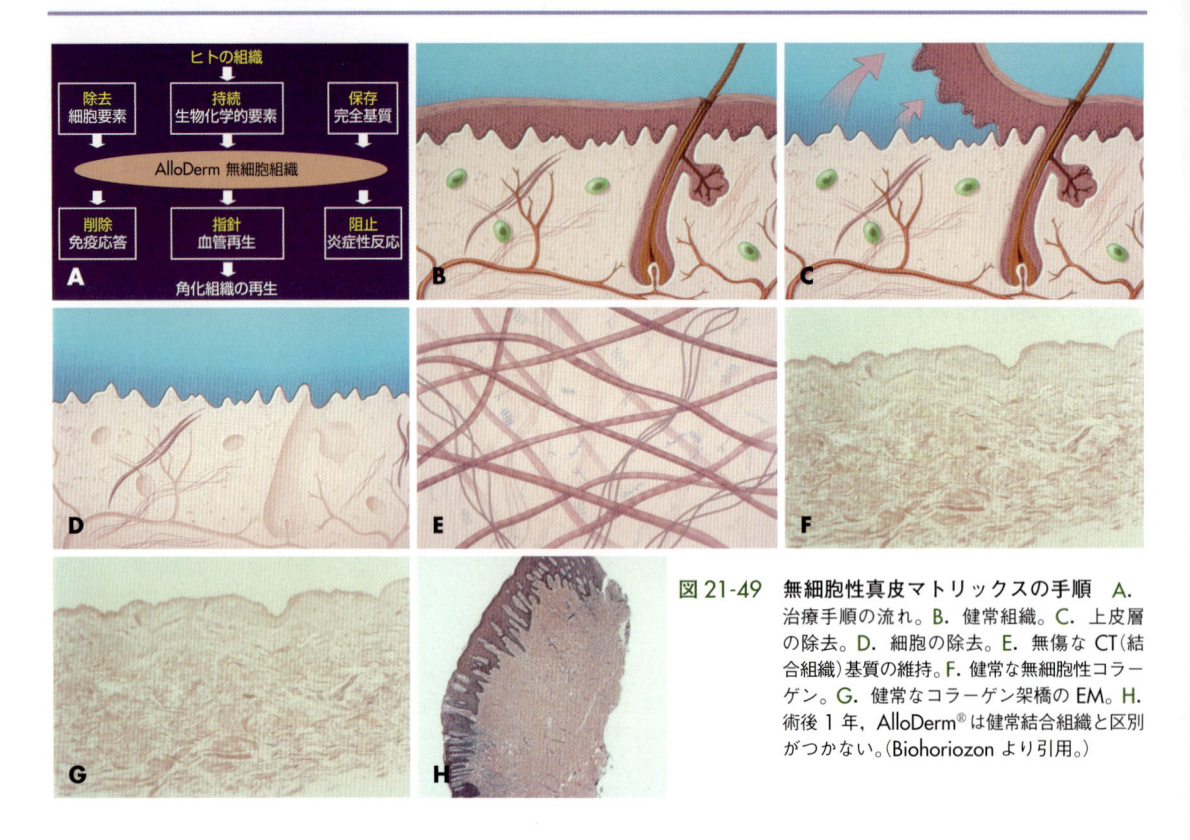

図21-49　無細胞性真皮マトリックスの手順　A. 治療手順の流れ。B. 健常組織。C. 上皮層の除去。D. 細胞の除去。E. 無傷な CT（結合組織）基質の維持。F. 健常な無細胞性コラーゲン。G. 健常なコラーゲン架橋の EM。H. 術後 1 年，AlloDerm® は健常結合組織と区別がつかない。(Biohoriozon より引用。)

が生きたまま露出根面を被覆する可能性を増加させる。

術　式

受容側の骨膜床は通常の方法ではメスで切開して準備する；上皮の除去は完全に行う（図 21-47A）。結合組織の有茎弁は歯の片側あるいは両側に斜め切開を行って獲得する（図 21-47B）。

有茎弁の大きさは露出根面の大きさに応じて調整する。有茎弁を剥離し，5-0 絹糸の縫合は Corn の持針器（suture plier）を用いて行う（図 21-47C）。

図 21-47D と E は，1 つあるいは 2 つの有茎弁を用いたときの縫合を示している。図 21-47F に移植片の位置と縫合を示す。臨床で行った本術式を図 21-48 に示す。

組織再生誘導法と歯肉退縮

Cortellini ら（1991），Tinti ら（1992），MCGuire（1992），Prato ら（1992）は，最近では歯肉退縮の治療のために組織再生誘導法（GTR 法）を行うことを提唱した。たとえ好成績が得られても遊離歯肉移植術か，上皮下結合組織移植術にまさるものではない。術式はさらに複雑で，2 回目の手術が必要となる。したがって，骨再生が必要でなければ本術は通常の使用には向かない。

組織再生用マトリックス
（AlloDerm®（LifeCell inc. Palo Altp, California））

歯周形成治療は，Miller（1985）が行った FGG により始まった。Langer（1982）らによる SCTG の導入は，歯周形成外科において高い予知性と審美性をもたらした。SCTG は，現代の歯周外科手術の基礎を構築した。

依然として，移植術を行うには外科的に口蓋部の組織を採取する必要性がある。ほとんどの症例ではこのことは問題にならないが，以下の症例の場合問題となる。

1．多領域にわたって歯肉退縮を認める症例
2．採取部に制限がある症例
　a．狭い口蓋
　b．薄い組織
　c．平坦で広い口蓋

その結果として患者は，以下の影響をうける

1．複数回の外科処置
2．罹患率の上昇
3．疼痛の増大
4．治癒の遅延
5．処置時間の増加

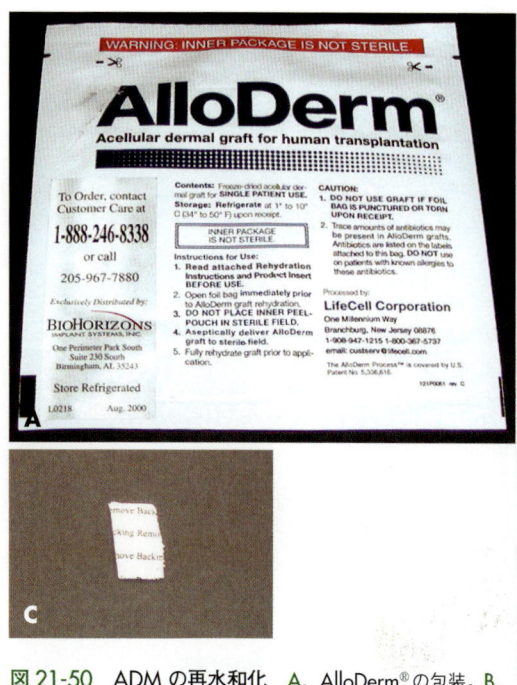

図 21-50　ADM の再水和化　A. AlloDerm® の包装。B. 滅菌済みの中のパッケージ。C. ADM 本体。D. 再水和化をした ADM。(Biohorizons の許可を得て引用。)

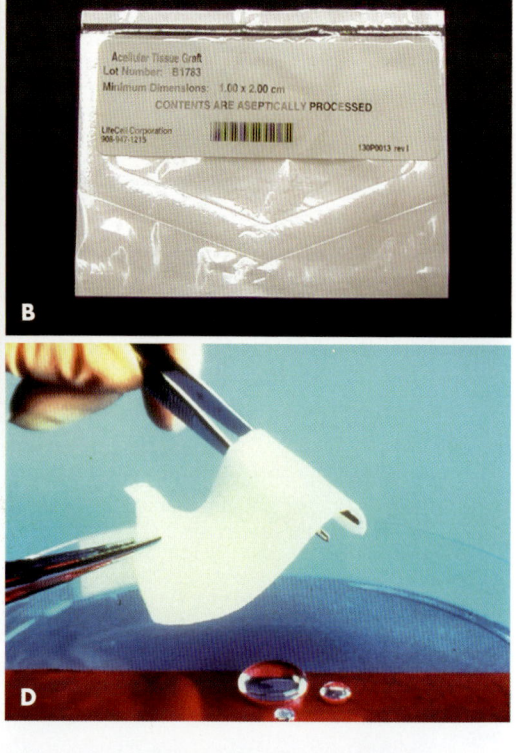

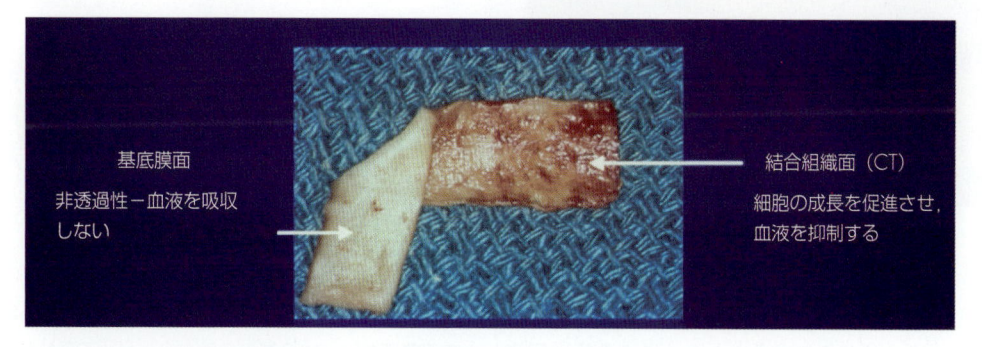

基底膜面
非透過性－血液を吸収しない

結合組織面（CT）
細胞の成長を促進させ，血液を抑制する

図 21-51　組織の詳細　移植片の基底膜面および結合組織面が認められる。(Biohorizons の許可を得て引用。)

6．不安の増大
7．治療に対する許容の減少
　適切な選択肢を見つけるという動機は，多数の代替材料の使用につながってきた。
1．Fascia laria (Callan 1990)
2．凍結乾燥皮膚 (Yukna et al. 1977)
3．組織再生誘導法 (GTR 法)
　a．Guidor® (Guidor AB, Huddings, Sweden) (Harris 1998)
　b．Gore-Tex (Pini Prato 1993 ; Jensen 1998)
　c．Biomend (Wang 1999)
　d．Bioguide (Burns 2000)
　e．Epiguide
　f．Emdogain
　g．Vicryl (De Sanctis, Zucchlli 1996)
　大多数の代替材料は，以下の原因によりほとんど承認されなかった
1．治癒過程における免疫学的な合併症
2．治癒の遅延
3．十分な予知性の欠如
4．高いコスト
5．複数回の手術 (Gore-Tex)
6．市場からの撤退 (Guidor)
　最近では，同種無細胞性真皮マトリックス (allo-

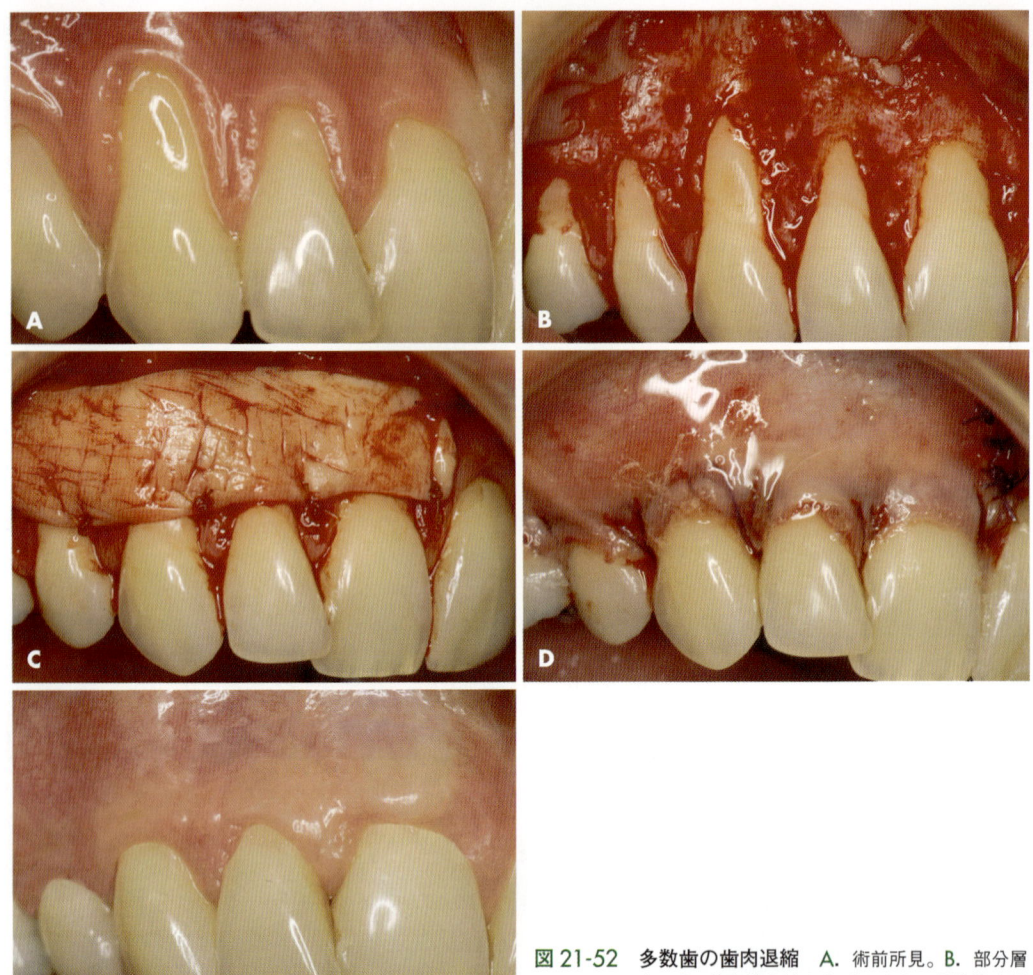

図 21-52　多数歯の歯肉退縮　A. 術前所見。B. 部分層弁。C. 基底膜を持ち上げるように移植片を設置。D. 5-0 Vicryl 糸にて縫合。E. 術後 1 年。

graphic acellular dermal matrix：ADM）が臨床的に広く用いられるようになってきた。たくさんの臨床研究が，臨床的な効果と高い予知性（87〜96％）を報告している（Aichelman-Reidy 1999, 2001；Harris 1999, 2000, 2001, 2002）（Henderson 2001；Mahn 2001；Novaes 2001；Tal 2002）。

Cores ら（2004）と Woodyard ら（2004）は，歯肉弁歯冠側移動術において，無細胞性真皮マトリックス（AD）を用いたほうが有意に歯根被覆できたと報告している。Cummings（2005）らは，歯肉弁歯冠側移動術において ADM を用いた場合と自家結合組織移植を用いた場合とで組織学的に比較した。その結果，正常細胞成分を有する緻密で厚いコラーゲン束を認めた。骨の影響を受けずに，長い付着上皮を得て治癒した。6 ヶ月経過後，ADM と自家移植では同様の治癒結果に至った。

注意：症例選択によっては，5 年経過予後において SCTG の結果が有効でないのと同様に，AD の結果も保存可能でないという最近の論文（Harris 2004）が報告されている。

利　点

1. 容易な操作性
2. 結合組織移植と同様の術式
3. 単一もしくは複数の領域への処置
4. 高い予知性
5. 高い審美性
6. 多目的な使用
   a．歯肉増成
   b．歯根被覆
   c．抜歯窩保存
   d．歯槽堤造成
   e．GTR

AD も移植材料としての基本的な生物学的必要条件

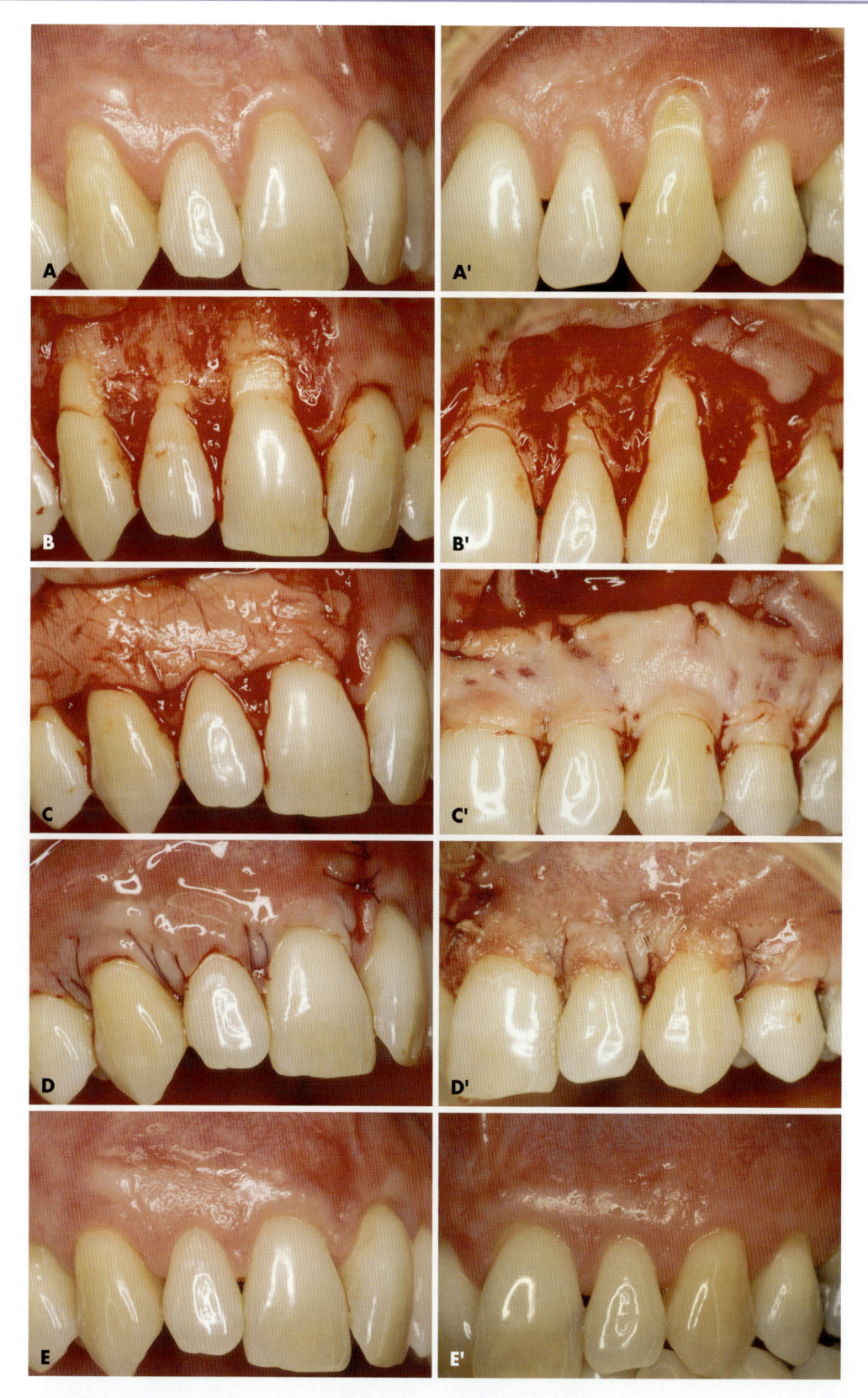

第 21 章 審美的歯肉の再建 **359**

図 21-53　同じ患者の多数歯に対して ADM を治療に使用した症例の経時的変化　A, A'. #6–12 に顕著な歯肉退縮が認められる術前写真。B, B'. 部分層弁（歯根膜は残したまま）を剥離。C, C'. 基底膜を挙上（C），下降（C'）させて ADM を設置。D, D'. 歯冠側に移動させ，5-0 Vicryl 糸で縫合。E, E'. 術後 10 ヶ月の臨床的所見。

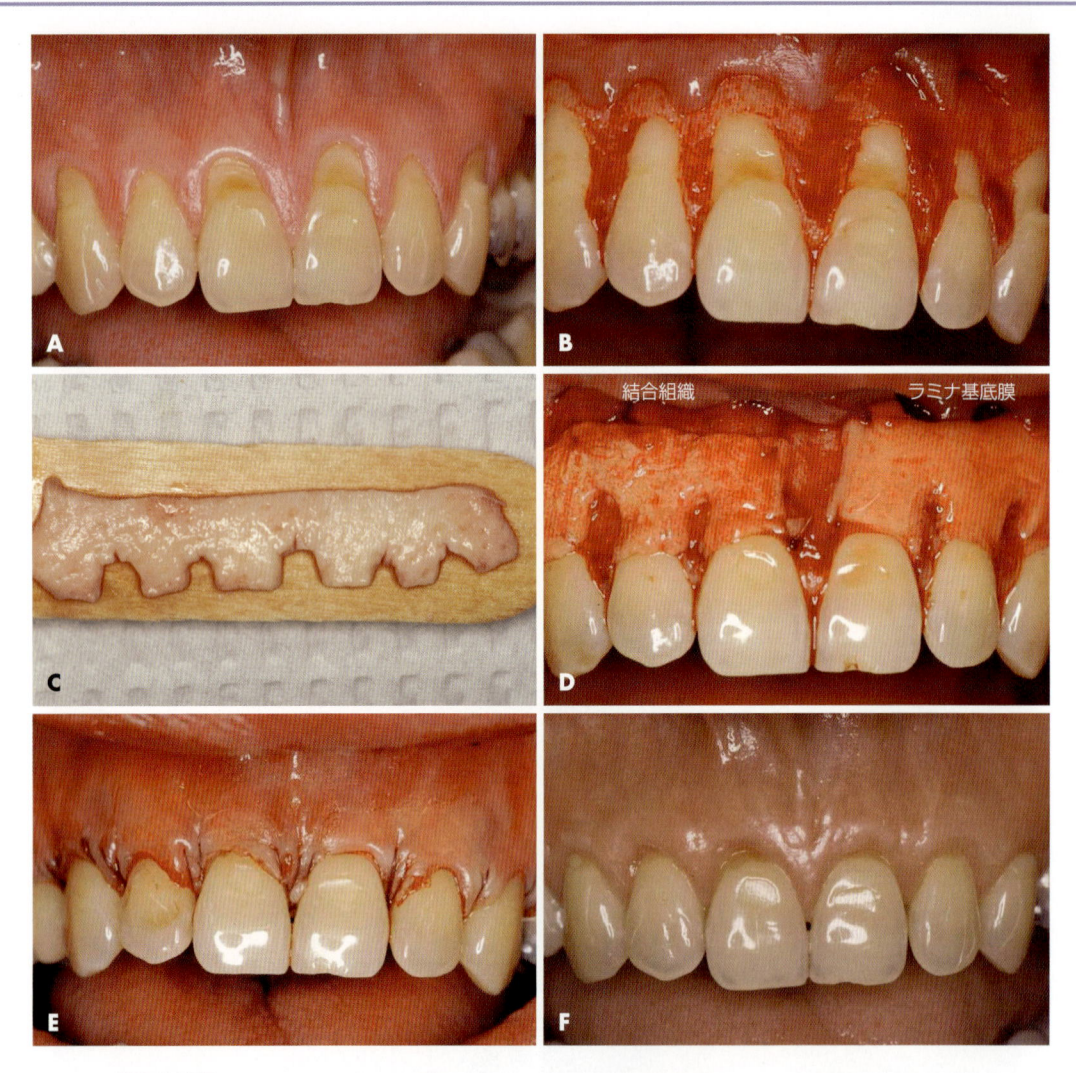

図21-54 基本的手順 A. 術前所見。B. 部分層弁を剥離。顕著な歯肉退縮が認められる。C. 移植する歯肉の準備。D. 移植歯肉を設置；2部を使用し，1部は基底膜を設置し，1部は結合組織を設置する。E. 改良 dodge 縫合。F. 最終的な臨床所見。

を満たす。
1. 生体適合性
2. 生物学的分解と除去
3. 免疫学的不活性

潜在的合併症

1. 創の感染，全身感染
2. 特異的・非特異的免疫反応
3. AlloDerm の吸収
4. 宿主組織における AlloDerm 無細胞組織再生のマトリックスにおける非結合

AlloDerm に対する過敏性アレルギー免疫反応やその他の免疫反応は，前臨床および臨床試験において認めなかった。しかしながら AlloDerm は，ヒト組織由来のタンパク質・プロテオグリカン・その他の成分を含むため，免疫反応を引き起こす可能性は，潜在的に存在する。

材料

AD は，未分化間葉系細胞・内皮細胞成長因子（7日間）のための足場や生物学的な再生マトリックスとして作用する無菌的に処理された生体適合性の移植材料である（James and Klein 1974）。AD に対して γ 放射線処理をせず，凍結乾燥処理がコラーゲン束構造・基底細胞複合体・ヒアルロン酸や硫酸コンドロイチンを含むリコサミノグルカン（lycosaminoglucans）に対し生物学的損傷を与えないため（光顕・電顕レベルで），コラーゲン複合体や基底細胞複合体は完全なまま残されていた（Livesey et al. 1994；Wainwright 1994）。これは，正常な細胞の遊走・再増殖（14〜21日）・取込み・成熟

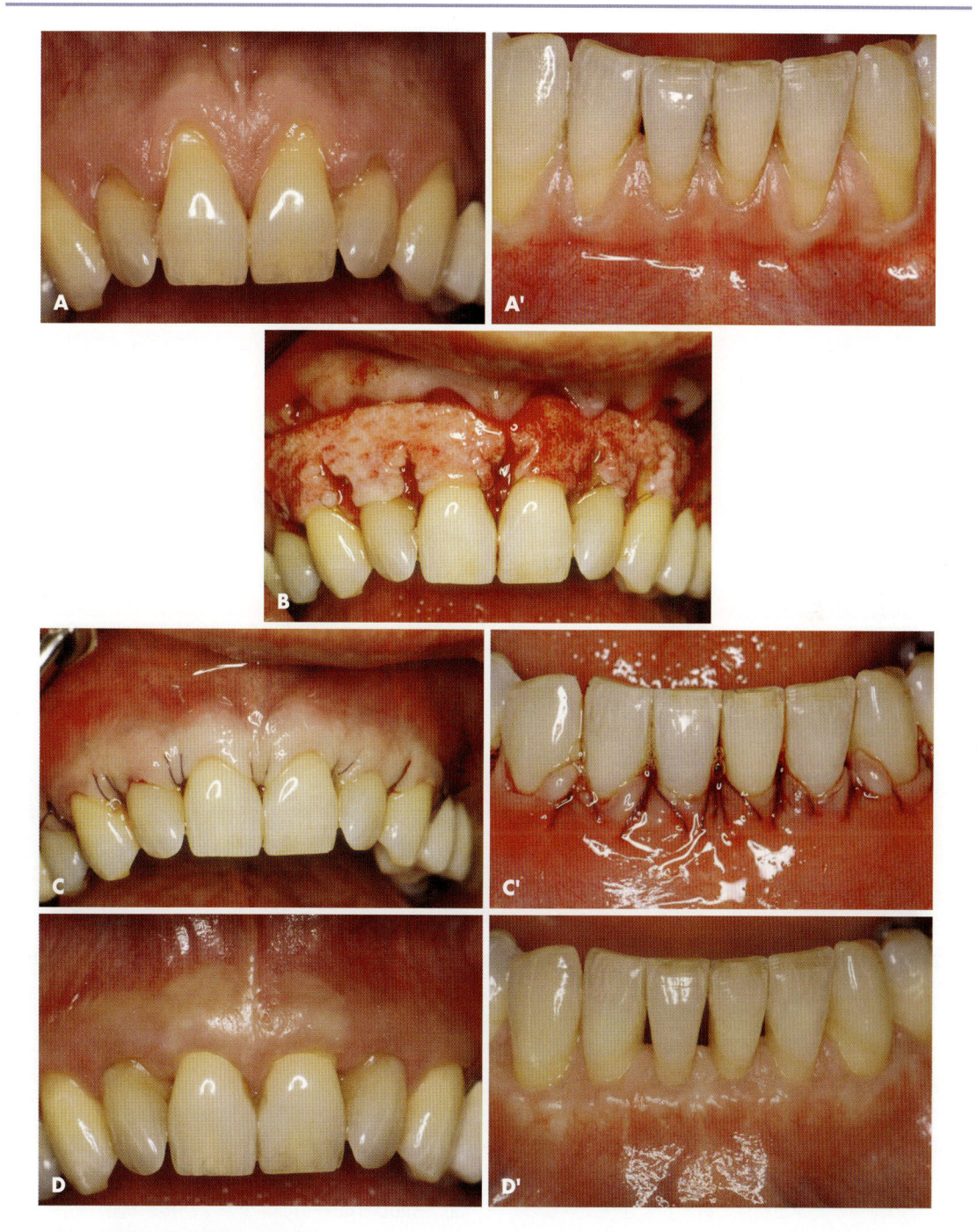

図 21-55　上顎前歯部の顕著な歯肉退縮　A，A'．術前所見．B．基底膜と移植歯肉を下降に設置し，dodge 縫合を使用．C，C'．5-0 Vicryl 糸で歯肉弁を固定．D，D'．最終的な臨床所見．

(4〜5 週)を可能にする(Wainwright 1996)．代謝と置換が線維芽細胞によって行われることを述べることは重要だ．コラーゲンの産生，除去の正常な生物学的過程を相互に作用したり，阻害したり，変化させる異物や巨細胞反応，残留副産物はみられない．

ADM は，細胞成分が存在しないため，免疫学的に不活性な材料である．それは，抗原性・拒絶反応・炎症を誘発する主要組織適合複合体(MHC) class I，class II 抗原やウィルス感染の際に活性化される細胞成分がないため，免疫学的に不活性なのである(Livesey et al. 1994)(図 21-49)．

The Annals of Periodontology(2003)やアメリカ歯

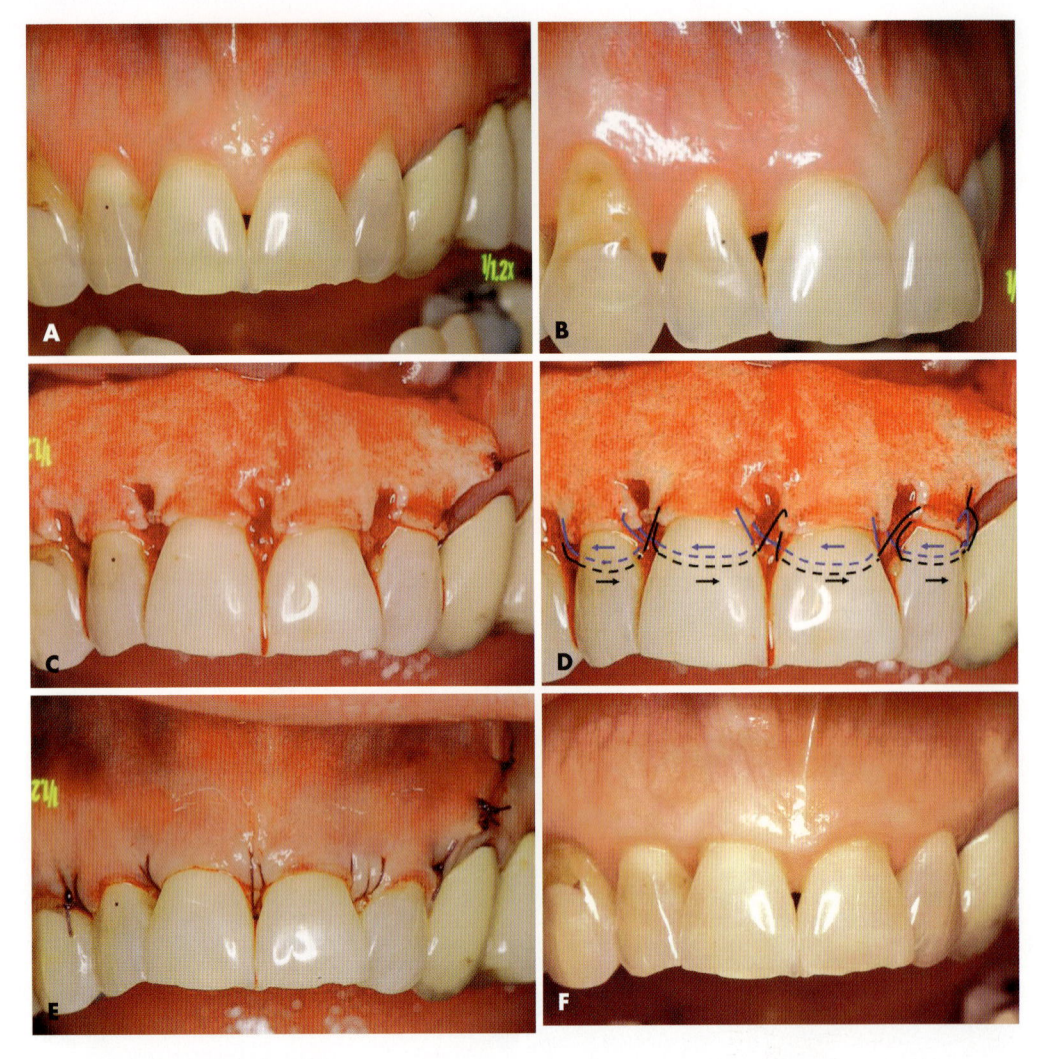

図 21-56　上顎前歯部の顕著な歯肉退縮　A，B．多数歯肉退縮部の唇側および側方面観。C．無細胞性真皮マトリックスを縫合。D．たくみな連続縫合法。E．歯冠側移動術および縫合。F．術後 10 ヶ月，100％歯根被覆されている。

周病学会（2005）の positioned paper は，歯肉退縮において ADM の使用に際し，歯肉弁歯冠側移動術との併用を推奨している。彼らは，「粘膜移植片を得るための外科手術を行うことなしに無制限に被覆できることは，この材料の大きな利点である」と述べている。

移植前処理：再水和化の方法

AlloDerm 移植は，使用前に 10 分～4 時間生食に浸す必要がある。厚い移植材であれば，40 分必要である。生食を室温に予熱することは，急速な再水和作用を促進する（図 21-50）。

注意：37℃以上熱してはならない。

1．必要な材料

・2 つの無菌皿（例：キドニー皿）
・再水和液：AlloDerm につき少なくとも 100 ml の生理食塩水かリンゲル液
・2 つの無菌鉗子

2．AlloDerm 移植の準備および再水和化
・裏装をつけたまま AlloDerm を無菌状態の第一の皿の上に置く
（複数の場合，同一の皿で行ってよい）

注意：特に推奨することでもないが，再水和化の前に Allo-Derm® をだいたいの大きさにトリミングしておいたほうがよい。

AlloDerm 移植片 1 つにつき少なくとも 50 ml の再水和液をこの第一の皿に注ぐ。移植片を最低でも 5 分

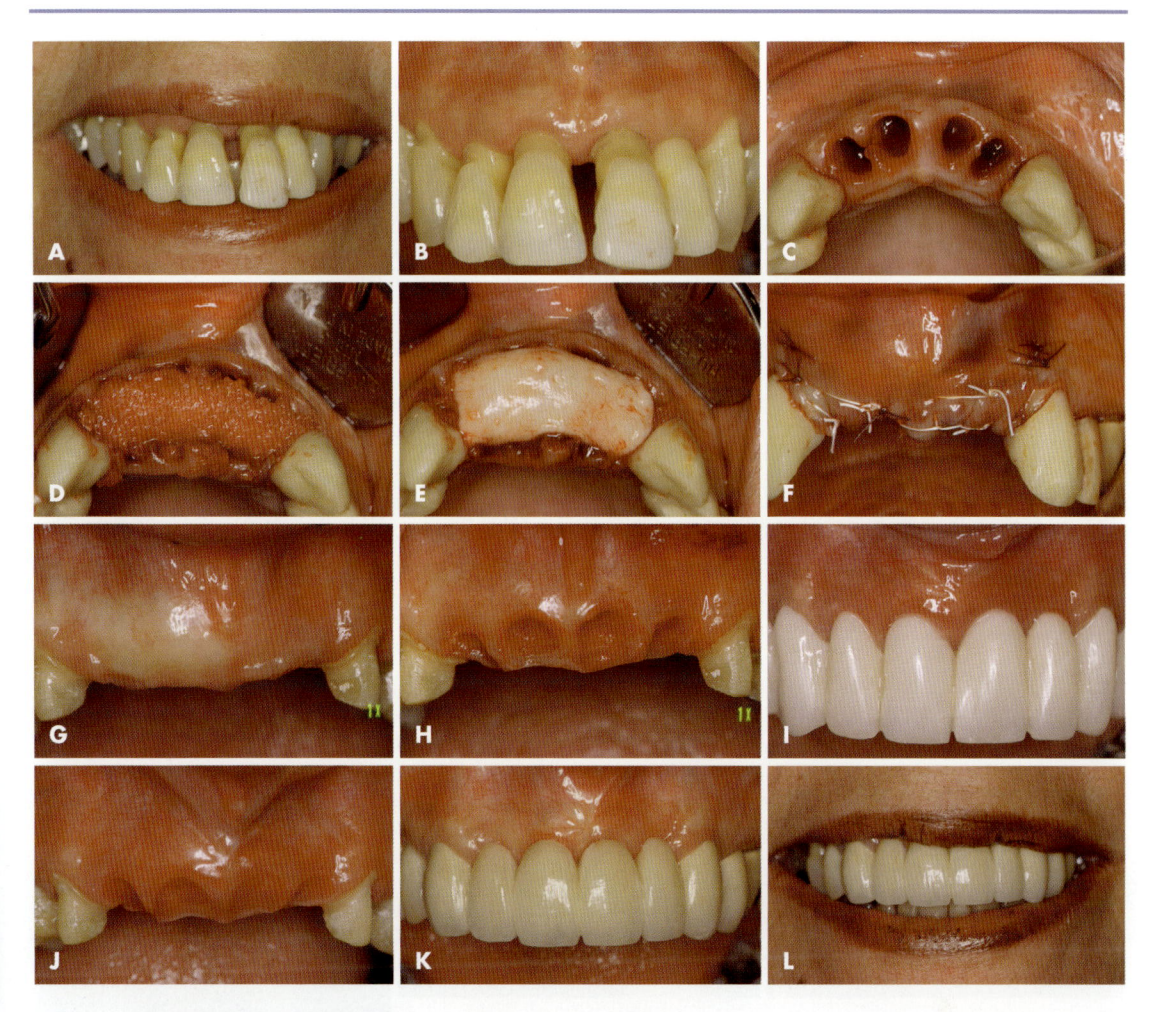

図 21-57　無細胞性真皮により歯槽堤増成　A. 術前所見。見栄えの悪いスマイルライン。B. 抜歯部の拡大写真#7-10。C. 非外傷性の抜歯。D. DFDBA を埋入。E. 結合組織部に沿って設置される真皮(AlloDerm®)。F. 歯肉弁の一次閉鎖が完了。G. 術後 4 ヶ月。H. 卵型ポンティックテンポラリーのために歯肉整形術。I. 治癒後，テンポラリーブリッジを装着。J. 顎堤の最終的なポンティック形態の確立。K. 最終的な補綴物装着。L. 最終的なスマイルライン，図 A と比較せよ。(Dr. Richard Rossman, Randolph, MA による。)

間液に浸す。2 枚の裏装が移植片から浮き上がってくるはずである。無菌グローブもしくは鉗子を用いて，裏装材を除去し廃棄する。その後，少なくとも 50 m*l* の再水和液に浸した無菌状態の第二の皿を用意し，AlloDerm を完全に 5 分間浸す。さらに厚い移植片の場合，多くとも 40 分浸す。液を室温に予熱していれば，再水和化はさらに促進する。移植片が正しく処理されると，軟らかくしなやかな材質になる。完全に処理された AlloDerm は，外科領域に応用可能となる。

不適切な再水和化

凍結乾燥法の際に，組織構造を壊すことなく保存できる凍結保護材であるが，高濃度な場合，それは細胞に対して有毒であるかもしれない。使用前に 10 分間再水和化された場合，AlloDerm 移植は最適に行われるとされた。

AlloDerm の移植

応用

滅菌されたグローブか鉗子を用いて，再水和化された AlloDerm を基底膜を伴う創床の上に移動する。正しい方向づけを行うために，臨床医は 2 つのサイドとの"物質的な"違いに注意を払わなければならない。正確な方向づけは，以下の物質的な特性によって決められる (図 21-51〜56)。

・真皮もしくは結合組織側：容易に血液を吸収する
・基底膜側：血液の吸収が容易でない

血液を吸収する能力は，臨床的な分化要素として最も重要なものである。その他の相違は，本質的に主観的なものである。

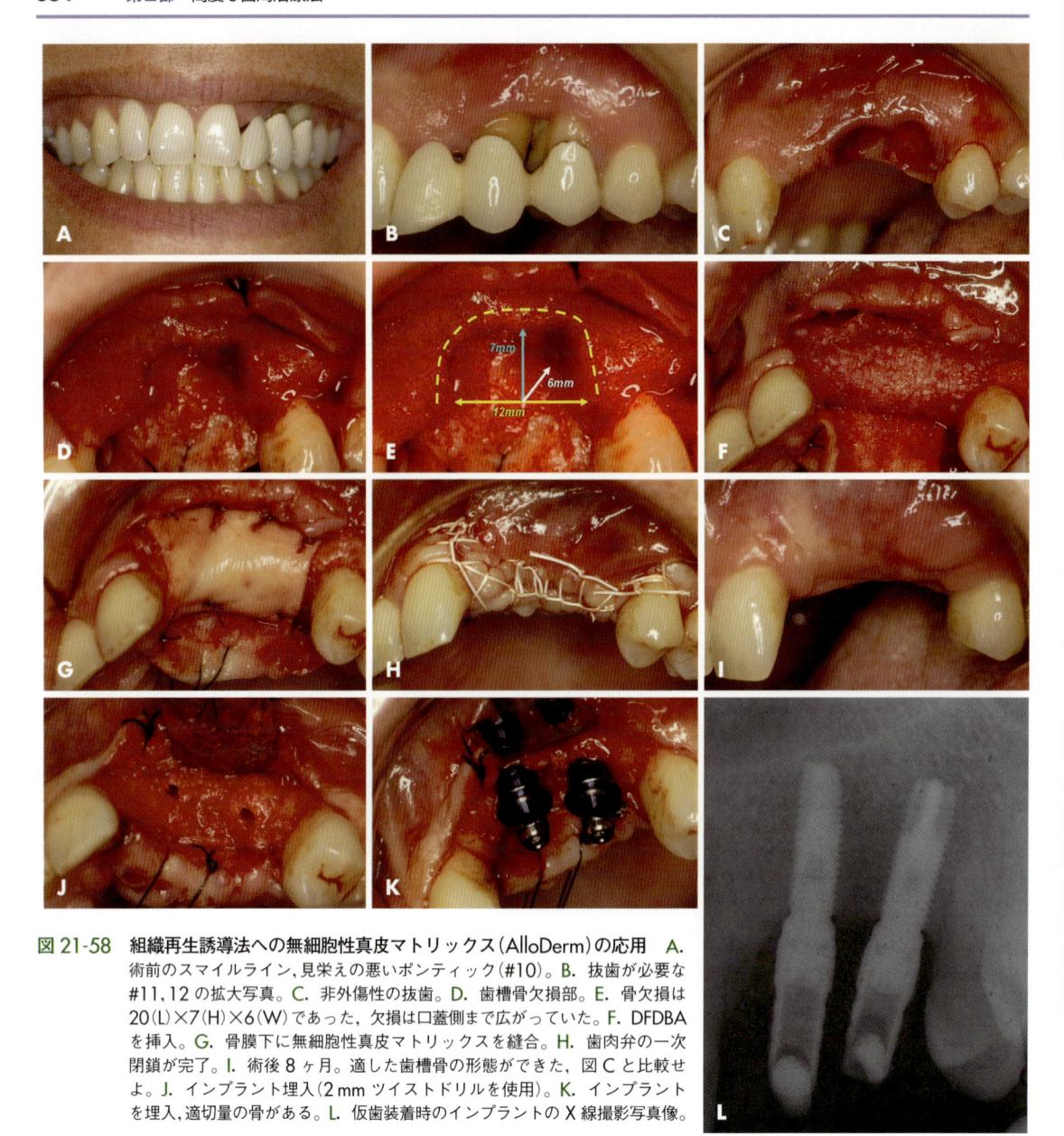

図 21-58 組織再生誘導法への無細胞性真皮マトリックス（AlloDerm）の応用 **A.** 術前のスマイルライン，見栄えの悪いポンティック（#10）。**B.** 抜歯が必要な #11, 12 の拡大写真。**C.** 非外傷性の抜歯。**D.** 歯槽骨欠損部。**E.** 骨欠損は 20(L)×7(H)×6(W) であった，欠損は口蓋側まで広がっていた。**F.** DFDBA を挿入。**G.** 骨膜下に無細胞性真皮マトリックスを縫合。**H.** 歯肉弁の一次閉鎖が完了。**I.** 術後 8 ヶ月。適した歯槽骨の形態ができた，図 C と比較せよ。**J.** インプラント埋入（2 mm ツイストドリルを使用）。**K.** インプラントを埋入，適切量の骨がある。**L.** 仮歯装着時のインプラントの X 線撮影写真像。

真皮もしくは結合組織側
・光沢があり光に反射する
・滑沢である
・視覚的に起伏が多くみえる
基底膜側
・光沢がなく光に反射しない
・触感的に粗糙である
・視覚的に平滑にみえる

注意：方向づけにおいて（基底膜側を上にするか下にするか）結果的には相違がないようにみえるが，ほとんどの臨床医は基底膜側を歯根側に配置するのを好む。

1. 正しい方向づけが行われた後，AlloDerm を望ましい形態にさらにトリミングする。
2. 宿主床に移植片の適応と付着を促すため 3～5 分湿ったガーゼを用い，無菌的に AlloDerm の上にしっかりと圧を加える。

外科処置

この処置を行うにあたって，2 つの基本的な外科技術が推奨される。

1. 部分層弁
2. 全層弁

注意：2 つの術式とも最初の術前処置は共通であり，以

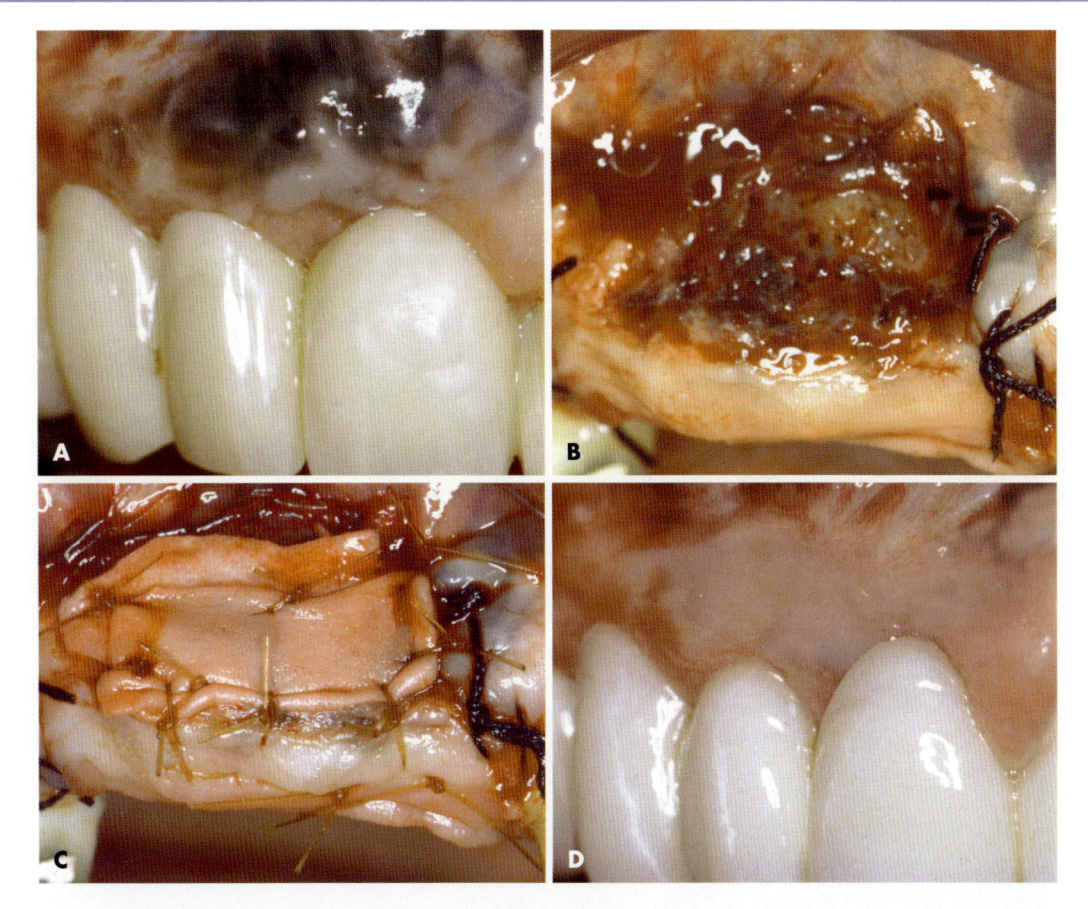

図 21-59 無細胞性真皮マトリックスを用いたアマルガム歯肉沈着の治療 A. 術前, アマルガムにより歯肉沈着が広範囲に認められる. B. 骨膜床を準備. C. 自家真皮マトリックスを定位置に縫合. D. 最終所見, 色素沈着は完全に除去された.

下に示す.

最初の処置

1. 術前の炎症のコントロール
2. スケーリングとルートプレーニング (手用, 超音波, 回転器具など)
3. 外科手術前の歯根への化学的処置
   a. クエン酸 (pH1.0)
   b. EDTA (pH7.0)
   c. テトラサイクリン (100〜125/ml)
4. 測定/出血点
   a. セメント・エナメル境から遊離歯肉縁 ("X")
   b. 乳頭頂から "X" を測定
   c. "X" の測定を基点に出血点を設定

注意：出血点は新しい乳頭頂として適している.

5. 横切開もしくは歯肉縁切開は出血点で行われる. 歯肉溝切開の前に隣接面のすべては処理される

注意：両処置とも部分層弁歯間乳頭切開, 歯間乳頭部の保存, 歯肉弁歯冠側移動術のための歯肉弁の非上皮化が必要である.

部分層弁または**粘膜弁** (Allen 1994a, 1994b；Harris 2001；Novas 2001).

全切開は, 骨膜を損なわないために骨膜上で行われる.

1. 歯間部切開は, 唇側から結合組織にかけて行われる.
2. 縦切開は, 歯肉弁の近心断端に設定する.
3. 部分層弁を鋭利な切離で挙上する.
4. エンベロープ術 (縦切開なし) を用いる場合, 十分な可動性を得るために, 手術領域より近遠心的に 1〜2 歯分大きく処置を行う.

注意：Barros (2004) は, 歯肉弁を1歯分近遠心的にさらに大きく処置を行えば, 十分に歯根被覆ができると述べている.

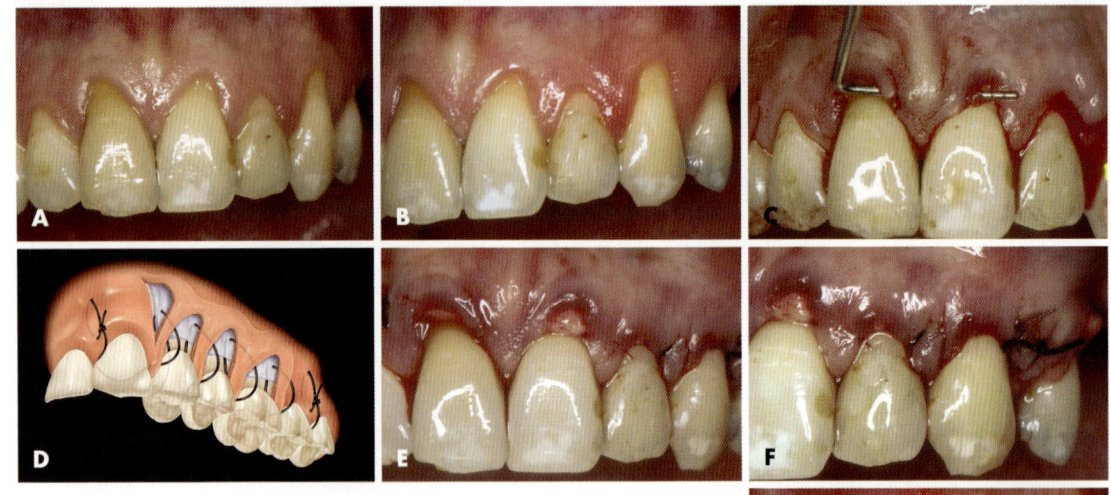

図 21-60　歯根被覆のためのトンネル法と ADM　**A, B.** 唇側および側方面観，顕著な歯根退縮が認められる。**C.** トンネル形成部を歯周プローブにて示す。**D.** イメージ図にて縫合法を示す。**E, F.** 最終的な縫合時の唇側および側方面観。**G.** 術後 6 ヶ月の所見，A，G を比較せよ。

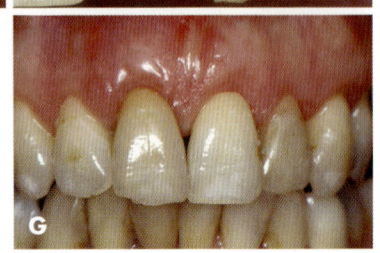

5. 残された歯間部の歯肉は，非上皮化されている。
6. セメント・エナメル境を超えてテンションフリーな歯肉弁を歯冠側にその位置決めするのに，水平的な骨膜減張切開を行う。
7. テンションがまだ存在するようなら，歯肉弁にさらに減張切開を加える。
8. 術野を測定し，移植材料をトリミングし移植する。その際，4-0，5-0，6-0 クロム腸糸にて縫合する。

注意：無細胞真皮を用いる場合，3～4 mm 骨と重なるようにトリミングし，セメント・エナメル境に慎重に固定する。この材料の露出は，治癒を遅延させ，最終結果を損なう。歯間部にこの材料を用いると，材料が移動し，露出する結果になるだろう。Dodge(1998)は，無細胞真皮材料の位置が安定し，歯間部に歯肉組織が露出することが可能な方法を実践した。これにより歯間部で歯肉弁の 1 次治癒を促し，歯肉弁がずれることなく全体的に被覆できるようになった(次章参照)。

9. 歯肉弁を歯冠側に移動し，4-0，5-0 クロム含有縫合糸，5-0 Vicryl，5-0 モノフィラメントで縫合する。
10. イソブチル・シアノアクリレート(ISO-DENT，Ellman International)を歯肉弁のマージンに作用させる(Harris(2002)推奨)。
11. 歯周包帯が適応する場合，しない場合。

粘膜骨膜弁または全層弁

すべての切開は，全層弁を挙上するために骨上まで加える。
1. 歯間部は部分層弁切除を頬側骨上に加える。
2. 歯間部切開は，歯肉溝切開を加える。
3. 縦切開は，近遠心的に加える。
4. 全層弁を骨頂上 3～4 mm に位置する。
5. 根尖側骨膜は，水平的に部分層弁切開を加える。

注意：歯肉弁は歯冠側に円滑に移動できなければならない。

6. 歯肉弁を歯冠側に移動し，テンションを確認する。テンションがかからずにセメント・エナメル境上に移動できなければならない。
7. 移植材を置き，トリミングを行う(骨頂上 3～4 mm)。
8. 改良型移植準備(Dodge et al. 1998；Henderson et al. 2001)。
   a. 移植材料をセメント・エナメル境に置く。
   b. 歯間部に注目し印をつける(小さな剪刀，メス)。
   c. すべての歯間部から楔状組織を除去する。これは，歯間部組織と歯肉弁とが一次接触し一次治癒することになる。移植材による乳頭組織の偶発的な歯間部の被覆を防ぐだろう。
   d. 「組織タブ」はセメント・エナメル境に位置を

定める。
  e．2重縫合法（5-0クロム腸糸，5-0吸収糸，ポリエチレングリコールモノフィラメント）を用いて，セメント・エナメル境にタブを固定する。
9．歯肉弁を歯冠側に移動し，2重懸垂縫合で縫合する（5-0非吸収性polybuster，モノフィラメント，5-0クロム系縫合糸，5-0 Vicryl，5-0Gore-Tex）。

注意：シアノアクリレート処理もしくは歯周包帯を（推奨はしないが）用いる。

10．術後，患者に0.12％グルコン酸クロルヘキシジンを用いての超音波歯ブラシ使用をさせる

術後指導
1．0.12％グルコン酸クロルヘキシジン
2．抗生物質
  a．ドキシサイクリン（50 mg/日，分1，14日間）
  b．アモキシシリン（150 mg，分3，10日間）
3．必要に応じて鎮痛薬
4．デキサメタゾン1 mg×18（手術が長時間に及んだ場合のみ）
  a．1〜3日後：3 mg/日
  b．4〜5日後：2 mg/日
  a．7〜9日後：1 mg/日
5．診察は1週間に1回行い，抜糸は術後2週目で行う。このことで，歯肉弁により大きな安定性を与え，移動を防ぐことができる

GTR，骨増成，アマルガム色素沈着
　無細胞性真皮マトリックス移植は，抜歯窩保存やGTRの際の歯槽堤維持に用いられる。両方とも，外側表面に基底層を位置することを奨める。アマルガム色素沈着に対しては，SCTGを行うと置換する可能性がある（図21-57〜59）。

無細胞真皮移植を用いたトンネルテクニック
　トンネルテクニックには，以下のような利点がある。
1．供給血流量の増大
2．歯肉弁のズレの防止
3．材料露出の危険性低下

術式
1．術野の末端にて縦切開を加える。
2．歯肉弁を形成するために，歯肉溝および歯間乳頭において歯冠側で歯肉の剥離を行う。
3．根尖方向および水平方向に歯肉弁を設計する。その際，骨膜を残す場合はOrbanメスを用い，全層弁の場合は骨膜剥離子を用いる。
4．歯肉弁の下に無細胞真皮を移植し，5-0糸にて懸垂縫合を行う。
5．完全に歯根を被覆し固定するために，4-0，5-0糸にて垂直もしくは水平マットレス縫合を行う（図21-60）。

注意：無細胞性真皮マトリックス移植は，抜歯窩保存・歯槽堤保存・GTRには用いられてきたが，今まで1つの論文でしか裏付けられていない。さらなる検索が必要である。

［鴨井 久一・塚田 賀子 訳］

第22章

歯槽堤増成術

抜歯後には，一般に過度の骨吸収が起こる。前歯部においてはこれが問題となり，凹んだ狭い歯槽堤上に審美的でない長いポンティックを用いざるをえなくなる。垂直的・水平的な歯槽堤吸収に対処するための特殊な治療法が開発されている。

歯槽堤欠損の分類

Seibert(1983)は種々のタイプの歯槽堤喪失を3つに分類した。

Ⅰ級：歯槽堤の高さは正常で，頬舌的な幅が狭くなった場合(図22-1)

Ⅱ級：歯槽堤の頬舌的な幅は正常で，高さのみが減少した場合(図22-2)

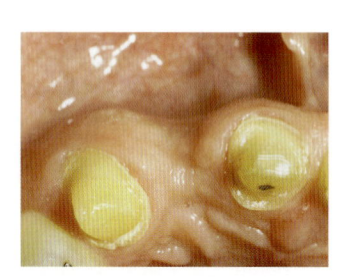

図22-1　Ⅰ級の歯槽堤欠損

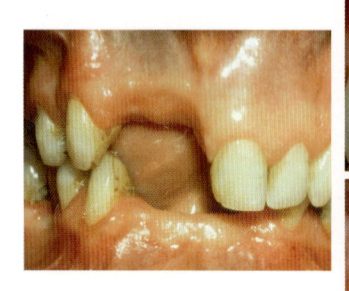

図22-2　Ⅱ級の歯槽堤欠損

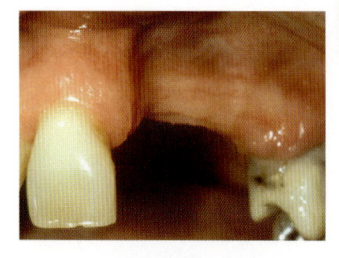

図22-3　Ⅲ級の歯槽堤欠損

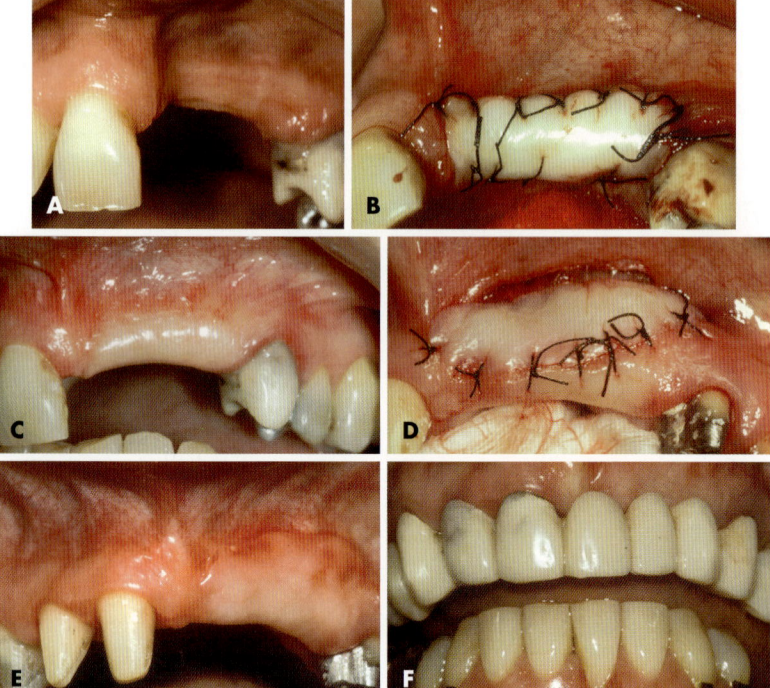

図22-4　Ⅲ級の歯槽堤欠損のための遊離歯肉歯槽頂移植　A. 広範なⅢ級の歯槽堤欠損の術前の所見。患者は長年可撤性補綴物を使用し，固定性補綴物製作を希望。B. 軟組織再建の第1段階。大きく厚い移植片を歯槽頂上に縫合する。C. 術後2ヶ月。移植片により歯槽堤の高さを回復する。術式の第2段階では頬舌的な増成をはかる。D. 歯槽堤の頬舌的な幅を増成するために遊離歯肉を頬側に移植する(ベニアタイプの遊離歯肉移植)。E. 最終的な移植2ヶ月後の再建された歯槽堤の外観。再建された歯槽堤の外形とAの外形とを比較せよ。F. 暫間的な補綴物の装着。(Dr. Jay Seibert, Philadelphia, PAによる。)

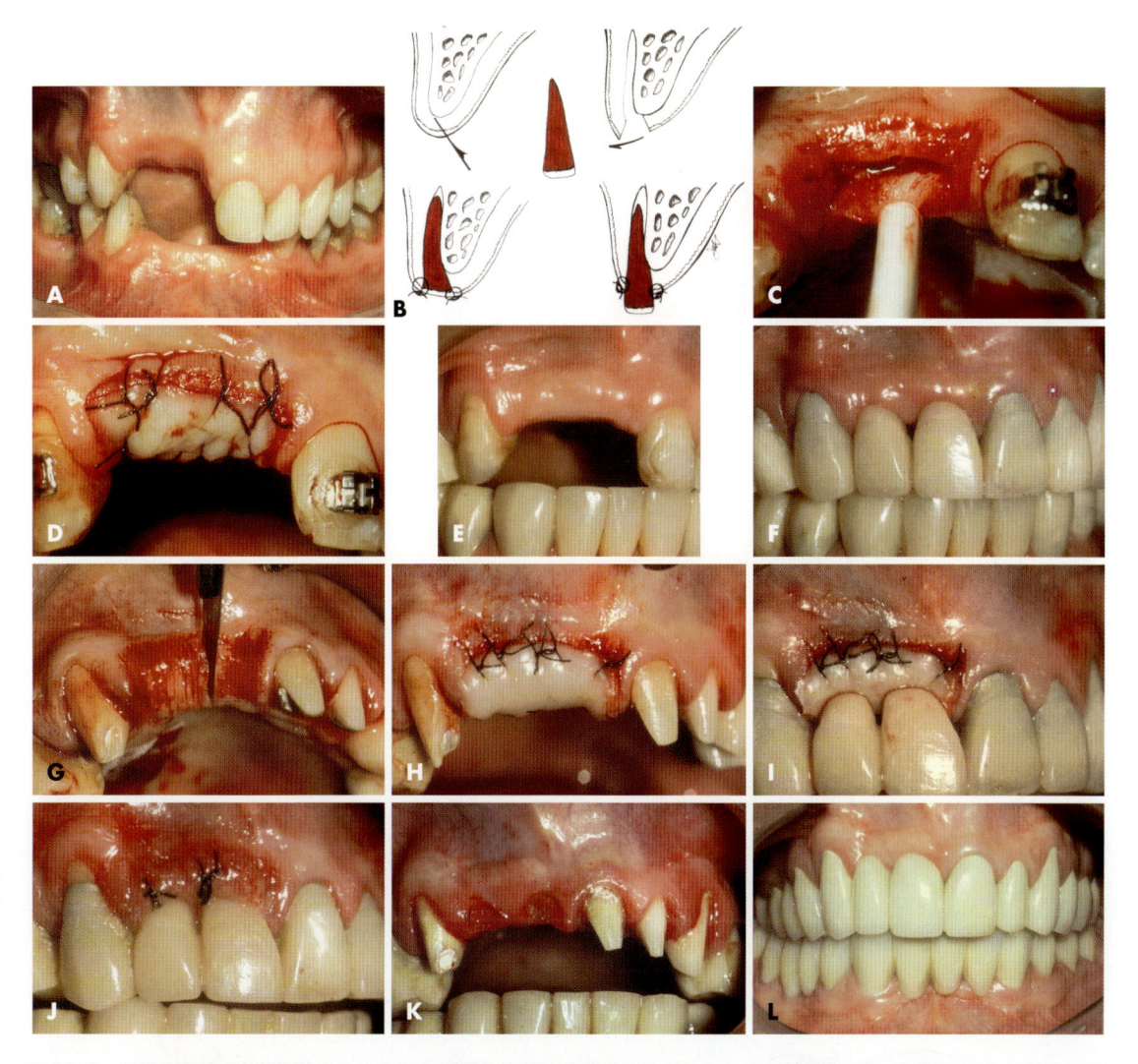

図 22-5 Ⅲ級の歯槽堤欠損改善のための第 2 段階の遊離歯肉移植を併用したウェッジ手術　**A.** 処置前。大きなⅢ級の歯槽堤欠損が認められる。**B.** ウェッジ手術の術式。口蓋より採取した移植片から上皮を除去した結合組織を歯槽堤欠損部のパウチ状の歯肉弁と顎堤間に挿入し，縫合する。**C.** ウェッジ状移植片の受容床をパウチ状に形成する。**D.** 移植片を定位置に挿入し縫合する。**E, F.** 術後 2 ヶ月。歯槽堤の高さが回復している。歯槽堤の高さの獲得に注目。第 2 段階の手術はさらに歯槽堤の高さを獲得し，歯間部の空隙（三角形状の隙間）を埋めるために行った。**G.** 最初の外科処置から 2 ヶ月後。第 2 段階の手術で歯槽頂に遊離歯肉移植片を置く前に，歯槽堤部の上皮を除去し，結合組織に刻みを入れた。**H.** 歯槽頂上の移植片の縫合。**I.** ポンティックを適合させ，移植片に軽く接触させた。**J.** 術後 14 日，移植片の著しい腫脹が認められた。**K.** 第 2 段階の外科処置 2 ヶ月後。卵型ポンティック部に適合するよう歯肉整形をした。**L.** 最終外科処置から 1 年後の口腔内。（Dr. Jay Seibert, Philadelphia, PA による。）

Ⅲ級：歯槽堤の高さも，頰舌的な幅も減少した場合（図 22-3）

粘膜骨膜弁（全層弁）軟組織の移植

Meltzer(1979)は，軟組織移植のみを単独で用いた前歯部の垂直的な歯槽堤欠損の審美的修正法の最初の臨床例を発表した。Seibert(1983a, b)は術式とその応用の詳細に関する一連の典型的な論文を発表した。

図 22-4 と図 22-5 はこの術式の臨床応用例である。図 22-5G にあるように，上皮の除去完了後，表面の出血を増すために，垂直的な切れ目を入れている。これにより粘膜骨膜弁移植片の十分な広がりが可能になる。供給側として，結節や有歯部歯槽堤は受容側にとって最適な供給源である。この手順は，厚い移植組織が用いられる場合に限られる。

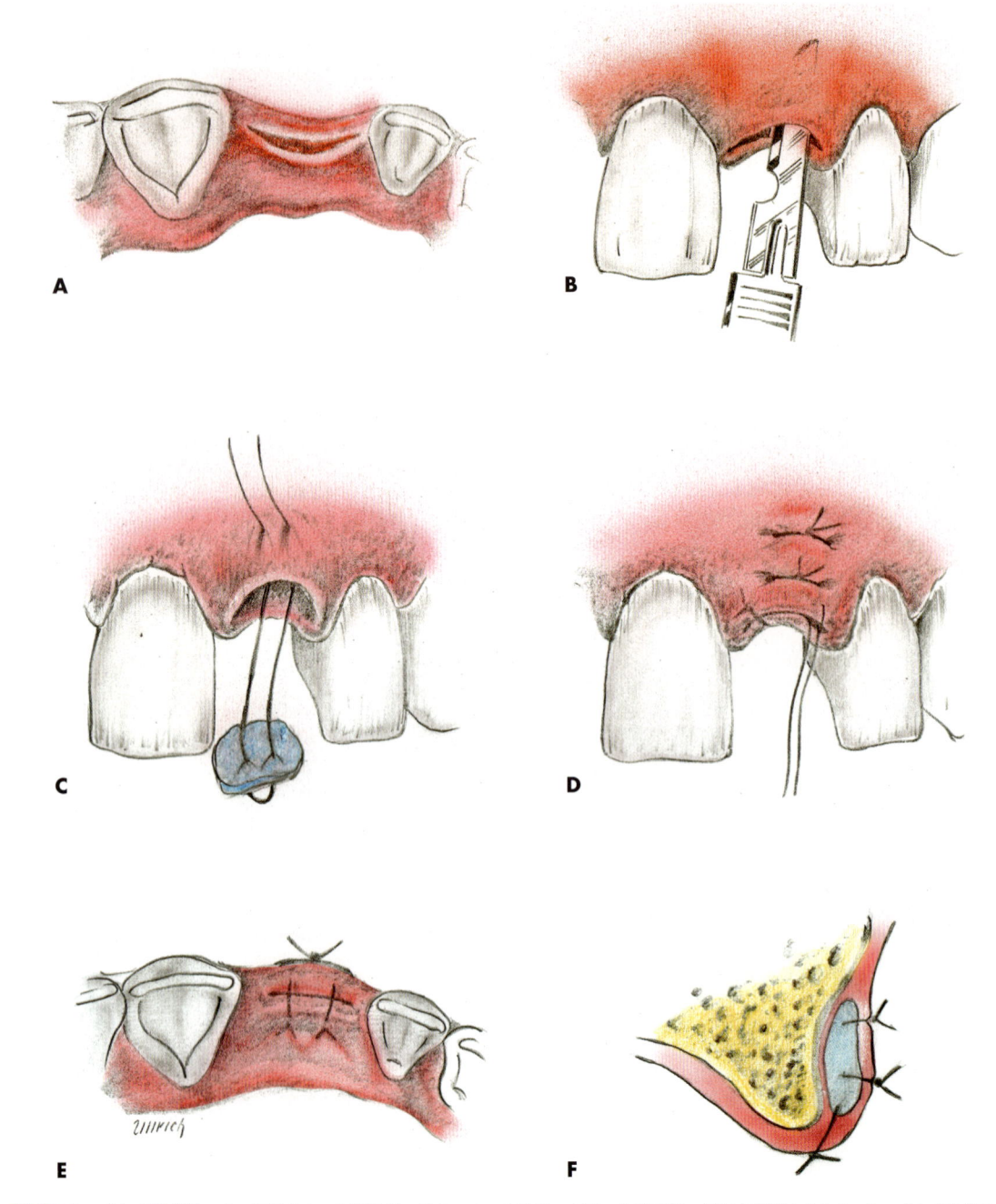

図 22-6 パウチ形成法　A. 頰舌方向の歯槽堤幅の減少による歯槽堤の変形。歯槽頂部に最初の切開を入れる。B. パウチ形成のために歯槽頂からの切開を根尖方向に進展させる。点線は近遠心的な切開の範囲を示す。C. 結合組織移植片の縫合。D. 歯肉弁の閉鎖。E. 歯槽堤増成の咬合面観。F. 組織と移植片との関係を示す断面図。

パウチ形成法

　Gerber と Rosenberg(1981) は水平的に吸収された歯槽堤を処置するための術式を開発した。結節からの結合組織の移植片を上皮下に置く術式が，移植片の安定と歯槽堤の増成につながる。この術式は Langer (1980) の方法および Abrams(1980) の方法を改良・発展させたものである。

　図 22-6A は歯槽頂部に水平的な一次切開を入れた咬合面観である。No. 15 の替え刃メスで粘膜弁の切開を，根尖方向および側方に吸収を受けた部分を越えて行う（図 22-6B）。吸収され凹んだ部分に膨らみをもたせる

第 22 章 歯槽堤増成術　**371**

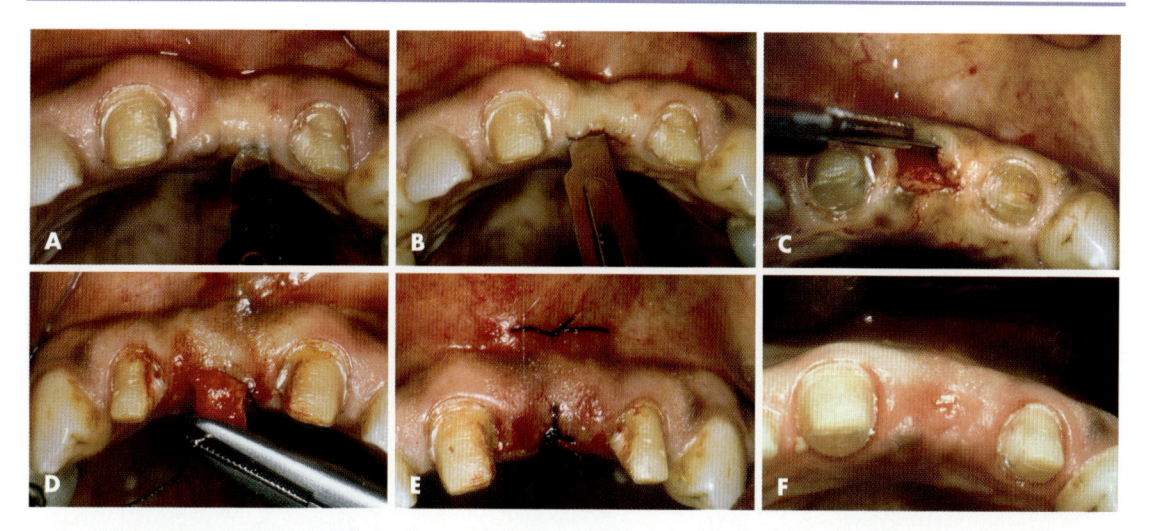

図 22-7　歯槽堤増成のためのパウチ形成法　**A．**切開開始前。水平的な歯槽堤欠損に注目。**B．**歯槽堤の水平切開の開始。**C．**パウチの形成。**D．**移植され縫合される結合組織片。**E．**移植片をパウチ内に挿入し，パウチを縫合。**F．**3ヶ月後。歯槽堤の修復に注目。(Garber, D and Rosenberg, E. The edentulous ridge in fixed prosthodontics. Compend. Cont. Ed. Gen. Dent., 2：212, 1981. より引用。)

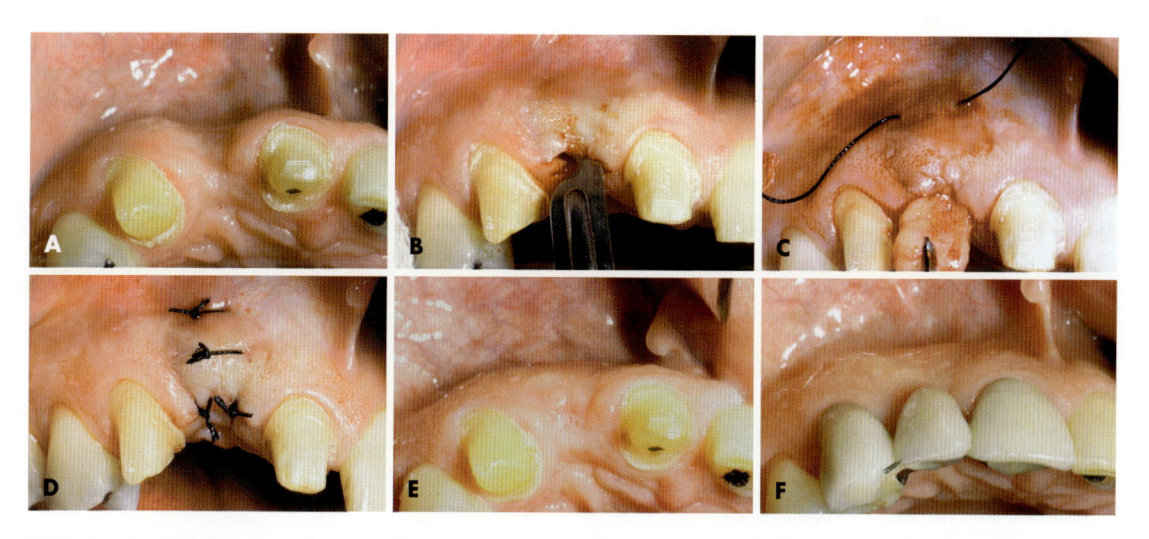

図 22-8　パウチ形成法　**A．**処置前。Ⅰ級の歯槽堤欠損。**B．**水平切開。**C．**移植され縫合される結合組織片。**D．**移植片をパウチ内に挿入し，パウチを縫合。**E．**2ヶ月後。頬側の形態異常の改善に注目。**F．**最終補綴。

ため，切開は丸みをもたせるように行う。

　結合組織の移植片は 4-0 や 5-0 の絹糸や縫合糸を用いて縫合する。最初にパウチの底部を通過して縫合する（**図 22-6C**）。これにより移植片は根尖側で安定するようになる。

　図 22-6D は水平性一次切開の閉鎖と付加的に二次中間縫合を示している。**図 22-6E** は，移植片縫合の咬合面観で，歯槽堤の形態が改善されている。**図 22-6F** に移植片が固定されている断面図を示す。

　実際の術式を**図 22-7** から**図 22-9** までに示す。

歯槽堤増成術──改良法

　1985 年，Allen と研究者らは，移植材がハイドロキシアパタイトであるという点を除けば，Kaldahl と研究者達 (1982) が以前発表した術式に類似した局所的な歯槽堤形成術の改良型を発表した。

　ハイドロキシアパタイト移植材を使うことにより，提供源の制約なしに確実な予後を推測できるようになった。口蓋側の粘膜弁を用いることで，パウチが剥離したり，切開部が開口したりしなくなった。

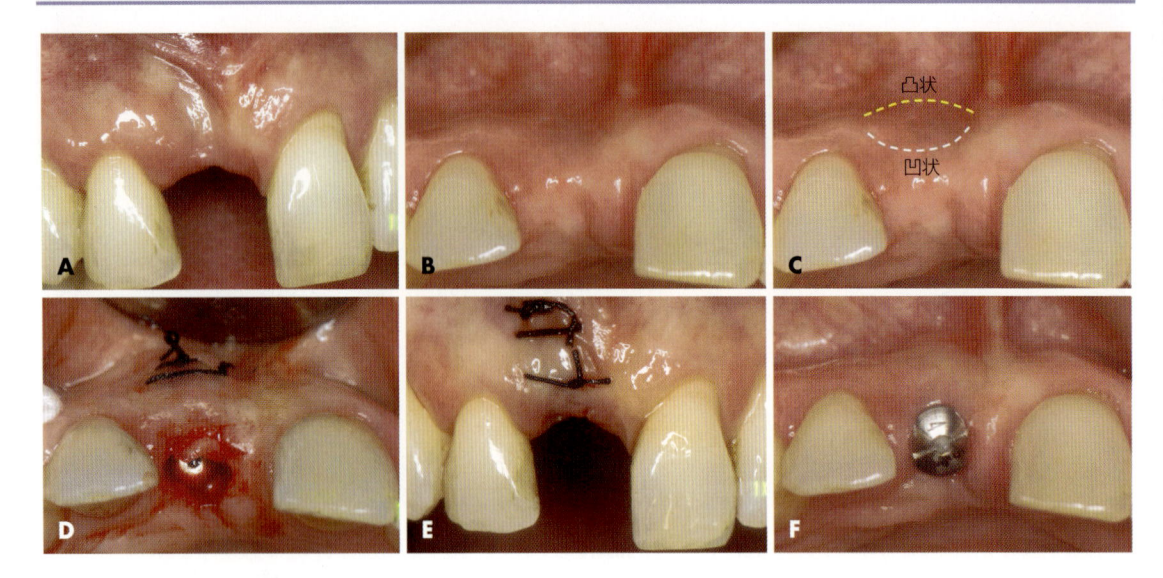

図22-9 インプラント体埋入時の頬側歯槽堤の増大 A, B. 頬側の著しい陥凹部でのインプラント体露出前の頬側咬合面観。C. 現在の凹状外形と望ましい最終的な凸状形態。D. インプラント体は保存的咬合面手術で露出され、頬側粘膜弁によるパウチ形成が行われ、結合組織移植片の挿入で固定する。E. 頬側面観、審美的に歯周組織の外形が調和していることに注意。F. 頬側高位で完全に復元した状態で補綴前の最終的治癒状態。

術式

本術式で用いるフラップの概略を図22-10A, Bに示す。粘膜弁の縦切開を2ヶ所平行に入れ、水平に入れた切開とでフラップをつくる。歯槽頂から6～12mm口蓋側のところから切開を始める。注意すべきことは、隣在歯の歯肉溝は避けることである。粘膜弁を歯槽頂に達するところまで伸ばす。

歯槽頂への鋭利な切開により、粘膜弁を剥離翻転する（図22-10C）。

歯槽頂において、骨から剥離されたパウチ状の粘膜骨膜弁は、歯槽堤形態を改善するのに十分なだけ根尖側に伸ばされる（図22-10C, D）。図22-10E, Fにみられるように、パウチはハイドロキシアパタイトや同種移植材、非吸収性移植材などで満たされている。

パウチは閉じられ、歯肉弁は縫合される。たとえ歯肉弁が全体的に口蓋側に戻らなくても、口蓋部で組織が十分に重なるため、パウチが開くことはない（図22-10F）。

図22-11に実際のこの術式を示す。

注意：この術式は成功であっても、上皮下結合組織による歯槽堤増成術で補完される。

歯槽堤増成のための上皮下結合組織移植術

LangerとCalagna（1980, 1982）は、頬側および口蓋側の粘膜弁と結合組織移植片の両者を用いた歯槽堤増成の術式を考案した。

利点

1. 用途が広い
2. 一次閉鎖ができる
3. 脈管系を保存できる
4. 隣接歯根の被覆が同時にできる
5. 外傷を減少させる

欠点

1. 術式が難しい
2. 歯肉歯槽粘膜境が歯冠側に移動した場合、二次的に歯肉歯槽粘膜形成術を行って修正する可能性がある

適応

1. 歯槽堤形態異常のすべてに適応

術式

1. No.15の替刃メスを用い、無歯顎の歯槽頂から粘膜弁を形成するが、粘膜弁の重なりを必要とする場合のみ、やや口蓋側寄りから粘膜弁を形成する（図22-12A）。
2. 無歯顎堤の近心端から遠心端まで切開線を入れる（図22-12B）。
3. 頬側と口蓋側に縦切開を入れる。頬側で粘膜骨膜弁が自由に移動するように歯肉歯槽粘膜境を越えるところまで縦切開を入れる。口蓋側では、移植片を余裕をもって移植できるようにするために十分離れた位置で歯肉弁を翻転させる（図22-12A参照）。
4. 頬側フラップの根尖側の水平性減張切開がフラッ

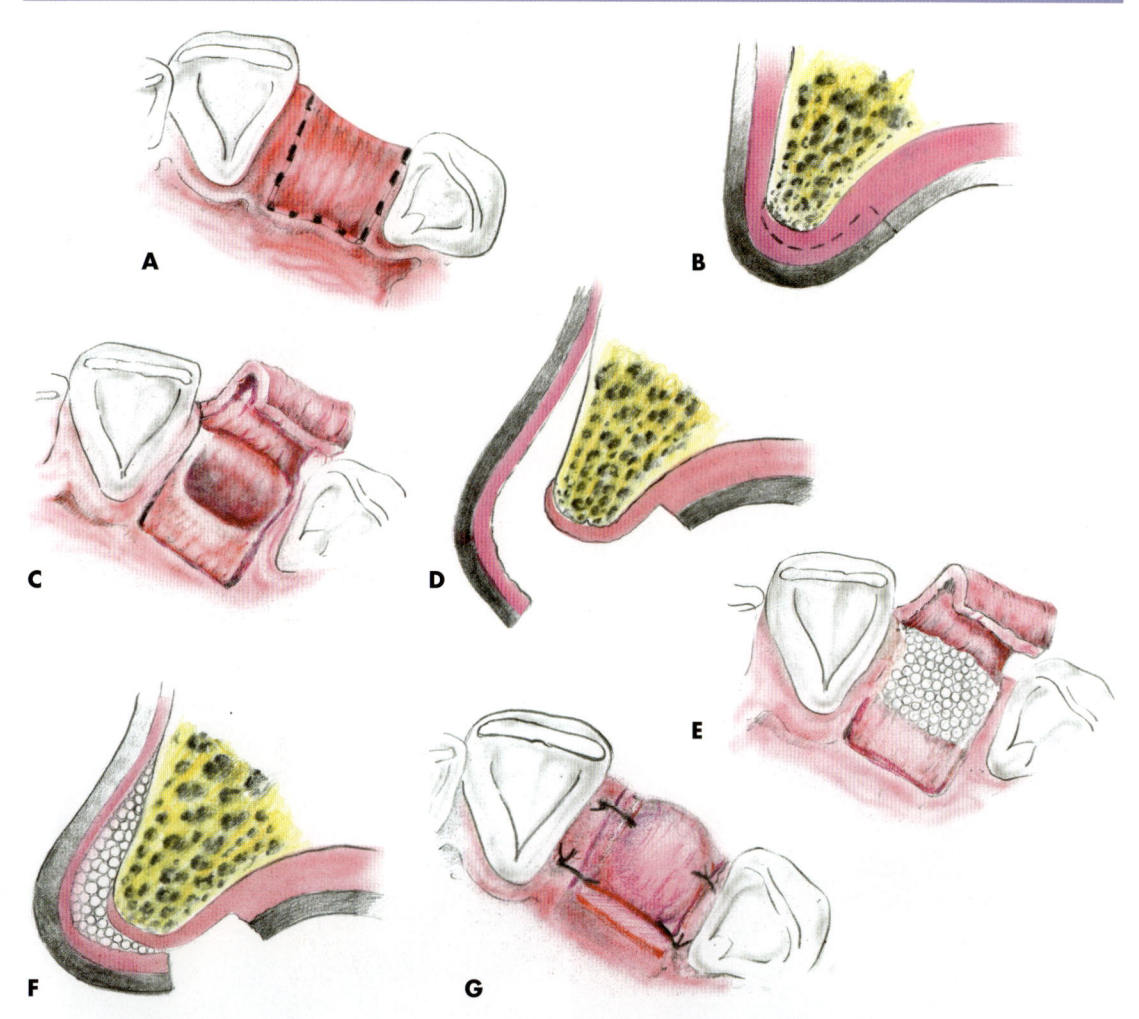

図 22-10 **歯槽堤増成術：改良法** A．咬合面から見た切開の外形線。B．歯槽頂出の粘膜弁の切開線を示す断面図。C．有茎弁の翻転とパウチの形成。D．粘膜弁および粘膜骨膜弁形成によるパウチの形態の断面図。E．パウチに填塞されたハイドロキシアパタイト。F．パウチを満たした状態の断面図。G．縫合。

プの可動性を増し，歯冠側へ引っ張り上げるために必要となることもある（**図 22-12C**）。
5．上皮を除去した結合組織移植片（第 21 章「審美的歯肉の再建」を参照）を，クロム系縫合糸を用いて縫合する。欠損部の大きさにより一片またはそれ以上の移植片が用いられる（**図 22-12D，D′**）。
6．頬側弁は歯冠側に置かれ，歯槽頂もしくは口蓋側で縫合される。フラップは安定性を高めるために側方でも縫合される（**図 22-12E**）。

臨床で行った本術式を**図 22-13** から **22-18** に示す。

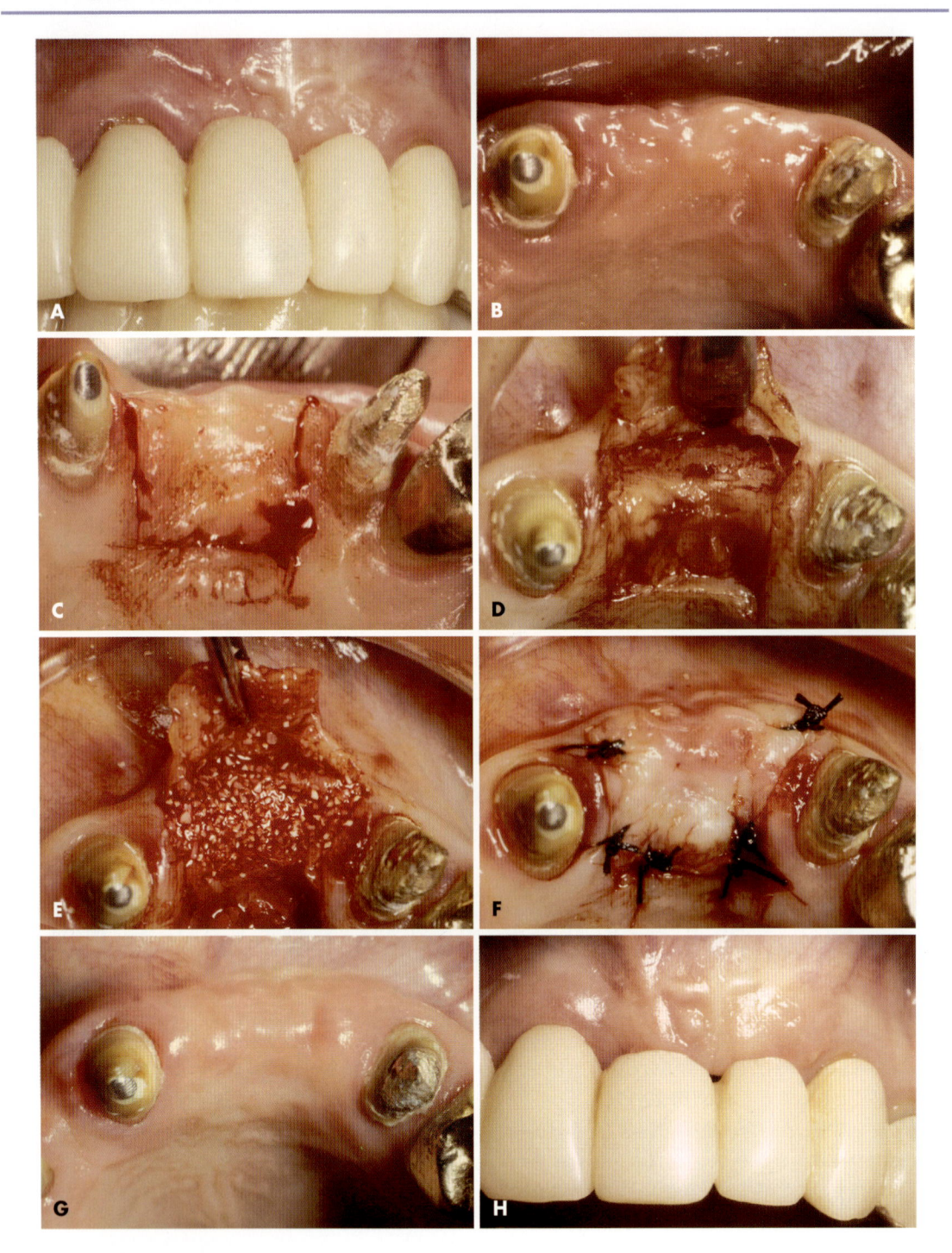

図 22-11　歯槽堤増成改良法　A. 不安定な歯槽頂に改良されたリッヂラップポンティックを装着している術前の臨床像。B. 咬合面観。C. 口蓋側面観，口蓋歯槽頂から 10〜15 mm，歯肉溝を避けて切開を行う。D. 粘膜口蓋弁と粘膜骨膜弁でパウチ状に翻転する。E. ハイドロキシアパタイト移植を行う。F. フラップの縫合。G, H. 最終的な咬合面と補綴処置，ポンティックは拡張した歯槽頂の形態に調和して切断され小さくなっているのに注目。

第 22 章 歯槽堤増成術　**375**

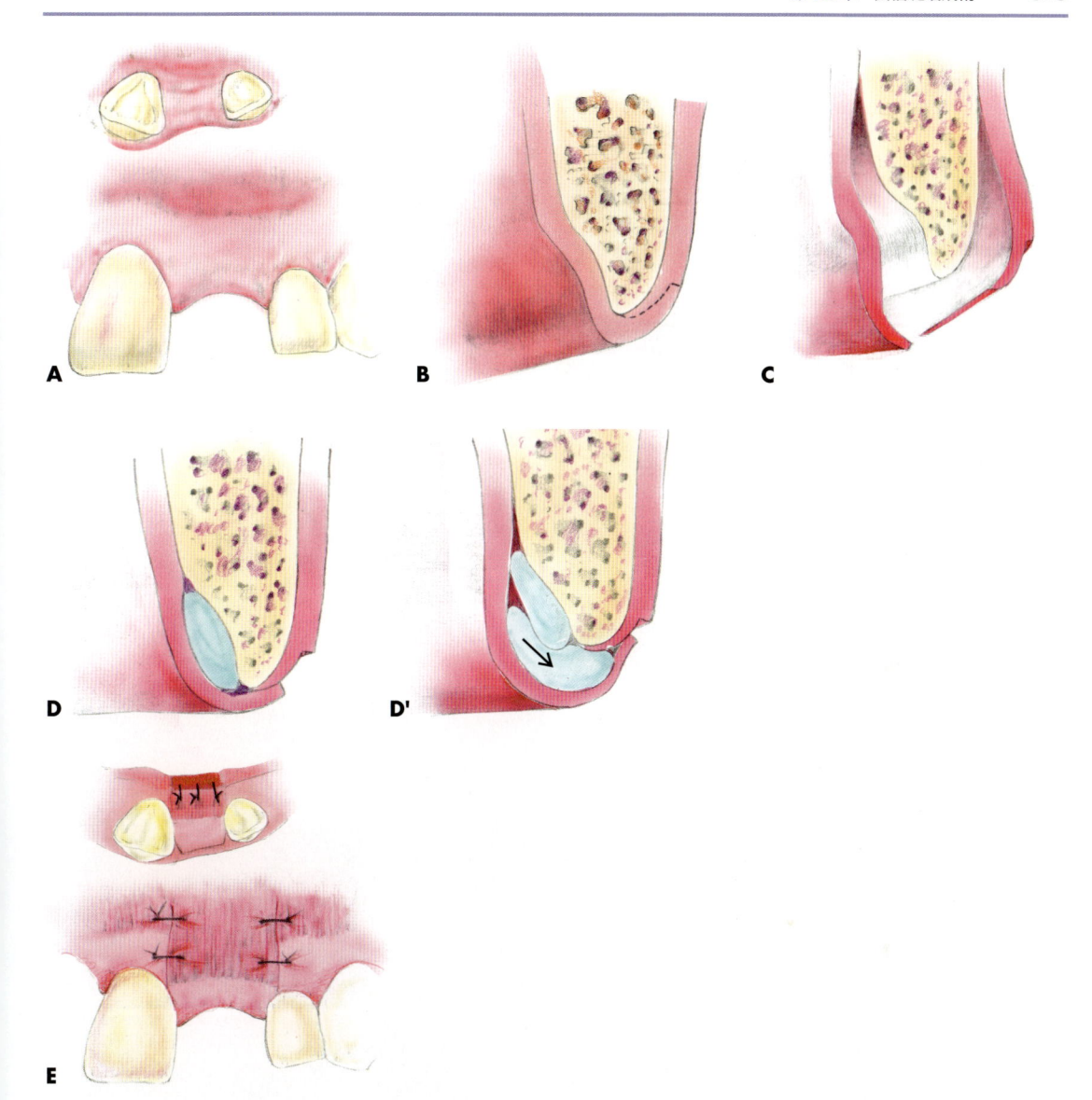

図 22-12　上皮下結合組織移植術による根面被覆　A. 頬側の切開の外形線。B. 粘膜弁の重なりが可能になるように口蓋側の粘膜弁を切開し挙上する。C. 粘膜弁の翻転。D. 単独の結合組織片の移植。D'. 複数の結合組織片を移植することもある。矢印は歯肉弁の歯冠側方向への移動を示す。E. 最終縫合。歯肉歯槽粘膜境が歯冠側へ変移するため，機能も変化することに注目。

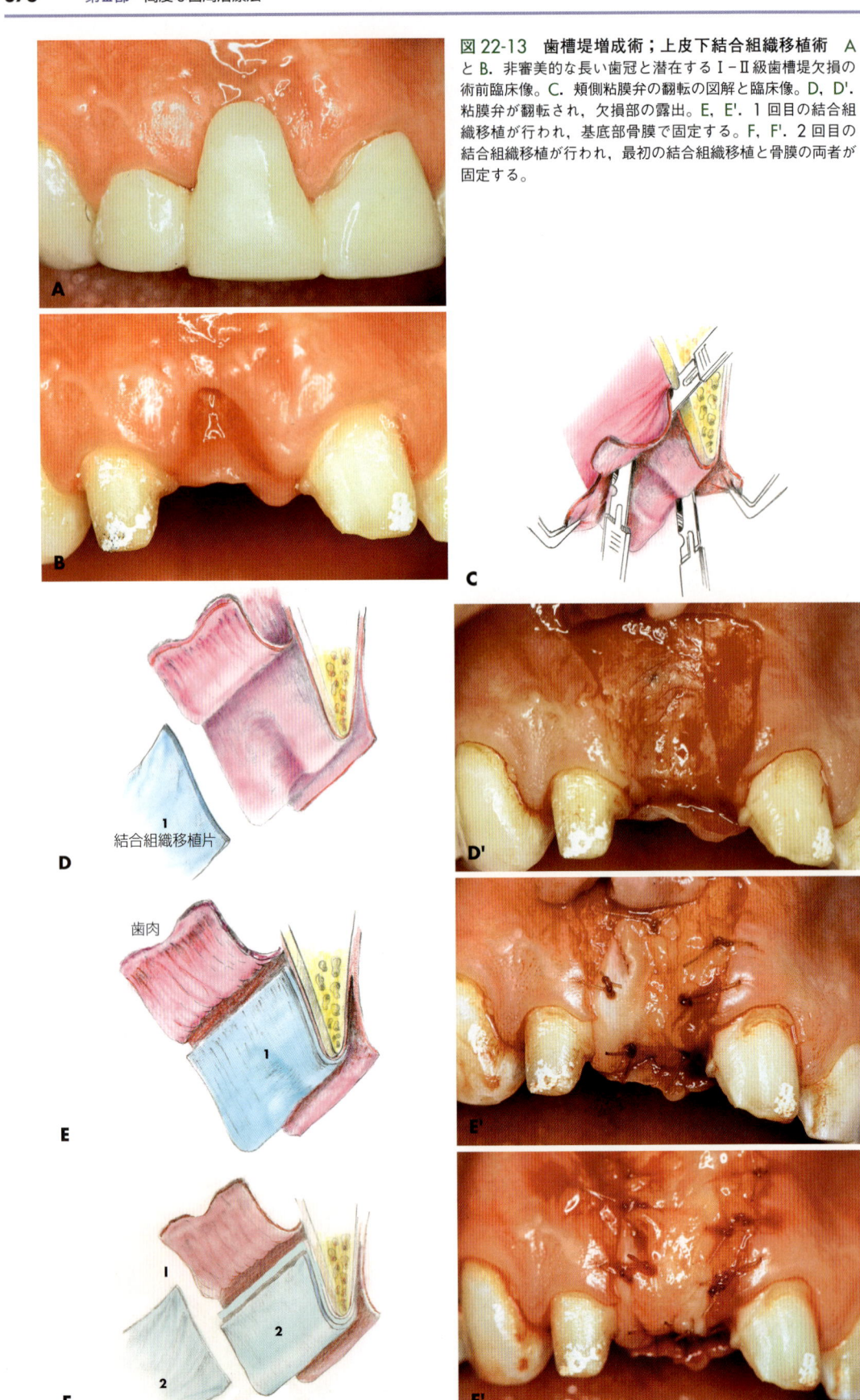

376　第Ⅲ部　高度な歯周治療法

図 22-13　歯槽堤増成術；上皮下結合組織移植術　AとB. 非審美的な長い歯冠と潜在するⅠ-Ⅱ級歯槽堤欠損の術前臨床像. C. 頬側粘膜弁の翻転の図解と臨床像. D, D'. 粘膜弁が翻転され、欠損部の露出. E, E'. 1回目の結合組織移植が行われ、基底部骨膜で固定する. F, F'. 2回目の結合組織移植が行われ、最初の結合組織移植と骨膜の両者が固定する.

第 22 章 歯槽堤増成術　**377**

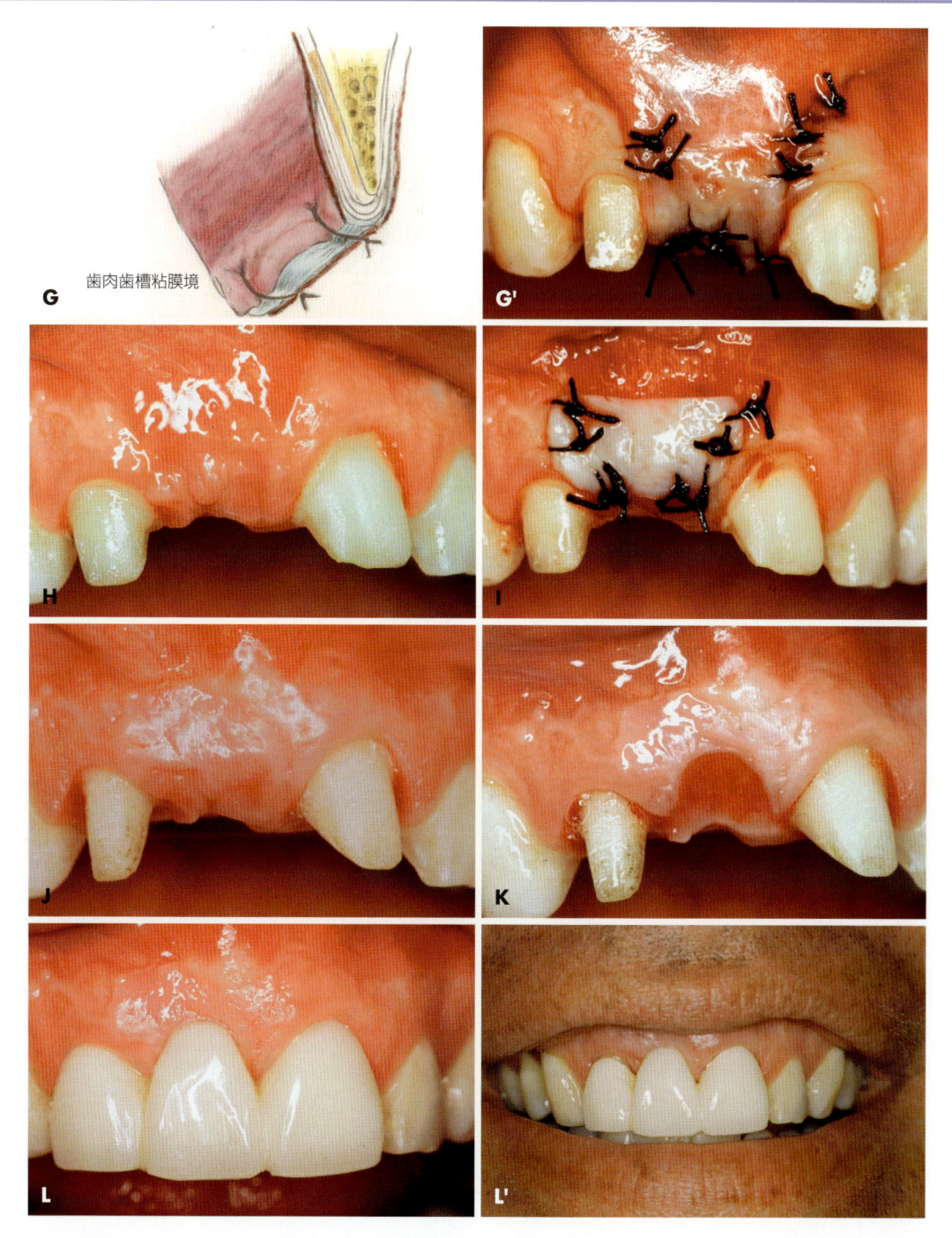

図 22-13（続き） G, G'. 歯肉弁は歯冠側へ挙上し，縫合する。H. 歯槽堤は改善されたが不適確な角化歯肉が存在している。I. 角化歯肉の幅を増大させる遊離歯肉移植術。J. 歯槽堤は完全に元にもどる。K. 卵型ポンティックが歯槽堤と乳頭の外形を適合させる。L, L'. すばらしい歯肉の調和と乳頭の発達を示す最終的な審美的結果。

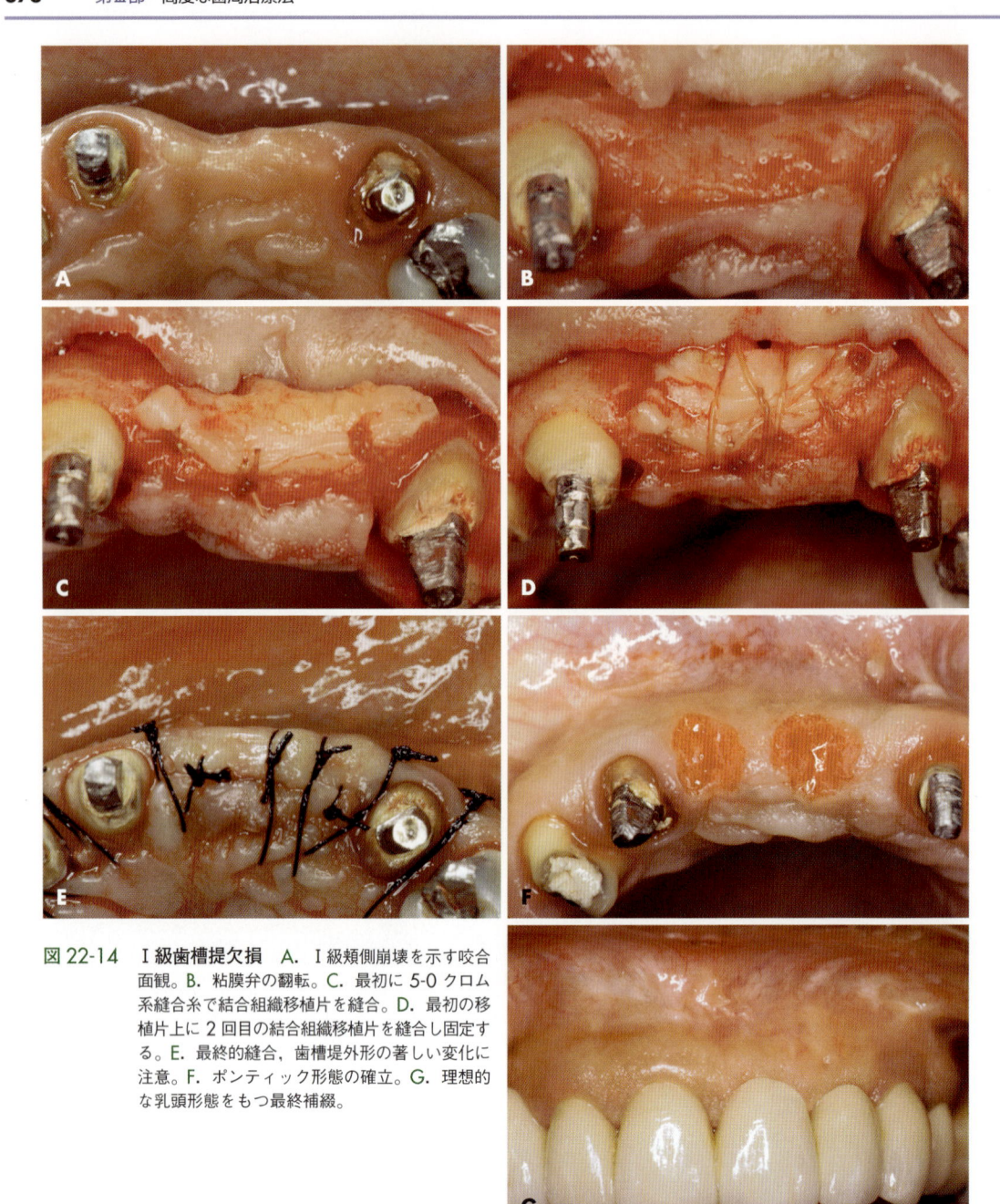

378　第Ⅲ部　高度な歯周治療法

図22-14　Ⅰ級歯槽堤欠損　A. Ⅰ級頬側崩壊を示す咬合面観。B. 粘膜弁の翻転。C. 最初に5-0クロム系縫合糸で結合組織移植片を縫合。D. 最初の移植片上に2回目の結合組織移植片を縫合し固定する。E. 最終的縫合，歯槽堤外形の著しい変化に注意。F. ポンティック形態の確立。G. 理想的な乳頭形態をもつ最終補綴。

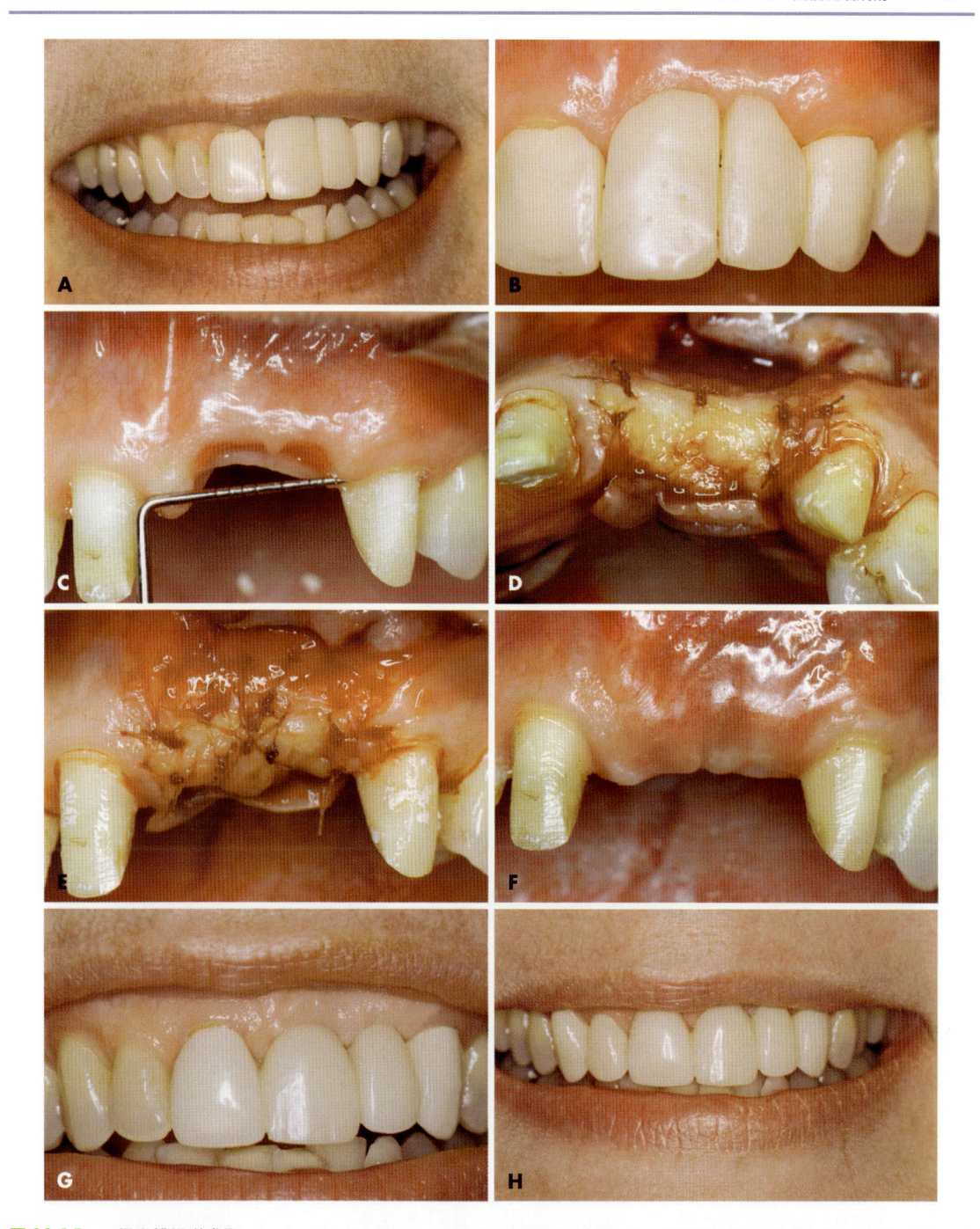

図 22-15　Ⅱ級歯槽堤増成術　A，B．見た目の悪い長い歯冠長を示す最初の外観．C．Ⅱ級歯槽骨堤欠損 13×5 mm．D．最初にオンレー型結合組織移植，歯に接する乳頭は，最大の移植片の高さを確保するために接触しない状態に注意．E．2回目のオンレー型結合組織移植．F．3ヶ月後治癒，歯槽堤の高さが完全に修復されていることに注意．G，H．全歯にわたる暫間被覆，Aと比較せよ．

インターポジション型オンレー移植

SiebertとLouis（1995，1996）は，Ⅲ級の大きな歯槽堤欠損の処置に，この術式を開発した．インターポジション型移植とオンレー型移植を同一術式の中で組み合わせた最良の手術法であった．

1. オンレー型移植による血管再生の増加
2. 最小の口蓋創傷
3. 病態の減少
4. 歯冠側への歯肉増大
    a．根尖歯冠
    b．頰舌

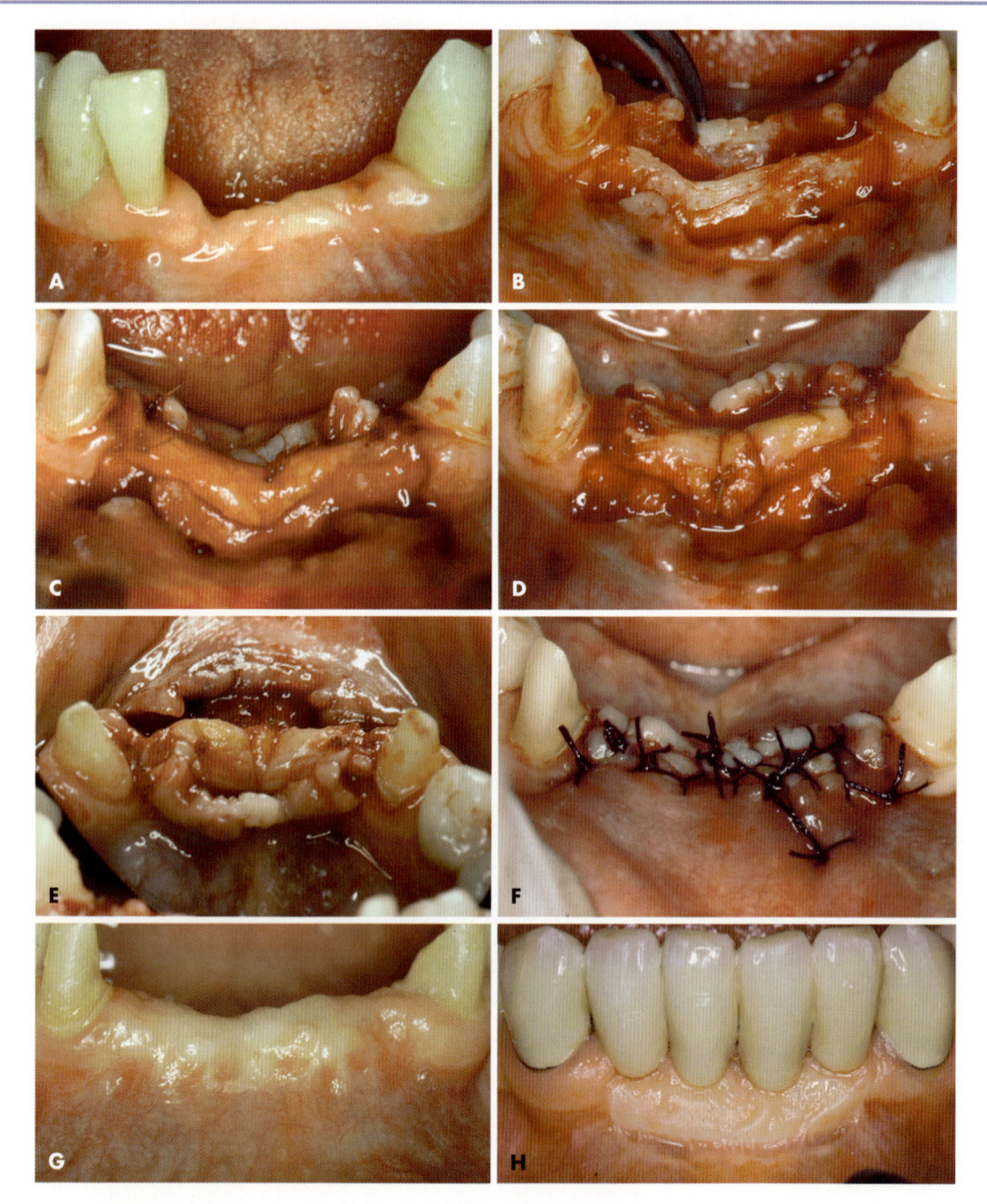

図 22-16　Ⅱ級歯槽堤の修正　**A.** 初診像，重度の欠損を伴う薄い歯槽堤に注意。**B.** 頬舌側の粘膜弁手術。**C.** 第 1 回目の結合組織移植と骨膜縫合を行う。**D.** 第 2 回目の結合組織移植が置かれ骨膜縫合を行う。**E.** 第 2 回目の結合組織移植が置かれた舌側面観。**F.** 初期閉鎖。**G.** 最終的歯槽堤，A と比較せよ。**H.** 最終補綴。

5．口腔前庭における深さの不変

術　式
非上皮化
1．15c 替刃メスで，歯槽堤の歯冠側上皮は除去された。
2．非上皮化は近遠心の隣接乳頭部で行われた。

注意：乳頭組織が存在しても外科処置には含めない。

3．歯槽堤の垂直性溝は，オンレー型移植において血管再生の増生のために付与する（Siebert 1991）。

パウチ形成
1．15c 替刃メスで，骨膜性パウチ形成手術が行われた（パウチ術式参照）。
2．基本的なパウチ術式とは異なり，Siebert と Louis（1995，1996）は非角化歯槽骨堤の末端部で，垂直性縦切開法を提唱している。

第 22 章 歯槽堤増成術　**381**

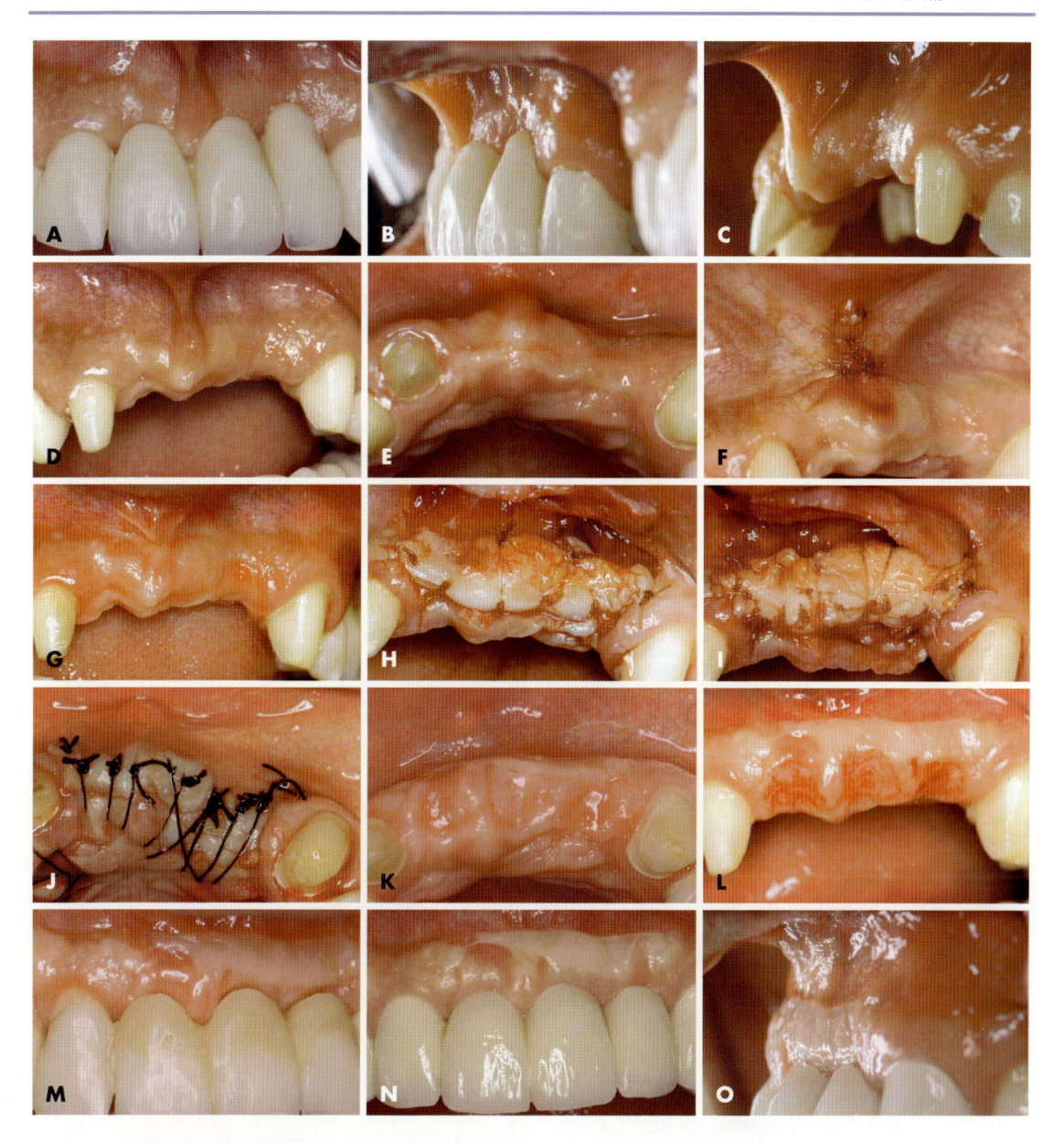

図 22-17　**II 級歯槽堤欠損の修正**　**A，B．**術前の唇側面観，とくに #10 の歯の改良型の長いリッヂラップポンティックに注意。**C，D．**崩壊した III 級の歯槽堤欠損で唇側面観を示す。**E．**歯槽堤の非対称性を示す咬合面観。**F．**上唇小帯切除を行う。**G．**小帯切除後の術前の外科的処置前の外観。**H．**第 1 回目の CT（結合組織）移植を行い移動を防止するために固定する。**I．**第 2 回目の CT 移植を行い，最初の移植片を固定する。**J．**初期閉鎖を伴う歯肉弁歯冠側移動術。**K．**3 ヶ月後に理想的歯槽堤形態が確立した。E と比較せよ。**L．**ポンティック形態とスキャロップ状歯肉を発達させる歯肉整形術。**M．**確立した歯槽堤の外形に適した卵型のポンティックによる最終的暫間被覆冠。**N，O．**最終補綴の所見。B と O との比較，改良型リッヂラップポンティックを使用しない審美的歯肉形態に注目。

注意：この方法は，移植における結合組織の設置と安定性を容易にしている。

3．測定は移植した結合組織の大きさと上皮化部位を確認するために行われた。

移植

1．移植の上皮と結合組織の部位が設定された。移植の一般的形状は台形である。

注意：小臼歯部位は移植片を得るために最善の場所である。口蓋弓が適切でない場合は，この術式は行うべきではない。

2．歯肉弁はシルク 4-0 縫合糸で閉鎖し縫合する。臨床例は図 22-21 と図 22-22 に示す。

インターポジション型移植　インターポジション型移植（Siebert 1992）は，肥厚した上皮結合組織移植ま

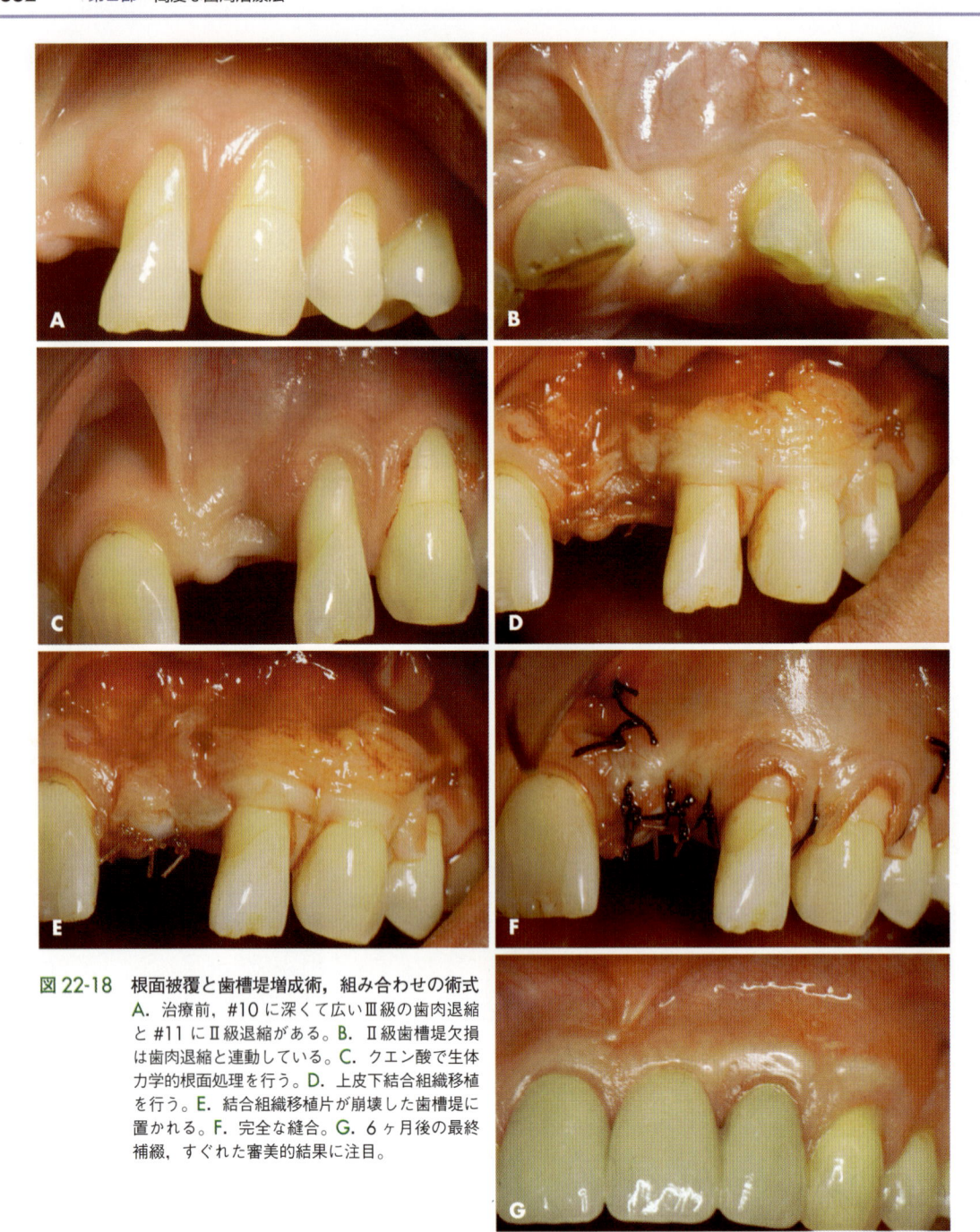

382　第Ⅲ部　高度な歯周治療法

図22-18　根面被覆と歯槽堤増成術，組み合わせの術式　A. 治療前，#10に深くて広いⅢ級の歯肉退縮と#11にⅡ級退縮がある。B. Ⅱ級歯槽堤欠損は歯肉退縮と連動している。C. クエン酸で生体力学的根面処理を行う。D. 上皮下結合組織移植を行う。E. 結合組織移植片が崩壊した歯槽堤に置かれる。F. 完全な縫合。G. 6ヶ月後の最終補綴，すぐれた審美的結果に注目。

図22-19（次頁）根面被覆と歯槽堤増成術，組み合わせ術　A. 術前の外観。B. プローブは軟組織の欠損，10×5 mmを示している。C. 粘膜弁の翻転。D. 多くの大きな移植片を採取。E. 第1回の結合組織移植片が欠損部に置かれる。F. 第2回の結合組織移植片が最初の移植片上に置かれる。G. 第3回目の結合組織移植片が根面被覆に用いられる。H. 最終修復，Aと比較せよ。

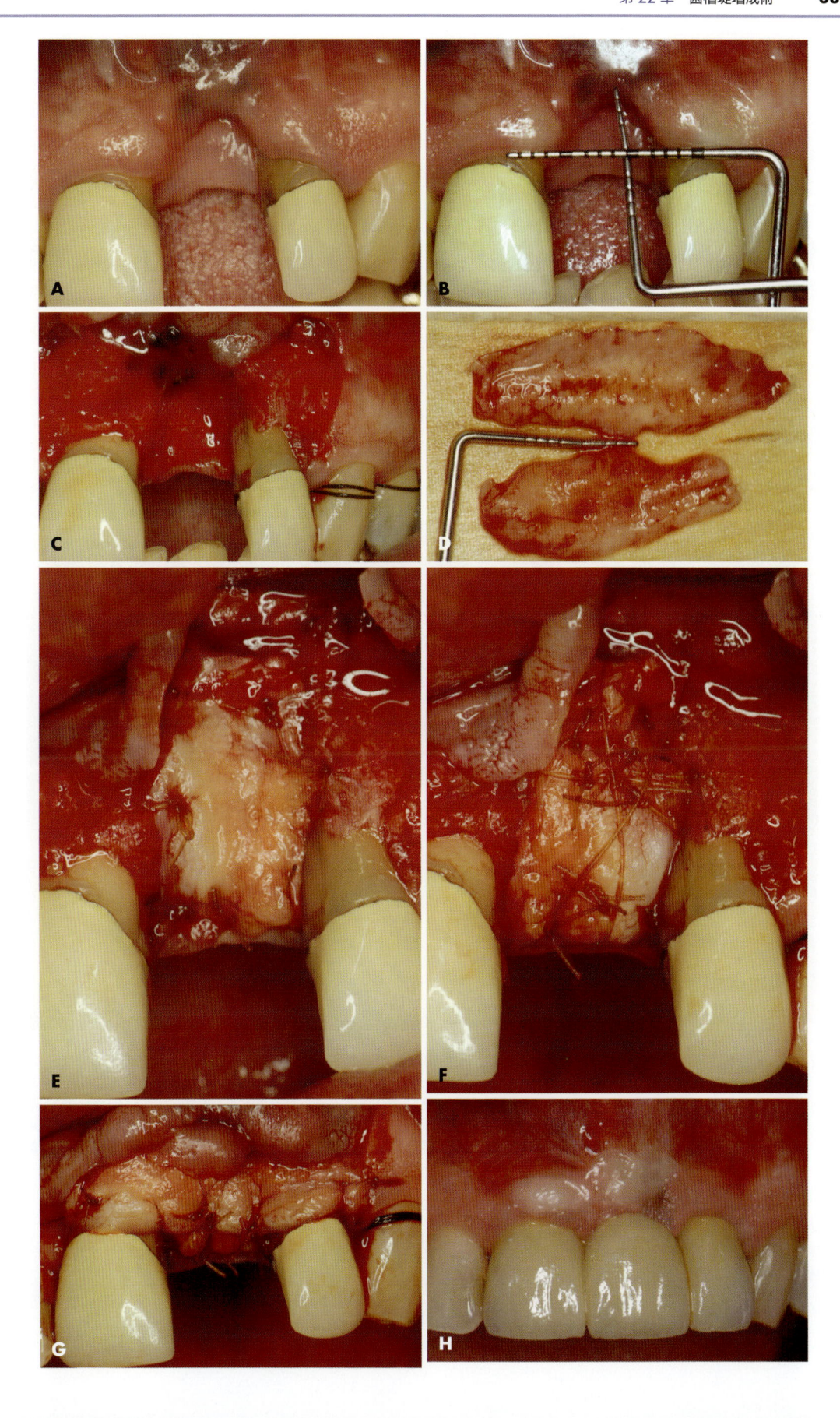

第 22 章　歯槽堤増成術

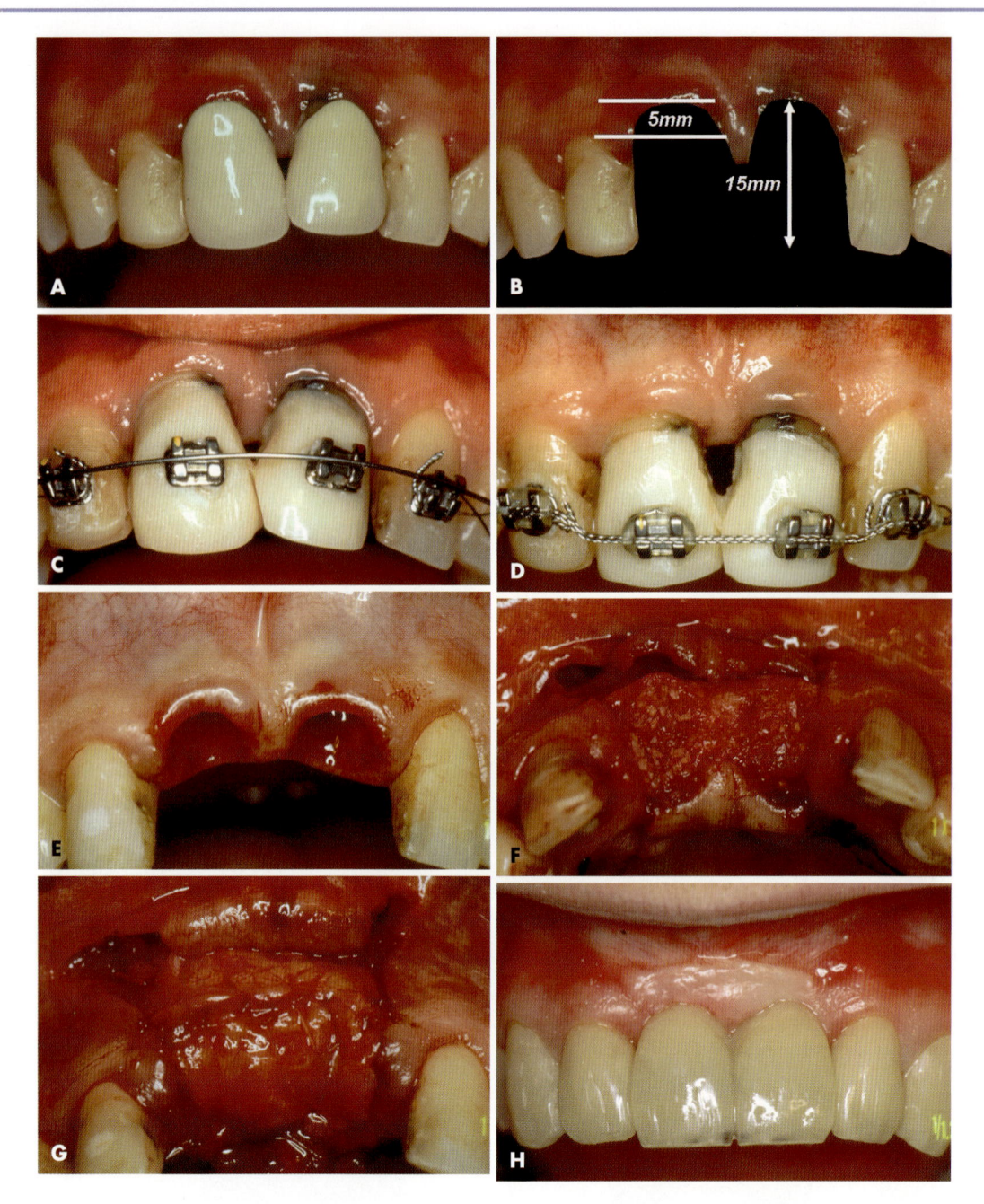

図 22-20　歯科矯正治療時の挺出した歯槽窩の保持と歯槽堤増成術の組み合わせを用いた補綴物向上のための歯槽堤増成術　A．術前，#8，9 は進行した歯周病で抜歯を予定する。B．直ちに抜歯された場合，その結果，重度歯槽堤の欠損がある場合を想定した歯肉縁の図解像。C．矯正治療が基本治療（SRP：スケーリングとルートプレーニング）後始まる。D．矯正治療時の挺出が 3 ヶ月後の歯冠側辺縁の移動で著しく改善された。E．抜歯時の歯肉縁，B と E の比較。F．DFDBA で抜歯窩の保存。G．最終的歯槽堤の外形保持のため結合組織移植をする（頬側と咬合面）。H．完成された歯槽堤と審美的修復された最終結果。(Dr. Scott Kissel, New York. NY による。)

たは，"ウェッジ手術"はパウチ形成の遊離縁と歯槽堤の露出部分の間にみられる部位を除いて，殆んどパウチ術式と同一である。Ⅰ級歯槽堤欠損の処置に用いられる。

本当のパウチ術式と異なり垂直切開が行われ，移植片の上皮面は露出されている。

移植材の固定

1．全縫合は P-3 針，クロム系縫合糸（4-0 または 5-0）で行われる。
2．移植片の結合組織の部位は，パウチ形成部位が最初に固定される。
3．オンレー型移植部位は口蓋側で縫合する。

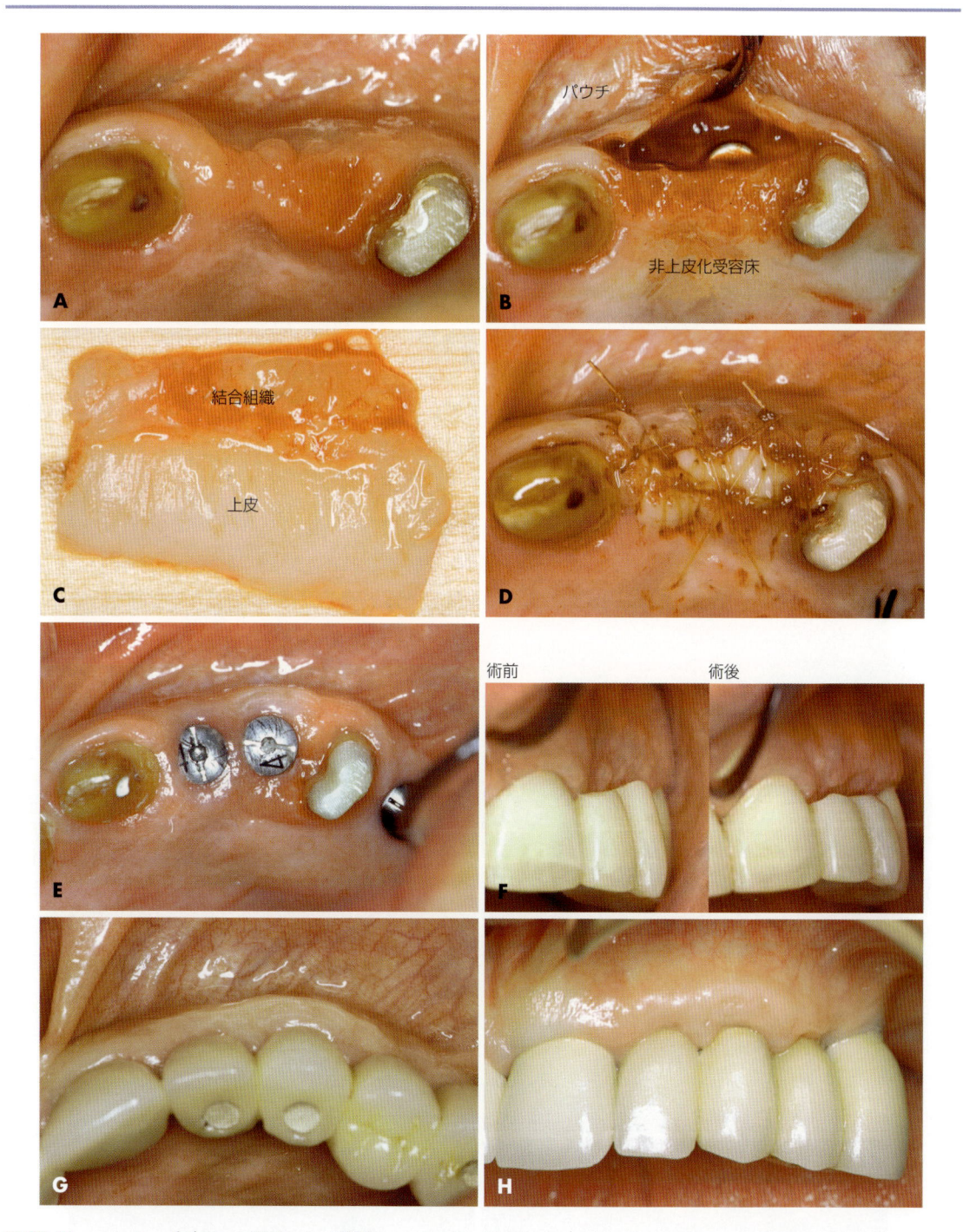

図 22-21　インターポジション型オンレー移植　A. 不適切な頬舌幅を示す術前の咬合面観，また垂直性高さも不適切である。B. 完全に上皮化した無歯顎歯槽堤に粘膜弁頬唇パウチを形成，時折，垂直性薄片は，歯槽堤で出血を増大することがある。C. 上皮と結合組織の複合移植。D. 歯槽堤へ埋入された移植の上皮部分とパウチへ埋入された結合組織の部分。E. ヒーリングキャップが露出してインプラント，歯槽堤の増大した外形に注意。F. 組織に厚味が唇側と咬合面に得られた前後像。G，H. 卓越した歯槽堤と乳頭の発達による最終補綴。

4．パウチ形成法では移植片が適切に固定されたら，移植片の上皮部を洗い流し縫合する。

臨床例は図 22-5 に示す。

注意：暫間ブリッジが装着されて，膨潤していたら，移植片に影響を与えないように削除しなければならない。

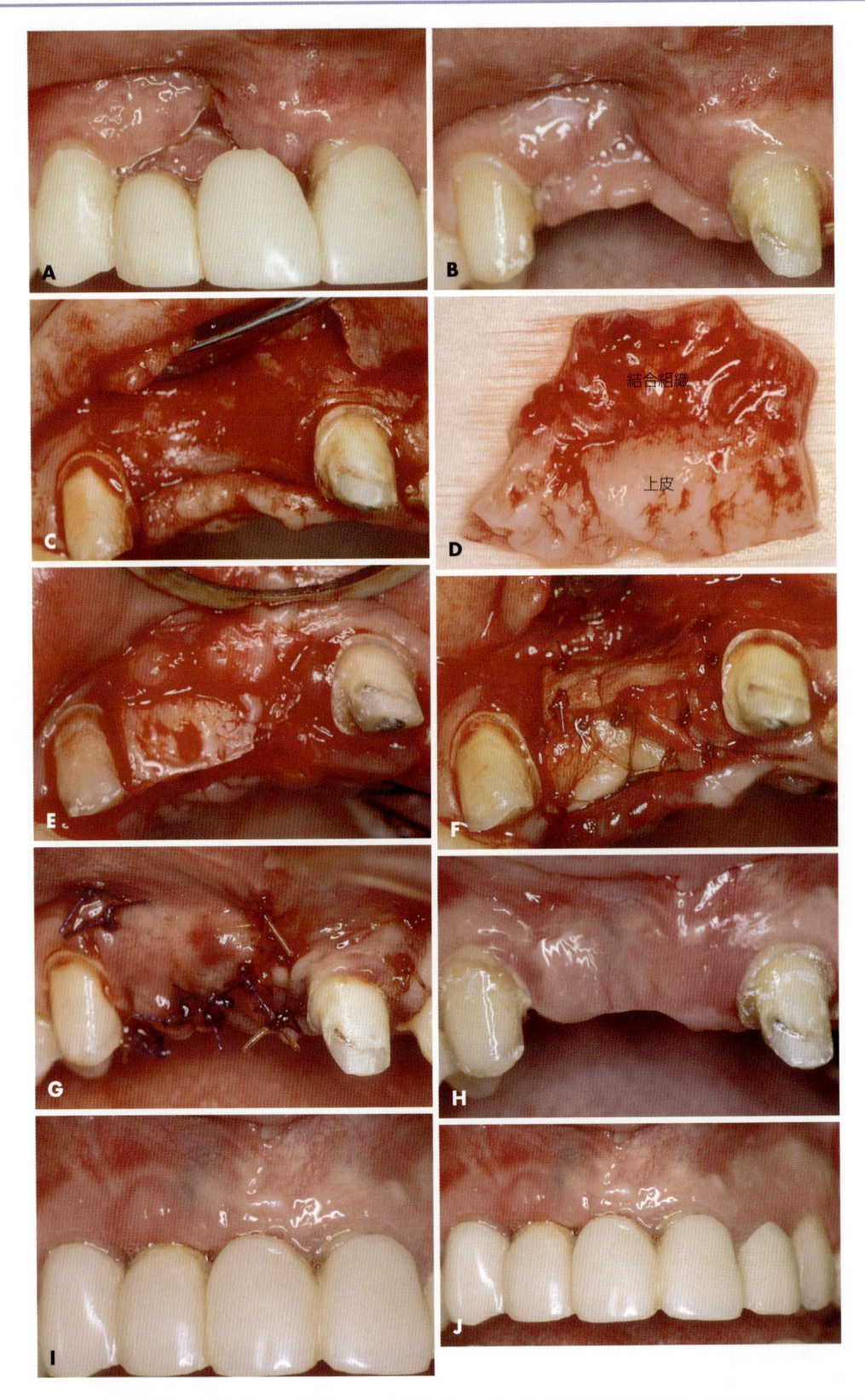

386　第Ⅲ部　高度な歯周治療法

図22-22　インターポジション型オンレー移植　A，B．暫間ブリッジの有無による術前の臨床像，歯槽堤の変形の程度に注意。C．粘膜弁パウチと歯槽堤の形成。D．異なった部位からの移植片。E．移植片が置かれ，歯槽堤上の上皮面とポーチ内の結合組織の部分。F．移植片縫合。G．歯槽堤縫合。H．歯槽堤の増成。I，J．前歯部の最終的クローズアップと全体像，A，Iとの比較，卓越した審美的結果に注目。

［鴨井 久博 訳］

第23章

抜歯窩保存術

　抜歯後における歯槽骨欠損を予防するという考え方については，Greenstein, Ashman, Bruins(1985)によって提唱された。"socket preservation"という用語は，補綴的に抜歯窩を維持することや歯槽堤の保護や歯槽堤増大術の術式の観点から，1988年Cohenによって最初に使用された。抜歯窩保存術は，歯槽骨の崩壊や審美的な妥協を防ぐ一方，より良いコントロールと予知性を提供する。抜歯時における抜歯窩保存術は，健康・若さ・美を持続するという現代の歯周病のパラダイムの中では最も重要な技術の1つである。

　多くの研究によって，治療をしないとほとんどの抜歯後に歯槽堤の高さが大きく変わってくることが明らかにされている(Amler 1960；Atwood 1963；Carlson et al. 1967a, b；Johnson 1969；Pietrokows 1969；Abrams 1987；Lekovic et al. 1997；Lekovic et al. 1998；Isella et al. 2003；Schropp et al. 2003)。平均して垂直的に歯槽骨が1.5～2 mm 欠損し，抜歯窩の幅が40～50％減少するといった変化は抜歯後6～12ヶ月に現れ，ほとんどの退縮は最初の3ヶ月に現れる(Schropp et al. 2003)。これら明らかにされていることで重要なことは，抜歯窩保存術を用いた患者に関しては，ほとんどもしくは全く変化がなく，治療を行わなかった患者に比べて歯槽堤の変化の発生が起きるのが有意に低かったことである(Lekovic et al. 1997, 1998；Isella et al. 2003)。

歯肉外形のメインテナンス

　抜歯窩保存術における最も重要な審美的な目標として一致しているのは，唇面観と隣接面歯肉の外形と鼓形空隙の高さを維持しもしくは増大することである。

一般的な審美の考え方

1．リップライン
2．歯列上での歯の位置
3．歯肉と基底歯槽骨の形
4．初期の暫定的な補綴処置
　　a．固定式
　　b．可撤式
5．抜歯部位の最終補綴
　　a．ポンティック(pontic)
　　b．インプラント
6．歯槽骨の吸収量
7．隣接歯槽骨の高さ
8．頬側歯槽骨の存在
9．現存するブリッジの維持状態

隣接する組織の高さを決定する因子
(Saadoun and LeGall 1998)

1．隣接歯間の歯槽骨頂
2．接触点の高さ
3．歯周組織のバイオタイプ(Oschenbein and Ross 1969；Weisgold 1977)
4．接触点から隣接歯間の歯槽骨までの距離(Tarnow et al. 1992, 2003；Cho H-S et al. 2004)
5．歯の形態
6．隣接した歯と歯の距離，インプラントとインプラントの距離，もしくは，歯とインプラントの距離(Tarnow et al. 2000；Gastaldo et al. 2004)

　Kois(1994, 1998)とSpear(1999)は，唇側面(3 mm)と隣接面(4.5～5.5 mm)の間の距離を1.5～2.5 mmだと述べている。またKois(1998)は，「歯を取り除き隣接する鼓形空隙がなくなった場合，隣接歯間の乳頭は唇側に存在する歯槽骨と同じ3 mmの高さまで引っ込むであろう」と述べている。それゆえ，隣接歯間にある歯肉のスキャロップ形態が平坦になることを防止する最善の方法は，ただちに失われた歯の代わりに「解剖学的代用品」(ポンティック)に置き換え歯肉の鼓形空隙を再建することことである(Kois 1998)。

基　準

1．もし歯間乳頭が存在する場合，維持すること
2．もし歯間乳頭が存在しない場合，歯間乳頭を造る
　　a．組織の容量を把握する

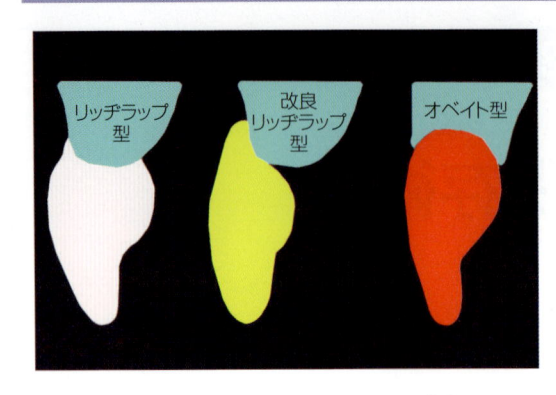

図23-1　3種類の異なったポンティックのデザイン

b．ポンティックが必ず組織（抜歯窩）の中に存在し，組織の上にあってはならない

注意：抜歯時に抜歯窩保存術と鼓形空隙部の歯肉の維持を同時に行うということは，唇面と隣接歯間の歯肉の高さを保護することになる．

適　応
1．審美性の維持と増大
2．歯槽堤と抜歯窩の保存と増大
3．歯槽骨質の改善
4．インプラントの埋入を可能にする
5．ポンティックデザインの可能性を広げる

利　点
1．簡単
2．有効性が高い
3．術後の疼痛が少ない
4．歯槽堤増成のための二次的手術が必要なくなる

術前分析（Sottosanti 2003）
　最も効果的に分析し外科的適応を決定するには，臨床医は以下のことを知っておく必要がある．
1．全体の治療計画
2．様々な補綴処置の変遷
　　a．固定式
　　b．可撤式
3．最終補綴の治療計画
　　a．インプラント
　　　インテグレーションのためには骨量の多い構造が必要である．それゆえ，抜歯窩や歯槽堤保存のためには骨再生誘導法（GBR法）が選択される
　　　・保存術
　　　・増大術
　　　・高さ
　　　・幅
　　　・容積

注意：隣接歯間の歯槽骨の高さが減少することで審美的なインプラントの埋入のためにGBR法と軟組織増大術が必要となる．

　　b．ポンティック（図23-1）
　　　卵型のポンティック（オベイトポンティック）の形態を作るために，骨の発達を誘導しやすい軟組織の歯槽堤を形造る必要がある
4．必要とされる他の付加的処置
　　a．歯列矯正
　　b．歯内治療
　　c．口腔外科

抜歯窩保存術の術式
　すべての症例は似通っているが，基本的な抜歯窩保存術には様々な抜歯窩の被覆方法がある．結果として，多くの様々な抜歯窩保存術の術式が存在する．
1．結合組織移植術（Langer and Calangar 1980）（図23-2〜23-8）
2．抜歯窩閉鎖もしくは遊離歯肉移植（Landsberg and Bichacho 1994）（図23-9）
3．コラーゲン製材もしくは吸収性の止血材を用いる方法（Sklar 1999）（図23-10）
4．骨再生誘導法（図23-11〜23-15）
　　a．非吸収性膜（メンブレン）
　　b．吸収性膜（メンブレン）
　　　・通常の維持期間（4〜6週間）
　　　・長期の維持期間（4〜6ヶ月）
5．Allodermもしくは無細胞性真皮マトリックス移植（Misch 1998）
6．補綴における「ポンティック」での抜歯窩の封鎖（図23-15）
　　a．可撤式（Misch 1998；Kois and Kan 2001）（図23-16）
　　b．固定式（Kois 1998；Spear 1999；Sklar 1999）（図23-17と23-18）

術　式
　歯根部に外傷を与えず抜去することが最も重要で様々な方法がある．慎重にかつ注意深く行う必要がある．

目　標
　この方法の目的は，歯槽骨の頬側板と舌側板を保存

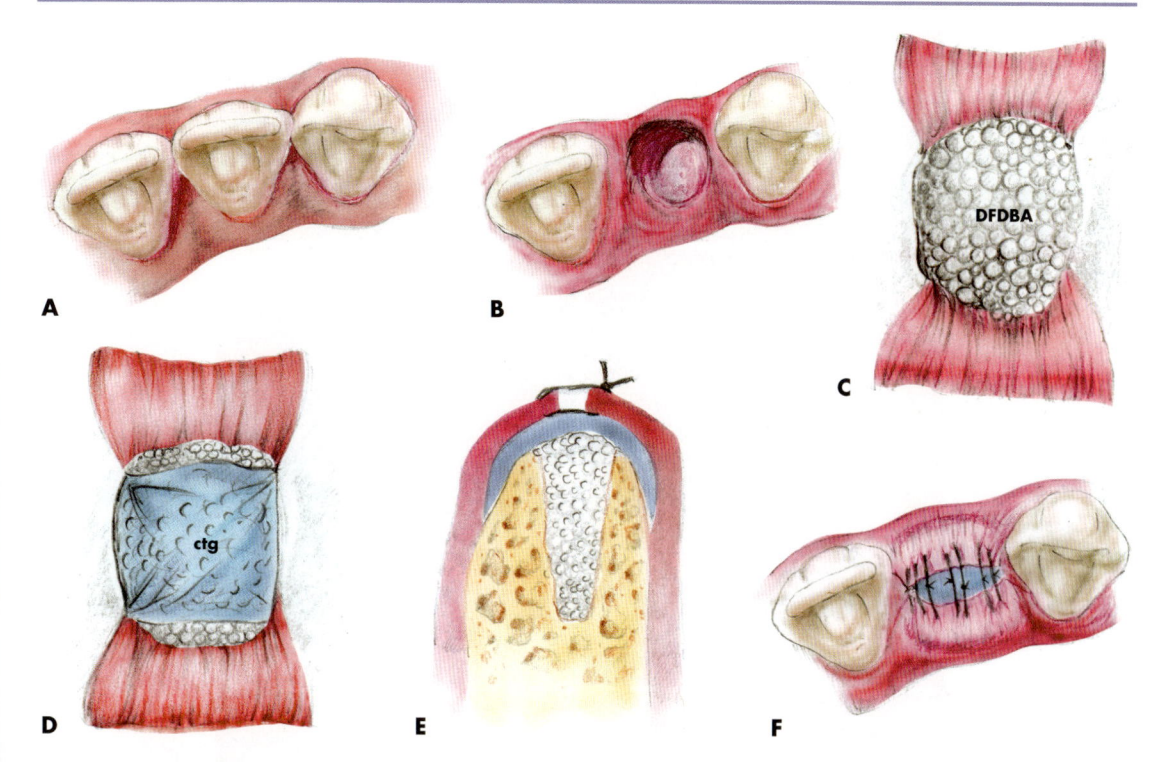

図 23-2 抜歯窩保存術 A. 側切歯（中央）抜歯前。B. 抜歯時。C. 抜歯窩を脱灰凍結乾燥骨（DFDBA），もしくは他の骨移植材で塡塞する。D. 生物学的保護膜として結合組織移植片（ctg）によって被覆。E. 縫合例の断面図。F. 縫合完了時の咬合面観。

することである。
1．器具。
　a．No. 15c のスカルペルブレード
　b．ペリオトーム
　c．小さな抜歯用挺子
　d．高速度のエンジンドリルとバー
　　・Neumeyer のバー
　　・701 のロングネックのバー
2A．歯もしくは歯根部の周囲を 15c の刃先を用いて，骨頂部に向けて 360°歯槽頂切開を行う（歯槽頂上線維切断）。以上により，すべての残存線維を切断し，粘膜骨膜弁を粗暴に切断されることを防止する。
2B．切開は骨頂部より 2〜3 mm 下方へ注意深く行う。
3．まず，最初に平らな「ペリオトーム」を使用する。
4．ペリオトームの先端を隣接面にもしくは，隣接面の歯頸線に向かって適切な力で止まるまで挿入する。
5．歯根部の両側を交互に近遠心方向に脱臼させる。この操作によって，抜歯窩はゆっくりと広くなる。

注意：歯の挺出は，歯槽骨の唇側板に亀裂を防止するために，ペリオトームの挿入を頬側方向からは行わないようにする。

6．一旦歯が動き出したら，先端が曲がった小さな抜歯用挺子で抜歯窩をさらに広げていき，歯根部を挺出させていく。しばらくその操作を忍耐強く行って歯を抜歯窩から完全に挺出させる。

注意：Horowitz（2006）は，臼歯は抜歯の前に歯根分割を行うと述べている。

7．歯が動き出さなかったり，頬側板の歯槽骨に亀裂が起きそうになった場合は，歯根を分割する必要がある。Neumeyer バーを用いて歯根の中心をくりぬき，701 ロングネックのバーを用いて頬舌方向への切断を行うことで，一連の操作が簡単に行われる。その後，分割歯根を 1 つ 1 つ抜去していく。
8．歯根が抜去されると，抜歯窩の中を搔爬し肉芽組織や残存周囲の結合組織の線維を除去する。その際，唇側板の歯槽骨へ過度に力を入れることは常に避けなければならない（図 23-2B）。
　　移植材にもカルシウム硫酸塩を加えることで，新生骨の骨量が増し移植材料から新生骨への置換

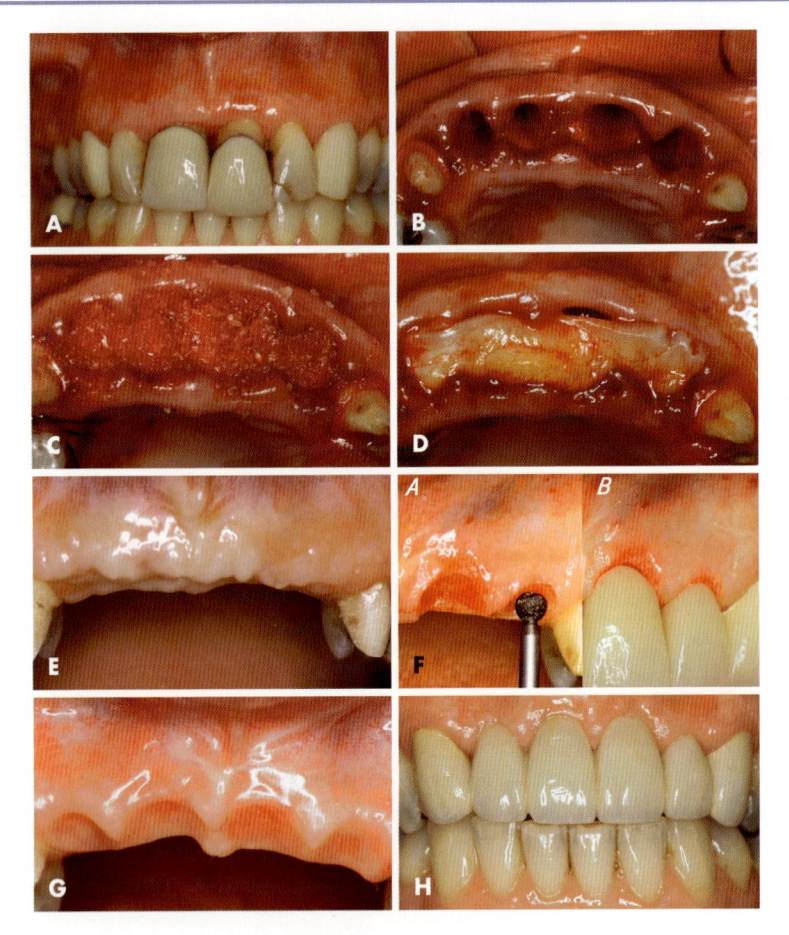

図 23-3　抜歯窩保存術，歯槽堤増大術および補綴的機能回復　**A.** 術前．#7〜#10 の歯の抜歯が必要である．**B.** 多数の抜歯．**C.** 抜歯窩内へ脱灰凍結乾燥骨（DFDBA）を塡塞．**D.** 術部への結合組織移植．**E.** 3ヶ月後の増大された歯槽堤．**F. A.** 卵型のポンティック（オベイトポンティック）を装着するための歯槽堤への歯肉整形術．**B.** 卵型のポンティックの装着．**G.** 暫間ブリッジによって形作られた歯間乳頭の形態．理想的な大きなスキャロップ状の形態が完成していることに注目．**H.** 理想的な審美を兼ね備えた最終補綴．（補綴は Dr. Richard Rossman, Randolph, MA による．）

表 23.1　予想結果

将来の問題点	利益
肥厚平坦なバイオタイプ	組織変化少ない
大きな乳頭の治癒	創傷の良好な血液供給
歯槽窩の狭小	少量の骨塡塞
平坦なエマージェンスプロファイル	軟組織圧の減少
自然な歯間鼓形空隙	軟組織の支持
最終修飾物の遅延	軟組織成熟のため待機

訳注：原著本文中にも該当箇所の指示はないが，そのまま訳出した．

表 23.2　成功への鍵

診断と治療計画（隣在骨の高さ，組織の厚さ，バイオタイプ，スマイルライン，患者の要望）
外科前の修復処置の準備
低侵襲性外科手術
抜歯後の骨喪失を減少させる抜歯窩への移植
歯肉形態と乳頭を支える暫間修復
頻回に行う術後の管理
良好に設計された最終補綴物
良好な口腔衛生と予防管理

訳注：原著本文中にも該当箇所の指示はないが，そのまま訳出した．

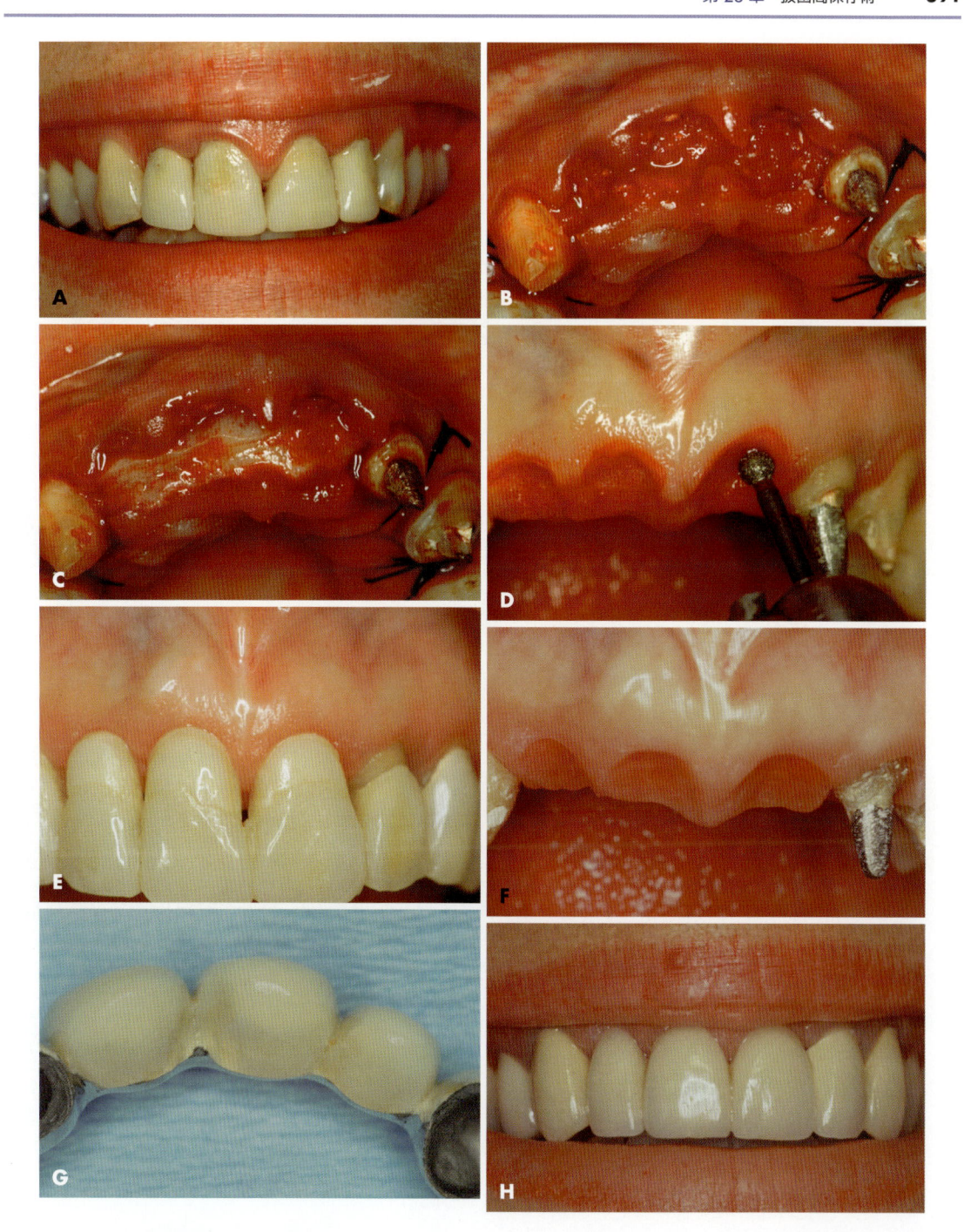

図 23-4 **結合組織移植術を用いた抜歯窩保存術**。**A.** 術前。**B.** #7～9 の歯を外傷を与えずに抜歯後，脱灰凍結乾燥骨で抜歯窩を塡塞。**C.** 抜歯窩の上を結合組織移植により被覆。**D.** 卵型のポンティック（オベイトポンティック）を形成するために外形を描き，治癒中の歯槽堤。**E.** 卵型のポンティックを含めた最終の暫間補綴。**F.** 完成された歯間乳頭のある最終のポンティック部の歯槽堤。**G.** 最終ブリッジにおける卵型のポンティックの形態。**H.** 装着した最終のブリッジ。術前と完成度の高い歯肉のスキャロップ状の外形を比較する。（補綴は Dr. William Irving, Needham, MA による。）

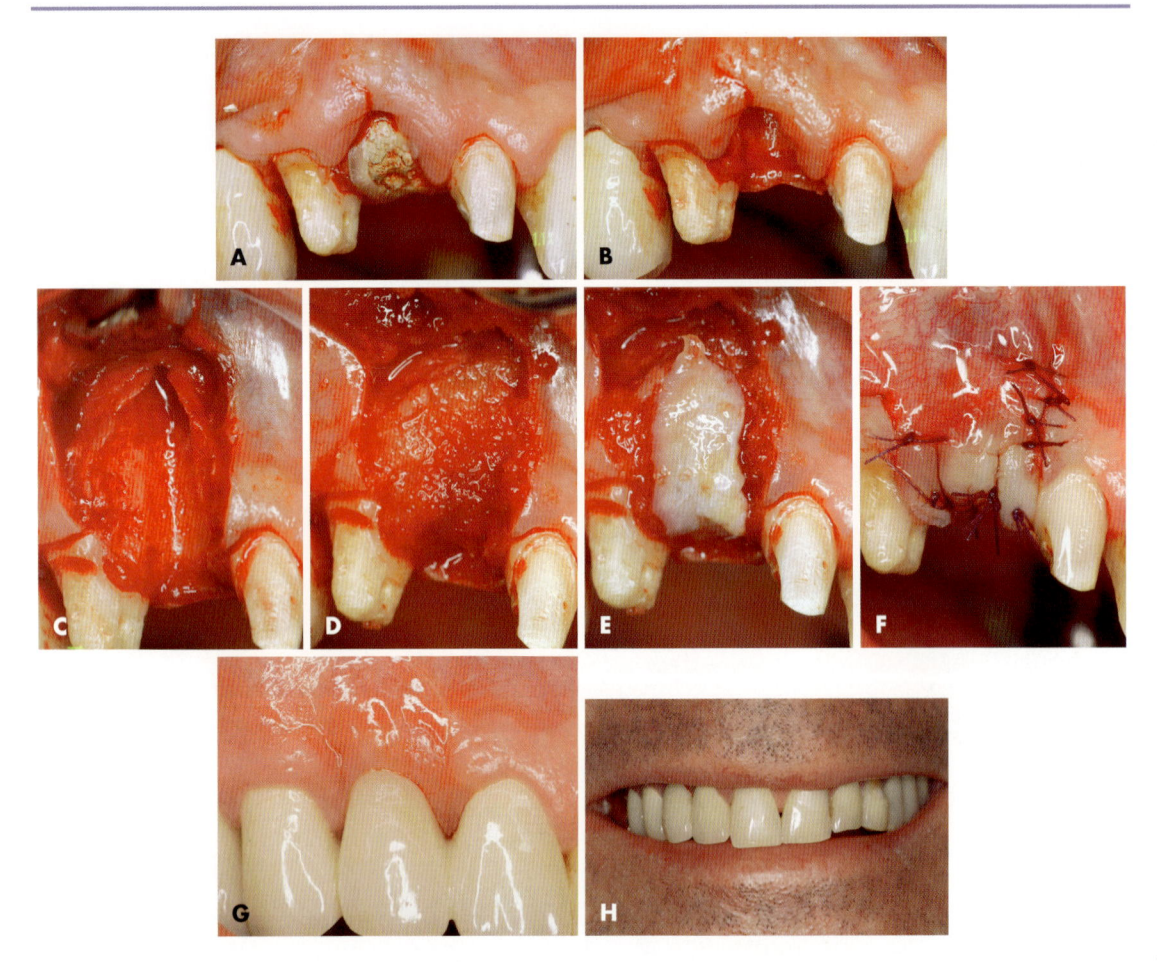

図 23-5　結合組織移植術を用いた抜歯窩保存術　A. 抜歯前の #6 の歯。**B.** 外傷を与えずに抜歯。**C.** 粘膜骨膜弁剥離後に認められる骨壁のない頬側板。**D.** 抜歯窩内へ脱灰凍結乾燥骨を塡塞。**E.** 骨移植材を保持し頬側に豊隆を出すために置かれた結合組織移植。**F.** 初期閉鎖はフラップを歯冠側移動によって行った。**G.** 最終補綴。理想的な唇側面と歯間部の外形に注目すること。**H.** 最終的な審美的観察。（補綴は Dr. Richard Rossman, Randolph, MA による。）

が遅滞なく行われる（Sottosanti 2003；Guarnieri 2004）。

9. 抜歯窩と歯肉の内縁上皮を搔爬し清掃後，抜歯窩の骨壁が裂開もしくは開窓していないか調べる。この操作は，少し湿ったガーゼで抜歯窩を乾燥させ，小さな曲がった器具で触知することで行われる。器具を骨壁に沿わせて静かに上下させ，骨壁が破損しているかを調べる。
10. 頬側板の歯槽骨が無傷であれば，欠損面より 3～4 mm 長めにトリミングした吸収性膜（メンブレン）を堅固な骨の上に設置する。この操作は小さな粘膜骨膜剥離子を用いて環状挙上術を用いて行う。まず隣接面観から伸ばしていき，次に根尖方向へ伸ばし，それから表面を延ばす。側方の粘膜骨膜弁を不必要に傷つけることは避け，表在性骨に圧力がかかり損傷が及ぶ可能性を減らすことである。
11. 一旦，頬側板の歯槽骨を評価し必要なメンブレンについて決まれば，抜歯窩が出血しているかどうかについて調べる。もし抜歯窩に適当な血流がなければ，1/2 のラウンドバーを用いて骨壁（唇側の骨壁を除く）に穴を開けるか，もしくは皮質骨を剝ぐことによって，多数の出血点を作る。
12. そして抜歯窩を骨頂部まで移植材で埋入する。

注意：インプラントを埋入する場合，適当な移植材（DFDBA や FDBA もしくは Bio-Oss をカルシウム硫酸塩で混合する）が推奨されている（4：1 の割合）（図 23-2C）。

13. 抜歯窩を適当な移植材料（CollaPlug）やメンブレン（非吸収性もしくは吸収性の結合組織移植），または無細胞性真皮マトリックス移植によって被覆し，移動しないように維持する。これは骨再生誘導法（GBR）を目的としている（図 23-2D）。

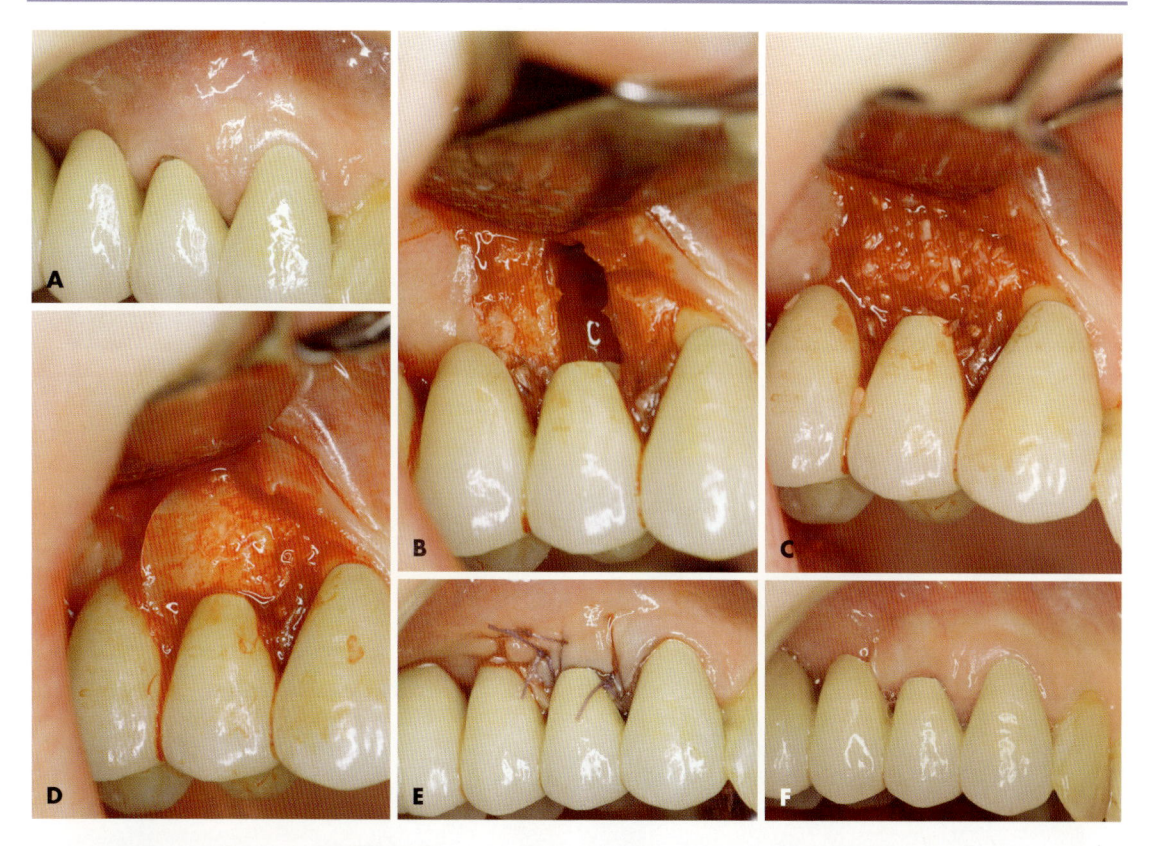

図 23-6 **補綴的維持を目的とした抜歯窩保存術** A. 術前。B. #12 の歯の下部にある歯根のみ抜去。C. 脱灰凍結乾燥骨（DFDBA）を塡塞。D. 縫合前の結合組織移植の状態。E. 2 週間後 4-0 もしくは 5-0 の Vicryl（吸収性）の縫合糸で縫合。F. 6 ヶ月後の最終の創傷治癒の状態。審美的な歯槽堤の外形に注目する。

注意：もしインプラントを埋入し初期の被覆が不可能な場合，非吸収性のチタン強化型，もしくはチタンの強化がない延伸ポリテトラフルオロエチレン膜（e-PTFE 膜）が必要となる。

14. 粘膜骨膜弁は，緊密にインプラントや周囲の組織に縫合する（図 23-2E, F）。

15. もし固定性もしくは可撤式装置を作製している場合，卵型のポンティック（オベイトポンティック）を 1.5 mm 組織内に陥入させることによって表面が骨頂 0.5 mm 以内に位置することになる。

16. 4 週間後，ポンティックは遊離している歯肉のマージンより 1 mm 下の位置まで削る。

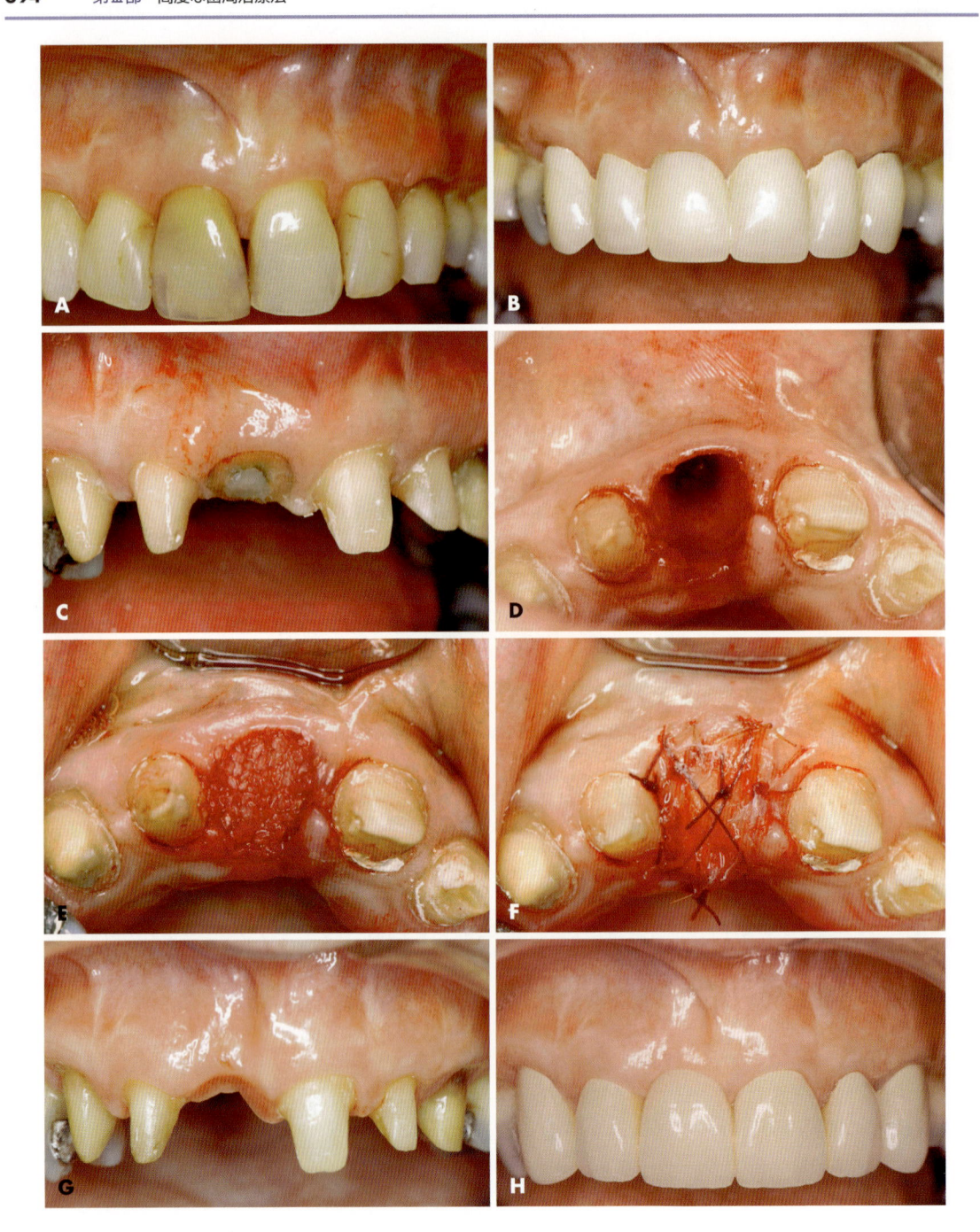

394　第Ⅲ部　高度な歯周治療法

図 23-7　**結合組織移植の基本的術式**　A．術前。B．暫間補綴終了時。C．暫間ブリッジを取り除いた状態。歯を抜歯することで歯肉の容量が減少する。D．外傷を与えずに抜歯。E．DFDBA を塡塞。F．結合組織移植を行い抜歯窩上部で縫合。G．最終の歯槽堤の外形。H．完成した最終補綴物。完成度の高い審美性に注目する。（補綴は Dr. David Edward, Bridgewater, MA による。）

第 23 章 抜歯窩保存術　**395**

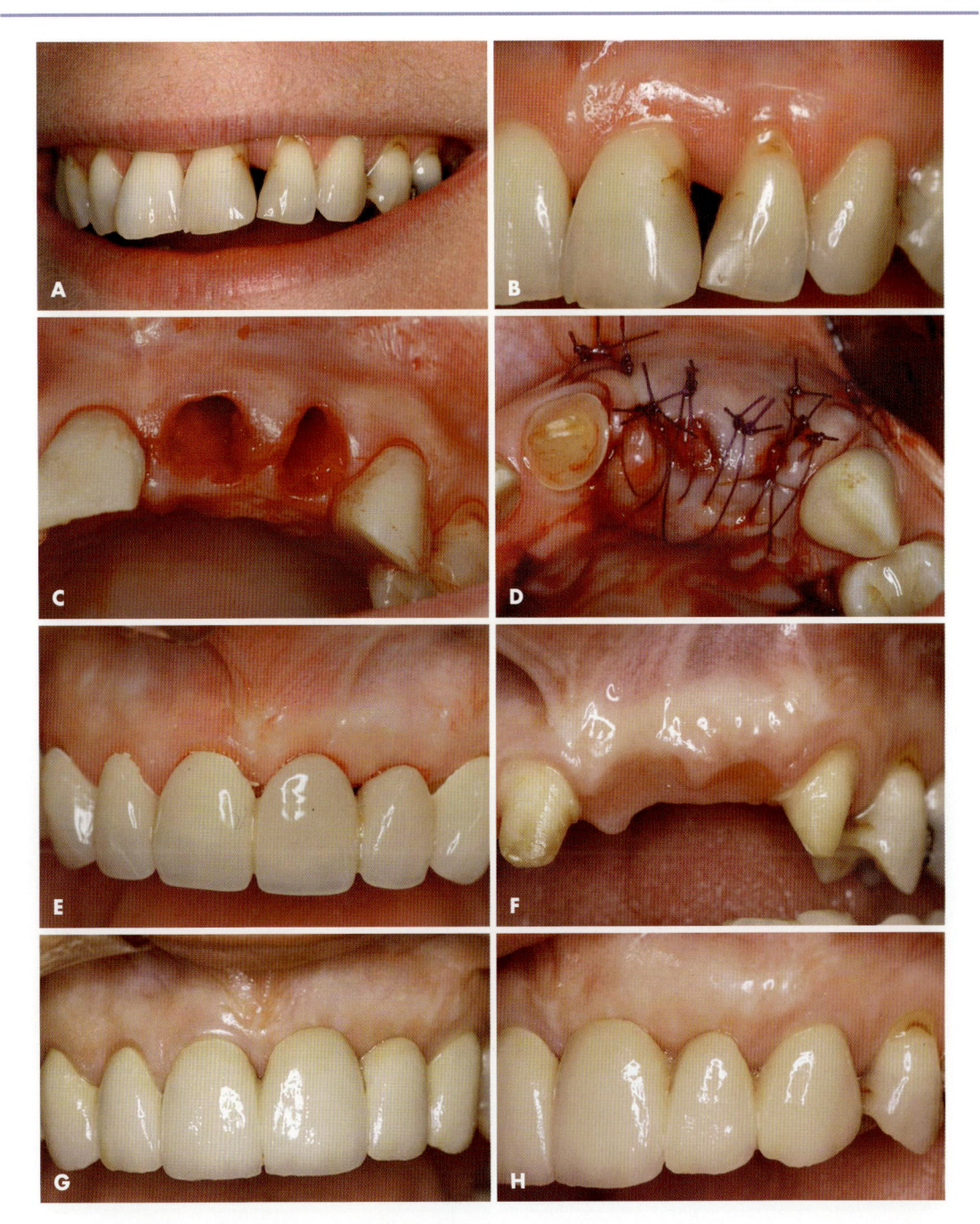

図 23-8　抜歯窩保存術，歯槽堤増成術および補綴的機能回復　A. 術前の笑ったときの状態。笑ったときに少し審美的に良くない隙間が認められる。B. #9，10 の歯の間に認められる組織退縮の近接観。C. #9，10 の歯を外傷を与えずに抜歯。D. DFDBA と結合組織移植で抜歯窩保存術。E. 歯槽堤が造成された状態での最終暫間補綴物。F. 作られた最終の歯槽堤と歯間乳頭の状態。G と H. 最終補綴の状態。ほとんど理想的な歯肉と乳頭の状態が完成されているところに注目する。（補綴は Dr. Michael Katz, Westport, MA による。）

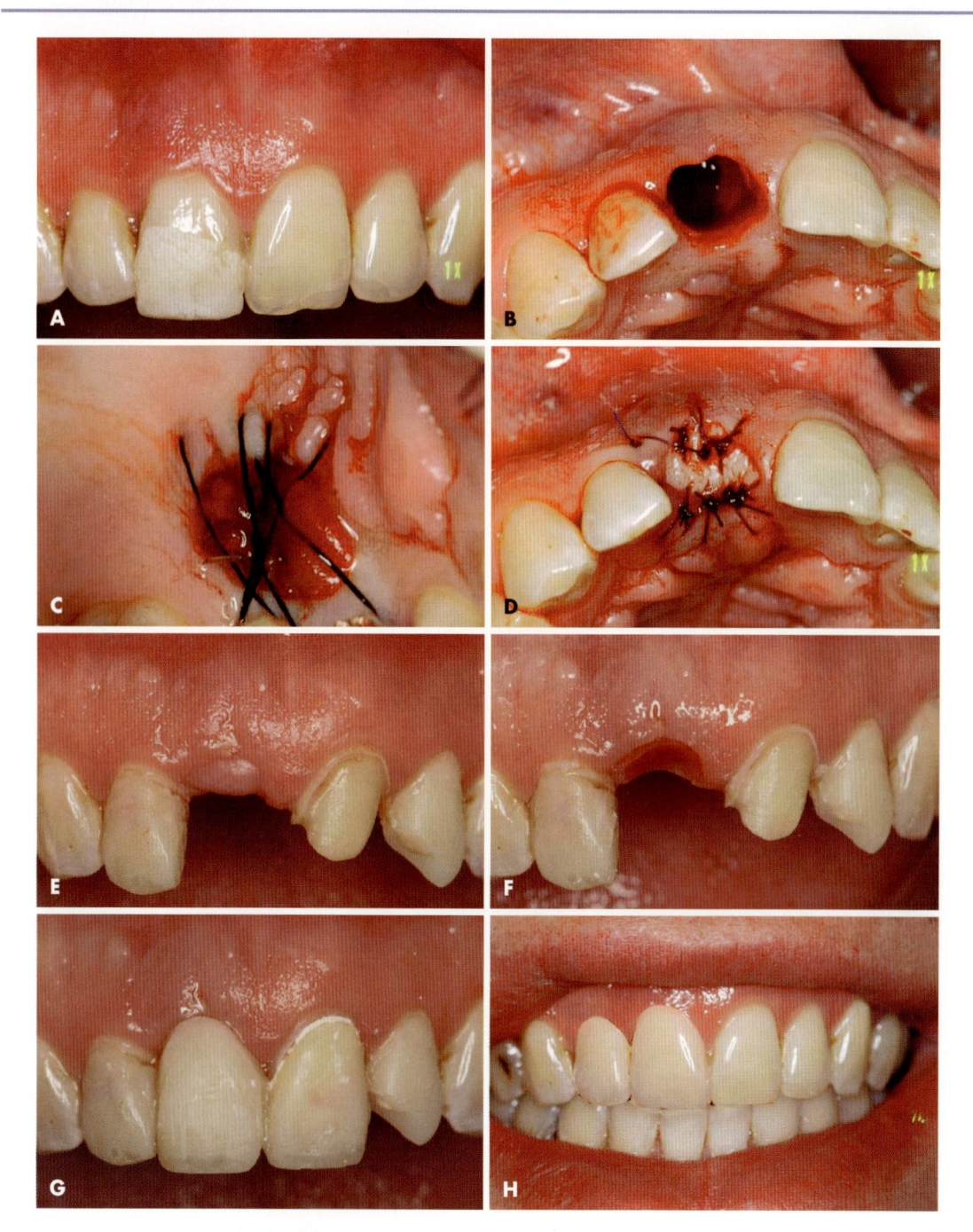

図 23-9　**遊離歯肉移植による抜歯窩の閉鎖**　A. 術前。#8 の歯を抜歯予定。B. 外傷を与えずに抜歯。C. 遊離歯肉移植を行う。D. 抜歯窩上に置かれた遊離歯肉移植片の状態。E. 治癒した歯槽堤の状態。F. 歯槽堤における歯肉形成術。G. 暫間補綴。H. 最終補綴。

第 23 章 抜歯窩保存術　397

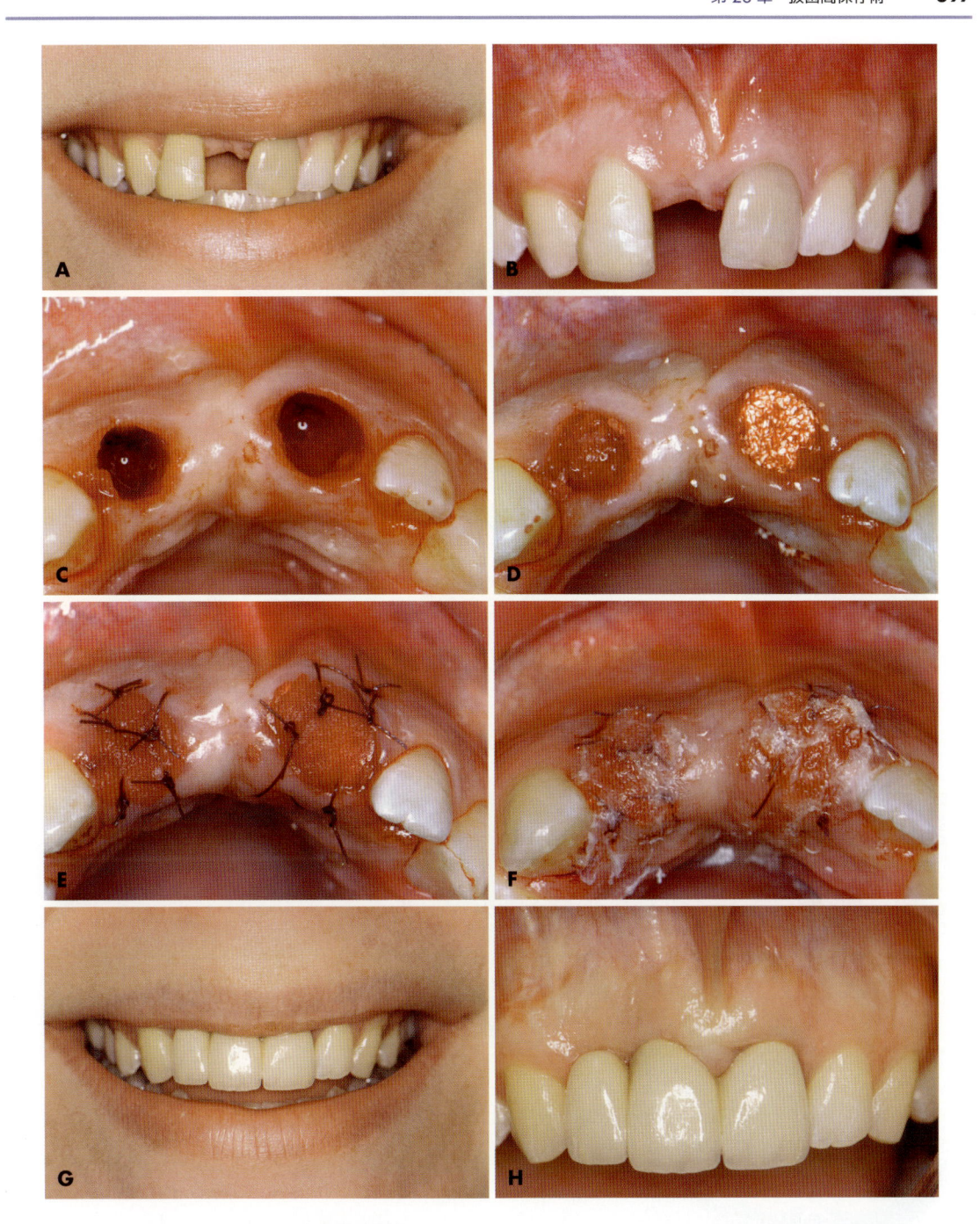

図 23-10　**インプラント埋入予定の抜歯窩保存術**　Bio-Cal テクニック（コラーゲン製材を用いた方法）。**A と B.** 術前。#7，9 の歯が抜歯適応である。見苦しいスマイルと延びた側切歯に注目する。**C.** 外傷なく抜歯。**D.** 骨移植材の塡塞。(#7 の歯には DFDBA；#9 の歯には Bio-Oss) **E.** Collaplug（コラーゲン製材）を置き縫合した。移動しないように水平マットレス縫合と単純縫合を行った。**F.** 移植材を固定させるためにシアノアクリレート製材を使用した。**G と H.** 最終補綴。側切歯における歯肉の外形と完成度の高い審美的な出来栄えに注目する。術前写真の A や B と比較する。

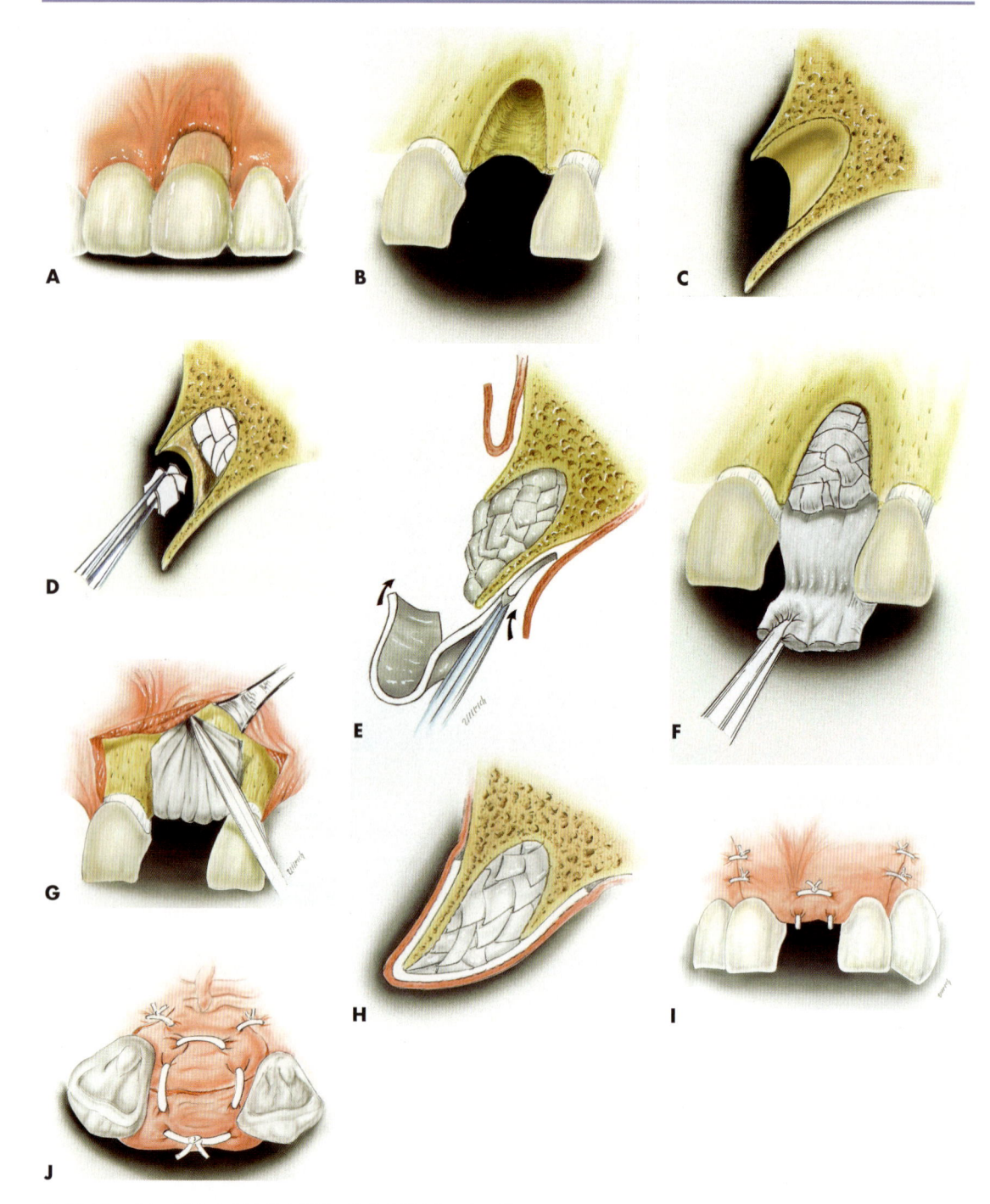

図 23-11 インプラント埋入予定部位の抜歯窩保存術の概略図 **A.** 唇面に大きな歯肉退縮が認められる術前所見。**B と C.** 抜歯後に大きな骨欠損が認められる唇面観と側面観。**D.** 抜歯窩内へ骨移植材を塡塞。**E.** 骨移植材は常に抜歯窩内へ充満し歯槽堤の外形を形成する。メンブレンを挿入している図である。注意：骨壁からの形態維持がない場合，チタン強化型メンブレン（e-PTFE など）が必要である。メンブレンは最初に口蓋側から挿入する。**F.** メンブレンを唇側面に翻転しているところである。**G.** メンブレンを頰側に挿入したところである。**H.** 術後の骨移植材とメンブレンを挿入し終わった後の側方面観。**I と J.** 最終の唇側面と口蓋側面の縫合の状態。創の閉鎖に単純縫合と垂直マットレス縫合の組み合わせを用いていることに注目する。初期閉鎖が完全だと予想し得ない場合は非吸収性メンブレン（Gore-Tex）を推奨する。

第 23 章 抜歯窩保存術　**399**

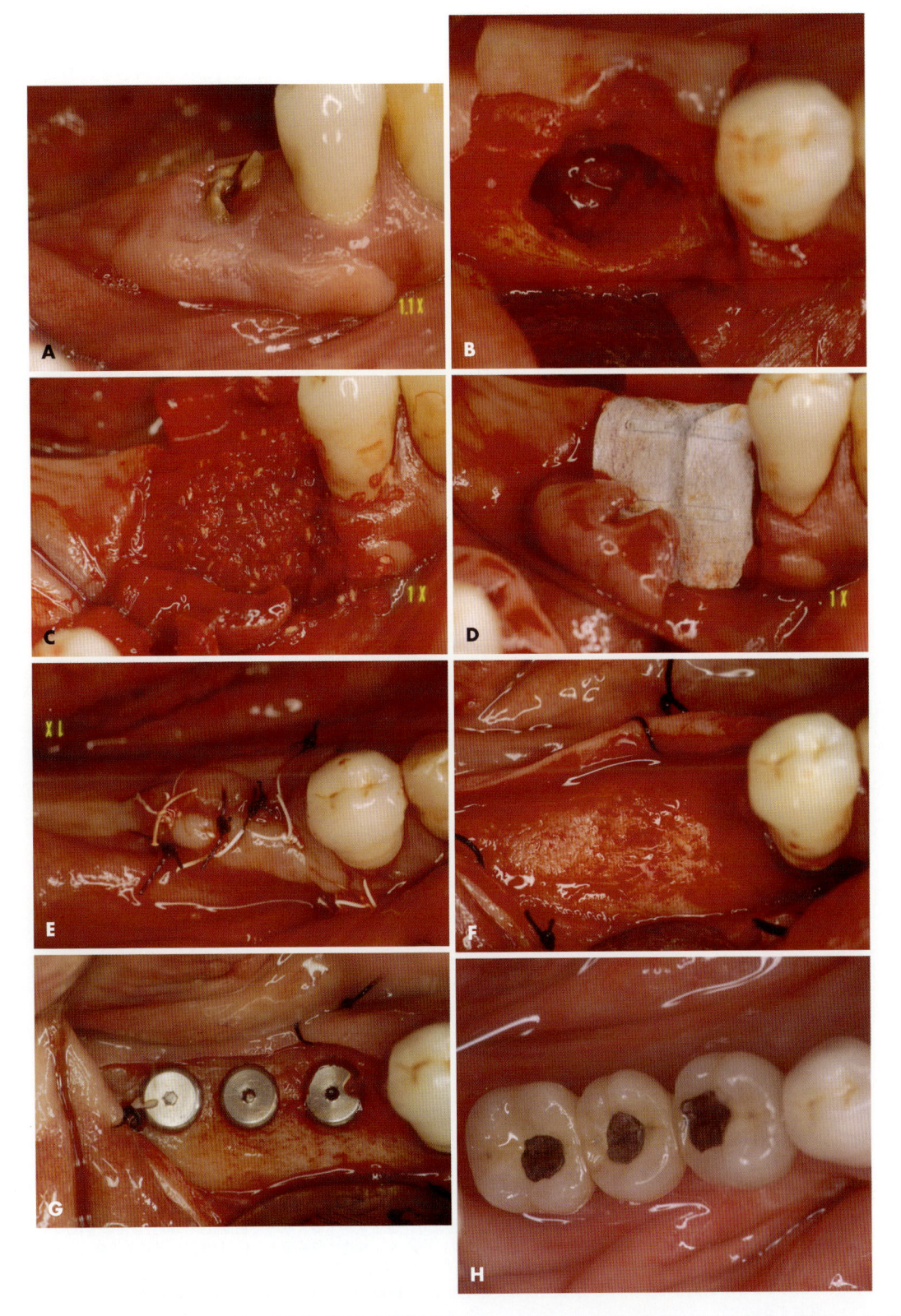

図 23-12　インプラント埋入予定の抜歯窩保存術/歯槽堤増大術　**A.** 術前。**B.** 抜歯後の所見で大きな骨欠損が認められる。**C.** DFDBAを抜歯窩内へ填塞。**D.** チタン強化型メンブレン（Gore-Tex）を挿入。**E.** 初期閉鎖の終了状態。**F.** インプラント埋入のためのリエントリー手術時。完全に骨が再生されている。**G.** 理想的な位置にインプラントを埋入。**H.** 完成した最終補綴。（補綴は Dr. William Irving, Needham, MA による。）

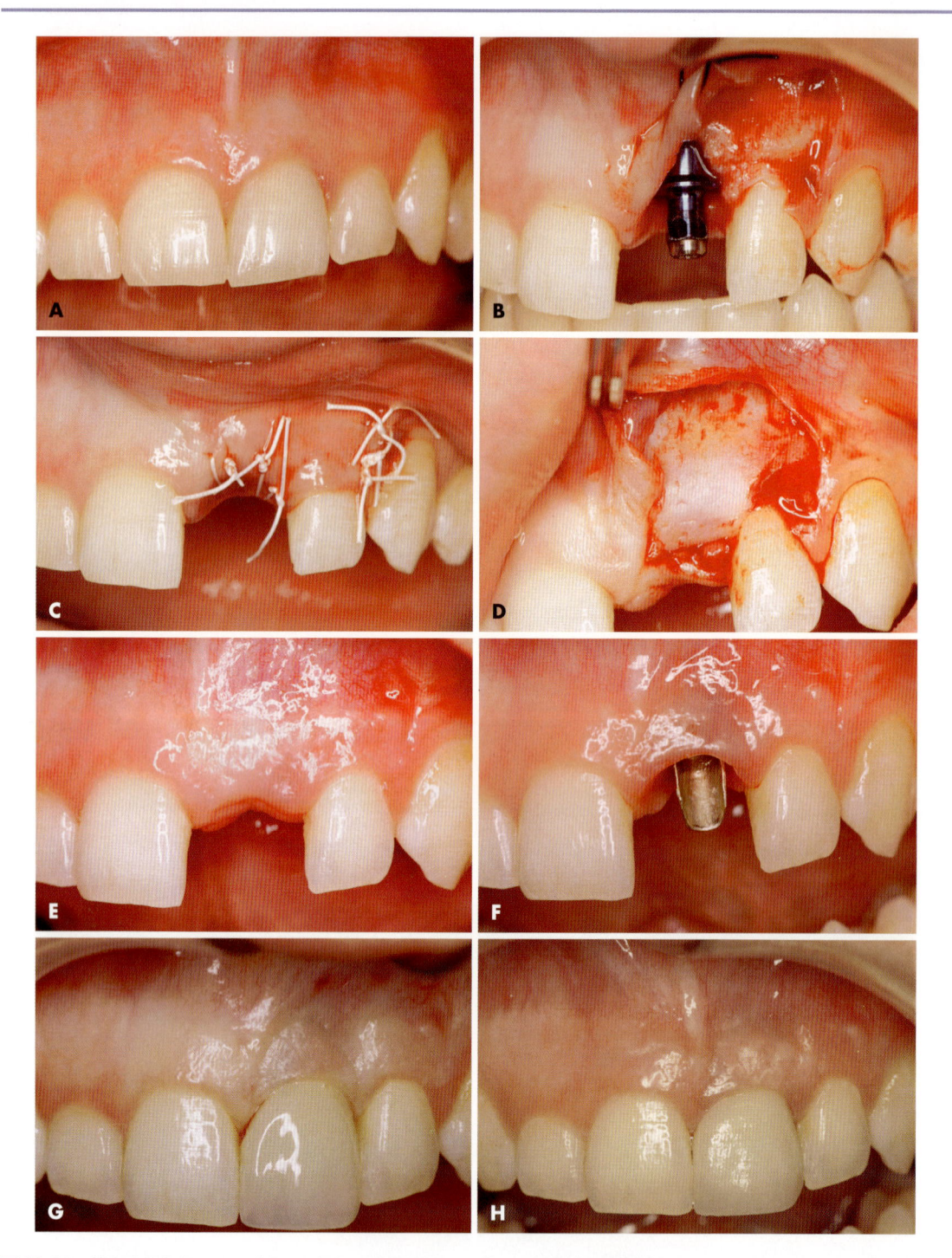

図 23-13 **抜歯窩保存術，インプラント埋入，非吸収性メンブレンを用いた組織再生療法** A. 術前。#9 の歯が外部吸収のため抜歯適応となっている。B. 抜歯しインプラントを埋入。切歯部分の乳頭がフラップを翻転する部分に含まれていないことに注意する。C. 非吸収性メンブレン（e-PTFE）を設置し，縫合が終了した状態。歯間乳頭の縫合は常に #10 の歯の近心部のフラップと乳頭を歯冠側へ移動する。D. メンブレンは 6 ヶ月後に除去する。E. 歯槽堤の最終の治癒した状態。乳頭の高さが低くなるのを最小限に抑えた完成度の高い組織の高さに注目する。F. インプラントを露出させ，カスタムアバットメントを装着した状態。G. 乳頭維持のための即時暫間補綴。H. 最終の状態。完成度の高い美しさになったことに注目する。

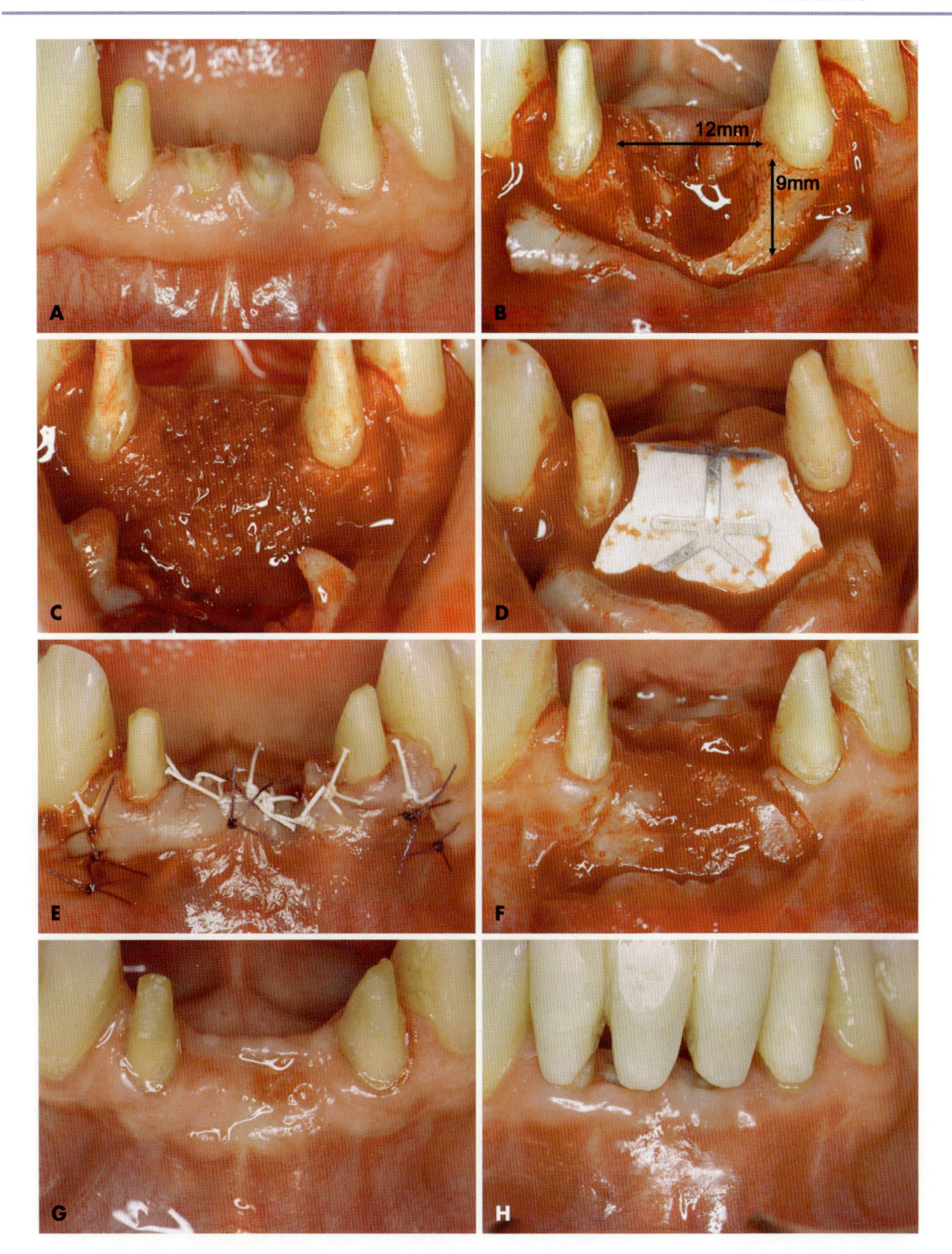

図 23-14 **抜歯窩保存術と組織再生療法** A. 術前。#24，25 の歯を抜歯予定である。B. #24，25 の歯を抜歯し感染領域を搔爬し，頰側板と舌側板の骨が失われた状態。骨欠損部が組織を増大化させるには大きすぎることに注目する。C. 放射線照射した新鮮な凍結骨（Rocky Mountain Tissue Bank）を塡塞した状態。D. チタン強化型 Gore-Tex メンブレンを設置した状態。E. 初期閉鎖を完了した状態。F. Gore-Tex メンブレンを術後 2 ヶ月で除去した。G. 治癒した最終の歯槽堤。H. 暫間ブリッジ装着。歯槽堤が完全に修復された状態に注目する。

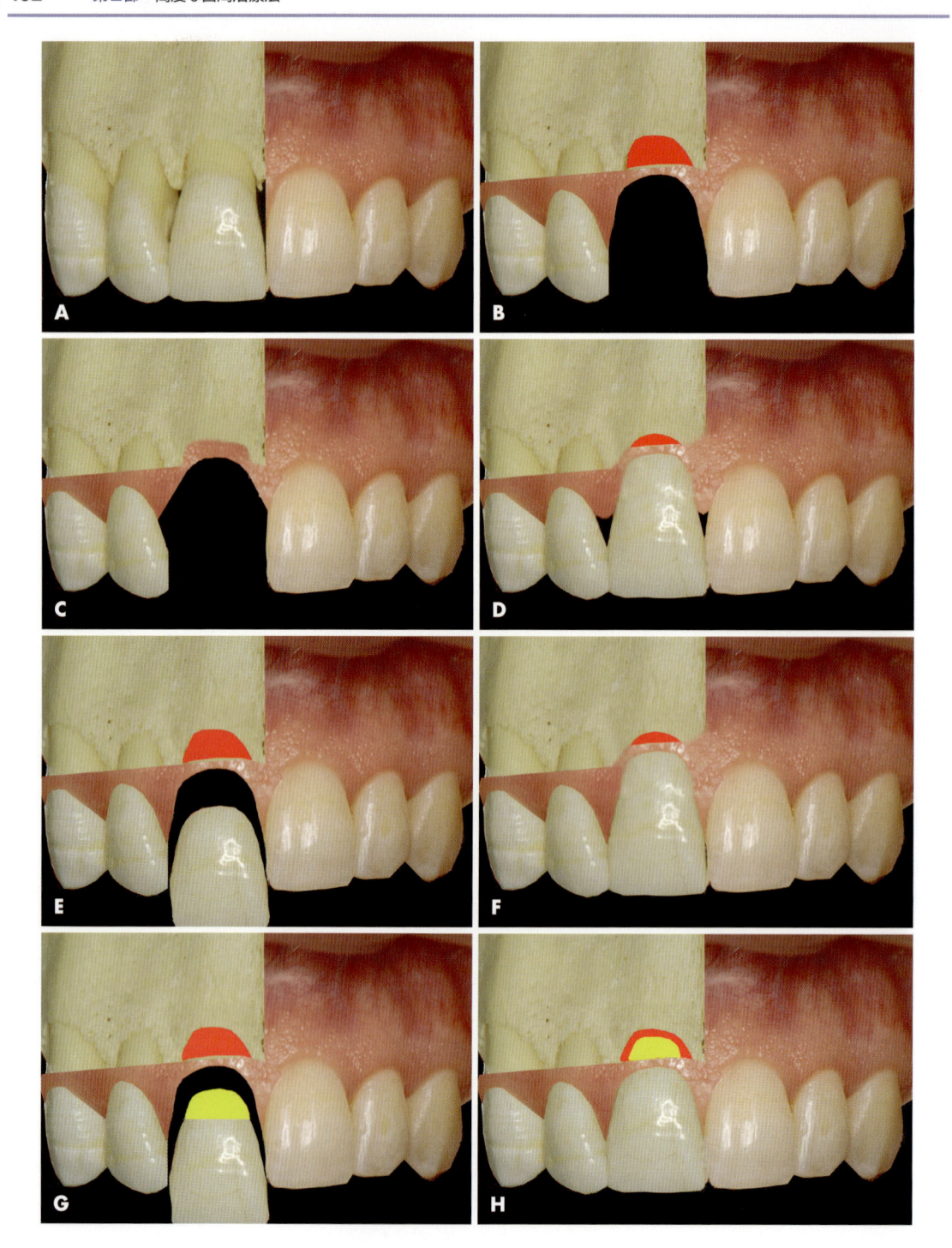

402　第Ⅲ部　高度な歯周治療法

図 23-15　**基本的な補綴術式の概略図**　**A**. 術前。**B**. 外傷なく抜歯。**C**. 歯を置き換えることができなかったら歯間乳頭部と唇側面の組織の高さが低くなる。**D**. 歯を置き換えるのが遅くなると歯間乳頭部と唇側面の組織が減り，歯が長くなり歯間部に黒いスペースが見えてしまう。**E**. 歯間部を支えるためだけの即時補綴。**F**. 歯間部の高さは維持されているが，唇側面の組織が減っていることに注目すること。**G**. 歯間部と歯肉縁下(黄色の部分)の両方の組織を支えるための即時補綴。**H**. 歯間部と唇側面の組織を減らさずに達成した理想的な美しさ。

第 23 章 抜歯窩保存術 **403**

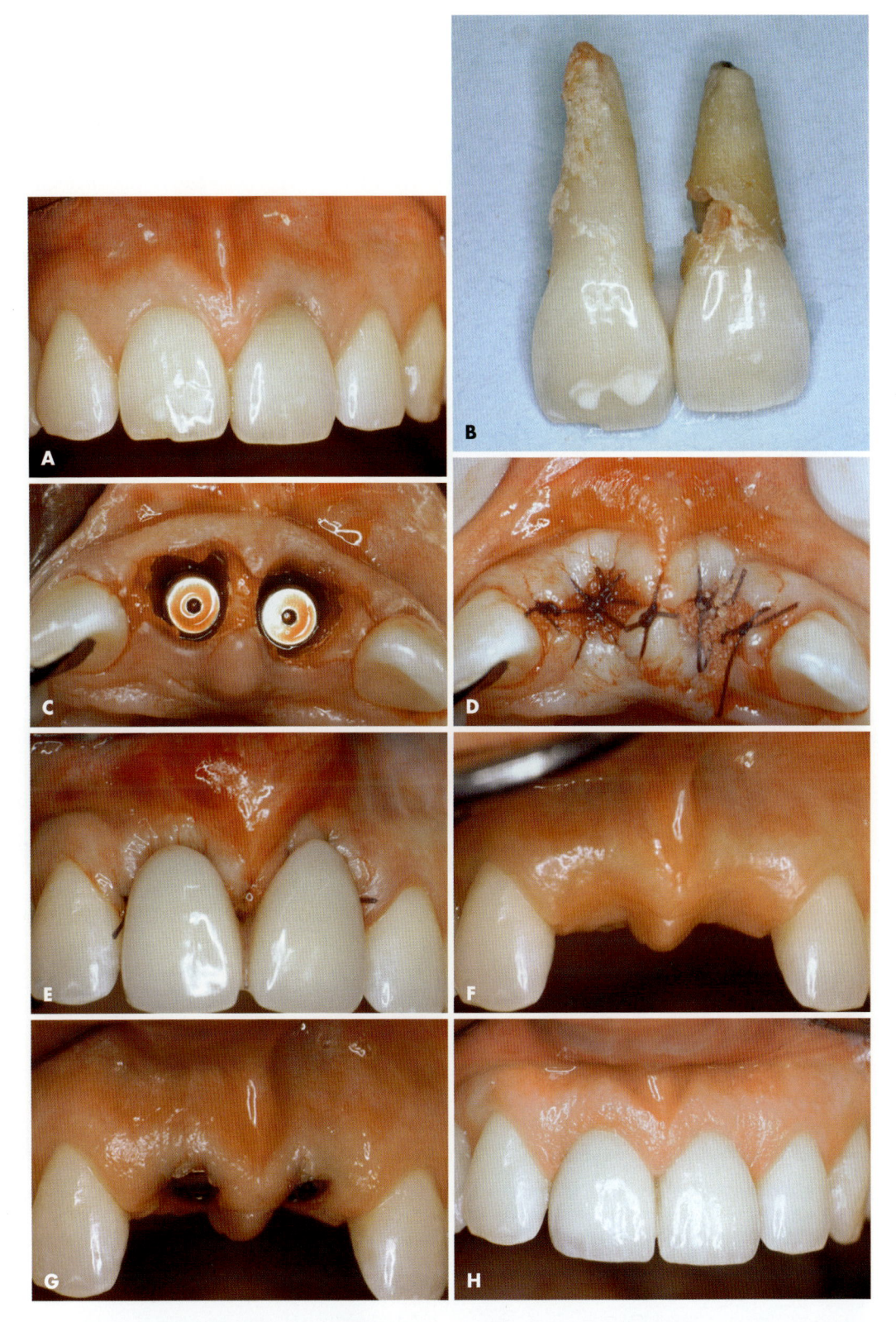

図 23-16　即時インプラント埋入時における抜歯窩保存術　**A.** 術前。#8, 9 の歯が抜歯適応である。**B.** #8, 9 の歯。歯根の外部吸収に注目する。**C.** インプラント埋入。**D.** DFDBA を填塞して歯肉弁を閉鎖。**E.** 側方と正面の歯肉を支えるために暫間補綴物を装着し、歯肉の外形を維持する。**F.** 治癒した歯槽堤。唇側面と隣接面の組織が保存されていることに注目する。**G.** インプラント体を露出した状態。**H.** 最終のクラウン。完成度の高い美しさに注目する。(S. Silverman, MA による。)

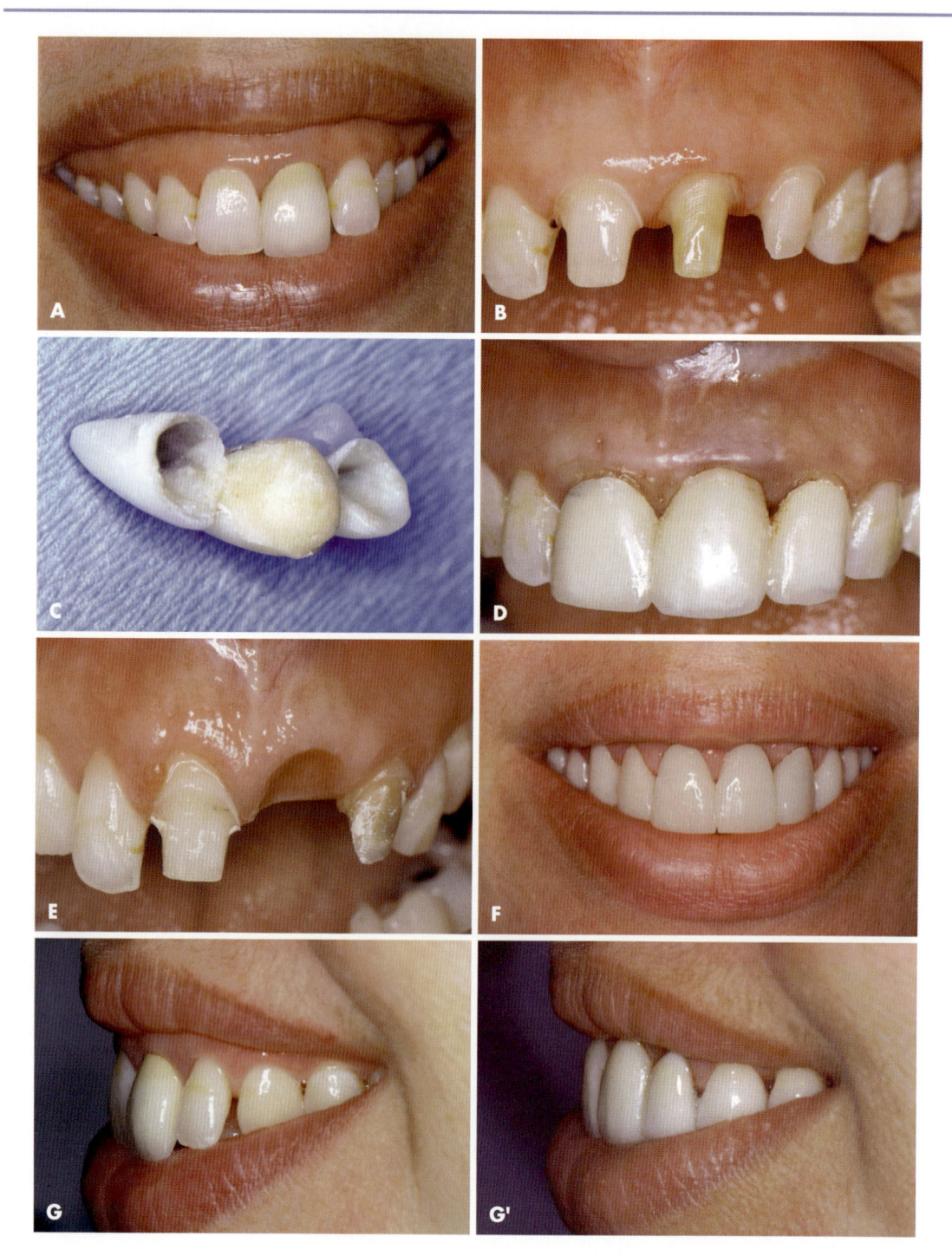

図 23-17 **補綴的抜歯窩保存術**　A．術前。B．暫間ブリッジを除去した状態。#8 の歯が抜歯適応である。C．歯肉縁下の歯肉を支えるために大きくしたポンティックの状態。D．抜歯直後にテンポラリーブリッジを装着。E．治癒したポンティック部分。完璧な唇側面と隣接面の形に注目する。F．唇側面と歯肉縁下（3〜4 mm）を支える歯冠部のための最終補綴。歯間乳頭が最大限維持されていることに注目する。G，G'．審美的に大きく改善した術前から術後の側方面観。

第23章 抜歯窩保存術　405

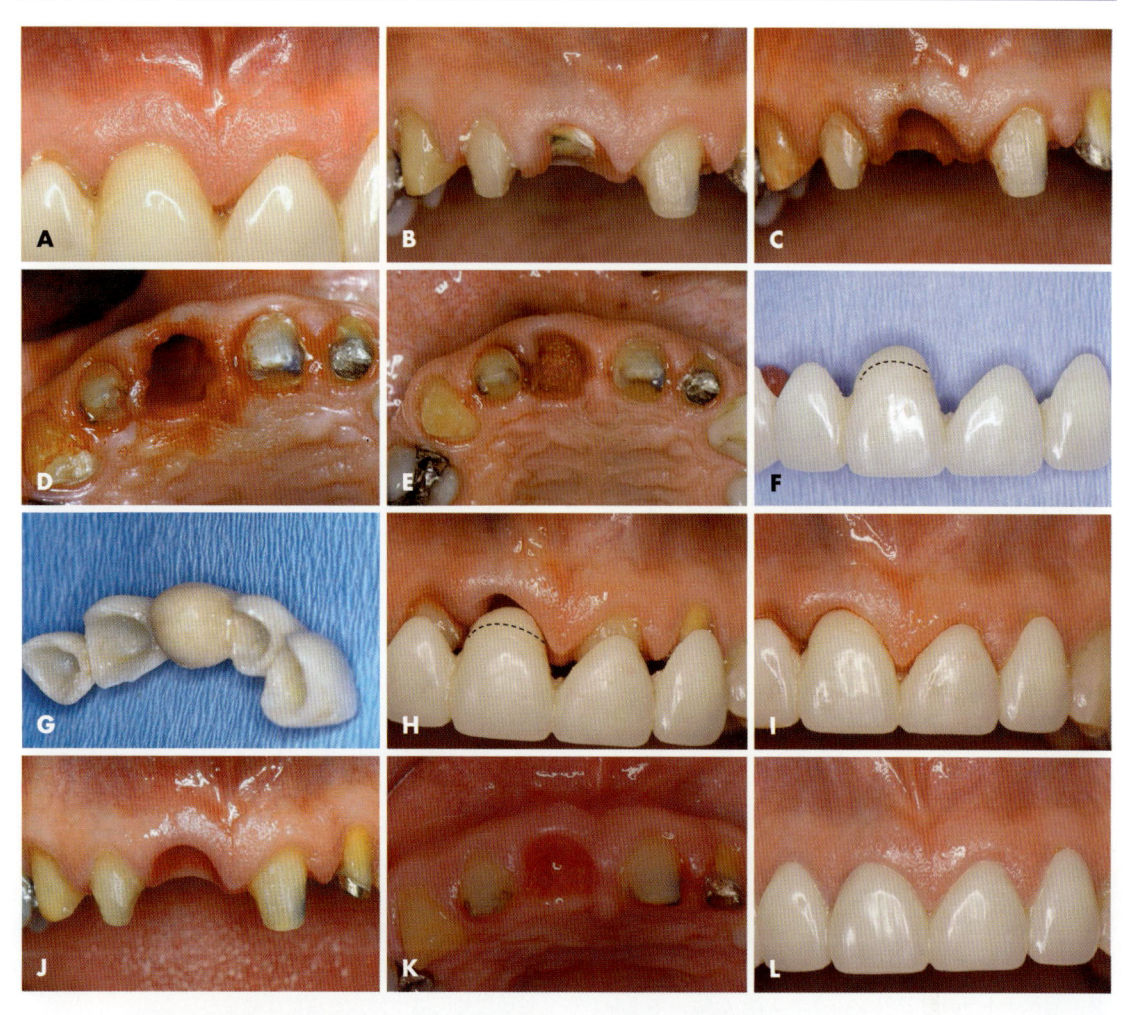

図 23-18　補綴的抜歯窩保存術の基本的術式　**A.** 暫間ブリッジを装着した術前の状態。**B.** 暫間ブリッジを除去すると歯肉の高さが減った歯が認められる。**C と D.** 外傷なく抜歯。**E.** 抜歯窩内の骨頂部の高さまで DFDBA を充填。**F.** 修正した暫間ブリッジの正面観。点線は歯肉のマージン部を示している（歯肉縁下は 3～4 mm）。**G.** 咬合面観では卵型のポンティックを示している。**H.** 暫間ブリッジを再度装着しているところである。点線は歯肉のマージン部を示している。**I.** 暫間ブリッジが完全に装着された状態。**J.** 理想的な唇側面のスキャロップ形態と隣接面部の組織が維持されていることに注目する。**K.** 歯槽堤における卵型ポンティックの形態に注目する。**L.** 最終の状態。理想的な歯肉の輪郭に注目する。ポンティックの部分を認識するのは不可能である。（補綴は Dr. David Edward, Bridgewater, MA による。）

［上田　雅俊・田口洋一郎　訳］

第24章

乳頭再建術

　乳頭の再建は予測できないもので，せいぜい最少限の結果しか言えないものである．ほとんどの報告は，個別の症例報告の形をとっており（Takei 1996；Azzi et al. 1999, 2001），Neurcovsky の報告（2001 年）のみ改良が認められた一連の連続症例報告となっている．

　全術式は，は Takei の方法（1996）に修正を加えたもので，歯肉溝切開やフラップ（歯肉弁）の歯冠側移動や歯間部に置く結合組織移植について改良を加えたものである．ここで紹介する外科術式は Azzi らによるもの（Azzi 改良法，1999）に若干の修正を加えたものである．

術　式

1. 露出した歯根面を無毒化するためにスケーリング・ルートプレーニングを行い，必要であれば平坦にする．
2. 塩酸テトラサイクリン，クエン酸（CA），エチレンジアミン四酢酸（EDTA）を用いて歯根面を生体力学的に処理する．
3. 歯肉溝内切開（360°）を歯槽骨に向けて行う（15c の刃を用いる）．
4. 歯肉溝切開は組織欠損に近い部分を行い，隣在歯や歯間部まで伸ばす．
5. 歯肉溝内切開は歯の周囲 360°にわたって行う．

注意：隣接面の組織を傷つけないために，隣接部分には細心の注意を払う必要がある．

6. 水平切開は歯肉歯槽粘膜境を 3～5 mm 越えて行ない，近接した影響の出ない隣接部分を越えて側方に伸ばす．

注意：側方水平切開と隣接した歯間部の切開の組み合わせは歯肉弁の歯冠側移動を容易にする．

7. 開窓のための二次水平切開は根尖部に相当する歯槽骨部まで行う．
8. 全層弁の粘膜骨膜弁は歯軸方向に小さな骨膜剥離子を用いて形成していく．
9. 最終の隣接部分の歯肉弁を切断するために歯肉溝へ小さなキュレットスケーラーを用いる．
10. オルバンメス（Orban knife）は歯間部の歯槽骨頂部線維の切断に時々使用する．

注意：乳頭の損傷と歯肉弁の破損には常に注意を払わなければならない．

11. 厚い結合組織片の必要があれば，遠心のウェッジの結節もしくは口蓋から得ることができる．
12. 結合組織移植片は外形を描くように設置し，3-0 もしくは 4-0 のクロム系縫合糸で縫合し固定する．

注意：縫合は口蓋側から隣接面部へ通し，移植片を通過し再度口蓋側へ戻り縫合する．確実に隣接面部を通過させるためには十分大きな針が必要となる．

13. フラップは移植片の上に戻し，歯冠側へ移動し頰舌的に水平マットレス縫合（4-0，5-0，P-3 もしくは Vicryl）を行い，固定をする．縫合は接触点部を通過するので歯冠部付近の組織に固定が求められる．
14. フラップの根尖側は根尖部の粘膜組織と縫合する（4-0，5-0 のクロム系縫合糸）．

注意：もし縫合の緊張状態が強い場合，粘膜歯肉弁は骨膜減張切開で緊張を緩める．

　臨床的術式は図 24-1～24-3 で描いている．

有茎弁結合組織移植術

　有茎弁結合組織移植術（pediculated connective tissue graft：PCTG）は，インプラント埋入における術前・術中・術後の審美的な歯槽堤増大術のために作られた新生血管を形成させる上皮下結合組織移植術であ

第24章 乳頭再建術　407

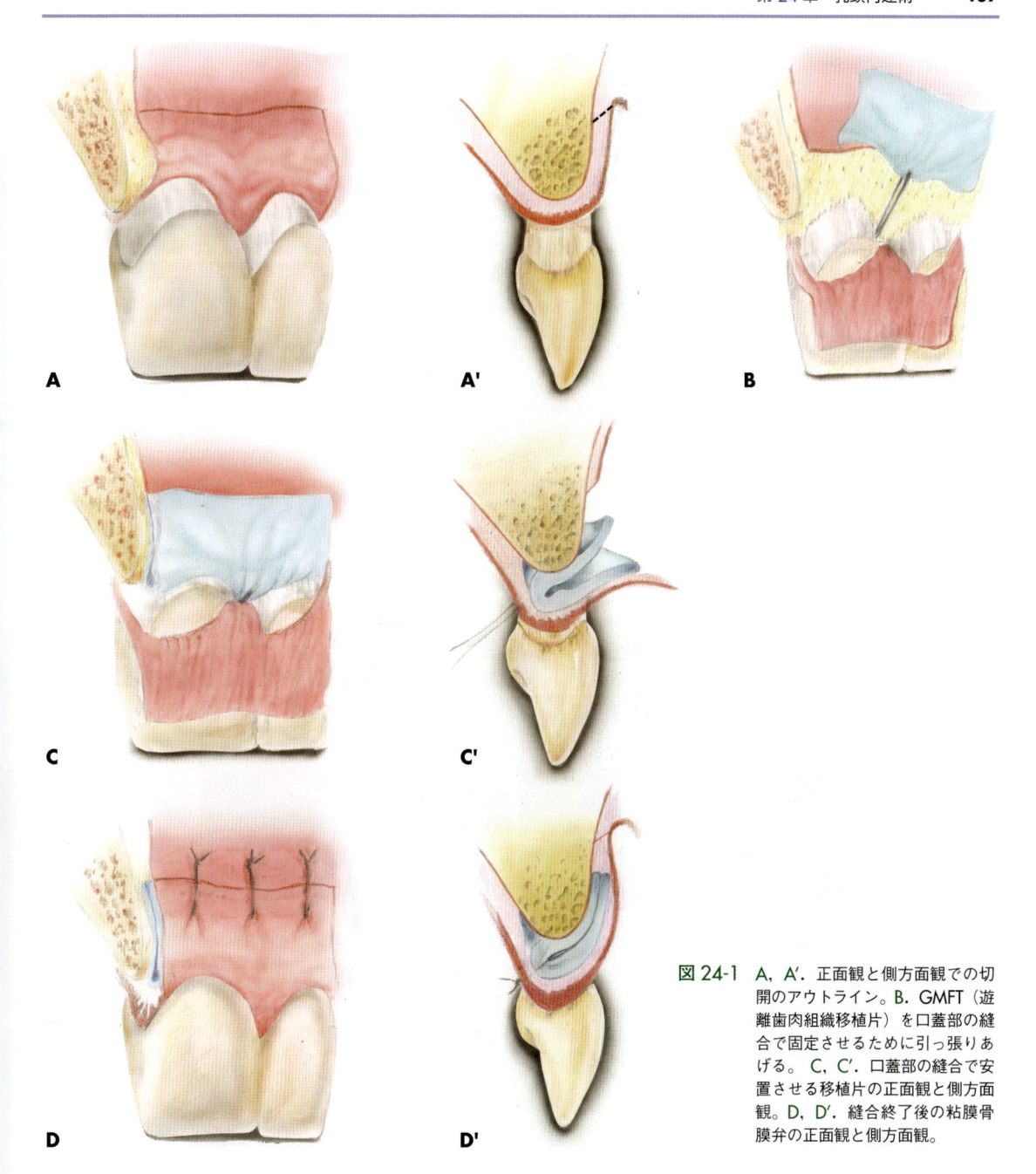

図24-1 A, A'. 正面観と側方面観での切開のアウトライン。B. GMFT（遊離歯肉組織移植片）を口蓋部の縫合で固定させるために引っ張りあげる。C, C'. 口蓋部の縫合で安置させる移植片の正面観と側方面観。D, D'. 縫合終了後の粘膜骨膜弁の正面観と側方面観。

る。この術式によって，早期の膜（メンブレン）の露出を防ぎ垂直的かつ頬側部の歯槽堤増大のための血管新生によって多くの組織が再生されるであろう。この術式は，無歯顎部分から頬側の表面への骨膜を含んだ結合組織弁（Sclar 2003）の回転移動である。

利点（Sclar 2003）
1. 血管供給を損なわずに維持できる
2. 多くの量の軟組織の増大ができる
3. 完成度の高い審美的な結果が得られる
4. 術後の退縮が最低限に抑えられる
5. 初期閉鎖による創傷治癒が良い
6. 病的な状態への移行，すなわち再発が減る
7. 骨移植材の成熟が良くなる
8. 予知性の高いインプラント埋入部の組織拡大が図れる

必須条件
1. 最低限，有茎弁の幅が 10 mm 必要である
2. 歯槽頂から最低限頬側 4 mm の増大が必要である

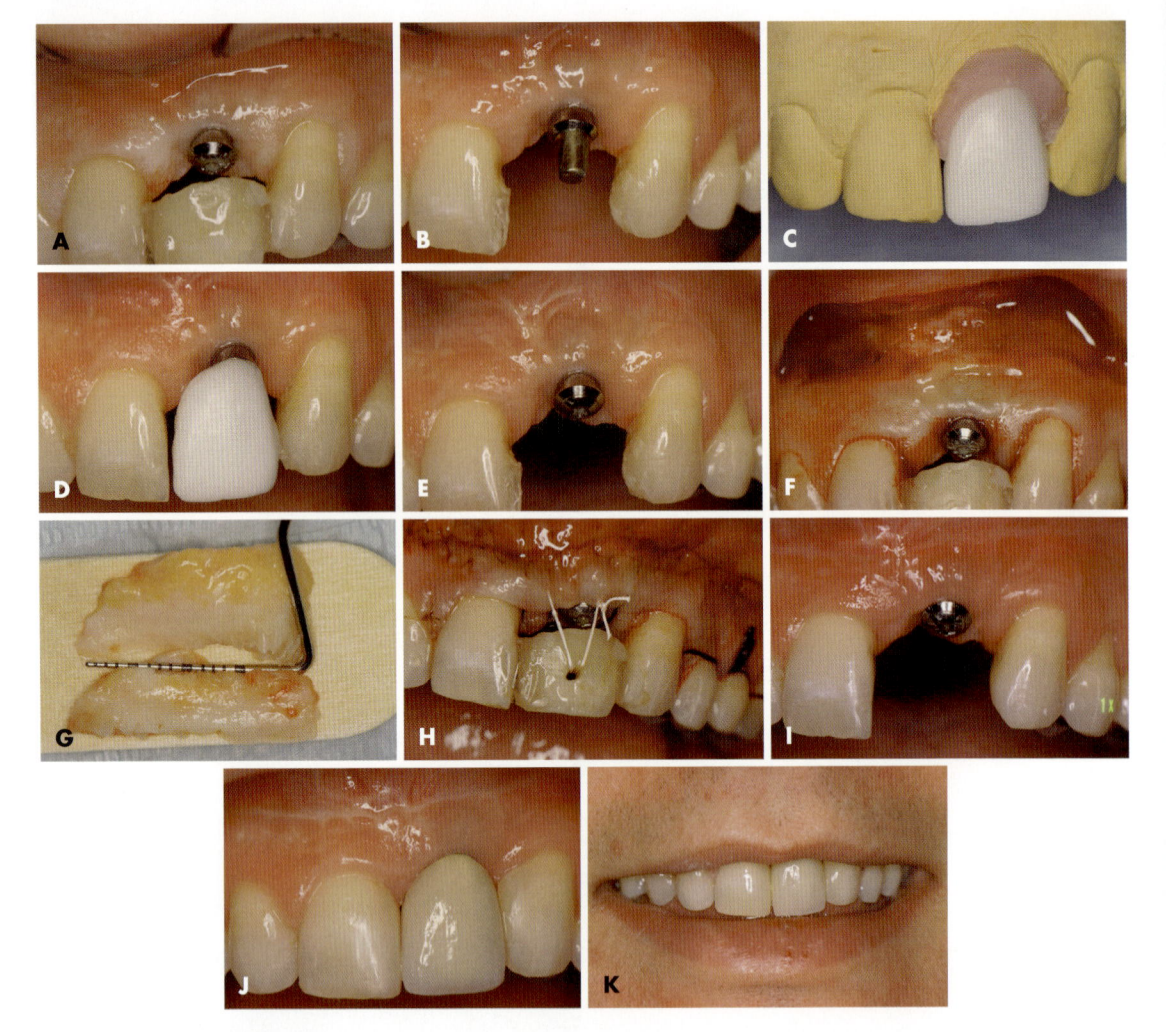

図24-2　上皮下結合組織移植術での乳頭再建術とインプラント被覆術（Azzi法の改変）　A．術前。インプラント体の審美的に良くない露出が認められる。B〜D．インプラントの位置を調べるためと審美的にいい結果が遂げられているかを調べるための初期の印象と診断用ワックスアップ。E．手術時の所見。F．歯冠側へ歯肉弁を展開するための根尖側粘膜部への切開。G．移植前の結合組織移植片。H．歯冠側の弁は移動を自由にするためにオルバンメスで剥離切開を行う。歯肉弁の動きに注目する。I．移植片と粘膜骨膜弁を縫合し咬合的にも安定している。J．治癒後。Dと比較する。K．最終補綴の状態。完成度の高い審美状態と#11の歯の根面被覆の状態に注目する。

3．十分な口蓋側の垂直的な高さ
4．十分な口蓋の厚さ（4〜5mm以上）

術式
受容側
1．15cのスカルペルブレードを用いて唇側面を袋状に部分層弁もしくは粘膜弁を嚢状（パウチ）に作成する。
2．切開は歯槽堤の口蓋側から始め、頬側に伸ばす。

注意：インプラント埋入を同時に行う場合、骨頂部までの全層弁を形成する。もしインプラント埋入に際して骨移植の必要があれば（メンブレンの有無にかかわらず）、全層弁で唇側面にパウチもしくはフラップを形成する。

3．もし術野を大きく展開する必要があるならば、縦切開を行ってもよい。縦切開を行う部位は審美的な条件に左右されるだろう。フラップの形成は歯間乳頭を含めるべきではない。

供給側
1．最初の切開は口蓋面に遊離歯肉溝より2〜3mm下部のところを平行に始める。通常、口蓋組織の厚い第二小臼歯の遠心部から始め、前方へ伸ばす。

注意：もし口蓋の厚さが適当でより大きな切開が必要な場合、最初の切開を大臼歯部から始めても良い。

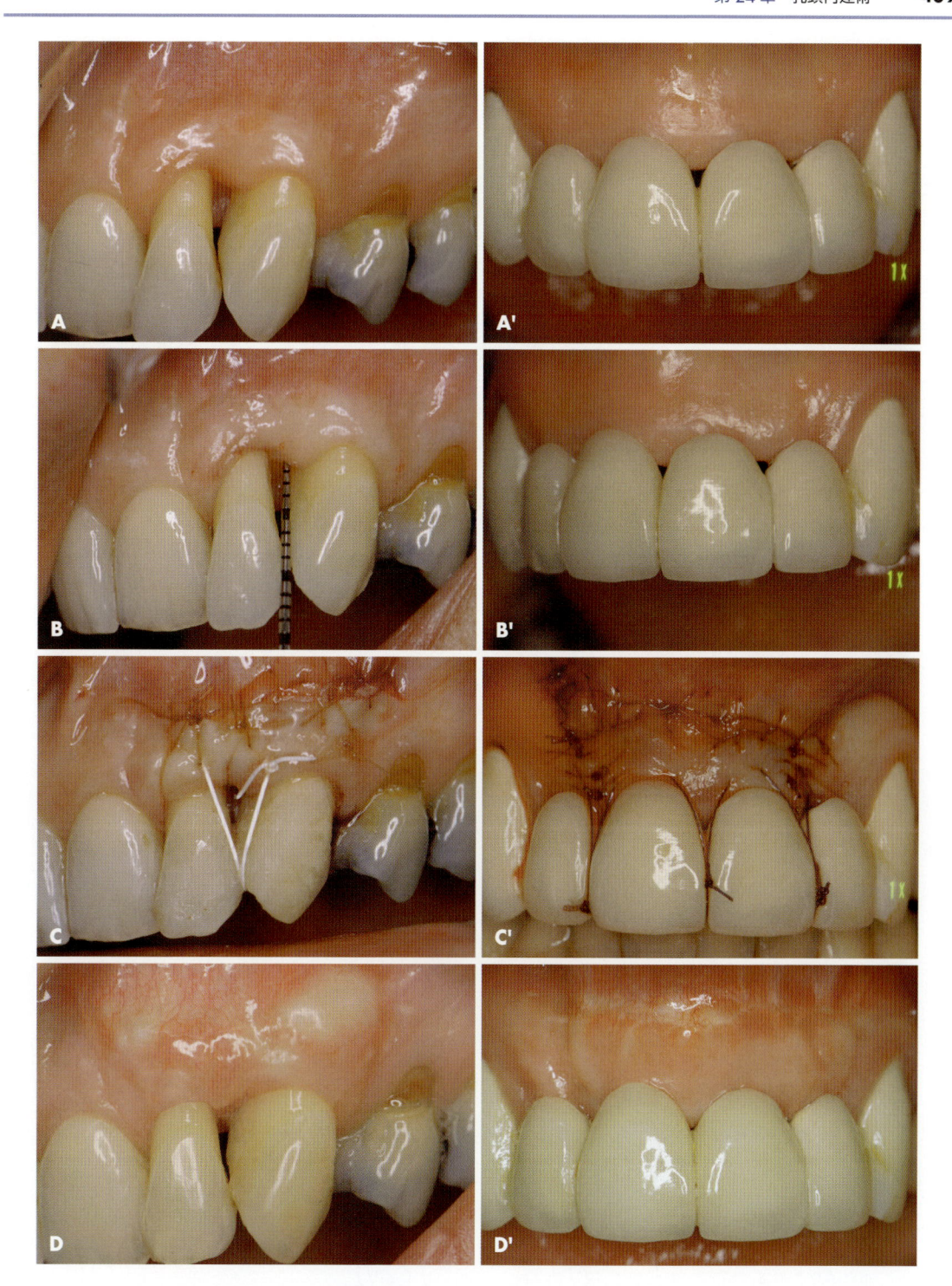

図 24-3 上皮下結合組織移植術を用いた乳頭再建術（Azzi 法） A，B．術前。#10 と 11 の歯に大きな歯肉退縮を伴うセメント・エナメル境から 5 mm 下部の歯間乳頭に注目する。A'，B'．術前。ポンティック下部と歯間部の大きな隙間に注目する。C，C'．移植片を固定し歯肉弁を歯冠側方向へ牽引して縫合を行った。歯肉弁は歯冠部縫合を用いてセメント・エナメル境付近まで歯冠側方向へ牽引して縫合を行った。D，D'．最終の状態。大きな隙間が閉鎖され #10 と 11 の歯の根面被覆が行われ，ほぼ 100％歯槽堤の増大が行われた。術後 8 ヶ月の最終の状態である。A と D，A' と D' それぞれ比較する。

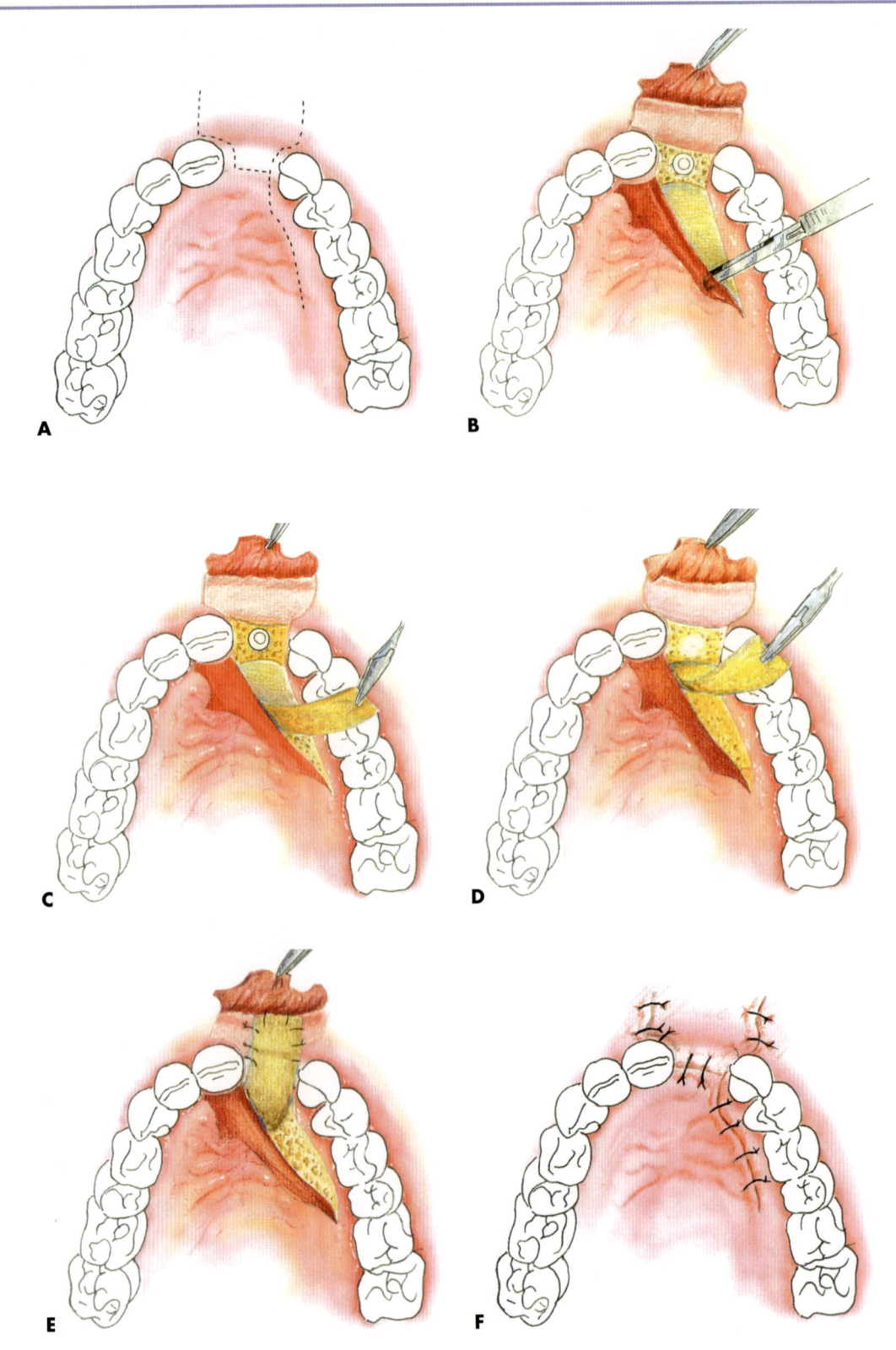

410　第Ⅲ部　高度な歯周治療法

図24-4　有茎弁結合組織移植術（PCTG） A．切開の外形の咬合面観。B．口蓋側の歯肉弁と唇側のパウチを部分層弁で翻転する。C．結合組織移植片を遠心側から前方へ移動させる。D．移植片を形成しながら歯のない部分まで伸ばす。E．有茎弁結合組織移植片を頬側へ翻転させ固定して縫合した。F．歯肉弁は移植片の上と供給側の上で閉鎖した。

第 24 章　乳頭再建術　411

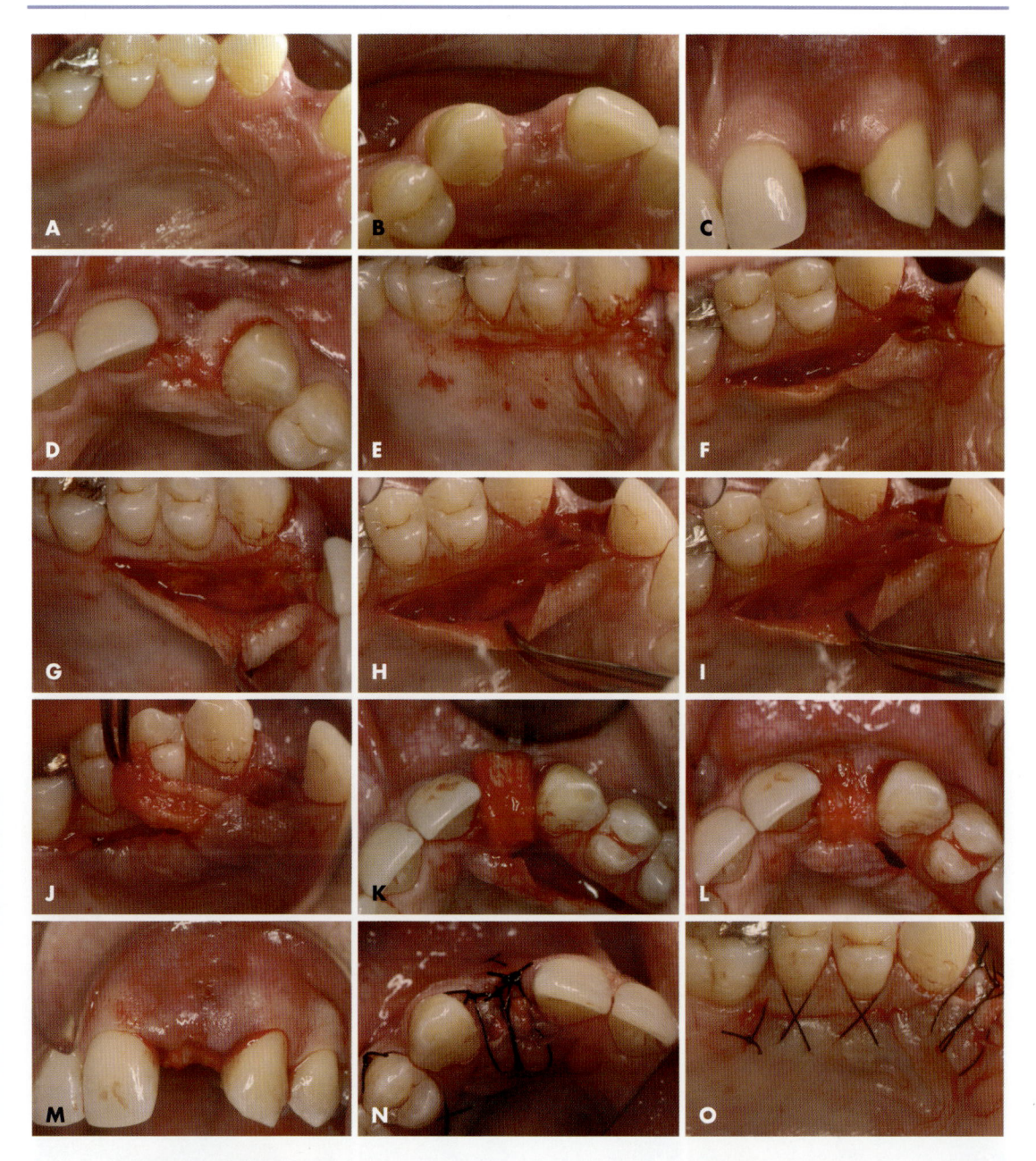

図 24-5　有茎弁結合組織移植術（PCTG） **A，B．** 口蓋部と歯の欠損部位の術前所見。**C．** 頰側から見た骨欠損。**D．** 最初に頰側からパウチに向けての切開。**E．** 最初の水平切開。**F．** 前歯部に向けて薄く歯肉弁を形成する。**G．** 歯肉弁を根尖方向へ剝離翻転する。**H．** 根尖方向への剝離翻転が完了した状態。**I．** 有茎弁結合組織移植片を鈍い切開で作製し前方方向へ伸展させる。**J．** 移植片を持ち上げて前方方向へ移動している状態。**K．** 有茎弁を翻転させ歯の欠損部分へ固定させる。**L．** 有茎弁の前方部の端はパウチの中に挿入する。**M．** 移植片埋入後の頰側面観。骨の裂開が修正されていることに注目する。**N，O．** 歯の欠損部分と口蓋部を縫合する。

2．全層弁の水平切開を 15c のスカルペルブレードで垂直に歯槽骨まで入れる。
3．全層弁の水平切開は遠心部から始め，前方へ進み犬歯あたりで終わる。
4．縦切開における部分層弁の形成は新しい 15c のブレードを用いて遠心側から始め，歯のない近心側まで行う。最も根尖側は薄い切開をすることによって口蓋側からの有茎弁の幅を適切な幅を保持し，十分な高さを維持する必要がある。もしより大きなフラップの展開が必要ならば，最初の歯肉弁に縦切開を小さく入れる場合もある。

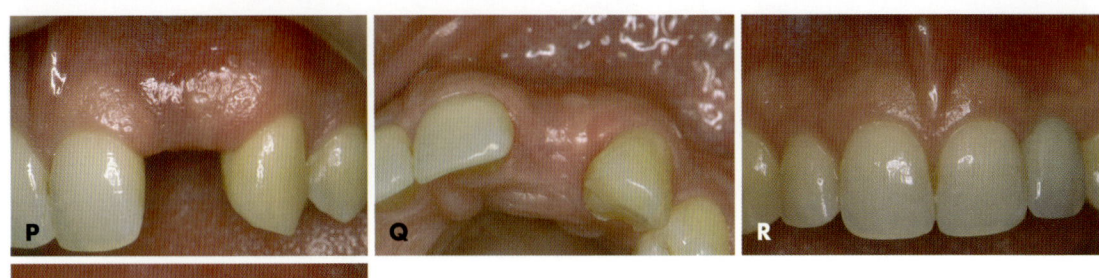

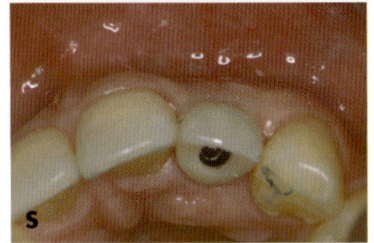

412　第Ⅲ部　高度な歯周治療法

図24-5　（続き）P, Q. 4ヶ月後の状態の唇側面観と咬合面観。R, S. 最終の暫間補綴の唇側面観と咬合面観。理想的な歯間乳頭形態を施した完成度の高い審美的結果に注目する。

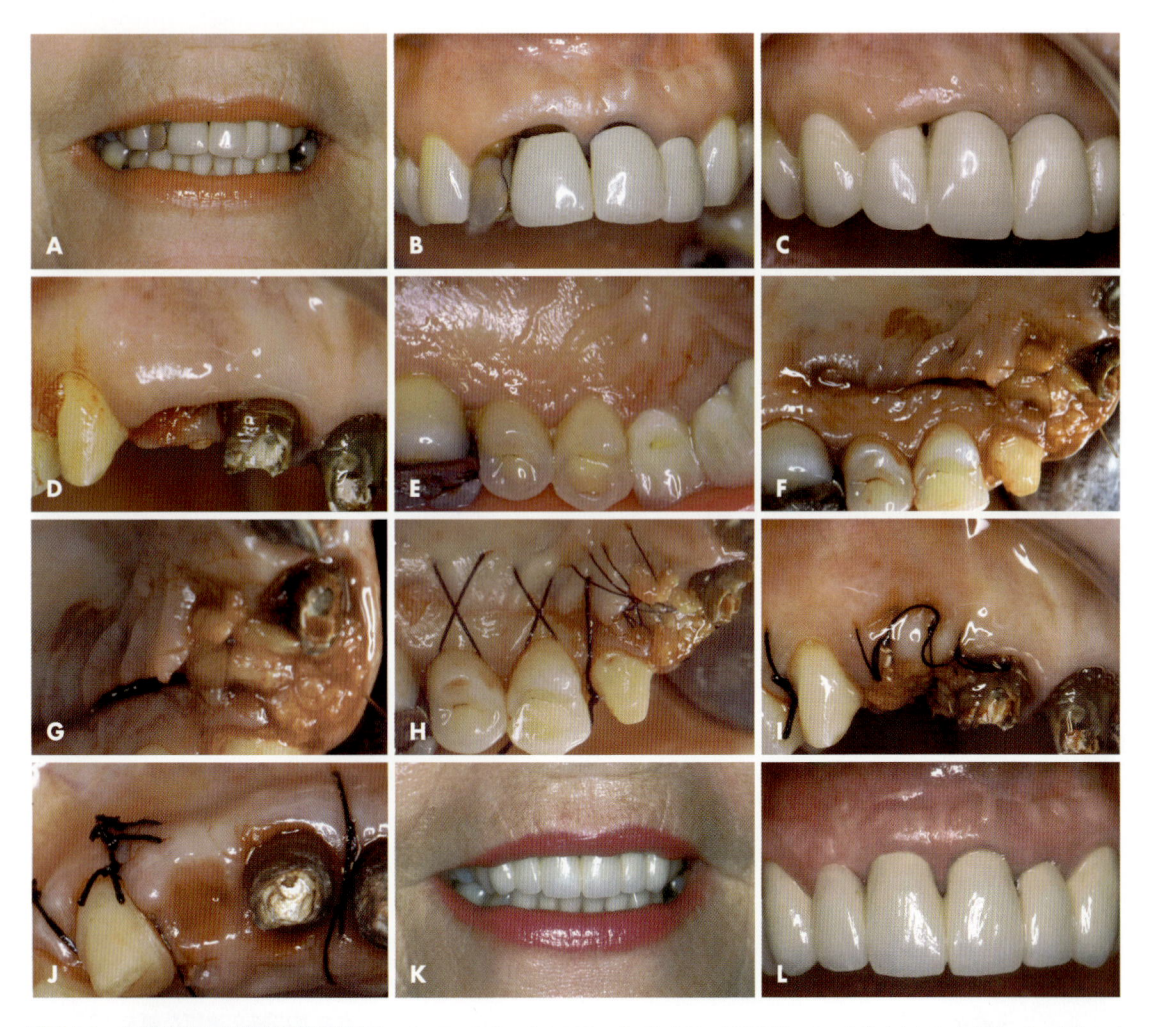

図24-6　**有茎弁結合組織移植術（PCTG）**　**A, B.** 術前の臨床所見。**C.** 治療前の暫間補綴。**D.** 抜歯を完了した状態。**E.** 術前の咬合面観。**F, G.** 切開を完了し組織を抜歯窩の上へ移動した状態。**H.** 口蓋部を縫合する。**I.** パウチの中へ挿入、縫合した有茎弁結合組織。**J.** 臨床的歯冠長を増やす段階で卵型ポンティックを装着する。**K, L.** 最終の状態。術前所見と比較する（BとL）。#7と8の歯間に完成度の高い歯間乳頭形態に注目する。

注意：あまり薄すぎると最初の歯肉弁が壊死を起こすことがある。また最初の歯肉弁があまりに厚すぎると結合組織移植片を薄くしなければならなくなる。

5. 縦切開は，結合組織移植片の遠心側から，できるだけ根尖より離して行うのが良い。
6. 水平切開における根尖側の歯肉弁形成の切開は遠心側から始め，歯肉弁が形成されている深さの近心側まで行う。最低 8〜10 mm は結合組織移植に必要である。
7. プリチャードの粘膜骨膜剥離子を注意深く前方後方へと動かしながら，結合組織移植片全層を剥離していく。
8. 歯肉弁を形成したら，ピンセットで保持して牽引して安定させ，有茎弁の最も根尖側で切開を入れることで根尖側の歯肉弁を切り離す
9. 有茎弁が根元の部分まで唇口蓋的に剥離されており，有茎弁が自由に移動でき安置することを確認する。この操作は，移植片を抵抗なく翻転させるために伸縮性を増加させ更なる切開の必要性を減らすものである。脈管系への切開については十分に注意を払わなければならない (Sclar 2004)。
10. 移植片の翻転状態を再び確認する。もしさらに切開が必要であるなら，翻転部もしくは歯肉弁の基点部で行なわなければならない。

注意：脈管的に，有茎弁を中途半端な状態にしてはいけない。

11. 有茎弁を翻転させ，頬側面の歯質でない部分に安置させる。
12. 頬側の粘膜骨膜弁が自由に動くかどうか確認する。もし必要であるなら，張力を減らし歯肉弁の初期閉鎖を容易にするために根尖側に減張切開を入れる。

注意：もしパウチ法を用いる場合，この操作は必要ではない。

13. 縫合。
    a. パウチ法。もしパウチを頬側に作ることができるならば，移植片を根尖側に引っ張り安定させるためにパウチの基点部に引っ掛ける形で水平マットレス縫合を行うことで結合組織移植片をパウチの中に入れる。マットレス縫合は頬側で完了させる
    b. 頬側の粘膜骨膜弁。縦切開を伴う全層弁を展開する場合，有茎弁は側方への縫合が不可能と考えられるので根尖方向へ骨膜部へ安置させなければならない。水平マットレス縫合は本来の頬側の粘膜骨膜弁を安置させた後に，頬側部に行う
    c. 口蓋側。本来の口蓋側の粘膜骨膜弁は歯に引っ掛ける形で懸垂水平マットレス縫合で歯肉弁を閉鎖させる

注意：最初の粘膜骨膜弁の下部のスペースが大きすぎる場合，止血材料 (CollaCote, CollaTape, CollaPlug (Integra Lifesciences Corp., Plainsboro, New Zéaland)) を縫合に先立って歯肉弁の下部に置く場合もある。

［上田 雅俊・田口洋一郎 訳］

第25章

埋伏歯の外科的露出

しばしば，臨床医は矯正歯科医より埋伏歯露出の依頼を受ける．必要な外科的手技は基本的な歯周外科手術に用いるものと同じである（適切な手技は各章を参照）：
1．歯肉切除術：十分な角化歯肉を有し，頬側へ露出させる場合のみ
2．部分層弁：唇・頬側への露出
3．全層弁：口蓋・舌側への露出
4．歯槽骨外科手術：歯の露出

上下顎の第三大臼歯は発育期間が長いため，最も埋伏しやすい（Erikson 1938；Fastlicht 1959）．上顎犬歯は2番目に埋伏しやすく（2%）（Bass 1967），また口蓋側に（2：1）埋伏しやすい（Johnston 1969；Gensior and Strauss 1974）．犬歯は一般的に歯列に最後に崩出する歯の1つであり，以下のことに影響を受ける（Sumukler et al. 1987）：
1．空隙の喪失
2．乳歯の晩期残存
3．側切歯の唇側や口蓋側への移動

歴史的背景

歴史的に埋伏歯の露出方法については，多くの方法が報告されている：
1．セルロイド冠（Stock 1938）
2．露出を持続させる創傷部のパック（Clark 1971）
3．ガッタパーチャ片挿入の推奨（Von der Heydt 1975）
4．ピン（Perscott and Boldberg 1969）
5．矯正用バンド（Hunter 1983）
6．ワイヤーによる結紮（Ziegler 1977）

歴史的にみて最も効果的な3つの露出方法は
1．露出のための口蓋歯肉弁（Lappin 1951）
2．ブラケットのダイレクトボンディング（Gensior and Strauss 1974）
3．軟組織の管理（Vanarsdall and Corn 1977）

口蓋歯肉弁は器具の到達と視野をもたらす．ダイレクトボンディングは傷口の縮小により病的状態の軽減と歯肉の増殖を抑制し，露出させる際にはブラケットの位置を確保するための再手術を行う．軟組織の管理は歯肉歯槽粘膜の問題点や歯肉退縮の防止のための二次手術をすることなく，角化歯肉の増大を可能にした．「単純露出（Clark, D. 1971）と呼ばれた外科的手法は被覆軟組織を含めての組織学的特徴の評価が不足している」ことを，VanarsdallとCorn（1977）は指摘した．

診　断

埋伏した犬歯の位置を診断するために3つの一般的手法が用いられる：
1．触診
2．X線写真検査
3．歯肉貫通プロービング（transgingival proving：TGP）

触　診

唇側への埋伏は，しばしば唇側面や頬粘膜内に隆起として認められる．デジタル式触診は組織下の位置や固さ，周囲や楕円形をした物体を明らかにする．

X線写真：頬側被写体の法則

法則を述べると，1組の被写体に対し2つの異なるX線写真（1つは正放線で，もう1つは近心または遠心に偏心）を撮ると，同一方向からのX線照射でも舌側の被写体に対し，頬側の被写体は移動する（Richards 1980）．Clark（1910）は論文で最終的な診断には3つのX線写真（正放線，近心，遠心）の必要性を提唱した（図25-1, 2）．

歯肉貫通プロービング（TGP）

X線写真で大まかな埋伏位置は決められるが，歯肉貫通プロービングにより正確な位置を決定できる．TGPは外科手術を行う時に，プローブ領域に30Gの浸麻針にて浸潤麻酔を行った後に行う．埋伏歯が骨内窩に存在すると，しばしば27Gの浸麻針が必要となる（骨に貫通させるには30Gは曲がりやすい）．

第 25 章　埋伏歯の外科的露出　**415**

埋伏位置のプロービングは歯の正確な部位が把握できるまで行う。これは，骨面とエナメル面上での針先の動きの違いにより決定する。針先が骨面に達した時は引っ掛かりを感じ，滑ることはない。エナメル面に達した時はガラス板上のように滑って，つるつるする。

埋伏歯の位置を確定することは，歯肉弁の設計を容易にし，保存的外科手術を可能にする。

注意：TGP は，埋伏歯が骨密度の厚い骨で被覆され，針先が到達できない場合は行わない。

術　式
一般的原理
1．埋伏犬歯への外科的治療法はすべての埋伏歯に適応できる
2．すべての術式で以下の一般的材料が使用される：
   a．局所麻酔：1：100,000 か 1：50,000 のエピネフリン(epinephrine)含有
   b．歯の位置決定のための歯肉貫通プロービング
   c．露出させた歯面はブラケットを接着するためにシーラーか回転器具で十分に清掃する。
   d．光重合型か化学重合型レジンを使用
   e．ブラケットの設置
   f．アーチワイヤーの結紮ワイヤー
   g．4-0 か 5-0 の絹糸か，クロム系縫合糸付き P-3 の針
   h．歯周パック

注意：この外科手術は一般的に若年者に行われる。

クロム処理された縫合糸や歯周パックの使用は，術後の問題を減らし，縫合糸の脱離を防ぐために行う。

唇側に位置する
歯肉切除　この方法は一般的でなく，限定された時にのみ使用する。

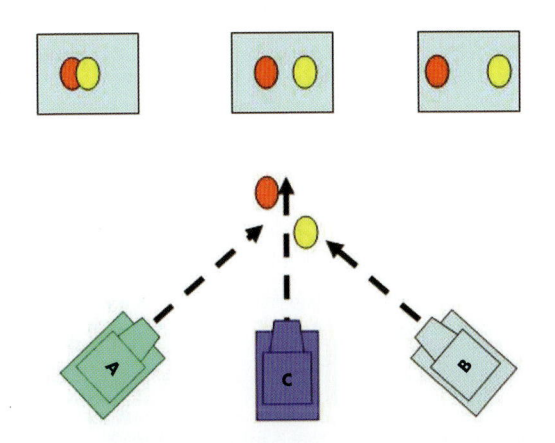

図 25-1　Clark の法則を図に示す　**A，B．**偏心による被写体の予測した移動を示す。**C．**正放線による X 線照射を示す。

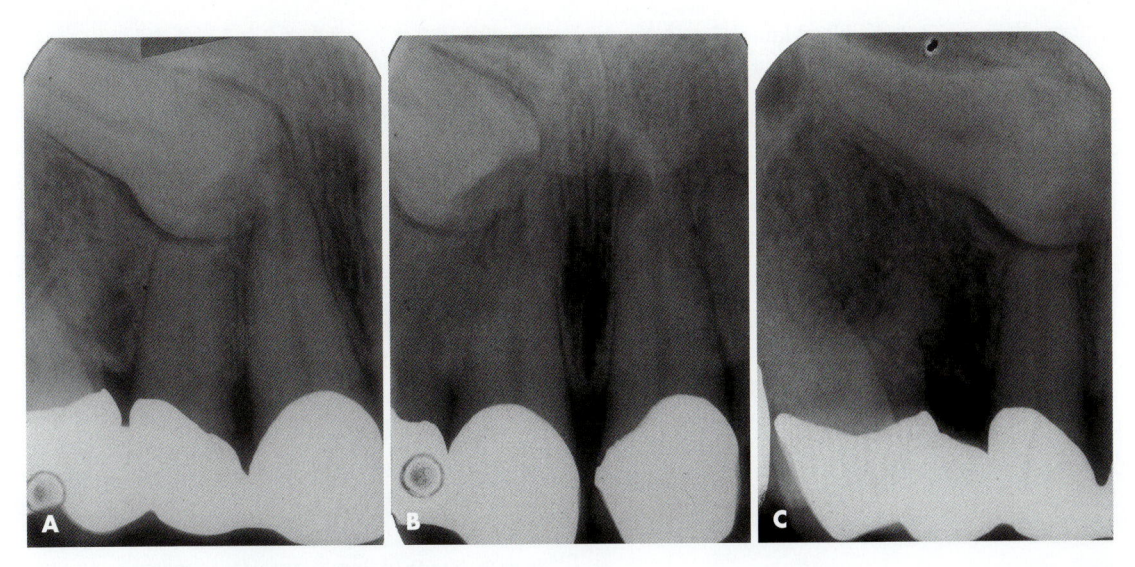

図 25-2　X 線写真による埋伏歯の位置の検査　**A．**正放線投影による。**B．**近心から遠心へ投影。**C．**遠心から近心へ投影。角度を変えることで歯の位置が移動することを示す。

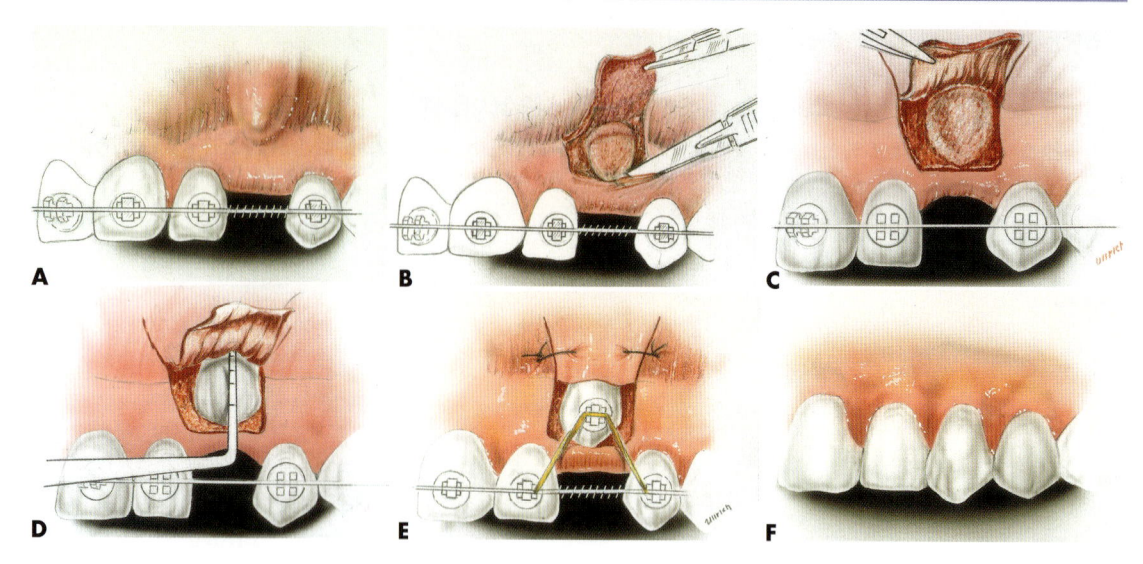

図25-3 頬側犬歯の露出 A. 初診像。B. 有茎部分層弁の鋭利な剥離と保持。C. 犬歯の露出。D. 十分な露出のために余剰な組織や骨を除去する。E. 有茎歯肉弁を根尖側移動し，4-0 か 5-0 のクロム系縫合糸で縫合する。F. 良好な結果。

適応
1. 埋伏位置が歯肉歯槽粘膜境より歯冠側である
2. 十分な幅の角化歯肉の存在
3. 切除術を行っても埋伏歯のセメント・エナメル境より少なくとも 2〜3 mm 根尖方向に角化歯肉が位置する

禁忌
1. 不十分な角化歯肉の幅
2. 骨への処置が必要な場合
3. 埋伏歯の先端が歯肉歯槽粘膜境か，もしくはより根尖側にある

術式
1. カークランドメス（Kirkland knife）または No. 15 のメスで歯冠部の被覆組織を除去する。
2. 組織の除去はブラケット設置が可能な量だけとする。

注意：より保存的に行うのが良好である。

歯肉粘膜弁根尖側移動術 この方法は軟組織の管理のために選択される。

適応
1. 歯肉歯槽粘膜の問題の予防と治療
2. 確実な歯肉弁の安定と位置付けが必要な場合
3. 広範な骨手術が必要でない場合

禁忌
1. 広範な骨手術が必要な場合

術式
1. 歯肉粘膜弁は No. 15 か No. 15c のメスによる鋭利な切開で剥離する。
2. 口腔前庭深くまで十分に行った開放型の縦切開は，歯肉弁の根尖側や側方移動を可能とする。
3. 歯肉弁は適切な血液分布を維持できるくらい広い。
4. 歯肉弁を剥離し，ブラケット設置に十分な歯冠を露出させる。

注意：歯は完全に露出できるわけではないので，完全に歯を露出させる必要はない。

5. ボンディングを行うために埋伏歯の清掃とスケーリングを行う。
6. 矯正用ブラケットかボタンを設置する。
7. 歯肉弁を根尖側移動し，4-0 か 5-0 のクロム系の縫合糸で断続縫合を行い，固定する（図25-3〜25-5）。

注意：歯肉弁の安定をより確実にするには，口腔前庭の縫合時に骨膜も同時に縫合する。

口蓋側に位置する

一般的に犬歯は以下の位置のどこかに存在する（Kokich and Mathews 1993）。
1. 歯槽骨内—無歯顎部で垂直的に
2. 水平的に
3. 中切歯と側切歯の根尖部
   無歯顎部で側切歯の近心側にみられる。

歯槽骨内に位置する 犬歯が無歯顎部の歯槽骨内に垂直的に埋伏することは稀である。これらの歯に対し

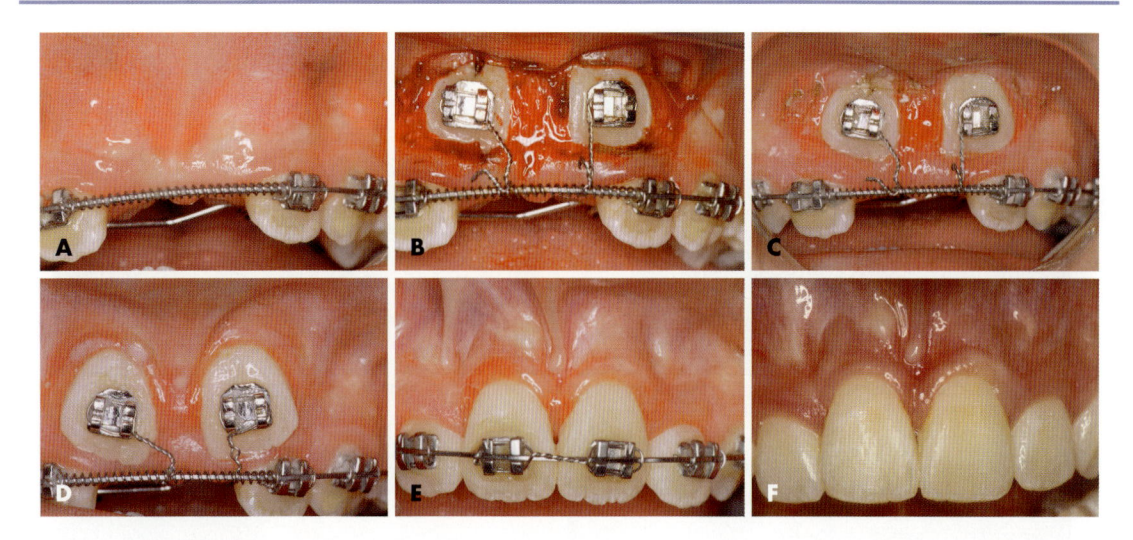

図 25-4　上顎中切歯の頬側への露出　A．初診像。大きな小帯を示す。B．有茎歯肉弁は根尖側へ移動し，クロム系の 5-0 の縫合糸で縫合した。C．術後 1 週。D．1 ヶ月。E．最終位置を確立した。F．術後。小帯の移動と角化歯肉の機能的な幅を示す。

頬側や舌側へ露出させるのは，多量の骨削除が必要となるため推奨できない。

術式

1. 骨頂切開は，No. 15 または No. 15c のメスで無歯顎辺縁の先端より行う。
2. 粘膜骨膜弁を唇・口蓋側へペリオスティールエレベーター（骨膜剥離子）で翻転する。
3. 骨は，骨頂を 2～3 mm 越えて露出させる。
4. 歯肉弁は歯の露出のために後方で縫合され，ブラケットが設置される。
5. 歯は完全に露出され，歯嚢はキュレットの鋭利な切開で骨様の窪みから摘出される（Smukler et al. 1987）。
6. ブラケット設置のために最低限必要な骨切除を高速回転器具で行う。
7. ブラケットが付けられ，ワイヤーが結紮されたら，歯肉弁は無歯顎部位で縫合される。

注意：時々歯が露出していないで，ワイヤーのみが見えていても問題はない（図 25-6）。

口蓋側に位置する

これは最も一般的であり，治療は一番難しい。適切な外科手技と術前の歯の位置の把握，十分な歯肉弁の剥離が歯の露出を容易にする。

一般的考察

歯を露出させるには 2 つの方法がある：

1. 小臼歯から正中線までの粘膜骨膜弁（Lappin 1951；Kokich and Mathews 1993）
2. 歯肉辺縁下の半月状か台形の歯肉弁（Smukler et al. 1987）

注意：この方法は外科手術前に「正確」な歯の位置が必要となる。それは全層弁より難易度が高く，誤差範囲が少なく，埋伏が口蓋の弯曲に近い場合は動脈を傷害する可能性がある。

術式

A．粘膜骨膜弁フラップ手術

1. 歯肉溝切開か歯肉辺縁下の切開を小臼歯から正中線まで No. 15 または No. 15c で行う。
2. 粘膜骨膜弁は骨膜剥離子で口蓋の弯曲部まで翻転し，それを維持するため歯肉弁を反対側の歯列に縫合する。
3. C に続く（歯肉弁翻転後と縫合方法）。

B．半月状か台形のフラップ手術

1. No. 15c のメスにより埋伏歯の近心口蓋から遠心口蓋部に半月状の切開を入れる。これにより，埋伏歯と近接する骨への器具の到達を容易にするところまで歯肉弁を挙上できる。
2. 可能であれば，U 字型の切開を無歯顎の領域に入れる。
3. 隣接歯の健全な辺縁歯肉は避ける。
4. 刃先に角度を付け，長い斜切開を行うと，歯肉弁の閉鎖が容易となる。
5. 粘膜骨膜弁は骨膜剥離子で翻転し，それを維持するため歯肉弁を反対側の歯列に縫合する。
6. C に続く（歯肉弁翻転後と縫合方法）。

C．歯肉弁翻転後と縫合方法

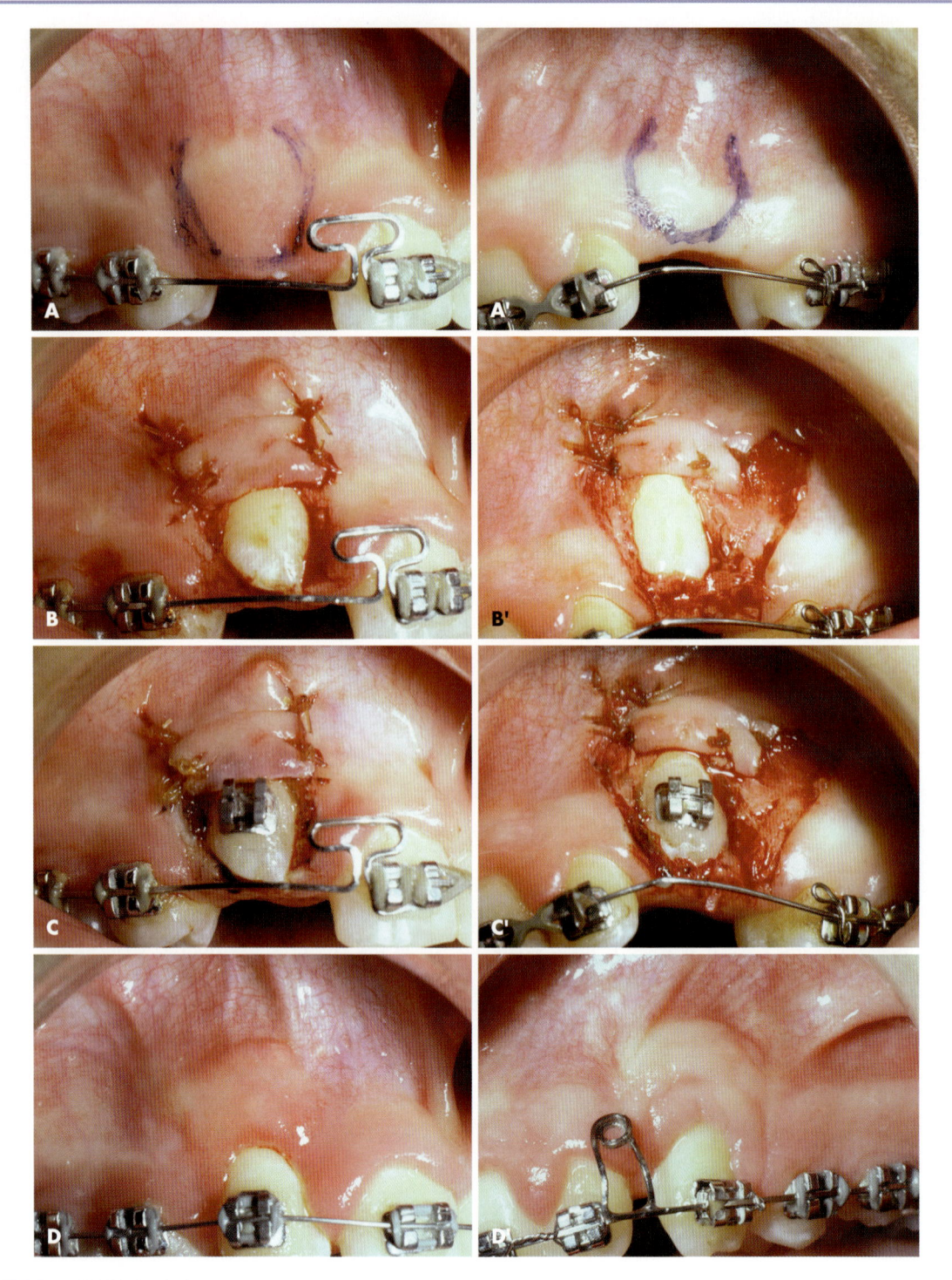

図25-5 頬側犬歯の露出　A，A'．犬歯の術前の臨床所見．B，B'．有茎歯肉弁の根尖側移動と縫合．C，C'．結紮のためのブラケットの設置．最小範囲の外科的露出によるブラケットの設置を示す．D，D'．術後．広い幅の角化歯肉を示す．

1. 被覆する骨がある場合は手用器具か回転切削器具で注意深く取り除く．
2. 歯小嚢は鋭利な切開と手用の鋭匙により除去する．
3. 被覆する骨の削除はブラケット設置が可能な広さで十分である．
4. 器具により歯の動揺を確認する．もし動揺がなければ，挺子により骨からの脱臼と緩みを試みる．
5. 骨窩内の歯の位置を記録する．歯科矯正医が歯の

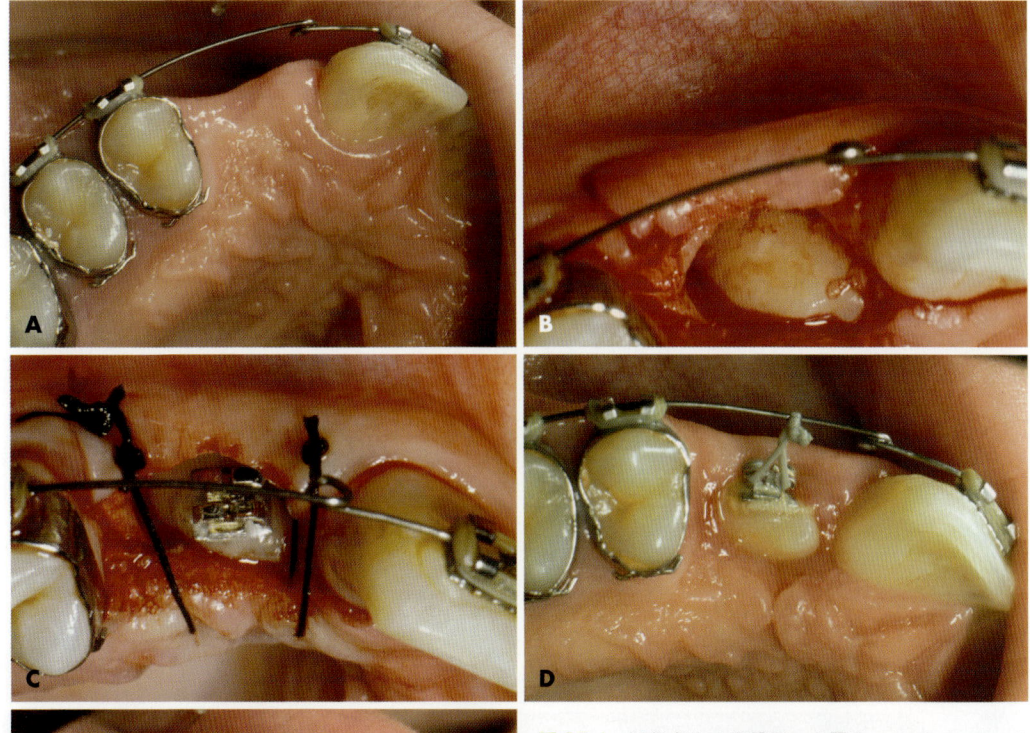

第 25 章　埋伏歯の外科的露出　419

図 25-6　埋伏犬歯の歯槽頂への露出　**A.** 初診時の口蓋側面観。**B.** 頬側と口蓋側歯肉弁を翻転し，露出のために術野の肉芽組織を除去。**C.** ブラケットの設置と術野の縫合。**D.** 初期移動にブラケットを使用。**E.** 終了直前。

移動の時に役立つ。適切な矯正的歯の萌出を容易にする位置へブラケットを設置する（いつも可能とはいえない）。

6. ブラケットや矯正用ボタンの設置は出血している状態で行うため，最も困難な処置である。出血は以下の処置でコントロールする。
   a. 歯槽骨内へ 1：50,000 のエピネフリン含有の局所麻酔
   b. 手術野へ 1：50,000 のエピネフリン含浸ガーゼを詰める
   c. 滅菌された骨ワックスの骨窩内へのすり込み
   d. 適切な吸引手技：出血部位にバキュームの先端を位置付け，十分に近接していれば出血をコントロールでき，近接していないとボンディング剤に影響を与える

注意：ブラケット設置の器具すべては，出血をコントロールし，歯を隔離したら即座に使用できるよう準備する。

7. ブラケットの接着についてはワイヤー設置後に確認する。

歯肉弁の閉鎖：

粘膜骨膜弁（Kokich and Mathews 1993）
1. 歯肉弁を元の位置へ戻す。
2. 歯肉弁はブラケットを触診できるように設置する。
3. No. 15 のメスでブラケットを露出させる穴を歯肉弁に開ける。
4. 歯肉弁は連続懸垂縫合で縫合する。
5. この時点でワイヤーを結紮する。

半月状歯肉弁
1. 歯肉弁はワイヤー設置後，元の位置へ戻す。
2. 最終縫合の前に No. 15 のメスでブラケットを露出

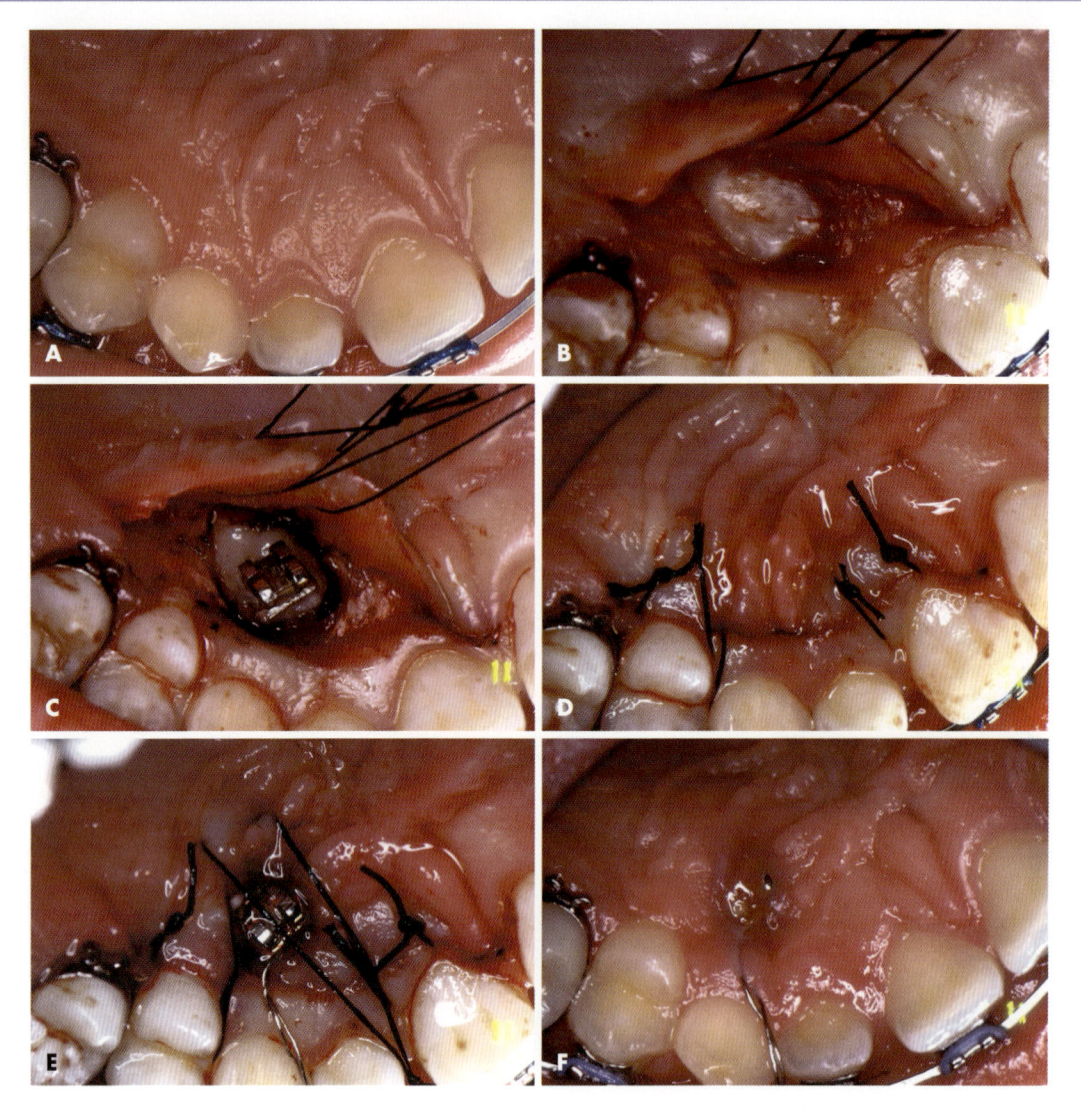

図 25-7 埋伏犬歯の口蓋への露出　粘膜骨膜弁フラップ手術　**A.** 初診時の口蓋側面観。**B.** 粘膜骨膜弁の翻転。**C.** ブラケットの設置。**D.** 歯肉弁を元に戻し，縫合。**E.** ブラケットを露出させ，唇側弧線に結紮。縫合終了。**F.** 2 週後の治癒はほぼ良好。

させることもある。
3．歯肉弁を縫合する。

注意：外科手術時にブラケットの露出とワイヤーの結紮を行うのは，最適な治療である。もしブラケットが喪失しても，術後の問題は少ない。

合併症
1．ブラケットの喪失—0~5%
2．感染—報告なし。臨床例を図 25-7 と 25-8 に示す

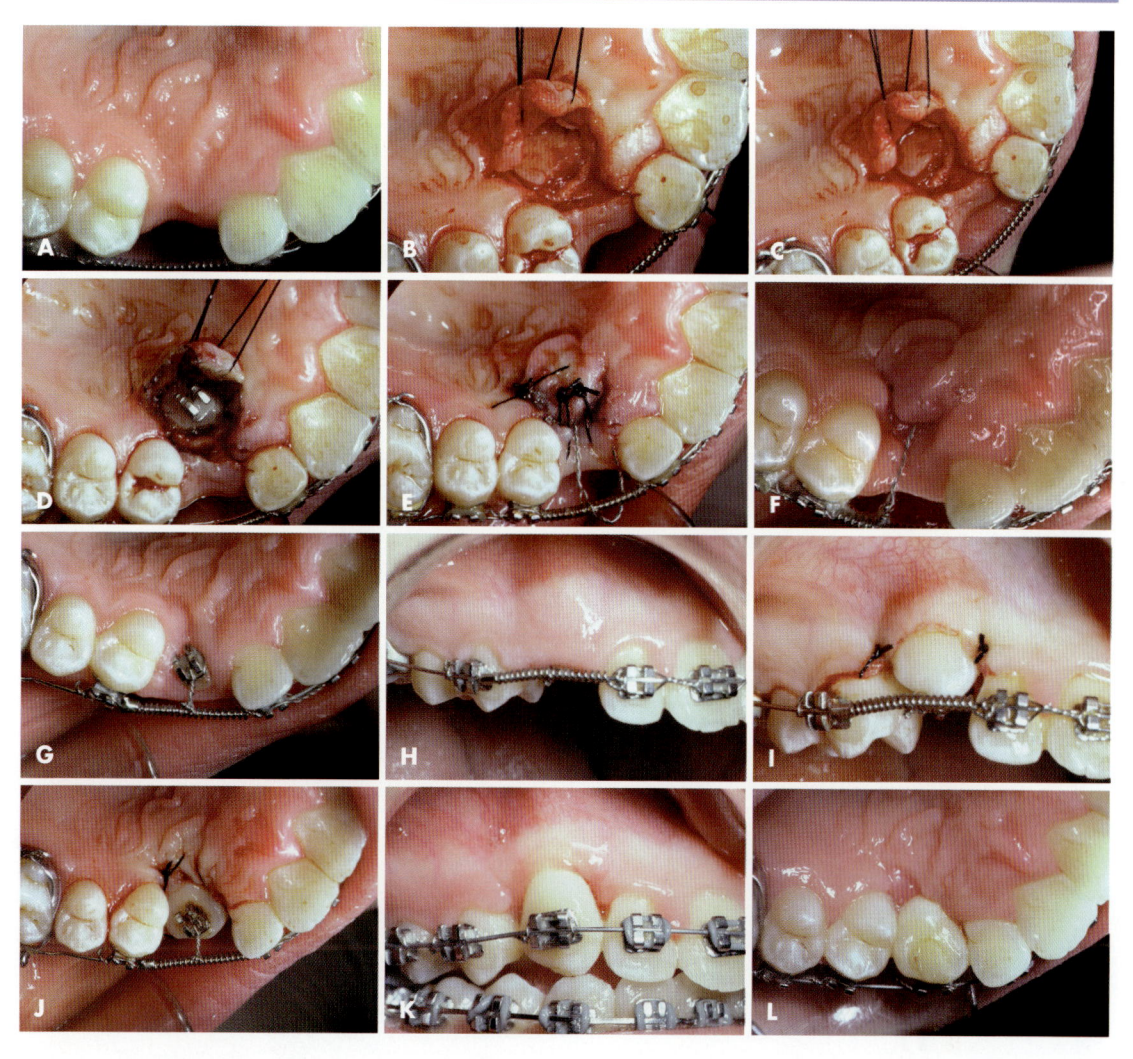

図 25-8　埋伏犬歯の口蓋への露出　**A.** 初診時の口蓋面観。**B.** 埋伏上の歯肉弁を翻転。**C.** 埋伏歯上の組織と骨を削除し，開窓する。**D.** 矯正用ブラケットを設置。**E.** ブラケットを弧線に結紮，歯肉弁を縫合。**F.** 1ヶ月後。完全に被覆されたブラケットを示す。**G, H.** 正常な位置にはあるが，組織で覆われた埋伏歯の頬側と口蓋側面観。**I, J.** 過剰な歯肉組織を除去した際の頬側と口蓋側面観。**K, L.** 最終の頬側と口蓋側面観。

［出口　眞二　訳］

第 IV 部
高度な外科手術法

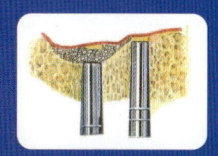

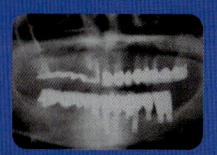

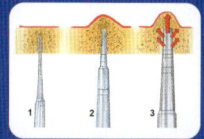

26 オステオトームによる上顎洞底挙上 425
27 上顎洞底挙上手術 438
28 下顎，下顎枝および同種他家ブロック骨移植 465
29 マイクロサージェリー 482

第26章

オステオトームによる上顎洞底挙上

　インプラント治療は，それに続く補綴処置の選択肢を拡げ臼歯無歯顎部において咬合を再構築するための土台ともなっている。インプラント植立には，下顎における外科的な制限（下歯槽神経），あるいは上顎の後方部における下記の様々な外科的に複雑な状況が存在してはいるが，インプラント治療によって固定式もしくは可撤式装置を装着するために安定した支台を供給することが可能である。

1. タイプⅢ型，Ⅳ型の骨質（Zitzmann et al. 1985；Jaffin and Bermann 1995）
2. 骨質の多様性（Zitzmann and Scarer 1988；Misch 1990）
   a. 脂肪組織
   b. 線維性含有物
   c. 空隙
3. 皮質骨の厚さの減少あるいは喪失（Chanaverz 1990, 1995；Smiler et al. 1992；Coatam 1997a, 1997b；Smiler 1997）
4. 不十分な残存骨の高さ
   a. 上顎洞の含気化
   ・内圧上昇
   ・シュナイダー（上顎洞）粘膜基底膜における破骨細胞の活性
   b. 歯周疾患
   c. 可撤式補綴装置
5. 外科手術時の外傷
6. 尖った骨頂部（Adell et al. 1981, 1990）
7. アンダーカット（Bahat 1993）

　第27章では，Caldwell-Luc法側方骨切り術による"上顎洞挙上術（sinus elevation surgery）"が紹介されている。この項では，侵襲性は少ないがそれと同じくらい効果的に上顎洞の挙上と上顎後方部でのインプラントの埋入を可能とする術式，オステオトーム（osteotome）テクニックを紹介する。

　オステオトームテクニックは，Tatum（1977）による術式の改変ではあるが，Summers（1994）によって考案され，歯槽頂側からの上顎洞底の挙上であることから，上顎洞粘膜の露出を伴わない。このテクニックは，「上顎洞処置とは違って上顎洞直下の歯槽骨を移植材とともに上顎洞に填入することで上顎洞底を押し上げ，インプラントを支持するための骨量を増加させようとするものである」と述べている（Summers 1994）。オステオトームテクニックは，下記の推奨されている方法よりも，より保存的で外科侵襲の少ない処置である。

1. 側方骨切り術
2. 歯槽頂部へのオンレーグラフト
3. 歯槽骨頂分割法
4. 骨再生誘導法（GBR法）
   この術式によって減少が期待できる項目
1. 罹患率
2. 治癒期間
3. 外科術式
4. コスト
5. 術後の合併症

　Summers（1994）は，上顎をドリリングすることに由来する問題点やインプラント植立のポジショニングを改善するために，オステオトームテクニックを発展させた。オステオトームを使用する目的は，ドリリングによって骨の除去を必要としてきた従来のインプラント埋入法とは異なり，既存骨のすべてを保存し側方あるいは上方に移動させることにある。柔らかい海綿骨は圧縮されオステオトームによって切られた骨側壁が分厚くなることによって，インプラントの初期固定が改善する。オステオトームテクニックによって，以下の安全かつ効果的な状況が獲得可能である。

1. 上顎骨を緻密化
2. 薄いリッジの拡大
3. 上顎洞底の挙上
4. インプラント埋入予定部位の造成

　オステオトーム手術によって，複雑な手術手順を避けると同時に，最小の侵襲でさまざまな位置に多くのインプラントの植立を可能とする。

　Reiserら（2001）は，ヒトの死体を用いて多くの研究を行い，上顎洞粘膜は，4～5mmの距離において「予定通りに」挙上可能であり，最低量（24％）のパーフォ

表 26.1 上顎洞挙上に伴う穿孔に関する比較

挙上した量	穿孔なし部位	穿孔あり部位	
		クラス I	クラス II
4-5 mm	9	1	0
6-8 mm	10	2	3

Reiser ら(2001)から引用
穿孔：クラス I，2 mm 未満，クラス II，2 mm 以上
訳註：表 26.1 はミスプリントのためオリジナルの論文から引用した．

レーション（上顎洞膜への穿孔）を許容するのであれば，6〜8 mm は挙上できる（表 26.1）としている．著者らによると，ほとんどのパーフォレーションは隔壁部に関連しているとしている．

著者らは，下記を成功の要因としている．

1．注意深い術前 X 線写真の分析
2．上顎洞底 1 mm のところまで径 2 mm のツイストドリルを注意深く使用（Reiser 変法）
3．ドリリングしている部位において上顎洞底への近接性を評価するために，術中 X 線写真を注意深く分析
4．限界を超えない程度にコントロールした力をオステオトームに加えながら上顎洞底を挙上
5．インプラント挿入前に，オステオトームによる骨切りで発生する骨片を部分的に填塞し，膜を持ち上げた箇所（tented area）にその骨を押し込む

オステオトームテクニックは，これまで報告されていた 4〜5 mm 以上の量で上顎洞底を挙上するために予知性のある術式である，と著者らは結論付けている．

Nkenke ら(2002)は，上顎洞底挙上とパーフォレーションを内視鏡を用いて評価し，オステオトームによる術式は安全であることを確認した．著者らによると，パーフォレーションを視覚化できない状態では，「挙上は平均 3 mm を限度とするべきである」としている．

Fugazzotto(2003)は，オステオトームテクニックに関する文献のレビュー（表 26.2）を行い，3.5 mm 以上（1〜7 mm の範囲）の骨増成によるインプラントの成功率を 85〜100％と報告している．インプラントの成功率という点では，側方骨切り術による値に匹敵するが，平均骨増成量という点では，かなり少ない（3.5 mm 以上に対して 11 mm 以上）．このことは，オステオトームテクニックを選択するにあたって，適用症例に大きなバリエーションがあることを意味する．

Emmerich ら(2005)は，1139 本インプラントに関するメタアナライシス（8 つの研究）の結果，短い期間（3 年以下）でのインプラントの成功率を 96％と算出している．

顕微鏡下で埋入したオステオトームは，通法で埋入したインプラントの成功率と（上顎臼歯部においては）同等である．

Summers(1994)は，残存骨の高さがほとんどない場合（植立前の実際の骨の高さは報告されていない）は推奨していないが，植立したインプラント体 143 本中 99 本は，長さ 13 mm 以上であったと報告している．Misch(1999)は，10 mm〜12 mm，Jensen(1999)は，7 mm〜10 mm，Ziztmann と Scharer(1999)は，6 mm 以上，の長さをこの術式に推奨している．Rosen ら(1998)は，多施設研究によってインプラントに高い成功率（表 26.3）を求めるには，最低でも 4 mm 以上の残存骨の高さが必要であることを明らかにした．

それらの結果は近年，Toffer(2004)によって，4 mm 以下であれば 73％，5 mm 以上であれば 94.6％，と再確認されている．

多孔性のインプラント体を用いた研究において Deporter ら(2000)は，残存骨 3 mm 以上の状態では 100％の成功率であるが，6.9×4.56 mm（平均）の大きさのインプラントしか，埋入できなかったとしている．

それ故に，上顎洞底からどれだけの高さの骨が最低限必要か，ではなく，上顎臼歯部におけるインプラント治療の長期間の成功にどのサイズのインプラントが必要か，に答えを出さなければならない．その条件は，下記の項目によって異なる．

1．骨質
2．植立するインプラントの数
3．上下顎間の距離
4．咬合
5．補綴物による制限
6．臨床的な診断，技術と経験の問題
7．インプラント体表面の構造（平滑，粗糙，多孔性）
  （Del Fabbro et al. 2004；Wallace and Froum 2004）

注意：ショートインプラントは，上顎臼歯部において最も高い失敗率が報告されている（Jaffin and Berman 1995）ことから，最低でも 10 mm〜11.5 mm の長さのインプラントを検討する必要がある．さらに，骨の平均獲得量が 3.5 mm であることからこのテクニックに推奨される残存骨量は，6〜7 mm である．この厚さは，常により多くの挙上がこのテクニックによって得られるという術者の専門的技術と経験によっても左右される．

注意：6〜7 mm の残存骨量の症例を推奨しているのは，より安全策を考えてである．

オステオトームテクニック

オステオトームテクニックは，上顎のインプラント

表 26.2 文献比較

研究	術前 (上顎洞数/インプラント)	骨の獲得量 歯槽骨 (mm)	骨の獲得量 高さ (mm)	咬合後 の期間(月)	成功率 (%)
Leblebicioglu et al.	54/73	_9 ≧9	3.9 2.9	24±6.4	97.3
Nkenke	14/18	6.8±1.6	3.0±0.8	6	89
Toffler*	167/267 平均7.1	3-10 平均3.8	2-7 平均27.9	1-84	94.6 73.3
Summers	55/143	NR	NR	0-60	96.0
Horowitz	18/34	≧5	3.0	10-15	97.0
Coatoam and Krieger	77/89	NR	NR	6-4	92
Kornarnyckyj and London	16/16 平均5.40	3-9 平均3.25	2-7	3-38	95.3
Zitzmann and Schärer	20/59	≧6.0	3.5	30.0[†]	95.0
Rosen et al.	101/174	≧5.0 ≦4.0	NR	20.2[†]	96.0 85.7
Deporter et al.	16/26	≧3.0	NR	11.1[†]	100.0
Cavicchia et al.	86/97	≧5.0	1-6	6-90	88.6
Localized management of the sinus floor[‡]					
Bruschi et al.	303/499	5.0-7.0	NR	24-60	997.0
Winter et al.	34/58	≦4.0	9.12	22.0[†]	91.4
Trephine/Osteotome technique[§]					
Fugazzotto	103/116	NR	NR	32.7[†]	98.3

NR＝報告なし
*注：機械研磨面のインプラントは粗糙な表面のインプラントよりも有意に高い失敗率(13%対 5.3%)であった。
[†]平均の月数。
[‡]この術式は，Summersの術式よりもTatum(1977)による上顎皮質骨挙上術に類似している。
[§]この術式はオステオトームによる術式そのものよりは，部位の増成過程での失敗がより関連している。

手術で遭遇する多くの複雑な外科的問題を解決し，簡便かつ安全で，効果的な手段である．オステオトームは，インプラント手術において，ドリルとともに標準的な用具となってきている．最近の研究では，オステオトームを用いたサイナスリフトでは，骨移植やその他の術式と比較しても同等の結果を得られると報告している．

表 26.3 術前の骨の高さによる残存率

高さ	インプラントの本数	残存数	残存率(%)
4 mm 以内	14	12	85.7
5-6 mm	50	48	96.0
7 mm 以上	110	106	96.4

Rosen ら(1999)から引用
訳註：表 26.3 はミスプリントのためオリジナルの論文から引用した．

オステオトーム術式

1．移植を伴わない上顎洞底オステオトーム術
   a．オステオトーム上顎洞底挙上手術(osteotome sinus floor elevation：OSFE)
2．移植を伴う上顎洞底オステオトーム術
   a．上顎オステオトーム増成手術(maxillary osteotome augmentation technique：MOAT)
   b．骨填塞オステオトーム上顎洞底挙上手術(bone-added osteotome sinus floor elevation：BAOSFE)
   c．植立予定部位の骨増成 (future site development：FSD)

一般的な診断ガイドライン

上顎洞底挙上を含むすべての術式は，以下に従う．
術前
1．残存骨の正確な術前診断は，基本的な要求事項である
2．X 線写真分析
   a．パノラマ写真
   b．根尖部の X 線写真
   ・平行法
   ・正確な骨寸法測定のための X 線格子(mm)の使用

術中
   X 線撮影による分析：No.1 オステオトーム，また

6. 組織再生誘導法（GTR法）の必要性を減らす
7. 側方への圧縮によって骨質が改善する
8. ドリリングと比較して骨を切る触覚が改善する
9. トルクのかかっているハンドピースのぐらつきに起因する穿孔を防ぐことができる
10. 多くの患者において，結節へ直線的にアクセスできる

骨拡大
1. タイプⅣ骨質の骨に対してインプラントの固定が得られる
2. 10～15°のオステオトームによる歯槽頂の開拡（ridge osteotome expansion：ROE）によりインプラント埋入位置を改善できる
3. 上顎洞底挙上（OSFE，MOST，BAOSFE）
4. 上顎洞前方部あるいは後方部の境界線の位置を変更できる
5. 将来に向けて部位の最適化が図れる
6. 幅が狭い顎堤と，そのままでは不適である部位へのインプラント適用を可能とする
7. 顎堤の拡大と深化によって骨の三次元的再構築が可能となる
8. 複雑な外科処置の追加を避けることができる
9. 顎堤の拡大による根部への豊隆付与によって，審美性の向上が得られる

骨凝縮または骨圧縮
　側方からの骨の凝縮は，インプラントに近接した骨質を改善し，頚部の骨吸収，歯肉退縮，インプラント―補綴物比率の好ましくない変化，などに対して骨とインプラントの界面を強化することになる。
　この骨密度の改善は，以下の好影響を及ぼすことが示されている：
1. インプラントの一次固定を改善（Yildirim 1998）
2. タイプⅣの骨質における成功率の改善（Glauser et al. 1998）
3. 早期の骨形成（Nkenke et al. 2002）
4. 負荷加重時期の早期化（Roccuzzo and Wilson 2002）

上記以外
1. 病的状態が少ない
2. コストが低い
3. 少ない時間での処置が可能である
4. 1回の処置において，ドリリングとオステオトームテクニックを同時に効果的に組み合わせることが可能である

制限
　オステオトームテクニックには，海綿状の骨が適している。骨密度が高い場合は，ドリリングを必要とすることもある。

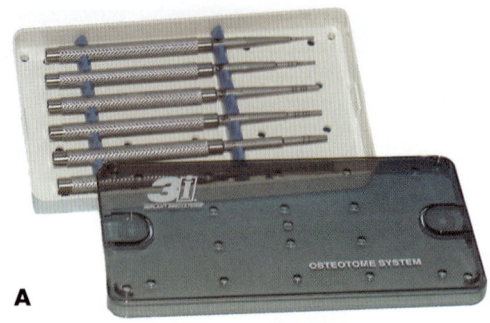

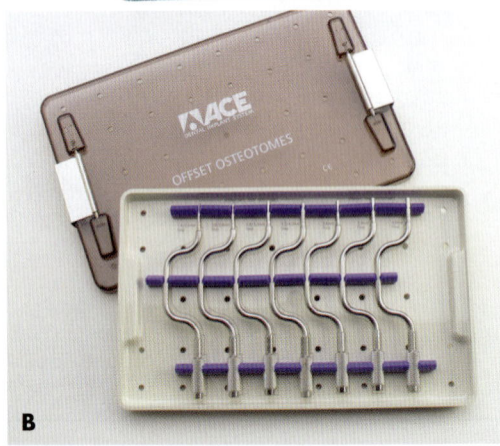

図26-1 インプラント植立のために使用する「直」と「曲」のオステオトーム　**A.** 直のオステオトーム，**B.** 曲のオステオトーム。

は径2mmのツイストドリルで骨形成を行い，上顎洞底との近接性を測定するために目盛り付きのプローブを挿入して撮影する。

一般的な外科的ガイドライン
1. いかなるオステオトームによる処置の間も，オステオトームが上顎洞内に進入することはない。上顎洞へのオステオトームの挿入は，上顎洞膜の穿孔と術式の中断をもたらす
2. インプラントの初期固定を得ることは，絶対条件である

利　点
骨保持
1. 侵襲性がより少ない：回転器具のように，熱が発生しない
2. ドリリングによる骨の除去ではなく，骨が保存される
3. 適応症がひろがる
4. 術者の視野を改善する
5. （側方開窓術の際に起こりうる）骨の側方移動に伴う裂開，開窓とクレフトの可能性を減少させる

移植を伴わない上顎洞底へのオステオトーム術式

オステオトーム上顎洞底挙上手術(osteotome sinus floor elevation：OSFE)

OSFE(Summers 1994)は，その部位以外からの骨移植を必要としない安全な方法である。わずかに長いインプラントを植立する場合に限って応用される術式である。

適応

OSFEは，埋入するインプラントの長さを1〜2mm程度長くするために用いられる。最低でも9〜10mm以上の残存する骨の高さが必要である。

禁忌

1. 1mm〜2mm以上の挙上をする場合は，移植材を必要とする。(MOSTまたはBAOSFE)
2. ドリリングが必要な緻密骨には適さない

術式

この技術の成功の鍵は，現存する骨の高さを正確に計って，オステオトーム挿入の深さをコントロールすることである。オステオトームは，上顎洞には侵入させない。

1. 小さなラウンドバーを皮質骨の穿孔のために用いる
2. 上顎洞底下1mmの位置まで，オステオトームを細いものから太いものへ順番どおりに使用する

注意：ツイストドリルの使用は，この術式では禁忌である。どうしても必要な場合は，他の術式を選択する。ドリリングによって，この術式に必要な骨の屈曲性やたわみ，上顎洞底の若木骨折の利用を不能とするからである。

上顎洞底の屈曲や若木骨折は，オステオトーム先端の陥凹部への骨削片の蓄積によって発生する。骨切りにより形成された骨壁とオステオトームの先端によって逃げ場を失った液化物は，水圧力となって上顎洞底の骨を押し上げる。この部位の骨は，軽度のマレッティングにより屈曲されたもので，本来の緻密骨ではない。そのため，軽いマレッティング操作(槌打)によって骨は押し曲げられる(図26-2)。

骨移植を伴う上顎洞底オステオトーム術式

条件

1. 骨の高さを測定するための正確な術前X線写真
2. 歯槽頂から上顎洞底まで最低4mm以上5mm以下の骨が必要(Jensen 1996；Sinus Graft Consensus Conference Report 1996；Rosen et al. 1998；Toffler 2004)
3. インプラントの初期固定

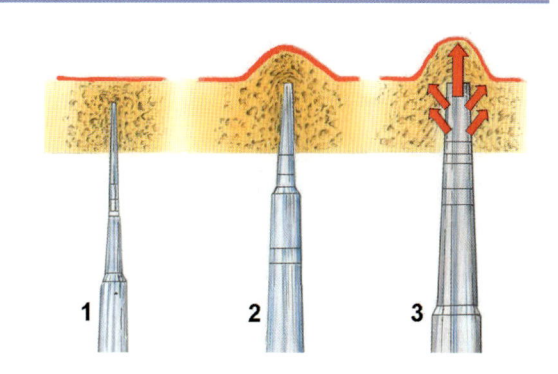

図26-2 オステオトーム上顎洞底挙上手術 上顎洞底直下の位置まで徐々に幅の広いオステオトームを用いる。オステオトーム先端の凹面によって骨を上方に挙上し，かつ側方に骨を凝縮させる。

禁忌

1. 4mm未満の残存骨の高さ
2. 上顎洞の感染
3. 再発する可能性のある上顎洞の問題

上顎オステオトーム増成手術(maxillary osteotome augmentation technique：MOAT)

これは，経験が豊かではない臨床医のために特に推薦される術式である(Lazzara et al. 1999；Cavicchia et al. 2001；Toffler 2004)。BAOSFEの原法(Summer 1994)には，導入後多くの修正が加えられている。MOATには，BAOSFE以上に数多くの利点がある。

利点

1. より簡素
2. より簡単
3. より速い
4. より少ない病的状態(マレッティングを少なくできる)
5. 骨折を伴う膜穿孔の危険性を減少
6. 高い予知性

禁忌

特に柔らかい骨髄様の，あるいは海綿状の骨(タイプⅣ骨質)の場合には，この術式を適応すべきではない。そのような場合は，BAOSFE(Reiser変法であってもなくても)が，適応すべき術式である。

制限

1. オステオトーム上顎洞底挙上手術(OSFE)によって上顎洞底を初期ドームの形に形成できない
2. 上顎洞膜下への移植自家骨量が減じる
3. 自家骨による小さな穿孔の閉鎖ができない
4. 上顎骨を側方に圧縮することができない

注意：上記の制限があるが，タイプⅣの柔らかい骨髄様の骨を除いて，この術式が適応されないことを正当化す

るほど重要な制限ではない。

術式

1. 術野を最大限明示できるように全層粘膜骨膜弁を翻転する。すべての軟組織の残り屑と骨膜を歯槽骨の骨頂と側壁から除去する。
2. パイロットドリルによって，皮質骨の 2〜3 mm を穿孔する。
3. 径 2 mm のドリルを上顎洞底から 1 mm 以内の距離まで使用する。
4. 径 2 mm の骨切り部の深さを X 線写真撮影によって確認する。
5. 径 3 mm のパイロットドリルを用いる。
6. 径 3 mm のツイストドリルを上顎洞底から 1 mm 以内の距離まで使用する。

注意：タイプⅣ骨質には，No. 2 または No. 3 のオステオトームを，No. 3 ツイストドリルの代わりに用いる (Reiser 変法)。

7. 径 3 mm の骨切り部の深さを，X 線写真撮影によって確認する。

上顎洞底挙上

8. 骨のクッションテクニック。
 滅菌した先端の大きなアマルガム・キャリアーを用いて，適当な移植材を填塞する。この移植材は，オステオトームを上顎洞底に挿入した時に，上顎洞底に対して緩衝装置の働きをする。注意：これが推薦されるテクニックである。
9. 保険(insurance (訳注：「保証」とか「担保」の意味))としての膜の形成(Toffler 2004)
 この改法では，移植材をクッションとして用いずに最終的な上顎洞底の骨折を行う。

注意：これは，より経験豊かな臨床医だけに推薦できる術式である。一旦，上顎洞底を骨折させ，上顎洞の状態をバルサルバ法によって確認した後，発見不可能な小さな穿孔がある場合に備えて，コラーゲン・スポンジを上顎洞底膜への保険として最初に挿入する。

注意：Membrane insurance（膜による保険）のため，最初の骨折後にコラーゲン・スポンジを使用する方法は，骨クッションテクニックと併用できる。

 バルサルバ法(Valsalva technique)：上顎洞膜に損傷がないことは，患者に鼻孔をつまんだ状態で鼻をかむように依頼し，その際に骨切りによってできた骨孔の入り口に置いたデンタルミラーが曇らないことによっ

て確認できる。もし，穿孔が大きいようであれば，術式を中止し 4 週の治癒期間(Davarpanah et al. 2000) の後，再手術を行う。Toffer(2004)は，Nkenke ら (2002)がこのテスト効果の限界を報告していることに注目した。Toffer(2004)は，多くの研究(Boyne 1992；Baumann and Ewers 1999；Reiser et al. 2001)において，上顎洞底の小さなパーフォレーションはその後自然治癒を呈していることを指摘している。

 移植材：多種多様な移植材が，安全に使用されている。吸収性の石灰化物による移植材が以下の理由によって好まれている：
 1 吸収性
 2 骨伝導能
 3 骨誘導能
 4 X 線写真によって上顎洞挙上の状態が確認できる (X 線不透過性)

注意：Bio-Oss や DFDBA は，自家骨に代わる優れたものである。

10. 先端の大きいアマルガム・キャリアーを用いて移植した移植片混合物を，Summers の No. 3 オステオトーム(3I Implant innovation, palm Beach, FL)によって小さな荷重(塊)として押し上げ，上顎洞底の骨を骨折させる(骨-クッションテクニック)。器具の到達が困難な部位には，角度のついたオステオトームが骨折と移植を容易にする。

注意：移植材による負荷で，1〜1.5 mm 上顎洞を挙上できる。

11. それぞれの充填物の塊を挿入し，No. 3 オステオトームを上顎洞底に入れてゆく。抵抗が大きく挿入が困難であれば，決めた深さに達するまで No. 2 のオステオトームを使うことになる。
12. 移植材と液体によって流体圧力が生じ，それによってシュナイダー膜を挙上する。上顎洞底膜の下で移植片による閉塞物が広がってゆくチューリップ状の形を物理学のパスカルの法則によって説明できる。
13. 4〜6 mm の上顎洞挙上が，常に可能である (Reiser et al. 2001；Lazara 2004)。
14. 移植片填入後，骨切りの最終的な径は，Summers の No. 4 または No. 5 のオステオトームの挿入で拡げることができる。
15. 最後の移植材塊を骨切り後の孔に挿入した後，インプラント体を植立する。この操作によって，インプラント体そのものが最後に上顎洞底を押し上

げることになる（Reiser et al. 2001）。
16. MOAT によって植立されたインプラントは，7～8ヶ月の治癒期間を要する。
17. フラップの閉鎖は，他の一般的なインプラント植立に伴う術式と同一である。

　1回法によるインプラント植立も，2回法によるインプラント植立から得られた結果と同等の成功率である。

注意：オステオトームは，インプラントが緊密にフィットし初期固定が確実に得られるようなサイズを選ぶ。その選択基準は
No. 3：直径 3.3～3.75 mm のインプラント
No. 4：直径 4.0～4.25 mm のインプラント
No. 5：直径 4.8～5.0 mm のインプラント

　臨床例を，図 26-3 と 26-4 に示す。

骨填塞オステオトーム上顎洞底挙上手術（BAOSFE）

　この技術は，非常に柔らかい海面骨や骨髄様であるタイプⅣ骨質の上顎骨に推薦される。他の状況には MOAT あるいは Reiser 変法が推奨される。

術式

1. 術野を最大限明示できるように全層粘膜骨膜弁を翻転する。軟組織の残り屑すべてと骨膜を歯槽骨の骨頂と側壁から除去する。
2. 皮質骨の穿孔のために，パイロットドリルと No. 1 のオステオトーム，あるいは径 2 mm のツイストドリルを用いる。
3. 激しいマレッティングは行わない。骨質が柔らかくなるまで径 2 mm のツイストドリルを用いても良い。上顎洞底から 1 mm の距離までドリリングを行う。

注意：ドリリングでは骨を除去してしまうことから，ドリルはできる限り少ない使用頻度とする。もし，ドリリングが必要な場合は，MOAT や Reiser の変法を採択すべきである。

4. 到達性に限界があれば，的確に折れ曲がった曲のオステオトームを使用すべきである。
5. 連続的なマレッティングによってオステオトームを 1 mm ずつ進めてゆく。
6. 上顎洞底から 1～2 mm の距離まで到達後，目盛りを付けたインディケーターを骨切り後の孔に挿入し，最終確認のために正確な X 線写真を撮影する。インディケーターは，骨の白線から 1 mm の距離までの挿入とし，それ以降は孔の拡大のみを行ってゆく。
7. 骨がオステオトームに付着することを防ぐため，オステオトームは常に湿った状態で用い，連続したマレッティングの度に半回転ずつ廻して使用する。
8. 不注意な上顎洞への穿孔は，No. 2 あるいは No. 3 のオステオトームを白線より少しだけ短い距離で慎重に使用することで修正可能である。
9. ここで削除した骨の孔に移植骨を加え，Summers No. 3 のオステオトームによって上顎洞底を粉砕し上顎洞の挙上を行う。

注意：他のすべての手順は，基本的な MOAT（ステップ 8～17）と同じである。

　BAOSFE の手順を，模式図および臨床例として図 26-5～26-7 に示す。

植立予定部位の骨増成（FSD）

　オステオトームを用いる術式が不可能な程度の骨量のみが残存している場合（4 mm 以下の骨）は，インプラントの初期固定が不可能となる，あるいはオステオトームテクニックによって得ることのできる骨量以上の骨を必要とするため，その場合には，次の2つの選択肢を用いる。
1. Caldwell-luc の側方からのアプローチ
2. FSD オステオトームテクニック

　どちらかの選択は，前述したように，機能と咬合に関する患者の要求と術者の技術と経験に基づいて決定する。

術式

1. 上顎洞下の残存骨量を慎重に評価する。
2. No. 5 か FS の Summers オステオトームによって作業を開始する。

　皮質骨を根尖側に移動させるためにオステオトームを「軽く」マレッティングする。

注意：もし，皮質骨が簡単に移動できないようであれば，目盛りつきの径 6 mm のトレフィンバーを使用する。Fugazzato（2002, 2003）は，3 mm のトレフィンバーを推薦している。トレフィンバー（3～6 mm）使用は，よく行われる術式である。

3. トレフィンバーによって，上顎洞直下まで骨を削除する。
4. FS オステオトームを押す，あるいはマレッティングすることで上顎洞底の骨プラグを洞内に押し込む。

注意：骨プラグは，一度切り離されると小さな軽い力に

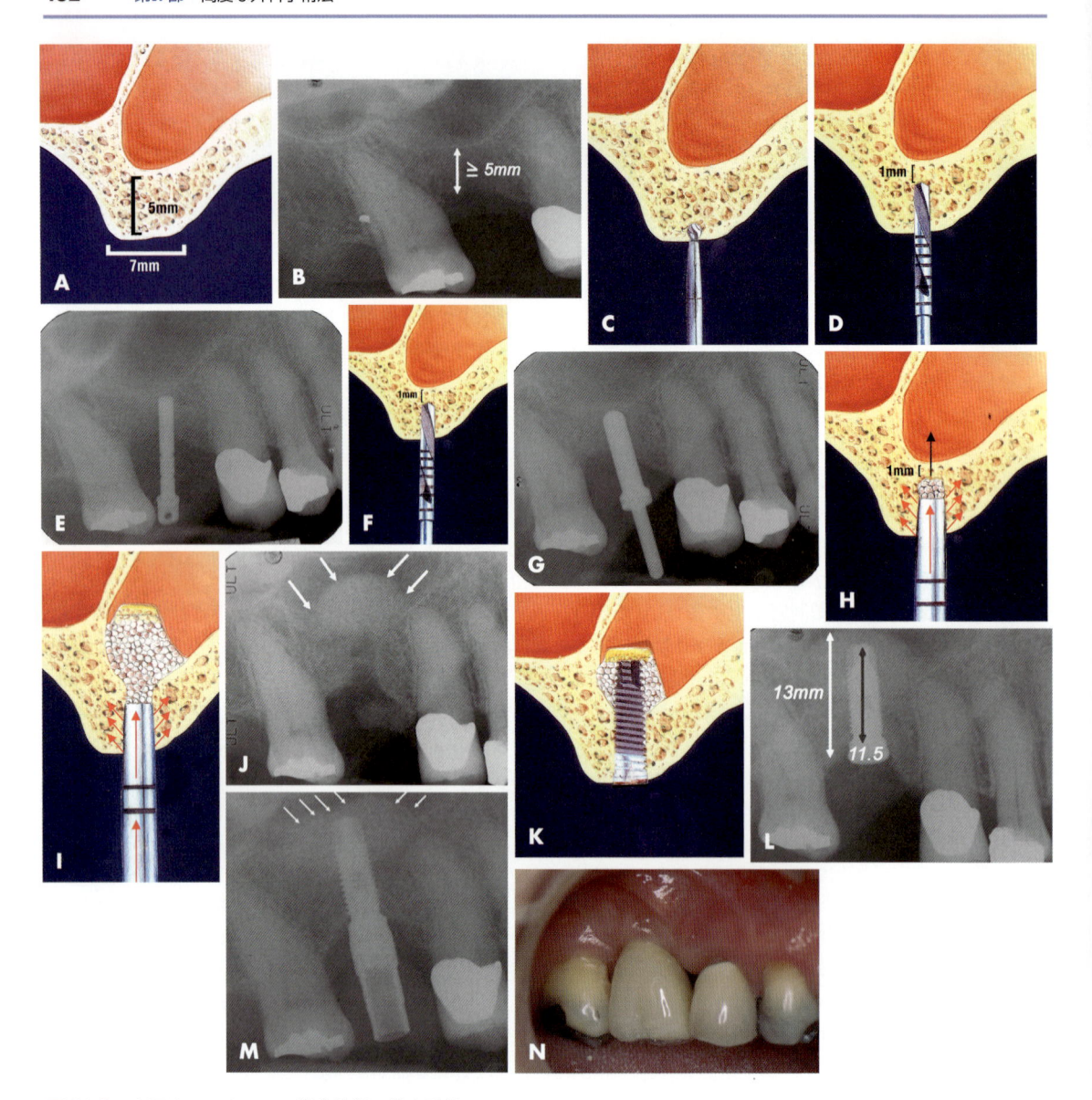

432　第IV部　高度な外科手術法

図26-3　上顎オステオトーム増成手術，基本手技　A，B．上顎洞下の必要最小量である5mmの高さの歯槽骨を示す模式図とX線写真．C．骨皮質を初期穿孔するラウンドバー．D．上顎洞下1mmまで使用する径2mmのドリル．E．最初径2mmのドリルによるドリリングの深さを示す径2mmのプローブ．F．上顎洞下で1mmまで使用する径3mmのドリル．G．確認のために用いられる径3mmのプローブ．H．上顎洞底を若木骨折させるために填塞した移植骨とオステオトーム．移植材がクッションとして機能する．I．骨移植を繰り返して上顎洞を挙上．移植材の填塞が，パスカルの法則に従って，0.5mmから1mm上顎洞底を挙上する．赤い矢印は，骨が側方へ加圧されている状態を示す．J．上顎洞膜の下にスムーズにドーム状に填塞された移植材が，成功したことと，これ以上の移植が不可能であることを示している．K．それに続くインプラントの埋入を示す．L．7〜8mm上顎洞底を挙上し，11.5mmの長さのインプラントを埋入した．M．術後10ヶ月の暫間被覆冠の状態で撮影したX線写真．矢印は，新しく形成された上顎洞底を示す．N．荷重負担している暫間被覆冠の頬側面観．

よって上下に自由に動く．もし必要であれば，この時，上顎洞底膜に損傷がないかバルサルバ法によって確認を行う（MOATの項を参照）．

5．移植材をオステオトームによって骨切りが完了した穴の中に運び，適切なサイズのオステオトームを押すあるいはマレッティングすることによって移植材を根尖側に押し上げる．

注意：いかなる場合でも，上顎洞内にはオステオトームを挿入しないことに注意．

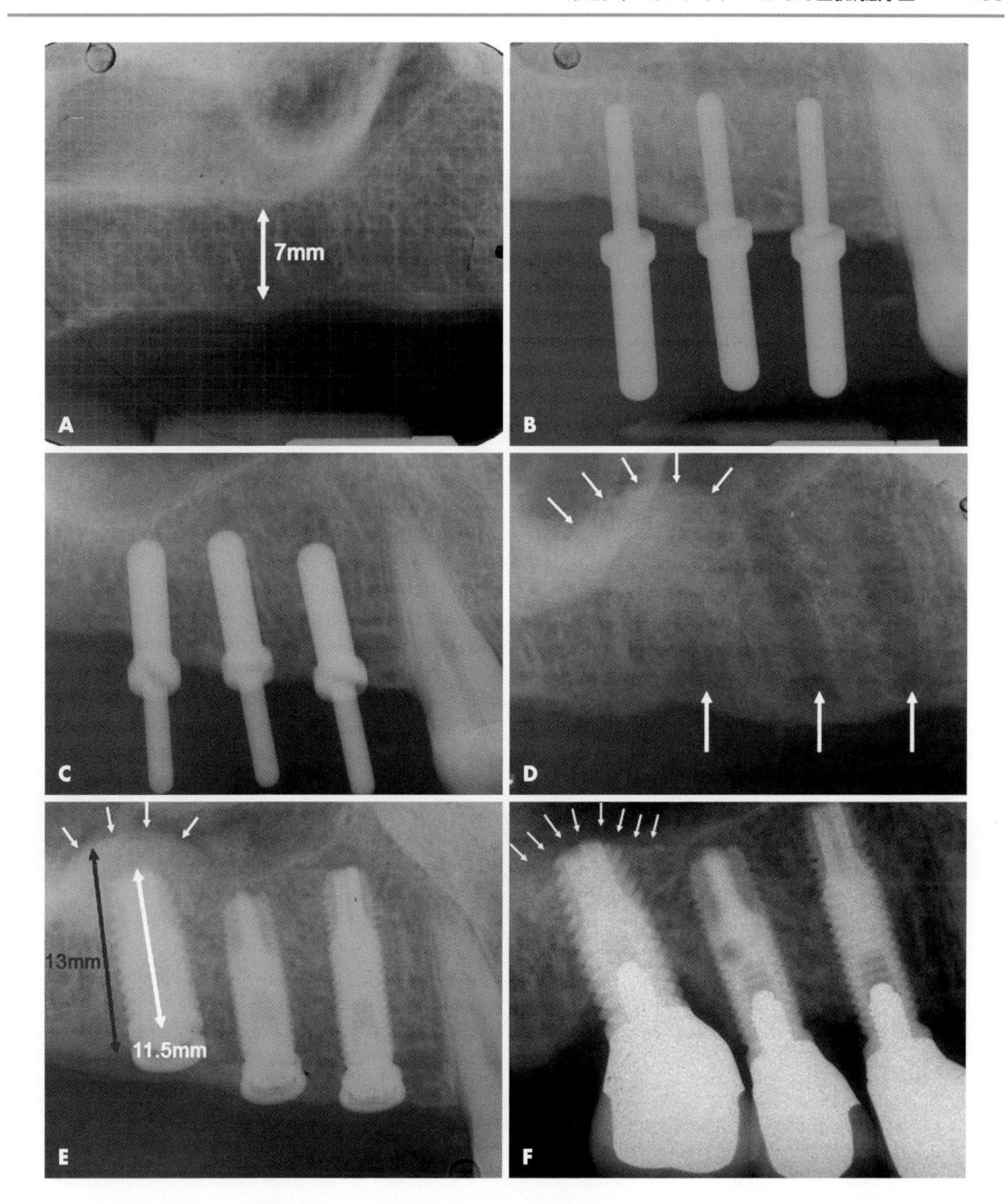

図 26-4　上顎オステオトーム増成手術　A. 術前の高さ 7 mm の残存骨を示す。B. 径 2 mm のツイストドリルを上顎洞底の下（1 mm）まで使用。C. 径 3 mm のツイストドリルを上顎洞まで使用。D. 下方の矢印に径 3 mm のツイストドリルによって切削した穴を示す。上方の矢印にドーム状に造成した上顎洞を示す。上顎洞に穿孔していないことを表すスムーズなドーム形態に注目。E. 術後 5 ヶ月。上顎洞底を 5～6 mm 挙上し、インプラントの長さを 3～4 mm 長く選択したことに注目。F. 術後 1 年の状態。

6. 移植材と流体の軽い圧力によって、シュナイダー膜を広い範囲で剥離する。
7. インプラント植立予定部位は、コアになる骨プラグと数回の移植材の填塞が完了後、その部位の治癒のために閉鎖する。オプションではあるが、閉鎖前にメンブレンの使用も推奨される。

注意："コアになる骨プラグ"と"移植材"の組合せによって、上顎洞底を 5～8 mm の距離で挙上する。

8. 最終的なインプラント体の植立の時点で、もしインプラント体を長くする必要があれば、再度オステオトームによる挙上術を行う。

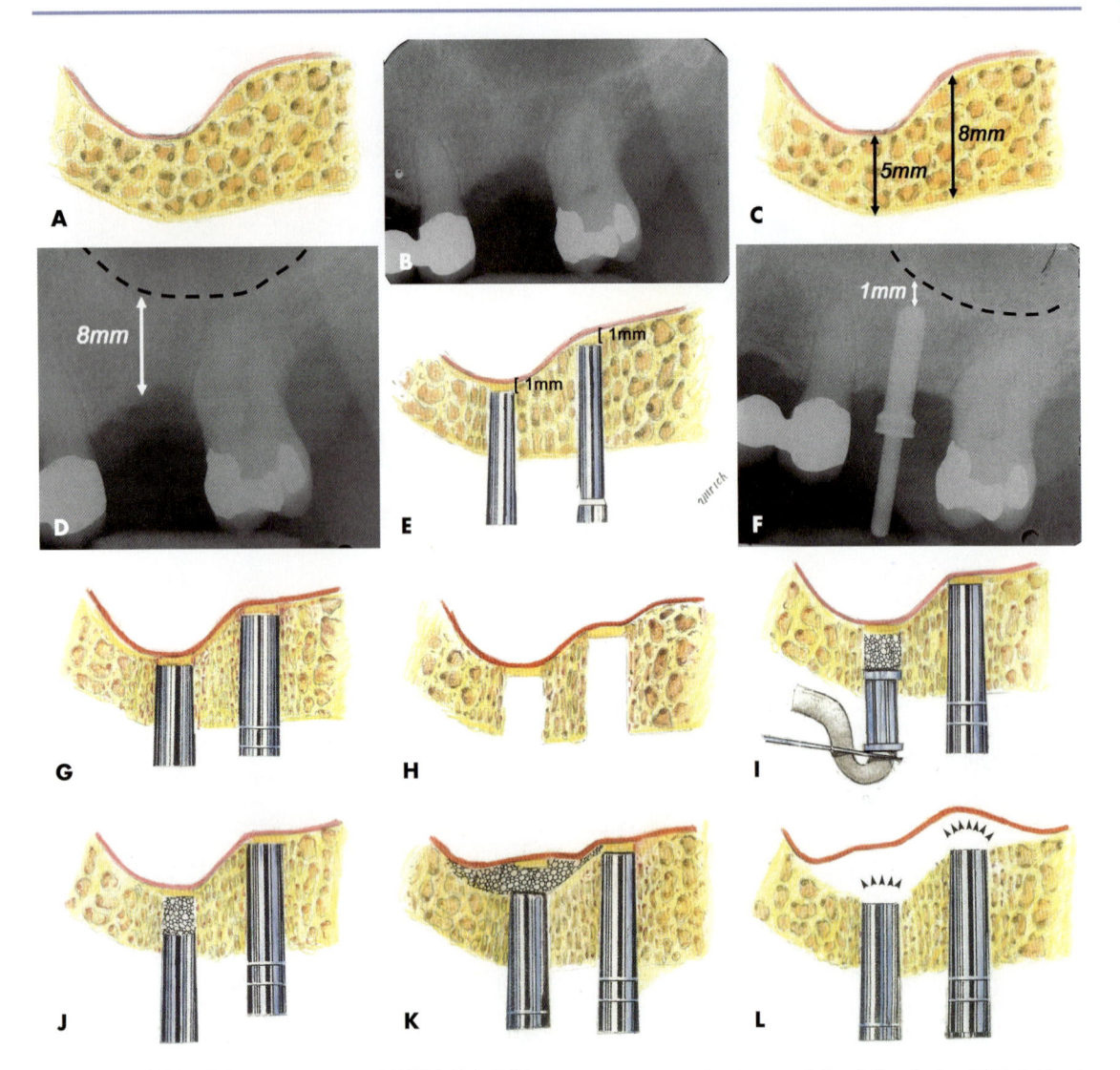

434　第Ⅳ部　高度な外科手術法

図 26-5　骨移植を伴うオステオトーム上顎洞底挙上手術　A, B. 模式図と X 線写真による術前の状態。C, D. 上顎臼歯部においてインプラント植立には垂直的に不十分な骨の高さであることを示す模式図と X 線写真。E. オステオトームを上顎洞底 1 mm のところまで使用したところ。F. オステオトームによる骨切りの深さを確認するために X 線写真の撮影。G. さらに大きなオステオトームの使用（Summers の No. 3 と No. 4）。H. 移植材のためのスペース。I. 移植材を填塞するために使用するアマルガム・キャリアー。J. 骨切り部に挿入したオステオトーム。K. 上顎洞底を骨折させるために上方へ加圧。移植材がクッションとして作用。L. パスカルの法則によって上顎洞底が拡大。

この術式の臨床例を，図 26-8 と 26-9 に示す。

第 26 章 オステオトームによる上顎洞底挙上　435

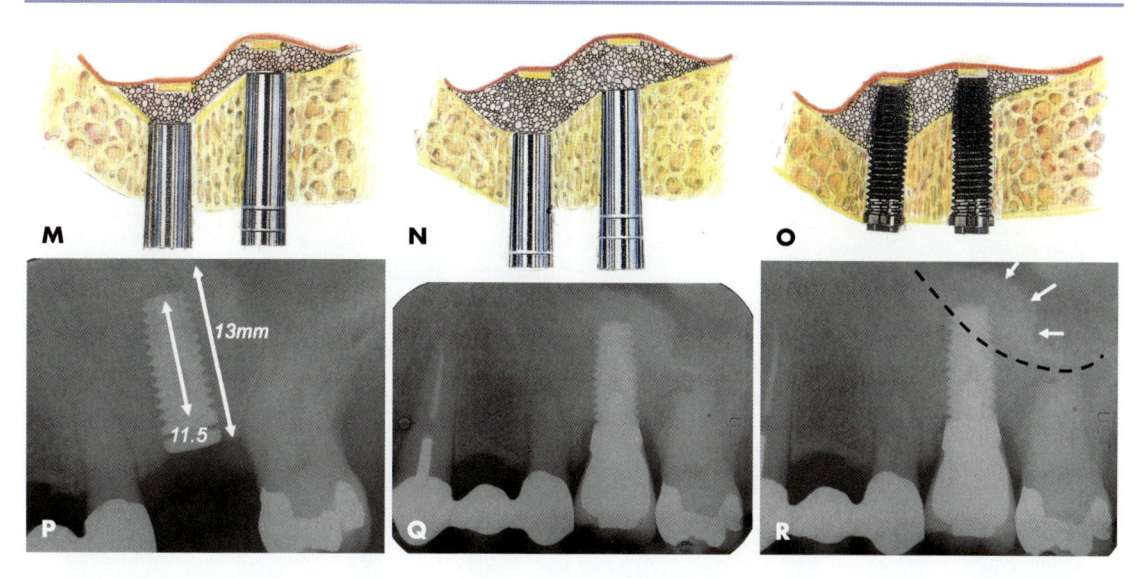

図 26-5 （続き）　M, N. 上顎洞底が適切な高さに挙上されるまで追加材料で填塞される。O. インプラントが外科時に埋入される。P. X 線像がインプラントの埋入を示す。Q, R. 12 ヶ月後の最終 X 線像は完全な症例を示している。上顎洞のすばらしい造成に注目。B と D を比較せよ。

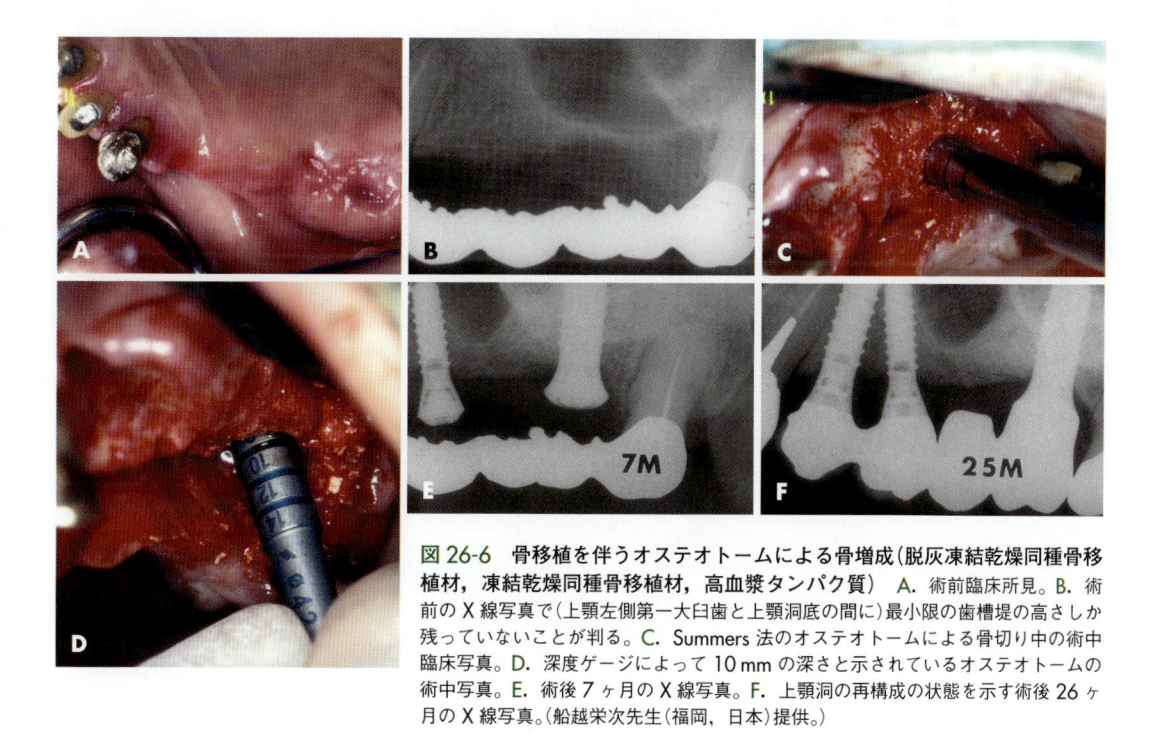

図 26-6　骨移植を伴うオステオトームによる骨増成（脱灰凍結乾燥同種骨移植材，凍結乾燥同種骨移植材，高血漿タンパク質）　A. 術前臨床所見。B. 術前の X 線写真で（上顎左側第一大臼歯と上顎洞底の間に）最小限の歯槽堤の高さしか残っていないことが判る。C. Summers 法のオステオトームによる骨切り中の術中臨床写真。D. 深度ゲージによって 10 mm の深さと示されているオステオトームの術中写真。E. 術後 7 ヶ月の X 線写真。F. 上顎洞の再構成の状態を示す術後 26 ヶ月の X 線写真。（船越栄次先生（福岡，日本）提供。）

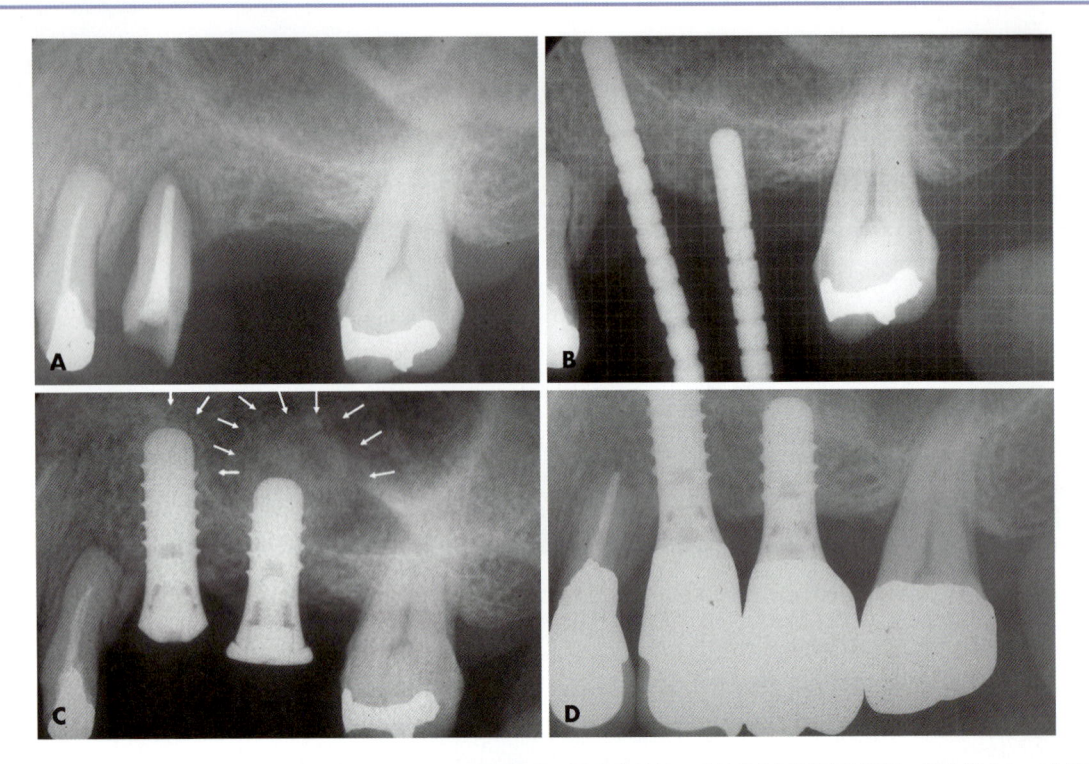

図 26-7　骨塡塞を伴うオステオトーム骨増成（脱灰凍結乾燥同種骨移植材，凍結乾燥同種骨移植材，高血漿タンパク質）　A. 術前の X 線写真に，歯槽部の最小限の高さ（上顎洞と上顎右側第一大臼歯の間）しか残っていないことを示す．B. 術中の X 線写真と深度ゲージによって，実際の歯槽部の高さ（5 mm）を示す．C. 上顎洞底挙上の完成を示す X 線写真．D. 再構築された上顎洞を示す術後 2 年の X 線写真．（船越栄次先生（福岡，日本）提供．）

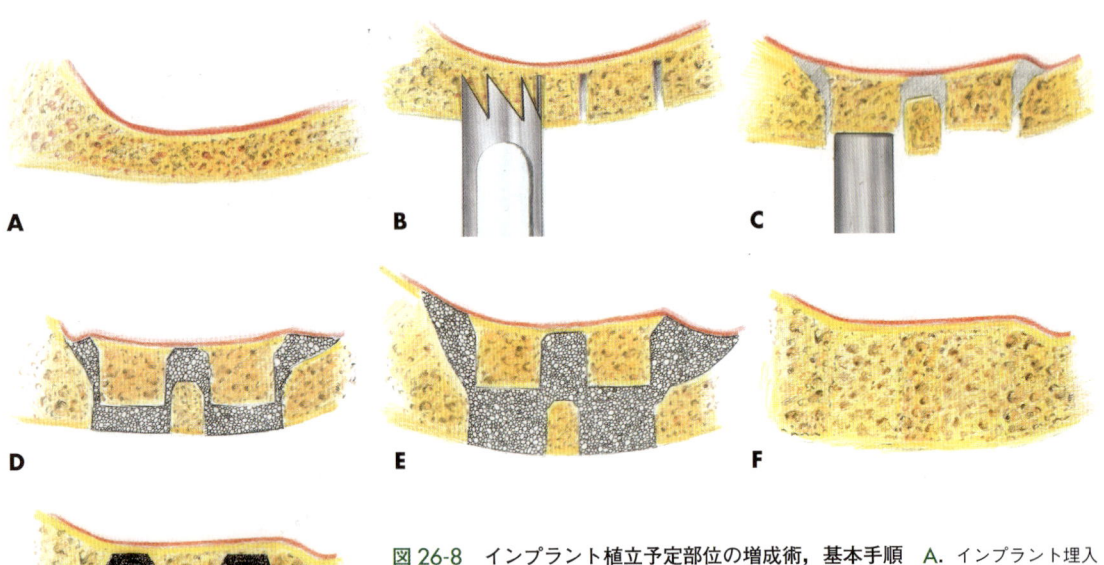

図 26-8　インプラント植立予定部位の増成術，基本手順　A. インプラント埋入に不十分な残存骨．B. 径 6 mm の骨トレフィンバーによって，上顎洞下 1 mm までドリリングを行う．C. 大きなオステオトーム（3I-FS）によって，上顎洞底を若木骨折する．D と E. 移植材を上顎洞底挙上のために追加する．F. 6〜8 ヶ月後，十分な骨の高さが得られた．G. インプラントの植立．注意：骨の高さがさらに必要であれば，インプラント体埋入時にオステオトームによる挙上術を行う．

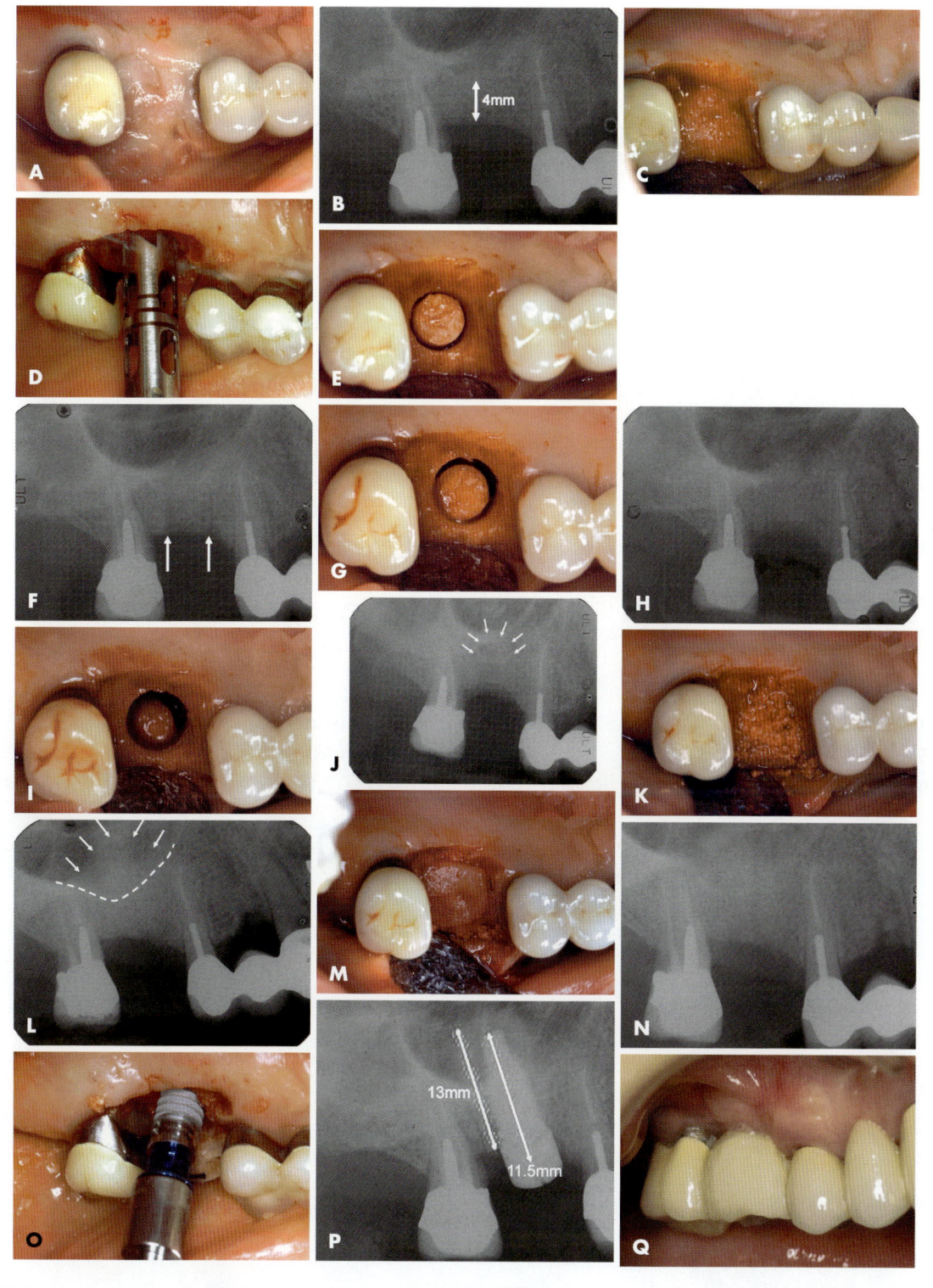

図 26-9 インプラント植立予定部位の増成術 A．初診時の咬合面観．B．4 mm の歯槽骨の高さを示す術前 X 線写真．C．全層弁を口蓋側から翻転．D．径 6 mm の骨トレフィンバーが所定の位置に置かれたところ．E．骨トレフィンバーの使用後を示す円状の骨断層線．F．骨切りを行った部分を側方から観た X 線写真．G．まず骨コアを骨折．H．骨プラグを完全に切り離し上顎洞底を挙上した．I．骨コアは完全に分離され上顎洞底が挙上された．J．完全に骨折した骨コアを示す X 線写真．K．欠損部位への移植材の填塞．L．X 線写真上に填塞した移植材を示す．M．縫合前にフラップを元の位置に戻す．N．8 ヶ月後の X 線写真，骨の高さの増加に注目．O．インプラント体（11.5×5 mm の Osteotite，3I）植立．P．ヒーリングアバットメントを装着した状態のインプラント．Q．3 ヶ月間荷重をかけるために暫間修復物を装着したインプラント．

［古市 保志 訳］

第27章

上顎洞底挙上手術

　成人(18歳以上)の多くは，上顎臼歯部に歯の欠損を認め，それらの20%以上は臼歯部1/4顎単位で歯の部分的欠損が認められるか，あるいは無歯顎である(図27-1)。図27-1および図27-2は，正常な上顎洞および上顎の歯を失ったときに生じる上顎洞の変化を示している。この領域におけるインプラント修復は以下の要因により困難となる。

1. 骨密度の低下(typeⅢおよびtypeⅣ)(Jaffin and Berman 1991)
2. 咬合力の増大(Zimmer and Small 1999)
3. 不十分な骨高径(Smiler et al. 1992)
   a. 上顎洞の含気化
   b. 口蓋方向への骨の吸収
4. 歯列弓内側スペースの減少(Tatum 1986, 1989)
5. 歯の早期喪失(Watzel et al. 1998)
6. 頰側咬頭の補綴的カンチレバー(Rangert et al. 1997, 1998)

　上顎臼歯部インプラント修復の成功は，インプラントの安定性が得られるかどうかで予測できる(Fugazzatto and Vlassism 1998；Jensen et al. 1998；Khoury 1999；Fugazzatto 2003)。これにはしばしば上顎洞骨移植による垂直的な骨増大が要求される。Tatum (1977, 1986)によって上顎洞骨移植は紹介され，BoyneおよびJames(1980)によって現在の上顎洞側壁増大術が開発された。インプラントの種類や質がかなり変容しているのに対し，その術式の変化はわずかである(図27-2参照)。

上顎洞の解剖

　上顎洞は，底部が外側鼻腔壁，先端が頰骨弓に囲まれており，ピラミッド状の'四角形'の空洞と言われている(Chanavaz 1990)。上顎洞は副鼻腔の中で最大で，臼歯部領域にあり，その大きさは平均して，長さ×幅×高さが38×33×38 mmである(Schaffer 1920)。

　上顎洞は，シュナイダー膜として知られる多列絨毛円柱もしくは立方上皮で被覆されている。杯細胞およ

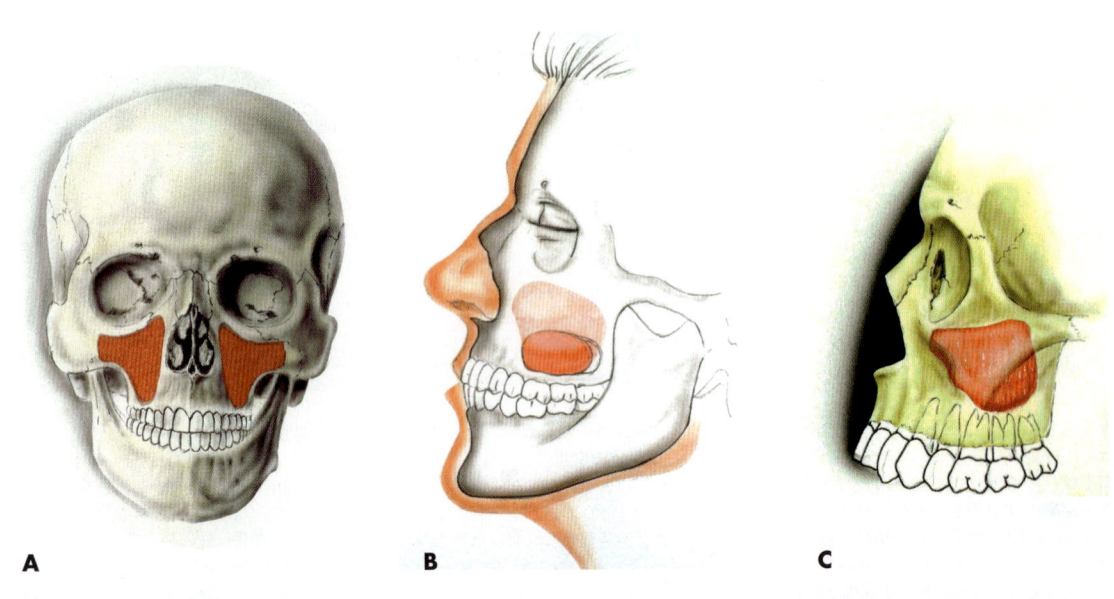

図27-1　上顎洞の位置　A. 前頭面からみた上顎洞の位置。**B.** 上顎洞骨窓(sinus window)の側方面観。**C.** 正常な上顎洞の位置。

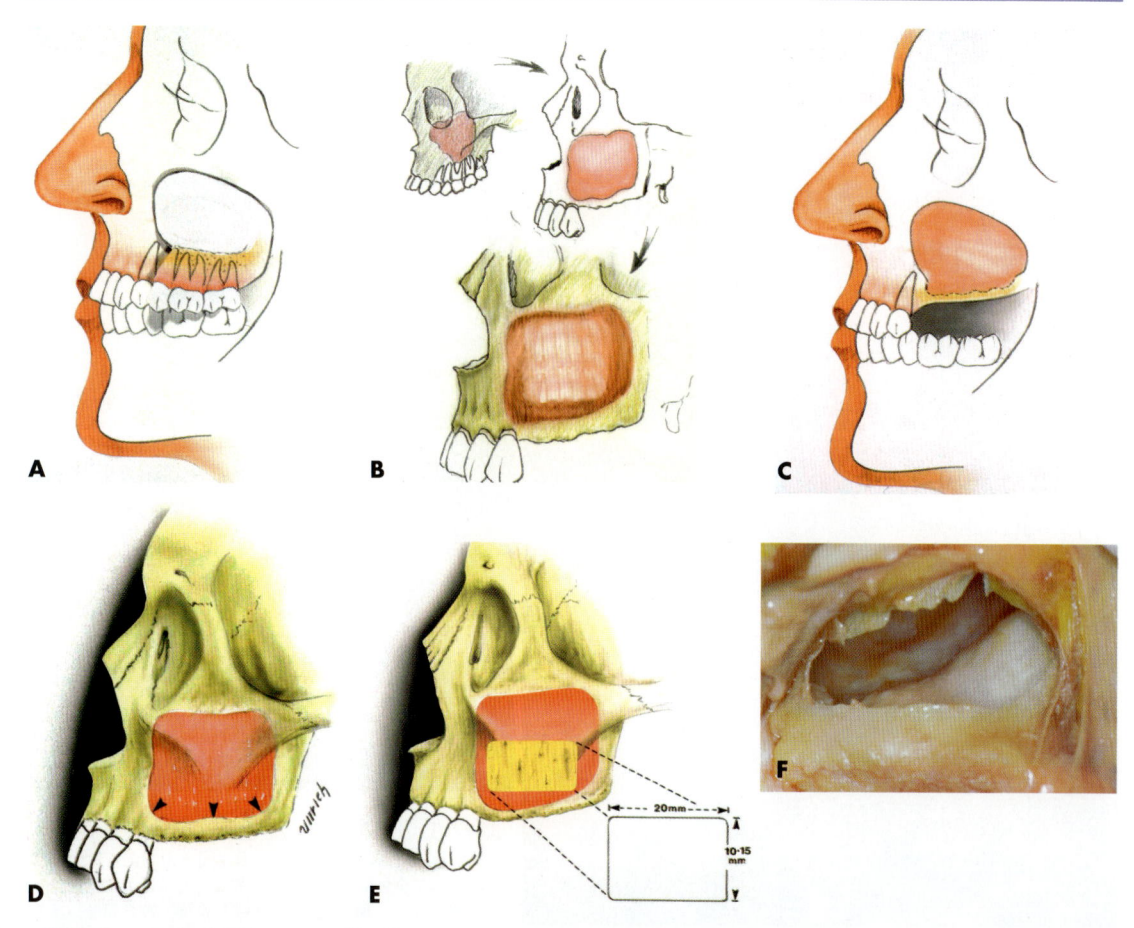

図 27-2 上顎洞の拡張もしくは含気化 A. 上顎洞の位置(側方面観)。B. 歯の喪失による上顎洞の拡張。C. 最終的な上顎洞の拡張(顔面側)。D. 最終的な上顎洞の拡張(頭蓋)E. 上顎洞拡張に関連した開窓部の位置。F. 骨窓から見た上顎洞の内面。

び腺の存在によって粘液を供給する。わずかな骨芽細胞を含む薄い骨内基底膜があり、歯の喪失と共に上顎洞の拡大が生じる(Chanavaz 1990)。わずかな弾性線維の存在で粘膜の翻転を可能にしている(Misch 1999)。

前 壁

前壁は緻密骨で構成され、歯への神経や血管が走行する。前方(犬歯部)が薄く、臼歯部にかけて厚くなり、頬骨突起と結合する。顔面および眼窩下動脈および神経が外側表面を走行している。骨の厚みは歯の喪失期間(Ulm et al. 1995)、洞の含気化(Tallgren 1972)などによってさまざまに変化する。

後 壁

結節部にあり、翼上顎裂から上顎洞を隔ている。内側顎動脈と翼状突起叢が遠心骨膜内に位置している。この部位は術中には避けなければならない。

上 壁

上部壁は眼窩底である。この骨は薄くそして脆い、特にここには眼窩下溝が走行している(Chanavaz 1990)。披裂がしばしば生じており、シュナイダー膜のみが眼球との接触を妨げている。この部位は術中には避けなければならない。

内 壁

この骨壁は鼻腔から上顎洞を隔てている。鼻腔側には下方および中央に陥凹が存在し、3つに分割されている。内壁の上方には上顎骨と垂直薄膜があり、中耳甲介部への上顎洞排出口となっている。手術は下鼻甲介部位に限られる。膜が肥厚していたり、嚢胞あるいは粘液嚢胞がある場合、骨による閉鎖を行わないように注意しなければならない。

上顎洞底

上顎洞底は上顎歯槽突起と硬口蓋とで構成される。

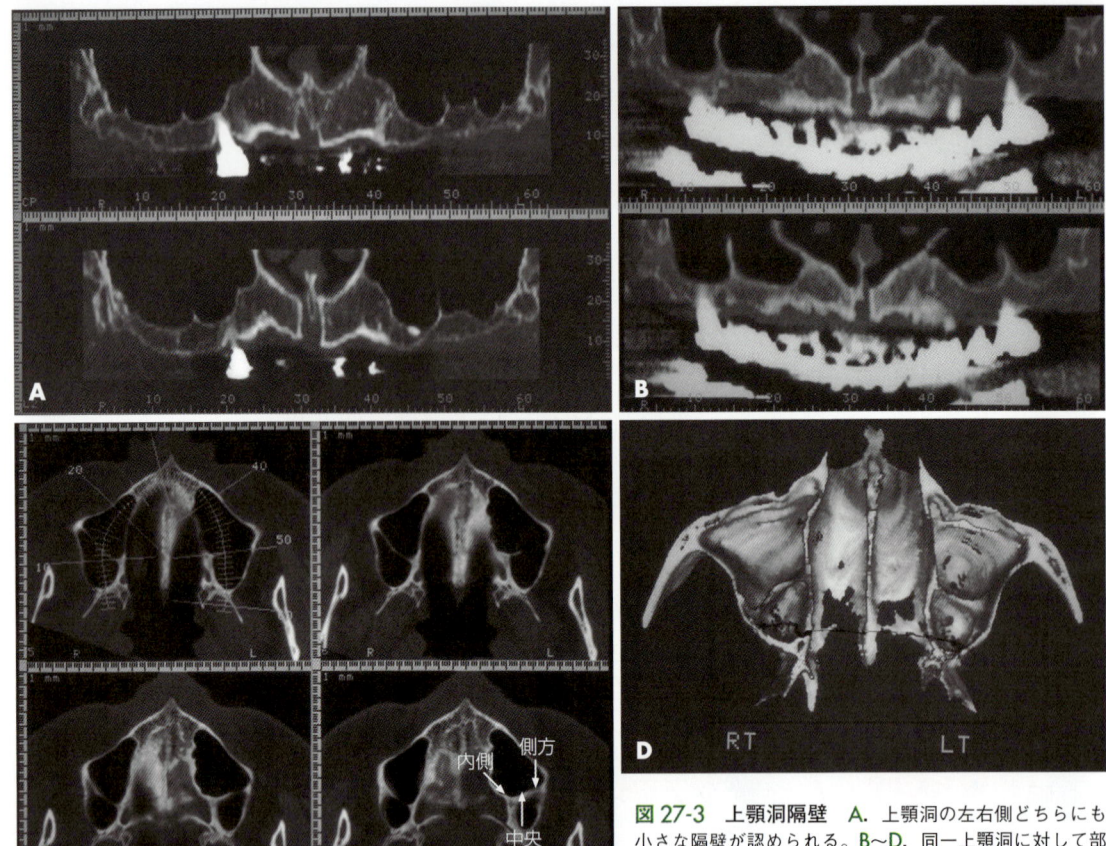

図 27-3 上顎洞隔壁 **A.** 上顎洞の左右側どちらにも小さな隔壁が認められる。**B〜D.** 同一上顎洞に対して部分的そして全体的に撮影した，異なった種類のコンピュータ断層スキャン像（パノラマ X 線写真像，咬合面像，そして再構成画像）。細部の違いや異なった画像に注意。

大臼歯部で最も薄いため，抜歯時の露出には注意しなければならない。上顎洞底は年齢と共に膨張し，特に歯槽突起部では非常に薄くなっているか，もしくは喪失していることもある（Schaeffer 1910）。

隔　壁

Chavanez（1990）は，上顎洞は船底様の構造を呈し，外壁と内壁とに分かれており，隔壁と棘突起により小室と扶壁とを形成していると述べている。Underwood（1910）は隔壁を 3 つのタイプに分けて説明した：

1. 歯の萌出時期が 3 段階に異なることから，上顎洞は以下の 3 つの領域に分割される
    a．小臼歯
    b．第一および第二大臼歯
    c．第三大臼歯
2. 隔壁は，上顎洞に埋植している歯根間付近で見られる
3. 隔壁は小さく，また不規則な形態や位置をなし，

血管や神経が走行している

歯の喪失により骨喪失が生じている場合，
1. 歯槽骨が吸収している
2. 抜歯窩を通した洞粘膜の破骨細胞の活性化による上顎洞の含気化

この組み合わせによって歯槽骨の被薄化，不規則なくぼみや隔壁が形成され，そして以下の組み合わせによって上顎洞粘膜の翻転を困難にすることがある。
1. 隔壁や棘突起上の上顎洞粘膜の被薄化
2. 上顎洞粘膜がこれらの部位に硬く結合しており，翻転を困難にし，裂開の危険が増す（Chanavez 1990）

Underwood（1910）は 6.5〜13 mm の高さの隔壁が 66％（45 頭蓋骨のうち 30）に認められ，それは右側よりも左側に多く認められた（3：1）としている。Ulm ら（1995）は 31.7％（41 頭蓋骨のうち 13）に隔壁が認められ，その高さの平均は 7.9 mm であったとしている。

Kim ら（2006）はリフォーマット CT 画像を用い，100 名の患者（上顎洞 200 部位）から 26％（53/200）に

1つもしくはそれ以上の隔壁が認められたとした。その数は場所によって様々であり：25.4％（前歯部），50.8％（中間），そして23.7％（臼歯部）であった。

多くの隔壁が第二小臼歯から第一大臼歯の間に位置していた。

注意：幸いにも，ほとんどの隔壁は小さく上顎洞底 3～4 mm 下方での骨削合は可能である。隔壁は手術を困難にするが，多くのものは部分的なあるいは完全な上顎洞壁の除去に対して十分な大きさを持っていると思われる。コンピュータ断層撮影（CTスキャン）の注意深い観察により隔壁を確認することができ，必要に応じて手術法を修正することができる（図 27-3）。

上顎洞の血液供給

動　脈

1. 中鼻甲介動脈および骨性動脈
2. 上顎内動脈
3. 歯槽動脈
4. 眼窩下，篩状，顔面，および口蓋動脈

静　脈

1. 口蓋静脈
2. 翼突上顎叢

神経支配

1. 三叉神経
2. 歯神経
3. 眼窩下神経

上顎洞底挙上手術の適応（症）

インプラント埋入のための十分な骨の高さがない場合（<5 mm）
1. 上顎洞の含気化
2. 歯槽頂の吸収
3. 上記の混在

禁忌（症）

1. 上顎洞の病変
   a. 嚢胞
   b. 粘液嚢胞
   c. 腫瘍
2. 急性，慢性あるいはアレルギー性鼻炎
3. 承諾の得られない患者
4. 喫煙もしくはアルコール依存症患者
5. 全身的な障害のある患者
6. コントロールされていない糖尿病患者
7. 妊婦
8. 上顎洞の放射線治療
9. 鼻用ステロイド薬の使用
10. コカイン依存症
11. 口腔瘻
12. 歯原性感染症
13. 敗血症
14. 重篤な内科的虚弱体質
15. 顎間距離＞2：1

患者評価

Ⅰ．臨床的評価

口蓋部の骨吸収のため，慎重な補綴学的な術前評価が必要となる。スタディーモデルを咬合器に装着するが，フェイスボウ・トランスファーを用いて，正確にマウントするべきである。診断精密検査は診査による決定の助けとなる。

1. 最終的な歯の位置
2. 歯冠-歯根（インプラント）比が 2：1 より大きければ，上顎洞への骨増大のみで治療を行うべきではない
3. 咬合機能。理想的には犬歯誘導咬合が最良である
4. 頰側咬頭の位置を決定するための咬合様式（正常な咬合位もしくは交叉咬合）
5. 顎間距離。補綴物作成のために，最低でも 5～7 mm 必要である。もしなければ，以下のような方法で作製する（Misch 1987）
   a. 下顎の咬合平面の変更
   b. 上顎歯槽骨の垂直的骨切り術
   c. 厚い組織に対する歯肉切除術
6. 歯周疾患。歯周疾患は病理的な変化の原因となり，それにより上顎洞粘膜の肥厚が生じる（Engstrom et al. 1998；Moskow 1992）。そのため，即時もしくは待時埋入の影響ではなく（Evian et al. 2004），上顎洞と上顎の歯根が近接している場合にはインプラントの失敗する確率が有意に多くなる（P＞.50）（Eberhardt et al. 1992）

Beaumont ら（2005）は近年，慢性歯周炎とその既往をもつ患者の 41％が上顎洞に症状があったことを報告している。彼らは上顎洞底骨増成術（sinus augmentation）の事前に既往歴の聴取と十分な臨床的および放射線学的な評価が重要であると強く結論づけている（図 27-4）。

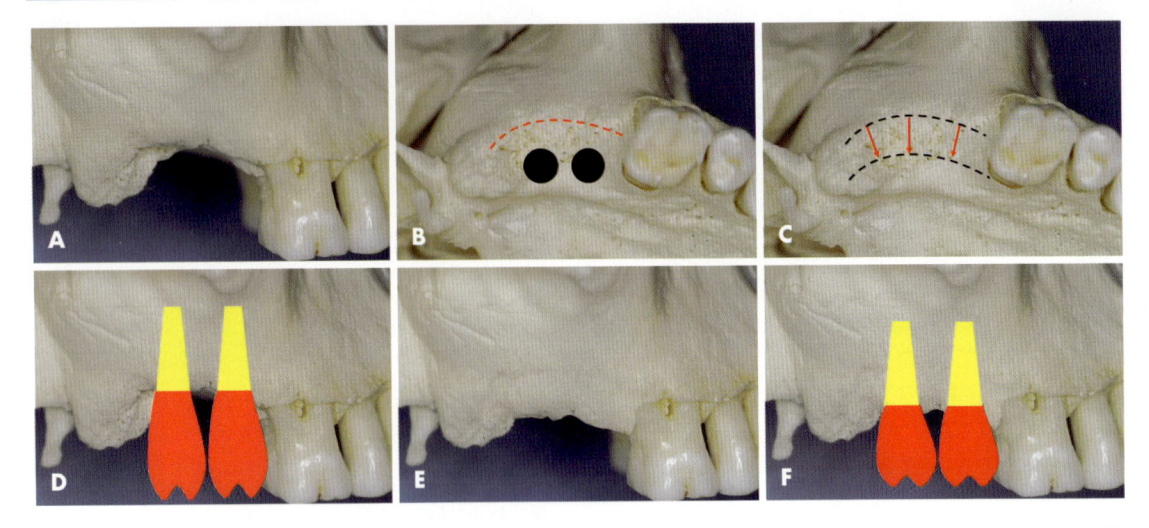

図 27-4　補綴学的検討事項　**A.** 重度な顎堤吸収。**B.** 口蓋側に埋入を予想されるインプラントの位置—交叉咬合となる。**C.** 顎堤の口蓋方向への吸収。**D.** 好ましくない結果が予想される歯冠歯根比（1：1 以上）。**E.** 歯冠歯根比を変更するために顎堤増大を行う。**F.** 好ましい歯冠歯根比。

Ⅱ．放射線学的分析

A．パノラマ X 線写真

　パノラマ X 線写真は，おおまかな上顎洞の全体像を読影できるが，20〜25％の歪みがあり，以下に示す項目のいくつか，もしくはすべてに歪みあるいは欠落が認められる（Fredholm et al. 1993）：

1. 上顎洞底から歯槽骨頂までの骨幅
2. 隔壁
3. 上顎洞の区分（sinus compartments）
4. 上顎洞の大きさ
5. 病状

　パノラマ X 線写真は明瞭さや診断上の正確さに欠けるため，術前の分析には術者の経験が要求される。それゆえ，術前の分析には，パノラマ X 線写真を用いないように強く推奨されている。

B．リフォーマット CT もしくは CT スキャン

　この方法はすべての上顎洞挙上術に対して，術前の診断および評価において妥当とされ，推奨されている（Rothman et al. 1988；Solar et al. 1992；Ulm et al. 1995）。CT スキャンにより以下に示す情報を得ることができる（図 27-5, 27-6）。

注意：X 線写真撮影用サージカル・ステントは多数歯欠損や無歯顎症例においてインプラントと顎堤との関係を確立する上で有効である。

1. 解剖
    a．上顎洞
    b．周辺構造
2. 隔壁
    a．長さ
    b．高さ
    c．位置
3. 病変
    a．腫瘍
    b．粘液嚢胞
    c．残留嚢胞
    d．膜肥厚
    e．複合型
4. 洞粘膜の質
    a．薄い（健康）
    b．厚い（喫煙者，上顎洞感染症の既往）
5. 残存顎堤
    a．高さ
    b．幅
6. 側方壁の厚み
7. 正確な上顎洞分類（Misch 1984）
8. 上顎洞の大きさ（正確な質量）
9. 診断用所見
    a．前方篩骨洞
    b．前方篩骨-中鼻道複合型

インプラント埋入

Ⅰ．段階的もしくは待時インプラント埋入

　上顎洞直下骨高径の分類。Misch の分類（1984, 1987）は上顎洞底と欠損骨頂までの残存した骨の高さをもとにしており，処置の必要性に対する評価に用いられて

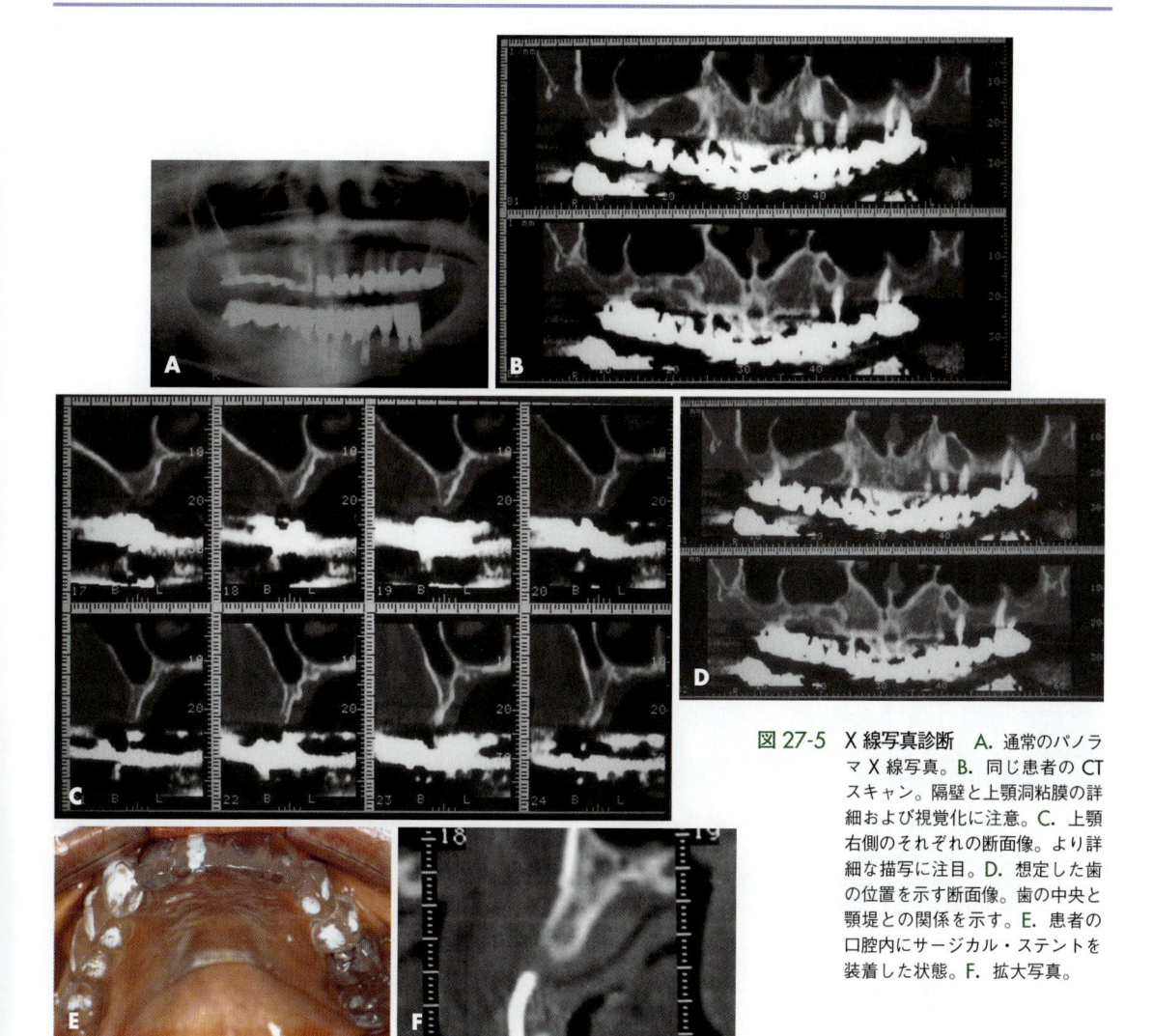

図 27-5　X 線写真診断　A. 通常のパノラマ X 線写真。B. 同じ患者の CT スキャン。隔壁と上顎洞粘膜の詳細および視覚化に注意。C. 上顎右側のそれぞれの断面像。より詳細な描写に注目。D. 想定した歯の位置を示す断面像。歯の中央と顎堤との関係を示す。E. 患者の口腔内にサージカル・ステントを装着した状態。F. 拡大写真。

いる(図 27-7)。この分類はさらに 2 つに細分されている。

1．Division(区分)A：骨頂幅≧5 mm。処置の必要はない(表 27.1)
2．Division(区分)B：骨頂幅 2.5～5 mm。区分 B は付加的に水平的もしくは垂直的な歯槽堤増大術のどちらか，あるいは両方を必要とする

注意：Ulm ら(1995)は，「上顎臼歯部における欠損部位に対する骨内インプラント埋入の制限因子としては，歯槽骨の幅だけでなく高さも関わってくる」と述べている。

Misch(1999)は以下の理由から，1993 年以降，行われている側方からの上顎洞底骨増成術と同時にインプラント埋入は行わず，待時埋入することを推奨している(表 27.1　SA-3，SA-4 を参照)：

1．先端部骨移植材の支持により，インプラントの安定性が大きい
2．移植材がより安定する
3．骨移植の結果に対する術前分析が可能
4．隙間があった場合に，二次的な骨移植が可能
5．垂直的骨増成の高さの正確な評価，二次的な上顎洞裂開の防止
6．感染によるインプラント喪失の防止
7．即時(同時)埋入では，感染に対する処置を行うことが困難

注意：ほとんどの臨床家は，残存骨の高さが 5 mm 以上存在し，インプラントの初期固定が得られれば即時埋入が可能であると主張している。

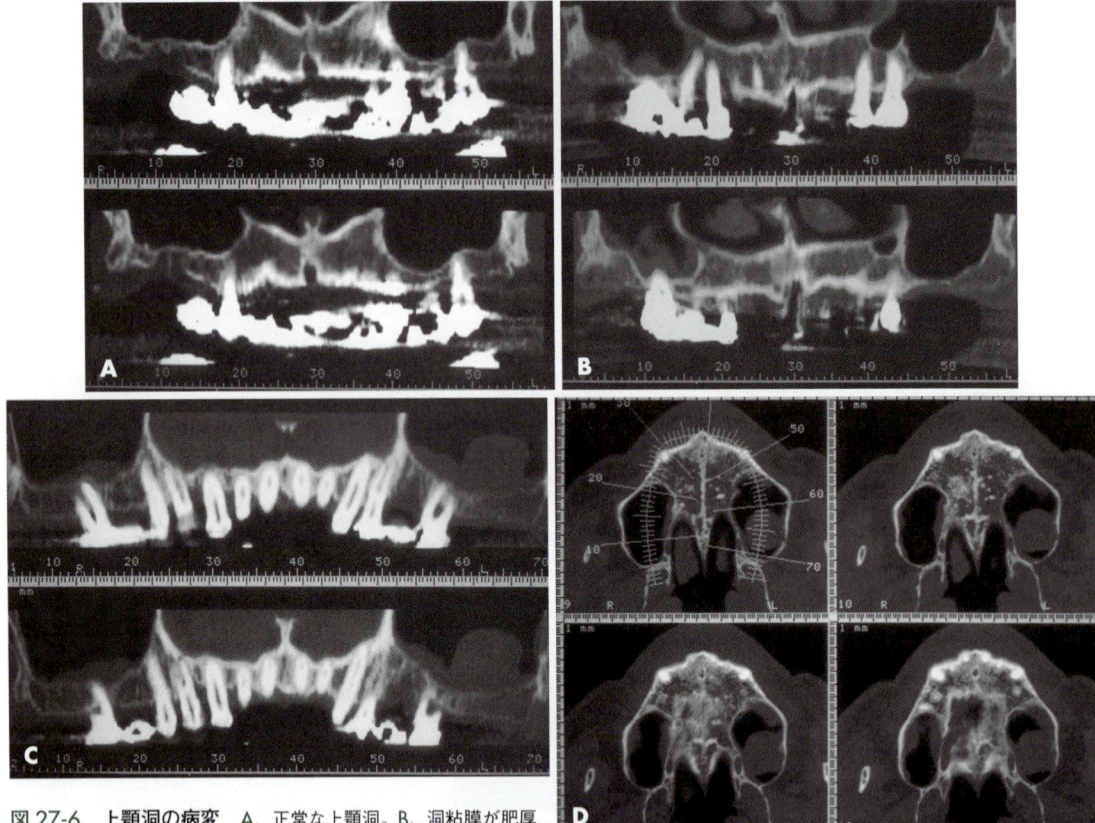

図27-6 上顎洞の病変 A. 正常な上顎洞。B. 洞粘膜が肥厚している上顎洞。C. 左側の肥厚した洞粘膜および右側の粘膜炎もしくは囊胞。D. 上顎洞を完全に覆う粘膜炎が認められる断面像。

II．即時インプラント埋入

インプラントの即時埋入と段階的埋入とでは，成功率や感染率に有意差はない(Sinus Consensus Conference 1996；Del Fabbro et al. 2004；Wallace and Froum 2004)。即時インプラント埋入は以下のような利点がある：

1．手術回数が少ない
2．治療期間が短い
3．合併症の発現頻度が低い
4．治療費が安価
5．患者の不安が少ない

垂直的な顎堤高さの分類

表27.2に列挙した分類は現行のほとんどの情報を編集したものに基づいており，残存している骨もしくは上顎洞底下部の垂直的な顎堤の高さによって分類されている。

注意：Pelegら(1998)とWinterら(2002)による最近の研究では，歯槽骨高さがほぼ1mmに満たない場合でも1回法インプラント（即時インプラント）が可能であったとしている。

注意：新しい表面粗糙のインプラントは，類似した表面滑沢のインプラントと比較して表面積が大きく，維持力が強く，骨-インプラント接触面積が大きく，骨結合が早く，より短いインプラントの応用も可能であり，予知性も高いとされている(Del Fabbro et al. 2004；Wallace and Froum 2004)。

抗生物質

Misch(1992)は上顎洞骨移植術のリスクについて考察しており，上顎洞手術では清潔-不潔処置によるインプラントや移植材の感染リスクを考慮に入れるべきだと注意している。感染予防のために抗生物質の術前投与が推奨される(表27.3)。

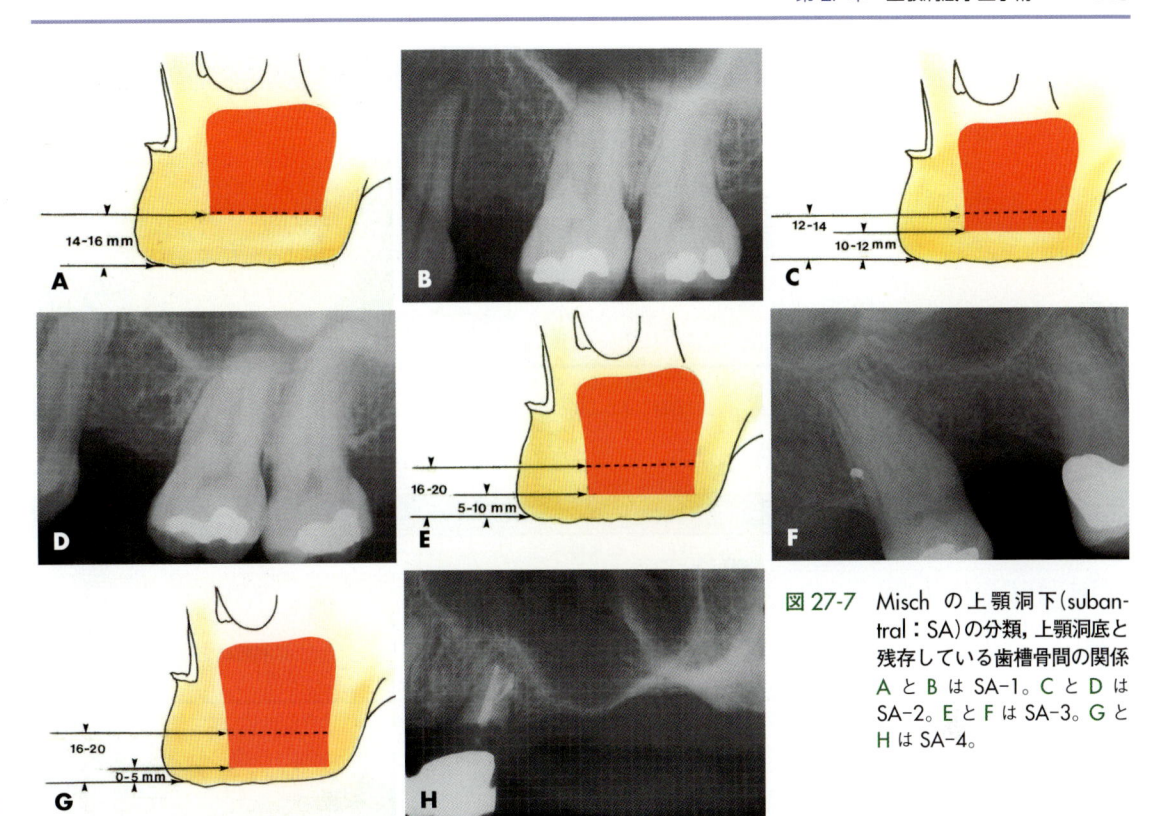

図 27-7　Misch の上顎洞下 (subantral：SA) の分類，上顎洞底と残存している歯槽骨間の関係　A と B は SA-1。C と D は SA-2。E と F は SA-3。G と H は SA-4。

表 27.1	Division (区分) A における上顎洞下 (subantral：SA) に対する選択肢	
SA-1	垂直的な骨の高さ ≧12 mm	通常のインプラント埋入
		上顎洞底骨増成は必要ない
SA-2	垂直的な骨の高さ 10〜12 mm	上顎洞底挙上手術 (オステオトーム法)
		1．2〜4 mm の上顎洞底挙上
		2．即時インプラント埋入
SA-3	垂直的な骨の高さ 5〜10 mm	上顎洞底挙上手術／段階的インプラント埋入
		1．側壁からの上顎洞底挙上
		2．12 mm 以上の骨の高さに増加
		3．2〜4 ヶ月後にインプラント埋入
SA-4	垂直的な骨の高さ ≦5 mm	上顎洞底挙上手術／待時インプラント埋入
		1．側壁からの上顎洞底挙上
		2．12 mm 以上の骨の高さに増加
		3．8〜12 ヶ月後に待時インプラント埋入

抗炎症薬 (Misch and Moore 1989)

デキサメタゾン (Dexamethasone) 3 mg：
1．手術日の朝 9 mg
2．手術後の翌朝 6 mg (1 日目)
3．手術後 2 日目の朝 3 mg，もしくは Medrol 用量
　　パック：6 日後に用量を変える

鎮痛薬

イブプロフェン (ibprofen)
　　400〜800 mg 1 日 3 回，もしくは頓服

アセトアミノフェン (acetaminophen) (コデイン含有)
　#3 を 6 時間毎，もしくは頓服
コデイン (codeine)

うっ血除去剤

全身投与

オキシメタゾリン (oxymetazoline)
　(アフリン (Afrin))
プソイドフェドリン (pseudophedrine)

表 27.2　垂直的な顎堤の高さの分類

VRH-1	≧12 mm	即時インプラント埋入
VRH-2	≧7〜10 mm	オステオトーム法
		即時インプラント埋入
VRH-3	≧5 mm，<7 mm	オステオトーム法　もしくは
		側方上顎洞底骨増成術
		即時インプラント埋入（インプラントの初期固定が必要条件）
VRH-4	≦4 mm	側方上顎洞底骨増成術
		6〜8ヶ月後に待時インプラント埋入
		インプラント埋入 6ヶ月

VRH（vertical ridge height）＝垂直的顎堤高さ
VRH-3 および VRH-4 パラメータは臨床家の技術力および経験によって変わる

表 27.3　抗生物質の予防投与

	全身投与*	局所投与
アモキシシリン（Amoxicillin）500 mg (Amoxil)	術前 1 時間 1 日 3 回，7〜10 日間継続	移植材に混和
クリンダマイシン（Clindamycin）150 mg (Cleocin)	術前 1 時間 300 mg 1 日 3 回 150 mg，7 日間継続	移植材に混和

*抗生物質は単に細菌数を減少させるというよりも病原体の数を減少させるために，静菌性よりも殺菌性のものを用いるべきである
(Montgomery 1985 ; Peterson 1990 ; Misch 1992)

手術前日より 1 錠を 1 日 3 回
（スダフェド（Sudafed））
手術 2 日後より

局所スプレー

オキシメタゾリン 0.05％
　手術 1 時間前　もしくは
フェニレフリン（phenylephrine）1％

抗凝固薬服用中の患者

　すべての患者は，手術 5 日前から出血を増加させる薬剤（アスピリン，イブプロフェン，もしくはワルファリン）の服用を中止しなければならない。患者は主治医によって抗凝固治療を行われているため，薬の中止前に医師によるチェックを受けなければならない。

外科術式

　この外科術式の概要は図 27-8 および 27-9 に示す。

I．フラップ・デザインと切開

1. すべての切開は以下に示す要件を満たすために，欠損部顎堤の口蓋側寄りに形成される。
   a. 創部の閉鎖と縫合の安定性を得るため，少なくとも 3〜5 mm の角化歯肉を維持する
   b. 閉鎖する際に切開線が骨削窓に近接しない

注意：同時インプラント埋入を考えている場合は，すべての切開は完全なインプラントの被覆や初期治癒が確実にできる口蓋側から形成する。

2. 水平切開あるいは口蓋斜切開（第 7 章の「改良型口蓋側粘膜弁フラップ手術」の項を参照）は，上顎結節部か鉤形ノッチから開始する。術前の CT スキャンやパノラマ X 線写真像により，上顎洞の前壁を 8〜10 mm 越えて，垂直的な骨切りを計画しなければならない。

注意：著しい歯槽骨吸収があったり，口蓋が平坦な症例では口蓋動脈を傷つけないように注意を払わなければならない。

　前方に歯が存在している場合，切開線は残存歯の頬側面まで延長する。切開線が第一小臼歯や犬歯窩まで伸びることもよくある。

3. 減張切開（図 27-9A〜D 参照）。
   a. 前方。垂直減張切開は，骨削窓へアクセスするために必要なフラップの翻転ができるように，口腔前庭の犬歯窩領域まで十分な高さで形成する。この切開は，フラップへの十分な血液供給を維持するため末広がりに行う
   b. 後方。フラップの緊張を緩和させるため，垂直減張切開を上顎結節部に加える

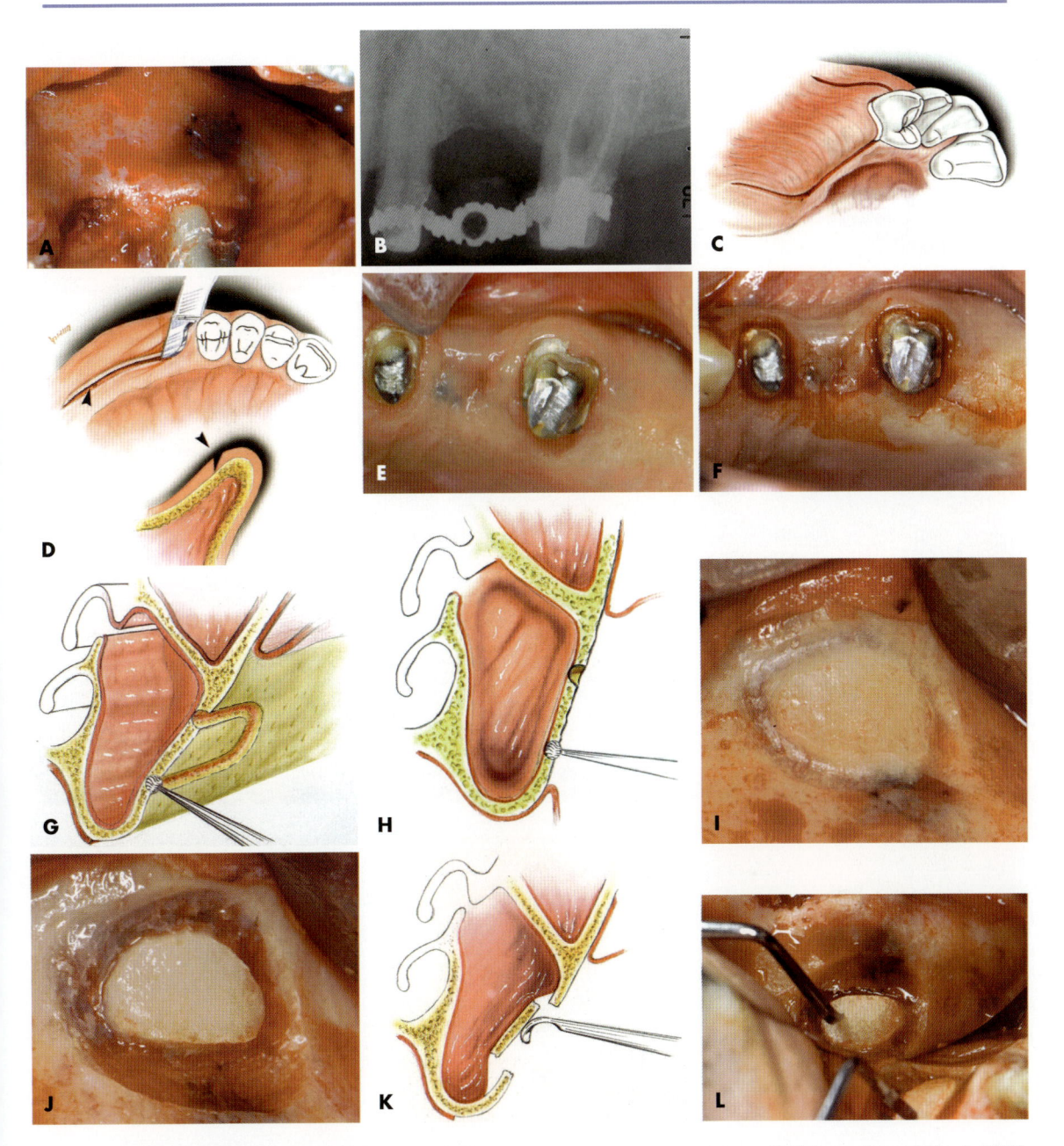

図 27-8　基本的な上顎洞底挙上手術の術式　注意：重度の嘔吐反射のある患者に対する即時および段階的インプラント埋入で，固定性の暫間修復を確実に行っている．**A, B.** 術前の口腔内およびX線写真．**C, D.** 切開線の模式図．切開線の口蓋への延長は骨窓部を確実に覆うため，そして前方への延長は頬側からのアクセスのためである．**E, F.** 一次切開を行った後の咬合面観．**G, H.** ラウンド・バーによって骨窓の外形を形成した唇側面および側方面観の模式図．**I.** バーによる初期の外形線．**J.** ほぼ形成の完了した外形線．青白い色が透けて見えている．このとき注意しなければならない．**K, L.** 繊細な器具操作によって圧を加え，不完全骨折させるような要領で骨窓を離断する．臨床例に示す離断面に注意．

4．フラップの翻転．

　フラップ剥離は骨膜剥離子（periosteal）もしくはMoltキュレット（Smiler 1992）を用いて前庭部減張切開の頂点から開始する．全層の粘膜骨膜弁は後・上方に向かって剥離し，上顎側方壁，犬歯窩および頬骨弓の一部を露出させる．湿ったガーゼを後方に圧迫しておくことで，フラップの翻転，組織片の排除（removal of tissue tags）および止血に役立つ．

注意：上方への過剰なフラップの剥離による眼窩下神経や眼窩下孔の露出や損傷に対しては十分な注意が必要である．

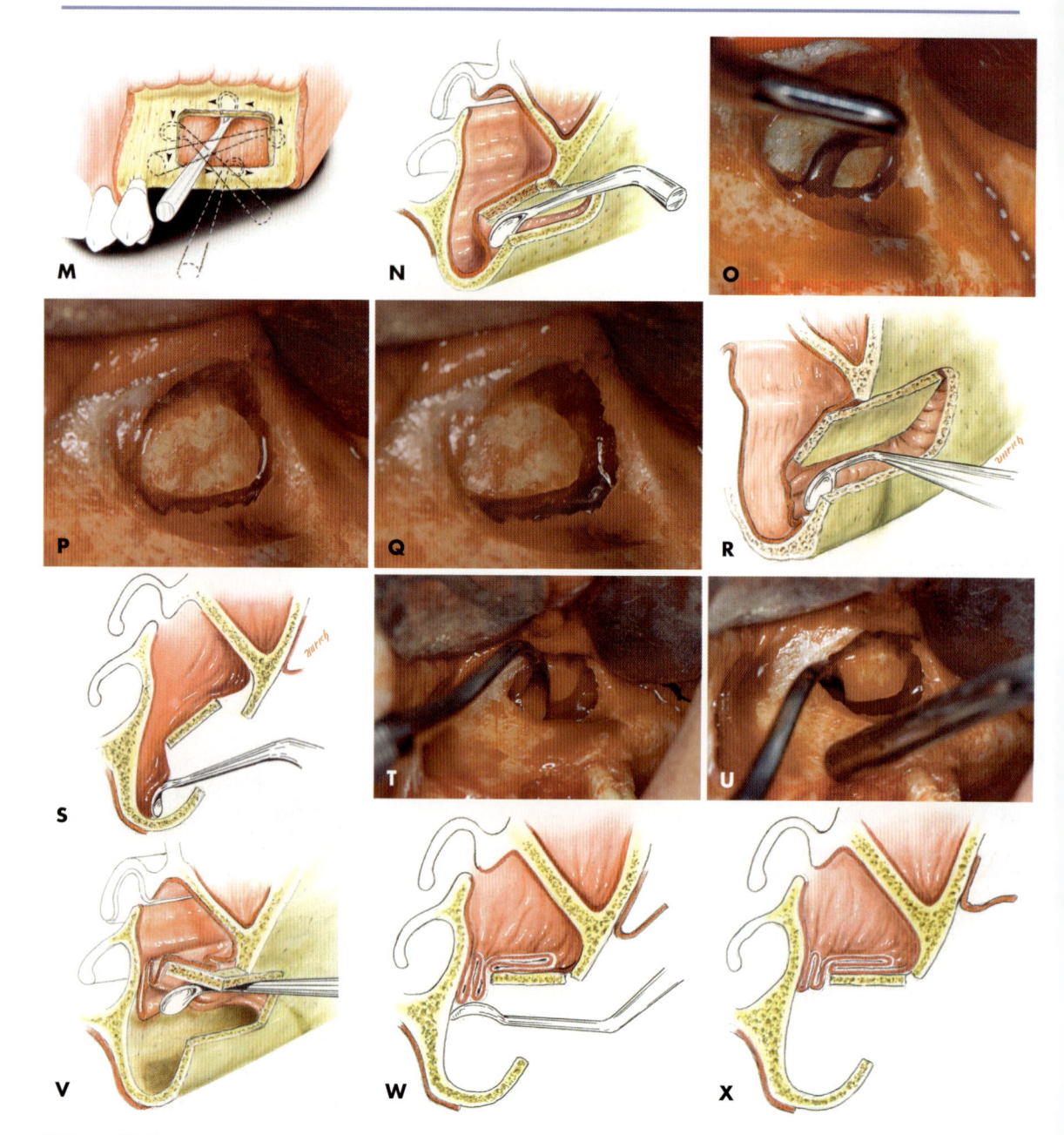

図27-8（続き） M．最初に洞粘膜を360°遊離させるための器具操作．N．器具操作の断面図．O．膜を遊離させるための器具の位置を示す臨床写真．P, Q．呼気：骨窓が閉じる（P）．吸気：骨窓が開き吸い込まれれば，洞粘膜に裂開がないことを示す（Q）．R．下部表面の洞粘膜が持ち上がっている状態の頰側面観を示す模式図．S および T．下部表面および前方の洞粘膜が持ち上げられている模式図と臨床写真．U, V．内壁まで挙上が進んでいる側方面観．W, X．完全に上顎洞が挙上された側方面観．

5．フラップは耳下腺管を傷つけないように注意しながら，3-0もしくは4-0の絹糸を用いて縫合固定しておく（Misch 1992）．

II．骨削合と術中出血

1．コンピュータ断層撮影法．CTスキャンは以下の点を慎重に観察しなければならない．

　a．前方，後方および中間の上顎洞壁
　b．おおよその上顎洞の容積
　c．上顎洞下部の歯槽骨幅の残存量
　d．側方上顎洞壁の厚さ
　e．骨隔壁の位置

2．透視法（Rosenlicht 1992）．ファイバースコープ・ライトを口蓋側，唇側，鼻腔内に置くことで，上

第 27 章　上顎洞底挙上手術　　**449**

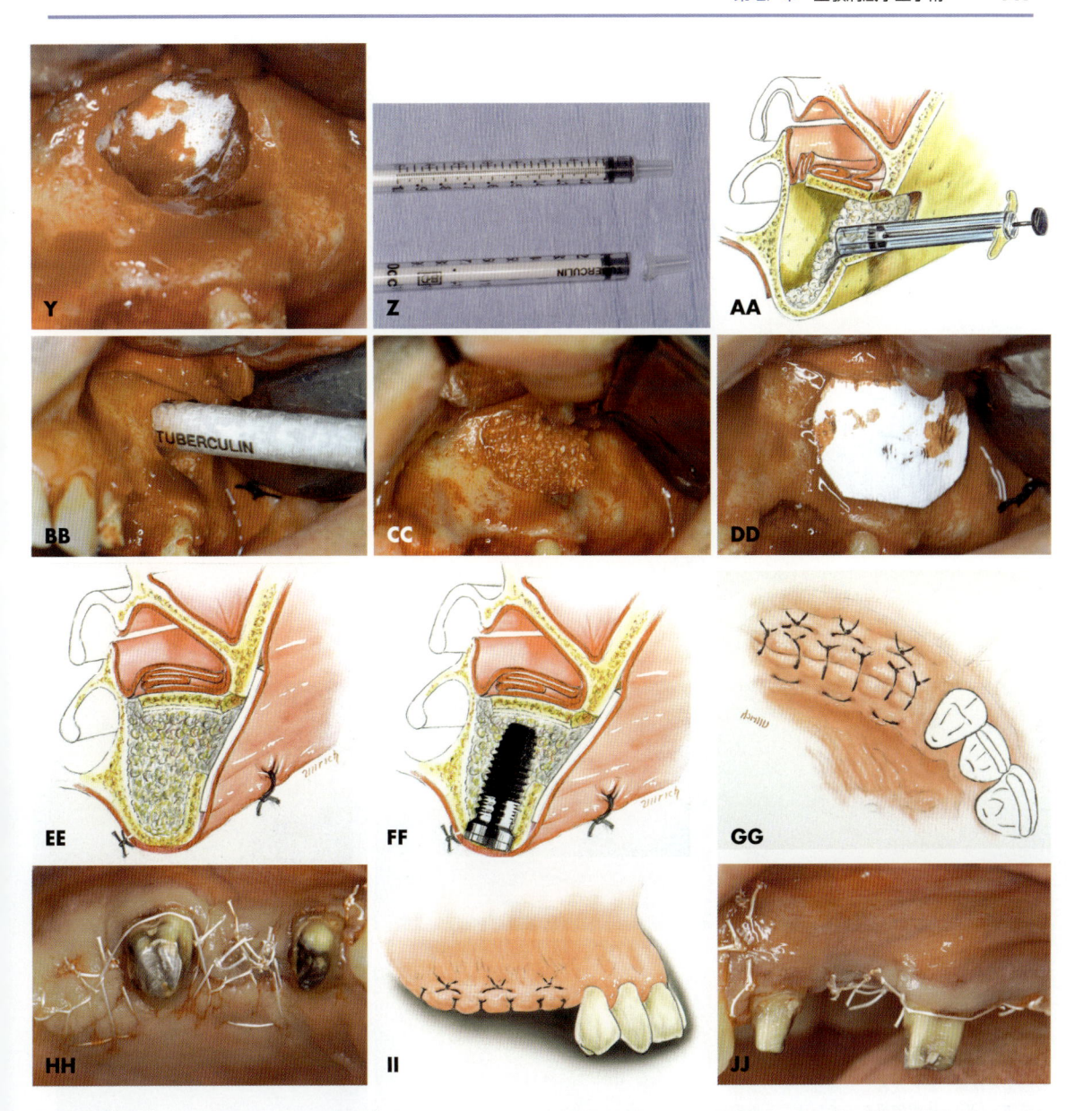

図 27-8（続き）**Y.** 最高部にコラテープ（CollaTape）を用いて完全に上顎洞底挙上を行った臨床写真．**Z.** 破片の除去と同時にシリンジを用意する．**AA, BB.** 移植材を塡入する際のシリンジの位置を示す模式図と臨床写真．注意：まず，上顎洞の前方から塡入する．**CC.** 過剰にならない程度に骨窓部を完全に満たす．**DD.** 骨窓部上に吸収性膜を設置する．**EE, FF.** 上顎洞は段階法あるいは即時法として完全に満たされる．インプラント埋入（FF）．**GG, HH.** 縫合後の咬合面観を示す模式図および臨床写真．**II, JJ.** 縫合後の側方面観を示す模式図および臨床写真．

顎洞の境界部，特に前壁がより詳細に描写され，確認することができる．

3. 側方壁の削合は No.6 もしくは No.8 の粗いラウンドダイヤモンドバーをハイ・スピードで，もしくはストレート・ハンド・ピース（50,000 rpm）を用いる．骨の過熱を防ぐため，十分な滅菌生理食塩水で注水する．

この手技中，最も気をつけなければならないのはシュナイダー膜への損傷を防ぐことである．そのため，バーは絵筆のように軽圧で動かし，膜が見えてくるまで（灰色もしくは青っぽく見える）皮質骨外面を削り取る．圧迫することは膜が破れる原因となるため，膜への接触は避けなければならない．側方壁が厚い場合は，最初の輪郭形成のみにカーバイド・カッティング・バーの使用が推奨される．

注意：臨床での感触は卵の殻を下の膜を破らないように切り取ることに似ているといわれている（Vesson and

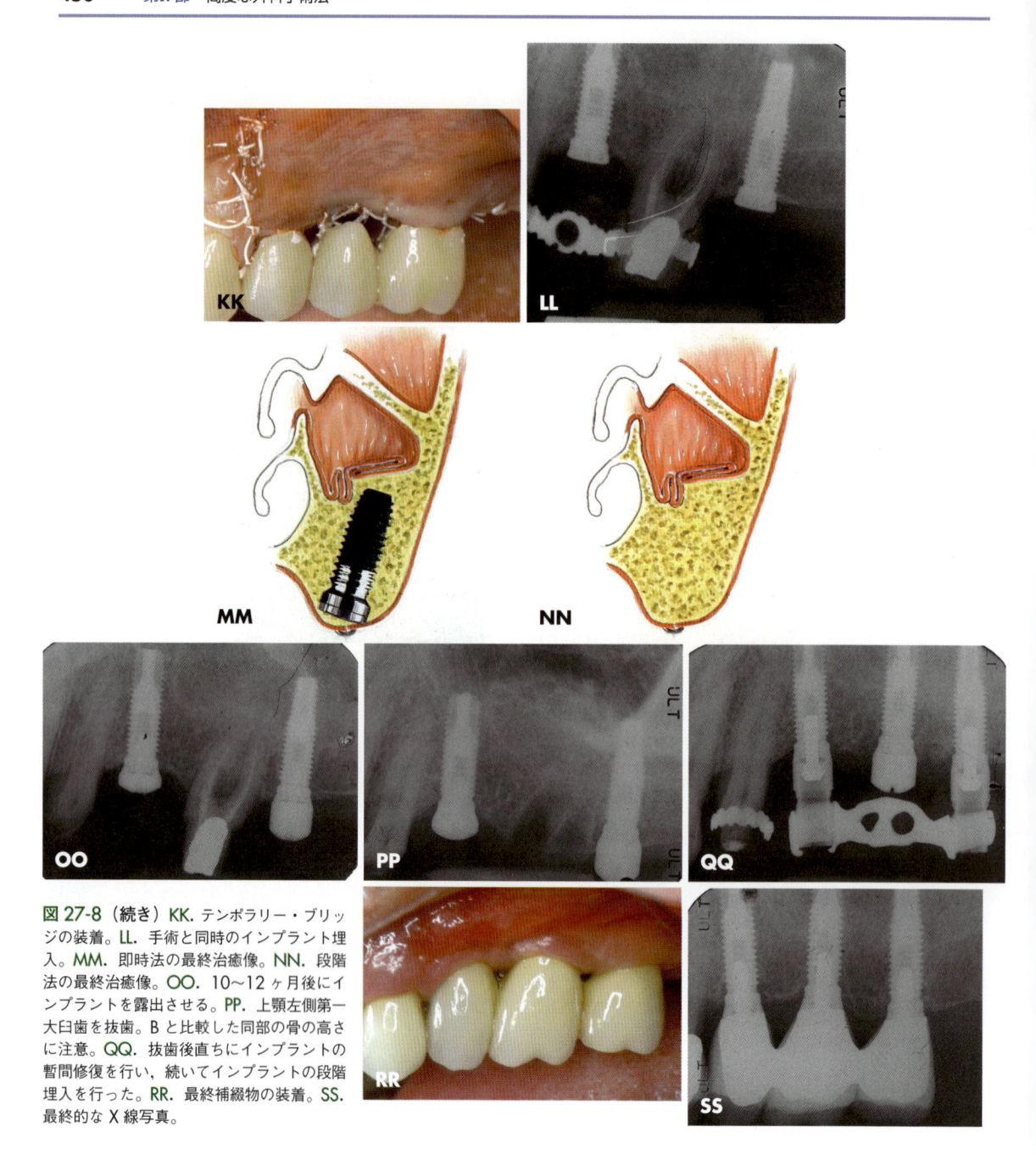

450　第Ⅳ部　高度な外科手術法

図27-8（続き）KK. テンポラリー・ブリッジの装着。LL. 手術と同時のインプラント埋入。MM. 即時法の最終治癒像。NN. 段階法の最終治癒像。OO. 10～12ヶ月後にインプラントを露出させる。PP. 上顎左側第一大臼歯を抜歯。B と比較した同部の骨の高さに注意。QQ. 抜歯後直ちにインプラントの暫間修復を行い，続いてインプラントの段階埋入を行った。RR. 最終補綴物の装着。SS. 最終的な X 線写真。

Petrik 1992)。

4. 骨削合は残存する歯槽骨の 3～4 mm 上方で，おおよそ第一もしくは第二大臼歯の範囲で，処置部位の前方から開始する。結果として 20 mm 近い長さとなる。この方法では，術前の計測により骨削合の前方および後方限界を確立することによって，膜の水平的翻転ができるように十分に下方へ骨窓を位置させることができる。またこれにより，骨移植材の保持に役立つカップ状形態（"cup form"）が得られる。

注意：ほとんどの隔壁が 1～3 mm（もしも存在した場合）であるため，最初の骨削合はほとんどの小さな隔壁よりも上方に形成されることになる。

5. 前方の骨削合は上顎洞前壁の約 5 mm 以内の位置，もしくは手術の前方限界の範囲内で，可能な限り

第 27 章　上顎洞底挙上手術　**451**

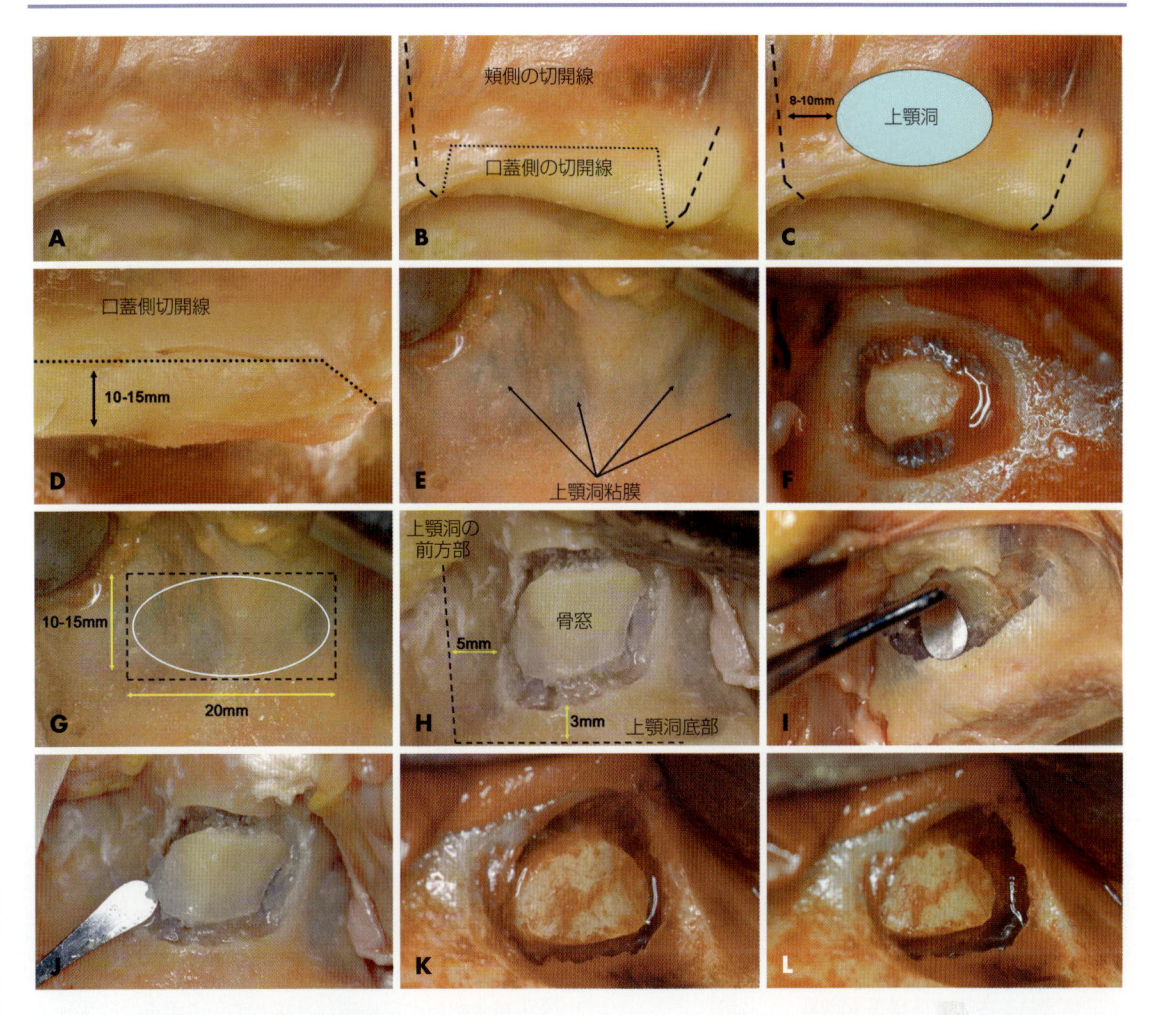

図 27-9　基本的な上顎洞挙上手術（検体）　**A.** 術前の状態。**B.** 頬側および口蓋側における切開線の外形。**C.** 切開線に対する上顎洞の位置を示す術前の状態。すべての切開線が上顎洞窓から少なくとも 10 mm の位置にあることに注意。**D.** 口蓋側の切開。初期被覆を確実にするための口蓋側寄りの位置に注意。**E および F.** 骨窓の外形線。骨を通して上顎洞が青もしくは黒色に見えることに注意。**G.** 長方形あるいは卵形の骨窓を想定する。**H.** 上顎洞窩（sinus cavity）と骨窓との位置関係。小さな穿孔がある場合は注意。**I.** 骨窓が上顎洞を支える屋根のように用いられる。**J.** 薄い骨を通して上顎洞が青もしくは黒色に見える。**K.** 全周（360 度）にわたる上顎洞底の挙上。**L.** 骨窓を残した場合。

前方へ位置させる。直視できないため，前方の膜の翻転は難しい。したがって前方への膜の翻転は最小限度に留める。

6．前方および後方の垂直的な骨削合は約 20 mm の間隔をあける。直線か曲線かは骨窓の形態を長方形とするか卵形とするかによって決定する。

注意：卵形態は操作性がよく，角がないため膜が裂開しにくい。

7．上方の骨削合は，残存する歯槽骨の幅によって設定された下部の骨削合部よりも約 10～15 mm 上方に形成する（VRH-3 もしくは VRH-4；表 27.2 参照）。この骨削合は，過度の上方への膜の翻転を避けられる範囲で，十分に上方に位置させるべきである。フラップ・リトラクターの不注意なズレによる開窓部への接触や迷入を避けるために，骨削合は剥離したフラップの上方限界の 4～5 mm 以内では行わない（**図 27-9E** 参照）。骨削合は小さな隔壁を避け，また移植材を保持する「ヘリ」としての役を果たすため，顎堤の上方 3～5 mm の位置から下方方向に開始する。前方へは，上顎洞の前方部から約 5 mm の位置で骨削合を開始する（**図 27-9F** 参照）。

8．注意すべきことは，膜に近接していくと，最初は目立たない灰色や青みがかった線のように見えるということである。これは臨床家への最初の注意点として，以下のことを示している。

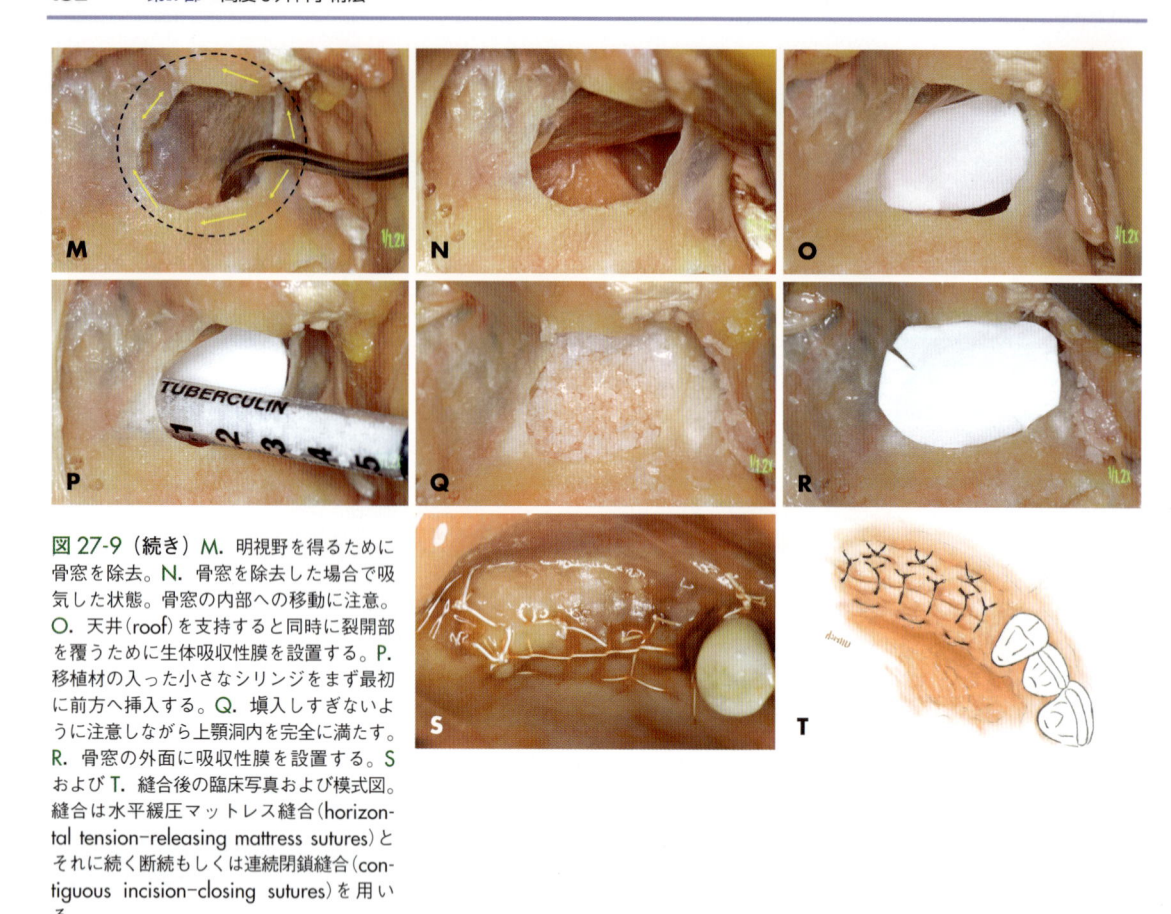

図27-9（続き）M. 明視野を得るために骨窓を除去。N. 骨窓を除去した場合で吸気した状態。骨窓の内部への移動に注意。O. 天井（roof）を支持すると同時に裂開部を覆うために生体吸収性膜を設置する。P. 移植材の入った小さなシリンジをまず最初に前方へ挿入する。Q. 填入しすぎないように注意しながら上顎洞内を完全に満たす。R. 骨窓の外面に吸収性膜を設置する。SおよびT. 縫合後の臨床写真および模式図。縫合は水平緩圧マットレス縫合（horizontal tension-releasing mattress sutures）とそれに続く断続もしくは連続閉鎖縫合（contiguous incision-closing sutures）を用いる。

- 側方壁をほぼ貫通できている
- シュナイダー膜が穿孔しないように注意が必要である

骨削合は，膜がほとんど完全に見えるようになるまで続ける（図27-9GおよびH）。

9．骨削合の間は，ボーン・チゼルの平坦面を用いて骨窓を間欠的に軽く押しておく。こうすることにより，骨窓が遊離できたか，もしくはまだ削合が必要かどうかを知ることができる。完全な骨削合が行われ，膜が完全に直視できるようになったら，マレットを使用してボーン・チゼルの平坦面で軽くタッピングする。長方形の骨窓を形成した場合では，骨がまだ繋がっている場合があり，さらに削除する必要がある。
10．骨窓が完全に遊離したら，保持あるいは除去することが可能となる（Fugazzotto 1994；Garg and Quiñones 1997）。保持する場合は，挙上した上顎洞の上方壁となる（図27-9，IおよびJ）。

以下に示す2つの理由によって，骨窓を除去する方法が推奨されている。

- 骨の鋭縁が膜を裂開させる恐れがある
- 頬骨突起が歯槽頂に近接している場合，除去することにより視野が広がる。除去したいのならば，Moltonキュレットを用いてインスツルメントの凹側を骨に対して沿わせて骨窓から膜を分離させる

注意：骨鋭縁や視野の拡大を目的とした骨窓の除去に対する十分な根拠を見出せないため，ほとんどの臨床家は骨窓を保存している。これはインプラントを包み込む骨の屋根として役に立つためである。もしも骨窓を除去した場合は，これを骨移植材と混和して用いる。

術中の出血：出血のコントロール。

術部位には大きな血管は存在しないため，ほとんどの出血は骨外か骨内由来である。

骨外出血（Garg 1997, 1999）：

1．生食で湿らせたガーゼによる直接的な圧迫，もしくは湿らせたガーゼでパックする
2．局所的にあるいは骨内に1：50,000局所麻酔を注射する
3．局所止血剤を使用する
　a．ジェルフォーム（Gelfoam）

b．サージセル(Surgicel)
　　c．アバティン(Avatine)
骨内出血：
1．滅菌ボーン・ワックスによって骨をバーニッシュ(burnished)する
2．骨内出血点を押しつぶす，バーニッシュする，あるいは不完全骨折させて閉鎖する

注意：後方壁には翼状突起血管叢が高い割合で存在するため避けなければならない。

Ⅲ．洞粘膜の翻転
図 27-8J 参照。
1．すべての部位で骨窓が遊離したら，患者に息を吸ったり吐いたりするように指示する。
　膜の脈動があれば，裂開していないことを意味している(図 27-8P および Q)。
2．膜の翻転に用いるインスツルメントは，鋭利な面を骨に当てたまま，滑らかな凸面で持ち上げるようにして，シュナイダー膜を骨から剥離できるように特有の形態をしている。臨床家によっては膜の裂開を避けるため鋭い先端をわずかに鈍くすることを推奨している。膜の翻転は，インスツルメントの曲がった先端が常に骨に接していることを確認しながら，慎重に外側から行っていく。
　健康な上顎洞粘膜はかなり薄いが，上顎洞挙上手術を成功させるに足る柔軟な厚みを持っている。厚い粘膜(喫煙者，上顎洞炎の既往)は裂開に対して抵抗する。膜の性状と質は CT スキャンによって確認することが可能である。

注意：術者はむやみにキュレットで触ったり操作したりすることなく，常に骨に対してインスツルメントで骨底部あるいは側壁を感知していなければならない。

3．最初に周辺部の剥離を行う。小さなティッシュ・キュレット(tissue curet)を骨窓の周辺 360°の骨の内面に沿って差し込む。これにより，骨窓や周囲の骨壁の鋭縁からの初期段階での膜の遊離ができる。そしてこれは不注意による膜の裂開を防止させる。

注意：患者に息を吸うように指示すれば，初期の翻転が容易となる。吸気により膜が内側へ引き込まれることによって，骨窓辺縁部のどのような鋭縁からも翻転しやすくなる。

4．膜の翻転はインスツルメントの幅広の基底部を用いて骨窓の下縁から開始し，中央部へ進めてゆく。膜が持ち上がれば，側方への翻転を開始する。遠心部の翻転は，術者が直視できるため難しくない。対照的に，上顎洞の前方は直視することができない。
5．前方部の翻転は，直視することが不可能であるため最も難しい。したがって，術者は常にインスツルメントが骨に接しているようにしなければならない。前方への膜翻転の距離が 5〜10 mm，あるいはインスツルメントを常に骨に接することが不可能であれば，骨窓を拡大し，膜の翻転ができるようにしなければならない。これは初期翻転後に小さな Freidman の破骨鉗子(end-cutting ronguer)で行うことができる。
6．上部では，残存している骨と加算して骨幅が歯槽頂から 16〜20 mm となるように，膜を上方へ挙上する(Misch 1999)。

注意：上方への翻転は，高ければ高いほうがよい。

7．中央部では，骨形成を促すために内壁(medial wall)まで膜を翻転させることが推奨される(Misch 1996；Tarnow 2004)(図 27-9N 参照)。

膜の裂開：
　上顎洞粘膜の裂開や穿孔は上顎洞骨移植術において最も頻発する合併症である(Jensen et al. 1994；Wheeler et al. 1996；Froum et al. 1998；Mazor et al. 1999；Misch 1999；Pikos 1999)。Chanavez (2000)は，「粘膜層の裂開は上顎洞底を覆う移植材にとって負の要因となり，骨膜で封鎖され，汚染した可能性のある移植材の感染を防止できなくなる」と指摘している。Proussaefs ら(2004)は近年，膜が裂開した場合の新生骨形成量(14.17%)は裂開のなかった場合(33.58%)と比較して有意に少なかったと報告している。

膜の裂開に対する処置：周囲挙上術(circumelevation technique)。
　Mish(1999)は，周囲挙上術は「裂開した部位をそれ以上大きくすることなく裂開部位を挙上しなければならないため，裂開部位の全周から進めると同時に，遠心面の挙上を含んでいる」と述べている。
　この方法は，裂開に近接している骨壁が確認でき，局所的であり，拡大を防ぐための迂回路(bypassed)が確保されている必要がある。Pugazzotto と Vlassos (2003)は近年，裂開部位に基づいた分類について概説した。彼らによると裂開部位を越えて無傷の膜を露出するために骨窓を広げておき，裂開部を「閉鎖」する膜材で支持させることを推奨している。

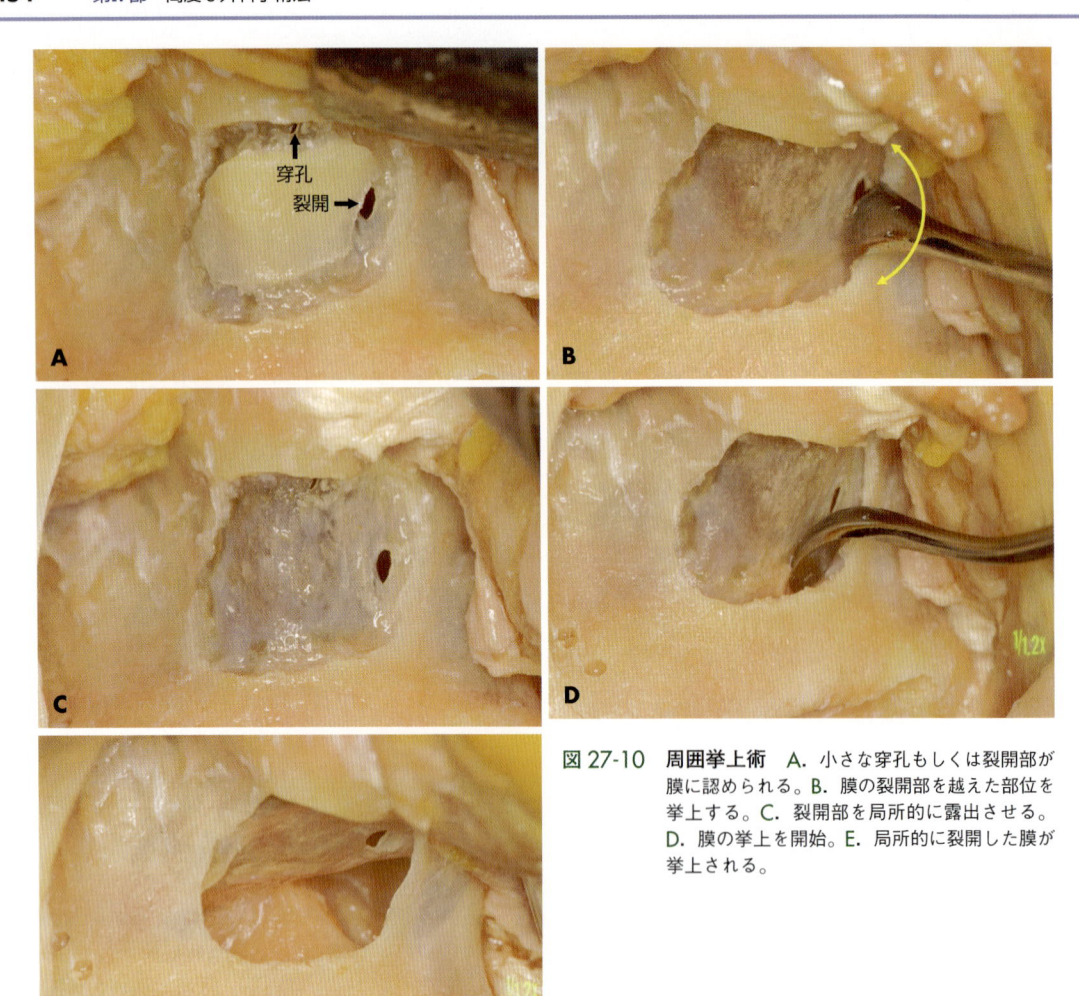

図27-10 **周囲挙上術** A. 小さな穿孔もしくは裂開部が膜に認められる。B. 膜の裂開部を越えた部位を挙上する。C. 裂開部を局所的に露出させる。D. 膜の挙上を開始。E. 局所的に裂開した膜が挙上される。

注意：これは周囲挙上術と類似している（図 27-10 参照）。

　膜の裂開は上顎洞の角度（sinus angulation）が 60°以下のときに増加する（Tarnow 2004）。そのため，翻転操作中は膜の破れや裂開を定期的に確認しなければならない。これは患者の呼吸による膜の拍動を確認することで可能となる。膜の一様な動きがなければ穿孔や破れが生じていることを示している。

A．小さな裂開：
　小さな裂開は，しばしば以下のようなときに生じる。
1．骨削合の初期
2．側壁の離断中
3．上顎洞挙上中の器具操作
　これらは，以下の 2 つの方法により処置される：
1．いくつかのケースは膜が折り重なって自己閉鎖するので，それ以上の処置は必要ない。

2．可視できる小さな裂開はジェルフォーム（Gelfoam），サージセル（Surgicel），およびコラテープ（CollaTape）などの設置によって単純に処置される（Garg et al. 1992；Rosenlicht 1992；Fugazzotto 2003）。

注意：天井部への吸収性膜の設置は小裂開部の被覆のみならず，移植材を埋入する際の洞粘膜への損傷を防ぐ助けになる（図 27-9 参照）。

B．大きな裂開：
1．裂開部はコラテープ（CollaTape）の上に，適切な生体分解性の膜（Biomend, Resolute Adapt, BioGuide, Ossix）などの 2 層を重ねることで封鎖する。移植材の塡入に対して安定した屋根を形成するために，層板骨（Assos and Petrik 1992）を加える。

注意：設置する膜は移植材が，上顎洞内に満たされた時に加わる外力に耐えられる物理的強度がなければならない。

2．大きな裂開もまた，内壁から膜を翻転させ，それ自身で折り重なり，適当な吸収性膜(Biomend, Resolute Adapt, BioGuide, Ossix)で被覆することで処置される。
3．裂開があまりにも大きければ，手術を中止し，3～4ヶ月の治癒期間を待った後に再手術することが最善と考えられることもある。

注意：裂開や穿孔を防ぐ最良の方法は，慎重に骨削合および膜の翻転を行うことである。

Loma Linda Pouch 法(図 27-11)：

　Proussafs と Lozada(2003)の近年の研究では，上顎洞穿孔に対して吸収性膜を用いた場合，多くは「シュナイダー膜の境界部を越えて移植材が洩れている症例が多かった」ことが示された。彼らはまた，穿孔部位では骨形成が全くあるいは少量しか認められなかったとしている。

　Loma Linda Pouch 法はこれらの欠点を克服するために開発され，骨形成を促すように移植材料を防御し分離させる可能性を秘めている(Proussafs and Lozada 2003)。この方法では，吸収性コラーゲン膜の端が骨窓の辺縁部を超えて広がり，確実に上顎洞の内面表層を覆う必要がある。パウチ内面への移植材の塡入は，鋭匙を用いることで容易に行える。側壁を覆う膜に関しては，「パウチ」は移植材を完全に隔離し，移植片の移動を防ぎ，裂開部位におけるより大きな骨形成を可能とするかもしれない(図 27-10 参照)。Fugazzotto と Vlassis(2003)は近年，膜の固定に「ピン」を用いている点のみ異なった，Loma Linda pouch 法と非常に類似した方法を提唱した。彼らは「前述の再建術を必要とするような広範囲の膜の裂開が生じたとき，この術中では増大術のみが行われる」ということからスタートしている。

注意：Pikos(1999)によって，この手技が裂開部位での骨形成を向上させ，移植材の移動を防ぐという仮説が実証された。彼は上顎洞挙上術の成功は，完全な上顎洞の移動，コラーゲン膜の設置と移植材の塡入によって達成されることを示した。

IV．上顎洞底への骨移植
A．移植材料：
すべての骨移植材は，

1．骨伝導　および/あるいは
2．骨誘導
により骨形成を促進させる。

　骨移植は数多くの臨床家によって活発に研究されている(Boyne et al. 1980；Smiler et al. 1994；Lundgren et al. 1996；Chanavaz 1996；Valentini et al. 1997, 2000；Jensen et al. 1998；Tong et al. 1998；Wood and Moore 1988；Del Fabbro et al. 2004；Wallace and Froum 2004)。彼らの研究は，上顎洞壁が抜歯窩あるいは骨内欠損と同様の役割を果たしている事を示している。これは，骨壁がインプラントの収まる場所だけでなく骨再生に必要な原生骨内膜，内皮，そして間葉系細胞を提供していることを意味する(Vlassos et al. 1993)。これは上顎洞底からシュナイダー膜間の十分なスペースを作りだしていることを意味しており「骨移植材が少ないかあるいは全くなくても，…閉鎖創の環境下では，健全な上顎洞粘膜下でスペースが維持されている限り骨はまだ形成されている」(Nevins et al. 1996)。Misch(1996)や Wallace および Froum(2004)は，内壁の露出したすべての症例では可能な限り骨形成細胞の供給源を作りだすことを提唱している。

　移植材の有用性と多様性(自家骨，同種骨，異種骨，および人工材料)は十分にテストされ急速に広まっているだけでなく，個々の臨床家がもたらした結果から使用に好ましい移植材料の組み合わせが考えられている。幸いにも，すべての材料が満足できる働きをしていることが報告されているが，他と比較して自家骨移植がゴールド・スタンダードであることが一般に認められており，十分な治癒期間(10～12ヶ月以上)や表面粗糙のインプラントに対して用いるのであれば(Wallace 1996；Froum et al. 1998；Jensen et al. 1998；Misch 1999；Valentini et al. 2000；Del Fabbro et al. 2004；Froum and Wallace 2004)合成移植(94.88%)および骨代替材(95.98%)は自家骨(94%)と共に有望であることが示されている。

自家骨移植：
1．利点
　a．再生
　　・早い治癒
　　・大きい骨密度
　　・高い骨形成率
　b．患者への追加費用がない
2．欠点
　a．別の箇所への手術が必要
　b．感染の可能性が高い
　c．患者の不安が増す
　d．量が不安定：「移植後の収縮率が大きい」

表 27.4 上顎洞骨移植術後のインプラント生存率

研究者	インプラント数	上顎洞底挙上術	成功率(%)
Jensen et al. 1998	2,997 本	1,007 症例	90
Tong et al. 1998	1,097 本	295 症例	93
Wallace and Froum 2004	5,277 本	2,178 症例	92.6
Del Fabbro et al. 2004	6,990 本	2,046 症例	91.5

移植材の厳密な性質は，十分な治癒期間(10～12ヶ月以上)があり，表面粗糙のインプラントに限って言えば，最終的な成功率を測定する上での特筆すべき要因とはならなかった。Tarnowら(1998)は，6～9ヶ月の間に生活骨が24%(range 9～34%)，さらに12～15ヶ月の間では33%(range 10～65%)であったことを示している。

非自家骨移植：
1．利点
　a．予知性の高い結果(自家骨と類似している)
　b．感染の可能性が低い
　c．患者の不安が少ない
　d．量が安定：「収縮率が少ない」
　e．供給量に限りがない
2．欠点
　a．コストが高い
　b．治癒期間が長い

硫酸カルシウム($CaSO_4$)は生物学的な増量剤(移植材に対して$CaSO_4$の比率4:1)としてすべての移植材料に加えられている(Sottosanti and Horowiz 2003；Guarnieri et al. 2004)。
1．移植材を過度に詰め過ぎない
2．血管形成および骨形成を促進
3．移植材のターンオーバー率の増加
4．治癒期間の短縮
5．生きた骨(生活骨)量の増大

Tarnow(2004)は生活骨の形成は以下の点に依存しているとしている：
1．期間(12～15ヶ月以上)
2．移植材への依存
　a．顆粒骨
　b．自家骨あるいは無機ウシ骨
3．膜の使用

注意：移植材の種類，もしくは材料の組み合わせを使いやすさで決定する前に，慎重で批判的な文献の再評価を行うことを強く推奨する。

上顎洞骨移植術後に埋入したインプラントの生存率について行った4つの有名なレビューもしくはメタ分析研究が存在する(表27.4)。

これらの研究によって以下の結論が得られた：
1．上顎洞骨移植後のインプラント埋入における成功率は，臼歯部に対する通常のインプラント埋入とほぼ同等である(92% vs 95.1%)が，タイプⅣの骨に対してインプラントを埋入した場合と比較して有意に高かった(Jaffin and Berman 1991)(92% vs 65%)。
2．上顎洞骨移植後における表面粗糙のインプラントにおける成功率は，機械研磨インプラントと比較して有意に高かった(95.1% vs 82.4%)。
3．顆粒骨移植材を用いた上顎洞骨移植術後のインプラント埋入は，ブロック骨移植後と比較してインプラント生存率が有意に高かった(92.3% vs 83.3%)。
4．側方壁への膜の設置は，インプラントの生存率を有意に高めた(93.6% vs 88.7%)。
5．即時と待時インプラント埋入では有意差が認められなかった(89.7% vs 89.6%)。
6．自家骨移植材を用いた場合における多血漿タンパク質の併用は特に効果的であった。

B．移植操作：
1．移植材はダッペン・ディッシュに入れ，生理食塩水で湿らせる。
2．抗生剤アモキシシリン(amoxicillin) 500 mg，クリンダマイシン(clindamycin) 150 mg)の添加を行う。これは感染防止に役立つが，今日では各臨床医の判断に委ねる。
3．塡入器具として1 ccのツベルクリン・シリンジを用いる。

注意：プレカット無菌1 ccシリンジはCeraMedあるいはAce Surgical Supplyから入手できる。

シリンジのチップは，No. 15のブレードで取り除く(Gargand Quiñones 1997)。膜への不注意な損傷を防ぐために，鋭縁はすべて取り除くようにする。シリンジの先端を移植材中に押し込むことによって，移植材が先端からシリンジ内に満たされる。これは手術アシスタントが事前に用意しておく。

移植操作を迅速に行うために，シリンジを2～3本用意しておくことが望ましい(図27-9P)。
4．上顎洞内にシリンジを挿入し，最初に上顎洞の前

方および中央部に移植材を排出する(Smiler and Holms 1987)。これによって，到達が最も困難な部位を最初に確実に満たすことができる。またこれにより，上方や中央部の膜の初期安定性を得ることができる。

注意：インプラントが即(同)時埋入されるなら，インプラントの埋入後に移植操作を完了する。

5．インプラントの即時埋入を考えていないならば，残りの中央部および後方にも直ちに移植材を満たす。移植材は十分な密度を得るために軽圧でしっかりと塡入するが，移植の成功に必要となる可能な限りの血液供給，酸素やその他の要素を制限することがない程度の緊密さにしなければならない。

注意：上顎洞粘膜の裂開を生じる恐れがあるため，移植材の塡入過剰や過度の圧迫には注意しなければならない。これは膜の裂開がすでに生じ，処置されている場合には特に注意を要する。

6．移植材が側方壁と同じ高さであれば，上顎洞が満たされたものとみなす(図 27-9Q を参照)。

注意：上顎洞への過度の塡入には何の利益もない。

C．即(同)時インプラント埋入：
1．残存歯槽骨の高さが最小で 5 mm 存在すれば(SA-3(表 27.1 参照)；VRH-3(表 27.2 参照))，インプラントの初期固定が可能であるため，インプラントの即時埋入が可能となる。適切に行われれば，インプラントの段階法と即時埋入法との間にインプラント成功率の差はない(Jensen et al. 1998 (83.9% vs 85.5%)；Tong et al. 1998；Del Fabbro et al. 2004(92.93% vs 92.17%)；Wallace and Froum 2004(89.7% vs 89.6%))。
2．インプラント埋入の間，上方の壁が移植材によって適切に支持されてない場合は，インプラント埋入中の損傷を防ぐため，上方の壁を翻転しておく。一旦埋入されれば，インプラントが上顎洞の上方部分を安定させる。
3．上顎洞の残りの中央部と後方部は，このとき移植材で満たす。

D．側方壁への膜(メンブレン)の設置：
膜の性質，タイプおよび使用法は未だ確立されていない。
上顎洞は膜の使用がなくとも治癒するかもしれないが，膜を使用することにより，外側壁の維持，結合組織の侵入防止，骨移植材密度の向上，そして生きた骨の割合の増加(不使用 11% vs 使用 25%)が達成できる(Tarnow and Froum 2000)。膜の使用はインプラントの生存率をも有意に高くする(93.6% vs 88.7%)(Wallace and Froum 2004)。

膜の種類や質に関連した唯一の問題は，吸収性か非吸収性かである。ある特定の膜が他のものよりも優れているという明確な証拠が提出されるまでは，吸収性膜の使用が推奨される。これは膜の露出による二次感染の可能性や早期の膜除去のための追加の外科処置の必要性を減少させる(図 27-9R 参照)。

フラップ(歯肉弁)の閉鎖
1．適した縫合材料(Gore-Tex, Vicryl, Dexon)として感染のない状態で 2〜3 週間フラップを安定した状態に保てるものが使用されるべきである。Gore-Tex 縫合糸は，生物学的に不活性であり，崩壊あるいは二次性の炎症反応がなく，さらに長期的に適正な維持できるため選択される。
2．1 つ，2 つあるいは 3 つの水平マットレス縫合を最初に行う。これは切開線の緊張を軽減し，初期のフラップ閉鎖を確実にし，フラップ辺縁を反転させる。
3．断続縫合や連続縫合が垂直および口蓋側の切開の最終的な閉鎖に用いられる(図 27-9S および T)。

V．術後の指示および投薬
1．ペリデックス(Peridex)(3〜4 週もしくは手術部位が安定するまで)
2．ウルトラウェーブ歯ブラシ(PHB)
3．軟食(4 週もしくは術部位が安定するまで)
4．必要に応じて鎮痛薬
5．アモキシシリン 500 mg 分 3×10 日間
6．患者に対して，1 週間鼻をかまないように，そしてくしゃみは口を開けたままでするように指示する
7．禁煙

VI．術後の合併症
A　急性上顎洞炎：
上顎洞骨移植術は，安全な方法であると考えられているが(Peleg et al. 1999a, 1999b；Ziccardi and Betts 2000；Raghoebar 2001；Schwartz-Arad et al. 2004)，いくつかの合併症がある。

Tatum(1986)は，上顎洞へのインプラント埋入後の主な合併症は術後感染症であるとしており，これが 3% 以下であるという報告に対して，Marx ら(1981)は，彼らの文献の中で合併症の発症頻度が 17.6〜50% の範囲であったとしている。重大な構造上の近接(proximity

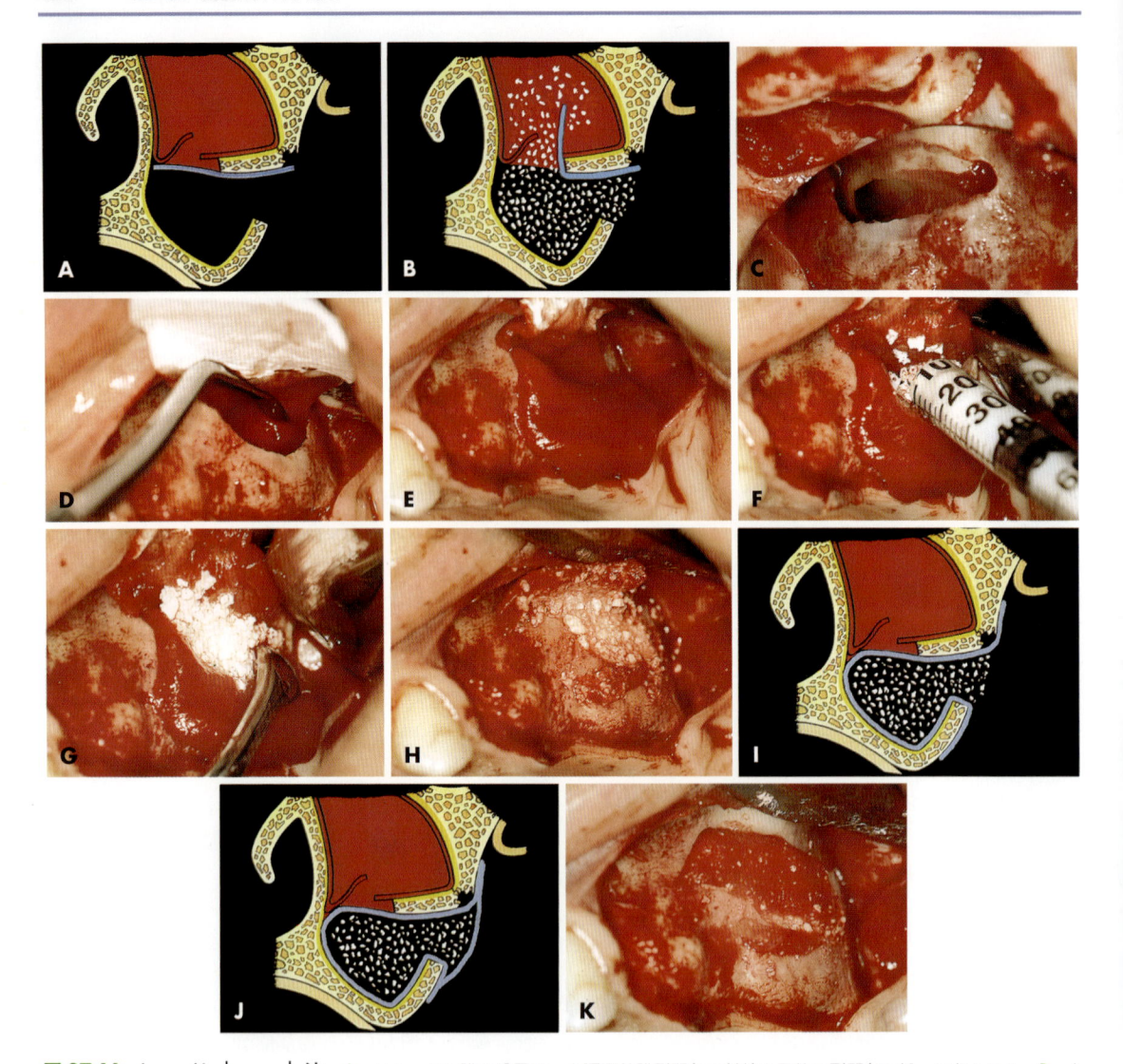

図 27-11 Loma Linda pouch 法 **A.** コラーゲン膜の設置は，上顎洞粘膜裂開部の封鎖を目的に裂開部に沿って行われる。**B.** 上顎洞内への移植材の漏出。裂開部に対して設置されただけのコラーゲン膜は，上顎洞内に移植材を填入する際の機械的外力に抵抗できない。**C.** 上顎洞粘膜の大きな裂開が認められる。**D.** 吸収性コラーゲン膜を上顎洞へ填入。填入を容易にするために鋭匙が用いられる。**E.** コラーゲン膜は上顎洞内全体を覆う。**F.** 膜によって作られたパウチに移植材を填入する。**G.** 上顎洞内への移植材の圧縮のために鋭匙を用いる。**H.** 完全に移植材を填入した。**I.** 上顎洞表面全体をコラーゲン膜で被覆する。**J.** コラーゲン膜は側方から骨窓を形成した上顎洞外面に沿って折り重ねられる。コラーゲン膜は移植材を覆い，かつ隔離するためのパウチを形成する。移植材を填入する際の機械的な圧力は B で示したように裂開部を越えて膜にかかることはない。**K.** 移植材を隔離するパウチを形成して，コラーゲン膜は骨窓に沿って折り重ねられる。(Dr. Perklias Proussaefs(Loma Linda, CA)による。Quintessence Publishing co. の許可のもと引用。)

of vital structures)による問題がある場合は，これらの術式を計画する前に，耳，鼻，および咽喉科医との連携を確立することが強く推奨される。

患者に急性上顎洞炎が生じている場合は(顔面痛，圧痛，腫脹，排膿，発熱)，徹底的な診査が行われるべきである。化膿している場合には，培養検査と感受性試験が行われるべきであり，積極的に経験的に抗生剤が処方されるべきである。以下の抗生剤による療養方法が Misch(1992)によって推奨され，10 日〜14 日継続されるべきである。

1．組み合わせ

a．アモキシシリンの代用薬を 500 mg〜1 g へ増量し，6 時間毎に服用させるべきである。クラブラン酸(clavulanic acid)の存在がベータラクタマーゼ(β-lactamase)産生物をコントロールする。

b．1 日 3 回メトロニダゾール(metronidazole(Flagyl)) 250 mg を服用し，嫌気性菌をコント

第 27 章　上顎洞底挙上手術　459

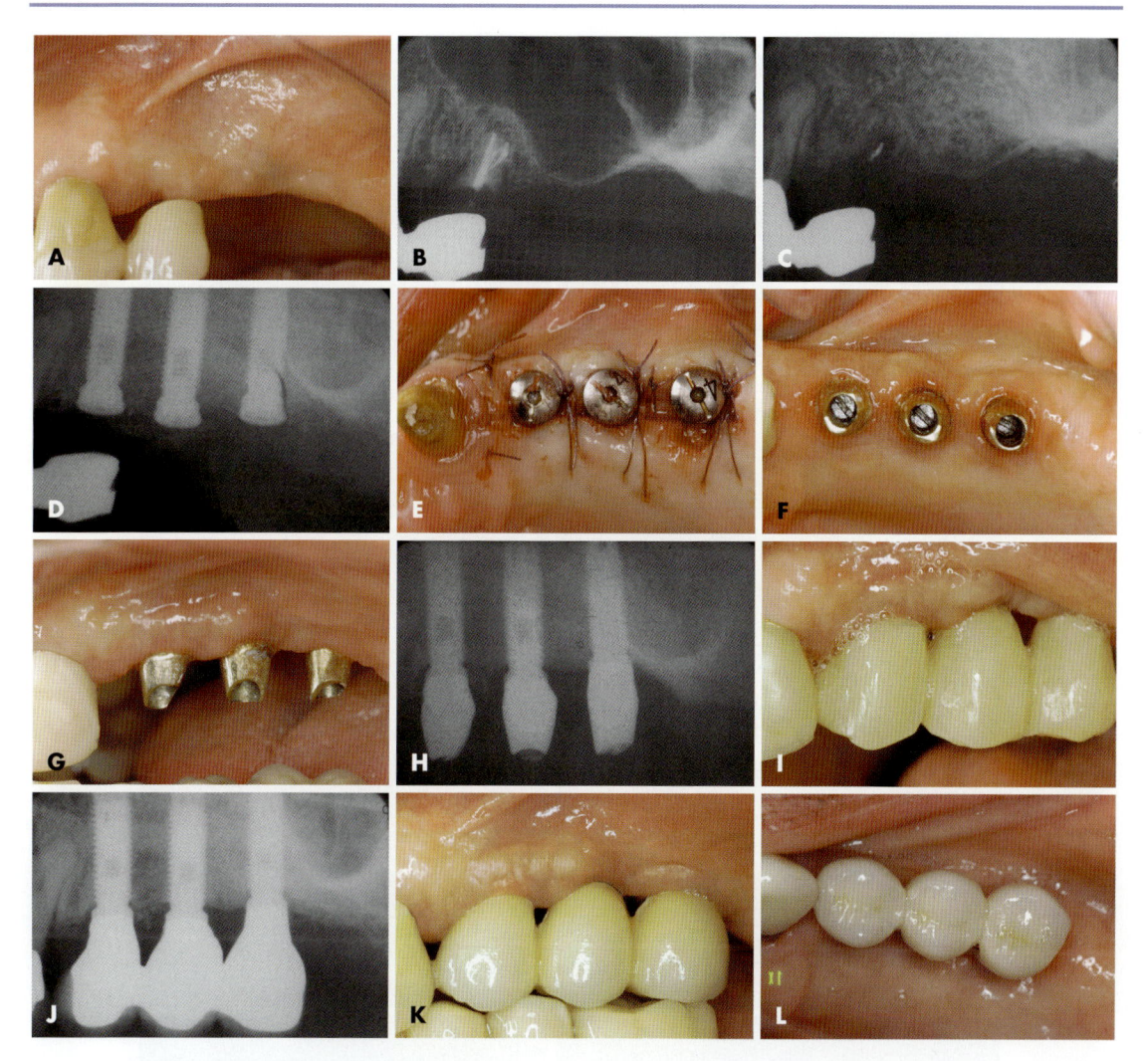

図 27-12　補綴学，段階的負荷，および咬合面デザイン　**A** および **B．** 術前の臨床および X 線写真。**C** および **D．** 上顎洞挙上手術後および段階法によるインプラント埋入後の X 線写真。**E．** ヒーリング・アバットメントの装着。**F．** カスタム・アバットメントを装着した状態の咬合面観。顎堤の中央に位置していることに注意。**G．** カスタム・アバットメント装着時の側方面観。**H．** カスタム・アバットメント装着時の X 線写真。**I．** 暫間被覆冠による段階的荷重 6 ヶ月；犬歯誘導，咬合接触の縮小（occlusion-reduced），咬頭傾斜（inclined planes）；咬合面の縮小；中心位あるいは習慣性咬合位のみでの接触。**J．** 最終補綴物の X 線写真。**K．** プロビジョナル・クラウンの最終的な咬合を再現。**L．** 最終補綴物の咬合面観。咬合面の大きさと傾斜が小さくなっている点に注意。

　　ロールする。
2．クリンダマイシン（Cleocin）を 1 日量 300〜450 mg で開始し，後に 150〜300 mg へ減量する。

注意：炎症の消退が全くなく，化膿が持続している場合は，移植材の除去を行う必要があるかもしれない。症状が改善せず，また悪化し始めた場合は，精査するために直ちに専門家へ紹介すべきである。

B　切開部の裂開：
　これらの問題を予防することが最善の方法である。切開線は外科処置部位よりも離し，剥離されたフラップは適切にテンションフリーの状態で閉鎖されなければならない。

　膜の露出は，感染症を予防するためにも早期の除去が必要となる。移植材の露出は，部分的なあるいは完全な除去が必要となるかもしれない。小さな瘻孔は，通常一定期間で治癒するが，クロルヘキシジンや生食による含嗽により細菌の進入を軽減する。

結論と考察

1．Caldwell-Luc lateral approach による上顎洞底挙上手術は，異なる様々な移植材を併用することで

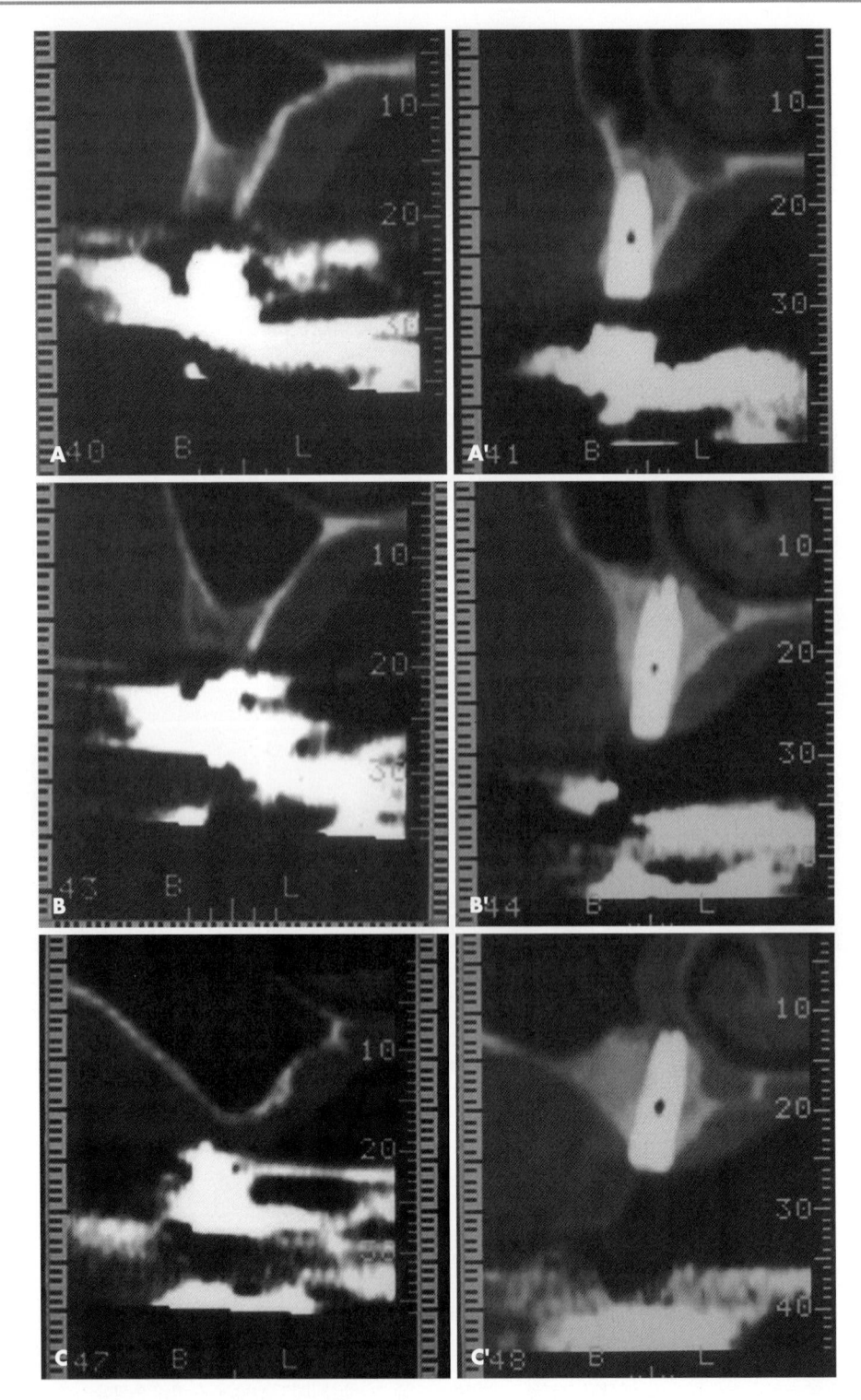

図27-13 図 27-12のインプラント埋入の術前および術後の画像　新生骨が形成されている。術前：A．上顎右側第二小臼歯部；B．上顎右側第一大臼歯部；C．上顎右側第二大臼歯部。術後：A'．上顎右側第二大臼歯部；B'．上顎右側第一大臼歯部；C'．上顎右側第二小臼歯部。

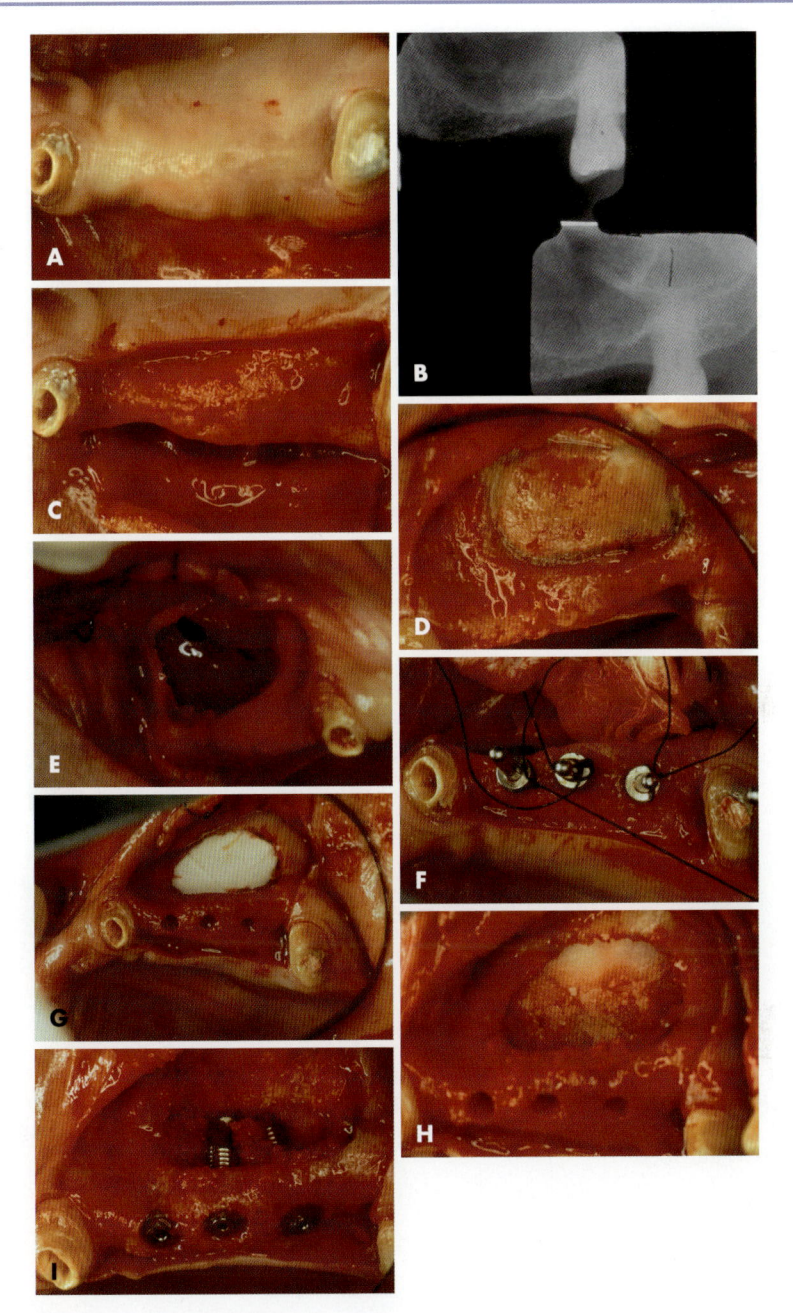

図 27-14　**上顎洞底挙上手術，上顎洞粘膜の裂開，および即時インプラント埋入**　A および B．術前の臨床および X 線写真。C．骨窓から離れた位置での口蓋側切開。D．骨窓の外形線。E．骨窓の除去および上顎洞挙上。2 ヶ所に上顎洞粘膜の裂開が認められる。F．インプラント埋入窩の形成。指示棒の平行性に注目。G．裂開部を被覆し，屋根として支えるために吸収性材料を設置する。H．インプラント埋入前に内側面へ凍結乾燥同種骨を塡入。I．インプラントの埋入。

高い予知性が得られる。
2．残存骨量が少ない場合は，予知性の高い上顎洞底骨増成術は行えない。
3．インプラント埋入と上顎洞底骨増成術を同時に行う場合，以下のような場合は予知性が高い。
　a．インプラント埋入に必要な最低限の残存骨量がある
　b．インプラントの初期固定が得られている
　c．インプラント周囲が骨によって完全に囲まれている
4．上顎洞の治癒期間が長ければ長いほど成功率が高くなる。

したがって，即時あるいは段階的インプラント埋入にかかわらず，完全なオッセオインテグレーションの

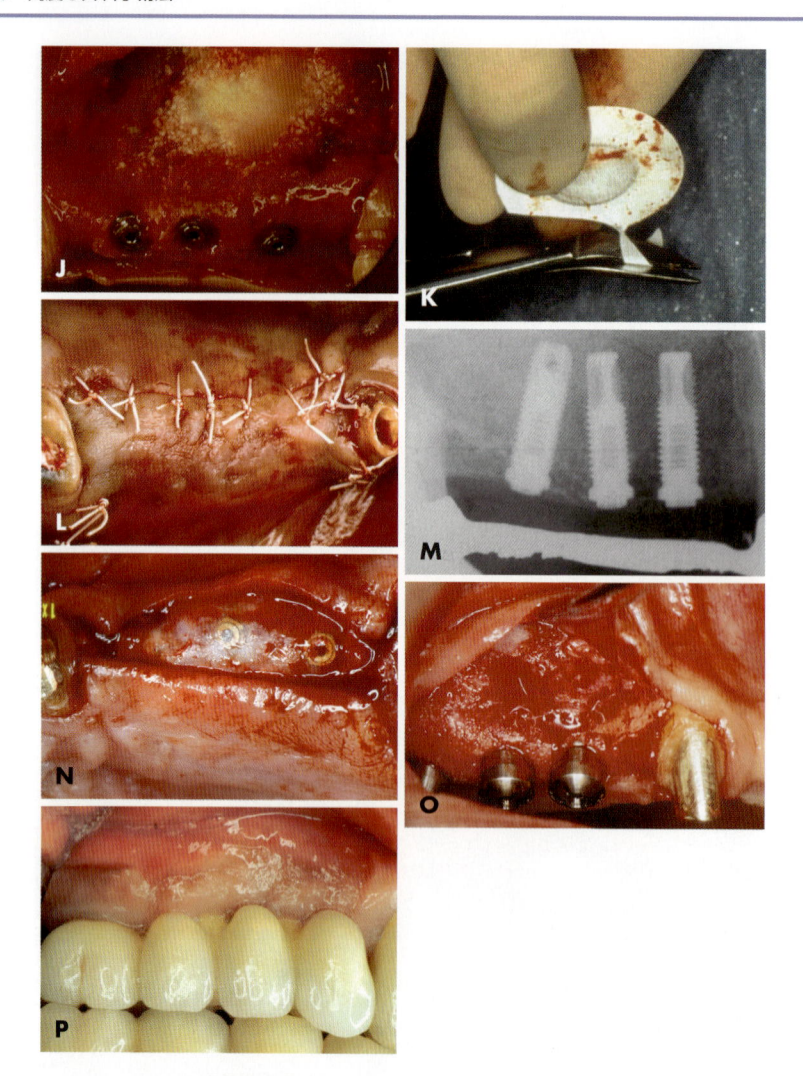

図 27-14（続き）J. 上顎洞内は完全に凍結乾燥同種骨によって満たされている。K. Gore-Tex 膜を骨窓を覆う前にトリミングする。L. 上顎洞開窓部から離れた位置でフラップを縫合閉鎖する。M. 術後 12 ヶ月のインプラント部の X 線写真。N. アバットメント装着時に Gore-Tex 膜を除去する。O. ヒーリング・アバットメントの装着。上顎洞は完全に治癒している。P. 補綴処置前の治癒の状態。

ために 12〜14 ヶ月置くことが推奨される。

注意：不要な問題を避けるためには，この手技に精通していない臨床家はインプラントの即時埋入を避けるほうが良い。

臨床症例は図 27-12 から 27-15 に提示する。

第 27 章　上顎洞底挙上手術　　**463**

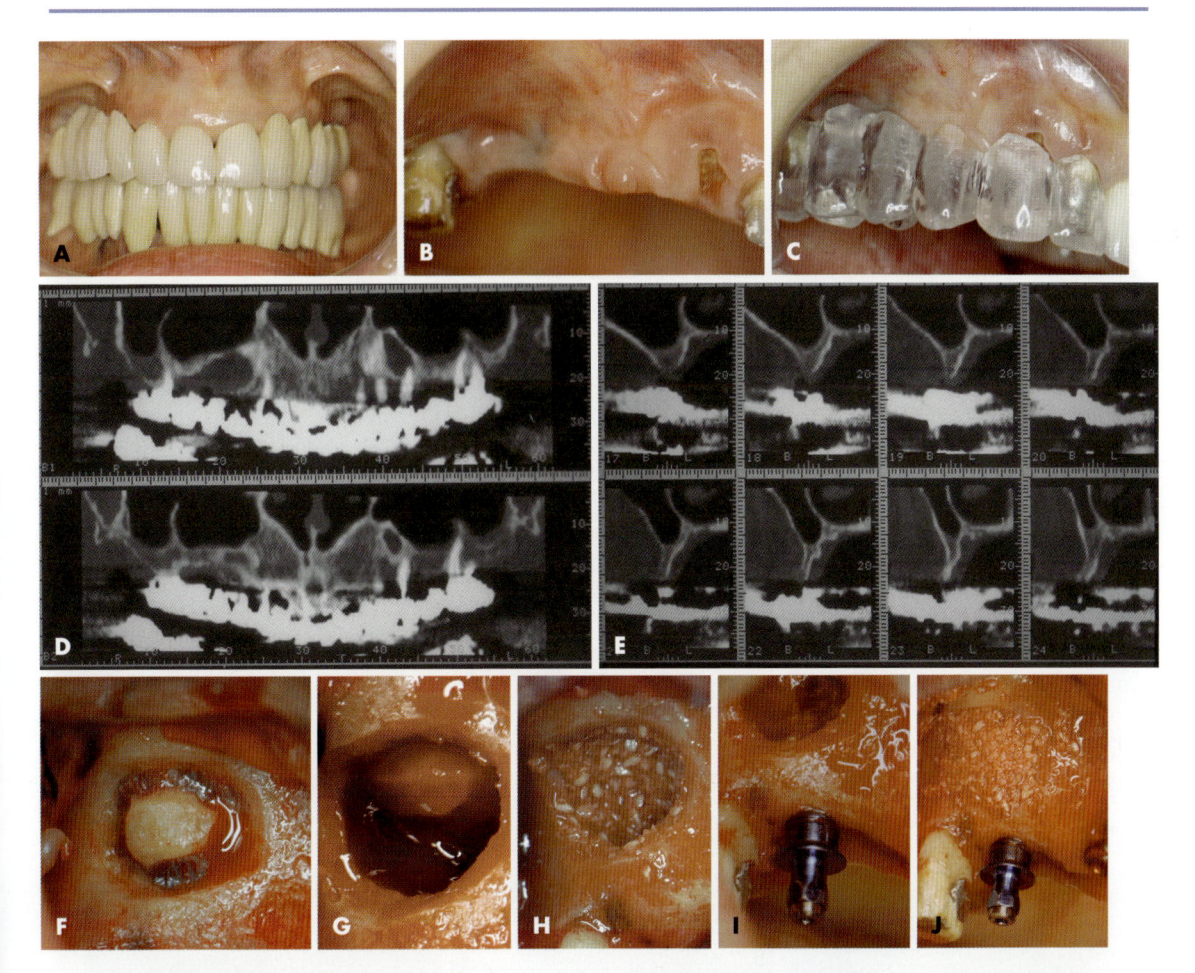

図 27-15　組織再生誘導法　即時荷重　A. テンポラリー・ブリッジが装着された術前の口腔内写真。**B.** 術前の欠損部顎堤。**C.** 最終的なテンポラリー・ブリッジを複製したサージカル・ステントを装着。**D.** 大きな隔壁が認められるパノラマ X 線写真。**E.** 薄い欠損部顎堤の認められる断面像。**F.** 上顎洞開窓部の外形線。青白く写った上顎洞が認められる。**G.** 骨窓の除去と上顎洞の挙上が完了。**H.** インプラントの埋入前に移植材(FDBA)を前方，中央および咬合面側へ塡入。**I.** 上顎洞内へインプラントを埋入。**J.** FDBA によって上顎洞は完全に満たされた。

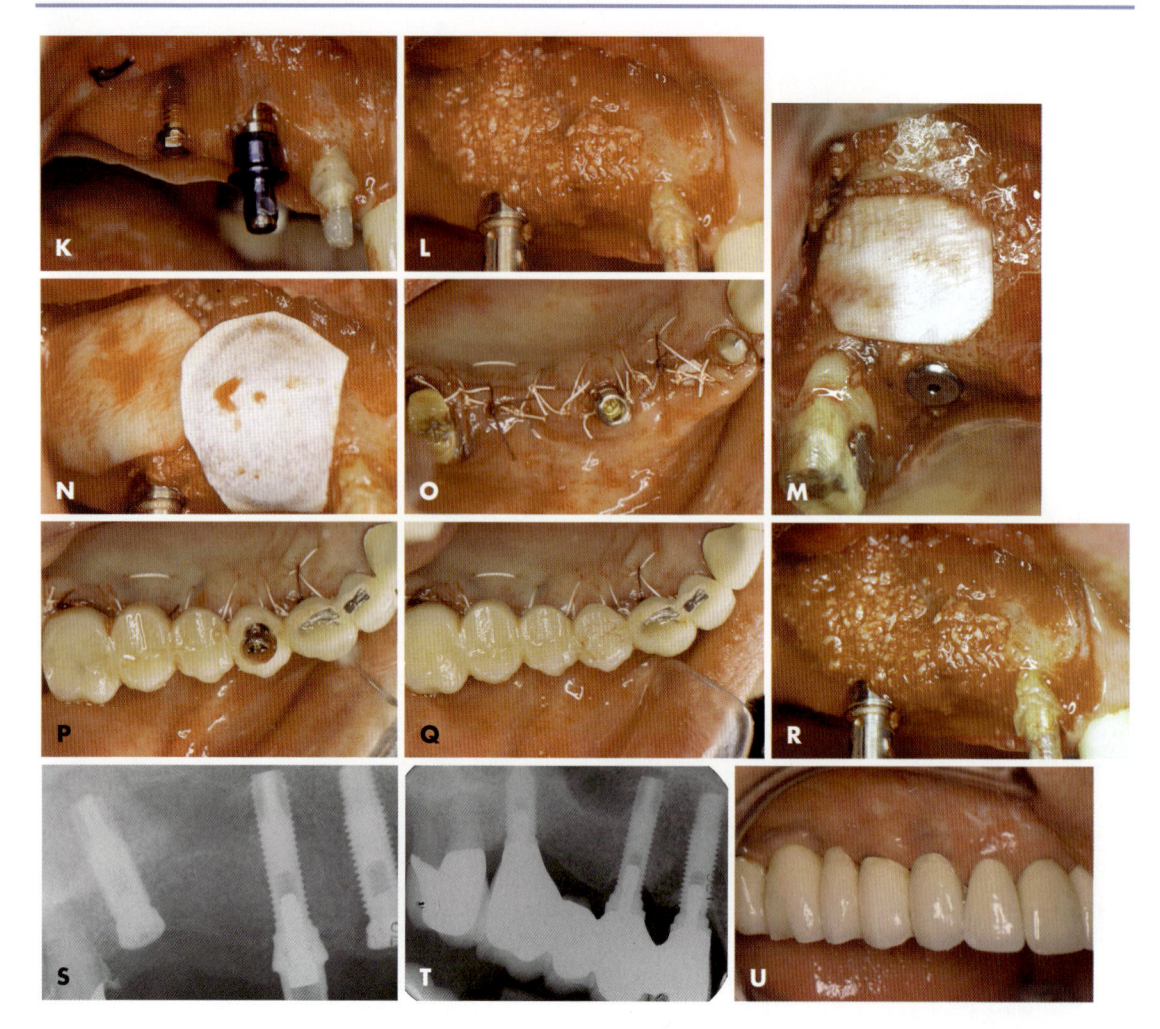

464 第Ⅳ部　高度な外科手術法

図 27-15（続き）K. 上顎右側犬歯の抜歯窩へのインプラント即時埋入。ナロー・インプラントを埋入し，即時荷重を行った。L. FDBA を頬側の裂開部および抜歯窩インプラント部へ移植。M. 吸収性膜を上顎洞開口部へ設置。N. 吸収性および非吸収性膜を設置。O. インプラントへカスタム・アバットメントを装着し縫合。P. インプラント上へテンポラリー・ブリッジを装着。テンポラリー・ブリッジ内に収まった理想的なインプラントの位置。Q. 即時重合レジンをテンポラリー・ブリッジ内に塡入。R. 2ヶ月後の非吸収性膜を除去した状態。吸収性膜よりも骨形成が早期に認められる。S. インプラント埋入後のX線写真。T および U. 治療後5年経過時のX線写真および臨床像。

［申　基喆　訳］

第28章

下顎，下顎枝および同種他家ブロック骨移植

歯科医および歯周外科医はインプラント外科あるいは他の目的のため骨増成術を実施するのに先立って，またその術中にブロック状形態の移植片が必要とされ，そして/あるいは切望される時，骨移植のための供給部位あるいは供給源についてのたくさんの選択肢をもっている。口腔内の供給部位を使用すると臨床医は受容側と同じ現場で手術することが可能となり，皮膚の瘢痕の必要性をなくすことができる。

下顎結合はインプラント治療でしばしば使用される小移植手術に対する実行可能な選択肢の1つである。下顎前部はブロック移植片や，骨増成に必要な微粒子骨の供給源であり，骨移植片の周囲を増加させるのに役立つ。下顎結合は幅の不足を4〜7mm，長さの不足を15〜20mm（約1〜3歯分），そして高さを10mm増加させるのに充分な量のブロック骨を提供できる。いくつかの研究報告からその部位は平均して21×10×7mmあるいはそれ以上のブロック片を産出できると推測されている。下顎前部の供給側では設置後，相対的に中等度の病的状態と最小の移植片の吸収が生じる。下顎結合は上顎前部および（ブロック形状として）他の部位におけるⅢ級の顎堤欠損（垂直方向と頬側両方の骨欠損）形態，そして（微粒子そして/あるいはブロック形状としての）上顎洞挙上を含めて多数のタイプの欠損を回復させてきた。下顎の生物学的，機械的，局所解剖学的側面が確証するように最もふさわしい移植供給部位が海綿骨の細胞密集に対して，あるいは構造的支柱を供給するブロック外形に対して選択される。

下顎枝移植は厚さ約4mm，長さ30mm以上，高さ10mmまでの長方形の骨を得ることができる。この移植形態は特に1歯から4歯の部位を拡幅するのに大変都合のよいベニア移植としての使用に適している。もし両側から集められると骨は2倍量獲得できる。多くの研究により下顎枝は歯槽堤増成術の良好な供給源であるが，海綿状の微粒子骨移植材を供給することはできないとされている。

口腔内の供給部位に加えて，同種他家骨移植が何年もの間，自家骨移植に替わる実行可能なものとして用いられている。加えて同種他家骨移植材は自家の供給側に明瞭な利点を提供してくれる。同種他家骨移植材は形態，限られた量，骨面積および採取時間を含めて自家骨移植に関連する多くの欠点をなくしてくれる。これらの材料は長年歯周治療，口腔外科および歯科での適応において（微）粒子（脱灰凍結乾燥骨移植材（DFDBA）および凍結乾燥骨移植材（FDBA））として広く用いられている。それらはブロック形状で長く使用されており，口腔での応用は稀であるが，形成外科では極めて頻繁に使用されている。同種他家骨移植材は今では口腔での骨移植にますます受け入れられてきており，引き続き有用性があるとしてさらに頻繁に使用され，費用も受け入れやすいものとなってきた。

同種他家ブロック片は採取を必要としない。しかし，これらのブロック片はアメリカ組織バンク協会（ATTB）公認の評価の高い組織バンクから手に入れるべきである。この材料の使用にあたっては自家骨ブロック片と比較してわずかに修正したアプローチが必要であることを認識することもまた重要である。

供給部位あるいは供給源としての下顎，下顎枝および同種他家骨

下顎結合，下顎枝および同種他家骨の供給部位あるいは供給源としての有用性について項目ごとに下記に概説されている。表28.1は下顎の2つの供給部位に，またブロック移植材の同種他家供給源に関連した評価のまとめである。

供給部位
Ⅰ．下顎結合移植
A．利点
1．良好な骨質
2．短い治癒期間
3．移植した容量の良好な維持
4．密な構造によるすぐれたインプラント安定性
5．容易なアクセス
6．他の口腔内の部位以上の骨の良好な厚み
7．動かないこと

表 28.1　下顎供給部位/供給源の比較

パラメーター	下顎結合	下顎枝	同種他家ブロック
外科的アクセス	良い	かなり良い〜良い	NA
患者の美容への関心	高い	低い	NA
移植材の形	厚い長方形のブロック	より薄い長方形のベニア	厚い三角形あるいは長方形のブロック
移植材の形態	皮質・海綿	皮質	皮質・海綿
移植材の大きさ(cm^3)	$>1\,cm^3$	$<1\,cm^3$	$>1.5\,cm^3$
移植材の吸収	最小	最小	最小〜中等度
治癒した骨質	Type 2 > Type 1	Type 1 > Type 2	Type 2 > Type 1
供給側の合併症			
手術後の疼痛/浮腫	中等度	最小〜中等度	NA
神経性感覚の変化—歯	普通	稀	NA
神経性感覚の変化—組織	普通(一時的)	稀	NA
切開部の裂開	しばしば(前庭切開)	稀	NA

NA＝該当なし

8．組織再生誘導法より好ましい骨質
9．骨に関するインプラント埋入の刺激効果，移植材の容量の維持およびさらなる吸収の予防

B．欠点
1．骨有用性の限界
2．下顎歯根への損傷の可能性
3．オトガイ神経の知覚異常の可能性
4．下顎歯の感覚の変化
5．下顎の"下垂"の可能性
6．一般に静脈内麻酔の必要性
7．実施には経験があり訓練を受けた外科医の必要性

C．禁忌
1．長い前歯の歯根
2．低い下顎前部の高さ
3．4歯以上の範囲を含む骨欠損
4．全体的な垂直性の骨喪失

D．合併症
1．供給部位の切開部の裂開
　a．強健な下顎の筋肉組織
　b．血腫
　c．術後の浮腫
　d．小帯切除
2．オトガイ筋の付着維持失敗による下顎の下垂
3．過度の出血

E．外科
1．手術前評価
　a．臨床評価
　　i．角化歯肉の範囲
　　ii．歯周疾患
　　　(a)組織の炎症
　　　(b)骨喪失
　　iii．筋肉
　　　(a)強い
　　　(b)弱い
　　iv．小帯
　　v．下顎の垂直的高さ
　　vi．歯の残存および欠損
　b．X線写真
　　i．パノラマ
　　　(a)下歯槽神経の走行図
　　　(b)供給側の評価
　　　(c)オトガイ孔の位置
　　　(d)下顎の大きさ
　　ii．根尖周囲
　　　(a)歯根長の決定
　　　(b)根尖の病状の診断
　　iii　移植片の厚みを概算するため頬舌幅径を評価する側方頭部測定法(下顎の厚さ)
2．外科手術
　a．手術前投薬：手術の1時間前
　　i．アモキシシリン(amoxicillin) 1 g あるいは患者がペニシリン(penicillin)にアレルギーがあればクリンダマイシン(clindamycin) 300 mg
　　ii．手術前に(処置の最初に)クロルヘキシジングルコネート(chlorhexidine gluconate)

注意：腫脹を軽減するために手術当日にデキサメタゾン(dexamethasone)(1日2回3 mg)が用いられ，その後数日間続けて使用される。

　b．手術法
　　i．適切な薬物で静脈内鎮静法
　　ii．局所麻酔
　　　(a)0.5%ブピバカイン(bupivacaine)(1：200,000

第 28 章　下顎，下顎枝および同種他家ブロック骨移植　**467**

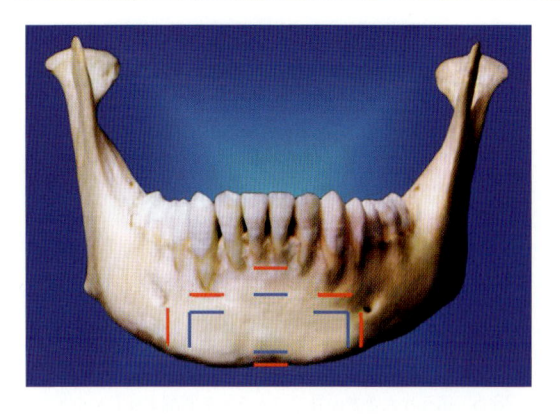

図 28-1　骨採取の範囲を示す生体構造が赤で示されている。一般に骨ブロック片（青で示す）を採取する時はこれらの構造から少なくとも 5 mm の距離を維持するべきである。青の外形はこの範囲から採取されるブロック片の最大の大きさを示している。

図 28-2　前庭切開（ここに示す）あるいは歯肉溝内切開が下顎前部より骨を採取するために行われる。

エピネフリン（epinephrine））で両側の下顎神経をブロック
　（b）2％リドカイン（lidocaine）を局所へ浸潤。止血増強のため 1：50,000 あるいは 1：100,000 エピネフリン混入
iii．切開：前庭切開かあるいは歯肉溝切開かは解剖学的構造，局所の筋肉，そして歯周組織の状態で使い分ける（**図 28-1**）
　（a）適応
　　（i）前庭切開（**図 28-2**）
　　　歯槽骨吸収
　　　歯肉の炎症
　　　より容易なアクセス
　　　手術後，二重歯肉弁の縫合の許容
　　（ii）歯肉溝切開（**図 28-3**）
　　　浅い口腔前庭
　　　緊張したオトガイ筋
　（b）No. 15 のメスでベベルをつけた切開を歯肉歯槽粘膜境を少なくとも 6 mm 越えて骨に達するところまで入れる。このベベルをつけた切開は創傷の裂開を防ぎ，露出した骨膜が骨を覆うことで手術後の歯肉弁の固定にも役立つ。

注意：広い範囲の角化歯肉が存在する場合，あるいは小さな下顎の場合，歯肉溝切開が用いられる。

　（c）切開は両側とも犬歯まで延長される。切開の遠心の範囲を制限することで完全な回復の症例を含めて一時的なオトガイ神経麻痺の発生

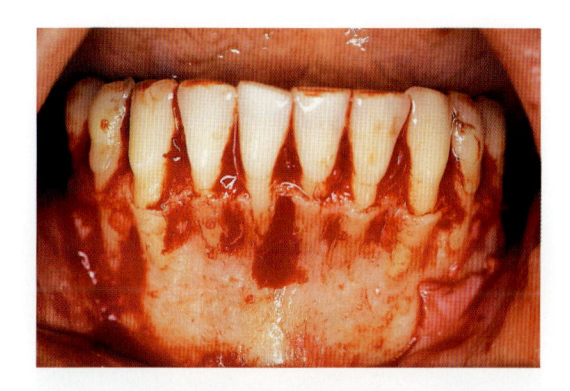

図 28-3　歯肉溝内切開のデザインで翻転された歯肉弁を示す臨床例で，オトガイ孔を露出させ，またその内容物に損傷を与える危険性を最小にするために視認を可能にしている。

も 10％未満にまで有意に減少させるであろう。
　それゆえ，オトガイ神経とオトガイ孔の露出と局在化は避けるべきである。

注意：あまり経験を持たない臨床家の場合，移植は犬歯の範囲内に限定すべきである。よって側方への拡張は不要である。

　（d）下顎の基底に向かい"ポゴニオン"（下顎の最も前方の点）の位置まで粘膜骨膜弁を翻転するのに骨膜剥離子が用いられる。従って下顎の下端は損傷されないままである。骨膜が付着する最も顔面寄りは無傷で残り，

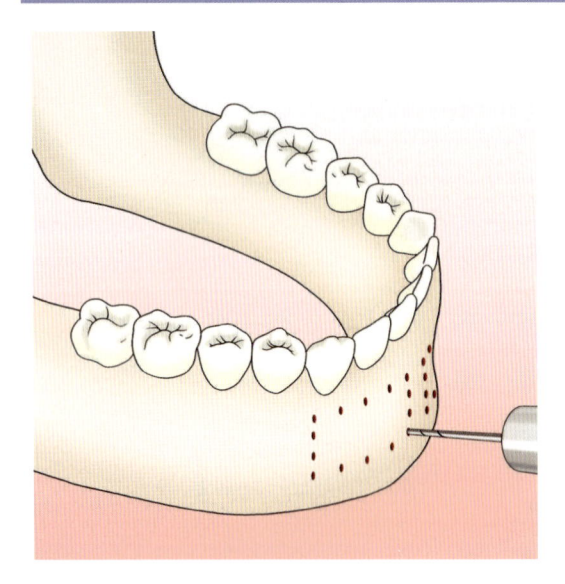

図 28-4 下顎前部に必要とされるブロック片の大きさと外形の形を決めるために欠損用テンプレートが使用される。

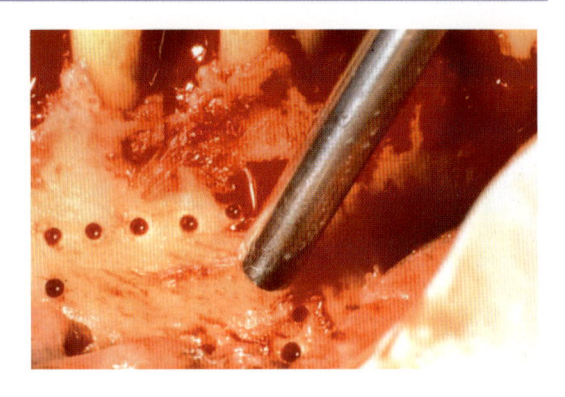

図 28-5 適正な大きさの骨ブロック片を採取するためにテンプレート周囲に形成された外形を示す臨床例。丸い穴は皮質板で厚さを決定するのに手助けとなる深さのカットマーカー(depth cuts)として役立つ。

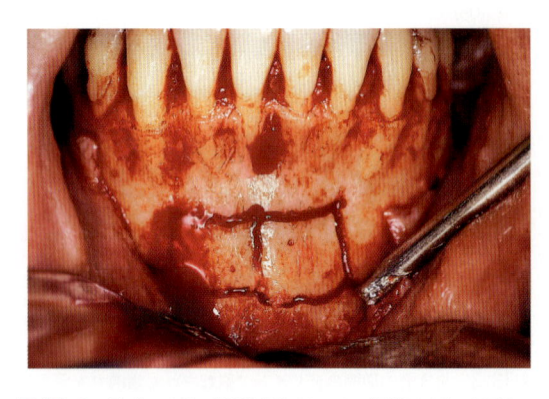

図 28-6 骨ブロックが切開されている。切開は No. 1701 の Brasseler バーあるいは小鋸を用いて行われる。個々の深さのカットマーカーは直ちに No. 701L か Lindeman バー(Brasseler)、あるいは小鋸を使って連結される。最終的な垂直方向および水平方向の切開が皮質板を完全に通過したとみなされたら直後にブロック骨が切離される。

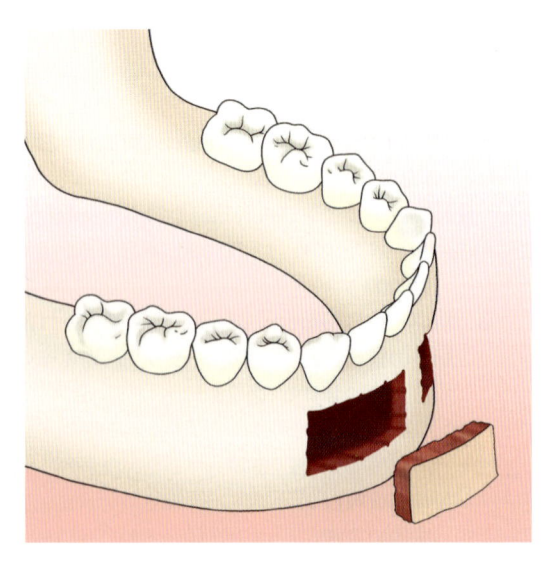

図 28-7 その後、必要とされる移植骨の厚みに応じて適切な深さまで外形が切られ、骨ノミで除去される。

下顎露出(デグロービング(degloving))を避けることにより下顎の下垂を予防するであろう。

iv．移植片採取のための骨切り術
(a)骨切りの大きさは欠損の大きさで決定される。骨の容量要求度に応じて骨切りは犬歯の歯根間で延長されるが、たとえもっと大量の移植材が要求されてもそれらを越えて上下に広がることはない。
(b)上方の骨切りは歯の根尖より少なくとも 5 mm 下方でなされる。

注意：この距離は外科処置前に注意深く算出しておかなければならない。

(c)皮質骨板は厚みが異なるので、一連の小円形の孔はカットマーカーで移植片の外形を印記することで手順を容易にする。これらの孔はその後、多量に注水しながら高速ハンドピースにつけた No. 1701 あるいは Lindeman バーで連結される(図 28-4～28-6)。
(d)下部の骨切りは下顎の下部皮質を維持できるようにする(少なくとも 3 ケ所は下顎の下端より上部にある)(図 28-7, 28-8)。
(e)骨切りは多量の滅菌生理食塩水で注水しながら高速ハンドピースあるいは外科用鋸を用い

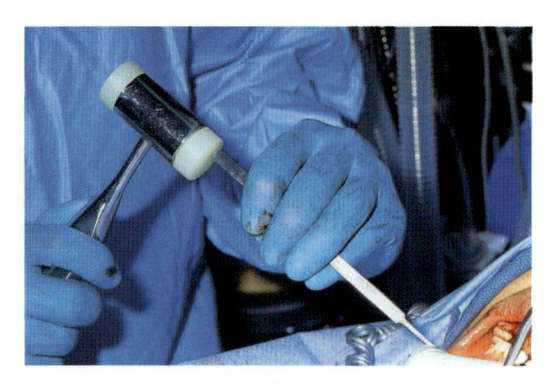

第 28 章　下顎，下顎枝および同種他家ブロック骨移植　**469**

図 28-8　ブロック片は小さな挺子で脱臼させ，曲ノミをマレットで軽く叩いて破折させる。ノミは一般に近心の垂直切断部に当てる。

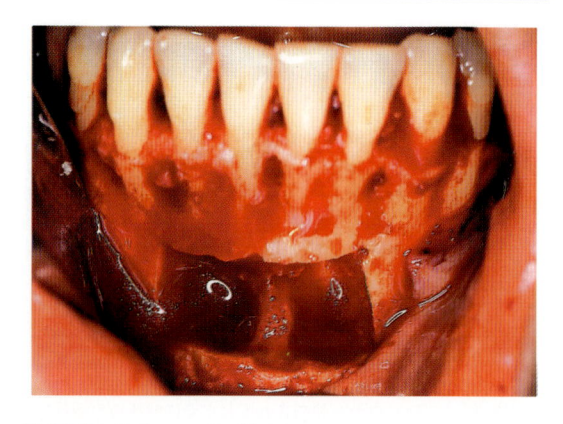

図 28-9　骨ブロック片が除去されている。

て行う。

注意：無傷の骨の真ん中の一片を残す必要はない。無傷のまま中央で切除することは移植材の除去を容易にするかもしれない。

　　（f）骨切りの深さは骨の皮質板を完全に貫通して延長する。
　　（g）骨ノミ（平，曲）を骨切りのまず上方に，次に側面に沿わせて"そっと"叩く（図 28-8，28-9）。

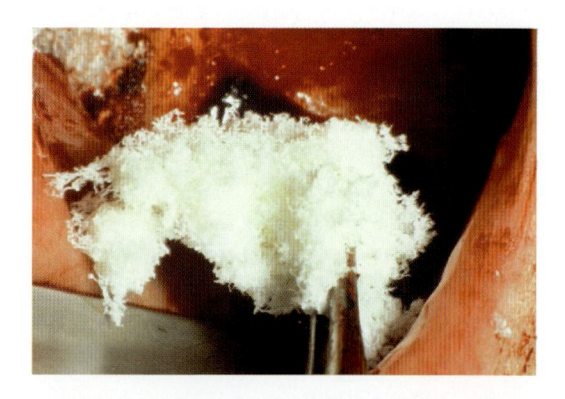

図 28-10　出血を抑えるためにまず止血材料（この症例では Avitene）を設置する。その後，微粒子の移植材料を Avitene の上に置く。

注意：破折の危険性を減らすために下端は避ける。

　　（h）骨切りは角度のついたノミ（45°）でその後持ち上げる。
　　（i）海綿骨の追加採取が小型の Moldt キュレットあるいは Friedman 骨鉗子で行う。

注意：追加分の骨除去はひとたび舌側の皮質板に突き当った場合はすぐに中止する。

　　（j）移植材と海綿骨は滅菌生理食塩水中に置かれ，その液により浸透圧勾配が等しくなるため 4 時間まで始原細胞の生存が維持できる。

注意：採取された骨内膜性骨芽細胞と海綿骨髄幹細胞は生きた状態で顎へ運ばれ，再血管新生前に細胞の栄養物を拡散させる血管新生の充分な組織に置かれることになる。新しい毛細血管の芽が移植片中にできると，より永久的な血管ネットワークが形成される。それらが適切に蓄えられると骨受容能力のある骨髄細胞は自家骨の外で 4 時間まで生存でき，わずか 5％の生存能力しか失わない。

3．供給側の閉鎖：ほとんどの患者に共通する関心は手術後の下顎の外見あるいは下顎の変形である。こうなると臨床医は追加の処置を講じることが必要となる。報告されていることだが X 線学的に不完全な骨再生の証拠が得られると移植は無効となる。

4．供給側に移植すること（図 28-10〜28-11）。
　　a．過度の出血があれば滅菌止血包帯（コラーゲンあるいはゼラチンスポンジ）を最初に最も重度の骨性出血のみられる部位に置くことで止血する。
　　b．下顎の形を回復させるために吸収性の骨（FDBA，DFDBA）あるいは欠損部に代わりとなる骨をできればパテ状にして置く。
　　c．コラテープ（CollaTape）は移植片全体を覆うのに用いられ，止血剤として作用する一方で移植材をも含んでいる。

5．縫合：供給側に移植材を設置することは変形の危

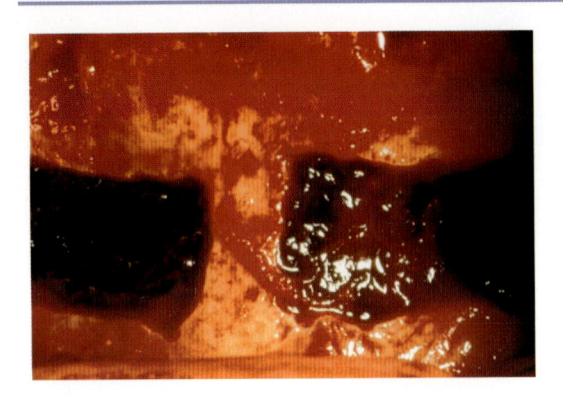

図 28-11 ブロック骨が除去されるとすぐに軟組織の層状縫合に先だって止血材料および微粒子移植材が供給側に置かれる。

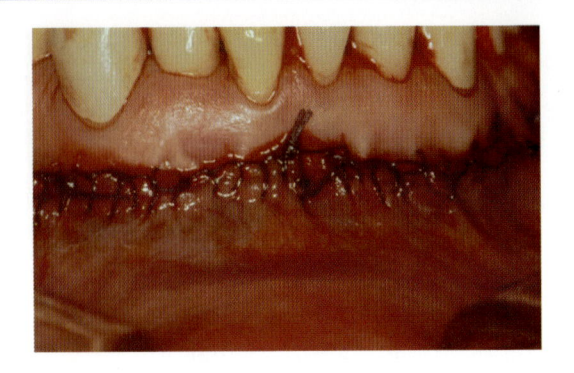

図 28-12 5-0 Vicryl 縫合糸による最終縫合。

険性を減少させる。臨床医が完全には下顎のデグロービングをできない時，その場合最も重要なのは臨床医が組織を元の位置に戻すように縫合することである。したがって，ここは特に重要な範囲となり，細心に実施すべき処置となる

a．"2 層弁"が次の目的で用いられる。
　ⅰ．緊張の減少
　ⅱ．弁の安定
　ⅲ．浮腫予防
　ⅳ．下顎の下垂回避
b．骨膜弁
　ⅰ．基底層弁あるいは骨膜弁は（4-0，5-0 あるいは 6-0）クロム系縫合糸あるいは Vicryl 縫合糸で断続縫合する。
　ⅱ．最も歯冠側寄りの位置の骨膜を安定化させるために小型の組織鉗子を用いて骨膜の外面から縫合針を通過させ，最初の切開で露出させた骨膜を通す。この術式は骨膜が完全に閉鎖されるまで，切開部全体に続けられる。
c．粘膜弁
　ⅰ　粘膜弁を 5-0 Vicryl 縫合糸で断続縫合する。
　ⅱ　粘膜弁をつまんで組織鉗子で固定する。針を粘膜弁の外側に通し，歯肉弁の下面を通す。
6．手術後のケア
　a．アモキシシリン 500 mg を 1 日 3 回 7 日間あるいはクリンダマイシン 150 mg を 1 日 3 回 10 日間
　b．デキサメタゾン 3 日間用投与パック
　c．痛い時必要となる麻薬性鎮痛薬
　d．1 週間待機後，クロルヘキシジン グルコネート洗口液を 10〜14 日間使用
　e．柔らかい物を食べる

出血を防ぎ，確実に組織の密接な適合を得ることができるように，術後に供給側を圧迫する。加えて，炎症の抑制および傷の最小化は手術後 1 日の間，供給側に氷を当てることで可能である。1 週後，感染のリスクを減らすために患者には次の 2 週間，1 日 2 回クロルヘキシジン洗口液を使用してもらう。供給側の中等度の疼痛抑制には麻薬性鎮痛薬を使用する。

注意：多くの患者は供給側として下顎結合が用いられた後で下顎あるいは下顎前歯に対する感覚の低下を経験する。しかし，その影響は通常は最小であり，しばしば 3〜12 ヶ月間のみである。それでもその事実を，患者には正しく知らせる必要がある。感覚の変化は，たとえ臨床家が採取の間，前歯歯根の根尖下方に適切な範囲の深さを維持した時も，オトガイ神経を伸ばしたり切歯管の内容物を損傷した結果生じてしまうのかも知れない。適切なテクニックの獲得と注意深い患者の選択がこのリスクを最小にする。臨床の術式が図 28-1〜28-14A-M に示されている。

Ⅱ．下顎枝移植

（適応：第一の適応は骨稜の幅を付加的に得るベニア移植としてである。）

A．利点
1．形態がベニア移植によく合っている
2．手術後の骨稜の変化がない
3．咬筋が軟組織の容積を提供するため，移植も可能ではあるが供給側の顎堤造成は必要ではない
4．疼痛，浮腫，腫脹が最小である
5．下顎の移植と比べて組織や大臼歯に術後の神経学的にみた総体症状がほとんどない

B．欠点
1．主に薄い皮質の移植
2．下歯槽神経への損傷の可能性
3．外科的アクセスおよび視界
4．移植材の大きさおよび形の限界

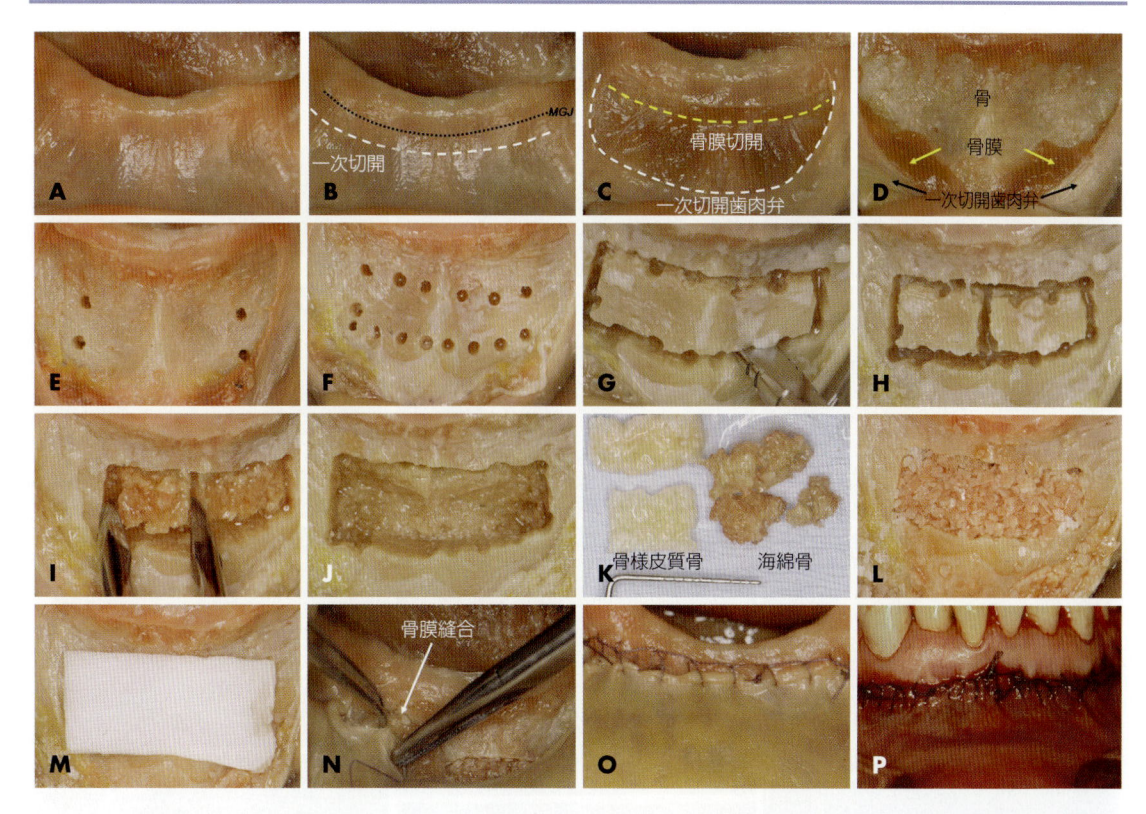

図 28-13　検体標本上での基礎テクニック　A．無歯部骨稜の術前観．B．歯肉歯槽粘膜境と予想される最初の前庭切開の外形を示す術前観．犬歯部まで歯肉弁を延長していることに注意する．C．第一次の切開終了．最初の歯肉弁の翻転と下層の骨膜組織が露出していることに注意する．D．骨膜まで翻転された歯肉弁．歯肉弁が下顎骨全体まで完全には露出されていないことに注意する．E．No. 4 あるいは 6 のラウンドバーで骨移植の側方，根尖側，切縁側の境界に印をつける．F．移植片は骨除去を可能にするための複数の深さを示す穴で外形づけられている．G．骨移植片を除去しやすくするために平刃の挺子が使用される．H．それらの穴は No. 1701 あるいは Lindeman バーで連結される．I．皮質骨が除去されていて下層の海綿骨は小型の Friedman 骨鉗子あるいは Moldt キュレットで除去される．J．海面骨を全部除去した後の，舌側の骨板像．K．皮質骨移植と骨髄を含む骨移植の比較．L．供給側に置かれた Bio-Oss 移植材．M．移植された供給部を被覆する Collacite．N．骨膜組織は最初に 5-0 の Vicryl 縫合糸で縫合される．O．骨膜組織の縫合．P．4-0 あるいは 5-0Vicryl 縫合糸で縫合した最初の弁．

5．より深い解剖学的知識，特に下顎管の知識の必要性
C．下顎枝移植の限界
1．臨床的アクセス
2．筋突起
3．大臼歯の埋伏
4．下歯槽神経の歯冠側位置
D．外科
1．手術前の評価
　a．X 線写真
　　ⅰ．パノラマ X 線写真
　　　(a) 下歯槽神経の走行図
　　　(b) 供給側の評価
　　ⅱ．オトガイ下，臼歯あるいは内部の突起：下顎枝の厚さの評価
　　ⅲ．断層撮影
　　　(a) 外科上の欠陥を図に表すこと
　　　(b) 下顎管の進路を決定すること
　　　(c) 外科的プランニングおよび臨床評価に対する有益な補助役
　b．供給側の臨床評価：何を見つけ出すか？
2．外科テクニック
　a．外科的必要条件
　　ⅰ．この処置は高度の臨床技術が必要であり，神経の損傷を防ぐためには下顎の解剖の完全な知識がなくては達成できない．神経損傷は骨の切り取りや切断の際に容易に生じる．
　　ⅱ．下顎管の解剖：神経の位置には変化があるが，外科的ガイドとして使用できるいくつかの解剖上の平均値がある．
　　　(a) 上下の幅の平均値は 30.5 mm である
　　　(b) 下顎孔は上端より 2/3 の位置にある

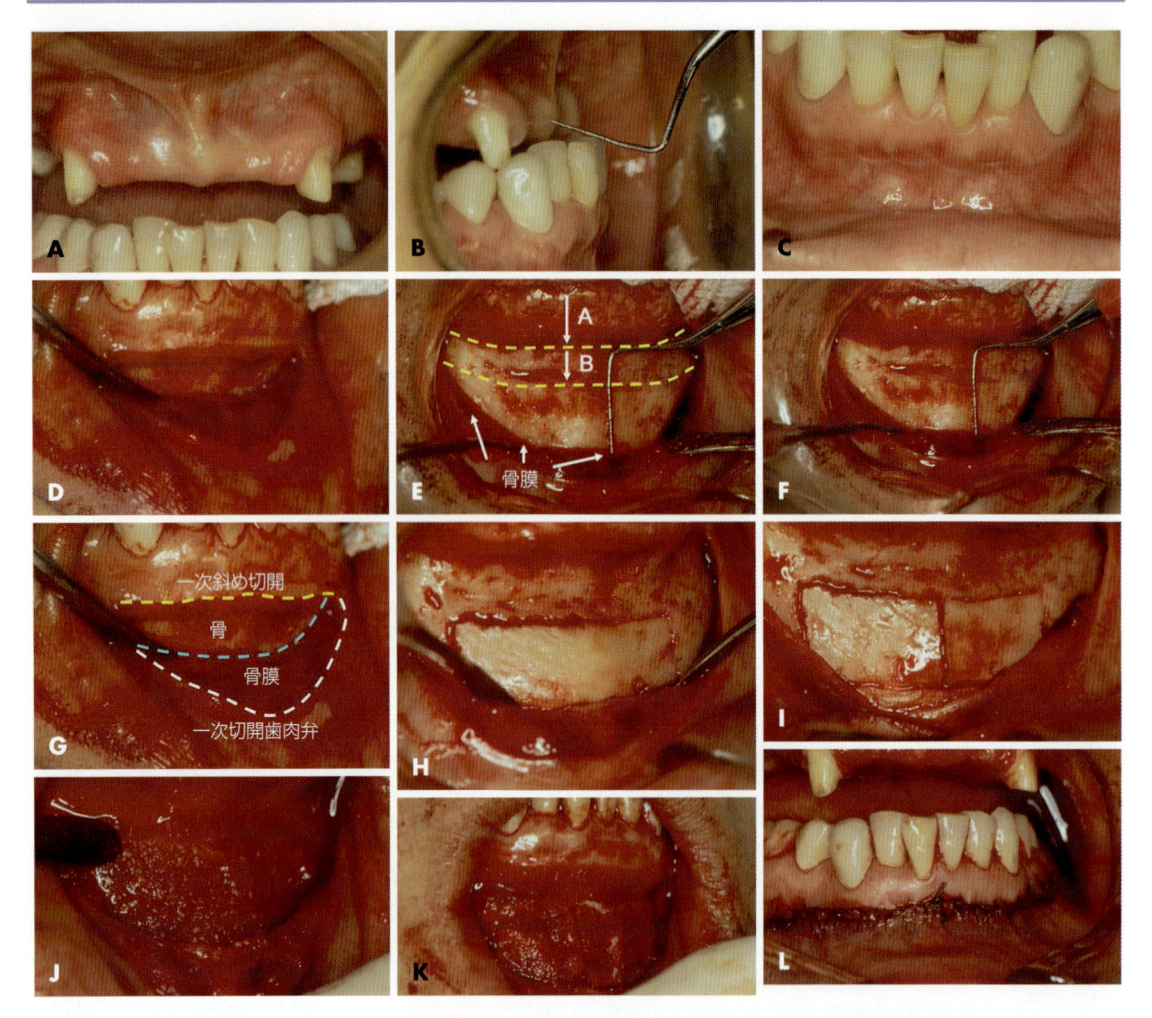

図 28-14　A. 手術前の正面観。および B. Ⅲ級の上顎顎堤関係を示す側面観。C. 手術前の下顎供給側の像。D と E. 骨，骨膜および最初の歯肉弁を示す第一番目の前庭切開。F. 歯の長さを示す寸法表示した露出骨。G. 端は歯根の 5 mm 下方。H. 骨移植の全外形。I. 骨移植片を二分割している。J. 移植片が除去され，そこに脱灰凍結乾燥骨同種移植片(DFDBA)が満たされている。K. DFDBA 上に設置されたコラテープ (CollaTape)。L. 歯肉弁が近接され，5-0 の Vicryl 縫合糸で縫合された弁。

(c) 下顎管の上端から外斜線までの平均距離：
　(ⅰ) 第二大臼歯：7 mm
　(ⅱ) 第三大臼歯：11 mm
　(ⅲ) 筋突起の基部：14 mm
(d) 骨髄性の頰側の骨の厚さは第一大臼歯の遠心半部で最大 (平均 4.05 mm) である。それゆえ，小型のサイズの移植材が下顎枝ではより上部で最も採取され，一般に下顎管の近接を減少させる。一方，厚い移植材を用いての前部の垂直的な骨の切り取りは第一大臼歯の遠心半部で最もよく行われる。長方形の長さは 3.5 cm に近づくかもしれないが，高さは普通 1 cm を越えない。
ⅲ. 手術前投薬 (下顎結合移植を参照)
ⅳ. 手術前薬物 (下顎結合移植を参照)
b. 外科処置
ⅰ. 局所麻酔
ⅱ. 切開 (歯肉弁のデザイン)
　(a) 骨採取のための下顎枝領域への切開のアクセスは頰前庭中央から始め，外斜線から前方に延ばし，臼後パッドの横までとする (図 28-15)。
　(b) 切開は咬合平面の高さより高くならない上行枝の位置で始められるが，このようにすることにより筋突起上の側頭筋の終末付着から離しておくのと同様に頰側の神経と動脈を切ったり，頰側の脂肪パッドを露出させる危険性を最小にする。

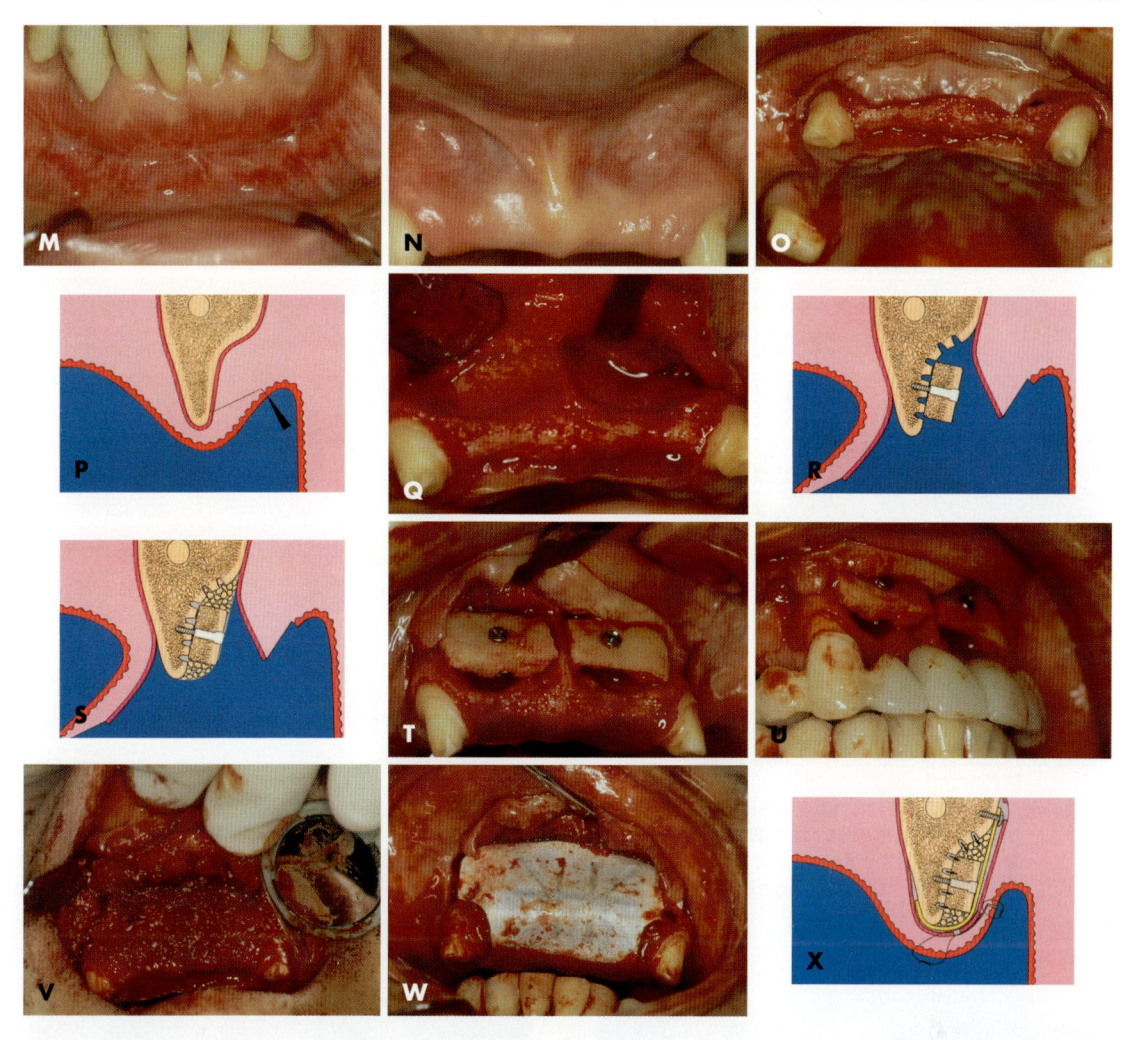

第 28 章　下顎，下顎枝および同種他家ブロック骨移植　　**473**

図 28-14（続き）M. 手術後 2 ヶ月の最終治癒。N. 手術前の上顎像。O. 骨稜の口蓋側で始められた最初の切開。P. 欠損に対する切開を示す図。Q. 鼻棘まで翻転された歯肉弁。薄い骨稜に注意する。R. 皮質骨穿孔の後，骨稜上に移植骨が埋入され，ネジで固定された。S. 隙間を埋めるため移植材を追加し，移植骨はほぞ継ぎされている。T. ブロック移植片が置かれ，ネジで固定されている。U. 1 級の顎堤関係を示すために挿入された暫間ブリッジ。V. DFDBA で差し継ぎされたブロック移植片。W. 延伸加工されたポリテトラフルオロエチレン (e-PTFE) チタン膜（Gore-Tex）。X. 新しい膜が移植材を覆い，縫合されている。

(c) 切開は頬前庭において外斜線の上方でなされ，前方に延ばし臼後パッドの横までとするが，次のどちらかに従う（図 28-16）。
  (i) 粘膜において歯肉歯槽粘膜境をはるかに越えた位置で，あるいは，
  (ii) 大臼歯の頬側溝において，そして第一大臼歯の近心で終了する。
(d) 臼歯が欠損している患者に対しては最遠心の歯にまで部分層弁切開が続けられる。
(e) 下顎体から下方端まで全層弁が翻転されると下顎の側方端が露出する。
(f) 歯肉弁を外斜線に沿って筋突起の基部まで上方に引き上げるのに切れ込みのついた下顎枝開創鉤が使用される。
iii. 移植片獲得のための骨切り術，矢状分割骨切り術にいくぶん似ている処置。
  (a) 外斜骨切り（図 28-16〜28-19）
    (i) 骨切りは前方から筋突起まで充分な厚みが現れるところで開始する。
    (ii) 採取処置は，ドリルで穴開けされる移植片の外形に印をつけるための小型のラウンドバーで始める。小さな穴は臨床家が皮質板の厚さを決定できるように深さのカットマーカーとしても役立つ。

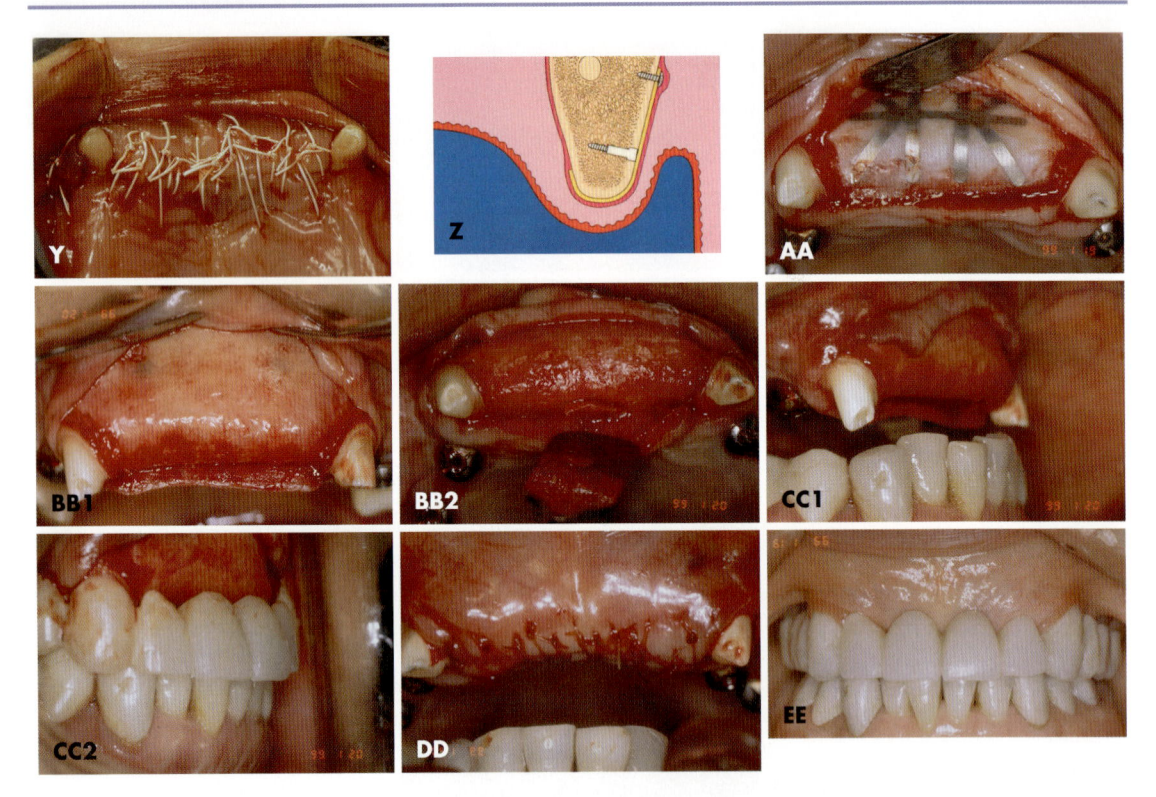

474　第Ⅳ部　高度な外科手術法

図 28-14（続き）Y. 歯肉弁の近置と e-PTFE 縫合糸による縫合。張力を開放した縫合と完全な歯肉弁の閉鎖に注意せよ。Z. 6ヶ月後には完全な治癒が得られ，非吸収性の膜であれば除去する。AA. 除去前のチタン製 Gore-Tex 膜。BB. 骨稜の大きさの著しい増加を示す正面観（1）と咬合面観（2）。CC. 1級の関係を示す側面観（1）。ポンティックと骨稜のすばらしい位置関係に注意せよ（2）。DD. 縫合された歯肉弁。EE. 最終暫間ブリッジ。（図は Straumann, USA より，写真は Dr. James Hanratty, Swampscott, MA による。）

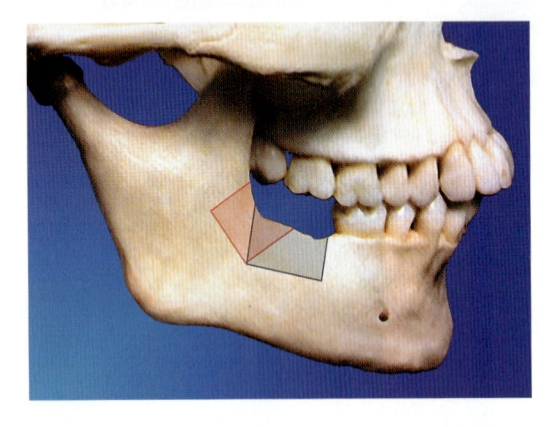

図 28-15　上行枝あるいは頬棚から得られる骨は必要とされるブロックの大きさおよび局所的な歯や下顎の解剖に従って，灰色の範囲，赤い範囲，あるいは両方から採取することができる。

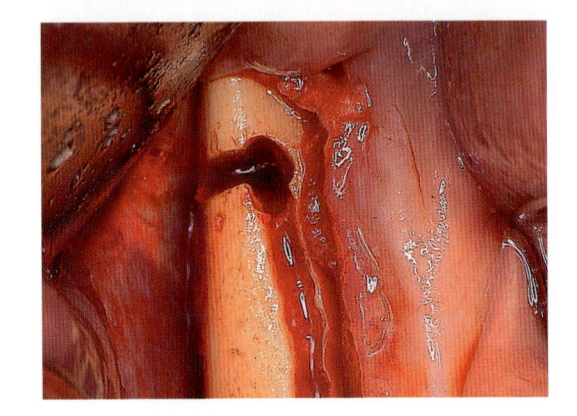

図 28-16　歯肉弁が翻転される。骨稜に水平切開，そして垂直切開がされている。下の水平切開は No. 8 の丸いカーバイドバーで形成される。それにより，皮質骨に 1 本の線が形成され，それに沿って骨は破折する。

（ⅲ）それらの穴を連結するために小型のフィッシャーバーを充分な注水下で外科用あるいは高速ハンドピースにつけて使用し，下顎枝前縁に沿って皮質を貫通して外斜線中央に，パイ型のくさびを避け

るために外面に平行に動かす。

（ⅳ）骨切りは第一大臼歯の遠心面まで前方に延長する。

（ⅴ）歯肉弁の牽引と垂直的および根尖の骨切りの視界を提供するためにチャンネル開

創鉤を下顎下縁に沿わせて配置する。
(b) 垂直切開
(ⅰ) 前方の垂直切開：この切開は神経血管束への損傷を回避するために，皮質の下に到達したことを示す出血が明らかになるまで第一大臼歯の遠心で下顎体に注意深く漸次行う。

注意：切開の長さは必要な大きさと下歯槽神経の位置で決まる。

(ⅱ) 上部水平切開：この切開は外斜骨切りに対し直角に下顎の側面でされる。
(c) 下方骨切り：アクセスと視界はこの特異的な領域では限られているかも知れない。そして，このために下顎の切開は小型のラウンドバー (No. 4 あるいは 6) で浅く行い，その切開は骨折線として役立つ。その切開は下顎管の上方ですべきではあるが，直上ではしない。

注意：骨切り術の切開を行う時，切開が完全であることを確認するために臨床医は特に隅角に注意を払うべきである。そうしないと，移植片を切り離しにくいであろう。

(d) 移植片の除去
(ⅰ) 小型のノミあるいは分割用骨切り器具を骨切りの全長に沿わせ，マレットで"そっと"叩く。そのノミは大臼歯の歯根および/あるいは下歯槽神経を損傷しないように下顎枝の側面に平行に注意深く置かれる。
(ⅱ) 頬側部分は幅広の 8 mm，平刃，45°角度付きノミを用いて切り離される。そのノミは下顎枝前部切開の内側に置かれる。ノミを用いててこ上げしたり，あるいは回転させて移植片を下顎枝から完全に分離させる。

注意：もし移植片が神経血管束の下方に位置するならば，神経血管束が移植片の中に取り込まれていないことが確認できるまでは切り離しを終えるべきではない。

(ⅲ) 移植片はすぐに滅菌生理食塩水に入れ，使用準備に入るまでは置いておく。

注意：移植片の静置に関しては過度の遅延は避けるべきである。

(ⅳ) 移植片の除去後，下顎枝周囲の鋭利なかどはバーまたは骨ヤスリを用いて滑らかにする。
(ⅴ) 骨蝋あるいは止血剤 (コラーゲンあるいはゼラチンスポンジ) を供給側に置く。FDBA 骨パテはその後，供給側において充填するのに用いられる。
3. 弁の閉鎖：4-0 あるいは 5-0 の Gore-Tex あるいは Vicryl の縫合糸を用いた断続縫合。
4. 手術後のケアは下顎移植のケアと同様である。

注意：程度はさまざまであるが浮腫が手術後によくみられる。ほとんどの場合，腫脹は手術後最初の 2 日の間に急速に減少し，1 週で完全な消失が生じる。手術後の開口障害が採取時筋突起に付着する筋線維に対する過度の外傷によって引き起こされることがある。そこで採取に必要な範囲をはるかに越えた弁の引き裂きを最小にすることが重要である。弁の切開中に起こりうる舌側の神経への損傷は切開を骨頂の中央に，あるいはわずかに頬側に臼後パッド部位を越えて入れることにより避けることができる (図 28-15〜28-19 を見よ)。

Ⅲ．同種他家骨ブロック移植
A. 利点
1. 合併症の発現頻度が少ない
2. 利用できる骨の容量と範囲がより大きい
3. 採取時間の減少
B. 欠点/禁忌
1. 骨のコラーゲンの側面と無機成分の両方を含んでいる
2. 移植側と受容側両方の皮質除去
3. 同種他家ブロックと共に膜バリアの使用
4. 塩分を含んだ，あるいは非活性化血小板を多量に含むタンパク質を使っての同種他家ブロック片の完全な再水和作用を行う (図 28-20〜28-29)

受容側：下顎結合，下顎枝，そして同種他家移植の準備
A. 手術前の必要条件
1. 対象部位は移植手術前に完全に治癒していなければならない
2. 異物除去，軟組織外科，さらに抜歯は移植前少なくとも 8 週には完遂されていなければならない
B. 外科的必要条件
1. 欠損は 5 歯を越えない
2. 欠損は垂直的に広げすぎない
C. 処置メモ：実施予定の受容側はすべての例で移植片採取に先立ち露出される。こうすることで欠損の測定および移植片採取と設置間の最短経過時間

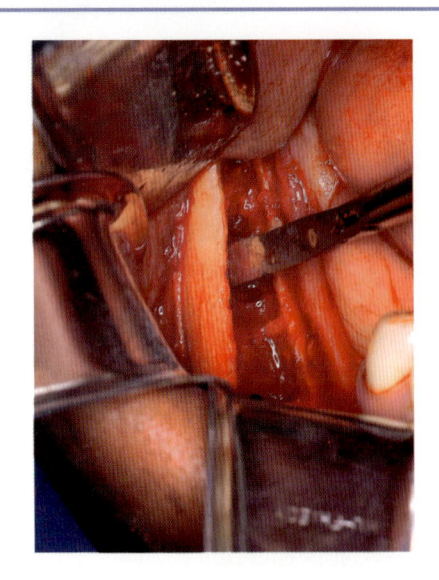

図28-17　オステオトームの使用後，45度の角度で骨ノミが当てられ，軽く殴打される。

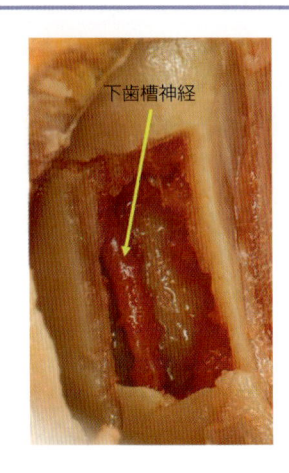

図28-18　採取された骨移植片。下歯槽神経の近接に注意する。

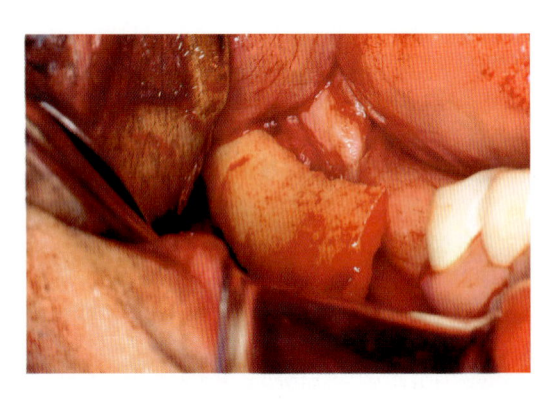

図28-19　骨ブロック片は分離しすぐに除去する。その範囲は下歯槽神経に影響を与えていないことが保証できるよう詳しく調べる必要がある。供給側は任意に移植できるが，ここではパテ状の同種他家材料が移植されている。

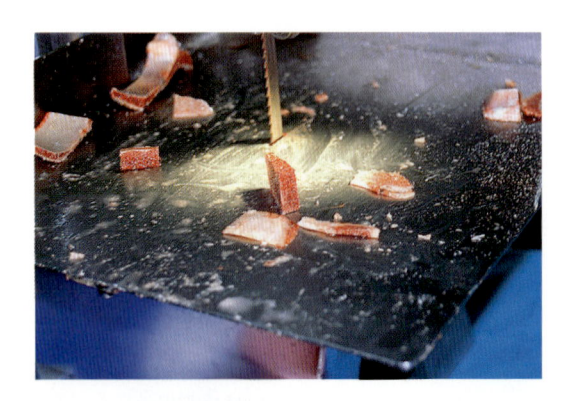

図28-20　ほとんどの組織バンクはさまざまな形状の同種他家組織を提供できる。粉末に加えてさまざまな大きさと形のブロック片がほとんどの組織バンクから入手できる。

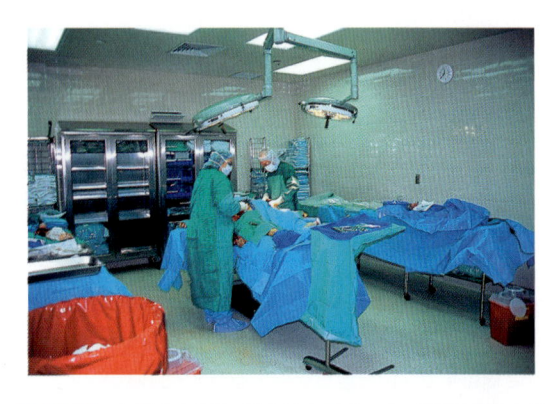

図28-21　同種他家組織が使用される時，その組織は完全な治療歴と潜在的な提供者の検死解剖を管理できている高品質の組織バンクから入手する。さらに，写真に示すように無菌の手術室環境で組織バンクから得られる組織を採取して使用することが望ましい。

の両方が達成できる。

1. 歯肉弁のデザイン
   a. No.15のメスを用いて"ベベルをつけた"切開が上顎では骨稜の口蓋側で，下顎では骨稜の唇側あるいは頬側で開始される。切開は移植片を近接させないように移植部位から十分に離さなければならない。
   b. 歯肉弁は無歯部の方へ少なくとも1歯分近心および遠心に拡張する。

注意：外傷そして/あるいは穿孔を未然に防ぐために組織に注意深い操作が推奨される。

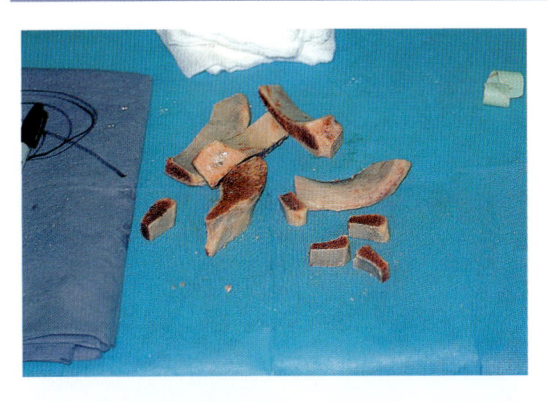

第 28 章　下顎，下顎枝および同種他家ブロック骨移植　　**477**

図 28-22　ひとたび同種他家骨が採取されると，その骨は臨床家の要求する適当な大きさと形に切断される。

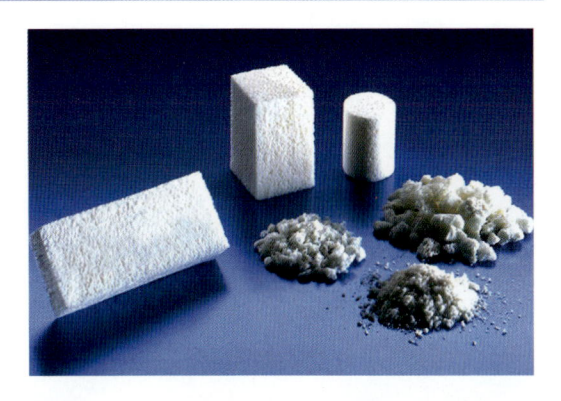

図 28-23　これらの採取されたブロック片はたくさんのステップを経て細胞，脂質，さらに湿気を除去する。

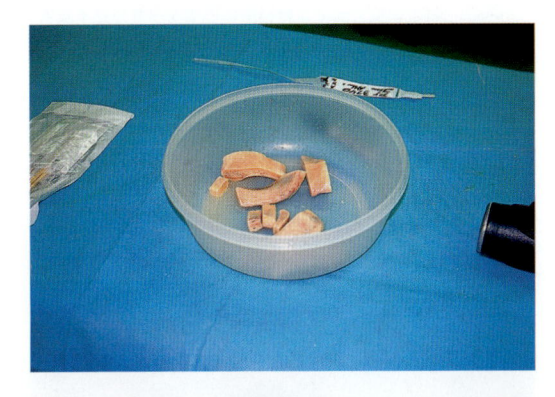

図 28-24　軟組織をすべて清潔にするとすぐにそれらは形作りに備えて洗浄される。その後，それらは骨粉を供給するために粉砕され，あるいはさまざまな形状のブロック片を供給するために鋸やレーザーで切断される。

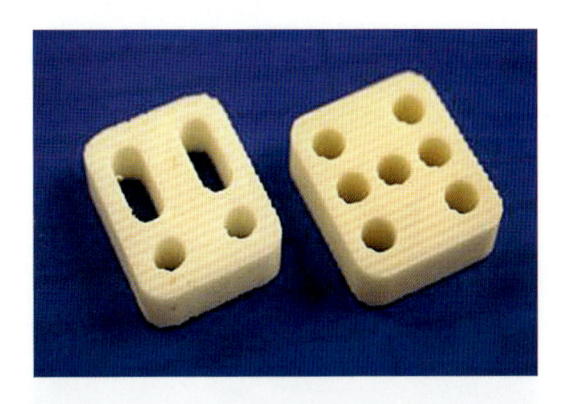

図 28-25　整形外科で骨移植用に供給された骨ブロック片形状の 1 例。

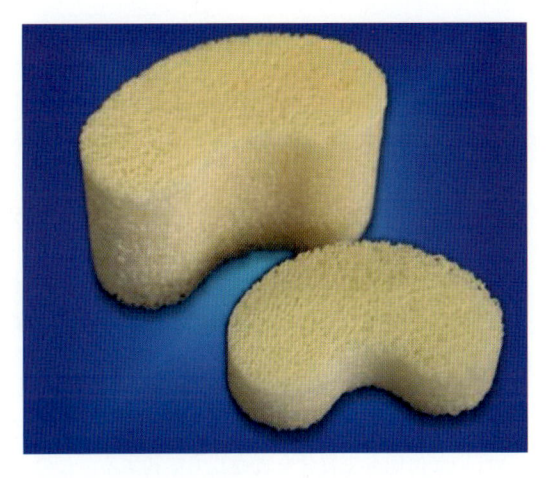

図 28-26　整形外科で骨移植用に供給された同種他家骨ブロック片形状のもう 1 つの例。

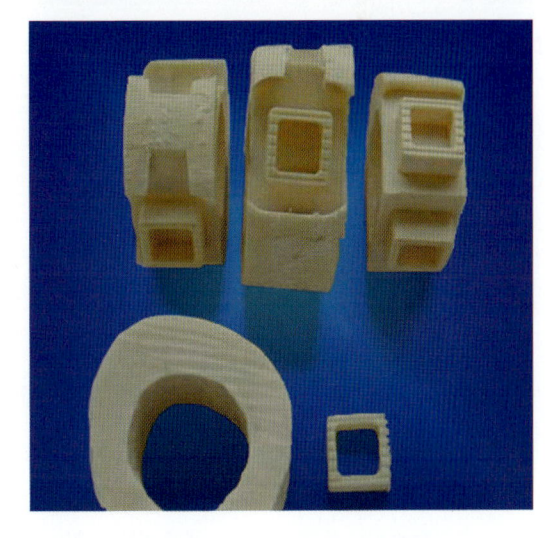

図 28-27　複雑な形状の骨ブロック片でさえ組織バンクから入手できる。

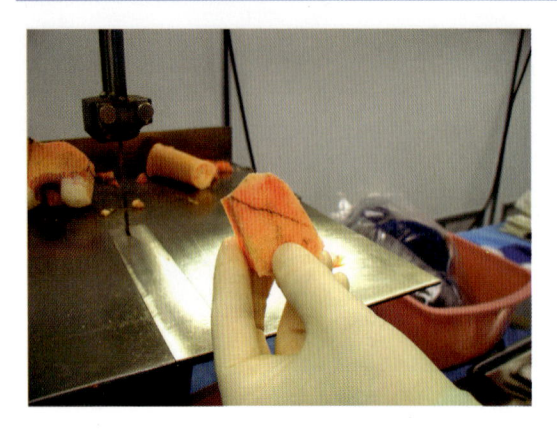

図 28-28 頬舌幅の増加のために下顎あるいは上顎に移植を必要とするほとんどの場合，骨稜は典型的に骨頂部が狭く根尖部が広く，三角形の様な形状になっている。三角形型同種他家骨ブロック片はこれらの状況にうまく適応し，移植材の狭い方を根尖に，広い方を骨稜の頂上に設置させる。

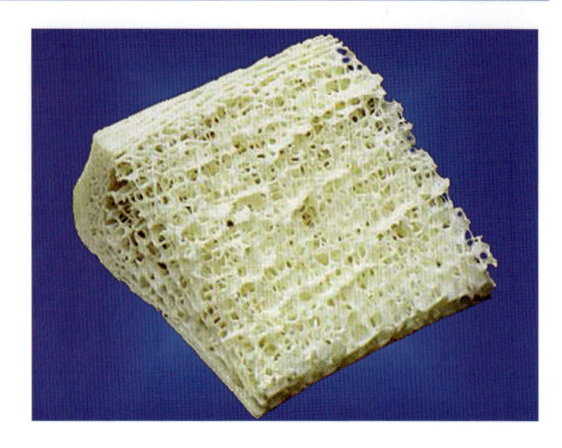

図 28-29 歯科インプラント埋入前に行われる顎堤増成法に利用可能な市販の同種他家骨ブロック片の一例。頬側および咬合面では軟組織に近接すべきである皮質側に注意せよ。海面側は準備された受容側の宿主の骨と同程度にすべきである。

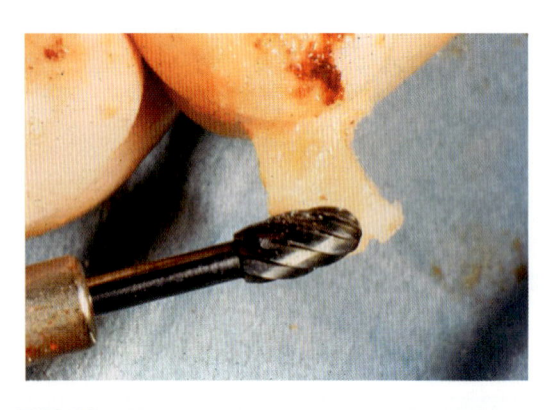

図 28-30 採取された骨ブロック片は受容側に適合するように形態修正される。そのブロックを容易に最も望ましく適合できるように準備することは受容側にとって重要である。

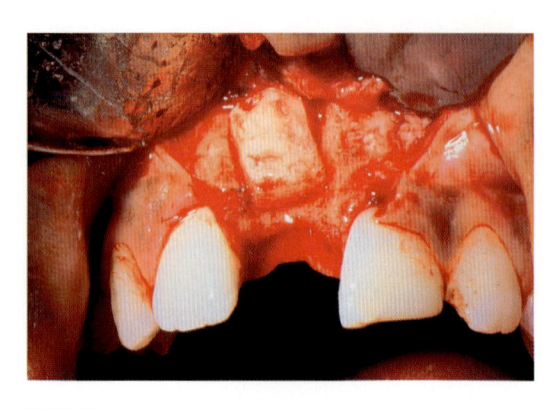

図 28-31 ブロック片が採取され，形態修正されて欠損に適合している。

c．歯肉溝切開がその歯の周囲に施される。
d．垂直方向の減張切開は充分な血液供給を保証し，閉鎖を可能にするために分岐させるべきである。
e．上顎前方では，全層弁は前方は鼻棘の縁まで，下方は鼻腔の縁まで，側方は犬歯窩領域まで持ち上げられる。
f．骨膜の減張切開は歯肉弁の緊張のない歯冠側位置づけを可能にし，完全な移植片の閉鎖を保証するために注意深く行う。減張切開は No. 15 のメスあるいは鋏を用いて弁の基部で弁が自由に動くようになるまで骨膜を水平方向に切開する。
g．歯肉弁の緊張をさらに解放するのに小帯切除術が考慮されるかも知れない。歯肉弁を危うくしないように注意が払われなければならない。

2．移植片の固定：移植片採取の成功は部位と移植片の細心の準備，そして移植片の安定に基づく。
 a．下に位置する骨は外科用キュレットを用いてあらゆる組織の小片や骨膜から自由にする。
 b．受容側の骨形態が評価され，骨と移植片の接触関係を改善するため，通常は形態修正をする（図 28-30，28-31）。
 c．皮質除去：受容側は骨髄腔を開放するために小型のラウンドバー（No. 4）と滅菌生理食塩水を用いて何回も皮質骨を貫通して穿孔する。このようにして出血面，増加した血管新生，始原細胞の流入，そして移植片の採得を行う。
　移植片の下面は時々連続した小孔で穿孔される。それにより骨原性細胞の利用度の増加，再血管新生の促進，そして移植片の結合の改善が

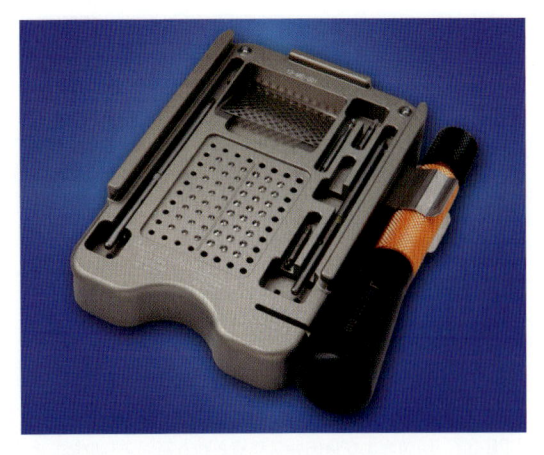

第28章 下顎，下顎枝および同種他家ブロック骨移植　479

図28-32　ここに紹介されている高級ネジ固定キットは骨ブロック片の異なる厚みに適合できるようにさまざまな長さの1.6 mm径のネジを用意している。

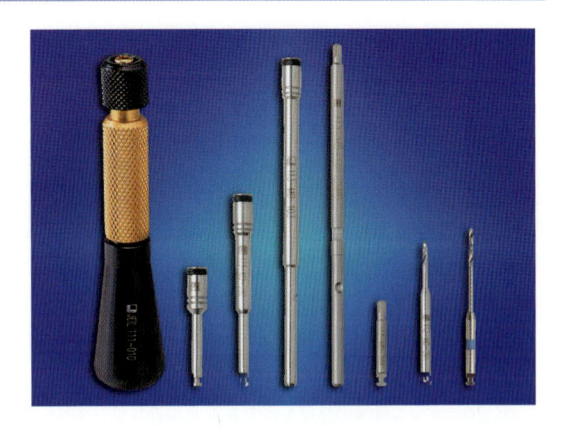

図28-33　骨ブロック片の治癒遅延を考慮して，そしてアクセスが可能な場合は柄に適合できるネジ回しを持ち，あるいはアクセスが限られた場所のためのインプラントモーターに適合できるように直径の異なる数種のドリルがそのネジ固定キットに組み込まれている。

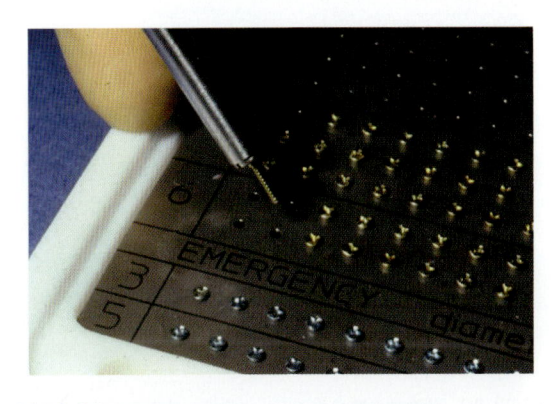

図28-34　ネジまわしのチップはネジの頭に適合し，またネジと柄を片手でつまむことができ，もう片方の手は骨ブロック片を安全に受容側に自由に持っていけるようになっている。

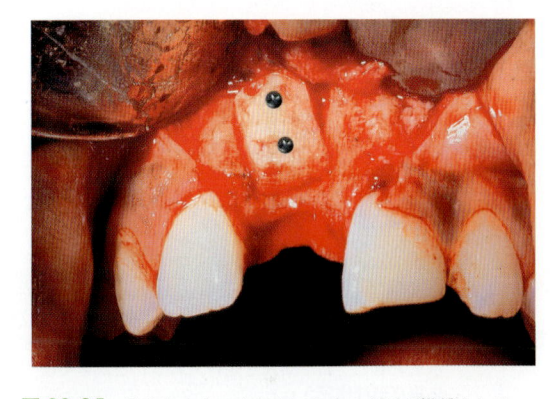

図28-35　骨を安定させるために2本のネジが推奨される。

なされる。同種他家骨ブロックを使用する時，ブロック全体に穿孔させることが特に重要である。

　d．移植片の固定は小さな直径のチタン合金ネジ（BioHorizons）を用いることで達成される。1.6 mmの目印をつけて，最大の安定を得るため穴は移植片を貫通し，下部の受容側の中へ，できれば2つの穴でドリルにてあけられる。ブロック移植片自体は2 mmのドリルであけられる。この穴あけによってネジが移植片を貫通して基底骨と噛み合うことになる。ネジ穴の皮質の部位はネジ頭の適合を許すためにわずかに円錐形に穴を開ける。移植片の固定は重大であり，吸収の減少と増加した血管新生を伴って初期固定を高めるであろう。

注意：安定を高めるために，そして意図しない回転を防ぐために2本のネジが推奨される。

図28-32～28-34を見よ。

　f．移植片はほぞ穴を開けられ，供給側から採取された海綿骨あるいは同種他家微粒子骨は小さな間隙の中に充填して使用される。

3．骨再生誘導/膜：膜は必要な時のみ使用される。なぜなら，膜は初期の露出が生じると合併症になる恐れがある。同種他家ブロック片に関しては，それらの膜はすべての症例で使用されるべきである。膜の露出は結果として，

　a．感染そして/あるいは
　b．成熟しない段階での除去で骨量の獲得がより少なくなる

4．膜使用の適応
　a．移植片による不完全な欠損の補填
　b．移植片の吸収を減じるため

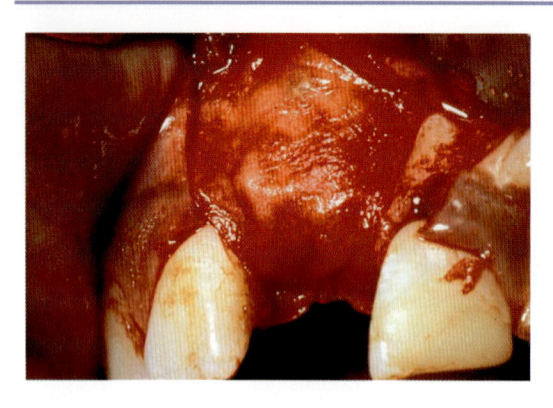

図 28-36　完全な骨稜の修復を示す 6 ヶ月後のリエントリー。

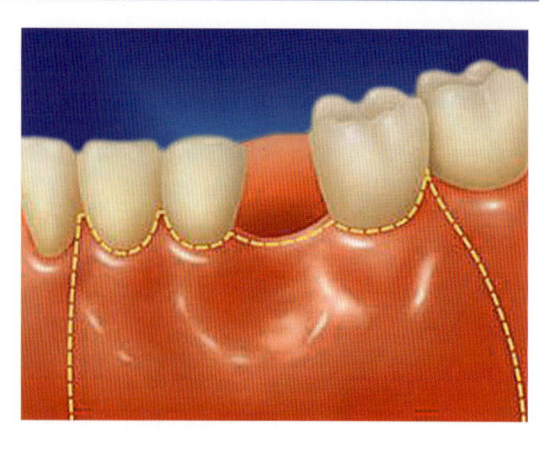

図 28-37　切開および歯肉弁は移植される範囲から少なくとも 1 歯分，近・遠心に延長する。

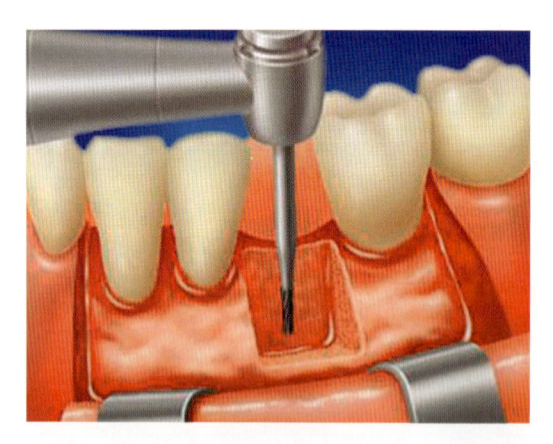

図 28-38　受容側の骨の外形が評価され，同じように再度形態修正されたブロック片を受け入れることができるように再び形態修正される。

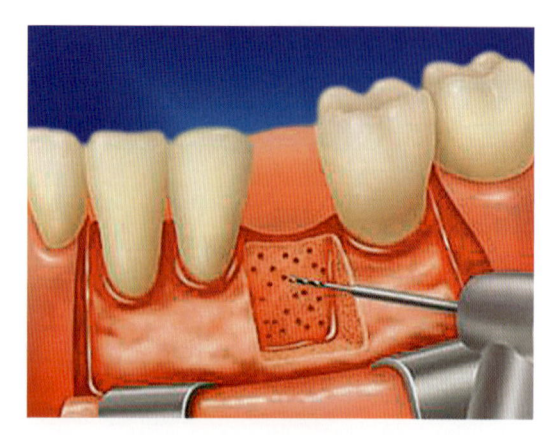

図 28-39　骨髄腔を開拡するために何回も受容側を穿孔する。こうすることで出血面ができ，血管新生や血液流入の増加，あるいは始原性細胞の増加，そして究極は移植取り込みの増加に役立つ。

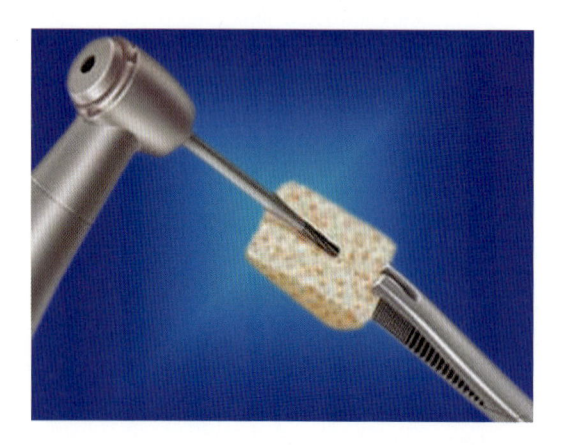

図 28-40　骨ブロック片は受容側に適合するように形態修正される。移植材の底面もまた時々一連の小さな穴で穿孔して，骨原性細胞の有用性を増加させ，再血管新生の割合を促進させ，移植材の結合の割合を改善する。

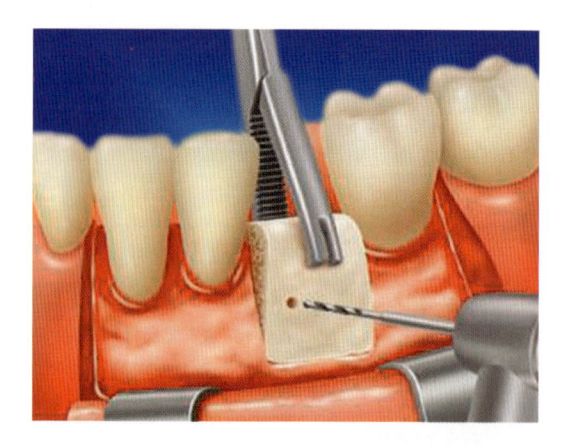

図 28-41　移植材の安定化は直径の小さなチタン合金ネジを用いることで達成される。最大の安定を得るために 1.6 mm の目印をつけてから移植材を貫通し下部の受容側に達する 2 個の穴をドリルで形成する。その後，ブロック移植片自体に移植片の固定を考慮して 2 mm 径のドリルで穴が開けられる。

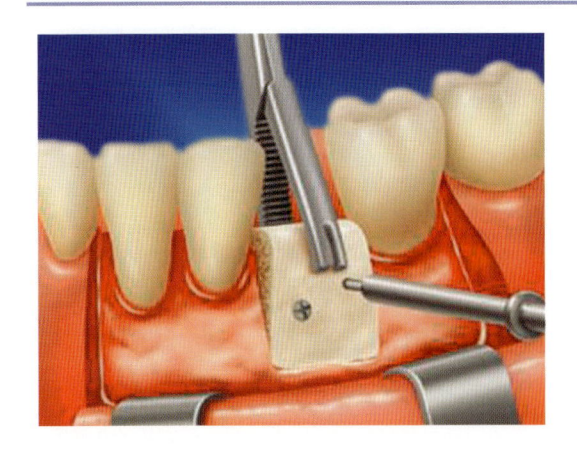

第 28 章　下顎，下顎枝および同種他家ブロック骨移植　　**481**

図 28-42　2 mm 径のドリルでブロック片に穴を開け，その後，1.6 mm スクリューを使用することでネジは移植片を貫通して基底骨で作業できるようになる。ネジ穴の皮質領域はスクリューの先端の適合を考慮して少しだけネジ穴を円錐形に広げる。移植材の安定はきわめて重要で，吸収の減少と血管新生の増加を伴う初期の安定を助長する。その移植材は供給側から得られた海綿骨あるいはわずかだがばらばらに満たす同種他家微粒子骨でいわゆる '差し継ぎ' をする。

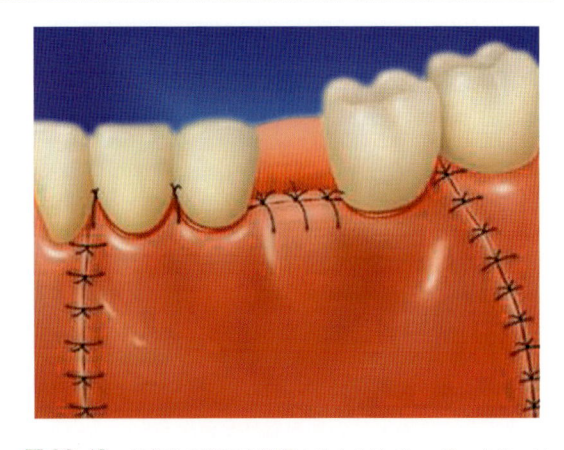

図 28-43　歯肉弁の安定を保証するために Gore-Tex あるいは 4-0 Vicryl の断続縫合が 2 週間施される。

　c．微粒子移植材を含んだり安定させるのに役立たせるため
　d．不足した部位の骨再生を増加させるため
　e．同種他家移植ブロックを用いる時は常に

5．膜使用の禁忌
　a．皮質海綿移植片が完全にあるいはほとんど欠損を占有してしまう時
6．縫合：歯肉弁の安定を保証するために断続縫合された Gore-Tex あるいは 4-0 Vicryl 縫合糸を 2 週間そのままにしておく。

臨床例が**図** 28-35〜28-43 に示されている。

［國松　和司　訳］

第29章

マイクロサージェリー

治療法の改革は，数多くの外科医に再トレーニングを要求し，手術室での使用器具を革新した。この革新により医学の多くの領域，例えば血管，角膜，耳，神経，婦人科そして特に腹腔内および関節内での外科治療でマイクロスコープが受け入れられた。

これらの手法の導入は，マイクロサージェリー（外科）の術式の進歩に伴い，通常の手術方法として一般社会に受け入れられるようになった。過去10年間に歯周治療の分野では，多くの歯周外科の手法が進歩し，さらに術野が詳細に見えるようになったことから，さらに細かいテクニックが必要になった。組織再生誘導法（GTR法），歯冠延長術，歯肉増成術，軟組織または硬組織による歯槽堤増成術，骨切除およびインプラントの成功のためには，歯周外科の細かいテクニックが必要になるが，肉眼で見える範囲ではその術式には限界がある。

そのため，ペリオドンタルマイクロサージェリーが発展した。ペリオドンタルマイクロサージェリーは従来の歯周外科に取って代わるような特別な術式ではないが，すべての面で歯周外科のテクニックを新しくした。マイクロサージェリーは，外科用マイクロスコープを使用して術野の細部が飛躍的に見えるようになり，基本的な外科手術テクニックの進化した形であると定義できる。一方，従来のマクロスコピック外科やマクロサージェリー外科とは，拡大をしない肉眼による外科治療のことを言う。

マイクロサージェリーで得られる視覚的優位により，肉眼による外科とマイクロサージェリーは比較することはできない。肉眼による外科では，手の動きは自己の感覚によるものであるが，マイクロサージェリーでは手の動きは視覚で規定される。この視覚で規定された動きは，今まで学んできた術中の手の位置や全体的な動きを通して，視覚的にフィードバックされ術中の手の動きの修正に役立つ。視覚で規定されていることから，動きの再訓練や練習により，手の動きが非常に正確になる。マイクロスコープを使用して視覚的に手を動かすことにより，以前では考えられないような臨床成績を歯周病専門医は得られるようになった。

そのため，視覚を拡大することは，一般歯科および特に歯周病専門医の間に広まった。拡大により視覚が飛躍的に改善することから，近代の歯科臨床においてマイクロスコープを使用した治療は，重要な位置を占めるようになった。

拡大システム

臨床医にとっては，単純なルーペからプリズムテレスコープルーペ，そして外科用マイクロスコープまで，様々な単純または複雑な拡大システムが入手可能である。それぞれの拡大システムには，特別の利点や限界がある。視野を改善するためにどの様式の拡大を選択するかは術式により決定する。倍率が大きくなると，視野が狭くなり，焦点は合わせにくくなる（図29-1）。そのため，使用する倍率の光学的原理を理解することは，歯科臨床で使用する際に非常に重要である。マイクロデンティストリーやペリオドンタルマイクロサージェリーを行うためには，技術を身につけるとともに，必要とする拡大率でマイクロサージェリーの器具を使用するために，徹底したトレーニングと練習が必要となる。

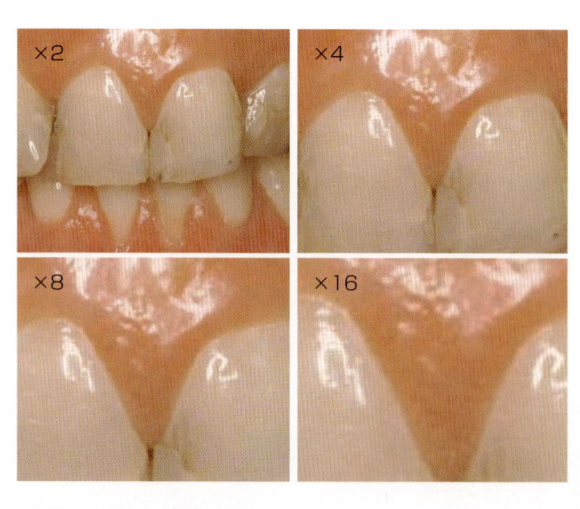

図29-1 拡大（各倍率）

拡大ルーペ

　サージカルルーペは，歯科で使用する拡大鏡の中で非常に一般的なものである。基本的に，ルーペは2つの単眼のレンズから成り，術野に焦点が合うように2つの収束レンズを目の前に横に並べた形態である。拡大像は，収束レンズにより立体像を形成する。この収束レンズ系をケプラー光学系と呼ぶ(図29-2)。3種類のケプラールーペが一般的に歯科で使用されている。単純な1つのレンズから成るもの(図29-3，29-4)，複合ルーペ(図29-5，29-6)，プリズムテレスコープ(光学望遠型)ルーペ(図29-7，29-8)などがあるが，それぞれは光学的また構造的に非常に異なる(表29.1)。ほとんどの歯周治療に適合し，仕事の正確さが増すのは，複合ルーペまたはプリズムルーペであり，4～5倍の拡大率が倍率，視野，焦点深度の点で最も効果的である。

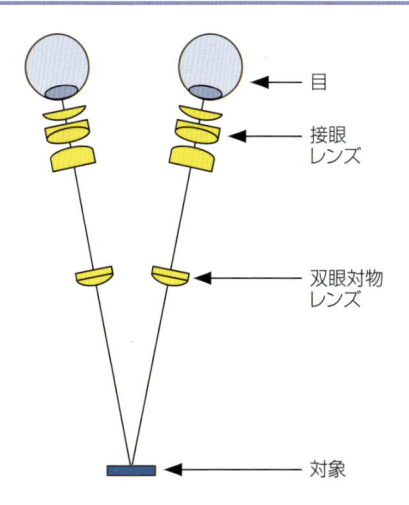

図29-2　ケプラー光学系

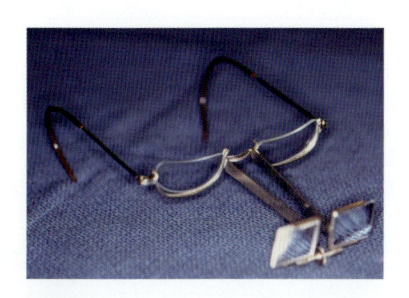

図29-3　単純ルーペ

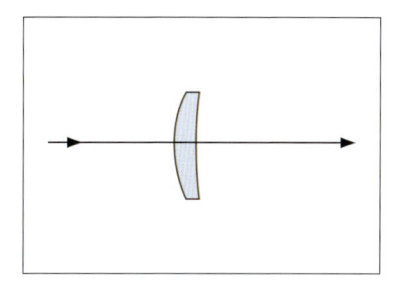

図29-4　単純ルーペの光学系図解

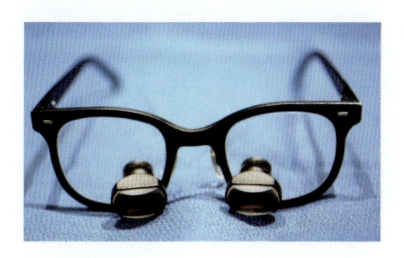

図29-5　複合ルーペ

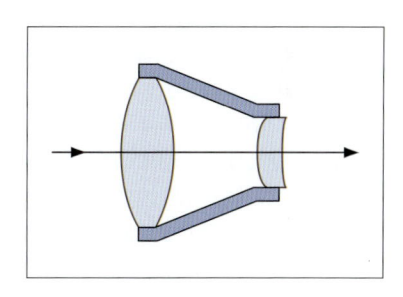

図29-6　複合ルーペの光学系図解

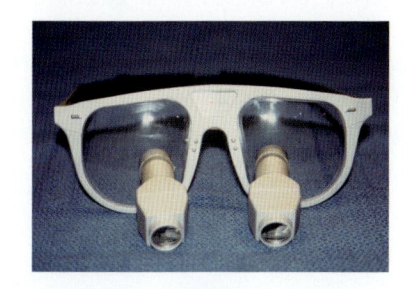

図29-7　プリズムルーペ付眼鏡

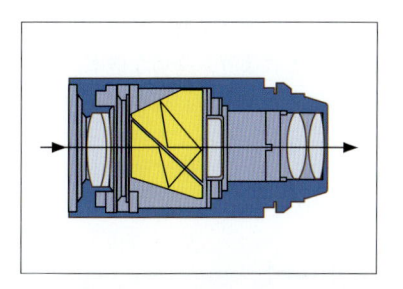

図29-8　プリズムルーペの光学系図解

表 29.1 ケプラー式ルーペ

タイプ	レンズ	最大倍率	利点	欠点*
単純	1枚	×1.5	単純	大型では重くなり歪曲収差と色収差が発生 拡大率
複合	複数	×3.0	倍率を増加できる	深度制限 近接制限
プリズム	複数	×4.0	高倍率 深い深度 長い可動域 広い視野	約×4.0で加重

*ケプラーの光学式ルーペの最大の欠点は医師の目が術野に集中することである。これは眼の緊張を来たし，特に不適合のルーペを長期使用した後では視力が変化する。

表 29.2 サージカルオペレーティングマイクロスコープ

タイプ	レンズ	最大倍率	利点	欠点
顕微鏡	複数	×4〜20	双眼式接眼レンズ 平行な接眼レンズで 両目で観察 難屈折性(色)レンズ 高解像度 効果的な照明 深度・視野を拡大 拡大率の変更が容易	患者の位置を固定 初期費用が高い 60〜80%の部位限定

単純ルーペ

単純ルーペは，1対の皿状のレンズから成り(図29-4を参照)，原始的な拡大鏡で，能力に限界がある。レンズは2つの屈折面を持ち，1つの面から光が入り，他面から出る構造である。単純ルーペの倍率を増すためにはルーペの直径と厚みを増す必要があるため，その大きさと重さには制限があり，作業距離や焦点深度を考慮して歯科臨床に使用できる限度は1.5倍までである。

複合ルーペ

複合ルーペ(図29-6を参照)は，レンズ間にスペースを置いて複数のレンズを組み合わせたもので，屈折面を追加することにより，適切な倍率，作業距離と焦点深度を得ることができる。複合ルーペでは，色収差の補正ができることが利点である。一般的な歯周病専門医が使用する4〜5倍の倍率では，大きさと重さは問題にはならない。

プリズムルーペ

プリズムルーペは，現在入手できる拡大ルーペの中で最も光学的に進歩したものである(図29-8を参照)。プリズムルーペは，シュミット式または屋根式プリズムであり，ルーペ内の複数のミラーで光を反射し，屈曲させるため，ルーペの鏡胴部分を短くすることができる。プリズムルーペよりも倍率が高く，光学的に優れているのは，サージカルマイクロスコープのみである。

手術用マイクロスコープ

サージカルオペレーティングマイクロスコープ(表29.2)は，拡大ルーペよりも用途が広く，多くの利点を有する。マイクロスコープは，拡大レンズに様々な屈曲率のものを使用し，快適である(図29-9)。オペレーティングマイクロスコープは，ガリレイの光学原理に基づいて作られ歯周治療に適している(図29-10)。

マイクロスコープは，拡大ルーペ，拡大率変換装置と両眼の接眼部分を組み合わせて作られており，双眼鏡部分が目を酷使と疲労から保護する。コーティングされた色収差補正レンズが使用されており，高解像度でハイコントラストの立体像が得られる。

操作性

歯周治療のために，サージカルマイクロスコープは，操作性，安定性と適切な作業距離を備えている必要が

第 29 章　マイクロサージェリー　　**485**

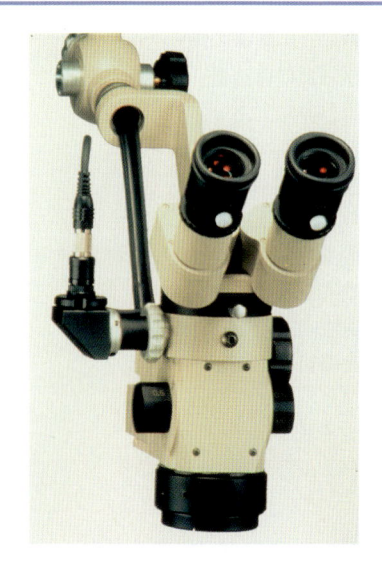

図 29-9　サージカルオペレーティングマイクロスコープ

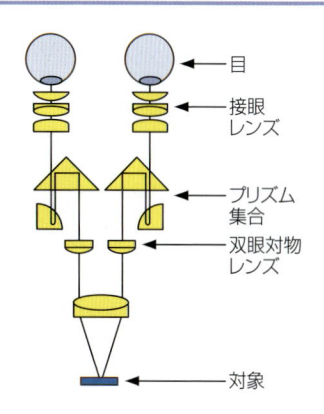

図 29-10　ガリレイ式マイクロスコープの図解

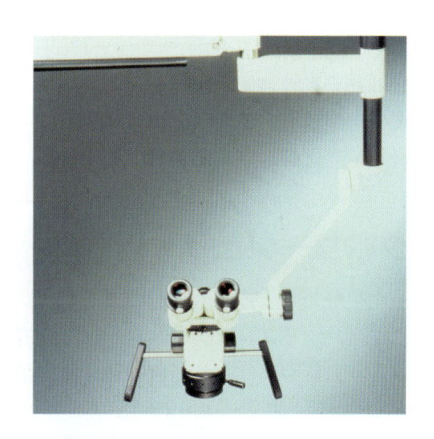

図 29-11　回転台上の顕微鏡

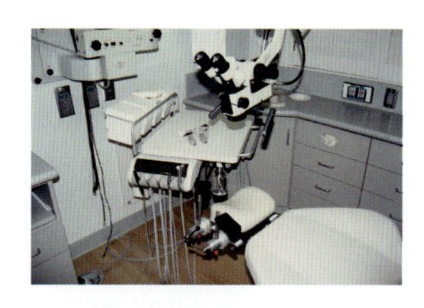

図 29-12　歯周外科手術用に設置されたマイクロスコープ

ある。マイクロスコープの懸架装置は操作性が非常に重要であり，安定性のために，天井，壁およびフロアスタンドが使用される。

　歯周病の様々な解剖学的構造がより良く見えるように，操作性は，常に臨床医の要求に充分合っている必要がある。術者側にアイピースが傾斜していることは操作性の上で欠くことのできないものであり，扱いやすさは歯周治療に使用するサージカルマイクロスコープとして重要なことである。ほとんどの製品のレンズの光学的特性は同等であるため，歯周治療に使用するために適切なマイクロスコープの選択には，光学的特性よりむしろ操作性の方が重要なポイントになる（図 29-11，29-12）。

照　明

　術野の明るさは非常に重要である。歯周病専門医は，側方にマウントされたライトからの照明に慣れている。ルーペを使用する臨床医は，ルーペを通過する光の量の減少を補うためヘッドランプをしばしば使用する。最近まで，同軸ファイバー光学イルミネーションを有することが，サージカルルーペではなく手術用マイクロスコープの主な利点で，この同軸のライティングのお陰でプリズムビームスプリッターを介する光学軸に平行に光源を設定できるようになった。同軸ライティングでは影ができないため，口腔内の歯肉縁下のポケット内や垂直性骨欠損内までもより良く見ることができる。根表面の粗糙部分や沈着物も良く見え，以前には見ることができなかった正常または異常な歯周組織の構造を医師は観察できるようになった。そして教育を受けた内容だけではなく，改善された視覚から得た解剖学的形態を基に治療方針を決定できるようになった。現在では，同軸ライティングは，プリズムテレスコープルーペにも応用されている。

映像記録

　歯周治療の画像記録は，歯科の法律的理由，患者に

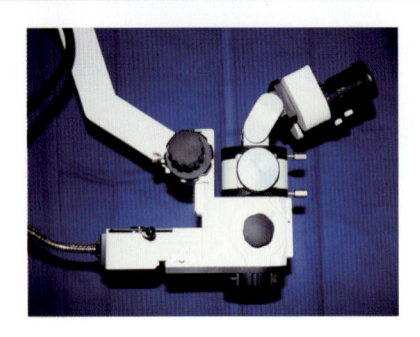

図 29-13 マイクロスコープカメラとビームスプリッター

対する提示および教育的な観点からも次第に重要になってきている．サージカルオペレーティングマイクロスコープは，歯周治療の記録に理想的であり，35 ミリスライドやデジタル写真は付属のビームスプリッターカメラで簡単に撮影できる（図 29-13）．足で操作するシャッターコントローラーを使用すれば，術者は，写真のために手術を中断することなく術野の写真を撮影することができる．写真撮影の場合は，術者と写真撮影の視野でアングルが異なるが，マイクロスコープで撮影する写真の利点は，術者が見た通りに撮影できる所にある．またビデオビームスプリッターを使用してビデオ撮影も可能である．多くのマイクロサージェリーの分野では，35 ミリカメラに取って変わり，高解像度デジタルビデオカメラとスライドプリンターが登場し，教育目的で，歯周治療のビデオ記録のために高解像度の S-VHS レコーダーも導入されている．

ペリオドンタルマイクロサージェリー

近年，歯周治療の術式の改善や確実な治療のために，より複雑な外科的技術が必要になった．組織再生誘導法や，骨切除術，歯周形成外科手術そしてインプラント手術は，通常見える範囲を越えた歯周治療のテクニックに挑戦することを要求している．

ペリオドンタルマイクロサージェリーは，侵襲のより少ない歯周外科の術式を可能にし，より小さく，より確実な切開やさらに必要のない縦切開を失くした．歯周病専門医は，他の外科医と同様に，切開のサイズが小さくなることが直接術後の痛みの減少に繋がることに驚きを感じている．

利点

1. 瘢痕の減少
2. 動揺の減少
3. 患者の不安の減少
4. 侵襲の少ない組織管理
5. 適確な一次創傷治癒
6. 診断能力の向上
7. 最小の侵襲
8. 審美性の向上
9. 外科の質的向上
10. 効果的な根面デブライドメントの結果，
    a. 組織再生誘導法や
    b. 審美性向上の予知性の向上

改善した映像記録
    a. ビデオ
    b. スライド
    c. デジタル

欠点

1. 教育の必要性
    a. 外科テクニック
    b. 光学理解の必要性
2. 熟達に時間がかかる
3. 初期外科手術の時間の増加
4. 患者の治療費の上昇
5. 外科手術アクセスの範囲が限定

マイクロサージェリー用器具

拡大した視野の中で侵襲の少ないテクニックを用いることに加え，マイクロサージェリーは，瘢痕を最小限にするように特別に作られたマイクロサージェリー用器具を使用する（図 29-14，29-15）．マイクロサージェリー用器具の重要な特徴は，一次創傷治癒が生じるようなきれいな切開ができることである．歯肉表面に 90 度にカストロビージョ（Castroviejo）マイクロサージェリー用メスを使用することでこの様な切開が可能になる（図 29-16）．拡大により，切開後の辺縁の不揃いをトリミングして新鮮創にすることができる．また，マイクロサージェリー用持針器は，正確に切開部の辺縁を縫合するのに必要で（図 29-18），6-0 から 9-0 のマイクロ縫合糸（（図 29-17）を使用して切開部の一次閉鎖を行う．マイクロサージェリーでの縫合部は，ギャップや空隙がほとんどないため，治癒が早く術後の炎症や痛みがほとんどない．

結論

拡大下で歯周外科手術を行うことは，手術の成功に直接結びつかないが，術者は従来型の外科手技を粗雑に感じると思われる．肉眼で丁寧に手術を行ったとしても，拡大下では，繊細な組織に著しい破壊や裂傷を

第29章 マイクロサージェリー 487

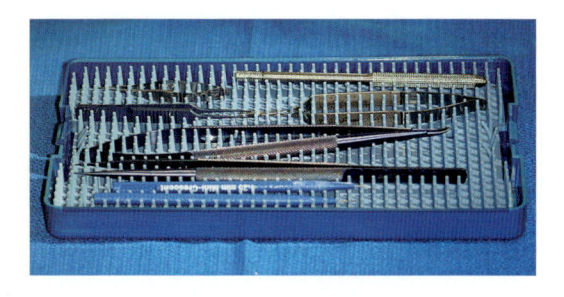

図29-14 マイクロサージェリー用器具

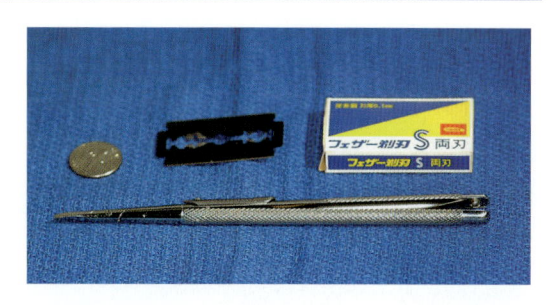

図29-15 カストロビージョマイクロサージェリー用メス

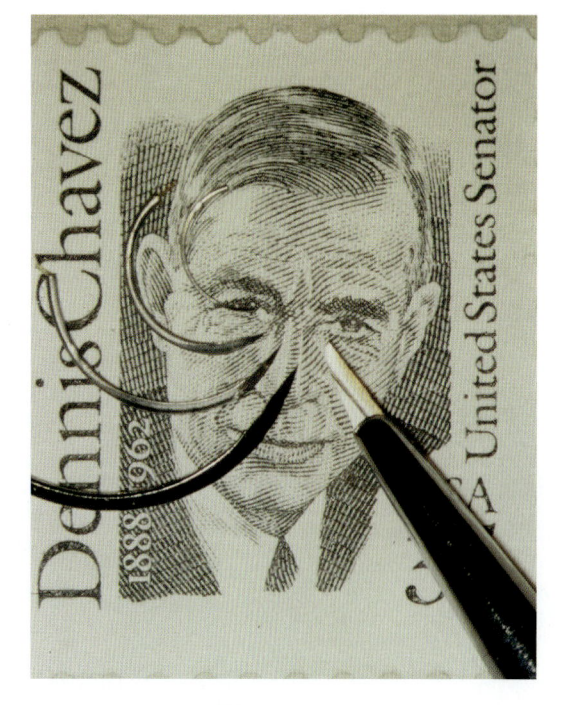

図29-16 マイクロ器具 ×10

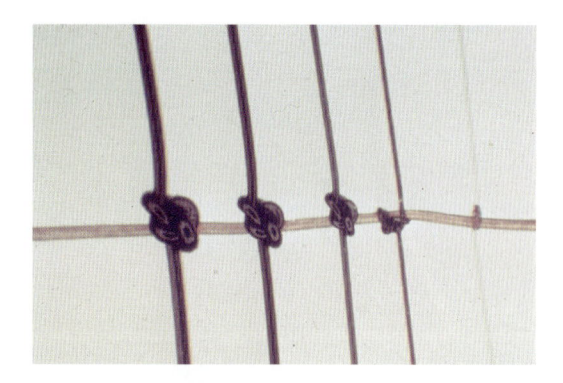

図29-17 ヒト毛髪と縫合糸

認める。歯周病専門医は，一次創傷治癒が得られる様な損傷のない手術を心がけるが，それを達成するためには，肉眼で見える限界を理解しなければならない。

　歯周外科を行う歯科医師にとって，軟組織と硬組織の取扱いが上手な専門家であるという評判を保つためには，ペリオドンタルマイクロサージェリーの熟達が必須である。

　歯周外科は，従来の外科原則の延長上にあり，拡大は，正確で損傷のない軟組織および硬組織の取扱いのために使用され，創傷治癒を促進する。

　図29-19，20-20，29-21には，マイクロサージェリーのテクニックを用いた歯周外科の症例を示した。

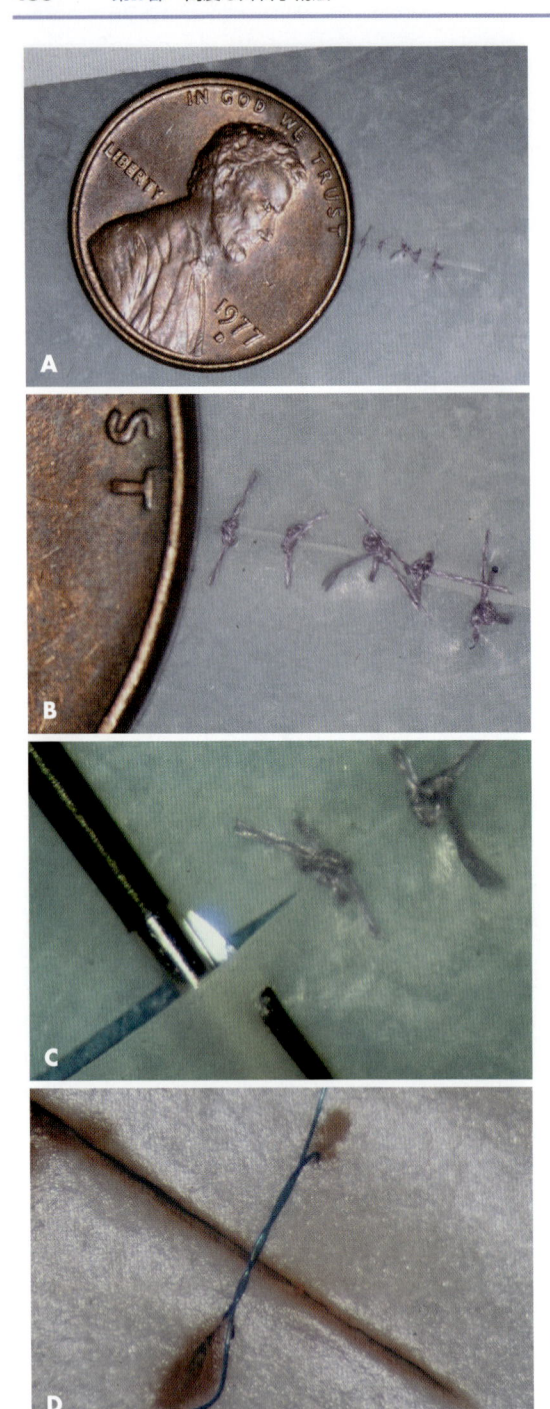

図 29-18　A．ラテックス上で×8 の拡大像で縫合練習。B．ラテックス上で×24 の拡大像で縫合練習。C．ラテックス上で×32 の拡大像で縫合練習。D．観葉植物ベニウチワの葉で×32 の拡大像で縫合練習。

第 29 章 マイクロサージェリー　489

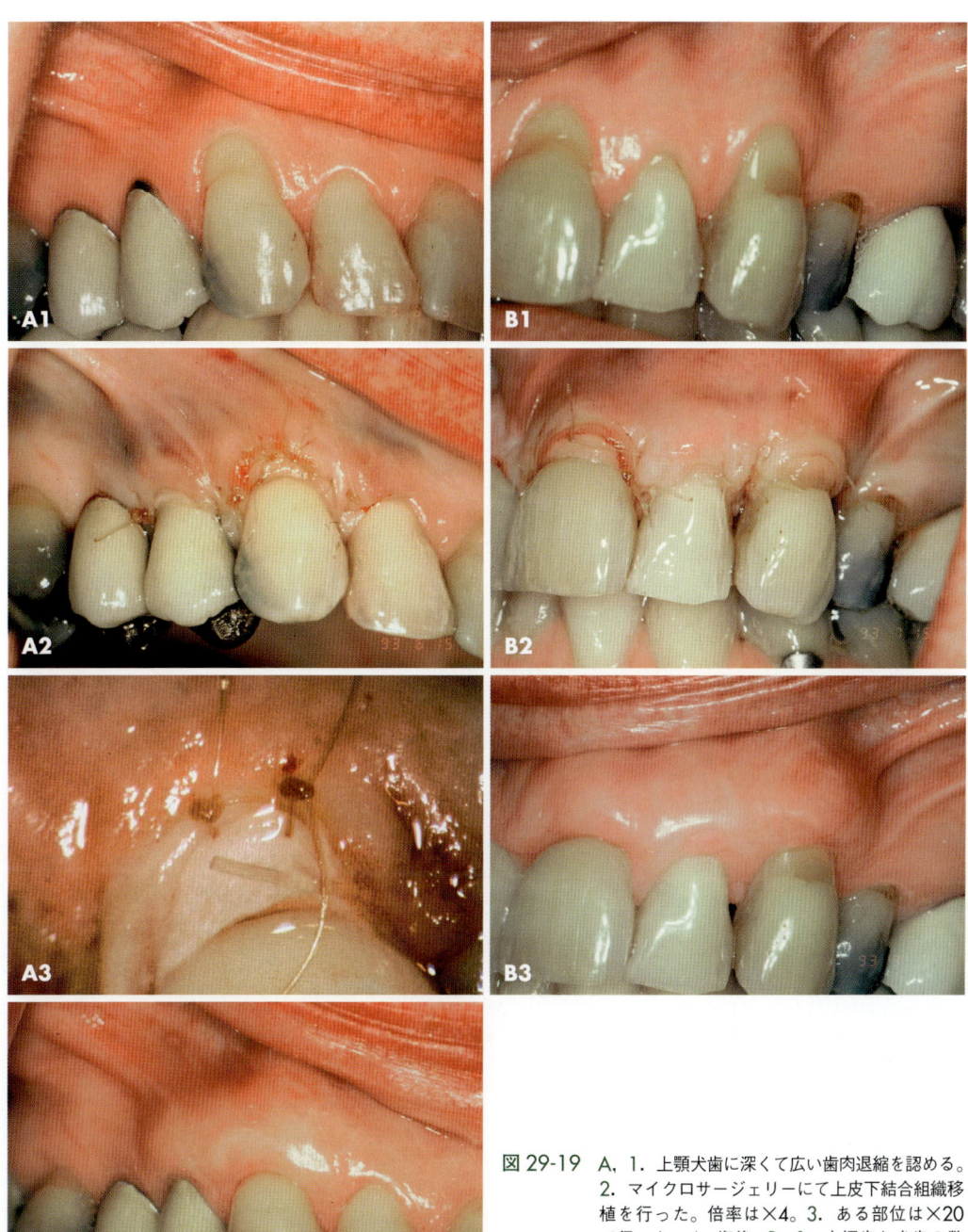

図 29-19　A，1．上顎犬歯に深くて広い歯肉退縮を認める。2．マイクロサージェリーにて上皮下結合組織移植を行った。倍率は×4。3．ある部位は×20 で行った。4．術後。B，1．中切歯と犬歯の数ケ所に歯肉退縮を認める。2．損傷を最小限にした上皮下結合組織移植のマイクロサージェリー。3．1ヶ月後。

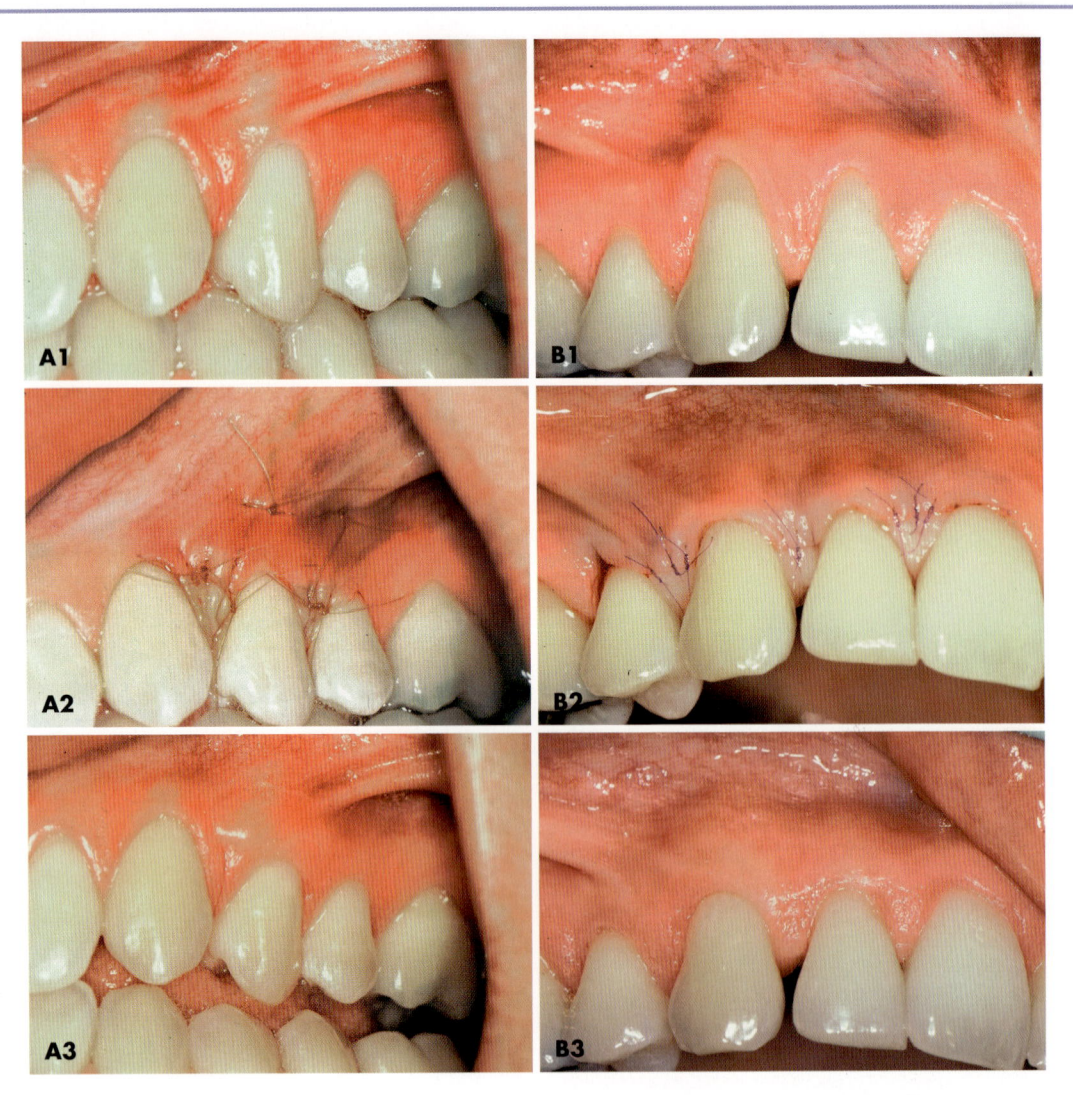

図 29-20　A, 1. わずかな歯肉退縮を伴う頬小帯の付着位置異常。2. マイクロサージェリーにて上皮下結合組織移植を行い，小帯を移動し，結合組織移植によって付着歯肉の幅を増大した。3. 術後 1 ヶ月。B, 1. 数ヶ所に歯肉退縮を認める。2. 歯肉弁歯冠側移動術を伴う上皮下結合組織移植のマイクロサージェリー。3. 術後 100％根面は被覆された。

第 29 章　マイクロサージェリー　491

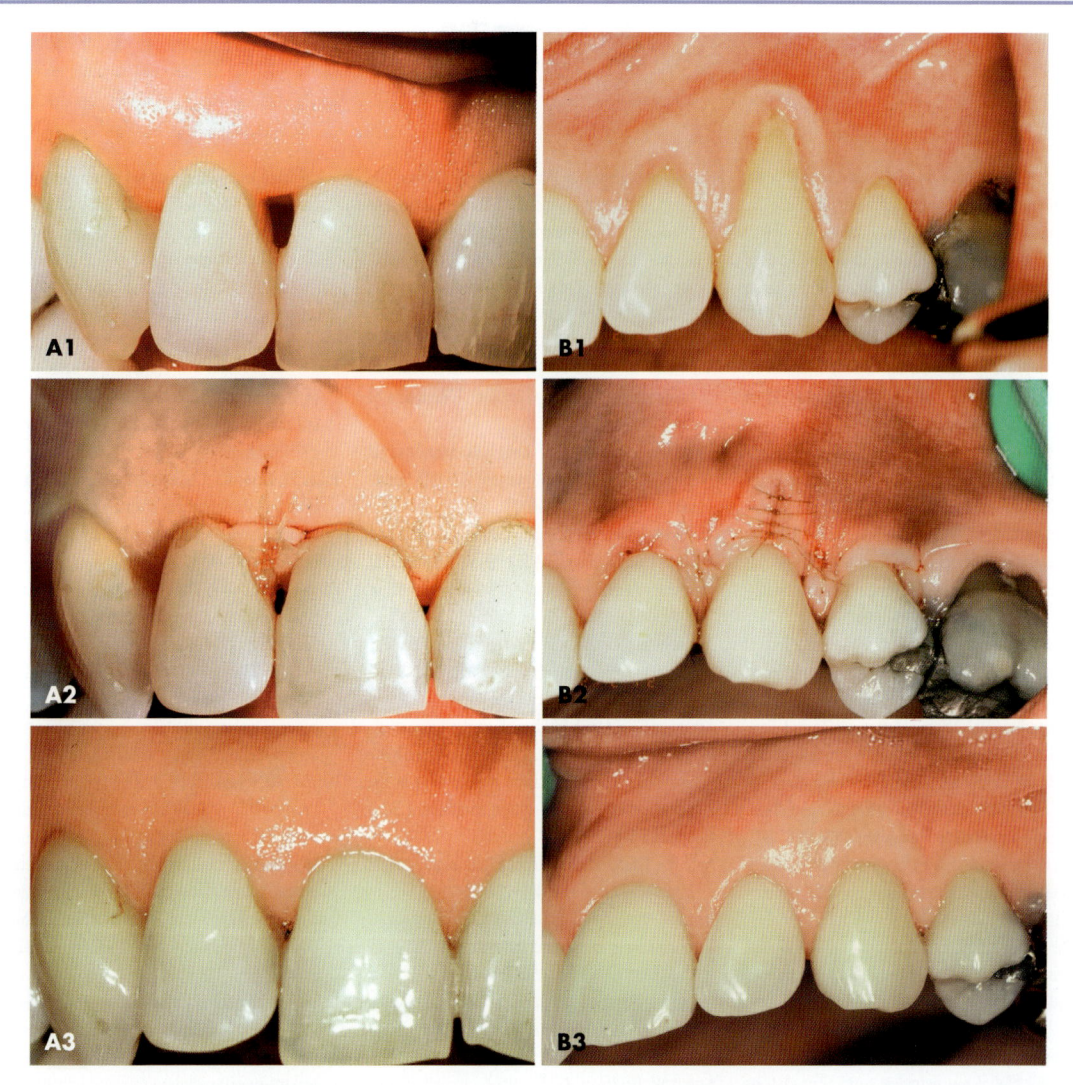

図 29-21　A，1．歯間乳頭再建術の術前。2．マイクロサージェリーにて歯間乳頭再建術を行った。3．歯間乳頭再建術の術後。B，1．犬歯に著しい歯肉退縮を認める。2．マイクロサージェリーにて結合組織移植を行い，両側の歯間乳頭で被覆した。3．3ヶ月後，幅の広い角化歯肉にて根面は完全に被覆された。

［小方 頼昌 訳］

参考文献 （原書からそのまま掲載）

Abrams L. Augmentation of the deformed residual edentulous ridge for fixed prosthesis. Compend Contin Educ Gen Dent 1980;1:205–13.

Adell R, Eriksson B, Lekholm U, et al. A long-term follow-up study of osseointegrated implants in the treatment of the totally edentulous jaw. Int J Oral Maxillofac Implants 1990;5:347–59.

Ahmad I. Geometric considerations in anterior dental aesthetics: restorative principles. Pract Periodont Aesthet Dent 1998;10:813–22.

Aichelmann-Reidy MB, Yukna RA, Mayer ET. Acellular dermal matrix used for root coverage [abstract]. J Periodontol 1999;70:223.

Aichelmann-Reidy MB, Yukna RA, Evans GH, et al. Clinical evaluation of acellular allograft dermis for the treatment of human gingival recession. J Periodontol 2001;172:998–1005.

Al Ali W, Bissada NF, Greenwell H. The effect of local doxycycline with and without tricalcium phosphate on the regenerative healing potential of periodontal osseous defects in dogs. J Periodontol 1989;60:582–90.

Aleo JJ, De Renzis FA, Farber PA, Varboncoeur AP. The presence and biologic activity of cementum-bound endotoxin. J Periodontol 1974;45:672–5.

Aleo JJ, De Renzis FA, Farber PA. In vitro attachment of human gingival fibroblasts to root surfaces. J Periodontol 1975;46:639–45.

Alger FA, Solt CW, Vuddhakanok S, Miles K. The histologic evaluation of new attachment in periodontally diseased human roots treated with tetracycline-hydrochloride and fibronectin. J Periodontol 1990;61:447–55.

Allen EP. Use of mucogingival surgical procedures to enhance esthetics. Dent Clin North Am 1988;32:307–30.

Allen EP, Gainza AC, Farthing GG, Newbold DA. Improved technique for localized ridge augmentation—a report of 21 cases. J Periodontol 1985;56:187.

Allen EP, Miller PD Jr. Coronal positioning of existing gingiva: short term results in the treatment of shallow marginal tissue recession. J Periodontol 1989;60:316–9.

Allen EP. Surgical crown lengthening for function and esthetic. Dent Clin North Am 1993;37:163–79.

American Academy of Periodontology. Annals of periodontology. World Workshop in Periodontics 1996.

American Academy of Periodontology. 1999 International Workshop for a Classification of Periodontal Diseases and Conditions. Ann Periodontol 1999;4:102–7.

American Academy of Periodontology. Parameters of care. J Periodontol 2000;71 Suppl:873–5.

American Academy of Periodontology. Glossary of periodontal terms. 4th ed. Chicago: American Academy of Periodontology; 2001.

American Academy of Periodontology. Tissue banking of bone allografts used in periodontal regeneration [position paper]. J Periodontol 2001;72:834–8.

American Academy of Periodontology. Position paper. Periodontal regeneration. J Periodontol 2005;76:1601–22.

American Association of Oral and Maxillofacial Surgeons. Orthognathic surgery. AAOMS Surgical Update 1999;15:1–16.

Amler MG, Johnson PL, Salman I. Histological and histochemical investigation of human alveolar socket healing in undisturbed extraction wounds. J Am Dent Assoc 1960; 61:32-44.

Ammons WFJ, Smith DH. Flap curettage: rationale, technique, and expectations. Dent Clin North Am 1976;20:215–26.

Anderegg CR, Martin SJ, Gray JL, et al. Clinical evaluation of the use of decalcified freeze-dried bone allograft with guided tissue regeneration in the treatment of molar furcation invasions. J Periodontol 1991;62:264–8.

Ante IH. The fundamental principles of abutments Michigan Dent Soc Bull 1926;8:14–23.

Ariaudo AA, Tyrell H. Elimination of pockets extending to or beyond the mucogingival junction. Dent Clin North Am 1960;4:67.

Arnett W, Bergman RT. Facial keys to orthodontic diagnosis and treatment planning—part I. Am J Orthod Dentofacial Orthop 1993;103:299–312.

Arnett W, Bergman RT. Facial keys to orthodontic diagnosis and treatment planning—part II. Am J Orthod Dentofacial Orthop 1993;103:395–410.

Ashman A, Bruins P. Prevention of alveolar bone loss postextraction with HTR grafting material. Oral Surg Oral Med Oral Pathol 1985; 60(2):146-153.

Awood, DA. Post extraction changes in the adult mandible as illustrated by microradiographs and mid-sagittal section and serial cephalometric roentgenraphs. J Prosth Dent 1963;13:810-16.

Aukhil I, Iglhaut J. Periodontal ligament cell kinetics following experimental regenerative procedures. J Clin Periodontol 1988;15:374–82.

Azzi R, Etienne D, Sauvan JL, Miller PD. Root coverage and papilla reconstruction in Class IV recession. A case report. Int J Periodontics Restorative Dent 1999;19:449–55.

Azzi R, Takei HH, Etienne D, Carranza FA. Root coverage and papilla reconstruction using autogenous osseous and connective tissue grafts. Int J Periodontics Restorative Dent 2001;21:141–7.

Bahat O, Fontanesi RV, Preston J. Reconstructin of the hard and soft tissues for optimal placement of osseous integrated implants. Int J Periodontics Restorative Dent 1993;13:255–75.

Bahat O. The influence of soft tissue on the interdental bone height after flap curettage. 1. Study involving six patients. J Periodontol Restorative Dent 2006;2:9.

Baker DL, Seymour GJ. The possible pathogenesis of gingival recession. A histological study of induced recession in the rat. J Clin Periodontol 1976;3:208–19.

Baker PJ, Evans RT, Coburn RA, Genco RJ. Tetracycline and its derivatives strongly bind to and are released from the tooth surface in active form. J Periodontol 1983;54:580–5.

Bang G, Urist MR. Bone induction in excavation chambers in matrix of decalcified dentin. Arch Surg 1967;94:781–9.

Barnett JD, Mellonig JT, Gray JL, Towle HJ. Comparison of freeze-dried bone allograft and porous hydroxylapatite in human periodontal defects. J Periodontol 1989;60:231–7.

Barros RR, Novaes AB, Grisi MF, Souza SL, Taba MJ, Palioto DB. A 6-month comparative clinical study of a conventional and a new surgical approach for root coverage with acellular dermal matrix. J Periodontol 2004; 75(10):1350-1356.

Barsky AJ, Kahn S, Simon BD. Principles and practice of plastic surgery. New York: McGraw-Hill; 1964.

Bass T. Observations on the misplaced upper canine tooth Dental Practitioner 1967;18:25–34.

Baum BJ, Wright WE. Demonstration of fibronectin as a major extracellular protein of human gingival fibroblasts. J Dent Res 1980;59:631–7.

Baumann A, Ewers R. Minimally invasive sinus lift. Limits and possibilities in the atrophic maxilla [in German]. Mund Kiefer Gesichtschir (Berlin) 1999;3 Suppl 1:S70–3.

Beaumont C, Zafiropoulos GG, Rohmann K, Tatakis DN. Prevalence of maxillary sinus disease and abnormalities in patients scheduled for sinus lift procedures. J Periodontol 2005;76(3): 461-467.

Becker W, Becker BE, Berg LE. Periodontal treatment without maintenance. A retrospective study in 44 patients. J Periodontol 1984;55(9): 505-509.

Becker BE, Becker W. Use of connective tissue autografts for treatment of mucogingival problems. Int J Periodontics Restorative Dent 1986;6:88–94.

Becker W, Becker BE, Berg L. Repair of intrabony defects as a result of open debridement procedures. Report of 36 treated cases. Int J Periodontics Restorative Dent 1986;6:8–21.

Becker W, Becker BE, Berg L, et al. New attachment

after treatment with root isolation procedures: report for treated Class III and Class II furcations and vertical osseous defects. Int J Periodontics Restorative Dent 1988;8:8–23.

Becker W, Becker BE. Guided tissue regeneration for implants placed into extraction sockets and for implant dehiscences: surgical techniques and case report. Int J Periodontics Restorative Dent 1990;10:376–91.

Becker W, Urist MR, Tucker LM, Becker BE, Ochsenbein C. Human demineralized freeze-dried bone: inadequate induced bone formation in athymic mice. A preliminary report. J Periodontol 1995; 66(9):822-828.

Becker W, Ochsenbein C, Tibbetts L, Becker BE. Alveolar bone anatomic profiles as measured from dry skulls. Clinical ramifications J Clin Periodontol 1997;24:727–31.

Becker W, Ochsenbein C, Becker BE. Crown lengthening: new burs to make the procedur epredictable and easier. Esthet Dent 1998;4:1–7.

Bell WH. Resorption characteristics of bone and bone substitutes. Oral Surg Oral Med Oral Pathol 1964;17:650–7.

Benke D, Olah A, Möhler H. Protein-chemical analysis of Bio-Oss bone substitute and evidence of its carbonate content. Biomaterials 2001;22:19–30.

Berglundh T, Marinello CP, Lindhe J, Thilander B, Liljenberg B. Periodontal tissue reactions to orthodontic extrusion. An experimental study in the dog. J Clin Periodontol 1991; 18(5):330-336.

Berglundh T, Lindhe J, Ericsson I, Marinello CP, Liljenberg B, Thomsen P. The soft tissue barrier at implants and teeth. Clin Oral Implants Res 1991; 2(2):81-90

Bernimoulin JP, Luscher B, Muhlemann HR. Coronally repositioned periodontal flap. Clinical evaluation after one year. J Clin Periodontol 1975; 2:1–13.

Berry F. is the theory of temperament the foundation to the study of prosthetic art? Dent Mag 1905; 61:405-409.

Bertrand PM, Dunlap RM. Coverage of deep, wide gingival clefts with free gingival autografts: root planing with and without citric acid demineralization. Int J Periodontics Restorative Dent 1988;8:64–77.

Bichacho N, Landsberg CJ. A modified surgical/prosthetic approach for an optimal single implant-supported crown. Part II. The cervical contouring concept. Pract Periodontics Aesthet Dent 1994; 6(4):35-41.

Bjorn H. Free transplantation of gingival propria. Sven Tandlak Tidskr 1963;22:684.

Bjorndal AM, Henderson WG, Skidmore AE, Kellner FH. Anatomic measurements of human teeth extracted from males between the ages of 17 and 21 years. Oral Surg Oral Med Oral Pathol 1974; 38(5):791-803.

Bjorvatn K. In vitro study by fluorescence microscopy and microradiography of tetracycline-tooth interaction. Scand J Dent Res 1983;91:417–24.

Black G. Descriptive Anatomy of the Human Teeth. 4th Ed. ed. Philadelphia: S.S. White Dental Manufacturing Co., 2006.

Blomlöf J, Lindskog S. Periodontal tissue-vitality after different etching modalities. J Clin Periodontol 1995;22:464–8.

Blomlöf J, Blomlöf L, Lindskog S. Smear layer formed by different root planing modalities and its removal by an ethylenediaminertertraacetic acid gel preparation. Int J Periodontics Restorative Dent 1997;17:242–9.

Blomlöf J, Jansson L, Blomlöf L, Lindskog S. Root surface etching at neutral pH promotoes periodontal healing. J Clin Periodontol 1996;23:50–5.

Blomlöf L, Jonsson B, Blomlöf J, Lindskog S. A clinical study of root surface conditioning with an EDTA gel II. Surgical periodontal treatment. Int J Periodontics Restorative Dent 2000;20:566–73.

Blomlöf L, Bergman E, Forsgardh A, et al. A clinical study of root surface conditioning with an EDTA gel I. Non-surgical periodontal treatment. Int J Periodontics Restorative Dent 2000;20:560–5.

Bogle G, Adams D, Crigger M, et al. New attachment after surgical treatment and acid conditioning of roots in naturally occurring periodontal disease in dogs. J Periodontal Res 1981;16:130–3.

Bogle G, Garrett S, Crigger M, Egelberg J. New connective tissue attachment in beagles with advanced natural periodontitis. J Periodontal Res 1983; 18(2):220-228.

Bohannan HM. Studies in alteration of vestibular depth. II. Periosteum retention. J Periodontol 1963;34:1455.

Borghetti A, Mattout P, Mattout C. How much root planing is necessary to remove the cementum from the root surface? Int J Periodontics Restorative Dent 1987;7:23–9.

Borghetti A, Gardella JP. Thick gingival autograft for the coverage of gingival recession: a clinical evaluation. Int J Periodontics Restorative Dent 1990;10:216–29.

Bowen JA, Mellonig JT, Gray JL, Towle HT. Comparison of decalcified freeze-dried bone allograft and porous particulate hydroxyapatite in human periodontal osseous defects. J Periodontol 1989;60:647–54.

Bowers G. A study of the width of attached gingiva. J Periodontol 1963; 34:201-209.

Bowers GM, Schallhorn RG, Mellonig JT. Histologic evaluation of new attachment in human intrabony defects. A literature review. J Periodontol 1982;53:509–14.

Bowers GM, Chadroff B, Carnevale R, et al. Histologic evaluation of new attachment apparatus formation in humans. Part III. J Periodontol 1989;60:683–93.

Bowers GM, Granet M, Stevens M, et al. Histologic evaluation of new attachment in humans. A preliminary report. J Periodontol 1985;56:381–96.

Bowers GM, Schallhorn RG, McClain PK, et al. Factors influencing the outcome of regenerative therapy in mandibular Class II furcations: part I. J Periodontol 2003;74:1255–68.

Boyne PJ. Analysis of performance of root-form endosseous implants placed in the maxillary sinus. J Long Term Effects Med Implants 1993;3:143–59.

Boyko GA, Brunette DM, Melcher AH. Cell attachment to demineralized root surfaces in vitro. J Periodontal Res 1980;15:297–303.

Boyne PJ, James RA. Grafting of the maxillary sinus floor with autogenous marrow and bone. J Oral Surg 1980; 38(8):613-616.

Bragger U, Lauchenauer D, Lang NP. Surgical lengthening of the clinical crown. J Clin Periodontol 1992;19:58–63.

Brion M. Anorganic bone plus collagen in the tretment of periodontal intrabony lesions. J Periodontl 62. 1990.Abstract

Buchanan SA, Robertson PB. Calculus removal by scaling/root planing with and without surgical access. J Periodontol 1987;58:159–63.

Bunyaratavej P, Wang HL. Collagen membranes: a review. J Periodontol 2001;72:215–29.

Burgett F, Ramfjord S, Nissle R, et al. A randomized trial of occlusal adjustment in the treatment of periodontitis patients. J Clin Periodontol 1992; 19:381–7.

Burns WT, Peacock ME, Cuenin MF, Hokett SD. Gingival recession treatment using a bilayer collagen membrane. J Periodontol 2000;71(8): 1348-1352.

Buser D, Bragger U, Lang NP, Nyman S. Regeneration and enlargement of jaw bone using guided tissue regeneration. Clin Oral Implants Res 1990;1:22–32.

Buser D, Warrer K, Karring T. Formation of a periodontal ligament around titanium implants. J Periodontol 1990;61:597–601.

Buser D, Warrer K, Karring T, Stich H. Titanium implants with a true periodontal ligament: an alternative to osseointegrated implants? Int J Oral Maxillofac Implants 1990;5:113–6.

Buser D, Schenk RK, Steinemann S, Fiorellini JP, Fox CH, Stich H. Influence of surface characteristics on bone integration of titanium implants. A histomorphometric study in miniature pigs. J Biomed Mater Res 1991; 25(7):889-902.

Buser D, Dula K, Belser U, et al. Localized ridge augmentation using guided bone regeneration. 1. Surgical procedure in the maxilla. Int J Periodontics Restorative Dent 1993;13:29–45.

Caffesse RG, Sweeney PL, Smith BA. Scaling and root planing with and without periodontal flap surgery. J Clin Periodontol 1986;13:205–10.

Caffesse RG, Smith BA, Nasjleti CE, Lopatin DE. Cell proliferation after flap surgery, root conditioning and fibronectin application. J Periodontol 1987;58:661–6.

Caffesse RG, Nasjleti CE, Anderson GB, et al. Periodontal healing following guided tissue regeneration with citric acid and fibronectin application. J Periodontol 1991;62:21–9.

Callan D. Use of human freeze-dried skin allograft material in dental implant treatment, Part II. Pract Periodontics Aesthet Dent 1990; 2:43-46.

Camelo M, Nevins ML, Schenk RK, et al. Clinical, radiographic, and histologic evaluation of human periodontal defects treated with Bio-Oss and Bio-Gide. Int J Periodontics Restorative Dent 1998;18:321–31.

Camelo M, Nevins ML, Schenk RK, et al. Periodontal regeneration with an autogenous bone Bio-Oss composite graft and a Bio-Gide membrane. Int J Periodontics Restorative Dent 2001;21:109–19.

Carranza FA Jr. Glickman's clinical periodontology. 6th ed. Philadelphia: W.B. Saunders; 1984.

Carvalho JCM. Clinical observations of suture techniques used for free gingival grafts. Rev Fac Odont S Paulo 1972;10:121.

Carvalho JC, Pustiglioni FE, Kon S. Combination of a connective tissue pedicle flap with a free finfival graft to cover localized gingival recession. Int J Periodontics Restorative Dent 1982;4:27.

Cavicchia F, Brevi F, Petrelli G. Localized augmentation of the maxillary sinus floor to a coronal approach for the placement of implants. Int J Periodontics Restorative Dent 2001;21:475–85.

Chaiken RW. Elements of surgical treatment in the delivery of periodontal therapy. Chicago: Quintessence; 1977.

Chanavaz M. Maxillary sinus: anatomy, physiology, surgery, and bone grafting related to implantology—eleven years of surgical experience (1979-1990). J Oral Implantol 1990;15:199–209.

Chanavaz M. Anatomy and histophysiology of the periosteum: quantification of the periosteal blood supply to the adjacent bone with 85Sr and gamma spectrometry. J Oral Implantol 1995; 21(3):214-219.

Chavanaz M. Sinus grafting related to implantology. Statistical analysis of 15 years of surgical experience (1970-1994). J Oral Implantol 1996;12: 119–30.

Chanavaz M. Sinus graft procedures and implant dentistry. A review of 21 years of surgical experience (1979-2000). Implant Dent 2000;9:197–203.

Clark D. The management of impacted canines: free physiologic eruption. J Am Dent Assoc 1971; 82(4):836-840.

Clergeau LP, Danan M, Clergeau-Guerithault S, Brion M. Healing response to anorganic bone implantation in periodontal intrabony defects in dogs. Part I. Bone regeneration. A microradiographic study. J Periodontol 1996; 67(2):140-149.

Coatoam GW, Behrents RG, Bissada NF. The width of keratinized gingiva during orthodontic treatment: its significance and impact on periodontal status. J Periodontol 1981;52:307–13.

Coatoam GW, Krieger JT. A four-year study examining the results of indirect sinus augmentation procedures. J Oral Implantol 1997;23:117–27.

Cogen RB, Garrison DC, Weatherford TW. Effect of various root surface treatments on the viability and attachment of human gingival fibroblasts. J Periodontol 1983;54:277–82.

Cogen RB, Al Joburi W, Gantt DG, Denys FR. Effect of various root surface treatments on the attachment and growth of human gingival fibroblasts: histologic and scanning electron microscopic evaluation. J Clin Periodontol 1984;11:531–9.

Cohen DW. Lecture, Walter Reed Medical Center; 1962 June 3.

Cohen R, Tobaly K, Danan M, Pare C, Sauven J, Brion M. Treatment of intraosseous lesions with anorganic bovine bone plus collage. Entretiens de Bichat. Odontologie et Stomatologie 1990; xx:91-94.

Cohen ES. Atlas of Cosmetic and Reconstructive Periodontal Surgery, 2nd Ed. 1999, Philadelphia, PA; Lippincott Williams and Wilkins.

Common J, McFall WT Jr. The effects of citric acid on attachment of laterally positioned flaps. J Periodontol 1983;54:9–18.

Corn H. Edentulous area pedicle grafts in mucogingival surgery. Periodontics 1964;2:229.

Corn H. Periosteal separation—its clinical significance. J Periodontol 1962;33:140.

Corn H. Technique for repositioning the frenum in periodontal problems. J Clin North Am 1964; 8:79

Cortellini P. Technical tips to increase predictability when using Gore regenerative membranes in intrabony defects. Flagstaff (AZ): WL Gore and Associates; 2005.

Cortellini P, Pini Prato GP, DeSanctis M, et al. Guided tissue regeneration procedure in the treatment of a bone dehiscence associated with a gingival recession: a case report. Int J Periodontics Restorative Dent 1991;11:460–7.

Cortellini P, Pini Prato G, Tonetti MS. Periodontal regeneration of human infrabony defects. I. Clinical measures. J Periodontol 1993;64:254–60.

Cortellini P, Prato GP, Tonetti MS. The modified papillary preservation technique. A new surgical approach for interproximal regenerative procedures. J Periodontol 1995;66:261–6.

Cortellini P, Pini PG, Tonetti MS. Periodontal regeneration of human intrabony defects with titanium reinforced membranes. A controlled clinical trial. J Periodontol 1995; 66(9):797-803.

Cortellini P, Tonetti MS. Clinical performance of a regenerative strategy for intrabony defects. Scientific evidence and clinical experience. J Periodontol 2005;76:341–50.

Coslet JG, Vanarsdall R, Weisgold A. Diagnosis and classification of delayed passive eruption of the dentogingival junction in the adult. Alpha Omegan 1977;70:24–30.

Cowan A. Sulcus deepening incorporating mucosal graft. J Periodontol 1965;36:188–92.

Cranham J. The functional esthetic interface. Compend Contin Educ 1999;20:584–95.

Cranham J. The functional esthetic interface. Compend Contin Educ Dent 1999; 20(6):584-6, 588, 590.

Crigger M, Bogle G, Nilveus R, et al. The effect of topical citric acid application on the healing of experimental furcation defects in dogs. J Periodontal Res 1978;13:538–49.

Cummings LC, Kaldahl WB, Allen EP. Histologic evaluation of autogenous connective tissue and acellular dermal matrix grafts in humans. J Periodontol 2005; 76(2):178-186.

Dahlberg WH. Incisions and suturing: some basic considerations about each in periodontal flap surgery. Dent Clin North Am 1969;13:149–59.

Daly CG. Anti-bacterial effect of citric acid treatment of periodontally diseased root surfaces in vitro. J Clin Periodontol 1982;9:386–92.

Davis JS, Davis WP. Lewis' practice of surgery. Hagerstown: W.F. Prior Co.; 1966.

Davis JS, Kitlowski EA. The immediate contraction of cutaneous grafts and its cause. Arch Surg 1931;23:954.

de Trey E, Bernimoulin JP. Influence of free gingival grafts on the health of the marginal gingiva. J Clin Periodontol 1980;7:381–93.

Deas DE, Moritz AJ, McDonnel HT, et al. Osseous surgery for crown lengthening: a 6-month clinical study. J Periodontol 2004;75:1288–94.

Del Faborro M, et al. Systematic review of survival rates for implants placed in the grafted maxillary sinus. Int J Periodontics Restorative Dent 2004;24:565–77.

Deporter D, Todescan R, Caudry S. Simplifying management of the posterior maxilla using short, porous surfaced dental implants and simultaneous indirect sinus elevation. Int J Periodontics Restorative Dent 2000;20:477–85.

Diem CR, Bowers GM, Moffitt WC. Bone blending: a technique for osseous implants. J Periodontol 1972;43:295–7.

Dordick B, Coslet JG, Seibert JS. Clinical evaluation of free autogenous gengival grafts placed on alveolar bone. Part I. Clinical predictability. J Periodontol 1976;47:559–67.

Dorfman HS, Kennedy JE, Bird WC. Longitudinal evaluation of free autogenous gingival grafts. J Clin Periodontol 1980;7:316–24.

Dragoo MR, Sullivan HC. A clinical and histological evaluation of autogenous iliac bone grafts in humans. I. Wound healing 2 to 8 months. J Periodontol 1973;44:599–613.

Dragoo MR, Sullivan HC. A clinical and histological evaluation of autogenous iliac bone grafts in humans. II. External root resorption. J Periodontol 1973;44:614–25.

Durwin A, Chamberlain H, Garrett S, et al. Healing after treatment of periodontal intraosseous defects. IV. Effect of a non-resective versus a partially resective approach. J Clin Periodontol 1985;12:525–39.

Easley JR. Methods of determining alveolar osseous form. J Periodontol 1967;38:112–8.

Eberhardt JA, et al. A computed tomographic study of the distances between the maxillary sinus floor and the apicies of the maxillary teeth. 1992;73:345–6.

Edel A. Clinical evaluation of free connective tissue grafts used to increase the width of keratinised gingiva. J Clin Periodontol 1974;1:185–96.

Egelberg J. Periodontics the scientific way. Synopsis of human clinical studies. Copenhagen: Munksgaard; 1992.

Elden A, Mejchar B. Plastic surgery of the vesibulum in periodontal therapy. Int Dent J 2006;13:593.

Ellegaard B, et al. Retardation of epithelial migration in new attachment attempts in intrabony defects in monkeys. J Clin Periodontol 1983;10:399.

Ellegaard B, Loe H. New attachment of periodontal tissues after treatment of intrabony lesions. J Periodontol 1971;42:648–52.

Ellegaard B, Karring T, Loe H. New periodontal attachment procedure based on retardation of epithelial migration. J Clin Periodontol 1974;1: 75–88.

Ellegaard B, Karring T, Loe H. Retardation of epithelial migration in new attachment attempts in intrabony defects in monkeys. J Clin Periodontol 1976;3:23–37.

Erickson BE. Impactions and pseudoimpactions Am J Orthod 1039;24:1019.

Ethicon. Wound closure manual. 9. Somerville, NJ. 1985.

Evian, et al. Retrospective analysis of implant survival and the influence of periodontal disease and immediate placement and long-term results. Int J Oral Maxillofac Implants 2004;19:393–8.

Ewen J. Bone swagging. J Periodontol 1965;36: 57–63.

Fastlicht S. Treatment of impacted canines Am J Orthod 1959;40:891.

Fernyhough W, Page RC. Attachment, growth and synthesis by human gingival fibroblasts on demineralized or fibronectin-treated normal and diseased tooth roots. J Periodontol 1983;54:133–40. Fine DH, Morris ML, Tabak L, Cole JD. Preliminary characterization of material eluted from the roots of periodontally diseased teeth. J Periodontal Res 1980;15:10–9.

Fiorellini JP, Nevins ML. Localized ridge augmentation/preservation. A systematic review. Ann Periodontol 2003; 8(1):321-327.

Fisher M, Bowers G, Bergquist J. Effectiveness of the reverse bevel incision used in the modified Widman flap procedure in removing pocket epithelium in humans. J Periodontics Restorative Dent 1982;3:33.

Francetti L, Del Fabbro M, Calace S, et al. Microsurgical treatment of gingival recession: a controlled clinical study. 2005;25:181–8.

Fredholm U, Bolin A, Andersson L. Preimplant radiographic assessment of available maxillary bone support. Comparison of tomographic and panoramic technique Swed Dent J 1993;17:103–9.

Fredi P, Rosenfeld W. Excisional new attachment procedure. J Missouri Dent 1977;57:22.

Friedman N. Periodontal osseous surgery: osteoplasty and osteoectomy. J Periodontol 1955;26:257.

Friedman N. Mucogingival surgery. Texas Dent J 1957;75:358.

Friedman N. Mucogingival surgery: The apically repositioned flap. J Periodontol 1962;33:328.

Frisch J, Jones RA, Bhaskar SN. Conservation of maxillary anterior esthetics: a modified surgical approach. J Periodontol 1967;38:11–7.

Froum SJ, Thaler R, Scopp IW, Stahl SS. Osseous autografts. II. Histological responses to osseous coagulum-bone blend grafts. J Periodontol 1975; 46(11):656-661.

Froum SJ, Thaler R, Scopp IW, Stahl SS. Osseous autografts. I. Clinical responses to bone blend or hip marrow grafts. J Periodontol 1975; 46(9): 515-521.

Froum SJ, Thaler R, Scopp IW, Stahl SS. Osseous autografts. I. Clinical responses to bone blend or hip marrow grafts. J Periodontol 1975;46:515–21.

Froum SJ, Ortiz M, Witkin RT, et al. Osseous autografts. III. Comparison of osseous coagulum-bone blend implants with open curetage. J Periodontol 1976;47:287–94.

Froum SJ, Kushner L, Scopp IW, Stahl SS. Human clinical and histologic responses to Durapatite implants in intraosseous lesions. Case reports. J Periodontol 1982;53:719–25.

Froum SJ, Tarnow DN, Wallace SS, et al. Sinus floor elevation using anorganic bovine bone matrix (Osteograf/N) with and without autogenous bone. A clinical, histologic, radiographic, and histomorphometric analysis—part 2 of an ongoing prospective study. Int J Periodontics Restorative Dent 1998;18:529–43.

Frush JP, Fisher RD. The age factor in dentinogenetics. J Prosthet Dent 1957;7:5–13.

Frush JP, Fisher RD. The dynesthetic interpretation of the dentogenic concept. J Prosthet Dent 1958;8:558.

Fugazzotto PA. Augmentation of the posterior maxilla. A proposed hierarchy of treatment selection. J Periodontol 2003;74:1682–91.

Fugazzotto PA, Vlassis J. A simplified classification and repair system for sinus membrane perforations. J Periodontol 2003;10:1534–41.

Gantes B, Martin M, Garrett S, Egelberg J. Treatment of periodontal furcation defects. (II). Bone regeneration in mandibular class II defects. J Clin Periodontol 1988;15:232–9.

Gantes BG, Synowski BN, Garrett S, Egelberg JH. Treatment of periodontal furcation defects. Mandibular class III defects. J Periodontol 1991;62:361–5.

Garber DA, Rosenberg ES. The edentulous ridge in fixed prosthodontics. Compend Contin Educ Dent 1981;2:212–23.

Garg AK. Augmentation grafting of the maxillayr sinus for placement of dental implants: anatomy, physiology, and procedures. Implant Dent 1999;8:36–45.

Garg AK, Quin`onez CR. Augmentation of the maxillary sinus. A surgical technique. Regen Rep 1997;9:211–29.

Gargiulo A, Wentz F, Orban B. Dimensions of the dentogingival junction in humans. J Periodontol 1961;32:261.

Gargiulo AW, Arrocha R. Histo-clinical evaluation of free gingival grafts. Periodontics

Garraway R, Young WG, Daley T, Harbrow D, Bartold PM. An assessment of the osteoinductive potential of commercial demineralized freeze-dried bone in the murine thigh muscle implantation model. J Periodontol 1998; 69(12):1325-1336.1967;5:285–91.

Garrett JS, Crigger M, Egelberg J. Effects of citric acid on diseased root surfaces. J Periodontal Res 1978;13:155–63.

Garrett S. Periodontal regeneration around natural teeth. Ann Periodontol 1996;1:621–66.

Gastaldo JF, Cury PR, Sendyk WR. Effect of the vertical and horizontal distances between adjacent implants and between a tooth and an implant on the incidence of interproximal papilla. J Periodontol 2004; 75(9):1242-1246.

Genon P, Bender JC. [An esthetic periodontal access flap]. Inf Dent 1984;66:1047–55.

Gensior AM, Strauss RE. The direct bonding technique applied to management of maxillary impacted canine J Am Dent Assoc 1974;89: 1332–7.

Ghiai S, Bissada NF. The reliability of various periodontal parameters for predicting the outcome of periodontally-treated teeth. J Dent Res 1994:73:164.

Glickman I, Smulow JB. Alterations in the pathway of gingival inflammation into the underlying tissues induced by exceesive occlusal forces. J Periodontol 1962;33:7–13.

Glickman I, Smulow JB. Effects of excessive occlusal forces upon the pathway of gingival inflammation in humans. J Periodontol. 1965;36:141–7.

Glickman I, Smulow JB. Further observations on th eeffects of trauma from occlusion. J Periodontol 1967;38:280–93.

Goldman H. A rationale for the treatment of the intrabony pocket; one method of treatment—subgingival curettage. J Periodontol 1949;20:83.

Goldman H. Periodontia. 3rd ed. St. Louis: CV Mosby; 1953.

Goldman H. Therapy of the incipient bifurcation involvement. J Periodontol 1958;29:112.

Goldman H. The infrabony pocket: classification and treatment. J Periodontol 1958;29:272.

Goldman H. Periodontal therapy. 6th ed. St. Louis: CV Mosby; 1979.

Goldman H, Schluger S, Fox L, Cohen D. Periodontal therapy. 3rd ed. St. Louis: CV Mosby; 1964.

Goldman H, Shuman A. Atlas of the surgical management of periodontal disease. Chicago: Quintessence; 1982.

Goldman HM. The development of physiologic gingival contours by gingivoplasty. Oral Surg Oral Med Oral Pathol 1950;3:879–88.

Goldman HM, Cohen DW. Periodontal therapy. 4th ed. St. Louis: CV Mosby; 1968.

Goldman HM, Smukler H. Controlled surgical stimulation of periosteum. J Periodontol 1978; 49:518–22.

Goldstein RE. Esthetics in dentistry. 2nd ed. Hamilton (ON): BC Decker; 1998.

Goldstein M, Nasatzky E, Goultschin J, Boyan BD, Schwartz Z. Coverage of previously carious roots is as predictable a procedure as coverage of intact roots. J Periodontol 2002; 73(12):1419-1426.

Golub J. Entire smile pivotal to tooth design Clin Dent 1988;33:27–33.

Golub LM, Ramamurthy N, McNamara TF, et al. Tetracyclines inhibit tissue collagenase activity. A new mechanism in the treatment of periodontal disease. J Periodontal Res 1984;19:651–5.

Gorman WJ. Prevalence and etiology of gingival recession. J Periodontol 1967;38:316–22.

Gottlieb B, Orban B. Active and passive continuous eruption of the teeth. J Dent Res 1933; 13:214-222.

Gottlieb B, Orban B. Active and passive continuous eruptions of teeth. J Dent 1933;13:214–9.

Gottlow J, Nyman S, Karring T, Lindhe J. New attachment formation as the result of controlled tissue regeneration. J Clin Periodontol 1984;11: 494–503.

Gottlow J, Nyman S, Lindhe J, et al. New attachment formation in the human periodontium by guided tissue regeneration. Case reports. J Clin Periodontol 1986;13:604–16.

Gottlow J, Nyman S, Karring T. Maintenance of new attachment gained through guided tissue regeneration. J Clin Periodontol 1992;19:315–7.

Gottseggen R. Frenum position and vestibule depth in relation to gingival health. Oral Surg Oral Med Oral Pathol 1954;7:1069–78.

Graves M. The art of color and design. New York: McGraw-Hill; 1951.

Greenstein G, Jaffin RA, Hilsen KL, Berman CL. Repair of anterior gingival deformity with durapatite. A case report. J Periodontol 1985;56:200–3.

Gross JS. Bone grafting materials for dental applications: a practical guide Compend Contin Educ Dent 1997;18:1013–46.

Grupe HE. Modified technique for the sliding flap operation. J Periodontol 1966;37:491–5.

Grupe HE, Warren R. Repair of gingival defects by sliding flap operation. J Periodontol 1956;27:92.

Guarnieri R, Aldini NN, Pecora G, Fini M, Giardino R. Medial-grade calcium sulfate hemihydrate (surgiplaster) in healing of a human extraction socket—histologic observation at 3 months: a case report. Int J Oral Maxillofac Implants 2005; 20(4):636-641.

Gulamerian NB. The languages of a work of art. Art and Art Function Studies Division, Utrecht Linens Inc; 1963.

Haffajee AD, Socransky S, Goodson JM. Clinical parameters as predictors of destructive periodontal disease activity. J Clin Periodontol 1983;10:257–65.

Haffajee AD, Socransky SS. Attachment level changes in destructive periodontal diseases. J Clin Periodontol 1986; 13(5):461-475.

Haggerty PC. The use of a free gingival graft to create a healthy environment for full crown preparation. Case history. Periodontics 1966;4:329–31.

Hall WB. Present status of soft tissue grafting. J Periodontol 1977;48:587–97.

Hallmon WW, Harrel SK. Occlusal analysis diagnosis and management in practice of periodontics. Periodontology 2000 2004;34:151–64.

Hammarström L. Enamel matrix, cementum development, and regeneration. J Clin Periodontol 1997;24:658–68.

Hammarström L, Heijl L, Gestrelius S. Periodontal regeneration in a buccal dehiscence model in monkeys after application of enamel matrix proteins. J Clin Periodontol 1997;24:669–77.

Handelsman M, Davarpanah M, Celletti R. Guided tissue regeneration with and without citric acid treatment in vertical osseous defects. Int J Periodontics Restorative Dent 1991;11:350–63.

Hanes PJ, O'Brien NJ, Garnick JJ. A morphological comparison of radicular dentin following root planing and treatment with citric acid or tetracycline HCl. J Clin Periodontol 1991;18:660–8.

Hanes PJ, Polson AM. Cell and fiber attachment to demineralized cementum from normal root surfaces. J Periodontol 1989;60:188–98.

Hangorsky U, Bissada NF. Clinical assessment of free gingival graft effectiveness on the maintenance of periodontal health. J Periodontol 1980;51:274–8.

Harrel SK. Occlusal forces as risk factor for periodontal disease. Periodontology 2000 2003;32: 111–7.

Harrel SK, Nunn M. The effect of occlusal discrepancies on treated and untreated periodontitis. II. Relationship of occlusal treatment to the progression of periodontal disease. J Periodontol 2001;72:495–595.

Harrel SK, Nunn M. Longitudinal comparison of the periodontal status of patients with moderate to severe periodontal disease receiving no treatment, non-surgical treatment, and surgical treatment utilizing individual sites for analysis. J Periodontol 2001;72:1509–19.

Harring T, et al. Healing following implantation of periodontitis affected roots into bone tissue. J Periodontol 1980;2:96.

Harris RJ. Root coverage with a connective tissue with partial thickness double pedicle graft and an acellular dermal matrix graft: a clinical and histological evaluation of a case report. J Periodontol 1998;69:1305–11.

Harris RJ. A comparison of root coverage obtained with a connective tissue graft versus an acellular dermal matrix [abstract]. J Periodontol 1999; 70:235.

Harris RJ. A comparative study of root coverage obtained with an acellular dermal matrix versus a connective tissue graft. The results of 107 recession defects in 50 consecutively treated patients. Int J Periodontics Restorative Dent 2000;20:51-9.

Harris RJ. Cellular dermal matrix used for root coverage: 18-month follow-up observation. Int J Periodontic Restorative Dent 2002;22:156–63.

Harris RJ. Gingival augmentation with an accelular dermal matrix: human histologic evaluation of a case—placement of the graft on periosteum. Int J Periodontics Restorative Dent 2004;24:378–85.

Harris RJ. Gingival augmentation with an acellular dermal matrix: human histologic evaluation of a case—placement of the graft on bone. Int J Periodontics Restorative Dent 2001; 21(1):69-75.

Harris RJ. The connective tissue and partial thickness double pedicle graft: a predictable method of obtaining root coverage. J Periodontol 1992; 63:477-86.

Hars E, Massler M. Effects of fluorides, corticosteroids and tetracyclines on extraction wound healing in rats. Acta Odontol Scand 1972;30: 511–22.

Hart TC, Kornman KS. Genetic factors in the pathogenesis of periodontitis Periodontology 2000 1997;14:2002–215.

Harvey PM. Management of advanced periodontitis. I. Preliminary report of a method of surgical reconstruction. N Z Dent J 1965;61:180–7.

Hatfield CG, Baumhammers A. Cytotoxic effects of periodontally involved surfaces of human teeth. Arch Oral Biol 1971;16:465–8.

Hawley CE, Staffileno H. Clinical evaluation of free gingival grafts in periodontal surgery. J Periodontol 1970;41:105–12.

Heden G, Wennstrom J, Lindhe J. Periodontal tissue alterations following Emdogain treatment of periodontal sites with angular bone defects. A series of case reports. J Clin Periodontol 1999; 26(12):855-860.

Heden G. A case report study of 72 consecutive

Emdogain-treated intrabony periodontal defects: clinical and radiographic findings after 1 year. Int J Periodontics Restorative Dent 2000; 20(2):127-139.

Heijl L, Gestrelius S. Treatment of intrabony defectrs with periodontal surgery and adjunctive Emdogain. A review and meta-analysis involving all studies with at least 10 patients published between 1998 and January 2001. Chicago: Biora; 2001.

Heijl L, Henden G, Svardstrom G, Ostgren A. Enamel matrix derivative (Emdogain) in the treatment of infrabony periodontal defects. J Clin Periodontol 1997;24:705–14.

Hellden LB, Elliot A, Steffensen B, Steffensen JE. The prognosis of tunnel preparations in treatment of class III furcations. A follow-up study. J Periodontol 1989;60:182–7.

Herrmann JB. Tensile strength and knot security of surgical suture materials. Am Surg 1971;37:209–17.

Henderson RD, Greenwell H, Drisko C, et al. Predictable multiple site root coverage using an acellular dermal matrix allograft. J Periodontol 2001;72:571–82.

Hiatt WH, Schallhorn RG. Intraoral transplants of cancellous bone and marrow in periodontal lesions. J Periodontol 1973;44:194–208.

Hileman A. Surgical repositioning of the vestibule and frenums in periodontal surgery. Dent Clin North Am 1960;4:55.

Hirschfeld L. Subgingival curettage in periodontal treatment. J Am Dent Assoc 1952;44:454.

Holbrook T, Ochsenbein C. Complete coverage of the denuded root surface with a one-stage gingival graft. Int J Periodontics Restorative Dent 1983;3:8–27.

Horowitz, RA. Preservation of the extraction socket. Sottosanti Lecture at the American Academy of Periodontology Meeting. 2003, San Francisco, California.

Horowitz RA. Extraction environment enhancement: critical evaluation of early socket healing in long term barrier-protected extraction sockets. 2005;26:703–26.

House M, Loop J. Form and Color Harmony in the Dental Art. Whittier: M.M. House, 1939.

Houston F, Sarhed G, Nyman S, et al. Healing after root reimplantation in the monkey. J Clin Periodontol 1985;12:716–27.

Hwang D, Wang HL. Flap thickness as a predictor of root coverage: a systematic review. J Periodontol 2006; 77(10):1625-1634.

Hughes GA. Facial types and tooth arrangement. J Prosthet Dent 1951;1:82–95.

Hunter S. Treatment of the unerupted maxillary caries. Br Dent J 1983;254:294–6.

Hutchens L. Periodontal suturing: A review of needles, materials and techniques. Postgrad Dent 1995; 2:1-15.

Ibbott CG, Oles RD, Laverty WH. Effects of citric acid treatment on autogenous free graft coverage of localized recession. J Periodontol 1985;56:662–5.

Ingber JS. Force eruption. Part I—a method of treating isolated one- and two-wall infrabony osseous defects: rationale and case report. J Periodontol 1975;45:199–204.

Ingber JS. Forced eruption. Part II—a method of treating nonrestorable teeth: periodontal and restorative considerations. J Periodontol 1976; 47:203–7.

Ingber JS. Forced eruption: alteration of soft tissue cosmetic deformities. Int J Periodontics Restorative Dent 1989;9:417–25.

Ingber FJS, Rose LF, Coslet JG. The biologic width. A concept in periodontics and restorative dentistry. Alpha Omegan 1977;10:62–5.

Ingle J. Periodontal currettement in the premaxilla. J Periodontol 1952;23:143.

Isella JM. Ridge preservation with freeze-dried bone allograft and a collagen membrane compared to extraction alone for implant site development. A clinical and histologic study in humans. J Periodontol 2003;74:990–9.

Isidor F, Karring T, Nyman S, Lindhe J. The significance of coronal growth of periodontal ligament tissue for new attachment formation. J Clin Periodontol 1986;13:145–50.

Jaffin RA, Berman CL. The excessive loss of Branemark fixtures in type IV bone: a 5-year analysis. J Periodontol 1991; 62(1):2-4.

Jahnke PV, Sandifer JB, Gher ME, et al. Thick free gingival and connective tissue autografts for root coverage. J Periodontol 1993;64:315–22.

James RA, Klein E. A histopathologic report on the nature of the epithelium and underlying connective tissue with surrounding oral implants. J Biomed Mater Res 1974;5:373–82.

Javaheri DS, Shahnavaz S. Utilizing the concept of the goldenproportion. Dent Today 2002;95–100.

Javanovic SA, Buser D. Guided bone regeneration in dehisence defects and delayed extraction sockets. In: Guided bone regeneration in implant dentistry. Carol Stream (IL): Quintessence Publishing Co.; 1994. p. 155–88.

Jensen CE, Weisgold A. Presurgical treatment planning for anterior single-tooth implant restoration. Compend Contin Educ Dent 1995;16:746–62.

Jensen OT, et al. Report of sinus consensus conference 1996. Int J Oral Maxillofac Implants 1998;13 Suppl:5–41.

Jensen OT, Shulman LB, Block MS, Iacono VJ. Report of the Sinus Consensus Conference of 1996. Int J Oral Maxillofac Implants 1998;13 Suppl 1:11–45.

Jensen OT, Sindet-Pedersen S, Oliver AJ. Varying treatment strategies for reconstruction of maxillary atrophy with implants. J Oral Maxillofac Surg1994;52:210–6.

Jepsen S, Eberhard J, Herrera D, Needleman I. A systematic review of guided tissue regeneration for periodontal furcation defects. What is the effect of guided tissue regeneration compared with surgical debridement in the treatment of furcation defects? J Clin Periodontol 2002; 29 Suppl 3:103-116.

Jin LJ, Cao CF. Clinical diagnosis of trauma from occlusion and its relation with severity of periodontitis. J Clin Periodontol 1992; 19(2):92-97.

Johnson GK, Sivers JE. Forced eruption in crown-lengthening procedures. J Prosthet Dent 1986;86:424–7.

Johnston WD. Treatment of palatally impacted canine teeth. Am J Orthod 1969;56:589–96.

Jones WA, O'Leary TJ. The effectiveness of in vivo root planing in removing bacterial endotoxin from the roots of periodontally involved teeth. J Periodontol 1978;49:337–42.

Jovanovic M. Technical tips to increase the predictability when using Gore regenerative membranes. 2004. W.L Gore and Associates, Inc. Ref Type: Pamphlet

Kaldahl WB, Tussing GJ, Wentz FM, Walker JA. Achieving an esthetic appearance with a fixed prosthesis by submucosal grafts. J Am Dent Assoc 1982;104:449–52.

Kaldahl WB, et al. Levels of cigarette consumption and response to periodontal therapy. J Periodontol 1996;67:675–81.

Kantor M, Polson AM, Zander HA. Alveolar bone regeneration after removal of inflammatory and traumatic factors J Periodontol 1976;47:687–5.

Karring T, Ellegaard B. New attachment attempts based on prevention of epithelial downgrowth in humans. J Clin Periodontol 1976;3:44.

Karring T, Lang NP, Loe H. Role of connective tissue in determining epithelial specificity. J Dent Res 1972;51:1303.

Karring T, Lang NP, Loe H. The role of connective tissue in determining epithelial differentiation. J Periodontol Res 1974;10:1.

Karring T, Ostergaard E, Loe H. Conservation of tissue specificity after heterotopic transplantation of gingiva and alveolar mucosa. J Periodontal Res 1971;6:282–93.

Kennedy JE, Bird WC, Palcanis KG, Dorfman HS. A longitudinal evaluation of varying widths of attached gingiva. J Clin Periodontol 1985;12:667–75.

Keough B. Occlusion-based treatment planning for complex dental restoration: part I. Int J Periodontics Restorative Dent 2003;23:237–47.

Kersten BG, Chamberlain AD, Khorsandi S, et al. Healing of the intrabony periodontal lesion following root conditioning with citric acid and wound closure including an expanded PTFE membrane. J Periodontol 1992;63:876–82.

King K, Pennel B. Evaluation of attempts to increase th ewidth of attached gingiva. Presented at meeting of Phildelphia Society of Periodontology 1964; April.

Kinoshita S, Wen R. Color atlas of periodontics. St. Louis: Mosby Yearbook; 1985.

Kirch J, Baderstein A, Egelberg J. Longitudinal observation of "unattached," mobile gingival areas. J Clin Periodontol 1986;13:131.

Kirkland O. The suppurative periodontal pus pocket; its treatment by the modified flap operation. J Am Dent Assoc 1936;18:1462.

Kirkland O. Surgical flap and semiflap technique in periodontal surgery. Dent Dig 1936;42:125.

Kleinman HK, Klebe RJ, Martin GR. Role of collagenous matrices in the adhesion and growth of cells. J Cell Biol 1981;88:473–85.

Kleinman HK, McGoodwin EB. Localization of the cell attachment region in types I and II collagens. Biochem Biophys Res Commun 1976;72:426–32.

Kois JC. Altering gingival levels: the restorative connection. Part I: biologic variables. J Esthet Dent 1994;6:3–9.

Kois JC. New paradigms for anterior tooth preparation: rationale and technique. Contemp Esthet Dent 1996;2:1–8.

Kois JC. Esthetic extraction site development: the biologic variables Contemp Esthet Restorative Pract 1998;4:10–9.

Kois JC, Kan JYK. Predictable peri-implant gingival esthetics. Surgical and prosthetic rationales. Pract Proced Aesthet Dent 2001;13:691–8.

Kokich VG. Anterior dental esthetics: an orthodontic perspective. I. Crown length. J Esthet Dent 1993;5:19–23.

Kokich VG. Anterior dental esthetics: an orthodontic perspective. II. Vertical relationships. J Esthet Dent 1993;5:174:8.

Kokich VG Anterior dental esthetics: an orthodontic perspective. III. Mediolateral relationships. J Esthet Dent 1993;5:200–7.

Kokich VG, Matthews DP. Surgical and orthodontic management of impacted teeth. Dent Clin North Am 1993;37:181–204.

Kokich VO Jr, Kiyak A, Shapiro PA. Comparing the perception of dentists and lay people to altered dental esthetics. J Esthet Dent 1999;11:311–24.

Kornman KS, et al. The interleukin-1 genotype as a severity factor in adult periodontal disease. J Clin Periodontol 1997;24:72–7.

Kornman KS, Knobelman C, Wang HY. Is periodontitis genetic? The answer may be yes. J Mass Dent Soc 2000;49:26–30.

Kozlovsky A, Tal H, Lieberman M. Forced eruption combined with gingival fiberotomy. A technique for clinical crown lengthening. J Clin Periodontol 1988;15:534–8.

Kramer G, Schwartz M. A technique to obtain primary intention healing in pocket elimination adjacent to an edentulous area. Periodontics 1964;2:252.

Kronfeld R. Condition of alveolar bone underlying periodontal pockets. J Periodontol 1935;6:22.

Kure K, et al. Influences of attached gingiva on plaque accumulation and gingival inflammation in monkeys. J Dent Res 1985;63:555.

Lang NP, Tonetti MS, Suter J, et al. Effect of interleukin-1 gene polymorphisms on gingival inflammatory assessed by bleeding on probing in a periodontal maintenance population. J Periodontal Res 2000;35:102–7.

Lange N, Loe H. The relationship between the width of keratinized gingiva and gingival health. J Periodontol 1972;43:623.

Langer B, Calagna L. The subepithelial connective tissue graft. J Prosthet Dent 1980;44:363–7.

Langer B, Calagna LJ. The subepithelial connective tissue graft. A new approach to the enhancement of anterior cosmetics. Int J Periodontics Restorative Dent 1982;2:22–33.

Lanning Sk, Waldrop TC, Gunsolley JC, Maynard JG. Surgical crown-lengthening: evaluation of biologic width. J Periodontol 2003;74:468–74.

Lappin M. Practical management of impacted maxillary cuspid. Am J Orthod 1951; 37:769-778.

Laurell L, Gattlow J, Zybutz M, Persson R. Treatment of intrabony defects by different surgical procedures. A literature review. J Periodontol 1998;69:303–13.

Leblebicioglu B, Ersanli S, Karabuda C, Tosun T, Gokdeniz H. Radiographic evaluation of dental implants placed using an osteotome technique. J Periodontol 2005; 76(3):385-390.

Leighton J. Collagen-coated cellulose sponge. In: Kruse PJ, Patterson MJ, editors. Tissue culture, methods and applications. New York: Academic Press; 1982. p. 367–71.

Lekovic V, Kenney EB, Kovacevic K, Carranza FA Jr. Evaluation of guided tissue regeneration in Class II furcation defects. A clinical re-entry study. J Periodontol 1989;60:694–8.

Lekovic V. Treatment of Grade II furcation defects using porous HA in conjunction with a PTFE membrane. J Periodontol 1990; 62:575.

Lekovic V, Kenney EB, Carranza FA Jr, Danilovic V. Treatment of class II furcation defects using porous hydroxylapatite in conjunction with a polytetrafluoroethylene membrane. J Periodontol 1990;61:575–8.

Lekovic V, Kenney EB, Weinlander M, et al. A bone regenerative approach to alveiolar ridge maintenance following tooth extraction J Periodontol 1997;68:563–70.

Levin EI. Dental esthetics and the golden proportion. J Prosthet Dent 1978;40:244–52.

Levine RA. Forced eruption in the esthetic zone Compen Contin Educ Dent 1997;18:795–803.

Levine HL, Stahl SS. Repair following periodontal flap surgery with the retention of gingival fibers. J Periodontol 1972;43:99–103.

Levine RA, McGuire M. The diagnosis and treatment of the gummy smile. Compend Contin Educ Dent 1977;18:757–66.

Levy RM, Grannobile WV, Feres M, et al. The short-term effect of apically repositioned flap surgery on the composition of the subgingival microbiota. Int J Periodontics Restorative Dent 1999;19:555–67.

Lie T. Periodontal surgery for the maxillary anterior area. Int J Periodontics Restorative Dent 1992;12:72–81.

Lieb N, Silverman SI. An analysis of soft tissue contour of the lips in relation to the maxillary cuspids J Prosthet Dent 1967;18:292–303.

Lieb ND, Silverman SI, Garfinkel L. An analysis of soft tissue contours of the lips in relation to the maxillary cuspids. J Prosthet Dent 1967;18(4):292-303.

Lindhe J. Textbook of clinical periodontology. Copenhagen: Munksgaard; 1983.

Lindhe J, Hamp S, Loe H. Experimental periodontitis in the beagle dog. J Periodontal Res 1973;8:1–10.

Lindhe J, Nyman S. Alterations of the position of the marginal soft tissue following periodontal surgery. J Clin Periodontol 1980;7:525–30.

Lindhe J, Nyman S, Karring T. Connective tissue reattachment as related to presence or absence of alveolar bone. J Clin Periodontol 1984;11:33–40.

Lindhe J, Karring T, Lang NP. Clinical periodontology and implant dentistry. 4th ed. Oxford (UK): Blackwell Munksgaard Publishing Co.; 2003.

Listgarten MA, Rosenberg MM. Histological study of repair following new attachment procedures in human periodontal lesions. J Periodontol 1979; 50(7):333-344.

Livesey SA, Herdon DN, Hollyoak MA, et al. Transplanted acellular allograft dermal matrix. Transplantation 1995;60:1–9.

Livingston HL. Total coverage of multiple and adjacent denuded root surfaces with a free gingival autograft. A case report. J Periodontol 1975;46:209–16.

Loe H. Experimental gingivitis in man. J Periodontol 1965;36:177.

Lombardi RE. The principles of visual perception and their clinical application to denture esthetics. J Prosthet Dent 1973;29:358–82.

Lopez NJ, Belvederessi M, de la SR. Inflammatory effects of periodontally diseased cementum studied by autogenous dental root implants in humans. J Periodontol 1980;51:582–93.

Louise F, Borghetti A, Kerebel B. Histologic case reports of coralline hydroxyapatite grafts placed in human intraosseous lesions: results 6 to 36 months postimplantation. Int J Periodontics Restorative Dent 1992;12:474–85.

Lu HK. Topographical characteristics of root trunk length related to guided tissue regeneration. J Periodontol 1992;63:215–9.

Macht SD, Krizek TJ. Sutures and suturing—current concepts. J Oral Surg 1978;36:710–12.

Mahn DH. Treatment of gingival recession with a modified "tunnel" technique and an acellular dermal connective tissue allograft. Pract Proced Aesthet Dent 2001;13:69–74.

Mahn DH. Correction of lingual gingival recession using an acellular dermal connective tissue allograft. Pract Periodontics Aesthet Dent 2002;14:507–10.

Maitia J. Efficiency of scaling of the molar function area with and without surgical access. J Periodontics Restorative Dent 1986;6:52.

Majzoub Z, Kon S. Tooth morphology following root resection procedures in maxillary first molars. J Periodontol 1992;63:290–6.

Manson JD. Passive eruption. Dent Pract Dent Rec 1963;14:2–9.

Mariotti A. Efficacy of clinical root surface modifiers in the treatment of periodontal disease. A systematic review. Ann Periodontol 2003;8: 205–26.

Marks SC Jr, Mehta NR. Lack of effect of citric acid treatment of root surfaces on the formation of new connective tissue attachment. J Clin Periodontol 1986;13:109–16.

Martin M, Gantes B, Garrett S, Egelberg J. Treatment of periodontal furcation defects. (I). Review of the literature and description of a regenerative surgical technique. J Clin Periodontol 1988;15:227–31.

Masada MP, Fersson R, Kenney JS, et al. Measurement of interleukin-1a and -1b in gingival crevicular fluid: implications for the pathogenesis of periodontal disease. J Periodontal Res 1990;26:56–63.

Matter J, Cimasoni G. Creeping attachment after free gingival grafts. J Periodontol 1976;47:574–9.

Maynard JG Jr, Ochsenbein C. Mucogingival problems, prevalence and therapy in children. J Periodontol 1975;46:543–52.

Maynard JG Jr, Wilson RD. Physiologic dimensions of the periodontium significant to the restorative dentist. J Periodontol 1979;50:170–4.

McClain PK, Schallhorn RG. Long-term assessment of combined osseous composite grafting, root conditioning, and guided tissue regeneration. Int J Periodontics Restorative Dent 1993;13:9–27.

McGuire MK. Prognosis versus actual outcome: a long-term survey of 100 treated periodontal patients under maintenance care. J Periodontol 1991;62:51–8.

McGuire MK. Reconstruction of bone on facial surfaces: a series of case reports. Int J Periodontics Restorative Dent 1992;12:133–43.

McGuire MK. Prognosis vs outcome: predicting tooth survival. Compendium 2000;21:217–28.

McGuire MK, Nunn ME. Prognosis versus actual outcome. II. The effectiveness of commonly taught clinical parameters in developing an accurate prognosis. J Periodontol 1996;67:658–65.

McGuire MK, Nunn ME. Prognosis versus actual outcome III. The effectiveness of clinical parameters in accurately predicting tooth survival. J Periodontol 1996;67:666–74.

McGuire NK, Nunn ME. Prognosis versus actual outcome. IV. The effectiveness of clinical paramenters and IL-1 genotype in accurately predicting prognoses and tooth survival. J Periodontol 1999;70:49–56.

McHugh WD. The effects of exclusion of epithelium from healing periodontal pockets. J Periodontol 1988;59:750–7.

Meisel, et al. Dose-effect relation of smoking and interleukin-1 gene polymorphism in periodontal disease. J Periodontol 2004;75:236–42.

Mejias JE, Griffin TJ. The absorbable synthetic sutures. Compend Contin Educ Dent 1983; 4(6):567-572.

Melcher A, Dreyer C. Protection of the blood clot in healing circumscribed bone defects. J Bone Joint Surg 1962;44:424.

Melcher AH. On the repair potential of periodontal tissues. J Periodontol 1976; 47(5):256-260.

Mellonig JT. Alveolar bone induction: autografts and allografts. Dent Clin North Am 1980;24: 719–37.

Mellonig JT. Histologic evaluation of freeze-dried bone allografts in periodontal osseous defects. J Dent Rest 1981;60:388.

Mellonig JT. Decalcified freeze-dried bone allografts as an implant material in human periodontal defects. Int J Periodontics Restorative Dent 1984;6:41.

Mellonig J. Bone grafting (lecture). Boston, Yankee Dental Conference 1992.

Mellonig JT. Human histologic evaluation of bovine-derived bone xenograft in treatment of periodontal osseous defects. Int J Periodontics Restorative Dent 2000;20:19–29.

Melnick PR, Camargo PM. Preservation of alveolar ridge dimensions and interproximal papillae through periodonjtal procedures: Long term results. Contemp Esthet Restor Pract 2004; 8:16–26.

Meltzer J. Edentulous area tissue graft correction of an esthetic effect. J Periodontol 1979;50:320.

Mensing H. A study of fibroblast chemotaxis using fibronectin and conditioned medium as chemoattractants. Eur J Cell Biol 1983;29:268.

Metzler D. Clinical evaluation of guided tissue regeneration in the treatment of maxillary class II molar furcation invasions. J Periodontol 1991;62:354.

Miller EL, Jamison HC. A study of the relationship of the dental midline to the facial midline. J Prosthet Dent 1979;41:657–60.

Miller P. Root coverage using a free soft tissue autogenous graft following citric acid application. J Periodontics Restorative Dent 1982;2:65.

Miller P. Root coverage using a soft free tissue autograft following citric acid application. II. Treatment of the carious root. J Periodont Rest Dent 1983;2:9.

Miller P. A classification of marginal tissue recession. Int J Periodontics Restorative Dent 1985;2:9.

Miller P. Root coverage using free soft tissue autofrafts following citric acid application. III. A successful and predictable procedure in areas of deep-wide recession. Int J Periodontics Restorative Dent 1985;2:15.

Miller PD Jr, Allen EP. The development of periodontal plastic surgery. Periodontology 2000 1996;11:7–17.

Misch CE. Contemporary implant dentistry. 2nd ed. CV Mosby.

Misch CE. Density of bone: effect on treatment plans, surgical approach, healing, and progressive boen loading. Int J Oral Implantol 1990; 6(2):23-31.

Misch CE. The maxillary sinus lift and sinus graft surgery. In: Contemporary implant dentistry. St. Louis: Mosby; 1999. p. 469–95.

Misch CE, Moore P. Steroids and reduction of pain, edema, and dysfunction in implant dentistry. Int J Oral Implants 1989;6:27–31.

Misch CM. The pharmacological management of maxillary sinus elevation surgery. J Oral Implantol 1992;18:15–23.

Misch CM. The extracted tooth-pontic-provisional replacement during bone graft and implant healing. Pract Periodont Aesthet Dent 1998;10:711–8.

Mlinek A, Smukler H, Buchner A. The use of free gingival grafts for the coverage of denuded roots. J Periodontol 1973;44:248–54.

Monnet-Corti V, Santini A, Glise JM, Fouque-Deruelle C, Dillier FL, Liebart MF et al. Connective tissue graft for gingival recession treatment: assessment of the maximum graft dimensions at the palatal vault as a donor site. J Periodontol 2006; 77(5):899-902.

Montgomery EH. Principles and mechaniscm of antibiotic therapy. In: Neidle EA, Kruger DC, Yagiela JA, editors. Pharmacology and therapeutics for dentistry.

Morley J, Eubank J. Macroesthetic elements of smile design. JADA 2001;132:39–45.

Morman W, Meier C, Firestone A. Gingival blood circulation after experimental wounds in man. J Clin Periodontol 1979;6:417.

Moskow BS. A histomorphologic study of the effects of periodontal inflammation on the maxillary sinus mucosa. J Periodontol 1992;63:674–81.

Moskowitz ME, Nayyar A. Determinants of dental esthetics: a rationale for smile analysis and treatment. Compend Contin Educ 1995;16:1164–86.

Moss-Salentign L, Klyvert M. Dental and oral tissue. 3rd ed. Philadelphia: Lea and Febiger; 1990.

Murphy KG, Gunsolley JC. Guided tissue regeneration for the treatment of periodontal osseous defects. Ann Periodontol 2003;8:303–20.

Nabers C. Repositioning the attached gingiva. J Periodontol 1954;25:38.

Nabers CL, Reed OM, Hamner JE, III. Gross and histologic evaluation of an autogenous bone graft 57 months postoperatively. J Periodontol 1972; 43(11):702-704.

Nabers C, O'Leary J. Autogenous bone graft: case report. Periodontics 1975;5:251.

Nelson SW. The subpedicle connective tissue graft. A bilaminar reconstructive procedure for the coverage of denuded root surfaces. J Periodontol 1987; 58(2):95-102.

Nevins M, Skurow HM. The intracrevicular restorative margin, the biologic width, and the maintenance of the gingival margin. Int J Periodontics Restorative Dent 1984; 4(3):30-49.

Nevins M, Mellonig JT. Enhancement of the damaged edentulous ridge to receive dental implants: a combination of allograft and the GORE-TEX membrane. Int J Periodontics Restorative Dent 1992; 12(2):96-111.

Nevins M, et al. Bone formation in the goat maxillary sinus induced by absorbable collagen sponge implants impregnated with recombinant human bone morphogenic protein-2. Int J Periodontics Restorative Dent 1996;16:9–19.

Nevins ML, Camelo M, Lynch SE, et al. Evaluation of periodontal regeneration following grafting intrabony defects with Bio-Oss collagen: a human histologic report. J Periodontics Restorative Dent 2003;23:9–17.

Newell DH. Current status of the management of teeth with furcation invasions. J Periodontol 1981; 52(9):559-568.

Newell D. The management of furcation invasions. Presented at the American Acedemy of Periodontology, New Orleans (October) 1984.

Newman MG, Kornman KS, Holtzman S. Association of clinical risk factors with treatment outcomes. J Periodontol 1994;65:489–97.

Nieri M, et al. The prognostic value of several periodontal factors measured as radiographic bone level variation. A 10-year retrospective multilevel analysis of treated and maintained periodontal patients. J Periodontol 2002;73:1485–93.

Nilveus R, Bogle G, Crigger M, Egelberg J, Selvig KA. The effect of topical citric acid application on the healing 0f experimental furcation defects in dogs. II. Healing after repeated surgery. J Periodontal Res 1980; 15(5):544-550.

Nkenke E, Kloss F, Wiltfang J, et al. Histomorphometric and fluorescence microscopic analysis of bone remodelling after installation of implants using an osteotome technique. Clin Oral Implants Res 2002;13:595–602.

Nkenke E, Schlegel A, Schultze-Mosgau S, et al. The endoscopically controlled osteotome sinus floor elevation: a preliminary prospective study. Int J Oral Maxillofac Implants 2002;17:557–66.

Novaes AB Jr, Grisi DC, Molina GO, et al. Comparative 6-month clinical study of a subepithelial connective tissue graft and acellular dermal matrix graft for the treatment of gingival recession. J Periodontol 2001;72:1477–84.

Nunn M, Harrel SK. The effect of occlusal discrepancies on treated and untreated periodontitis. I. Relationship of initial occlusal discrepancies to initial clinical parameters. J Periodontol 2001;72:485–94.

Nyman S, Karring T, Lindhe J, Planten S. Healing following implantation of periodontitis-affected roots into gingival connective tissue. J Clin Periodontol 1980; 7(5):394-401.

Nyman S, Gottlow J, Karring T, Lindhe J. The regenerative potential of the periodontal ligament. An experimental study in the monkey. J Clin Periodontol 1982; 9(3):257-265.

Nyman S, Lindhe J, Karring T, Rylander H. New attachment following surgical treatment of human periodontal disease. J Clin Periodontol 1982; 9(4):290-296.

Obwegeser H. Operationstechnik der submukosen mundvorhofplastik in der Underkieferfront. Dtsch Zahnarztl Z 1956; 11:11282.

Ochsenbein C. Osseous resection in periodontal therapy. J Periodontol 1958; 29:15.

Ochsenbein C, Bohannan H. The palatal approach to osseous surgery. I. Rationale. J Periodontol 1963; 34:60.

Ochsenbein C, Bohannan H. The palatal approach to osseous surgery. II. Clinical application. J Periodontol 1964; 35:54.

Ochsenbein C. Current status of osseous surgery. J Periodontol 1977; 45:577.

Ochsenbein C, Ross S. A reevaluation of osseous surgery. Dent Clin North Am 1969; 13(1):87-102.

Ochsenbein C. A primer for osseous surgery. Int J Periodontics Restorative Dent 1986; 6(1):8-47.

Ochsenbein C, Ross S. A concept of osseous surgery and its clinical application. In: Ward HL, Thomas CC, editors. A periodontal point of view.

Olsen C, Ammons W, van Belle G. A longitudinal study comparing apically repositioned flaps, with and without osseous surgery. Int J Periodont Rest Dent 1985; 44:11.

Olsson M, Lindhe J. Periodontal characteristics in individuals with varying forms of the upper central incisors. J Clin Periodontol 1991;18:78–82.

Orban B. Oral History and Embryology. 6th Ed. ed. St. Louis: C.V. Mosby, 1966.

Oreamuno S, Lekovic V, Kenney EB, Carranza FA, Jr., Takei HH, Prokic B. Comparative clinical study of porous hydroxyapatite and decalcified freeze-dried bone in human periodontal defects. J Periodontol 1990; 61(7):399-404

Orth CF. A modification of the connective tissue graft procedure for the treatment of type II and type III ridge deformities. Int J Periodontics Restorative Dent 1996; 16(3):266-277.

Ortman HR, Tsao DH. Relationship of the incisive papilla to the maxillar central incisors. J Prosthet Dent 1979;42:492–6.

Page RC, Kornman KS. The pathogenesis of periodontitis. Periodontology 2000 1997;14:112–57.

Pagliaro U, Nieri M, Franceschi D, Clauser C, Pini-Prato G. Evidence-based mucogingival therapy. Part 1: A critical review of the literature on root coverage procedures. J Periodontol 2003; 74(5):709-740.

Paul SJ. Simple analysis and face-bow transfer: enhancing esthetic restorative treatment. Pract Proced Aesthet Dent 2001;13:217–22.

Peleg M, Maxor Z, Chaushu G, Gark AK. Sinus floor augmentation with simultaneous implant placement in the severely atrophic maxilla. J Periodontol 1998;69:1397–403.

Peleg M, Maxor Z, Garg AK. Augmentation grafting of the maxillary sinus and simultaneous implant placement in patients with three to five millimetres of residual alveolar bone height. Int J Oral Maxillofac Implants1999;14:549–56.

Pennel B, et al. Oblique rotated flap. J Periodontol 1969; 36:305.

Pennel B. Free masticatory mucosa graft. J Periodontol 1969; 40:162.

Peterson LJ. Antibiotic prophylaxis against wound infections in oral and maxillofacial surgery. J Oral Maxillofac Surg 1990;48:617–20.

Pietrokovski J, Massler M. Alveolar ridge resorption following tooth extraction. J Prosthet Dent 1967; 17(1):21-27.

Pihlstrom BL, Anderson KA, Aeppli D, Schaffer EM. Association between signs of trauma from occlusion and periodontitis. J Periodontol 1986;57:1–6.

Pikos MA. Maxillary sinus membrane repair: report of a technique for large perforations. Implant Dent 1999;8:29–34.

Pini Prato G, Clauser C, Cortellini P. Guided tissue regeneration and a free gingival graft for the management of buccal recession: a case report. Int J Periodontics Restorative Dent 1993;13:486–93.

Pini Prato GP, Baldi C, Nieri M, Franseschi D, Cortellini P, Clauser C et al. Coronally advanced flap: the post-surgical position of the gingival margin is an important factor for achieving complete root coverage. J Periodontol 2005; 76(5):713-722.

Polson AM. Trauma and preogression of marginal periodontitis in squirrel monkeys. II. Co-destructive dactors of periodontitis and mechanically produced injury. J Periodontol Res 1974;9:108–13.

Polson AM, Meitner SW, Zander HA. Trauma and progression of marginal periodontitis in squirel monkeys. III. Adaptation of interproximal alveolar bone to repetitive injury. J Periodontol Res 1976;11:290–7.

Polson AM, Caton J. Factors influencing periodontal repair and regeneration. J Periodontol 1982; 53(10):617-625.

Polson AM, Proye MP. Effect of root surface alterations on periodontal healing. II. Citric acid treatment of the denuded root. J Clin Periodontol 1982; 9(6):441-454.

Polson AM, Proye MP. Fibrin linkage: a precursor for new attachment. J Periodontol 1983; 54(3):141-147.

Polson AM, Frederick GT, Ladenheim S, Hanes PJ. The production of a root surface smear layer by instrumentation and its removal by citric acid. J Periodontol 1984; 55(8):443-446.

Pontoriero R, et al. Rapid extrusion with fiber resection: A combined orthodontic - periodontic treatment modality. Int J Periodont Rest Dent 1987; 5:31.

Pontoriero R. Guided tissue regeneration in the treatment of furcation defects in man: Short communication. Int J Periodont Rest Dent 1987; 14:619.

Pontoriero R. Guided tissue regeneration in the treatment of furcation defects in mandibular molars. A clinical study of degree III involvements. Int J Periodont Rest Dent 1989; 16:170.

Pontoriero R. Guided tissue regeneration in surgically produced furcation defects. An experimental study in the beagle dog. Int J Periodont Rest Dent 1992; 19:159.

Pontoriero R, Carnevale G. Surgical crown lengthening: a 12-month clinical wound healing study. J Periodontol 2001;72:841–8.

Pontoriero R, Wennstrom J, Lindhe J. The use of membranes and enamel matrix derivative in the treatment of angular bone defects. A prospective controlled clinical study. J Clin Periodontol 1999;26:833–40.

Postlethwait R. Wound Healing and Surgery. Somerville, New Jersey, Ethicon, Inc 1971.

Pound E. Applying harmony in selecting and arranging teeth. Dent Clin North Am 1962; March:241.

Pound E. Let "S" be your guide. J Prosthet Dent 1977;38:482.

Prato G. Human fibrin glue versus sutures in periodontal surgery. J Periodontol 1987; 58:420.

Prato G, et al. Periodontal regeneration therapy with coverage of previously restored root surfaces. Case reports. Int J Periodont Rest Dent 1992; 12:451.

Prescott M, Goldberg M. Controlled eruption of impacted teet with threaded pins. J Oral Surg 1969;27:615–8.

Price P. Stress, shear, and suture. Ann Surg 1948; 128:408.

Prichard JF. The diagnosis and management of vertical bony defects. J Periodontol 1983; 54(1): 29-35.

Prichard J. The infrabony technique as a predictable procedure. J Periodontol 1957; 28:202.

Prichard J. Advanced Periodontal Disease. 2ne Ed. ed. Philadelphia: W.B. Saunders, 1965.

Prichard J. The etiology, diagnosis and treatment of the infrabony defect. J Periodontol 1967; 38:455.

Proceedings of the World Workshop in Clinical Periodontics. Chicago: The American Academy of Periodontology; 1989:III-15-22.

Proussaefs P, Lozada J. The "Loma Linda Pouch": a technique for repairing the perforated sinus membrane. Int J Periodontics Restorative Dent 2003;23:593–7.

Proussaefs P, et al. Repair of the perforated sinus membrane with a resorbable collagen membrane: a human study. Int J Oral Maxillofac Implants 2004;19:413–20.

Proye MP, Polson AM. Effect of root surface alterations on periodontal healing. I. Surgical denudation. J Clin Periodontol 1982; 9(6):428-440.

Raghoebar GM, Brouwer TJ, Reintsema H, Van Oort RP. Augmentation of the maxillary sinus floor with autogenous bone for the placement of endosseous implants: a preliminary report. J Oral Maxillofac Surg 1993; 51(11):1198-1203.

Raghoebar GM, Brouwer TJ, Reintsema H, Van Oort RP. Augmentation of the maxillary sinus floor with autogenous bone for the placement of endosseous implants: a preliminary report. J Oral Maxillofac Surg 1993; 51(11):1198-1203.

Ramfjord S. Experimental periodontal reattachment in Rhesus monkey. J Periodontol 1971; 22:67.

Ramfjord S, Nissle R. The modified Widman flap. J Periodontol 1974; 45:601.

Rangert BR, Sullivan RM, Jemt TM. Load factor control for implants in the posterior partially edentulous segment. Int J Oral Maxillofac Implants 1997; 12(3):360-370.

Rasperini G, Silvestri M, Ricci G. Long-term clinical observation of treatment of intrabony defects with enamel matrix derivative (Emdogain): surgical re-entry. 2005;25:121–7.

Rateitschak KH, Egli U, Fringeli G. Recession: a 4-year longitudinal study after free gingival grafts. J Clin Periodontol 1979; 6(3):158-164.

Rawlinson A, Duerden BI, Goodwin L. Effects of surgical treatment of the microbial flora in residual periodontal pockets. Eur J Prosthet Restorative Dent 1995;3:155–61.

Register AA. Bone and cementum induction by dentin, demineralized in situ. J Periodontol 1973; 44(1):49-54.

Register AA, Burdick FA. Accelerated reattachment with cementogenesis to dentin, demineralized in situ. I. Optimum range. J Periodontol 1975; 46(11):646-655.

Reiser GM, Rabinovitz Z, Bruno J, et al. Evaluation of maxillary sinus membrane response following elevation with the crestal osteotome technique in human cadavers. Int J Oral Maxillofac Implants 2001;16:833–40.

Renvert S, Egelberg J. Healing after treatment of periodontal intraosseous defects. II. Effect of citric acid conditioning of the root surface. J Clin Periodontol 1981; 8(6):459-473.

Renvert S, Garrett S, Nilveus R, Chamberlain AD, Egelberg J. Healing after treatment of periodontal intraosseous defects. VI. Factors influencing the healing response. J Clin Periodontol 1985; 12(9):707-715.

Reynolds MA, Aichelmann-Reidy ME, Branch-Mays GL, Gunsolley JC. The effect of bone replacement grafts in the treatment of periodontal osseous defects. A systematic review. Ann Periodontol 2003;8:227–65.

Richardson CR, Mellonig JT, Brunsvold MA, McDonnell HT, Cochran DL. Clinical evaluation of Bio-Oss: a bovine-derived xenograft for the treatment of periodontal osseous defects in humans. J Clin Periodontol 1999; 26(7): 421-428

Rifkin R. Facial analysis: a comprehensive approach to treatment planning in aesthetic dentistry. Pract Periodont Aesthet Dent 2000;12:865–71.

Ririe CM, Crigger M, Selvig KA. Healing of periodontal connective tissues following surgical wounding and application of citric acid in dogs. J Periodontal Res 1980; 15(3):314-327.

Robbins JW. Differential diagnosis and treatment of excess gingival display. Pract Periodont Aesthet Dent 1999;11:265–72.

Robinson RE. The distal wedge operation. Periodontics 1966; 4(5):256-264.

Robinson R. Periosteal fenestration in mucogingival surgery. J West Soc Periodont 1961; 9:4.

Robinson R. The distal wedge operation. Presented to the Western Society of Periodontology. Palm Springs (November) 1963.

Robinson R. Osseous coagulum for bone induction. J Periodontol 1969; 40:503.

Roccuzzo M, Wilson TG. A prospective study evaluating a protocol for 6 weeks' loading of SLA implants in the posterior maxilla: one year results. Clin Oral Implants Res 2002;13:502–7.

Rosen PS, Summers R, Mellado JR, et al. The bone added osteotome sinus floor elevation technique: multi-center restrospective report of consecutively treated patients. Int J Oral Maxillofac Implants 1999;14:853–8.

Rosenberg ES, Garber DA, Evian CI. Tooth lengthening procedures. Compend Contin Educ Gen Dent 1980; 1(3):161-172.

Rosenberg ES, Cho S, Garber DA. Crown lengthening revisited. Compend Contin Educ Dent 1999;20:527–40.

Rosenlicht JL. Sinus lift procedure (subantral augmentation). Implants 1992;2:3–8.

Ross SE, Cohen DW. The fate of a free osseous tissue autograft. A clinical and histologic case report. Periodontics 1968; 6(4):145-151.

Rubin M. A biologic rationale for gingival reconstruction by grafting procedures. Quintessence 1979; 11:47.

Rufenacht CR. Fundamentals of esthetics. Chicago: Quintessence; 1990.

Ruoslahti E. Current concepts of its structure and function. Coll Rel Res 1980; 15:314.

Rummelhart JM, Mellonig JT, Gray JL, Towle HJ. A comparison of freeze-dried bone allograft and demineralized freeze-dried bone allograft in human periodontal osseous defects. J Periodontol 1989; 60(12):655-663.

Saadoun AP, Fox DJ, Rosenberg ES, Weisgold AS, Evian CI. Surgical treatment of the short clinical crown in an area of inadequate keratinized gingiva. Compend Contin Educ Dent 1983; 4(1):71-79.

Saadoun AP, Le Gall MG. Periodontal implications in implant treatment planning for esthetic results. Pract Periodont Aesthetic Dent 1998;10:655–64.

Saffar JL, Colombier ML, Detienville R. Bone formation in tricalcium phosphate-filled periodontal intrabony lesions. Histological observations in humans. J Periodontol 1990; 61(4):209-216.

Salkin LM, Freedman AL, Stein MD, Bassiouny MA. A longitudinal study of untreated mucogingival defects. J Periodontol 1987; 58(3):164-166.

Sanders JJ, Sepe WW, Bowers GM, Koch RW, Williams JE, Lekas JS et al. Clinical evaluation of freeze-dried bone allografts in periodontal osseous defects. Part III. Composite freeze-dried bone allografts with and without autogenous bone grafts. J Periodontol 1983; 54(1):1-8.

Saroff S. Free soft tissue autografts, hemostasis and protection of the palatal donor site with a microfibrillar collagen preparation. J Periodontol 1980; 53:425.

Sato K, Yoneyama T, Okamoto H, Dahlen G, Lindhe J. The effect of subgingival debridement on periodontal disease parameters and the subgingival microbiota. J Clin Periodontol 1993; 20(5): 359-365.

Schenk RK, Buser D, Hardwick WR, Dahlin C. Healing pattern of bone regeneration in membrane-protected defects: a histologic study in the canine mandible. Int J Oral Maxillofac Implants 1994; 9(1):13-29.

Schiffman P. Relation to the maxillary canine and the incisive papilla. J Prosthet Dent 1984;14:469–76.

Schropp L, et al. Bone healing and soft tissue contour changes following single tooth extraction: a clinical and radiographic 12-month prospective study. Int J Periodontics Restorative Dent 2003; 23:313–23.

Schwartz Z, Mellonig JT, Carnes DL Jr, et al. Ability of commercial demineralized freeze-dried bone allograft to induce new bone formation. J Periodontol 1996;67:918–26.

Schwartz Z, Mellonig JT, Carnes DL, Jr., de la FJ, Cochran DL, Dean DD et al. Ability of commercial demineralized freeze-dried bone allograft to induce new bone formation. J Periodontol 1996; 67(9):918-926.

Schwartz Z, Somers A, Mellonig JT, Carnes DL, Jr., Dean DD, Cochran DL et al. Ability of commercial demineralized freeze-dried bone allograft to induce new bone formation is dependent on donor age but not gender. J Periodontol 1998; 69(4):470-478.

Sclar AG. Ridge preservation for optimum esthetics and functions. The bio-cal technique. Pract Periodont Aesthet Dent 1999;11:1-11.

Sclar AG. Soft tissue and esthetic considerations in implant dentistry. Carol Stream (IL): Quintessence Publishing Co.; 2003.

Sculean A, Windisch P, Keglevich T, Fabi B, Lundgren E, Lyngstadaas PS. Presence of an enamel matrix protein derivative on human teeth following periodontal surgery. Clin Oral Investig 2002; 6(3):183-187.

Sculean A, Junker R, Donos N, Berakdar M, Brecx M, Dunker N. Immunohistochemical evaluation of matrix molecules associated with wound healing following regenerative periodontal treatment in monkeys. Clin Oral Investig 2002; 6(3):175-182.

Selvig KA, Ririe CM, Nilveus R, Egelberg J. Fine structure of new connective tissue attachment following acid treatment of experimental furcation pockets in dogs. J Periodontal Res 1981; 16(1):123-129.

Selvig KA, Nilveus RE, Fitzmorris L, Kersten B, Khorsandi SS. Scanning electron microscopic observations of cell populations and bacterial contamination of membranes used for guided periodontal tissue regeneration in humans. J Periodontol 1990; 61(8):515-520.

Sepe WW, Bowers GM, Lawrence JJ, Friedlaender GE, Koch RW. Clinical evaluation of freeze-dried bone allografts in periodontal osseous defects—part II. J Periodontol 1978; 49(1):9-14.

Shefter GJ, McFall WY Jr. Occlusal relations and periodontal status in human adults. J Periodontol 1984;55:368–74.

Shiloah J. The clinical effects of citric acid and laterally positioned pedicle grafts in the treatment of denuded root surfaces. A pilot study. J Periodontol 1980; 51(11):652-654.

Seibert JS. Reconstruction of deformed, partially edentulous ridges, using full thickness onlay grafts. Part II. Prosthetic/periodontal interrelationships. Compend Contin Educ Dent 1983; 4(6):549-562.

Seibert JS. Reconstruction of deformed, partially edentulous ridges, using full thickness onlay grafts. Part I. Technique and wound healing. Compend Contin Educ Dent 1983; 4(5):437-453.

Siebert, JR. Surgical alternative for correcting soft tissue ridge deformaties. Presented at the 5th International Symposium on Periodontics and restorative Dentistry.: June 1995.

Seibert JS, Louis JV. Soft tissue ridge augmentation utilizing a combination onlay-interpositional graft procedure: a case report. Int J Periodontics Restorative Dent 1996; 16(4):310-321.

Silverstein LH, Callan DP. An acellular dermal matrix allograft substitute for palatal donor tissue. Postgrad Dent 1996;3:14–21.

Silverstein LH, Kurtzman GM. A review of dental suturing for optimal soft-tissue management. Compend Contin Educ Dent 2005; 26(3): 163-170.

Silverstein L. Principles of Dental Suturing: The Complete GUide to Surgical Closure. Mahwah: Montage Media, 1999.

Silvestri M, Ricci G, Rasperini G, et al. Comparison of treatments of intrabony defects with enamel matrix derivative, guided tissue regeneration with a non-resorbable membrane and Widman modified flap. J Clin Periodontol 2000;27:603–10.

Simion M, Jovanovic SA, Tinti C, Parma Benefenati S. Long-term evaluation of osseointegrated implants inserted at the time or after vertical ridge augmentation. A restrospective study on 123 implants 1-5 years follow-up. Clin Oral Implants Res 2001;12:35–45.

Simon BI, Goldman HM, Ruben MP, Baker E. The role of endotoxin in periodontal disease II. Correlation of the quantity of endotoxin in human gingival exudate with the clinical degree of inflammation. J Periodontol 1970; 41(2):81-86.

Simon BI, Goldman HM, Ruben MP, Baker E. The role of endotoxin in periodontal disease. 3. Correlation of the amount of endotoxin in human gingival exudate with the histologic degree of inflammation. J Periodontol 1971; 42(4):210-216.

Smiler DG, Holmes RE. Sinus lift procedure using porous hydroxyapatite: a preliminary clinical report. J Oral Implantol 1987; 13(2):239-253.

Smiler DG. The sinus lift graft. Basic technique and variations. Pract Periodontics Aesthet Dent 1997;9:885–93.

Smiler DG, Johnson PW, Lozada JL, et al. Sinus lift and endosseous implants: treatment of the atrophic posterior maxilla. Dent Clin North Am 1992;36:151–86.

Smith GP. Objectives of a partial denture. J Prosthet Dent 1961;11:463.

Smith BA, Smith JS, Caffesse RG, Nasjleti CE, Lopatin DE, Kowalski CJ. Effect of citric acid and various concentrations of fibronectin on healing following periodontal flap surgery in dogs. J Periodontol 1987; 58(10):667-673.

Smukler H, Castelluci G. Surgical management of palatally impacted cuspids. Compend Contin Educ Dent 1987;8:10–6.

Smukler H, Chaibi M. Periodontal and dental considerations in clinical crown extension. A rational basis for treatment. Int J Periodontics Restorative Dent 1997;17:464–77.

Soehren SE, Allen AL, Cutright DE, Seibert JS. Clinical and histologic studies of donor tissues utilized for free grafts of masticatory mucosa. J Periodontol 1973; 44(12):727-741.

Somerman MJ, Foster RA, Vorsteg GM, Progebin K, Wynn RL. Effects of minocycline on fibroblast attachment and spreading. J Periodontal Res 1988; 23(2):154-159.

Spear F. Facially generated treatment planning: a restorative viewpoint. Presented at the American Academy of Esthetic Dentistry 16th Annual Meeting; 1991 Aug 8; Santa, Barbara, CA.

Spear F. The esthetic management of dental midline problems with restorative dentistry Compend Contin Educ 1999;20:912–8.

Spear FM. Maintenance of the interdental papilla following anterior tooth removal. Pract Periodontics Aesthet Dent 1999;11:21–8.

Staffileno HJ. Management of gingival recession and root exposure problems associated with periodontal disease. Dent Clin North Am 1964; 8:113.

Staffileno HJ. Palatal flap surgery: Mucosal flap (split thickness) and its advantages over the mucoperiosteal flap. J Periodontol 1969;40(547).

Stahl SS. Healing following simulated fiber retention procedures in rats. J Periodontol 1977; 48(2):67-73.

Stahl SS. Repair potential of the soft tissue-root interface. J Periodontol 1977; 48(9):545-552.

Stahl SS, Froum SJ. Human clinical and histologic repair responses following the use of citric acid in periodontal therapy. J Periodontol 1977; 48(5):261-266.

Stahl SS, Tarnow D. Root resorption leading to linkage of dentinal collagen and gingival fibers? A case report. J Clin Periodontol 1985; 12(5): 399-404.

Stahl SS. Speculations on periodontal attachment loss. J Clin Periodontol 1986; 13(1):1-5.

Stahl SS, Froum S. Human suprabony healing responses following root demineralization and coronal flap anchorage. Histologic responses in 7 sites. J Clin Periodontol 1991; 18(9):685-689.

Stahl SS, Froum S. Human intrabony lesion responses to debridement, porous hydroxyapatite implants and teflon barrier membranes. 7 histologic case reports. J Clin Periodontol 1991; 18(8):605-610.

Stahl SS, Froum SJ. Healing of human suprabony lesions treated with guided tissue regeneration and coronally anchored flaps. Case reports. J Clin Periodontol 1991; 18(1):69-74.

Stashenko P, Fujiyoshi P, Obernesser MS, et al. Levels of interleukin-1b in tissue from sites of active periodontal disease. J Clin Periodontol 1991;18: 548–54.

Stein MD, Salkin LM, Freedman AL, Glushko V. Collagen sponge as a topical hemostatic agent in mucogingival surgery. J Periodontol 1985; 56(1):35-38.

Stetler KJ, Bissada NF. Significance of the width of keratinized gingiva on the periodontal status of teeth and submarginal restorations. J Periodontol 1987;58:696–703.

Stewart H. Partial removal of cementum and decalcification of the tooth in the treatment of pyorrhea alveaolaris. Dent Cosmos 1899; 41:617.

Stewart J. Reattachment of vestibular mucosa as an aid in periodontal therapy. J Am Dent Assoc 1954; 19:283.

Strub JR, Turp JC. Esthetics in dental prosthetics: fundamentals and treatment concepts.

Studer S, Zellweger U, Scharer P. The aesthetic guidelines of the mucogingival complex for fixed prosthodontics. Pract Periodontics Aesthet Dent 1996;8:333–41.

Subtelny JD. A longitudinal study of soft tissue facial structures and their profile characteristics, defined in relation to their underlying skeletal structures. Am J Orthod 1959;45:481–507.

Sullivan HC, Atkins JH. Free autogenous gingival grafts. 3. Utilization of grafts in the treatment of gingival recession. Periodontics 1968; 6(4): 152-160.

Sullivan HC, Atkins JH. Freeutogenous gingival grafts. 1. Principles of successful grafting. Periodontics 1968; 6(1):5-13.

Summers RB. A new concept in maxillary implant surgery: the osteotome technique. Compend Contin Educ Dent 1994;15:152–8.

Summers RB. The osteotome technique: part 2—the ridge expansion osteotomy (REO) procedure. Compend Contin Educ Dent 1994;15:422–6.

Summers RB. The osteotome technique: part 3—less invasive methods of elevating the sinus floor. Compend Contin Educ Dent 1994;15:698–704.

Struck M. A new approach to the unerupted tooth by surgery and orthodontics. Am J Orthod Oral Surg 1938; 24:626-636.

Takei HH, Han TJ, Carranza FA, Jr., Kenney EB, Lekovic V. Flap technique for periodontal bone implants. Papilla preservation technique. J Periodontol 1985; 56(4):204-210.

Takei HH. Surgical techniques for reconstructive periodontics. Dent Clin North Am 1991; 35(3):531-539.

Tal H, Moses O, Zohar R, et al. Root coverage of advanced gingival recession; a comparative study between acellular dermal matrix allograft and subepithelial connective tissue grafts. J Periodontol 2002;73:1405–11.

Tarnow D, Fletcher P. Classification of the vertical component of furcation involvement. J Periodontol 1984; 55(5):283-284.

Tarnow DP. Semilunar coronally repositioned flap. J Clin Periodontol 1986; 13(3):182-185.

Tarnow DP, Magner AW, Fletcher P. The effect of the distance from the contact point to the crest of bone on the presence or absence of the interproximal dental papilla. J Periodontol 1992; 63(12):995-996.

Tarnow, et al. The effect of inter-implant distance on the height of inter-implant bone crest. J Periodontol 2000;71:546–9.

Tarnow, et al. Vertical distance from the crest of the bone to the height of the interproximal papilla between adjacent implants. J Periodontol 2003;74:1785–8.

Tarnow D. What we know, what we think we know, and what we think about the sinus lift procedure. The 8th International Symposium on Periodontics and Restorative Dent 2004.

Tatum H, Jr. Maxillary and sinus implant reconstructions. Dent Clin North Am 1986;30(2): 207-229.

Tatum H. Lectures presented at the Alabama Implant Study Group. 1997.

Tatum OJ. Osseous grafts in intraoral sites. J Oral Implantol 1996;22:51–2.

Taylor I. Surgical knots. Ann Surg 1938; 107:458.

Terranova VP, Franzetti LC, Hic S, DiFlorio RM, Lyall RM, Wikesjo UM et al. A biochemical approach to periodontal regeneration: tetracycline treatment of dentin promotes fibroblast adhesion and growth. J Periodontal Res 1986; 21(4):330-337.

Terranova VP, Hic S, Franzetti L, Lyall RM, Wikesjo UM. A biochemical approach to periodontal regeneration. AFSCM: assays for specific cell migration. J Periodontol 1987; 58(4):247-257.

Thacker JG, Rodeheaver G, Moore JW, Kauzlarich JJ, Kurtz L, Edgerton MT et al. Mechanical performance of surgical sutures. Am J Surg 1975; 130(3):374-380.

Theilade E. Experimental gingivitis in man. II. A longitudinal clinical and bacteriologic investigation. J Periodont Res 1966; 1:1.

Tibbets L, Ochsenbein C. Lingual approach to mandibular osseous surgery. Dent Clin North Am 1976; 20:61.

Tinti C, Vincenzi G, Cortellini P, Pini PG, Clauser C. Guided tissue regeneration in the treatment of human facial recession. A 12-case report. J Periodontol 1992; 63(6):554-560.

Tjan AHL. Miller GD. The JG: some esthetic factors in a smile. J Prosthet Dent 1984;51:24–8.

Toffler M. Osteotome-mediated sinus floor elevation: a clinical report. Int J Oral Maxillofac Implants 2004;19:266–73.

Tolmie PN, Rubins RP, Buck GS, Vagianos V, Lanz JC. The predictability of root coverage by way of free gingival autografts and citric acid application: an evaluation by multiple clinicians. Int J Periodontics Restorative Dent 1991; 11(4): 261-271.

Tonetti MS, Pini PG, Williams RC, Cortellini P. Periodontal regeneration of human infrabony defects. III. Diagnostic strategies to detect bone gain. J Periodontol 1993; 64(4):269-277.

Tonetti MS, Lang NP, Cortellini P, Suvan JE, Adriaens P, Dubravec D et al. Enamel matrix proteins in the regenerative therapy of deep intrabony defects. J Clin Periodontol 2002; 29(4):317-325.

Townsend-Olsen C, Ammons WF, Van Belle C. A longitudinal study comparing apically repositioned flaps with and without osseous surgery. Int J Periodontics Restorative Dent 1985;5:11–22.

Ulm CW, Solar P, Gsellmann B, Matejka M, Watzek G. The edentulous maxillary alveolar process in the region of the maxillary sinus—a study of physical dimension. Int J Oral Maxillofac Surg 1995; 24(4):279-282.

Urist MR, MacDonald N, Jowsey J. The function of the donor tissue in experimental operations with radioactive bone grafts. Ann Surg 1958; 147:129.

Urist MR. Bone histogenesis and morphogenesis in implants of demineralized enamel and dentin. J Oral Surg 1971; 29(2):88-102.

Urist M, McLean F. Osteogenic potency and new bone formation by induction in transplants to the anterior chamber of the eye. J Bone and Joint Surg 1952; 34:443.

Urist M, Lietze A. A non-enzymatic method of preparation of soluble bone morphogenetic protein (BMP). J Dent Res 1980; (Special Issue).

Vacek JS, et al. The dimensions of the human dentogingival junction. Int J Periodontics Restorative Dent 1004;14:155–65.

Valentini P, Abensur D, Wenz B, Peetz M, Schenk R. Sinus grafting with porous bone mineral (Bio-Oss) for implant placement: a 5-year study on 15 patients. Int J Periodontics Restorative Dent 2000; 20(3):245-253.

Valentini P, Abensur D, Wenz B, Peetz M, Schenk R. Sinus grafting with porous bone mineral (Bio-Oss) for implant placement: a 5-year study on 15 patients. Int J Periodontics Restorative Dent 2000; 20(3):245-253.

Vanarsdall RL, Corn H. Soft-tissue management of labially positioned, unerupted teeth Am J Orthod 1977;72:55–64.

Varma S, Ferguson HL, Breen H, Lumb WV. Comparison of seven suture materials in infected wounds—an experimental study. J Surg Res 1974; 17(3):165-170.

Vassos DM, Petrik PK. The sinus lift procedure: an alternative to the maxillary subperiosteal implant. Pract Periodontics Aesthet Dent 1992; 4(9):14-19.

Volchansky A, Cleaton-Jones P, Fatti LP. A 3-year longitudinal study of the position of the gingival margin in man. J Clin Periodontol 1979;6:231–7.

von der HK. The surgical uncovering and orthodontic positioning of unerupted maxillary canines. Am J Orthod 1975; 68(3):256-276.

Wainwright D, Madden M, Luterman A, et al. Clinical evaluation of acellular allograft dermal matrix in full thickness burns. Burn Care Rehabil 1996;17:124–36.

Waerhaug J. Review of Cohen. "Role of periodontal surgery". J Dent Res 1971; 50(2):219-224.

Waerhaug J. Healing of the dento-epithelial junction following subgingival plaque control. II: As observed on extracted teeth. J Periodontol 1978; 49(3):119-134.

Waerhaug J. The furcation problem. Etiology, pathogenesis, diagnosis, therapy and prognosis. J Clin Periodontol 1980; 7(2):73-95.

Wagenberg BD, Eskow RN, Langer B. Exposing adequate tooth structure for restorative dentistry. Int J Periodontics Restorative Dent 1989; 9(5):322-331.

Walker A, Ash M. A study of root planing by scanning electron microscopy. Dent Hygiene 1976; 50:109.

Wainwright D, Nag A, Call T, et al. Normal histologic features persist in an acellular dermal transplant grafted in full-thickness burns. Presented at the Federation of American Societies for Experimental Biology Summer Research Conference, Repair and Regeneration: At the Interface; 1994 July 9–14.

Wallace SS, Froum SJ. The effect of maxillary sinus augmentation on the survival of endosseous dental implants. A systematic review. Ann Periodontol 2003;8:328–43.

Wang HL, et al. The influence of molar furcation involvement and mobility on future clinical periodontal attachment loss. J Periodontol 1994;65: 25–9.

Wang HL, Bunyaratavej P, Labadie M, Shyr Y, MacNeil RL. Comparison of 2 clinical techniques for treatment of gingival recession. J Periodontol 2001; 72(10):1301-1311.

Ward VJ. A clinical assessment of the use of the free gingival graft for correcting localized recession associated with frenal pull. J Periodontol 1974; 45(2):78-83.

Watzek G, Ulm C, Haas R. Anatomic and physiologic fundamentals of sinus floor augmentation. In: Jensen O, editor. The Sinus Bone Graft. Chicago: Quintessence, 1998.

Weinberg MA, Eskow RN. On overview of delayed passive eruption. Compend Contin Educ Dent 2000;21:511–20.

Weisgold AS. Contours of the full crown restoration. Alpha Omegan 1977; 70(3):77-89.

Wennstrom J, Lindhe J, Nyman S. Role of keratinized gingiva for gingival health. Clinical and histologic study of normal and regenerated gingival tissue in dogs. J Clin Periodontol 1981; 8(4):311-328.

Wennstrom J, Lindhe J, Nyman S. The role of keratinized gingiva in plaque-associated gingivitis in dogs. J Clin Periodontol 1982; 9(1):75-85.

Wennstrom J, Lindhe J. Plaque-induced gingival inflammation in the absence of attached gingiva in dogs. J Clin Periodontol 1983; 10(3):266-276.

Wennstrom J. Status of the art of mucogingival surgery. Acta Paradontologica 1985; 14:181.

Wenz B, Oesch B, Horst M. Analysis of the risk of transmitting bovine spongiform encephalopathy through bone grafts derived from bovine bone. Biomaterials 2001; 22(12):1599-1606.

Wheeler RC. Dental anatomy and physiology. Philadelphia: WB Saunders; 1969.

Wheeler SL, Holmes RE, Cahlum CJ. Six-year clinical and histologic study of sinus-lift grafts. Int J Oral Maxillofac Implants 1996;11:26–34.

Wikesjo UM, Baker PJ, Christersson LA, Genco RJ, Lyall RM, Hic S et al. A biochemical approach to periodontal regeneration: tetracycline treatment conditions dentin surfaces. J Periodontal Res 1986; 21(4):322-329.

Wikesjo UM, Claffey N, Egelberg J. Periodontal repair in dogs. Effect of heparin treatment of the root surface. J Clin Periodontol 1991; 18(1):60-64.

Wilderman M. Exposure of bone in periodontal surgery. Dent Clin North Am 1964; 8:23.

Williams J. A new classification of human tooth forms with a special reference to a new system of artificial teeth. Dent Cosmos 1914; 56:627-631.

Winter AA, Pollac AS, Odrich RB. Placement of implants in the severely atrophic posterior maxilla using localized management of the sinus floor: a preliminary study. Int J Oral Maxillofac Implants 2002;17:687–95.

Wirthlin MR. The current status of new attachment therapy. J Periodontol 1981; 52(9):529-544.

Woodyard JG, Greenwell H, Hill M, Drisko C, Iasella JM, Scheetz J. The clinical effect of acellular dermal matrix on gingival thickness and root coverage compared to coronally positioned flap alone. J Periodontol 2004; 75(1):44-56.

Yildirim M, Edelhoff D, Hanisch O, Spiekermann H. The internal sinus lift—an adequate alternative to the conventional sinus floor elevation. Zeitschr Zahnartzl Implantol 1998;14:124–35.

Yukna RA, Bowers GM, Lawrence JJ, Fedi PF, Jr. A clinical study of healing in humans following the excisional new attachment procedure. J Periodontol 1976; 47(12):696-700.

Yukna RA, Tow JD, Carroll PH, et al. Evaluation of the use of freeze-dried skin allografts in the treatment of human mucogingival problems. J Periodontol 1977;48:187–93.

Yukna RA, Lawrence JJ. Gingival surgery for soft tissue new attachment. Dent Clin North Am 1980; 24(4):705-718.

Yukna RA, Sepe WW. Clinical evaluation of localized periodontosis defects treated with freeze-dried bone allografts combined with local and systemic tetracyclines. Int J Periodontics Restorative Dent 1982; 2(5):8-21.

Yukna RA. HTR polymer grafts in human periodontal osseous defects. I. 6-month clinical results. J Periodontol 1990; 61(10):633-642.

Yukna RA, Mellonig JT. Histologic evaluation of periodontal healing in humans following regenerative therapy with enamel matrix derivative. A 10-case series. J Periodontol 2000; 71(5):752-759.

Yukna RA, Vastardis S. Comparative evaluation of decalcified and non-decalcified freeze-dried bone allografts in rhesus monkeys. I. Histologic findings. J Periodontol 2005; 76(1):57-65.

Zemsky J. Surgical treatment of periodontical diseases with the author's open-view operation for advanced cases of dental periclasia. JAMA 1918; 71:1530.

Ziegler T. A modified technique for ligating impacted canines. Am J Orthod 1977; 73:651-670.

Zinner I, Small S. Prosthetic management of the sinus graft case. In: Jensen O, editor. The Sinus Bone Graft. Chicago: Quintessence, 1998.

Zitzmann NU, Schaner. Sinus elevation procedures in the resorbed posterior maxilla. 1998; 85:8–17.

Zitzmann NU, Scharer P. Sinus elevation procedures in the resorbed posterior maxilla. Comparison of the crestal and lateral approaches. Oral Surg Oral Med Oral Pathol Oral Radiol Endod 1998; 85(1):8-17.

日本語版・付録（用語集補遺版）

本書第2章図2-1「歯周外科手術の歴史的変遷」のチャート図内に記載されている術式や概念の主なものについて，チャート内の英文表記をアルファベット順に並べ日本語訳を併記した。本書著者による英文表記は必ずしも発表当時の術式名をそのまま記載したものではなく，術式の性質を良く示すように書かれている。なおそれぞれに該当文献あるいは参考文献を付与するので参考にしてほしい（チャート内の記載年と異なるものについてはその旨を注記した）。

なお日本語訳のうち日本歯周病学会編「歯周病専門用語集」に掲載されているものについては，用語集に準じて記載した。

■ ADM（Acellular Dermal Matrix）：無細胞性真皮基質（マトリックス）
(Aichelmann-Reidy, ME. Yukna, RA. Evans, GH. Nasr, HF. Mayer, ET. Clinical evaluation of acellular allograft dermis for the treatment of human gingival recession. J. Periodontol. 2001；72(8)：998-1005)

ADM（無細胞性真皮基質，無細胞性真皮マトリックス）は，真皮に至る火傷患者への皮膚移植を目的として考案された。皮膚組織から表皮と，真皮の細胞性成分を除去し，基底膜構造および細胞外基質のみで構成されている同種移植材である。免疫原性が低く，生体適合性に優れており，自家移植と併用した際に，自家移植材からADM移植片への線維芽細胞の遊走や血管新生が確認されている。歯周外科領域では，ADM移植材を露出根面被覆に用いている。同種ADM移植術は，自家結合組織移植術に比べ，より良好な根面被覆が得られたという報告がある。

■ All bone healthy（Not necrotic）：すべての歯槽骨は健康である（壊死していない）
(Kronfeld, R. The condition of the alveolar bone underlying periodontal pockets. J. Periodontol. 1935；6：22-29)

Kronfeldは1935年に，ヒト下顎骨の死体解剖標本の組織学的な研究を行った。彼は，歯周ポケットに隣接した歯槽骨が，破骨細胞によって吸収されていることを示した。この吸収は炎症反応の起きている歯周ポケット直下の歯槽骨部のみならず，深部の歯槽骨梁でも起きており，その結果，歯槽骨の高さが減少し，X線撮影上での骨密度の低下をもたらすことになる。さらに，この歯槽骨組織は炎症や脱灰，壊死の状態を呈していないことを組織学的に証明した。

■ Apically displaced flap：歯肉弁根尖側転換術
(Neumann, R. Die alveolarpyorrhoe und ihre behandlung. Berlin：Meusser. 1912：58-59)
(Widman, L. Om operativ behandling av alveolarpyorrhoe(The surgical treatment of pyorrhea Alveolaris). Skandinaviske Tnläkareföreningen. 1916；August 15)

Widmanは1916年に，歯周ポケットの減少を目的としたフラップ手術を発表した。現在，ウィドマンフラップ手術（ウィドマン原法）と呼ばれている方法である。彼は1920年代にかけて，歯肉切開法などにいくつかの改良を行った。基本的な術式を以下に述べる。術部の両端に歯槽骨頂から根尖側方向に2〜4 mmの位置まで，'sectional incision'（術部両端の縦切開のこと）を入れ，'gingival incision'（歯肉切開）を歯肉辺縁から1 mm程度離してスキャロップ状に行う。これらの切開は頰舌側両方に行う。歯肉切開部基底部の肉芽組織を歯周ナイフを用いて切離後，骨膜剥離子を用いて'sectional incision'の長さに沿って全層弁を剥離する。肉芽組織や歯石を完全に除去し，歯根表面を滑沢にする。不整な歯槽骨はラウンドバーで滑らかにする。歯肉弁は，滑沢にした歯根表面を被覆しないように，すなわち歯槽骨頂の位置に配置し，歯間乳頭部を縫合する。Neumannは1912年に，膿瘍あるいは根尖病巣の治療のためのフラップ手術の術式を記した。歯肉弁を剥離して，根尖切除あるいは歯石や付着物などの完全な掻爬を行うもので，彼はその後1920年代になって，その改訂版を多数発表している。術式は，Widmanによるフラップ手術法とやや異なる部分があるが，全層弁を歯槽骨の高さへ配置して歯周ポケットを減少させる点は同様である。このように彼らは，歯肉弁をトリミングして元の歯肉辺縁の高さから根尖側に（すなわち歯槽骨頂に）位置づける手術を考案した。本書第2章で著者は，これらの術式の総称として'Apically displaced flap'を用いている。（なお，次項に述べる'The apically repositioned flap'を歯肉弁根尖側移動術と訳す都合上，本項の'Apically displaced flap'は歯肉弁根尖側転換術として訳すことにする。'Apically displaced flap'は，歯槽骨頂に配置できるようにあらかじめトリミングした歯肉弁の端が術前の歯肉辺縁よりも根尖側に存在するのであって，歯肉および歯槽粘膜が一体として根尖方向へ移動するわけではないからである。）

(The) apically repositioned flap：歯肉弁根尖側移動術
(Friedman, N. Mucogingival surgery: the apically repositioned flap. J. Periodontol. 1962；33：328-340)

Friedman は 1962 年に，当時行われていた種々の歯肉歯槽粘膜形成術を目的により 2 分類し，それぞれの目的と術式内容を的確に表現する用語を提唱して定義付けを行った。'The apically displaced flap'（プッシュバック法やパウチ法など，歯肉組織を切除するなどして露出させた骨面からの，治癒過程での歯肉の新生を期待する方法）と，'The apically repositioned flap'（付着歯肉の移動術と呼ばれている，歯肉組織を維持してその歯肉組織を根尖側に移動する方法）の 2 つである。彼は 'The apically displaced flap' は欠点が多く旧式であり，行うべきではないと述べ，'The apically repositioned flap' についてその目的，適応，術式の詳細を報告した。この方法は，1954 年に Nabers が発表し，Ariaudo と Tyrrell により改良された 'Repositioning of attached gingiva'（付着歯肉の移動術）を基本にしている。歯周ポケット底部が歯肉歯槽粘膜境を超えて根尖側に存在する場合の，歯周ポケット減少と適切な付着歯肉の幅の獲得を目的とした方法である。術式を以下に述べる。歯肉辺縁から骨頂へ向かう内斜切開を，歯肉辺縁から並行に直線状に行い，ポケット内壁を切除する。内斜切開によって歯肉部を薄く削ぐことによって，炎症により肥厚した線維性組織を減少することができる。このことは，歯肉の生理的形態を獲得するためにも，また縫合時の歯槽骨への弁の適合性の点でも良い。その後，2 本の縦切開を歯槽粘膜にまで行い全層弁を剥離する。歯槽粘膜まで切開線を延ばすことは，術部への器具の到達性や歯肉弁の移動性を増すために必要である。肉芽組織の掻爬，スケーリング・ルートプレーニングおよび歯槽骨整形術を行った後に，全層弁を根尖側移動し，縫合する。歯肉弁の端は歯槽骨頂を確実に被覆するようにして縫合する。ただし歯間部の骨面がやや露出するので，歯周パックを行うことが望ましい。彼は，'The apically displaced flap' に比べて，本術式の利点を述べている。治癒形態が一次創傷治癒であり，治癒が早く術後の疼痛も少ないこと。歯槽骨は歯肉弁で最大限被覆されるので歯槽骨頂の吸収が少ない方法であること。歯肉，歯槽粘膜，骨膜のすべてを一体として根尖方向へ移動することで，歯肉歯槽粘膜境および口腔前庭部が根尖側に移動し，良好に維持されることなどである。歯肉弁の歯冠側端が歯肉組織（付着歯肉）であり歯槽粘膜組織ではないことは重要であると述べている。

Apical repositioned split-flap：部分層弁根尖側移動術
(Ariaudo, AA. Tyrrell, HA. Elimination of pockets extending to or beyond the mucogingival junction. Dent. Clin. North. Am. 1960：67-74)

Ariaudo と Tyrrell は 1960 年に，Nabers による付着歯肉の移動術の改良法を発表した。彼らは，術部の両端に，遊離歯肉辺縁から歯槽粘膜に至る縦切開（2 本の縦切開）を行った。これは歯肉弁をより柔軟性を持って扱うことを可能にし，その移動を容易にするものである。術式を以下に述べる。2 本の縦切開の間にスキャロップ状の切開を行い，鋭利な切開によって部分層弁を剥離する。部分層弁を剥離することで，術後の疼痛の減少と治癒期間の短縮が期待できると述べている。肉芽組織の掻爬，根面のルートプレーニング，歯槽骨整形術を行う。剥離した歯肉弁を数ミリメートル程根尖側へ移動させて，歯肉弁の上端に存在する付着歯肉部を骨膜へと縫合する。その結果，歯槽骨頂は露出することになる。この露出部が常に付着歯肉となったことが報告されている。歯周パックを行うことが望ましい。

Autogenous bone chips：自家粉砕骨移植術
(Michael F. Chip bone grafting of the mandible. Br. J. Plast. Surg. 1964；17：184-188)

Michael は，下顎臼歯部の骨欠損部への骨移植に，腸骨稜から採取した自家海綿骨片を用いた。腸骨稜から採取した自家海綿骨片の下顎骨欠損部への移植術は 1940 年代に既に確立されているが，患者の術後の負担が大きいことから一般的にならなかった。彼は，採取後の合併症や患者への負担がより少なく，また十分量採取可能な方法についての詳細を発表した。腸骨稜の前方端上の皮膚に短い（2.5 cm）直線状の一次切開を行い，骨に達するまで切開を進める。皮質骨を除去して，チゼルや骨スプーンを用いて海綿骨片を削り取る方法で，骨片は細かく砕かれた状態で採取される。

Bone blending：骨混合法
(Diem, CR. Bowers, GM. Moffitt, WC. Bone blending：A technique for osseous implants. J. Periodontol. 1973；44(4)：194-208)

Diem らは，Robinson によって考案された骨凝塊物を改良した骨混合法を発表した。彼らは，骨凝塊物で得られる切削骨は回転切削器具を用いて採取されるものであり，その質，量共に不確実性が高いとしている。そこで，採取骨の由来が明らかで，必要量を確実に採取できるように改良を加えた。チゼルなどの器具で切削する方法で骨採取を行い，採取骨を滅菌カプセルと乳棒ですり砕き均質な塊とする。この状態にすると，骨欠損部への塡入が容易で，しっかりとした塡塞が可能になると述べている。

Bone from extraction sites：抜歯窩からの採取骨
(Halliday, DG. The grafting of newly formed autogenous bone in the treatment of osseous defects. J. Periodontol. 1969；40(9)：511-514)

Halliday は，自家海綿骨を採取するための二段階手術法を考案した。前もって下顎骨に人工的に欠損を作成し，新生骨の形成を待つ。リエントリー手術を行い新生骨を採取し，骨内欠損部に移植する方法である。抜歯が行われる場合には，抜歯窩に抜歯後数週間後に形成される新生骨を，骨内欠損部への骨移植材として利用することも可能である。

Bone swaging：骨スウェージング法
(Ewen, SJ. Bone swaging. J. Periodontol. 1965；36：57-63)

Ewen は骨欠損部の治療法として骨スウェージング法を考案した。骨欠損部に隣接する無歯顎堤部の骨を，骨欠損の生じている歯の隣に移動させて骨欠損部を除去する方法である。骨を一部破折させるが完全に血管を切断しないよ

うにして，骨欠損部方向へと曲げて移動させる。実施にあたり適応症の選定に制約条件が多く，また非常に困難な術式である。

■ Classification(of ridge defects)：(顎堤欠損)の分類
(Seibert, JS. Reconstruction of deformed, partially edentulous ridges, using full thickness onlay grafts. Part I. Technique and wound healing. Compend. Contin. Educ. Dent. 1983；4(5)：437-453)

Seibertは，修復処置を行う上で問題となる無歯顎堤の欠損について調べ，欠損部の顎堤の高さと幅との関係に基づいてClass I，II，IIIに分類した。分類を以下に述べる。Class I：垂直的な高さは正常であるが水平的(頬舌的)な幅に欠損がみられるもの。Class II：水平的な幅は正常であるが，垂直的な高さの欠損がみられるもの。Class III：垂直的かつ水平的に欠損がみられるもの。

■ Classification（of gingival recession）：(歯肉退縮の) 分類
(Sullivan, HC. Atkins, JH. Free autogenous gingival grafts. III. Utilization of grafts in the treatment of gingival recession. Periodontics. 1968；6(4)：152-160)
(Miller, PD. A classification of marginal tissue recession. Int. J. Periodontics. Restorative. Dent. 1985；2：9-13)

SullivanとAtkinsは1968年に，歯肉退縮を退縮部の深さと広さによって4つのカテゴリーに分類した。その後1985年にMillerは，彼らの分類を更に発展させ，退縮部に隣接する歯間部の骨の高さとの関連性も考慮した分類を発表した。これはSullivanとAtkinsの四分類をClass IおよびIIにまとめ，さらに2つの分類を加えたもので，臨床家が歯周形成術で得られる根面被覆の程度を決定することに役立つ分類法である。

■ Classification of flaps：フラップ手術の分類
(Goldman, HM. Schluger, S. Fox, L. Cohen, DW. Periodontal therapy 3rd. C. V. Mosby Company. 1964：p.549-558)
(Goldman, HM. Cohen, DW. Periodontal therapy 4th. C. V. Mosby Company. 1968：688-701)

Goldmanらは1964年に「Periodontal therapy」の中で，歯周フラップ手術をその型ごとに分けて術式を説明した。さらに1968年の同著改訂版に'Classification of surgical flaps'の項目を設け，歯周フラップ手術を形態学的構造やその適応によって明確に分類した。彼は'Full thickness flaps'(全層弁フラップ手術)と'Partial thickness flaps'(部分層弁フラップ手術)の2つに大別し，さらに細分類を加えている。

■ Classification of intrabony defects：骨内欠損の分類
(Goldman, HM. Cohen, DW. The infrabony pocket：Classification and treatment. J. Periodontol. 1958；29：272-291)

GoldmanとCohenは1958年に，骨縁下ポケットを分類し，その治療法について詳細を述べた。骨縁下ポケットは，その残存骨壁の数と位置によって分類される。まず，ポケット内に残存する骨壁の数から一壁性，二壁性，三壁性に分類され，さらに骨壁の存在する位置(頬側，舌側，近心，遠心，歯間部)によって細分類される。稀ではあるが，骨吸収が歯根周囲を取り巻くように起きている場合は，四壁性とすることを述べている。

■ Coronally repositioned flap：歯肉弁歯冠側移動術
(Norberg, O. Är en utläkning utan vävnadsförlust otänkbar vid kirurgisk behandling av s. K. alveolarpyorrhoe? Svensk Tandläkare-tidskrift. 1926：19；171-186)

根面被覆を目的として，歯肉弁を歯冠側に移動させるフラップ手術が，Norbergによって1926年に初めて発表された。歯肉弁を歯冠側方向(セメント・エナメル境)に位置させて露出根面を被覆し，縫合する方法が述べられている。

■ Coronally positioned flap：歯肉弁歯冠側移動術
(Bernimoulin, JP. Lüscher, B. Mühlemann, HR. Coronally repositioned periodontal flap. Clinical evaluation after one year. J. Clin. Periodontol. 1975；2：1-13)
(Allen, EP, Miller, PD. Coronal positioning of existing gingival：Short term results in the treatment of shallow marginal tissue recession. J. Periodontol. 1989；60(5)：316-319)

1975年にBernimoulinらは，歯肉退縮の治療を目的とした二段階の手術法を発表した。前もって，口蓋から採取した移植片を用いた遊離歯肉移植術を行い付着歯肉の幅を増加させた後に，歯肉弁歯冠側移動術を行うものである。歯肉弁は，歯肉歯槽粘膜境を超えて歯槽粘膜にまで剥離することで，歯冠側への移動が可能になる。露出根面の被覆法は，歯肉弁側方移動術や遊離歯肉移植術などさまざまな方法があるが，彼は多数歯にわたる歯肉退縮の治療のためには，この二段階法が優れていることを述べている。

AllenとMillerは1989年に，根面被覆を目的として歯肉弁歯冠側移動術を行った。術式を以下に述べる。縦切開は退縮部の両側の歯間乳頭の頂点から歯槽粘膜まで延ばす。その後歯肉溝切開を行い，部分層弁を剥離し，露出根面を被覆するように歯冠側へ移動し縫合する。(注：チャート内記載年と異なるが，代表的なものを選び解説した。)

■ Curtain procedure：カーテン手術法(カーテンサージェリー)
(Frisch, J. Richard, AJ. Bhaskar, SN. Conservation of maxillary anterior esthetics：A modified surgical approach. J. Periodontol. 1967；38(1)：11-17)

1967年にFrischらによって発表された，上顎前歯部の審美性の保存を目的とした歯周ポケット除去手術である。三角形の唇側歯間乳頭が歯肉弁に吊るされて一体となっている状態が，術式名の由来となっている。彼らは，術後の発音障害などを防止でき，唇側歯槽骨の吸収も少ない方法であると述べている。唇側中央部のポケットが4mm以下の症例が適応となる。唇側付着歯肉および，歯間乳頭部歯肉の唇側1/3を保存し，口蓋側に歯肉切除術か部分層弁フラップ手術を行う。

■ Demineralized freezedried allografic bone：脱灰凍結乾燥同種骨(DFDAB)
(Urist, MR. Bone：formation by autoinduction. Science. 1965；12：150(698)：893-899)
(Urist, MR. Dowell, TA. Inductive substratum for osteogenesis in pelletx of particulate bone matrix. Clin. Orthop. Relat. Res. 1968；61：61-78)

Uristは，脱灰凍結乾燥同種骨移植材の骨誘導能を証明した．その後，この移植材は骨再生術における骨移植材として多く用いられるようになる．

■ Development of physiologic contours：生理的歯肉形態の改善
(Goldman, HM. The development of physiologic gingival contours by gingivoplasty. Oral Surg. Oral Med. Oral Pathol. 1950；3：879-888)

Gloldmanは1950年に，歯周治療が成功するためには，歯肉の炎症の結果生じる歯周ポケットを減少させるだけでなく，術後の口腔衛生を良好に保てるように歯肉辺縁の形態を改善することが重要であることを述べた．彼は，歯肉形態を改善させる術式を'Gingivoplasty'（歯肉整形術）と名付けた．この術式は形成外科的な処置であり，麻酔下で外科用メスを角度を持って歯肉にあて，ベベル状に歯肉組織の除去を行うものである．彼は，適切な口腔衛生を保つために必要な歯肉形態について，歯間乳頭は頬側から舌側へと円錐型にすること，歯肉辺縁は薄くする必要があることを述べている．また歯根間の歯槽骨の圧痕に沿って歯肉に浅い溝をつけることで，咀嚼された食物の流れが良くなることも述べている．

■ (The)distal wedge operation：ディスタルウェッジ手術
(Robinson, RE. The distal wedge operation. Periodontics. 1966；4(5)：256-264)

上下顎の最後方臼歯部の遠心（上顎結節部や臼後三角）に存在する組織は，同部の解剖学的特徴により厚いことが多い．そのため，いったんポケットが形成されると他部位よりも深くなりやすいだけでなく，術者が見落とすことの多い部位である．Robinsonは1966年に，内斜切開の原理を応用して，同部位のポケットの除去と表面歯肉の保存を目的としたディスタルウェッジ手術を考案した．歯肉表面上への一次切開の外形は，三角形，四角形，直線状などが用いられる．組織をくさび型に除去後，さらに内斜切開を行って歯肉弁を剥離する．歯肉弁は下層の骨へ密着させて接合させ，歯肉頂で縫合する．

■ Double flap：ダブルフラップ手術
(Ochsenbein, C. Newer concept of mucogingival surgery. J. Periodontol. 1960；31：175-185)
(Ochsenbein, C. The double flap procedure. Periodontics 1963；1：17-19)

Ochsenbeinは1960年に，Schlugerによる歯肉組織置換術を術後の疼痛と治癒期間を減少させるように改良した，付着歯肉の獲得と口腔前庭拡張を目的とするフラップ手術を発表した．主な適応部位は下顎臼歯部で，口腔前庭が浅く，歯周ポケット底部が幅の狭い付着歯肉を超えて存在する場合である．術式を以下に述べる．歯肉歯槽粘膜境あるいはその近くに切開を行い，歯肉切除術を行う．術部の近心端に，切除された組織辺縁から浅い（骨膜に達しない）縦斜切開を行い，骨膜剥離子を用いて粘膜弁を剥離する．付着歯肉部はすべて除去されているので，粘膜弁は容易にその下部の骨膜から剥離される．肉芽組織の搔爬と，必要ならば骨整形術を行い，粘膜弁を可能な限り根尖方向へ移動する．このことにより骨膜が露出した状態となる．歯槽骨頂は約3mm程，骨面を露出させることが望ましいと述べている．必要に応じて縫合を行い歯周パックで被覆する．彼は，露出した歯槽骨の幅と同じ量の付着歯肉が再形成され，さらに口腔前庭が拡張されたことを報告している．

■ Double lateral bridging flap：両側歯肉弁側方架橋フラップ手術
(Marggraf, E. A direct technique with a double lateral bridging flap for coverage of denuded root surface and gingival extension. Clinical evaluation after 2 years. J. Clin. Periodontol. 1985；12(1)：69-76)

Marggrafは，Edlan-Majcharの口腔前庭拡張術と歯肉弁歯冠側移動術のコンビネーション法を考案した．この術式では口腔前庭拡張術と同時に露出根面被覆を行うことが特徴である．術式名を直訳すれば，両側歯肉弁側方架橋フラップ手術となる．まず，Edlan-Majcharの口腔前庭拡張術を行うが，術部両端に縦切開を行わずに，一次水平切開の両端を口腔前庭側に向けて少しカーブさせる．その他の二次歯肉弁の作成などの術式はEdlan-Majcharの口腔前庭拡張術と同様に行う．術部両端に縦切開は行わないので，一次歯肉弁の両端はそれぞれに隣接する組織と連続することになり，側方からの血液供給を十分に受けることが可能になる．続いて，歯肉辺縁に三次切開を根尖側方向へ向けて行い，移動可能な全層弁を作成する．歯冠側移動させて露出根面を被覆し，歯間縫合で固定する．

■ Double lateral repositioned flap：両側歯肉弁側方移動術
(Goldman, HM. Schluger, S. Fox, L. Cohen, DW. Periodontal therapy 3rd. C. V. Mosby Company. 1964：551)

Grupeらによって考案された歯肉弁側方滑走移動術のWainbergによる改良法である．供給側支持組織の過度の吸収を防ぐために考えられた．露出根面部の両側に歯間乳頭弁を作成し，露出部を両側からスライドさせた乳頭弁で被覆する方法である．乳頭弁が細くなりすぎないように気をつける．この方法は，両側から血液供給を受けることができる．さらに，歯間部の骨の方が歯根唇側の骨よりも厚いため，供給側として歯肉弁を剥離して骨が露出した後の治癒が良好であるという結果が得られている．彼はこの術式を'Double repositioned papilla for cleft therapy'と称した．

■ Double papillae repositioned flap：両側乳頭弁移動術
(Cohen, DW. Ross, SE. The double papillae repositioned flap in periodontal therapy. J. Periodontol. 1968；39：65-70)

CohenとRossは1968年に，露出根面被覆のための両側乳頭弁移動術の目的や術式についての総説を発表した．術式を以下に述べる．露出部周囲にくさび型に切開を入れ，上皮を除去して受容床を作成する．露出根面の両側の歯間乳頭に部分層弁となるように切開を行い，乳頭弁を作成し，受容床へ移動させて露出部を被覆し縫合する．彼らはこの術式の利点を，片側から歯肉弁を移動する歯肉弁側方移動術と比べ以下のように述べている．供給側である歯間部の

基底の骨膜の露出が少ないので，治癒が早く予後が良いこと。両側から移動することで歯肉弁の移動距離が短いため歯肉弁翻転時の歯肉弁の張りを少なくすることができること。両側から血液供給を受けることができること。歯間部の歯肉量の方が，欠損部に隣接する唇側表面の歯肉量よりも多いこと。ゆえに露出根面被覆により優れた術式であると結論づけている。（なお，この論文の参考文献の記述から，この術式が Wainberg による両側歯肉弁移動術の影響を受けている可能性が示唆される。）

■ Edlan-Mejchar：Edlan-Mejchar 法
(Edlan, A. Mejchar, B. Plastic surgery of the vestibulum in periodontal therapy. Int. Dent. J. 1963；13：593-596)

Edlan と Mejchar によって発表された，下顎前歯部唇側の小帯や口腔粘膜襞の高位付着によって起きた歯肉退縮の改善のための口腔前庭拡張術である。術式を以下に述べる。口唇内側の粘膜に下唇に並行な水平切開と術部両端への縦切開を行い，一次粘膜弁を剥離していき，途中で歯槽骨に達したらそこから骨膜を剥離しながら二次歯肉弁を根尖側方向へ向けて剥離する。その後，一次粘膜弁は歯槽骨の露出部を被覆するようにして，口腔前庭の最深部で骨膜に縫合する。さらに口唇内側の口腔粘膜の一次水平切開部と歯槽骨唇側から剥離された骨膜がついている疎性組織（二次歯肉弁）の端とを縫合する。口唇内側の露出骨膜面は二次的に上皮化することになり，これは，Stewart による骨膜を残さない方法よりも，より良好な結果が得られると報告している。

■ ENAP（Excisional new attachment procedure）：新付着手術
(Yukna, RA. Bowers, GM. Lawrence, JJ. Fedi, PF. A clinical study of healing in human following the excisional new attachment procedure. J. Periodontol. 1976；47(12)：696-700)

骨縁上ポケットでのポケット除去と新付着の獲得を目的とした方法で，Yukna らにより 1976 年に発表された。歯周ポケット掻爬術では制限されている術部の可視性の向上を図るために，歯肉頂からポケット底部へ向けての内斜切開を行い，歯肉溝上皮と上皮性付着を除去する。スケーリング，ルートプレーニングを行い，歯間縫合を行う。最小限の組織を翻転することで術部の直視が可能になり，器具の到達性も向上する。外科用メスや歯周ナイフを用いた根治的歯周ポケット掻爬術であると言える。ただし，通常は新付着は得られない。

■ Envelope flap：エンベロープフラップ手術
(Raetzke, PB. Covering localized areas of root exposure employing the "Envelope" technique. J. Periodontol. 1985；56：397-402)

局所的な露出根面被覆のための方法で，Raetzke によって考案された。術式を以下に述べる。露出根面部周囲の唇側歯肉溝から部分層となるような切開を入れて袋状に形成する。供給側である口蓋から結合組織移植片を切り出し，袋状の受容側に，露出根面部を覆うようにして挟み込み縫合する。移植片の歯冠側は袋状の受容側からはみ出た状態になるが，袋内ではその上下両面から血液供給を受けることが可能になる。

■ Fixed long labial mucosal flap：唇側延長粘膜弁固定フラップ手術
(Bohannan, H. The fixed, long, labial, mucosal flap in vestibular alteration. J. Am. Soc. Periodontists. 1963；1：13-16)

Bohannan は，口腔前庭が浅く付着歯肉がほとんど存在していないような，下顎前歯部の口腔前庭拡張のためのフラップ手術を発表した。術式名はその内容を考慮して唇側延長粘膜弁固定フラップ手術と訳した。Friedman の歯肉弁根尖側移動術の改良法である。術式を以下に述べる。歯肉辺縁から歯槽骨頂へ内斜切開を行い，歯周ポケット内壁を除去する。術部の両端に減張切開を行い，歯肉歯槽粘膜境までは全層弁を剥離する。その後根尖方向へ拡張したい口腔前庭の最深部まで，（顔面筋線維を切りながら）下部組織から部分層弁を剥離する。縦切開を十分に延長することが，歯肉弁の根尖側での下部組織との適合のために必要である。舌側には歯肉切除術を行う。歯槽骨整形術を必要ならば行い，ルートプレーニングを行う。付着歯肉の形成を期待して歯槽骨辺縁は 2 mm ほど骨面を露出させるようにして歯肉弁を戻す。歯肉弁の，拡張した口腔前庭の最深部に位置する部位で骨膜に縫合し，歯周パックを行う。この方法は，既に存在している歯肉辺縁の付着組織の多くを保存することが可能で，さらに歯肉弁の移動の自由度が高い方法であると述べている。彼は，従来の骨膜を残した状態あるいは骨膜を剥離した状態に歯周包帯を施して創面の肉芽組織の上皮化を期待する口腔前庭拡張術では，治癒形態が二次創傷治癒となるため，術後の治癒が不良となることが多いことを述べている。

■ Gingival fiber retention：歯肉線維を保存したフラップ手術
(Levine, HL. Periodontal flap surgery with gingival fiber retention. J. Periodontol. 1972；43(2)：91-98)

Levine は，これまでの歯周外科手術では歯槽骨頂上の歯肉線維や上皮性付着を除去していたが，術後の根面への軟組織の再付着が期待したように起こらないとして，これらの上皮性付着とセメント質中のシャーピー線維を保存するフラップ手術を考案した。術式を以下に述べる。内斜切開を歯肉辺縁から歯槽骨頂へ向けて行い，全層弁を剥離する。内側歯肉弁のうち歯根上に付着していない部位を切除する。上皮性付着を傷つけないように注意する。残した付着組織部を被覆するように，歯肉弁を戻して縫合する。保存されたシャーピー線維は新生結合組織と融合して，上皮細胞の根尖側増殖を阻止し，結果として付着性上皮の，より根尖側での治癒がみられることを推察している。さらに彼は，支持歯槽骨の吸収を防止することも可能となることを述べている。

■ Free gingival graft：（口腔前庭拡張のための）遊離歯肉移植術
(Nabers, JM. Extension of the vestibular fornix utilizing a gingival graft-case history. Periodontics. 1966；4(2)：77-79)

Nabers は遊離歯肉移植術を用いて，下顎前歯部の付着歯肉の幅の増大を伴う口腔前庭拡張を行った。彼は供給側として臼歯部舌側の付着歯肉を用い，口腔前庭部に切開を行い作成した受容床の骨膜上に縫合した。移植片の四辺か

らの上皮の増殖を期待した方法である。従来の口腔前庭部の切開により形成された創面上の上皮化を期待する方法よりも，良好な結果になると報告している。

■ **Free gingival grafts：（審美的根面被覆のための）遊離歯肉移植術**
(Miller, PD. Root coverage using a free soft tissue autograft following citric acid application. Part I : Technique. Int. J Periodontics. Restorative. Dent. 1982；2：65-70)
(Miller, PD. Root coverage using a free soft tissue autograft following citric acid application. Ⅲ：A successful and predictable procedure in areas of deep-wide recession. Int. J Periodontics. Restorative. Dent. 1985；2：15-37)

Miller は，審美的根面被覆を目的とした遊離歯肉移植術を行った。口蓋から上皮組織を含む形で採取した移植片を，退縮部周囲に作成した受容床に置いて縫合する方法である。従来行われてきた二段階手術法は，遊離歯肉移植術と歯肉弁歯冠側移動術の 2 回の手術が必要になる。これに比べMiller は，遊離歯肉移植術のみで露出根面を被覆可能であることを証明した。

■ **Gingival replacement：歯肉組織置換術**
(Friedman, N. Mucogingival surgery. Texas Dental Journal. 1957；75：358-362)

Friedman により提唱された言葉である。彼は，歯肉歯槽粘膜問題を Class I～Ⅲ まで 3 つのカテゴリーに分類した。Class I は付着歯肉の幅の問題である。機能的な付着歯肉の幅が失われている場合の治療術式によってさらに 3 つに細分類される。1：歯肉切除術によって歯肉組織を切除せずに，歯肉組織を移動させることで機能的に必要な付着歯肉の幅を維持すること。2：歯肉整形術あるいは歯肉切除術後に残存した付着歯肉の幅を延長すること。3：ポケット除去術前に存在していなかった，あるいは歯肉切除術後に存在しない付着歯肉の幅を新しく作ることである。'Gingival replacement'（歯肉組織置換術）は，細分類 3 のための術式の総称であり，歯槽粘膜組織を歯肉組織に置換して新しい付着歯肉の幅を獲得するものである。'Pouch procedure' および 'Pushback procedure' の項目を参照のこと。

■ **Grupe modification：改良 Grupe 法**
(Grupe, HE. Modified technique for the sliding flap operation. J. Periodontol. 1966；37：491-405)

Grupe が 1956 年に発表した露出根面被覆のための歯肉弁側方偏走移動術の，自身による改良法である。供給側歯肉の歯肉辺縁下に一次切開として水平切開を加え，歯肉辺縁部を歯肉弁に含まないように改良している。彼は，供給側の歯頚部に残されたカラー状の組織により，供給側の歯肉退縮を防ぐことが可能になると述べている。

■ **G-TAM：（歯槽堤増成のための）組織再生誘導法**
(Navins, M. Mellonig, JT. Enhancement of the damaged edentulous ridge to receive dental implants：A combination of allograft and the Gore-Tex membrane. Int. J Periodontics. Restorative. Dent. 1992；2(12)：97-111)

Navins らは，欠損の大きい顎堤に，主にインプラント埋入を行うための歯槽堤増成術として，組織再生誘導法と骨移植術を用いる方法を報告した。

■ **Guided Tissue Regeneration：（露出根面被覆のための）組織再生誘導法**
(Pini prato, G. Tinti, C. Vincenzi, G. Magnani, C. Cortellini, P. Clauser, C. Guided tissue regeneration versus mucogingival surgery in the treatment of human buccal gingival recession. J Periodontol. 1992 Nov；63(11)：919-28)

1990 年代に入り，歯肉退縮部の被覆を目的とした組織再生誘導法が報告されるようになった。Pini Prato らは 1992 年に，限局した歯肉退縮部を被覆するために組織再生誘導法を用いた。彼らは，コントロール群として，遊離歯肉移植後に歯肉弁歯冠側移動術を行う二段階法を行い，組織再生誘導法による露出根面被覆と比較している。組織再生誘導法による露出根面被覆は，約 5 mm 以上の深い退縮部の症例に適応した場合に良好な結果が得られたことを報告した。彼らが行った術式を以下に述べる。露出歯根部の唇側に歯肉溝切開を行う。術部の両端に，有茎弁の外形が基底部の広い台形となるように縦切開を行う。この切開は歯槽粘膜にまで延長する。全層弁を歯肉歯槽粘膜まで剝離し，続いて根尖側へ 8 mm 程，部分層弁を剝離する。露出根面を滑沢にした後，多孔性膜で露出根面を被覆しセメント・エナメル境で懸垂縫合を行い固定する。歯肉弁を戻し，膜をすべて覆うようにできるだけ歯冠側に配置し縫合する。1 ヶ月後にリエントリー手術を行い，膜を取り除き歯肉弁を元に戻して縫合する。

■ **Horizontal sliding papillary flap：乳頭弁水平移動術**
(Hattler, AB. Mucogingival surgery-Utilization of interdental gingival as attached gingival by surgical displacement. Periodontics. 1967；5(3)：126-131)

連続した歯の唇側表面に付着歯肉を作る方法で，Hattler により発表された。供給側として，露出根面に隣接する歯間乳頭部歯肉を用いるが，片側の乳頭弁により連続的に順次スライドさせて被覆する方法である。術式を以下に述べる。露出部に隣接する片側の歯間乳頭部に，歯肉辺縁から 2 mm 程離して切開を行い部分層弁を剝離する。続けて露出部周囲に部分層となるように切開を加える。これらの切開を被覆したい露出部とその隣接する片側歯間乳頭部にすべて行う。反移動方向の術部端に縦切開を行い，歯間乳頭弁を順次，露出根面へスライドさせて被覆し，縫合を行う。

■ **Illiac crest bone implants：腸骨稜採取骨**
(Schallhorn, RG. The use o autogenous hip marrow biopsy implants for bony crater defects. J. Periodontol. 1968；39(3)：145-147)

Schallhorn は，骨誘導能が最も高い寛骨骨髄（寛骨のうち腸骨を利用）を，歯槽骨欠損部への移植材として利用した。彼は，骨髄用生検針を使用して骨髄コアの採取を行っており，この方法は早く，安全で，簡単な方法であることを述べている。さらに，上顎結節部からの採取骨と腸骨骨髄の性質が似ているとして，歯槽骨欠損部への自家骨移植材として優れていることを報告している。後に彼は，術後の感染の危険性や，移植骨の骨欠損部からの剝離や腐骨化などの問題が生じることを報告している。

■ Interpositional graft：インターポジション移植術
(Seibert, JS. Ridge augmentation to enhance esthetics in fixed prosthetic treatment. Compend. Contin. Educ. Gen. Dent. 1991：548-561)
(Seibert, JS. Louis, JV. Soft tissue ridge augmentation utilizing a combination onlay-interpositional graft procedure：A case report. Int. J Periodontics. Restorative. Dent. 1996；16(4)：311-321)

Seibertは1991年に，顎堤の主に軟組織部の増成のための手術法についてまとめ，自身が以前報告したインターポジション（ウェッジ＆オンレー）移植術を記載した。顎堤頂から頬側へパウチ状に，全層となるように切開を入れる。切断面がくさび型（上皮組織から結合組織にかけて幅が狭くなるようなくさび型）の上皮組織付き結合組織移植片を口蓋から採取し，パウチ部へ挿入し縫合する。顎堤の幅の増加だけでなく高さも増加したい場合は，くさび型移植片をパウチ部から一部歯冠側へ出すようにして縫合する。その後1996年に彼らは，オンレー移植術とインターポジション移植術を併用した方法を発表した。口蓋の供給側から，上皮部分を一部付けた状態の結合組織移植片を採取する。受容側は，顎堤頂部分の上皮を移植片のオンレー部の受容床となるように除去し，頬側へと袋（パウチ）状に部分層となるように切開する。受容側のパウチ部に移植片の結合組織部分を挟み込み，移植片の上皮部分は顎堤頂の上皮を削除した受容床に乗るようにして縫合する。欠損部の高さと幅の両方を，一回の手術で増大できる方法（ClassⅢ適応）であると述べている。また，移植片のオンレー部は，袋状の結合組織内に存在するインターポジション部に連続しているため，結果として移植片全体への血液供給性が増して良好な結果となることを述べている。

■ Kazanjian（technique）：Kazanjian法
(Kazanjian, VH. Surgery as an aid to more efficient service with prosthetic dentures. J. Am. Dent. Assoc. 1935；22：566-581)

補綴前処置としての口腔前庭拡張術で，'Kazanjian technique'とも呼ばれる。口腔外科医であったKazanjianは1935年に，'Operation for ridge extension of upper or lower jaw'（上下顎の顎堤拡張術）について述べている。無歯顎堤上のより広い範囲を，付着歯肉で被覆したい場合に行う。術式を以下に述べる。歯槽突起に平行な水平切開を口唇（あるいは頬）粘膜内表面に行い，鋭利な器具を用いて粘膜表面下の疎性組織を顎堤頂方向に向かって剥離する。顎堤の高さの中程に達したら，骨膜は歯槽骨上に残しながら，さらに根尖側へ向かい剥離する。剥離した粘膜弁を骨膜の残った顎堤を包むようにして口腔前庭の最も深い部分で縫合する。口唇（あるいは頬）粘膜内面の水平切開部と拡張された口腔前庭最深部を縫合して剥離によって生じた創面を閉鎖する。

■ Lateral sliding flap：歯肉弁側方滑走移動術
(Grupe, HE. Warren, RF. Repair of gingival defects by a sliding flap operation. J. Periodontol. 1956；27：92-95)

1956年にGrupeらは，孤立した一歯のみの露出歯根面被覆を目的とした歯肉弁側方滑走移動術を発表した。有茎弁のため血液供給に優れている。術式を以下に述べる。露出根面周囲に切開を加え，上皮組織および上皮付着を除去して受容床を作成する。受容床から歯間乳頭1つ分だけ遠心に歯槽粘膜にいたるまで縦切開を加えて供給側の歯肉弁を作成する。歯肉弁は，歯肉歯槽粘膜境まで全層で，さらに根尖側方向へは部分層となるように剥離し，露出部である受容床へスライドさせて被覆する。この術式の発表後，多くの改良法が考案された。

■ Lip switch：リップスウィッチ
(Thies, RM. Sager, RD. Lipswitch vestibuloplasty in conjunction with implant placement. Compend. Contin. Educ. Dent. 1991；12(7)：456, 458, 460, 462)

Thiesらは，KethleyとGambleによって発表された'Lipswich vestibuloplasty'（リップスウィッチ口腔前庭拡張術）を用いて，無歯顎堤に口腔前庭拡張術を行うと同時にインプラント埋入を行う方法を報告している。リップスウィッチ口腔前庭拡張術はEdlan-Mejcharの口腔前庭拡張術と類似しているが，一次歯肉弁を舌側まで剥離する点などが異なる。術式を以下に述べる。一次歯肉弁は，口唇内側の粘膜に行った水平切開部から，顎堤頂のやや唇側よりへ向けて切開を進め，歯槽骨に達するまで行った後，そこから舌側へ向けて歯槽骨の骨膜を剥離しながら全層弁を舌側の顎堤の高さの半分程まで剥離する。二次歯肉弁はEdlan-Mejchar法と同様に作成し縫合する。インプラントを埋入し，一次歯肉弁で被覆する。一次歯肉弁は，唇側の口腔前庭最深部で縫合する。この方法はまず口腔前庭拡張術を行いその治癒を待って，インプラント埋入を行う方法よりも，インプラント埋入部の歯肉の状態を良好に保ち，インプラント体埋入期間中の露出の危険性を減少させる方法であると述べている。

■ Modified ENAP：改良新付着手術
(Fedi, PF. Rosenfeld, WJ. Excisional new attachment procedure. J. Mo. Dent. Assoc. 1977；57(10)：22-24)

FediとRosenfeldは1977年に，ENAPの改良法を発表した。彼らは，歯根膜を完全に除去するために歯肉頂から骨頂へ向けて内斜切開を行うように改良した。

■ Modified flap：改良フラップ手術
(Kirkland, O. The suppurative periodontal pus pocket；its treatment by the modified flap operation. J. Am. Dent. Assoc. 1931；18：1462-1470)

Kirklandは1931年（チャート内では1936年となっている）に，'periodontal pus pocket'（歯槽膿漏ポケット）の治療のための改良フラップ手術を発表した。この方法は，本術式以前に報告されたWidman, Newman, Cieszynski, Zentler, Zemsky, Bergerらの'openview flap operation'（歯肉弁の剥離により病変部を露出させて，治療器具の到達性を向上させる術式）に幾分似ているが，これらの方法よりも歯肉弁の剥離範囲が局所的なので，手術による術後の外傷は少ない方法であると述べている。術式を以下に述べる。外科用メスを，歯間乳頭部の中央の歯周ポケットの最下層部に達するまで挿入する。歯間乳頭部を近遠心方向にメスを動かし，頬舌側にそれぞれ局所的に全層弁を作成する。歯周ポケット底部を少し超えるまで骨膜剥離子を用いて剥離する。ポケット内の病的な肉芽組織を鋭匙型キュレット

や鋏，ニッパーなどで除去して歯根表面を清潔にする。また歯肉弁内面の肉芽組織もニッパーなどを用いて除去する。同時に壊死した歯槽骨を除去し辺縁を滑らかにする（その当時は歯周ポケット下の歯槽骨は炎症を起こしていたり壊死していると考えられていた）。ポケット内及び歯根面に消毒薬を吹き付け，完全に乾燥させ，歯肉弁を元の位置に戻し，歯間乳頭部を一糸縫合する。ワックスによる歯周包帯を行う。この方法の利点として，歯肉切除術では見られない欠損部の骨再生が，頻繁に観察されたことを報告している。また，歯肉弁を歯根側へ配置させずに元に戻すことにより，特に前歯部において審美性に優れた方法であると報告している。

■ Modified or improved technique：（パウチ形成法の）さらなる改良法
(Allen, EP. Gainza, CS. Farthing, GG. Newbold, DA. Improved technique for localized ridge augmentation. A report of 21 cases. J. Periodontol. 1985；56(4)：195-199)

Allen らは歯槽堤増成術に，従来の結合組織移植片のかわりにハイドロキシアパタイト移植材を用いる方法を発表した。顎堤頂から 10 mm 程舌側よりに近遠心的に水平切開を入れ，唇側の歯肉歯槽粘膜境に向けて術部の両端に縦切開を行い，有茎歯肉弁の外形を形成する。水平切開から歯槽堤頂までは部分層弁を剥離し，続けて唇側は歯肉歯槽粘膜境までパウチ状に全層弁を剥離する。ハイドロキシアパタイト移植材をパウチ部へ塡塞し，有茎弁を被覆して縫合する。

■ Modified Widman flap：ウィドマン改良フラップ手術
(Ramfjord, SP. Nissle, RR. The modified widman flap. J. Periodontol. 1974；45(8)：601-607)

Ramfjord は，ウィドマン原法の改良法を過去 30 年にわたり行ってきたことを述べ，1974 年にその術式の詳細についての論文を発表している。この術式は，根面への器具の到達性が良く，かつ歯周組織の損傷の少ない方法として考案された。ウィドマン原法で行われる，骨整形やポケット除去を目的とした歯肉弁の根尖側配置は行わない。術式を以下に述べる。一次内斜切開（口蓋側は大きなスキャロップ型切開）と歯肉溝切開を行う。一次切開から 2～3 mm だけ根尖側へ延ばす小さな縦切開を加え，歯槽骨をわずかに露出させる。内斜切開と歯肉溝切開により生じた内側歯肉弁は，さらに歯槽骨頂上に三次水平切開を行って除去する。歯槽骨頂上の健康な歯肉線維を保存することが大切である。スケーリング・ルートプレーニング後，歯肉弁は元の位置へ戻し，歯肉弁同士を一次閉鎖となるように接合し縫合する。歯槽骨は被覆される。

■ Mucogingival surgery：歯肉歯槽粘膜形成術
(Goldman, HM. Periodontia 3rd. C. V. Mosby Company. 1953：p535-561)
(Friedman, N. Mucogingival surgery. Texas Dental Journal. 1957；75：358-362)

Goldman は 1953 年に出版した「Periodontia」の中で，歯周外科処置を行った際に問題となる，歯肉辺縁の位置と付着歯肉および歯槽粘膜との関係について，'Special problems in periodontal procedure and therapy' と題された章で述べている。彼は歯肉歯槽粘膜の問題について初めて言及し，特に以下の 3 つの問題を提起した。(1)歯周ポケット底が歯肉歯槽粘膜境を超えて存在するときに歯肉切除術を行うと，辺縁部が歯槽粘膜となる結果になること。(2)小帯の高位付着により歯肉辺縁が牽引されると，歯肉辺縁部の健康に影響が及ぶこと。(3)歯肉切除術を行うと口腔前庭が浅くなること。彼はこれらの問題を解決するための術式として，小帯切断ないし切除術および口腔前庭拡張のための術式を記している。彼の記した口腔前庭拡張術は，下顎中切歯部の唇側歯肉退縮部で歯肉辺縁が歯肉歯槽粘膜境にほぼ接している部位へ行っている。歯肉歯槽粘膜境に鈍的切開を行い，口腔前庭よりに丸くなるように切開を広げ，歯周パックで創面を覆う方法である。その後歯周外科領域で，付着歯肉の獲得を目的とした口腔前庭拡張術が盛んに研究されることになった。1957 年に Friedman は，Goldman が提起した問題点などを改善する外科術式を 'Mucogingival Surgery'（歯肉歯槽粘膜形成術）と名付けた。彼は，この用語は「付着歯肉と歯槽粘膜に関係する問題を扱う外科術式」であると定義し，歯肉切除術や歯肉整形術および歯槽骨外科手術と区別すべきであると述べた。また，歯肉歯槽粘膜形成術は，単独で行うよりも，歯肉や歯槽骨の外科手術と併用して行う事が多いことを述べている。彼は，歯肉歯槽粘膜の問題を 3 つのカテゴリーに分類し定義づけを行っている。ClassⅠ：付着歯肉の幅の問題，ClassⅡ：歯槽粘膜の問題，ClassⅢ：ClassⅠとClassⅡのコンビネーションである。

■ Mucosal stripping and frenectomy：粘膜剥離と小帯切除術
(Gottsegen, R. Frenum position and vestibule depth in relation to gingival health. Oral Surg. Oral Med. Oral Pathol. 1954；7：1069-1078)

小帯切断術および小帯切除術は，口腔外科領域で 1930 年～1940 年代にすでに発表されている。歯周外科領域では，小帯の付着位置と歯肉の疾患との間には密接に関係があるとし，小帯を切断する外科手術が 1953 年に Goldman によって報告された。この報告をふまえ，1954 年に Gottsegen は，歯肉退縮の生じている部位で小帯の付着位置異常がある場合，付着している小帯の状態と口腔前庭の深さに応じて，歯肉整形術と小帯切断術および口腔前庭拡張術を組み合わせて行うことで，歯肉退縮を改善することができたことを報告している。術式を以下に述べる。歯肉歯槽粘膜境上に水平切開を行い，下部の筋線維と結合組織を骨膜から剥離する。粘膜組織は根尖方向へ移動して，創面は粘膜が剥離され骨膜が露出した状態となる。創面を歯周パックで被覆し，あらかじめ作成しておいたプラスチックステントをワイヤーで歯に装着して口腔前庭拡張を行うものである。

■ Oblique rotated flap：歯肉弁斜方回転移動術
(Pennel, BM. Higgason, JD. Towner, JD. King, KO. Fritz, BD. Salder, JF. Oblique rotated flap. J. Periodontol. 1965；36：305-309)

1965年にPennelらは，歯肉弁水平移動術（Horizontally repositioned flap）や他の歯肉弁移動術を改良し，'Oblique rotated flap'（歯肉弁斜方回転移動術）を発表した。これは，露出根面被覆を目的とした術式で，付着歯肉の幅の増大だけでなく，唇側の歯周ポケットと小帯の付着異常の除去も同時に行える方法である。主に下顎中切歯部が適応となり，隣接する2歯（下顎両側中切歯など）に歯肉退縮による根面露出が生じている場合などに行う。下顎両中切歯を術部とする例で以下に述べる。両側の下顎中切歯と側切歯の間の歯間乳頭部に，それぞれ部分層弁を作成する。この乳頭弁は，歯槽粘膜部に至る長いものである。次に，両側中切歯の遠心隅角ライン間の遊離歯肉辺縁部に水平切開を加える。この水平切開と乳頭弁を作るための縦切開とで，中切歯部に歯肉弁の外形が作成されることになる。中切歯部の歯肉弁を骨膜から剥離して根尖方向へ移動させ，骨膜の露出した受容床を形成する。両側の歯間乳頭弁をそれぞれ近心方向へ回転移動させて，乳頭弁の端を合わせて下部の骨膜床へと縫合する。

■ Obwegeser（techunique）：Obwegeser法
(Obwegeser, H. Surgical preparation of the maxilla for prosthesis. J. Oral. Surg. Anesth. Hosp. Dent. Serv. 1964；22：127-134)

Obwegeserによって発表された補綴前処置のための口腔前庭拡張術であり，'Obwegeser technique'あるいはObwegeserによる粘膜下口腔前庭形成法（Submucous vestibuloplasty）とも呼ばれる。この方法は，口腔前庭部の粘膜の伸展性を利用した方法である。口腔前庭部の粘膜に小さな切開を入れ，歯肉鋏を挿入して粘膜下組織を切り進み剥離する。その結果，粘膜と骨膜の間が分離することになる。あらかじめ作成しておいたレジン性プレートで粘膜を圧してプレートごと歯槽骨と縫合する。プレートは術前の顎堤の模型上で作成したもので，口腔前庭部を目的とする深さまで延ばしたものである。粘膜はプレートに沿って伸展し，結果として口腔前庭が深くなる。

■ Onlay grafting：オンレー移植術
(Meltzer, JA. Edentulous area tissue graft correction of an esthetic defect. A case report. J. Periodontol. 1979；50(6)：320-322)
(Seibert, JS. Reconstruction of deformed, partially edentulous ridges, using full thickness onlay grafts. Part I. Technique and wound healing. Compend. Contin. Educ. Dent. 1983；4(5)：437-453)

Meltzerは1979年に，上顎前歯部の抜歯後に生じる垂直的な顎堤欠損の審美性の改善のために，オンレー移植術と呼ばれる遊離歯肉移植術を行った。術式を以下に述べる。供給側として上顎結節部から，大きなくさび型に切除した上皮組織を含む移植片を採取する。受容側となる欠損顎堤頂から唇舌側へそれぞれ部分層弁を剥離し，露出した顎堤頂の結合組織を小さなくさび型に切除して受容床を作成する。骨膜は受容床に残す。供給移植片を受容床の上にのせ，歯肉弁を戻して縫合する。Seibertは，同様の術式を'Full thickness onlay graft'として，その詳細を報告した。彼は，全層の移植片を用いることの利点を述べた。全層移植片は移植後の収縮が少なく，術後3ヶ月後でも幅や高さを維持できていたことを報告している。

■ Open flap curettage：オープンフラップキュレッタージ
(Ammons, WF. Smith, DH. Flap curettage：rationale, technique, and expectations. Dent. Clin. North. Am. 1976；20(1)：215-226)

Ammonsらは1976年に，歯肉弁を剥離して掻爬を行ういわゆる'Open flap curettage'（オープンフラップキュレタージ）と呼ばれる方法について，術式の変遷の歴史的背景や目的，さらに彼らが行い最も良い臨床結果が得られた術式についての詳細を述べている。術式を以下に述べる。彼らは，内斜切開を術部の近遠心方向に一歯から一歯半程広げ，必要なら減張縦切開を行うことで，術部の可視性の向上および，器具の到達性が良くなるように改良を行った。（Kirklandの改良フラップ手術などでは，局所的に小さな歯肉弁を翻転する。これは，術後の骨吸収や疼痛を減少し，再付着の可能性も向上するとされてきたが，彼らはその根拠が少ないことを述べている。）内斜切開を歯頸部の豊隆に沿ってスキャロップ状に，遊離歯肉辺縁から約1mm離して骨頂へ行う。ただし口蓋側では，より大きいスキャロップ型の切開を行う。歯間乳頭部を薄くするための二次切開を行い均一な厚みにする。全層弁を剥離し，歯頸部の組織を歯周ナイフで除去する。肉芽組織を掻爬し，歯間水平線維を除去する。スケーリング・ルートプレーニングを行い，歯肉弁を元に戻し縫合する。

■ Osseous coagulum：骨凝塊物
(Robinson, RE. Osseous coagulum for bone induction. J. Periodontol. 1969；40：503-509)

Robinsonは1969年（チャート内では1970年となっている）に，'Osseous coagulum'（骨凝塊物）を考案した。これは，骨移植のための供給材として，手術野から切削骨と血液の混合物を得る方法である。回転切削器具を用いた歯槽骨整形術の際に得られる切削骨（皮質骨および海綿骨）と，患者の血液とを混合したものを用いる。彼は，三壁性骨欠損で良好な骨添加が得られたことを述べている。

■ Osteopathy and osteotomy：歯槽骨整形術と歯槽骨切除術
(Friedman, N. Periodontal osseous surgery：Osteoplasty and Osteoectomy. J. Periodontol. 1955；26：257-269)

Friedmanは1955年に，歯槽骨整形術（彼の文献での記述ではOsteoplastyである）および歯槽骨切除術（同様にOsteoectomyである）を定義し，その適応および術式について詳細を述べた。彼の定義を以下に述べる。歯槽骨整形術とは，歯槽骨や歯肉の生理的豊隆を得ることを目的とした，歯周ポケットの除去および歯周付着器官を含まない歯槽骨の整形で，形成的療法である。支持歯槽骨が失われることはない。歯槽骨切除術とは，歯周ポケットの除去と，将来にわたり維持可能な歯肉形態の確立を目的とした，歯周付着器官を含む歯槽骨の削除で，歯の支持歯槽骨がいくらか失われる外科的術式である。

■ Palatal approach for osseous surgery：骨外科手術のための口蓋側からのアプローチ
(Ochsenbein, C. Bohannan, HM. The palatal approach to osseous surgery. I Rationale. J. Periodontol. 1963；34：60-68)

(Ochsenbein, C. Bohannan, HM. The palatal approach to osseous surgery. II Clinical application. J. Periodontol. 1964；35：55-68)

クレーター状骨欠損部の処置を行う際に，上顎臼歯部の口蓋側から術部へアプローチする方法で，Ochsenbein と Bohannan によって考案された。頬側の歯槽骨の高さを極力保存した骨欠損部の処置である。頬側の歯槽骨は薄いことが多いが，口蓋の歯槽骨は海綿骨の量が多いため，術後の骨吸収の影響を防ぐことが可能である。また付着歯肉量も多い。このように，それまでの頬側からの方法に比べ，口蓋の解剖学的特性を利用した本術式は多くの利点があることを述べている。

■ Palatal ledge and wedge technique：口蓋側のレッジ＆ウェッジ法
(Ochsenbein, C. Bohannan, HM. The palatal approach to osseous surgery. I Rationale. J. Periodontol. 1963；34：60-68)
(Ochsenbein, C. Bohannan, HM. The palatal approach to osseous surgery. II Clinical application. J. Periodontol. 1964；35：55-68)

Ochsenbein と Bohannan は，歯間部のクレーター状骨欠損を，欠損部の形態によって Class I 〜 Class IV に分類し，治療法の詳細を発表した。Class I はクレーターの除去のために口蓋側のみ骨切除術を行えば良い症例であり，Class II 〜 Class IV では口蓋側および頬側歯槽骨の切除術が必要となる症例である。彼らが行った歯間部のクレーター状骨欠損のための口蓋側フラップ手術は，'ledge and wedge' テクニックともよばれる。Class I クレーターの例をあげる。歯周メスを用いて口蓋側歯肉に歯肉切除術を行う。この切除は，歯の長軸方向に垂直に歯槽骨頂上に切開を入れるものである。この切除により，口蓋歯肉が棚状（ledge）になる。内斜切開を棚状の歯肉上から行い，さらに歯肉溝切開を行う。この 2 つの切開により生じた内側のくさび状（wedge）歯肉弁をチゼルで除去し，歯槽骨辺縁を露出させる。クレーター状骨欠損部を，頬側歯槽骨へとなだらかになるように骨切除を行う。頬側歯肉は歯肉辺縁に内斜切開を行い，さらに術部の最後方歯の遠心に，縦切開を行うか根尖方向に 3 〜 4 mm ほどなだらかな切開を行う。続いて全層弁を剥離し，存在する骨クレーターの形態に応じて，生理的豊隆となるように骨整形術あるいは骨切除術を行う。歯槽骨頂上に歯肉弁がくるように縫合する。（注：チャート内では 1958 年，1965 年となっている。）

■ Palatal modification for implant placement：インプラント埋入のための口蓋形態修正
(Langer, B. Langer, L. The overlapped flap：A surgical modification for implant fixture installation. Int. J. Periodontics. Restorative. Dent. 1990；10(3)：208-215)

インプラント埋入の際に頬側歯槽粘膜上に切開や縫合を行う方法では，術後の口腔前庭が狭くなり，補綴処置などが困難になる可能性がある。Langer らは，この問題を解決すると同時に，埋入したインプラント体の露出や，歯肉弁同士の開離を防止する方法を考案した。剥離した歯肉弁が互いに重なり合うように（overlapping flaps）設計された切開を行うことに特徴がある。インプラントを埋入する顎堤頂の口蓋側よりに水平切開を行い，口蓋の根尖方向へ向かって部分層弁を剥離する。剥離した歯肉弁の最根尖側部から歯冠側へ向かって内側二次歯肉弁として全層弁を剥離する。そのまま頬側へ全層弁の剥離を続け，歯槽堤を露出させる。インプラント埋入後，内側二次歯肉弁および口蓋側部分層弁の順に被覆し，水平切開開始部で縫合する。

■ Papillary preservation technique：歯間乳頭保存フラップ手術
(Takei, HH. Carranza, FA. Kenney, EB. Lekovic, V. Flap technique for periodontal bone implants. Papilla preservation technique. J. Periodontol. 1985；56(4)：204-210)

Takei らによって考案された，歯間部骨欠損部への骨移植を目的としたフラップ手術で，前歯部にも臼歯部にも行うことができる。歯間乳頭部歯肉を最大限保存できるため，術後の歯間乳頭部のクレーターが生じにくく，口腔衛生管理が容易になる。さらに，一次創傷治癒が期待できる術式である。術式を以下に述べる。術部の両端の口蓋側にそれぞれ縦切開を行い，歯頸部周囲に切開を行う。さらに，術部の口蓋側歯根中央表面の端をつなぐように半円状切開を行う。この半円状切開は，口蓋の歯間乳頭部においては歯間部骨欠損の最深部から少なくとも 3 mm 程根尖側に離して行う。この切開によって歯間乳頭部の歯肉は最大限保持され，歯間部骨欠損部に移植した骨移植材の完全な被覆が可能になる。切開終了後，キュレットを用いて歯間乳頭歯肉を口蓋側から歯間鼓形空隙を通し，唇側へ押し出すようにして全層弁として剥離する。歯間乳頭歯肉弁の裏面の肉芽組織を除去し，薄くなりすぎないように注意しながら適切な厚みになるようにトリミングする。口蓋側も全層弁を剥離する。スケーリング，ルートプレーニング，歯間部骨欠損の骨移植を行い，歯肉弁を戻しクロスマットレス縫合を行い閉鎖する。基本的に半円状切開は口蓋側に行うが，歯間部骨欠損が口蓋側に広く拡大している場合は唇側に行う。（注：チャート内では 1988 年となっている。）

■ Papillary reconstruction：歯間乳頭再建術
(Han, TJ. Takei, HH. Progress in gingival papilla reconstruction. Periodontology 2000. 1996；11：65-68)
(Miller, PD. Allen, EP. The development of periodontal plastic surgery. Periodontology 2000. 1996；11：7-17)

Han らは 1996 年に，Tarnow によって報告された半月弁フラップ手術の原理を応用した歯間乳頭再建術を発表した。彼らは，外科手術を行わずに矯正処置を用いて，失われた歯間乳頭部を再建することは可能であるが，歯間乳頭の両隣接歯間に間隙がある場合（正中離開など）に限られることを述べている。歯間乳頭再建術の術式を以下に述べる。半月状切開を再建したい歯間乳頭部の歯肉辺縁から 6 〜 10 mm 根尖側に行う。再建したい歯間乳頭部の両隣接歯の術部側のみに（すなわちそれぞれの近心あるいは遠心側に）歯肉溝切開を行う。歯間乳頭を含む半円状の部分層弁を歯冠側へ移動させる。口蓋側より採取した上皮下結合組織片を，半月弁が歯冠側へ移動した結果生じた袋状のスペースに，より歯冠側へ乳頭部が移動するように詰めて縫合する。

（補足）Miller と Allen は歯肉と歯槽粘膜の問題に対して，機能性だけでなく審美性も考慮に入れた術式の総称として，'Periodontal plastic surgery'（歯周形成手術）を提唱した。それまでの 'Mucogingival surgery'（歯肉歯槽粘膜

形成術)よりも，より多岐にわたる欠損の治療について考えられている。彼らはその概要を記した中で，歯周治療後の上顎中切歯間の歯間乳頭部の欠損をあげている。治療術式としては歯間乳頭再建術があげられるが，同部位の治療は困難で，矯正，修復，歯周治療などを組み合わせて行う必要があると述べている。

■ Pedicle grafts from edentulous area：無歯顎堤からの有茎弁移動術
(Corn, H. Edentulous area pedicle grafts in mucogingival surgery. Periodontics. 1964；2(6)：229-242)

　この術式は，有茎弁移動による付着歯肉の幅の拡大を目的とした方法である。本術式の場合，付着歯肉の幅を増したい歯の隣接部に，無歯顎堤が存在していることが必要である。術式を以下に述べる。無歯顎堤の歯槽頂から歯槽粘膜にいたるまで部分層弁(歯肉組織と粘膜組織の両方が存在する)を剥離する。弁の基底部にカットバック切開を加えて，弁の張りを減少させる工夫を行っている。供給側には骨膜が露出することになる。付着歯肉を獲得したい歯の歯根周囲の粘膜組織をくさび型に切除して骨膜床を形成する。無歯顎堤からの有茎部分層弁を骨膜床へ移動し縫合する。

■ Periosteal separation：骨膜剥離
(Robinson, RE. Periosteal fenestration in mucogingival surgery. J. West. Soc. Periodontol. Periodontal. Abst. 1961；9：107-111)
(Corn, H. Periosteal separation-Its clinical significanse. J. Periodontol. 1962；33：140-153)

　Corn は 1962 年に，口腔前庭拡張後の付着歯肉の幅の安定的な維持と同時に小帯の高位付着の改善を目的とした 'Periosteal separation'(骨膜剥離)の詳細を報告した。この方法は，口腔前庭拡張術である 'Complete denudation technique' および 'Stripping operation' の原理を取り入れかつ欠点を改良した方法である。基本術式を以下に述べる。歯肉歯槽粘膜境に水平切開を行い，現在の口腔前庭の最深部まで骨膜を残して根尖側へ，顔面筋線維を切離しながら剥離する。そこから根尖側方向へ，拡張したい口腔前庭の幅(約 4～5 mm)だけ骨膜を剥離し骨面を島状に露出させる。ここで，隣接の組織と適合するように，側方に減張縦切開を行う。創面を粘着性アルミホイルでパックするか，剥離した歯肉弁の端を露出骨面下部で縫合後に歯周パックを行う。彼は，創面の二次創傷治癒により肉芽組織が増殖し上皮化することで，付着歯肉の幅の増加と同時に口腔前庭の拡張が可能になると述べている。さらに，露出骨面は治癒過程で瘢痕化するが，これは拡張した口腔前庭が再度浅くなることを防ぐバリアとなる。また，歯槽骨の根尖側は海綿骨量が多く，骨露出後の骨吸収などが生じにくく，骨再生も良好であることを指摘している。この方法は他の歯肉歯槽粘膜形成術と併用可能な方法であることを述べている。Robinson による 'Periosteal fenestration'(骨膜開窓)も同様の方法で，'second incision' と名づけられた骨に達する切開を加えて骨膜を除去することで，歯槽粘膜に瘢痕形成を促進する方法である。(補足：'Complete denudation technique' は，骨面露出による口腔前庭拡張術であり，術部の歯肉辺縁部から口腔前庭拡張部まで骨膜を含む軟組織を除去し，骨面を露出させて骨や粘膜と歯根膜からの細胞遊走による肉芽組織の増殖および上皮化を期待する方法である。'Stripping operation'(Periosteal retention とも言われる)は，骨面を露出させる口腔前庭拡張術を行った後の術後の疼痛や，また骨を露出させることによる術後の骨吸収の改善のために考えられたもので，術部の上皮組織を除去し骨膜は残すものである。)

■ Periosteal-stimulated flap：骨膜刺激フラップ手術
(Smukler, H. Goldman, HM. Laterally repositioned "stimulated" osteoperiosteal pedicle grafts in the treatment of denuded roots. A preliminary report. J. Periodontol. 1979；50(8)：379-383)

　Smukler らにより報告された骨膜刺激フラップ手術は，術前約 3 週間前に刺激を与え活性化した骨膜を用いた露出根面被覆法である。25 ゲージ注射針を歯肉表面から骨膜に達するまで何ヶ所も穿刺し，骨膜へ刺激を与える。刺激を与えた骨膜を含む歯肉弁を剥離し，有茎全層弁側方移動術により露出根面を被覆する。彼らは，骨膜には骨組織や線維，血管の新生能が内在しているので，刺激されて活性化した骨膜は有茎弁として優れていると述べている。(注：チャート内では 1968 年となっている。)

■ Pouch operation-Gingival replacement：パウチ手術法-歯肉組織置換術
(Gldman, HM. Schluger, S. Fox, L. Periodontal Therapy. C. V. Mosby company. 1956：306-311)
(Friedman, N. Mucogingival surgery. Texas Dental Journal. 1957；75：358-362)

　Schluger は 1953 年に，付着歯肉の幅の増大とそれに伴う口腔前庭の拡張を目的とした方法を考案し 'Pouch operation'(パウチ手術法)と名付けた。後に Goldman らと共に出版した「Periodontal therapy」の中で，術式の詳細を 'Local extension of the vestibular trough'(口腔前庭局所延長術)として報告している。彼は Pushback 法を改良し，外科用セメントを露出骨頂へ置かずに，剥離した歯肉弁と歯槽骨との間に挿入した。セメントは歯肉弁と歯槽骨との間を根尖側へ向かって押されることになる。根尖側に移動したセメント下の組織は肉芽化する。肉芽組織は上皮化して付着歯肉の幅が増し，さらにパウチ状に口腔前庭が拡張されると述べている。この術式は Friedman により，歯肉組織置換術(Gingival replacement procedure)と口腔前庭拡張術のコンビネーション法であると記されている。

■ Pouch procedure：(歯槽堤増成のための) パウチ手術法
(Garber, DA. The edentulous ridge in fixed prosthodontics. Compend. Contin. Educ. Dent. 1981；11(4)：212-224)
(Kaldahl, WB. Tussing, GJ. Wentz, FM. Walker, JA. Achieving an esthetic appearance with a fixed prosthesis by submucosal grafts. J. Am. Dent. Assoc. 1982；104：449-452)

　Garber により 1981 年に紹介された 'Pouch procedure'(パウチ手術法)は，主に欠損顎堤の唇舌的な幅の増大に用いる方法である。受容床をパウチ(袋)状に部分層となるように作成し，供給側(上顎結節部)から採取した結合組織移植片を挿入し縫合する。パウチの手術法は 2 種類あり，欠損部唇側歯肉に縦切開を加えて，横から移植片を挿入する

方法と，欠損部の顎堤頂に近遠心的に水平切開を加えて上から移植片を挿入する方法がある。Kaldahlらは1982年に，特に前歯部の補綴前処置としての顎堤増成を目的にした方法を報告した。トラップドア（跳ね上げ戸）法およびパウチ法を利用した上皮下結合組織移植術である。術式を以下に述べる。欠損顎堤頂から舌側へ10～15 mm程，術部の両端に縦切開を行う。舌側の縦切開間に水平切開を加え，顎堤頂まで部分層弁を剥離する。顎堤頂まで達したら，唇側へ向けて小型の骨膜剥離子でパウチ状に全層となるように歯肉歯槽粘膜境まで剥離する。この結果，唇側には骨と骨膜の間に袋状のスペースが作られることになる。供給側移植片は，上顎結節部など様々な供給部位が考えられるが，上皮下結合組織であることが重要である。結合移植片を，受容側の袋状のスペースに挿入し，歯肉弁を戻して縫合する。移植片により唇側の厚みが増すため，歯肉弁は舌側の水平切開部まで届かずに，舌側結合組織が一部露出することになるが，治癒は早いと述べている。（注：チャート内では1980年，1981年となっている。）

■ Pushback procedure-Gingival replacement：プッシュバック法-歯肉組織置換術
(Goldman, HM. Schluger, S. Fox, L. Periodontal Therapy. C. V. Mosby company. 1956；p.306-311)
(Friedman, N. Mucogingival surgery. Texas Dental Journal. 1957；75：358-362)

Pushback法は，歯周ポケット底部が歯肉歯槽粘膜境の近くまで達している部位における歯周ポケット減少法として1953年にFoxによって考案された。後に彼はこの方法をGoldmanらと共に出版した「Periodontal therapy」の中で，組織の性質を変えて付着歯肉の幅を増す方法の1つとして，その詳細を'Gingival extension operation'（歯肉延長（拡張）術）として報告している。術式を以下に述べる。歯周ポケットを除去し，その後歯肉弁を骨膜から骨膜剥離子を用いて剥離する。歯肉弁は鋏を用いてさらにトリミングして2～4 mm程短くする。歯肉弁は周囲の筋組織による牽引力で，根尖側へと移動する。その結果，歯肉弁の端から歯槽骨頂まではかなりの骨露出が認められることになる。露出した歯槽骨上に外科用セメントを置くことで，歯肉弁の歯冠側への移動を防止する。彼は，術前に歯槽粘膜が存在していた部位に付着歯肉の形成がみられたことを報告している。Friedmanは，この方法は基本的には'Gingival extension'（歯肉組織の延長）ではないとし，歯肉組織置換術（Gingival replacement procedure）であると述べている。

■ Radical gingivectomy flap procedure：根治的歯肉切除フラップ手術
(Stern IB, Everett FG, Robicsek K. S. Robicsek-A pioneer in the surgical treatment of periodontal disease. J. Periodontol. 1965；36：265-268.)

Robicsekは1884年に，骨縁上ポケットと浮腫性線維組織からなる深い歯肉ポケットの減少を目的として，骨の露出を伴う根治的歯肉切除術を行った。彼の息子であるRobicsek, K.によりその方法が紹介されている。ポケットをプロービングし，切除する歯肉のラインを決定する。その後，半円状切開をそれぞれの歯の周囲（頬舌側）に行い，フック型器具を用いて歯肉を骨面から切除する。残余歯肉組織はキュレットを用いて除去する。歯槽骨の鋭角な辺縁部分や歯間部の骨をラウンドバーなどで削り取り滑らかにする。その後，術野にヨードチンキを貼薬しオキシドールで含嗽する。今日の歯肉切除術は軟組織に限定して行うものなので，骨外科手術を含む彼の方法を歯肉切除術と呼ぶ事はいくぶん混乱をもたらすことになっている。根治的歯肉切除術と呼ぶことが望ましいと思われる。さらにRobicsekは1895年に，歯の移植術を行う際に歯肉弁を剥離する方法を示している。彼は，現在の歯周外科手術の先駆者であると言えるだろう。

■ Rationale for osseous surgery：骨外科手術の理論
(Schluger, S. Osseous resection-a basic principle in periodontal surgery. Oral Surg. Oral Med. Oral Pathol. 1949；2：316-325)

Schlugerは1949年に，歯周ポケットの存在する部位の歯槽骨辺縁の形態は，正常な場合と比較して，局所的に不整で鋭利な状態になっていることを指摘した。彼は，歯槽骨の豊隆を生理的な状態にすることは，歯周歯肉組織の生理的形態を回復することにつながり，歯周ポケットを減少させることを述べ，'Osseous resection'（歯槽骨の切除手術）の必要性を提唱した。また，その適応と術式を記した。彼のこの論文は，その後の歯周外科手術における歯槽骨外科手術の理論原則を明らかにするものとなった。

■ Repositioned flap：歯肉弁移動術
(Zemsky, JL. Surgical treatment of periodontal diseases with the author's open-view operation for advanced cases of dental periclasia. The Dental Cosmos. 1926；68：465-470)

1926年にZemskyは，'Open-view operation'を発表した。この術式は処置したい部位のすべてに到達するためのフラップ手術と，すべての病変部の除去および歯周ポケットの減少を目的とした改良型歯肉切除術からなる。術部の両端に一次切開（縦切開）を入れる。歯肉辺縁の豊隆に沿って切開を入れ，頬舌側に全層弁を剥離する。その結果，術野の可視性が高まり，病変の存在している歯周組織のすべてを除去することが可能になると述べている。肉芽組織を掻爬し，歯根表面を滑沢にする。炎症を起こしていたり（その当時は歯周ポケット下の歯槽骨は炎症を起こしていたり壊死していると考えられていた），不整な歯槽骨を除去し，ベベル状になるように整える。余剰な軟組織をトリミングして，歯槽骨を丁度被覆するだけにする。すなわち歯肉弁の位置は，元の高さより根尖側に位置づけられることになる。歯間部の歯槽骨頂は露出する。歯肉表面を擦過し出血させてから歯肉弁を接合させて緊密に縫合する。歯間部にパックを行う。この術式は，NeumannやWidman, Zentlerによるフラップ手術と密接に関与している。

■ Repositioning of attached gingiva：付着歯肉の移動
(Nabers, CL. Repositioning the attached gingiva. J. Periodontol. 1954；25：38-39)

歯周ポケット底部が歯肉歯槽粘膜境を超えて根尖側に存在する場合に歯肉切除術を行うと，切開の位置が歯槽粘膜

に存在し，付着歯肉が喪失する。Nabers は，付着歯肉の喪失によって口腔衛生の不良や咀嚼による外傷などのさまざまな弊害や，治癒の遅れが生じることを指摘した。彼はこのような症例のための歯肉切除術に変わる術式として，'Repositioning of attached gingiva'（付着歯肉の移動術）を考案した。これは，歯肉組織を根尖側に移動させるフラップ手術である。術式を以下に述べる。術部の近心に1本の縦切開を入れ歯肉弁を剥離し，歯槽骨頂と歯周ポケット部を露出させる。肉芽組織を掻爬後，歯肉弁の辺縁を約2mmトリミングし，歯肉弁を元の位置よりも根尖側に移動させて縫合する。

■ Roll technique：ロールテクニック
(Abrams, L. Augmentation of the deformed residual edentulous ridge for fixed prosthesis. Compend. Contin. Educ. Dent. 1980; 1 (3): 205-214)

Abrams は，補綴修復処置の際に問題となる顎堤欠損の治療のために，一般的にロールテクニックと呼ばれている方法を行った。彼はこの術式を，'The de-epithelialized connective tissue pedicle graft' と称している。この方法は，欠損部の唇側に結合組織有茎弁移植を行うものである。術式を以下に述べる。まず，欠損部の舌側の上皮組織を削剥する。上皮組織を除去した部位に全層弁あるいは部分層弁を，根尖方向から始めて顎堤に達するまで剥離する。剥離する歯肉弁の形は，顎堤頂が底辺となる三角形にする。顎堤頂から唇側へ向けて全層を剥離してパウチ（袋）状の切開を入れる。舌側から剥離した三角形の歯肉弁の端に縫合糸を通し，袋状の切開部の最深部の内面から外面へ縫合糸を通す。その結果，三角形の歯肉弁はくるりと曲がってその頂点がパウチ内に挟み込まれることになる。この方法は，欠損部に結合組織量が十分に存在する場合のみ適応となる。（注：チャート内では 1979 年となっている。）

■ Rotated lateral sliding flap：歯肉弁回転側方滑走移動術
(Dahlberg, WH. Incisions and suturing: Some basic consideration about each in periodontal flap surgery. Dent. Clin. North Am. 1969; 13(1): 149-159)

Dahlberg は 1969 年に，露出根面被覆を目的とした有茎弁移動術を行う際に，工学的原理に基づく切開法を用いた。この切開法を用いると，カットバック切開がなくても弁に張りが生じることなく，有茎弁は被覆部に向けて，弁の基底部を軸として回転移動が可能になる。

■ Semiflap：セミフラップ手術
(Kirkland, O. Surgical flap and semiflap technique in periodontal surgery. The Dental Digest. 1936; 42: 125-129)

Kirkland は，歯の舌側は，頬（唇）側に比べ口腔衛生状態が悪いことが多いため，舌側歯根上には深在性の病変部がしばしば見られることを指摘した。彼は，このような症例の場合に 'Semiflap technique' が有効であると述べている。頬（唇）側はフラップ手術を行い，舌側には歯肉切除術を行う方法である。（注：チャート内では 1931 年となっている。）

■ Semilunar flap：半月弁フラップ手術
(Tarnow, DP. Semilunar coronally repositioned flap. J. Clin. Periodontol. 1986; 13: 182-185)

Tarnow によって 1986 年に発表された，露出根面被覆を目的としたフラップ手術である。根面が露出している歯の遊離歯肉辺縁の弯曲に合わせて並行に，半月状切開を行う。切開の両端は，半月弁への血液供給性を考慮し，歯肉辺縁から少なくとも 2mm 程離す。また，唇側中央の切開は，歯冠側移動後も半月弁の根尖端が骨上に存在するように根尖よりの位置に設定する。歯肉溝から半月状切開へ向けて部分層弁を剥離し，歯冠側へ移動させ露出部を被覆して歯周パックで覆う。Tarnow は，他の歯肉弁歯冠側移動術に比べ多くの利点（縫合が不必要で，歯間乳頭部を傷つけることなく，歯肉弁の張りも生じない）があると述べている。

■ Socket preservation：抜歯窩保存術
(Cohen, ES. Atlas of Cosmetic and reconstructive periodontal Surgery. 1st ed. 1988)

ソケットプリザベーション（抜歯窩保存術）は，1988 年に Cohen によって定義された言葉である。抜歯時に骨移植材の抜歯窩への填塞などを行い，起こりうる骨吸収による顎堤欠損を防止する方法である。特に，上顎前歯部においては抜歯後の唇側の骨吸収によって，その後の補綴処置に影響を与えるような審美性の問題が生じやすい。Cohen は Greenstein による術式を紹介している。術式を以下に述べる。抜歯後，抜歯窩の肉芽組織を除去して全層弁を剥離する。ハイドロキシアパタイト移植材で抜歯窩を填塞した後，その上面を結合組織片で被覆し，歯肉弁を結合組織片上に戻して縫合する。（注：チャート内では 1989 年となっている。）

■ Split thickness lateral flap：部分層弁側方移動術
(Staffileno, H. Management of gingival recession and root exposure problems associated with periodontal disease. Dent. Clin. North. Am. 1964; 8: 113-120)

Grupe が 1956 年に発表した歯肉弁側方滑走移動術の Staffileno による改良法である。Grupe による方法では歯肉辺縁から全層弁を剥離するが，この術式では供給側の歯肉退縮を防ぐために部分層弁を剥離する。

■ Split-thickness palatal flap：口蓋側部分層弁フラップ手術
(Staffileno, H. Palatal flap surgery: Mucosal flap (split thickness) and its advantages over the mucoperiosteal flap. J. Periodontol. 1969; 40(9): 547-552)

Staffileno は，口蓋側の歯槽骨欠損の処置のための口蓋側部分層弁フラップ手術を発表した。彼は，前歯部および臼歯部についてそれぞれ術式の詳細を述べている。基本的術式を以下に述べる。歯肉頂からスキャロップ状に内斜切開を行い，根尖側方向へ進めて部分層弁を剥離する。続いて歯肉溝切開を歯頸部周囲に行う。内側歯肉弁を除去し，歯槽骨切除術および整形術を行う。歯肉弁を元に戻し，縫合する。口蓋側フラップ手術では出血の管理が大切になるが，従来の全層弁による方法と異なり，部分層弁は骨からの骨膜の剥離を行わないので，組織からの過剰な血液や組

織液の溢出を防止でき，治癒が早くなる可能性が増すことを指摘している。

■ Stewart：Stewartによる小帯再配置術
(Stewart, JM. Reattachment of vestibular mucosa as an aid in periodontal therapy. J. Am Dent. Asoc. 1954；49：283-288)

Stewartは1954年に，口腔前庭部から連続した小帯の高位付着が歯肉辺縁にまで及び，口腔衛生に問題が生じている場合の術式を報告した。小帯が付着している部位に局所的に口腔前庭拡張術を行う方法で，小帯切除と口腔前庭部の粘膜の付着位置を適正にすることを目的としている。術式はKazanjianの口腔前庭拡張術に準じた方法である。ただし，拡張した口腔前庭最深部での一次歯肉弁の縫合は行うが，二次歯肉弁の縫合は行わないため，粘膜を剥離後の口唇内側の創面はそのまま露出した状態となる。

■ Subepitherial connective graft：（歯槽堤増成のための）上皮下結合組織移植術
(Langer, B. Calagna, L. The subepithelial connective tissue graft. J. Prosthet. Dent. 1980；44(4)：363-367)
(Langer, B. Calagna, L. The subepithelial connective tissue graft. A new approach to the enhancement of anterior cosmetics. Int. J. Periodontics. Restorative. Dent. 1982；2：23-33)

LangerとCalagnaは前歯部の顎堤欠損の増成を目的として，上皮下結合組織移植術を行った。主に唇舌的な幅の欠損の回復が対象となる方法である。術式を以下に述べる。欠損部の唇側に部分層弁を剥離して受容床を作成する。口蓋側から採取した結合組織移植片を挟み込み，歯肉弁で被覆し縫合する。（注：チャート内では1979年，1982年となっている。）

■ Subepithelial connective tissue graft：（露出根面被覆のための）上皮下結合組織移植術
(Langer, B. Langer, L. Subepithelial connective tissue graft technique for root coverage. J. Periodontol. 1985；56：715-720)

Langerらは1985年に，根面被覆を目的として上皮下結合組織移植術を行った。歯肉弁水平側方移動術を行うには供給側の歯肉量が不十分な症例や，歯肉退縮の幅が広く孤立している場合や退縮が多数歯にわたる症例，あるいは歯槽堤増大術が同時に必要となるような無歯顎堤に退縮部が隣接する症例などが適応となる。術式を以下に述べる。受容側である退縮部周囲に部分層弁を作成する。その後供給側として口蓋から採取した上皮下結合組織を，露出根面を覆うようにして受容側の骨膜上に置き，はさみ込むようにして剥離した部分層弁を元に戻し縫合する。彼らは，この方法は移植片が受容側上の骨膜および部分層弁からの二重の血液供給を受けることが可能であり，根面被覆の成功率が高くなると述べている。また，供給側も上皮部は損なわれず閉鎖創となることから，術後の疼痛なども少ない方法である。

■ S. V. E.（Subperiosteal vestibule extention）：骨膜下口腔前庭拡張術
(Schmid, MO. Mörmann, W. Die subperiostale Vestibulumextension. Schweizerische Monatsschrift für Zahnheikunde. 1976；86：495-509)

(Schmid, MO. The subperiosteal vestibule extension. Literature review, rationale and technique. J. West. Soc. Periodontol. Periodontal. Abst. 1976；24(3)：69-76)

1976年にSchmidは，付着歯肉の幅の増加を目的とした'Subperiosteal Vestibule Extension'（骨膜下口腔前庭拡張術）を発表した。基本的にはEdlan-Mejcharの口腔前庭拡張術と同様であるが，術部両端の縦切開は行わずに，口唇内側粘膜に行う水平切開（歯肉歯槽粘膜境から口腔前庭粘膜方向に10～12mm離した位置に切開線を置く）の切開両端を歯冠側よりに設定した半円状切開にする。縦切開は術後に小帯状になり，口腔衛生管理を妨げるからである。一次，二次歯肉弁の作成法などはほぼ同様であるが，縫合および歯周パックは行わない。一次歯肉弁は受容側へ3分間指圧で押し付けて固定する。これは，凹面においては，歯肉弁と骨面との緊密な接合が縫合によって開離する可能性があるからである。二次歯肉弁の縫合も，口唇あるいは頬の術後の歪みを防止するため行わない。

■ Transpositional flap：歯肉弁転位移動術
(Bahat, O. Handelsman, M. Gordon, J. The transpositional flap in mucogingival surgery. Int. J. Periodontics. Restrative. Dent. 1990；10(6)：473-482)

1990年にBahatらにより発表された根面被覆の為の術式で，Pennelらの歯肉弁斜方移動術や，Hattlerの水平移動術を改良した方法である。有茎弁を回転移動するとき，回転角度が大きくなるにつれて，回転中心の位置が歯冠側になり，実際に効果的な弁の長さが短くなる。そこで彼らは，有茎弁作成時の切開線をより根尖側へ口唇内側粘膜まで延ばした。これは有茎弁の回転移動中心をより下方へ位置させるためであり，これにより弁の移動度が増す事になる。

■ Treatment of intrabony defect：骨縁下欠損の処置
(Goldman, HM. A rationale for the treatment of the intrabony pocket；One method of treatment, subgingival curettage. J. Periodontol. 1949；20：83-91)

1949年にGoldmanは，歯周ポケットを歯肉ポケットと骨縁下ポケットの2つに分類し定義した。歯肉ポケットは，ポケット底部が歯槽骨頂よりも歯冠側に存在するものである。これに対し骨縁下ポケットは，ポケット底部が歯槽骨頂より根尖側に存在し，歯根面と骨の間にポケットが存在するものである。ポケットの幅は細いものから広いものまで種々存在しており，これはポケットの側方の骨吸収量に依存していると述べている。彼は骨縁下ポケットの処置として，歯肉縁下ポケット掻爬術について詳細を記述し，処置すべき骨縁下ポケットの性状によっては，掻爬用器具の術部への到達性向上のためにフラップ手術が必要になると述べている。

■ Treatment of pre-maxilla：上顎前方部の処置
(Ingle, J. Periodontal curettement in the premaxilla. J. Periodontol. 1952；23：143-148)

Ingleは1952年に，歯肉弁を剥離して行う，上顎前歯部の外科的歯周ポケット掻爬術(surgical curettement)を行った。上顎前歯部の歯周病や咬合性外傷の問題は，臨床

家にとって頭の痛い問題である。彼は，Odontexesis（スケーリングやルートプレーニングについての古典的表記法）のみでは治療が困難な深いポケットの場合に歯肉切除術が行われてきたが，上顎前歯部に行うと審美性の問題が起こり，患者の精神的なトラウマとなることが多いことを指摘した。彼は，外科的歯周ポケット掻爬術は，歯肉切除術よりも多くの利点を持つ方法であることを述べている。術式は簡単で術後の審美性も優れている。術式を以下に述べる。外科的な掻爬術に先立って Odontotexesis を行い，炎症をコントロールする。上顎右側左側犬歯の咬頭の遠心から唇舌側共に歯肉に約 10 mm の縦切開を行う。歯肉頂からスキャロップ状に切開を入れ，唇舌側の組織を剥離して歯根と歯槽骨を露出させる。慢性炎症性組織と上皮ポケット壁を掻爬する。根面をキュレットとファイルを用いて滑沢にする。唇舌側の歯肉辺縁を約 0.5 mm 歯肉鋏で除去し，歯根により緊密に適合させる。歯肉弁を元の位置に戻し，蛇行縫合（serpentine suture）を行い，より緊密に縫合する。緊密な縫合は歯肉弁下での血餅形成を促し，良好な結果をもたらすことを述べている。術部はアルミ箔でカバーする。

■ Tuberosity grafts：上顎結節部移植術
(Hiatt, WH. Schallhorn, RG. Intraoral transplants of cancellous bone and marrow in periodontal lesions. J. Periodontol. 1973；44(4)：194-208)

Hiatt らは，腸骨稜以外で骨再生を期待できる移植材採取部位として，上顎結節部を選んだ。彼らは，海綿骨に多くの骨芽細胞が存在しているとして，皮質板を除去後の海綿骨を採取している。（注：チャート内では 1971 年となっている。）

■ Unrepositioned flap：歯肉弁非移動型フラップ手術
(Cieszynski, A. Dtsch Monattschr Zahnheilk. 1914；32：575-576 →Struck, W. Sanatorische Behandlung der Alveolarpyorrhöe. に記載されている討議中の，Cieszynski, A. の発言内容である)
(Zentler, A. Suppurative gingivitis with alveolar involvement. JAMA. 1918；71(19)：1530-1534)

Cieszynski は 1914 年に，歯槽膿漏症の治療において，歯石や肉芽組織の除去および歯周ポケットの減少のために，器具の到達性を高める外科手術の重要性を述べた。彼は，肥厚した歯間乳頭部をいわゆる内斜切開で切除することを述べている。

Zentler は，Robicsek による根治的歯肉切除術に準じた方法（Robicsek による直線状の切開を，審美性や局所の清潔性の向上のためにスキャロップ型切開に改良した方法。ただし Robicsek はのちに半月状切開を用いている。'Radical gingivectomy flap procedure' の項目参照）を用いた場合に，重度の化膿性炎症の起きている症例で効果がないことを報告した。そこで彼は 1918 年に，重度の症例を適応としたフラップ手術を発表した。術式は以下の通りである。まず術部の両端に 2 本の並行な切開を骨膜に達するまで入れる。さらに，歯肉の豊隆に沿って切開を入れる。骨膜剥離子で歯肉弁を剥離翻転して病変部を露出させる。キュレットや歯周外科用メスで歯根周囲の炎症性の肉芽組織を除去する。次にチゼルやマレットを用いて歯根周囲の炎症を起こしている歯槽骨の皮質骨を削り取る（後に，Kronfeld による組織学的研究によって，歯槽骨は炎症や壊死をおこしていないことが明らかになるまで，炎症性の歯槽骨を削除することが必要であると思われていた）。歯肉弁を元に戻して縫合を行う。彼は，この方法は手術部位の可視性が向上し手術が容易なため，炎症性組織のすべてを除去することが可能なので良好な結果となることを述べている。さらに，歯根周囲への骨添加と軟組織の再付着がみられたことを報告している。（注：チャート内では Zentler によるものは 1916 年となっている。）

■ Unrepositioned flap：歯肉弁非移動術
(Morris, ML. The unrepositioned muco-periosteal flap. Periodontics. 1965；3(3)：147-151)

Morris は，付着歯肉の幅を保存した歯周ポケット除去法を考案するにあたり，1910 年代から 1920 年代にかけて Cieszynski により発表された歯肉弁非移動型フラップ手術を再評価した。ウィドマンフラップ手術などでは，整形を行った歯槽骨頂の高さに配置できるように歯肉弁をトリミングする。彼は，整形後の骨を被覆するためにも，歯肉組織はトリミングするよりも保存すべきで，このことが開窓や裂開を防止することを述べている。術式を以下に述べる。内斜切開を歯肉辺縁に行う。さらに歯肉溝切開を行い，内側のウェッジ状組織を除去する。縦切開を術部の両端に行った後，全層弁を剥離する。歯槽骨整形術を行い，歯肉弁を元の位置に戻し，歯間部に断続縫合を行う。彼は，歯肉退縮を最小限におさえた歯周ポケット除去法であると報告している。

■ Use of oblique incision：斜切開の使用
(Nabers, CL. When is gingival repositioning an indicated procedure? J. West. Soc. Periodontol. Periodontal. Abst. 1957；5：4)

Nabers が 1954 年に発表した付着歯肉の移動術では，歯肉辺縁に切開を加えていなかった。後に彼はこの術式を改良し，歯肉弁の取扱いを容易にするために一次切開を加えた。この切開は，歯肉辺縁から歯槽骨頂へ向けての斜めの切開である。

■ Use of two vertical incision：2 本の縦切開の使用
(Ariaudo, AA. Tyrrell, HA. Repositioning and increasing of attached gingival. J. Periodontol. 1957；28：106-110)

1954 年の Nabers による付着歯肉の移動術の欠点を改良した方法である。Nabers の方法は術部の近心のみに縦切開を加えているが，この場合，術後に歯肉整形術が必要となるような棚状の付着歯肉となることや，遠心部に歯周ポケットが残存してしまい，結果として幅の狭い付着歯肉しか得られないという欠点が生じる。Ariaudo と Tyrrell はこれらの欠点を改善するために，縦切開を術部両端の 2 ヶ所に加えた。この切開は遊離歯肉辺縁から口腔前庭最深部の歯槽粘膜まで延ばすものである。

［鴨井 久一・外崎 美香］

和文索引

あ

アタッチメントロス　8
アブフラクション　341
アメロジェニン　187, 207, 315

い

異種移植材　155, 169, 176
移植　224
移植術失敗　80
移植片　76
一次切開　51
一壁性骨欠損　129
インターポジション移植術　22
インターポジション型オンレー移植　385, 386
インプラント周囲炎　345
インプラント埋入　116, 118, 119, 442

う

ウィドーピーク　137, 141
ウィドマン改良フラップ手術　16, 20, 48-51
ウェッジ手術　369, 384
うっ血除去剤　445

え

映像記録　486
エチレンジアミン四酢酸　149, 315
エナメル芽細胞　207
エナメルマトリックスタンパク質　207
エナメルマトリックスデリバティブ　188, 207
エムドゲイン（emdogain）　215, 216
塩酸テトラサイクリン　182, 314
遠心側（ディスタル）ウェッジ手術　20, 105, 114, 115, 117
延伸ポリテトラフルオロエチレン膜　27, 393
エンベロープ術　335, 337

お

黄金比　251, 254, 270
大きな裂開　454

オープンフラップサージェリー　148
オープンフラップデブライドメント　148, 184
オステオトーム　476
オステオトーム上顎洞底挙上手術　427, 429
オステオトームテクニック　425, 426
オステオプラスティ　224
オドントプラスティ　223, 224
音声高径　274
オンレー移植　379

か

カークランドメス　416
カーテン手術法　120-123
外骨症　104, 135
海面骨髄幹細胞　469
改良型臼後部縫合　37
改良型口蓋側粘膜弁フラップ手術　107, 110, 112, 113
改良型歯肉弁縫合　35, 37
改良型連続懸垂縫合　40
改良歯肉弁根尖側移動術　66
改良全層弁根尖側移動術　64, 66
改良全層弁フラップ手術　16
改良粘膜骨膜弁フラップ手術　16
改良付着手術　44
改良フラップ手術　65, 149
過蓋咬合　276
下顎臼後三角　58
下顎枝移植　470
下顎露出（デグロービング）　468
角化歯肉　60, 62
拡大システム　482
拡大ルーペ　483
下歯槽神経　475
カストロビージョ持針器　76
過石灰化　311
カットバック型減張切開　84
カットバック切開　82
ガミースマイル　255, 263, 289, 295, 301, 302
眼窩平面　255
環境および解剖学的因子　5

患者評価　441
顔面突出度　255
顔面の構成　252

き

基本切開　16
吸収性膜　177, 186, 192
球状突起　133
急性上顎洞炎　457
キュレッタージ　16, 42
供給側　328, 332
供給部位　465
凝集力　247
矯正的歯の挺出　305, 306
頬側犬歯の露出　416
局所スプレー　446

く

隅角状欠損　183
クエン酸　149, 174, 186, 311
クエン酸処置　153
グナチオン　255
グラニー結び　28
クリーピングアタッチメント（遊離軟組織移植術）　79, 321
クリニカルアタッチメント　148
クリニカルアタッチメントレベル　184
グルクロン酸クロルヘキシジン　216
クレーター　130, 134

け

外科結び　28
外科用針　30
外科用メス　120
結合組織移植術　22, 208, 388, 391, 394
結合組織自家移植術　22
結合組織性付着　182
結合組織線維　312
結合組織有茎弁移植術　317, 355
結紮　27
血漿フィブロネクチン　312
結節部位　57
欠損用テンプレート　468
懸垂縫合　34

減張縦切開　150

こ

抗炎症薬　445
口蓋根切除術　237
口蓋側外骨症　104
口蓋側粘膜弁フラップ手術　103, 106, 108, 109, 112, 117
口蓋側フラップ手術　20, 102, 103, 113, 121
口蓋組織　77
抗凝固薬服用　446
抗菌効果　313
咬合性外傷　9, 11, 178
咬合線　258
咬合平面　275
口唇　259
口唇交線　253, 258
口唇ライン　274
抗生物質　444
構造マップ　248
後方臼歯　57
コーン鉗子　76
骨移植術　22, 150
骨外出血　452
骨基質　159
骨凝塊物　155, 156
骨凝塊物-骨混合法　155, 157
骨原性細胞　183
骨混合法　155
骨再生誘導法　20, 196
骨削合と術中出血　448
骨髄腔　216
骨スウェージング法　158
骨増成（大）法　154
骨組織部　150
骨置換移植材　148
骨塡塞オステオトーム上顎洞底挙上手術　427, 431
骨伝導型移植材　155
骨伝導能　165
コットンプライヤー　30
骨内欠損　129, 149
骨内欠損の分類　147
骨内出血　453
骨内膜性骨芽細胞　469
骨不活性型移植材　155
骨プラグ　433
骨プロービング　104, 129
骨ブロック　468, 476
骨膜刺激フラップ手術　22, 82
骨膜刺激有茎弁フラップ手術　89, 90
骨膜剝離　22, 81
骨膜縫合　31
骨誘導型移植材　155
骨誘導手術　147

骨誘導タンパク質　161
骨誘導能　165
骨誘導法　154
コラーゲン　186
コラーゲン膜　192
根幹部　220
コンタクトポイント　282
根分岐部　220
根分岐部形態修正術　224
根分岐部天蓋部　220
根分岐部の入り口　220
根分岐部病変　137, 174, 220
根面処理　149, 311
根面の脱灰　311, 314, 315
根面の無毒化　313
根面被覆　96, 320
根面被覆のための骨膜弁　355
根面被覆のための縫合　324

さ

サージカル・ステント　442
サージカルガイド　304
最終補綴　204, 206, 213
再水和化　362
再生　149
サイトカイン　7
再付着　149, 312
暫間補綴　394
三壁性骨欠損　129
三リン酸カルシウム　186

し

シアノアクリレート　367
視覚認知　245
自家骨移植　455
自家骨移植材　155, 164
自家骨髄移植材　155
歯冠延長術　71, 142, 285, 287, 289, 291-294
歯冠形態修正術　223, 224
歯間鼓形空隙（エンブレージャー）　123, 124, 266
歯間乳頭　294
歯間乳頭弁移動術　317, 352, 353
歯間乳頭保存フラップ手術　123, 125, 126
歯間部用メス　55, 124
歯根骨混合形成術　129
歯根切除術　225, 233, 238
歯根切断術　225, 230
歯根の分岐係数　220
歯根の分岐度　220
歯根の分岐幅　220
歯根被膜　317
歯根表面部　150
歯根複合体　220
歯根分割　232

歯根分割抜去　228, 229
耳-耳平面　254
歯周外科手術の禁忌　22
歯周歯槽外科手術　297
歯周-歯内治療法　240
歯周組織のバイオタイプ　387
歯周病の感受性遺伝子検査　9
歯周ポケット掻爬術　16, 42
持針器の選択　31
歯槽骨形態修正術　224
歯槽骨外科手術　145, 291, 292
歯槽骨整形術　129
歯槽骨切除術　127, 132, 136
歯槽骨隆起　131
歯槽堤欠損　368
歯槽堤増成改良法　374
歯槽堤増成（大）術　196, 201, 368, 371, 373, 376, 387, 390
歯槽堤隆起　142
歯内外科治療法　239
歯内病変　241, 242
歯内移植術　72
歯肉貫通プロービング　414
歯肉溝上皮　42
歯肉歯槽粘膜境　63
歯肉歯槽粘膜形成術　60
歯肉整形術　53, 56, 126
歯肉切除術　16, 20, 53, 56, 57, 109, 120, 223
歯肉切除術の術式　54
歯肉退縮　317
歯肉退縮の分類　319
歯肉粘膜弁根尖側移動術　416
歯肉剝離郭清術　43
歯肉剝離掻爬術（フラップキュレッタージ）　68
歯肉鋏　56
歯肉辺縁下切開法　92
歯肉弁根尖側移動術　16, 20
歯肉弁根尖側転換術　48
歯肉弁歯冠側移動術　22, 170, 171, 317, 321, 327-330, 337
歯肉弁側方移動術　22, 82, 317
歯肉弁非移動型フラップ手術　20
歯肉ライン　263
縦溝形成術　129
修飾因子　12
修復　149
宿主因子　5
手術用マイクロスコープ　485
術前の配慮　22
受動萌出遅延歯　275, 276, 280, 295
シュナイダー膜　433, 438
受容側　80, 331
上顎オステオトーム増成手術　427, 429, 432
上顎結節の処置　58

上顎結節部位　158
上顎骨前方部の突出　276
上顎歯根切除術　236
上顎洞挙上術　425
上顎洞底　439
上顎洞底挙上手術　438
上顎洞底挙上手術の禁忌（症）　441
上顎洞底挙上手術の術式　447
上顎洞底挙上手術の適応（症）　441
上顎洞底骨増成術　441
上顎洞底への骨移植　455
上顎洞の解剖　438
上顎洞の隔壁　440
上顎洞の血液供給　441
上顎洞の後壁　439
上顎洞の上壁　439
上顎洞の前壁　439
上顎洞の内壁　439
上顎洞の放射線学的分析　442
上顎の形態異常　257
小帯切除術　20, 99, 101
小帯切断術　20, 99-101
上皮下結合組織移植術　22, 317, 325, 331, 332, 339, 350, 372, 375, 376, 408, 409
上皮付着　42
照明　486
ショートインプラント　426
植立予定部位の骨増成　427, 431
人工移植材　155
人工移植材-セラミックス　165
ジンジバルタトゥー　263
診断因子　3
人中　258
審美　251
審美的構造　252
審美的構造分析　249
審美の歯肉の再建　317
新付着　149, 182
新付着手術　16, 44, 46, 47

す

垂直区分　252
垂直性骨欠損　183
垂直的分類　222
垂直マットレス縫合　34, 40
水平ストレッチ縫合　76
水平的線　253
水平的分類　222
水平マットレス縫合　34, 40, 124
スキャロップ　104, 121, 127, 282, 283, 288
スクエアー結び　28
スクリービング　131
スケーリング　42, 223
ステンレスポジショニングスクリュー　210

スマイルゾーン　259
スマイルライン　255, 274, 297
スミア層　311, 313

せ

生態力学的処理　315
静的一体性　246
静的デザイン　246
静的優勢　246
生物学的幅径　142, 280, 285, 288, 305
生物学的メディエーター　150
切縁ライン　274
切開　54, 62
切歯の切縁　272
接触阻止　154
セラミックアバットメント　209
前歯部露出　272
全層粘膜骨膜弁根尖側移動術　63
全層弁　16
全層弁側方移動術　22
全層弁フラップ手術　16
前方のスピーキングスペース　274

そ

操作性　485
即時インプラント　201, 403, 444
組織再生誘導法　20, 22, 177, 181, 183, 239, 356
組織再生用マトリックス　356
組織障壁　60
組織の後戻り　293
組織バンク　476

た

待時インプラント　201, 442
対称性　247
ダイヤモンドストーン　56
多孔質ハイドロキシアパタイト　155, 165
多種骨　186
脱灰凍結乾燥骨　389, 390, 393
脱灰凍結乾燥同種骨移植　150, 155, 161, 163-166, 186
縦切開　44
単純ルーペ　484
断続縫合　31, 32, 124

ち

小さな裂開　454
治療のリスク　12

つ

釣り合い　249

て

テーパー型　29

テーパーカット　29
テトラサイクリン　149
テトラサイクリン軟膏　178
デンタルスマイル　252
テンポラリー・ブリッジ　463

と

凍結乾燥同種骨移植材　155
瞳孔間線　253, 258
同種移植材　155, 161
同種他家骨　465
同種他家骨ブロック移植　465, 475
同種無細胞性真皮マトリックス　357
動的一体性　246
動的デザイン　246
動的優勢　246
洞粘膜の翻転　453
ドキシサイクリン　216
トライセクション　230
鈍型　29
トンネル形成術　224, 225

な

長い接合上皮　181
軟組織側貌　255
軟組織部　150

に

二次切開　51, 107
二重（両側）乳頭歯肉弁　351
ニッパー　56
二壁性骨欠損　129
乳頭再建術　406, 409
乳頭弁移動術　22
乳頭弁回転テクニック　98
乳頭弁水平側方滑走移動術　99

ね

粘膜骨膜弁　419
粘膜骨膜弁（全層弁）軟組織の移植　369
粘膜骨膜弁フラップ手術　16, 417
粘膜弁フラップ手術　16
年齢　12

の

能動萌出　295
能動萌出遅延　276

は

バイオタイプ　283
バイカスピッドセクション　232
バイクリル縫合糸　152
ハイスマイルライン　206
ハイドロキシアパタイト　155
パウチ形成法　22, 370, 371
歯・歯肉複合体　281

バッカルコリダー　261
抜歯　41
抜歯窩閉鎖　22
抜歯窩保存術　387, 389-391, 395, 400, 401
抜歯即時埋入　206
歯と口唇　272
歯の正中線　261
パノラマX線写真　442
バランス　247
バルサルバ法　430
半月状歯肉弁手術　317, 348, 352, 353
半月弁フラップ手術　22
反復比　251

ひ

ヒアルロン酸　360
ヒーリング・アバットメント　462
美学　245
非吸収性膜　187
非自家骨移植　456
皮質骨穿孔　216
鼻―唇角　255
美容　251
ピラミッド形　127

ふ

フィブリン-コラーゲン結合　312
フィブロネクチン　315
複合遺伝子　7
複合ルーペ　485
付着歯肉　60
部分層弁　16
部分層弁口蓋側フラップ手術　120
部分層弁根尖側移動術　68, 70, 71
部分層弁-全層弁回転移動術　82
部分層弁側方移動術　84, 85
部分層弁フラップ手術　16, 69
フラップキュレッタージ　68
フランクフルト平面　254
プリズムルーペ　485
プロービング　102
プロービングアタッチメント　313
プロスタグランジン　7
分散力　247

へ

平衡　247
平坦　127
ヘミセクション　228-232
ヘミセプター　130, 131, 134

ペリオトーム　389
ペリオドンタルマイクロサージェリー　486

ほ

縫合(材，法)　24, 31
ボーン・チゼル　452
ボーントラップ　156
ポケットの印記　53
ポケットマーカー　54
ポリグリコール酸　186, 192
ポリ乳酸　186, 192
ポンティック　388

ま

マイクロサージェリー　482
埋伏犬歯　419, 420
埋伏歯の外科的露出　414
膜の裂開　453
マットレス縫合　32
マトリックスメタロプロテアーゼ　7
慢性歯周炎　42

み

眉間線　253
ミラーの分類　318
ミリポアフィルター　181, 182

む

無細胞性真皮マトリックス移植　22, 388, 392
無歯顎部位　57
結び目　28

も

モノフィラメント　27, 152

ゆ

有茎歯肉弁下結合組織移植術　346
有茎歯肉弁歯冠側移動術　326
有茎全層弁フラップ手術　93
有茎部分層弁-全層弁側方移動術　91
有茎部分層弁-全層弁フラップ手術　89, 91, 92
有茎弁移植手術　317
有茎弁回転移動術　22, 82, 98, 354
有茎弁回転側方移動術　87, 88
有茎弁結合組織移植術　406, 410-412
有茎弁斜方回転移動術　88, 90

有茎弁全層弁フラップ手術　89
有茎弁側方移動術　81, 83, 85
有茎弁転位移動術　22
有茎弁フラップ手術　22, 81, 86, 93
誘導力　248, 249
遊離歯肉移植術　317, 369, 388, 396
遊離歯肉組織　60
遊離軟組織移植術　78, 320-322
遊離軟組織自家移植術　22, 70, 74, 77-79, 323

よ

予後　3
予後因子　4

ら

ラットテイルプライヤ　106
ランダムバースト理論　4, 5

り

リヴァースカッティング型　29
リエントリー　185
リコサミノグルカン　360
リスク因子　3
リッヂラップポンティック　374
リップライン　255
リフォーマットCT　442
硫酸コンドロイチン　360
両側側方滑走移動術　86
両側乳頭歯肉弁　351
両側乳頭弁側方移動術　92
両側乳頭弁フラップ手術　22, 94-97

る

ルートプレーニング　42

れ

レッヂ&ウェッジ手術　110, 112
連続自家骨移植材　155
連続独立懸垂縫合　39
連続性理論　4
連続縫合　31, 38

ろ

ロッキング縫合　40

わ

弯曲形成術　129
弯曲歯肉鋏　73

欧文索引

数字・ギリシア文字

8 の字縫合　32
β-リン酸三カルシウム　155

A

AlloDerm　360, 363
allograft　155, 161
allographic acellular dermal matrix：**ADM**　357
alloplasts　155
altered active eruption　276
altered passive eruption　276
amelogenins　316
anterior speaking space　274
ante の法則　6
autogenous bone graft：**ABG**　155

B

Bio-Cal　397
BioGide　173
Bio-Oss　153, 169, 173, 186
bone-added osteotome sinus floor elevation：**BAOSFE**　427, 431
bone blend　155
bone morphogenetic protein：**BMP**　161
bone Replacement Graft：**BRG**　148
bone Substitutes　159
bone Swaging　158
bone trap　156
bovine-derived xenograft：**BDX**　169, 172

C

Carvalho 法　355
Castroviejo 持針器　76
citric acid：**CA**　149, 182, 186, 311
Clark の法則　415
contiguous autograft　155
continuous theory　4
Corn 鉗子（プライヤ）　76
creeping attachment　79
CT スキャン　442
curettage　16

D

decortification　216
degloving　468
demineralized Freeze-Dried Bone Allograft：**DFDBA**　150, 153, 155, 163-166, 169, 186, 389, 390
diagnostic factor　3
durapatite　155

E

Edlan-Mejchar 法　22
Emdogain　153, 215, 216
Enamel Matrix Derivetive：**EMD**　188, 207
epithelial attachment　42
esthetics　245
ethylenediaminetetraacetic Acid：**EDTA**　149, 315
excisional new attachment procedure：**ENAP**　16
expanded polytetrafluoroethylene：**e-PTFE**　27, 184-186, 393
E プレイン　255, 257
E ポジション　273

F

fibronectin：**FN**　315
flap de'bridement surgery　43
free gingival graft：**FGG**　317
Freeze-Dried Bone Allograft：**FDBA**　155, 164
Friedman 破骨鉗子　106, 112
Future site development：**FSD**　427

G

gingival tattoo　263
gingivectomy　16
gingivoplasty　126
Glickman：水平的分類　222
Gore-Tex　152
G-TAM　196
guided bone regeneration：**GBR 法**　20, 196, 201
guided tissue regeneration：**GTR 法**　20, 22, 153, 181, 183, 190-192, 356

Gummy smile　255, 263

H

Holbrook と Ochsenbein 法　324
horizontal stretching suture　78
hypermineralization　311

I

IL-1 遺伝子　3, 6
incisal line　274
interpore　165
interpositional graft　22
intramarrow penetration　216
ITI　210

K

Kirkland knife　416

L

LARS 因子　260
Laurell 改良型マットレス縫合　35, 37
Lindhe：水平的分類　222
lip line　274
long junctional epithelium：**LJE**　181
LPF　317
lycosaminoglucans　360

M

maxillary osteotome augmentation technique：**MOAT**　427, 429
Maxilon 骨回収器具　156
mucogingival junction：**mgj**　63
modified Widman flap　16, 48
monofilament　152
M ポジション　272

N

new attachment　149
Nu-Oss　170

O

Ochsenbein チゼル　105
odontoplasty　223
onlay interpositional graft　22
open flap débridement：**OFD**　148

open flap surgery 148
open probing attachment 184
osseous coagulum 155, 156
osseous coagulum-Bone Blend 155, 157
osteoconduction 154
osteoconductive Implant 155
osteoinduction 154
osteoinductive Implant 155
osteoneutral Implant 155
osteoplasty 223
osteotome sinus floor elevation： **OSFE** 427, 429
O字縫合 32

P

pappillary preservation technique 123
pediculated connective tissue graft： **PCTG** 406, 410-412
polyglactic acid： **PLA** 186, 192
polyglycolic acid： **PGA** 186, 192
prognosis 3

prognosis factor 4
PST 9

R

random burst theory 4
reattachment 149
regeneration 149
repair 149
Ricketts 線角 255
risk factor 3
root amputation 225
root resection 225

S

subepithelial connective tissue graft： **SCTG** 317, 331, 332, 339
Simon の分類 257
smile line 274
sulcular epithelium 42

T

Tarnow と Fletcher：垂直的分類 222
tetracycline hydrochloride： **TTC** 182, 314
the vertical dimension of speech 274
transgingival proving： **TGP** 414
tricalciumphosphate： **TCP** 186
tuberosity sites 158

V

Valsalva technique 430
vertical incision 44
Vicryl 縫合糸 152

W

widow peak 136, 137

X

xenografts 155, 169
X 線学的分析 285

編 者
Edward S. Cohen, DMD
 Clinical Instructor, Tufts Dental School
 Associate Clinical Instructor, Boston University Goldman School of Graduate Dentistry

監訳者
 鴨井久一　日本歯科大学名誉教授

コーエン　審美再建歯周外科カラーアトラス　第3版

2009年9月24日　初版第1刷発行

編　者　E.S.コーエン
監訳者　鴨井久一
発行人　西村正徳
発行所　西村書店
東京出版編集部
　　　〒102-0071 東京都千代田区富士見2-4-6
　　　Tel 03-3239-7671　Fax 03-3239-7622
www.nishimurashoten.co.jp
印刷　三報社印刷　　製本　難波製本

本書の内容を無断で複写・複製・転載すると著作権および出版権の侵害となることがありますので，ご注意下さい．　ISBN978-4-89013-383-3

西村書店 好評図書

口唇裂口蓋裂治療
－顎裂骨移植術を併用した永久歯咬合形成－

[編著] 幸地省子　●B5判・232頁　◆定価 12,600円

本書は口唇裂口蓋裂治療の歴史的経緯を前提にしつつ、この20年余りの治療法の発展、すなわち顎裂骨移植術と顎裂隣在歯の円滑な矯正移動による治療について詳述したものである。

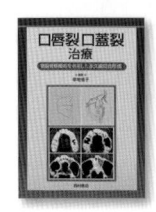

リープゴット 歯科学のための解剖学 第2版

[著] B.リープゴット　[監訳] 矢嶋俊彦／髙野吉郎
●B5判・420頁　◆定価 9,975円

一目でわかるカラー図版を多用したほか、解説も飛躍的に充実させた実践的テキスト。歯科臨床との関係が強い頭頸部に重点を置き、形態・機能・臨床との関連を明快に解説。

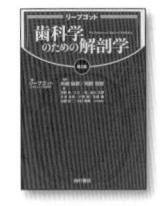

カラーエッセンシャル 口腔組織・発生学

[著] J.K.エイヴリー　[監訳] 髙野吉郎
●B5判・216頁　◆定価 5,775円

歯科臨床で遭遇する口腔内の諸現象を理解するために必須の、細胞や組織、器官の発生と機能を多数の模式図、光顕・電顕所見を用いてビジュアルに解説する。

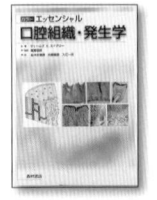

成人矯正歯科アトラス

[著] M.H.マークス／H.コーン　[監訳] 花田晃治
●B4判・656頁　◆定価 39,900円

多様な位置異常歯の鑑別診断から治療方針の決定、保定の管理に至るまでを容易にマスター出来るよう編まれたアトラス。成人矯正治療の現場において実に有用な書。

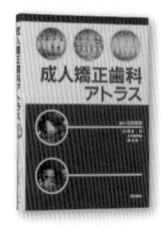

図説 歯科医学の歴史

[著] M.E.リング　[訳] 谷津三雄／森山徳長／本間邦則
●B4変型判・320頁　◆定価 29,400円

原始から現代までの歯科医学史上の貴重な資料である珍しい素描、版画、彩色写本、風刺画、および器械の写真など、豊富な図版で構成された世界的名著。

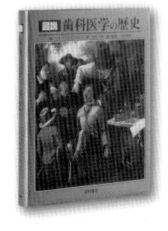

骨の健康と栄養科学 大事典
●骨の分子生物学, 構造, 代謝, 栄養科学の バイブル!!

[編著] M.F.ホリック／B.ドーソン-ヒューズ
[総監訳] 乗松尋道　[監訳] 森　諭史／江澤郁子／廣田孝子／鈴木隆雄／岡野登志夫
●B5判・520頁　◆定価 12,600円

▶食事から摂取された栄養素や毒性物質の影響をはじめ、サプリメント、妊娠中・胎児期から老年期までのライフステージ各期の特徴や栄養必要量について解説する。
▶摂食障害や体重変化、薬物や環境、行動因子などが骨に与える影響も取り上げ、骨粗鬆症のリスクを増大させる合併症や二次性骨粗鬆症を引き起こす治療法についても詳しく触れる。

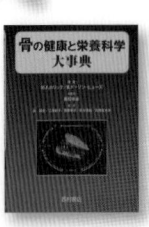

※価格は5%税込